临床医学专业“十三五”规划教材/多媒体融合创新教材

供临床医学类、相关医学技术类等专业使用

外科学

WAIKEXUE

主编 ⊙ 周毕军　芮炳峰

郑州大学出版社

郑　州

图书在版编目(CIP)数据

外科学/周毕军,芮炳峰主编. —郑州:郑州大学出版社,2020. 3
ISBN 978-7-5645-6894-8

Ⅰ.①外… Ⅱ.①周…②芮… Ⅲ.①外科学-高等职业教育-教材
Ⅳ.①R6

中国版本图书馆 CIP 数据核字(2020)第 018359 号

郑州大学出版社出版发行
郑州市大学路 40 号　　邮政编码:450052
出版人:孙保营　　发行电话:0371-66966070
全国新华书店经销
河南龙华印务有限公司印制
开本:850 mm×1 168 mm　1/16
印张:30.25
字数:918 千字
版次:2020 年 3 月第 1 版　　印次:2020 年 3 月第 1 次印刷

书号:ISBN 978-7-5645-6894-8　　定价:79.00 元

作者名单

主　　审　王家祥

主　　编　周毕军　芮炳峰

副 主 编　王福安　张　岳　黄　强

　　　　　赵印震　崔东涛

编　　委　（按姓氏笔画排序）

王立国　内蒙古医科大学赤峰临床医学院

王福安　平顶山学院

阴　俊　长治卫生学校

芮炳峰　沧州医学高等专科学校

李玥昊　曲靖医学高等专科学校

何智丽　河南医学高等专科学校

张　凡　商丘医学高等专科学校

张　岳　南阳医学高等专科学校

陈京来　四川中医药高等专科学校

周毕军　南阳医学高等专科学校

赵印震　洛阳职业技术学院

殷　森　乌兰察布医学高等专科学校

黄　强　湖北民族大学

崔东涛　漯河医学高等专科学校

鲍　芳　湖北医药学院

编写秘书　杨　柯　南阳医学高等专科学校

临床医学专业“十三五”规划教材/ 多媒体融合创新教材

建设单位

（以单位名称首字拼音排序）

安徽医学高等专科学校
安徽中医药高等专科学校
安阳职业技术学院
达州职业技术学院
汉中职业技术学院
河南大学
河南护理职业学院
河南医学高等专科学校
河南科技大学
湖南医药学院
黄河科技学院
嘉应学院
金华职业技术学院
开封大学
临汾职业技术学院
洛阳职业技术学院
漯河医学高等专科学校
南阳医学高等专科学校
平顶山学院
濮阳医学高等专科学校
商丘医学高等专科学校
三门峡职业技术学院
山东医学高等专科学校
邵阳学院
襄阳职业技术学院
新乡医学院
新乡医学院三全学院
信阳职业技术学院
邢台医学高等专科学校
永州职业技术学院
郑州澍青医学高等专科学校
郑州大学

前言

外科学是临床医学的一个重要分科，是阐述外科疾病的发生、发展规律及防治知识的科学。随着医学技术的发展，外科学的分科越来越细，对外科医生的要求也越来越高，培养一名合格的外科医生不仅要拥有扎实的理论基础，还要具备娴熟的外科技能。通过外科学的学习，使学生掌握常见外科疾病的病因、病理、临床表现、诊断与鉴别诊断、预防与治疗的基础理论、基本知识和基本技能，了解疾病的发生和发展规律。

为了贯彻教育部、国家卫生健康委员会等部委下发的相关文件精神，培养符合职业岗位需求的医学人才，经编写委员会反复研讨而制定了本教材的编写内容。教材编写遵循"三基"（基础理论、基本知识、基本技能）、"五性"（思想性、科学性、先进性、启发性和适用性）和"三特定"的原则。"三特定"即：①特定的对象，是高职高专的临床专业学生；②特定的要求，是培养从事临床医疗工作的普通医生；③特定的限制，是有别于参考书、专著和医疗诊疗规范等。

本教材也有效地把"课证融合"的指导思想融入教材的编写过程中，对于临床专业的学生而言，毕业后参加执业（助理）医师资格考试是必备的一个环节，为了更好地服务执业（助理）医师资格考试，我们把执业（助理）医师技能考核内容有效地融入教材的编写。本教材第四十二章为技能操作，包括了执业（助理）医师资格考试所有的技能考试项目，通过本教材的学习，不仅能让学生掌握外科学的基础理论知识，也能够有效地掌握未来职业岗位需求的各种相关技能。

外科学的教学，重视外科学与基础医学、临床医学及与其他学科的内在联系，注意启发，循序渐进，培养学生分析问题和解决问题的能力，充分发挥学生在学习上的主动性和创造性。本教材的教学内容以常见病、多发病为重点，贯彻预防为主的方针，适当介绍国内外医学的新成就，以反映现代科学水平，并重视基础和临床的结合。对要"掌握"的内容，都应讲深、讲透，学生应深入领会其基本知识及基础理论，以便运用于临床实践。对要"熟悉"的内容，都应重点讲解，学生在全面理解其内容的基础上抓住重点。对要"了解"的内容，教师可做概括地讲解，学生则对此有一般的认识。外科学教学过程，包括课堂讲授、强化实训、临床见习和临床实习，注重对学生自学能力的培养。

由于本教材在编写过程中时间仓促，加之水平有限，书中难免有不足之处，欢迎指正，我们将在以后的修订中改正与完善。感谢各参编学校领导及郑州大学出版社给予的指导与支持。

本书为了配合教学，配有一定数量的 PPT，获取方式 E-mail：1003773058@ qq. com 或者 2236758307@ qq. com。

编者

2020 年 1 月

目 录

第一章 绪论

学习目标

- ◆掌握　外科学的研究范畴及分类。
- ◆熟悉　一名合格的外科医生应该具有的素质。
- ◆了解　外科学的分类与发展史。

第一节　外科学的发展史

外科学是一门学科，它不仅要求掌握外科疾病的诊断、预防及治疗的知识和技能，同时还要研究疾病的发生、发展规律。外科学是医学科学的一个重要组成部分，它是在整个医学发展的历史中形成，并且不断地更新变化的。随着现代科学技术的飞速发展及医疗诊断与治疗水平的不断提高，外科学的概念、范畴、发展方向也将有新的内涵，也必将为人类的健康及社会的发展做出更大的贡献。

一、外科学的分类

(一)按病因分类

外科疾病，通常指的是那些只有通过手术或手法整复处理，才能获得最好治疗效果的疾病，现代将外科疾病分为以下几类。

1. 创伤　各种致伤因素导致的人体组织结构破坏或功能障碍，如腹部实质性脏器的破裂、骨折、关节脱位、烧伤与冻伤、咬伤等，一般需要手术或其他外科处理，以修复组织和恢复功能。

2. 感染　外科感染主要包括感染性疾病和发生在创伤、手术、介入性诊疗操作后并发的感染。局限的感染病灶常需手术治疗，如疖、痈、蜂窝织炎等浅部化脓性感染及肝脓肿的切开引流等。

3. 畸形　先天性畸形，如唇裂、先天性心脏病、肛管直肠闭锁等均需施行手术治疗；后天性畸形，如烧伤后瘢痕挛缩多需手术整复，以恢复功能和改善外观。

4. 肿瘤　绝大多数的肿瘤需要手术处理。良性肿瘤绝大多数通过手术切除而治愈，恶性肿瘤可通过手术达到根治或缓解症状或延长生命等效果。

5. 内分泌功能失调　如甲状腺和甲状旁腺功能亢进症等。

6. 寄生虫病　如肝棘球蚴病和胆道蛔虫症等。

7. 其他性质疾病　空腔器官梗阻，有肠梗阻、尿路梗阻等；血液循环障碍，如下肢静脉曲张、门脉高压症等；结石病；不同原因引起的大出血等常需手术治疗。

（二）其他分类方式

外科按人体的部位或系统分类，可分为神经外科、普通外科、普胸外科、心脏外科、泌尿外科、骨科等；按年龄分类，可分为小儿外科、老年外科；按手术方式分类，可分为整复外科、微创外科、腔镜外科、移植外科等；按疾病性质分类，可分为肿瘤外科、烧伤外科、急症外科等。

二、外科学的发展历程

外科一词最早源于拉丁语 chirurgia，即希腊语手（cheir）和操作（ergon），由此可见，早期的外科主要是依靠简单的手工操作来治疗疾病。在原始社会，人们在劳动和生活中因与野兽搏斗、与严寒酷暑抗争，创伤很多，就自发地运用野草、树叶、草药包扎伤口、拔去体内异物、压迫伤口止血等，形成外科最原始的治疗方法。公元前 14 世纪商代的甲骨文中就有“疥”“疮”等字的记载。大约公元前 1600 年已经有了关于外伤的病例记载。公元前 400 年，希腊医学家希波克拉底（Hippocrates）的医学著作中就有关于骨折、复位等外科疾病的论述。中世纪的希腊和罗马时代，已经出现专门的外科医生，但其社会地位低下，而职责也仅仅是进行手术、接合骨折、治疗意外伤害、皮肤病及妇科疾病，患者只是在药物治疗无效时才找外科医生诊治。外科医生的培养不是通过正规的医学教育完成，而只能是未受过教育、地位低微的人通过学徒方式学得手艺。1540 年，外科医生和理发师成立了统一的行会，约定理发师的外科业务仅限于牙科，而外科医生不再理发。直至 1745 年，外科医生才拥有自己的独立团体。1800 年英国国王乔治三世特许成立了伦敦皇家外科学院，1843 年维多利亚女王特许改称为英国皇家外科学院。此后，外科学才真正进入持续发展的轨道。

随着现代科学技术的飞速发展，以及在医学领域的广泛应用，外科学的研究领域得以进一步拓宽。同时外科学的分支也越来越精细，首先是麻醉学的独立，继而是以营养支持为代表的支持学科的独立，使其领域更加专业化。而外科领域本身也在不断地组合，外科新学科、新成果、新概念也在不断地出现，如移植外科、显微外科、介入外科、腔镜外科、细胞分子外科等，展望未来外科学的发展将呈现从宏观向微观、从孤立向复合、从治疗向预防的现代外科学的发展，也必将为人类健康事业做出更大的贡献。

第二节　如何培养一名合格的外科医生

（一）医者德为先

医术有高低，医德最重要。当今社会，人的健康水平和对健康的需求大大提高，治疗患者不但要治好病，而且还要恢复其劳动能力、生活能力及维持良好的生活质量，这就给医学及医生提出了更高的要求。要达到这一要求，每一位外科医生从学习外科学开始就应注意培养良好的医德。医德不是抽象的概念，而是贯穿于整个医疗活动的行为准则。医生的治疗对象是人，同情患者、体谅患者的痛苦、切实为患者着想，是对外科医生的基本要求。

外科医生直接服务于患者，良好的服务态度是做好工作的前提，否则难以取得患者的理解与合作，有辱自己的使命。外科手术是一种有创的治疗方法，会给患者带来新的创伤和痛苦，只有具备高度责任感的医生，才会认真切下每一刀、缝好每一针，与此同时，精湛的技术又是达到高度负责的保证。因此，一名合格的外科医生应视患者的利益高于一切，勇于牺牲自己的个人利益，以满足患者的需求；同时，还应在维护患者健康的前提下，不断进行研究、总结，在工作中提高自己的诊治能力和水平。

（二）医术是根基

临床医学是由经验医学发展而来的，经验的总结对医学的发展至关重要，但临床经验又带有很大的主观性，不能全面、客观地反映事物的本质。按照循证医学的要求，临床医学的数据应该是通过科学设计、实践和总结得出的结果。每一疾病的病因、病理变化及诊断、治疗方法的发现与提出，均须基础研究加以证实和验证。因此，外科医生需要掌握一定的基础研究方法，如实验动物的方法、对组织细胞形态学的观察、分子生物学方法、实验设计和数据处理等，以利于科学研究的开展。

（三）兴趣是导师

兴趣是最好的老师，要做好任何一项工作，都必须对该项工作怀有浓厚的兴趣，兴趣的培养往往在于对问题的专注和思考。外科学的内容博大精深、内涵丰富，每一个病例都可能千变万化，在医疗实践中，不断对自己提出“为什么”。能使自己体会到学识的浅薄，需要不断地学习，这样才能使自己持久地保持学习的兴趣，不断追求新的目标。每一位患者治愈、每一个疾病攻克之后，又会有新的病例等待去诊治、新的技术或方法等待去掌握，通过掌握每一例患者的诊治过程和结果，医生可以不断验证自己的分析判断，总结经验和教训。同时，结合学习前人的经验和新的知识，不断提高自己的临床诊治水平，逐步向成熟的外科医生迈进。因此，外科医生的学习和提高永无止境，始终保持一颗积极的进取心，是外科医生成长的动力。

（四）外科学的学习方法

外科学是医学的一个分支，外科医生不能只局限于外科学课程的学习，还应注重相互交叉学科知识的掌握。医学各学科的知识是相互渗透、交叉的，在诊治患者的过程中，医生需运用掌握的所有相关知识，知识的欠缺将会导致诊治的偏差甚至失误，尽管有些失误不一定会造成患者的损害，但仍应引起我们的高度重视。一名外科医生不可能熟练掌握所有的外科专科知识，但基本的外科知识必须掌握。在进入外科专科以前，应适当轮转外科的基本学科，如骨科、泌尿外科、神经外科、心胸外科、普通外科等，正如医学专业的学生需要学习内科、外科、妇产科、儿科及其他学科一样。

外科手术是外科治疗疾病的主要治疗手段，外科医生既需要动脑，还需要动手，这就要求外科医生必须有扎实的临床基本功。规范操作是防止差错、事故发生的重要保证，从学习开始，就要严格执行各项操作规程，只有在规范操作的基础上，才能形成自己的特点，在熟悉基本手术方法的基础上，才能不断改进、创新。

21 世纪是外科学飞速发展的新阶段，许多先进技术不断融入外科领域。立志献身外科事业的医学生，必须与时俱进，努力学习并掌握先进的医学理论及技术，大胆创新、勇于开拓，紧跟时代步伐，尽早成为德才兼备、适应新时期岗位需求的外科医生。

思考题

外科医生应该具备哪些素质？如何当好一名外科医生？

（周毕军）

第二章 无菌术

学习目标

◆掌握　无菌术的相关定义、手术人员自身准备、患者手术区域的准备及术中无菌原则。
◆熟悉　患者术前手术区域的消毒和铺无菌巾单的方法。
◆了解　常用消毒液及注意事项。

无菌术(asepsis)是临床医学的基本操作规范,是医护人员必须遵循的原则。因人体及周围环境中普遍存在着各种微生物,所以在对患者进行诊断、手术、穿刺、插管、注射及换药等实施过程中,必须采取一系列严格的无菌措施,防止微生物通过接触、空气或飞沫进入伤口或组织,避免引起感染。无菌术是指针对微生物及感染途径所采取的一系列的预防性措施,避免各种微生物对人体组织造成感染,其内容包括灭菌法、消毒法、操作规则及管理制度。

随着社会经济的发展、科学技术的进步,一些医疗仪器设备也在不断地更新换代,使无菌术的面貌也有了极大的改观。层流手术室的建立、环氧乙烷和等离子气体灭菌的广泛使用,以及一次性医疗材料的制备等一系列的措施,显著地提高了灭菌、消毒的效果,也为临床多个科室的多项临床工作发挥了极好的保障作用。

第一节　无菌术的方法及运用

灭菌法(sterilization)是指采用物理或化学的方法杀灭一切活的微生物,包括芽孢。消毒法(disinfection)又称抗菌法,是指用化学的方法杀灭病原微生物和其他有害微生物,但并不要求清除或杀灭所有微生物,如芽孢等。无菌术中的操作规则和管理制度也是非常重要的,它们是为保障已经灭菌和消毒的物品、已行无菌准备的手术人员或手术区不再被污染所采取的保障性措施。医务人员都必须自觉遵守、严格执行相关规则及管理制度,确保无菌术的实施。

(一)高压蒸汽灭菌法

高压蒸汽灭菌法是指在高温、高压、高湿度及高穿透力的作用下彻底消灭一切微生物的方法。其是医院目前应用最多的方法,效果亦很可靠。高压蒸汽灭菌器可分为下排式和预真空式两类。下排式灭菌器是目前国内应用最多的,其式样很多,有手提式、卧式及立式等,但其基本结构和作用原理相同,均由一个有两层壁的耐高压的锅炉构成，蒸汽进入消毒室内，积聚而使压力增高，室内温度也随之升高。当蒸汽压力达到104.0~137.7 kPa时，温度可达121~126 ℃，在此状态下保持30 min，即可杀死包括具有顽强抵抗力的细菌芽孢在内的一切微生物，达到灭菌要求。预真空式蒸汽灭菌器的结构及使用方法有所不同，其是先抽吸灭菌器内的空气使其呈真空状态，然后由中心供气系统将蒸汽直接输入消毒室，这样可以保证消毒室内的蒸汽分布均匀，整个灭菌所需的时间也可缩短，对灭菌物品的损害亦更轻微。当蒸汽压力达到170 kPa时，消毒室内温度达133 ℃，在此状态下保持4~6 min，可达到灭菌目的。目前国内的不少医院现已采用了更为先进的预真空式灭菌器。物品经高压灭菌后，一般可保持包内无菌2周。

高压蒸汽灭菌法适用于大多数能耐高温的医用物品，包括金属器械、消毒衣巾及敷料等的灭菌，各种物品的灭菌所需时间有所不同。为保证高压灭菌的效果，使用过程有严格的规定：①灭菌的各种包裹不宜过大，体积上限为长40 cm、宽30 cm、高30 cm，包扎不宜过紧，不用绳扎；②灭菌器内的包裹不宜排得过密，下排气式蒸汽灭菌器的装载量为柜室容积的10%~80%，预真空式蒸汽灭菌器的装载量为柜室容积的5%~90%，以免妨碍蒸汽透入，否则影响灭菌效果；③预置专用的包内及包外灭菌指示纸带，当压力及温度均达到灭菌要求时，特殊包内卡（又称爬行卡）由无色变为黑色，包外指示带即出现黑色条纹；④瓶装液体灭菌时，只能用纱布包扎瓶口，如果要用橡皮塞，应插入针头以排气；⑤已灭菌的物品应注明有效日期，一般为2周，并需与未灭菌的物品分开放置。

（二）煮沸法

煮沸法是在煮沸灭菌器中经过煮沸消灭一切微生物的方法。一般的铝锅或不锈钢锅洗去油脂后，也可用于煮沸灭菌。此法适用于金属器械、玻璃制品及橡胶类等物品。需灭菌物品在水中煮沸至100 ℃后，持续15~20 min，一般细菌可被杀灭，如要杀灭带芽孢的细菌，至少需煮沸1 h。于水中加入碳酸氢钠，使之成为2%的溶液，可将沸点提高至105 ℃，灭菌时间可缩短至10 min，并有防止金属器械生锈的作用。高原地区气压低，水的沸点也低，煮沸灭菌的时间需相应延长。海拔高度每增高300 m，灭菌时间应延长2 min。高原地区可用压力锅进行煮沸灭菌，能保证灭菌效果和缩短时间。压力锅内的蒸汽压力达127.5 kPa时，锅内的最高温度可达124 ℃左右，10 min即可达到灭菌效果。

注意事项：①物品必须完全浸没在水中，才能达到灭菌的目的。②缝线和橡胶类的灭菌应于水煮沸后放入，持续10 min即可取出，煮沸过久会影响物品质量。③玻璃类物品需用纱布包好，置冷水或温水中，避免骤热而爆裂。玻璃注射器应将内芯抽出，分别用纱布包好。④灭菌时间应从水煮沸后算起。中途若放入其他物品，则灭菌时间应重新计算。⑤煮沸器的锅盖应盖紧，以保持沸水温度。

（三）化学气体灭菌法

化学气体灭菌法适用于不耐高温、湿热的医疗材料的灭菌，如腔镜器械、电子仪器、光学仪器、精密显微手术器械等物品。目前主要采用环氧乙烷气体灭菌法、过氧化氢等离子体低温灭菌法和低温甲醛蒸汽灭菌法等。使用方法如下。

1. 环氧乙烷气体灭菌法　气体有效浓度450~1 200 mg/L，灭菌室内温度37~63 ℃，需持续1~6 h才能达到灭菌要求。物品以专用纸袋密封后放入灭菌室，灭菌的有效期为半年。

2. 过氧化氢等离子体低温灭菌法　它是一种使用55%以上浓度的过氧化氢作为灭菌介质，在设定的温度和真空条件下，通过过氧化氢气化，穿透和等离子过程对物品进行灭菌的（过氧化氢作用浓度为6 mg/L，温度为45~65 ℃，时间为28~75 min）。

过氧化氢等离子灭菌突出特点是作用迅速、作用温度低、清洁无残留毒性、灭菌后物品可以直接卸载使用适用于需要快速灭菌或低温快速灭菌，如遇有急诊手术，接台手术器械需要快速周转或急诊使用的器械需要低温灭菌时的选择。

过氧化氢等离子体灭菌前的准备:①待灭菌器械、物品应清洗干净,并充分干燥;②过氧化氢灭菌装载要求,应利于灭菌介质穿透,包装材料应选择兼容的灭菌包装袋或无纺布;③物品或器械摆放时,尽量松散,不能相互层叠、挤压,不能触及电极圈、灭菌真空室和自动门;④使用纸塑包装袋时纸面向上摆放。

3. 低温甲醛蒸汽灭菌法　有效气体浓度3~11 mg/L,灭菌温度为50~80 ℃,灭菌时间为30~60 min。

(四)干热灭菌法

干热灭菌法是在干燥环境下用高温杀死细菌和细菌芽孢的技术。用于不能耐受湿热蒸汽、不能用高压蒸汽灭菌的物品,如必须保持干燥的化学物品,有刃器械如刀、剪之类,无水的油剂、油膏、甘油等。干热灭菌法所需温度较高,时间较长。常用温度是160 ℃,持续2 h。干热最适用于玻璃器皿的灭菌,尤其是玻璃注射器等。温度可以提高到170 ℃,灭菌时间为1 h。干热对某些不耐热材料有较大损害,不宜应用。

(五)电离辐射法

电离辐射法属于工业化灭菌法,主要用于无菌医疗耗材和某些药品。

(六)药液浸泡法

锐利器械、内镜和腹腔镜等不适于热力灭菌的器械,可用化学药液浸泡消毒。常用的化学灭菌剂和消毒剂有下列几种。

1. 2%中性戊二醛水溶液　浸泡时间为30 min。常用于刀片、剪刀、缝针及显微器械的消毒。灭菌时间为10 h。药液宜每周更换一次。

2. 10%甲醛溶液　浸泡时间为20~30 min。适用于输尿管导管等树脂类、塑料类及有机玻璃制品的消毒。

3. 70%乙醇　浸泡30 min。用途与戊二醛水溶液相同。目前较多用于已消毒过的物品的浸泡,以维持消毒状态。乙醇应每周过滤,并核对浓度一次。

4. 1∶1 000苯扎溴铵(新洁尔灭)溶液　浸泡时间为30 min。虽亦可用于刀片、剪刀及缝针的消毒,但因其消毒效果不及戊二醛水溶液,故目前常用于已消毒的持物钳的浸泡。

5. 1∶1 000氯己定(洗必泰)溶液　浸泡时间为30 min。抗菌作用较新洁尔灭强。注意事项:①浸泡前,器械应予去污、擦净油脂;②拟予消毒的物品应全部浸入溶液内;③剪刀等有轴节的器械,消毒时应把轴节张开,管、瓶类物品的内面亦应浸泡在消毒液中;④使用前需用灭菌盐水将消毒药液冲洗干净,因该类药液对机体组织均有损害作用。

第二节　手术人员和患者手术区域的准备

(一)手术人员的术前准备

1. 一般准备　手术人员进入手术室后,必须更换手术室专用的鞋和衣裤,以免将外部灰尘带入手术室内。更换洗手衣时,上衣的下襟应放在裤内,防止衣着宽大影响消毒隔离,上衣袖口平上臂上1/3(将洗手衣衣袖挽至肘上10 cm)。戴好手术室专用的帽子、口罩,帽子要盖住全部头发,口罩要盖住口鼻。剪短指甲,并除去甲缘下的积垢。手部或臂部皮肤有破损或有化脓性感染及患有呼吸道感染者不能参加手术。

2. 外科手和前臂皮肤的消毒　在人体皮肤上存在微生物群落,一部分存在于皮肤皱褶和毛孔等深部,称为常居菌落,不易被摩擦等方式清除;另一部分为皮肤表面的暂居菌,多是来自环境,松散附着于皮肤表面。手臂消毒法能清除皮肤表面几乎所有暂居菌和少部分常居菌。在手术过程中，深藏的常居菌可能会逐渐移到皮肤表面。所以在手臂消毒后，还要戴上无菌橡胶手套和穿无菌手术衣，以防止这些细菌污染手术伤口。

手臂消毒方法很多，但洗手消毒的步骤仍基本相同：首先清洗至手指到肘上 10 cm 的皮肤，使表面（包括甲缘）清洁无污；其次擦干皮肤以免影响消毒剂的效能；然后用消毒剂涂擦（或浸泡）。

（1）肥皂水刷手法　此法分两个步骤。第一步主要是刷洗，先用肥皂做一般清洁手臂，可初步除去油垢皮脂，再用无菌毛刷蘸取消毒肥皂液，按指尖→手→腕→前臂至肘上 10 cm 处的顺序左右交替进行刷洗，然后保持拱手姿势（手指向上，肘部屈曲朝下）流水冲洗干净（先冲手部，再冲前臂，最后冲上臂，使水流至手部流向肘部），如此反复 3 遍（第 2 遍需更换第 2 把无菌刷），时间约 10 min。第二步将手臂浸泡在 70% 乙醇或 0.1% 苯扎溴铵（新洁尔灭）溶液的桶内至肘上 6 cm 处，时间为 5 min，注意在放入和离开浸泡桶时，不要碰触液面以上桶壁。泡手完毕，要保持拱手姿势，待乙醇自行挥发。

（2）氯己定制剂手臂消毒法　其制剂有施乐氏液 A 型（又称灭菌王 A 型）、术必泰等，是一种新型高效复合型广谱消毒剂。先用清水清洗手部、前臂至肘上 10 cm 后，用无菌刷蘸取 3~5 mL 施乐氏液，按外科常规法刷手至肘上 10 cm 范围，时间约 3 min，只需刷 1 遍，流动水冲洗。取无菌巾擦干手及前臂，再取吸足施乐氏液的纱布球涂擦手和前臂，待自然干燥即可形成灭菌屏障。然后穿无菌手术衣、戴无菌手套。

（3）络合碘手臂消毒法　此法在国外应用很普遍，并用于手术区皮肤消毒。络合碘又称 PVP-碘（聚乙烯吡咯酮-碘），是聚乙烯吡咯酮与碘的复合物，它能克服碘酊对皮肤的强烈刺激而又具有碘的强烈杀菌作用，是一种广谱杀菌力强的抗微生物制剂。具体步骤：用肥皂液刷洗双手、前臂至肘上 10 cm 约 3 min，流水冲洗干净，再用无菌巾擦干后。取浸透 0.5% PVP-碘的纱布或棉球，涂擦手臂 2 遍，稍干后穿无菌手术衣、戴无菌手套。络合碘手臂消毒法目前被广泛应用于手术人员手臂消毒。

（4）外科手洗手法　适用于参加各类手术的医护人员。先流水冲洗双手臂，再取洗手液 4~5 mL，按七步洗手法（每步至少来回揉搓 5 次），注意洗手过程要保持双手位于胸前并高于肘部、双前臂保持拱手姿势，最后用无菌毛巾擦干手和臂。七步洗手法具体详见图 2-1。

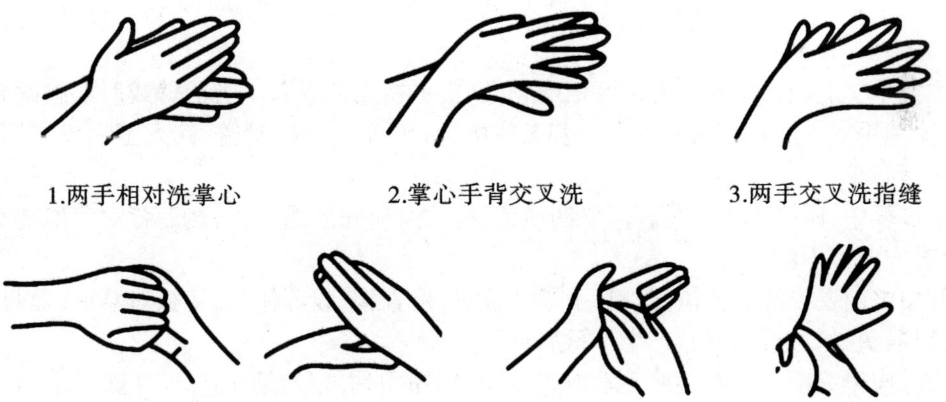

图 2-1　七步洗手法

（5）连台手术洗手法　如果无菌性手术完毕，需连续施行另一台手术时，若手套未破，可不用重新刷手，仅需 70% 乙醇浸泡 5 min，或取消毒剂 3~5 mL 涂擦双手及前臂，即可穿无菌手术衣、戴无菌手套。如双手已被污染或前一次手术为污染手术，则按洗手法重新洗手、消毒手臂。

(6)急诊手术洗手法 ①戴双层手套法:用肥皂清洗手臂,无须刷手或泡手。戴干手套将干手套上端翻转部展开,盖于腕部,然后穿无菌手术衣将衣袖留在手套腕部外面,再戴一双干手套。②消毒液涂擦法:用3%~4%碘酊涂擦手及前臂,稍干后,再用70%乙醇纱布或棉球涂擦进行脱碘,然后穿无菌手术衣、戴无菌手套。亦可用1% PVP-碘涂抹双手及前臂共5 min,代替刷手。此方法非危急情况下以不用为宜,注意手套必须完整。

3. 穿无菌手术衣和戴无菌手套的方法 手臂消毒完成后,需要按无菌要求,穿无菌手术衣、戴无菌手套,具体操作详见第四十二章临床常用基本操作技术。

(二)患者手术区域的准备

> **考点:**
> 手术刷手法、穿脱无菌手术衣、戴无菌手套、手术区域消毒铺巾。

患者手术区域的准备的目的是清除手术切口处及其周围皮肤上的暂居菌,并抑制常居菌的移动。手术区域附近皮肤如果毛发浓密,可能会影响显露和操作,应于术前在病房做好手术区域的备皮。手术前1 d,健康状况允许的患者应该沐浴,并换上清洁的衣服。如皮肤上有较多的油脂或胶布粘贴的痕迹,可用汽油或松节油拭去。患者进入手术室,安置好体位后,由第一助手和巡回护士协作进行手术区皮肤的消毒和铺单,具体操作详见本教材第四十二章临床常用基本操作技术。

第三节 手术进行中的无菌原则

在手术开始之时,虽然器械和物品都已灭菌、消毒,手术人员也已刷手、消毒、穿无菌手术衣和戴无菌手套,患者手术区也已消毒和铺盖无菌巾单,但是若无一定规章制度来保持并严格执行,仍有可能无菌环境受到破坏。所以,所有参加手术的人员都应该认真严格执行以下无菌操作规则。

1. 手术人员穿无菌手术衣和戴无菌手套后,手不可以接触背部、腰部以下和肩部以上部位,这些区域属于有菌区域;同样,也不可以接触手术台边缘以下的巾单。

2. 不可以在手术人员背后传递手术器械及用品。坠落到无菌巾单或手术台边以外的器械及物品,不准拾回再用。

3. 手术中如手套破损或接触了有菌区域或物品,应更换无菌手套。若前臂或肘部触碰到有菌区域或物品,应更换无菌手术衣或加套无菌袖套。若无菌巾、布单等物已被湿透,其无菌隔离作用将不再完整,应加盖干的无菌布单。

4. 在手术过程中,同侧手术人员若需要调换位置,一人应先后退一步,然后背对背地转身到达另一位置,以防触及对方背部不洁区。

5. 手术开始之前要先清点器械、敷料,手术结束时,检查胸、腹等体腔,待核对器械、敷料无误后,才可以关闭切口,以避免异物遗留腔内,产生严重后果。

6. 切口边缘应以无菌大纱布垫或手术巾遮盖,并用布巾钳或缝线固定,仅显露手术切口。术前手术区粘贴无菌塑料薄膜可达到相同的目的。

7. 做皮肤切口以及缝合皮肤之前,需要用70%乙醇再涂擦消毒皮肤一次。

8. 切开空腔脏器之前,要先用纱布垫保护好周围组织,以防止或减少污染。

9. 参观手术的人员不可以太靠近手术或站得太高,也不可以经常在室内走动,以减少污染的机会。

10. 手术进行时不应开窗通风或使用电风扇,室内空调机风口也不可以吹向手术台,以免扬起尘埃,污染手术室内空气。

11. 所有参加手术的人员都应该认真严格执行无菌操作规则,都应对无菌原则保持高度的责任感,对于可疑被污染的物品，一律按污染处理。

问题分析与能力提升

1. 您作为参加疝修补术的住院医师，已完成手臂消毒。

请问：如何穿无菌手术衣（传统式）、戴无菌手套？术后，因需要立刻参与下一台手术，如何脱去手术衣及手套，准备接台手术？

2. 王女士，56 岁。右下腹痛 2 d，伴下坠感，逐渐加重。既往有类似发展史。查体：体温 38 ℃，有下腹压痛，双合诊发现右侧盆腔有一 6 cm×4 cm 肿块，触痛明显。拟经右下腹麦氏点切口手术治疗。已完成术前准备，王女士仰卧于手术台上。

请问：如何用碘酊和乙醇为患者（医学模拟人）进行手术区域皮肤消毒并铺手术巾、手术单？

同步练习题

1. 在 1.05 kg/cm^2 蒸汽压力下，灭菌的标准时间通常是　（　）

A. 1～5 min　B. 6～10 min　C. 11～14 min
D. 15～20 min　E. 21～25 min

2. 手术区皮肤消毒范围要包括手术切口周围　（　）

A. 10 cm 的区域　B. 15 cm 的区域　C. 20 cm 的区域
D. 25 cm 的区域　E. 30 cm 的区域

3. 穿好无菌手术衣和戴好无菌手套后，无菌区是　（　）

A. 胸部以上，腰部以下　B. 上肢和整个胸腹部
C. 上肢、胸部和背部　D. 肩部、上肢和胸部
E. 肩部以下的上肢，腰部以上的前胸部和侧胸

4. 手术时对患者手术区皮肤消毒，以下正确的是　（　）

A. 常用消毒剂是 25% 碘酊和 70% 乙醇
B. 消毒范围应包括手术切口周围 10 cm 的区域
C. 对婴儿、口腔、肛门、外生殖器、面部皮肤等处可以使用碘酊消毒
D. 消毒步骤应该自上而下，自外周向切口中心
E. 对感染伤口或肛门等处手术，应自手术外周逐渐涂向感染伤口或会阴肛门处消毒

5. 面部皮肤消毒，应首选　（　）

A. 甲醛　B. 石碳酸　C. 0.1% 新洁尔灭
D. 0.5% 亚硝酸钠　E. 2.5% 碘酊

6. 手术过程中不慎被缝针刺破手套后应　（　）

A. 用 3% 碘酊擦拭　B. 用 3% 碘酊擦拭后更换手套　C. 更换手套及袖套
D. 用碘酊擦拭后更换手套及袖套　E. 重新洗手更换手套

7. 肥皂水刷手法用无菌毛刷蘸浓肥皂水洗手和手臂应从指尖至肘上　（　）

A. 5 cm　B. 10 cm　C. 15 cm
D. 12 cm　E. 20 cm

8. 物品经高压蒸汽灭菌后，超过多长时间不能使用　（　）

A. 2 d　B. 4 d　C. 8 d
D. 10 d　E. 14 d

9. 戴无菌手套时，只允许已消毒手指接触手套哪一面　（　）

A. 手背部位　　B. 手套掌背部位　　C. 套口反转部位内面
D. 套口反转部位外面　　E. 手掌部位

（张　凡）

第三章 体液失衡与补液

学习目标

◆掌握　高渗性脱水、等渗性脱水、低钾血症、代谢性酸中毒的病因；等渗性脱水、低钾血症、高钾血症、代谢性酸中毒、代谢性碱中毒的临床表现；等渗性脱水、低钾血症、高钾血症、代谢性酸中毒、代谢性碱中毒的治疗。

◆熟悉　低渗性脱水、低钾血症、代谢性碱中毒的病因；外科补液基本原则。

◆了解　低钙和低镁的原因、表现及治疗；水中毒的病因表现及治疗；安全补液的监护。

体液的主要成分是水和电解质，它们广泛地分布于细胞内外，且具有相对稳定的酸碱度，也通过神经、体液的调节使各部分体液之间处于动态平衡状态。许多疾病可以导致体内水、电解质和酸碱平衡的失调，临床上常见的水与电解质代谢紊乱有高渗性脱水、低渗性脱水、等渗性缺水、低钾血症、高钾血症、代谢性酸中毒、代谢性碱中毒等。在临床工作中及时识别并纠正水、电解质和酸碱平衡的失调是治疗成功的基础，是患者生命的保障。

第一节　水、电解质平衡及调节

(一) 水的平衡

体液由水及溶解于其中的电解质、低分子化合物和蛋白质等组成。体液的含量与性别、年龄及胖瘦有关。正常成年男性体液量占体重的 60%，成年女性的体液量占体重的 55%。肌组织含水量较高 (75%～80%)，而脂肪组织含水量较少(10%～30%)。小儿的脂肪较少，故体液量所占体重的比例较高，新生儿可达体重的 80%。随其年龄增大，体液量占体重的比例逐渐减小，14 岁之后与成年人所占比例相似。

分布于细胞内的液体称细胞内液，约占体重的 40%，它的容量和成分与细胞的代谢和生理功能密切相关。分布在细胞周围的是组织间液，占体重的 15%，其与血浆(5%)共同构成细胞外液。组织间液分为功能性组织间液和非功能性组织间液。功能性组织间液指能迅速和血管内液或细胞内液进行交换，维持体液平衡的那部分体液，这在维持机体的水和电解质平衡方面具有重要作用，故又称其为功能性细胞外液。组织间液中有极少的一部分分布于一些密闭的腔隙中(如关节囊、心包腔、胸膜腔、腹膜腔)，称第三间隙液。它们仅有缓慢的交换能力，在维持体液平衡方面的作用甚小，故称其为无功能性细胞外液。在病理情况下第三间隙液的增多会引起低血容量，第三间隙液的增多通常有两种途径：一种是原有的第三间隙增大，如急性肠梗阻时大量分泌液淤积在消化道内、急性腹膜炎时渗出液淤积在腹腔内，从而使原有第三间隙容积扩大；另一种情况是新产生的第三间隙，既细胞外液无效腔，如严重的损伤或感染时大量液体渗向组织间隙或滞留在血管内，此时这些体液虽属细胞外液，但暂时不能被机体所利用，使功能性细胞外液量减少，出现血容量不足。

正常成人每日水的摄入量和排出量是相对稳定的，为2 000~2 500 mL。自皮肤和呼吸蒸发的称为非显性失水；自大小便排出的则为显性失水。非显性失水中呼吸道蒸发的约为350 mL，为调节体温从体表蒸发的约为500 mL。成人每天需要从肾脏排出的固体代谢产物35~40 g，1 g固体物质需要16 mL尿溶解，因此，每天排出的固体代谢产物至少需要500 mL尿液，一般成人每日尿量应维持在1 500 mL左右。正常成人每天分泌胃肠消化液约8 200 mL，多数被胃肠道吸收，仅有约150 mL随粪便排出。

（二）电解质平衡

细胞外液主要阳离子是钠离子，血清正常值为135~145（平均142）mmol/L，成人每日需要氯化钠5~9 g，相当于0.9%的氯化钠注射液500~1 000 mL，钠离子主要经肾排泄，其代谢特点是多吃多排，少吃少排，不吃不排。它的主要作用是影响细胞外液的容量和神经肌肉系统的兴奋性。细胞外液阴离子有氯离子和碳酸氢根离子。细胞内液主要阳离子是钾离子，血清正常值为3.5~5.5 mmol/L，成人每日需要钾2~3 g，相当于氯化钾4~6 g（每克氯化钾相等于13.4 mmol钾，即0.52 g钾），钾离子代谢特点是多吃多排，少吃少排，不吃也排，肾脏调节作用很小。钾离子的作用是影响神经肌肉的兴奋性，维持细胞的正常代谢。钾大多来源于饮食，经肾排出，糖原或蛋白质合成时钾从细胞外进入细胞内；分解时从细胞内流出到细胞外。酸碱平衡失调时，也有钾离子的移动，当酸中毒时，细胞外H^+离子进入细胞内，为维持细胞内外阳离子平衡，K^+离子流出细胞外；此外肾H^+-Na^+交换加强而K^+-Na^+交换减弱，肾排钾减低，所以酸中毒时伴有高钾血症。同理，碱中毒时伴有低钾血症。钙离子99%以碳酸钙和磷酸钙结合形式存在于骨骼中，细胞外液钙占总量的0.1%。镁离子一半储存于骨骼，其余绝大部分存在于细胞内，细胞外液仅占1%，细胞内外电解质的含量见表3-1。镁离子、氯离子和碳酸氢根离子在代谢中也起一定的作用。细胞内液阴离子有蛋白质和磷酸根等。

表3-1 正常血浆主要电解质含量

细胞内外	阳离子		阴离子	
	名称	含量/（mmol/L）	名称	含量/（mmol/L）
细胞外液	Na^+	142	Cl^-	103
			HCO_3^-	27
细胞内液	K^+	4	HPO_4^-	1
			蛋白质	0.8
其他	Ca^{2+}	2.5	SO_4^{2-}	0.5
	Mg^{2+}	1.5	有机酸	5

考点：
水、电解质调节。

（三）体液平衡及渗透压的调节

渗透压是溶质微粒在水中的吸水能力，渗透压的高低与溶质的颗粒数成正比，起渗透作用的溶质主要是电解质，正常血浆渗透压为290～310 mmol/L。体液中的水是由渗透压低的间隙向渗透压高的间隙渗透，渗透压的稳定对维持细胞内、外液平衡具有非常重要的意义。无机盐、葡萄糖等颗粒微小的物质，能产生较大的渗透压，可以起到迅速扩容的作用，但是这些小分子物质能自由通过毛细血管壁，所以维持时间较短。蛋白质这类大分子物质不能透过毛细血管壁，它产生的胶体渗透压虽然较小但维持时间长，对保持血容量起着重要作用。细胞内液和细胞外液血浆和电解质的差异很大，细胞膜对它们有严格的限制；而细胞外液的两个间隙在电解质构成和数量上大致相等，但血浆含有较高浓度的蛋白质(7%)，组织间液的蛋白质含量仅为0.05%～0.35%，但由于血浆蛋白其不能自由透过毛细血管壁，对维持血浆胶体渗透压、稳定血容量有重要意义。

机体内水、钠的平衡紧密相关，共同影响细胞外液的渗透压和容量，而机体水、电解质的相对稳定则是受神经-内分泌调节下的摄入和排出来维持动态平衡。水平衡主要受下丘脑-垂体后叶-抗利尿激素系统的调节，钠平衡则是受肾素-醛固酮系统的调节。

抗利尿激素(antidiuretic hormone, ADH)控制着水的排出，它由下丘脑视上核和室旁核的神经元分泌，并在神经垂体储存，当在体内丧失水分时，细胞外液的渗透压增高，可刺激下丘脑-垂体后叶-抗利尿激素系统，抗利尿激素的分泌增加使远曲小管和集合管细胞对水的重吸收增加，尿量减少。同时，使口渴中枢兴奋产生口渴，而主动饮水。动脉血压升高可通过刺激颈动脉窦压力感受器而反射性地抑制 ADH 的释放。此外，剧痛、紧张也可使 ADH 释放增多。反之，体内水分增多细胞外液渗透压降低，远曲小管和集合管上皮细胞对水分的再吸收减少，排尿增多，此时口渴反应也被抑制，这样保持了机体水分的动态平衡。

醛固酮(aldosterone, ADS)是肾上腺皮质球状带分泌的盐皮质激素，其主要作用是促进肾远曲小管和集合管对 Na^+ 的主动重吸收，同时通过 K^+-Na^+ 和 H^+-Na^+ 交换而促进 K^+ 和 H^+ 的排出。当血容量减少和血压下降时，可刺激肾素分泌增加，进而刺激肾上腺皮质增加醛固酮的分泌，促进远曲小管对 Na^+ 的再吸收和 K^+、H^+ 的排泄。随着钠再吸收的增加，水的再吸收也增多，这样就可以恢复丢失的细胞外液。

(四)酸碱的平衡

人体正常的生理活动和代谢功能需要一个酸碱度适宜的体液环境，在代谢过程中，不断产生酸性物质或碱性物质，人体则通过体液的缓冲系统，细胞内、外液的交换，肺的呼吸和肾的调节，维持着一定的 pH 值(动脉血浆 pH 值为7.40±0.05)。

血液中的缓冲系统以 HCO_3^-/H_2CO_3 最为重要，HCO_3^- 的正常值平均为 24 mmol/L，H_2CO_3 平均为 1.2 mmol/L，两者相比值 $HCO_3^-/H_2CO_3 = 24/1.2 = 20/1$。体内酸增多时，$HCO_3^-$ 与 H^+ 结合($H^+ + HCO_3^- \rightarrow H_2CO_3 \rightarrow CO_2 + H_2O$)，使酸得到中和；碱增多时，$H_2CO_3$ 与 CO_3^{2-} 结合($CO_3^{2-} + H_2CO_3 \rightarrow 2HCO_3^-$)，来保持血液 pH 值在正常范围内。肺的呼吸对酸碱平衡的调节作用主要是排出 CO_2，从而调节了血中的 H_2CO_3 浓度。细胞内外液的交换也有一定的缓冲作用，在酸中毒时 H^+ 向细胞内移动，碱中毒时 H^+ 向细胞外移动，从而维持了体液的酸碱平衡。肾是调节酸碱平衡的重要器官，主要通过以下 4 个机制调节体液的酸碱平衡：①Na^+-H^+ 交换而排 H^+；②HCO_3^- 重吸收而增加碱储备；③铵盐的生成($NH_3 + H^+ \rightarrow NH_4^+$)而排 H^+；④通过尿的酸化($HPO_4^{2-} + H^+ \rightarrow H_2PO_4^-$)而排 H^+。

第二节　水、电解质平衡失调

体液平衡失调可以有 3 种表现：容量失调、浓度失调和成分失调。容量失调是指等渗性体液的变化，主要引起细胞外液量的变化,而对细胞内液容量影响不大。浓度失调是指细胞外液中的水分有增加或减少,而导致细胞外液渗透压发生改变。细胞外液中其他离子的浓度改变虽能产生各自的病理生理影响,因形成渗透压很小,仅造成成分失调,但可以影响酸碱失衡,如低钾血症、高钾血症、低钙血症、高磷血症。

一、水、钠代谢紊乱

钠是形成渗透压的主要成分,细胞外液主要阳离子是钠,所以水和钠的关系非常密切。缺水是细胞外液水钠平衡紊乱引起,根据缺水和缺钠导致细胞外液渗透压的改变分为高渗性脱水、等渗性脱水和低渗性脱水。

(一)高渗性脱水

高渗性脱水(hypertonic dehydration)又称原发性脱水,失水多于失钠,故血清钠增高,细胞外液处于高渗状态。

> **考点:**
> 水、钠代谢紊乱:病因和分类,临床表现,治疗。

1. 原因　首先见于失水过多,如大量出汗、高热、气管切开或应用渗透性利尿药;其次是水摄入不足,如饮水不足、长期禁食、上消化道梗阻、昏迷等;另外也可见于器质性病变,如肾衰竭和糖尿病酸中毒及尿崩症。

2. 病理生理　细胞外液的渗透压升高可使细胞内液移向细胞外间隙,导致细胞内液减少,对血容量影响不大。高渗状态刺激口渴中枢,患者感到口渴而饮水,使细胞外液渗透压降低。另外,细胞外液的高渗状态可引起抗利尿激素分泌增多,使肾小管对水的再吸收增加,尿量减少,减少了体液的丢失。

3. 临床表现及诊断　根据失水的多少高渗性脱水可分为轻、中、重3度(表3-2)。

表3-2　高渗性脱水程度的判断

程度	主要症状	占体重之比/%
轻度	口渴	2~4
中度	严重口渴,皮肤弹性差,眼窝凹陷,尿少且比重高,精神萎靡	4~6
重度	除以上症状外,还有神志不清、高热、惊厥、躁动、抽搐、昏迷	≥6

病史和临床表现有助于高渗性脱水的诊断。实验室检查包括:①尿比重升高;②血液浓缩红细胞计数、血红蛋白量、血细胞比容升高;③血钠150 mmol/L以上。

4. 治疗　首先去除病因,防止继续丢失液体。对于轻度失水可饮水,中度以上需要静脉补充液体。根据临床表现或血清钠的测定值来计算补液量,补充已丧失液体量的估算方法是根据临床表现估计缺水程度:轻度按丧失体重的2%~4%、中度按4%~6%计算、重度按6%计算,按每丧失体重的1%补液400~500 mL计算。根据血Na^+浓度计算:补水量(mL)=[血钠测得值(mmol/L)-血钠正常值(mmol/L)]×体重(kg)×4。计算所得的补水量一般当天补给1/2,次日依据全身状况及血钠浓度再酌情调整。补充成分有5%葡萄糖注射液或低渗的0.45%氯化钠注射液。

另外需要注意,高渗性脱水者实际上也有失钠,只是因为失水更多,才使血钠浓度升高。所以仍需要补充1/4左右的等渗盐水,否则可出现低钠血症。

(二)等渗性脱水

等渗性脱水(isotonic dehydration)又称急性脱水或混合性脱水,水和钠等比例地丧失,血清钠大致正常,故称等渗性脱水,是外科患者最易发生的一种脱水。

1. 病因　常见的病因有：①急性体液的丧失，如肠外瘘、大量呕吐、腹泻、烧伤渗出、排钠利尿剂的使用等；②体液潴留在体内，如腹腔内感染渗出、肠梗阻的肠腔内潴留、损伤组织肿胀等，这些丧失的体液的成分与细胞外液基本相同。

> **考点：**
> 等渗性脱水的常见病因、临床表现及诊断。

2. 病理生理　由于丧失的液体为等渗，细胞外液的渗透压基本正常，细胞内液不会向细胞外间隙代偿性地转移，细胞外液量（包括循环血量）可迅速减少，因此，等渗性脱水容易引起血容量的下降。机体对等渗性脱水的代偿机制是肾入球小动脉壁的压力感受器受到刺激，以及肾小球滤过率下降所致的远曲小管内 Na^+ 的减少，此时可引起肾素-醛固酮系统兴奋，使醛固酮的分泌增加。醛固酮促进远曲小管对 Na^+ 的再吸收，水的再吸收量也会增加，从而使细胞外液量得到维持。

3. 临床表现及诊断　等渗性脱水既有失水的表现又有失钠表现，依据程度的不同可有口渴、尿少、乏力、恶心、头晕、血压下降等（表 3-3）。

表 3-3　等渗性脱水程度的判断

程度	主要症状	占体重之比/%
轻度	口渴、尿少	2~4
中度	口渴，皮肤干皱，眼窝凹陷，尿少且比重高，精神萎靡，脉搏细速、肢端湿冷、血压下降	4~6
重度	除以上症状外，还有神志不清、高热、惊厥、躁动、休克、昏迷	≥6

诊断依据主要是病因、临床表现及实验室检查。等渗性脱水血清钠基本正常，血生化检查示血液浓缩，尿比重可增高。

4. 治疗　①治疗原发病，消除引起等渗性脱水的病因。②静脉补液可选择 0.9% 的氯化钠注射液或平衡盐溶液。0.9% 的氯化钠注射液中的 Cl^- 含量为 154 mmol/L，比血清 Cl^- 含量（103 mmol/L）高，大量输入会引起高氯性酸中毒，通常每日的补充量要低于 1 500 mL。平衡盐溶液是 1.25% 碳酸氢钠注射液和 0.9% 的氯化钠注射液 1∶2 的混合液，与机体的 Na^+、Cl^- 比例相符合。③按失水占体重的百分比来估计，当日只补充估计量的 1/2，其中补水（5%～10% 的葡萄糖注射液）和补盐（0.9% 氯化钠注射液或平衡液）各半，首先所输注的液体应该是含钠的等渗液，如果输注不含钠的葡萄糖注射液则会导致低钠血症。

> **讨论：**
> 为什么大量输入 0.9% 的氯化钠注射液会引起酸中毒？

（三）低渗性脱水

低渗性脱水（hypotonic dehydration）时水和钠同时缺失，以失钠为主，血清钠低于正常范围，细胞外液呈低渗状态，又称慢性脱水或继发性脱水。

1. 病因　主要原因是丢失了大量含钠液体，如剧烈呕吐、腹泻、肠梗阻、胃肠减压、大面积烧伤等，在补液过程中给水多于给盐而形成；另外，排钠利尿剂的应用也会导致细胞外液丢失钠而造成低渗性脱水。

2. 病理生理　此时细胞外液呈低渗状态，抗利尿激素分泌减少，水在肾小管内的再吸收减少，尿量排出增多，细胞外液总量更为减少，所以丢失的主要是细胞外液极易引起血容量的下降。严重缺钠时醛固酮分泌增多，肾排钠减少，增加了 Na^+、Cl^- 和水的再吸收，同时抗利尿激素分泌增多，使水再吸收

> **考点：**
> 尿量减少的机制。

增加，以尽量保障血容量。

3. 临床表现及诊断　低渗性脱水主要为低钠的表现，根据程度有不同的表现（表3-4）。

表3-4　缺钠程度的判断

程度	临床表现	血清 Na^+/(mmol/L)	缺 NaCl/(g/kg)
轻度缺钠	头晕、直立性低血压，尿量正常或增多，尿比重低	130~135	<0.5
中度缺钠	皮肤干皱，眼窝凹陷、恶心、呕吐、淡漠表情、休克、尿量减少	120~130	0.5~0.75
重度缺钠	以上症状加重，并有休克、抽搐、昏迷、少尿	<120	0.75~1.25

患者有体液丢失补水大于补盐的病史及以上临床表现，可初步诊断为低渗性脱水。实验室检查有：①尿液检查，尿比重常在1.010以下，尿 Na^+ 明显减少；②血钠测定：血钠浓度低于135 mmol/L。

4. 治疗　首先应积极处理致病原因。低渗性脱水补液时应输注含盐溶液或高渗盐水，以纠正细胞外液的低渗状态和补充血容量。依据临床表现，可按每千克体重丢失钠0.5~0.75 g估计补充，当日先补充半量，另加每天需要量4~5 g。低渗性脱水的补钠量也可以依据以下公式计算：需补充的钠量(mmol)=[血钠的正常值(mmol/L)-血钠测得值(mmol/L)]×体重(kg)×0.6(女性为0.5)，每17 mmol钠相当于1 g钠，需要注意的是补液公式仅作为补钠剂量的估计，要根据临床表现及检测资料，包括血 Na^+ 和 Cl^- 浓度、动脉血血气分析和中心静脉压等，随时调整输液计划。

（四）水中毒

水中毒是指机体的摄入水总量超过了排出水量，导致水分在体内潴留，引起血浆渗透压下降和循环血量增多。

1. 病因　①肾功能不全，排水能力下降；②创伤、感染、紧张等各种原因所致的抗利尿激素分泌过多；③摄入过多水分不能及时排出。

2. 病理生理　细胞外液量增大，血清钠浓度降低，渗透压下降，导致细胞水肿，结果是细胞内、外液的渗透压均降低。此外，增大的细胞外液量能抑制醛固酮的分泌，使远曲肾小管减少对 Na^+ 的重吸收，因而血清钠浓度更低。

3. 临床表现及诊断　主要表现为细胞水肿和循环负荷过重。水过多所致的脑细胞肿胀可造成颅内压增高，引起一系列神经、精神症状，如头痛、嗜睡、躁动、谵妄，甚至昏迷。颅内压升高可造成脑疝导致心搏、呼吸骤停。水中毒也可以出现心力衰竭及肺水肿。慢性水中毒有体重增加、下肢有指凹性水肿、乏力、嗜睡等症状。

实验室检查可有红细胞计数、血红蛋白量、血细胞比容和血浆蛋白量均降低；血浆渗透压降低。

4. 治疗　水中毒一经诊断，应立即停止水的摄入。尽快排出机体多余的水分，一般用渗透性利尿剂，如20%甘露醇250 mL静脉内快速滴注，静脉注射髓袢利尿剂呋塞米20 mg，也可静脉滴注5%氯化钠注射液，以迅速改善体液的低渗状态和减轻脑细胞肿胀。

二、钾的异常

钾是机体中含量较大的矿物质，98%存在于细胞内，钾有重要的生理功能：参与、维持细胞的正常代谢，维持细胞内液的渗透压和酸碱平衡，维持神经肌肉组织的兴奋性等。钾的代谢异常有低钾血症和高钾血症。

(一)低钾血症

低钾血症在外科很常见,血清钾的正常值为3.5~5.5 mmol/L,当低于3.5 mmol/L为低钾血症。

1. 病因　①钾摄入不足,如禁食、长期饮食障碍、补液中钾盐不足;②钾丢失过多,如呕吐、持续胃肠减压、肠梗阻潴留、肠瘘、应用髓袢利尿药、长期应用皮质激素;③钾由细胞外向组织内转移,见于大量输注葡萄糖和胰岛素、用碱性液纠正酸中毒后、代谢性碱中毒。

> **考点:**
> 低钾血症的外科常见原因。

2. 病理生理　低钾时细胞内液渗透压降低和造成低钾性碱中毒,合成糖原减少,神经肌肉组织的兴奋性降低和心肌的电生理紊乱。

3. 临床表现及诊断

(1)神经肌肉兴奋性的改变　骨骼肌兴奋性下降,出现肌肉无力、腱反射减弱或消失、呼吸困难甚至软瘫,一旦呼吸肌受累,可致呼吸困难或窒息;平滑肌兴奋性下降,出现恶心、呕吐、腹胀、肠麻痹,术后低血钾会影响肠功能和自主排尿功能的恢复;心肌的兴奋性升高,出现心悸、心律不齐、严重时发生室颤而心搏骤停。

(2)中枢神经抑制症状　早期烦躁,严重时神志淡漠或意识不清。

(3)心电图改变　表现为心律失常,典型的心电图改变是早期出现T波降低、变宽、双相或倒置,随后出现ST段降低、Q-T间期延长和U波,但低钾血症患者不一定都有心电图改变。

(4)反常性酸性尿　血清钾过低时,每由细胞内移出3个K^+时,就有2个Na^+和1个H^+从细胞外移入,从而使细胞外液的H^+度降低,肾排H^+增多,可引起低钾性碱中毒,此时尿呈酸性称反常性酸性尿。

> **考点:**
> 产生反常性酸性尿的机制。

依据病史、临床表现、血清钾<3.5 mmol/L和心电图检查有助于诊断。应该注意,当代谢性酸中毒时由于H^+进入细胞内K^+移出到细胞外,可以没有低血钾的表现,但当纠正酸中毒后就可以出现低血钾;另外,当患者伴有严重的细胞外液减少时主要是缺水、缺钠的症状,但当缺水被纠正之后,由于钾浓度被稀释,也会出现低钾血症的症状。

4. 治疗　首先积极处理低钾血症的病因,有助于低钾血症的纠正。尽量选择口服补钾,口服补钾是安全有效的方法,富含钾的食物有蛋、肉、牛奶和新鲜水果。外科患者往往不能进食而无法口服钾剂,则需经静脉补钾,关于补钾的多少,依据临床表现判断缺钾的程度很难,根据血钾测定结果来计算补钾量,因受到酸中毒、脱水等因素的影响实用价值也不大,通常是采取分次补钾,边治疗边观察的方法。临床上常用的钾制剂是10%氯化钾,这种制剂除含有钾离子,其中的Cl^-也有助于减轻碱中毒。静脉补钾的原则是:①对无尿和少尿的患者不输钾盐,应先恢复血容量,待尿量超过40 mL/h后,才能经静脉补钾。②静脉滴注钾盐,每1 000 mL液体中含钾不超过40 mmol(相当于氯化钾3 g,每克氯化钾等于13.4 mmol钾)。③补钾速度每分钟不宜超过60滴,严禁静脉注射。④限制总量,一般禁食患者每日补充氯化钾3 g;严重腹泻、幽门梗阻引起的呕吐、急性肾衰多尿期等严重缺钾患者,每日补充氯化钾也不宜超过6~8 g。⑤由于补入的钾进入到细胞内,达到细胞内外钾的平衡需要较长时间,所以补钾要分次给予,常需连续3~5 d的治疗,静脉补钾过程中应监测血清钾和心电图的变化,以防造成高钾血症。

> **考点:**
> 静脉补钾的原则。

(二)高钾血症

当血清钾超过5.5 mmol/L时称高钾血症。

1. 病因　①摄入的钾量过多,如口服或静脉输入氯化钾过多,使用含钾药物,以及大量输入较久的库存血;②钾的排出障碍,如肾功能衰竭;③钾离子由细胞内移出到细胞外,如溶血、感染、损伤(如挤压综合征)及酸中毒等。

2. 病理生理　高钾血症时细胞内液渗透压升高和代谢性酸中毒,可消耗葡萄糖和胰岛素,造成神经肌肉组织的兴奋性降低和心肌的电生理紊乱,尤其造成心搏骤停这一危险并发症。

3. 临床表现及诊断

(1)神经肌肉兴奋性改变　骨骼肌兴奋性上升,出现手足麻木和异常感觉,当血清钾高于7 mmol/L 时又可以出现腱反射减弱或消失、严重呼吸困难和软瘫。高钾血症可使心肌兴奋性、传导性、收缩性下降,造成心搏徐缓、心搏无力,最危险的是可致心搏骤停。

(2)心电图改变　早期 T 波高而尖,Q-T 间期延长,随后出现 QRS 增宽,P-R 间期延长。

考点:

高钾血症的临床表现及诊断。

依据病因和表现有助于诊断,但高钾血症缺乏典型的临床表现,当血清钾超过 5.5 mmol/L 可确诊,并应做心电图检查。

4. 治疗　高钾血症有导致患者心搏骤停的危险,因此一经诊断,应给予积极治疗,首先要病因治疗,停输含钾药物如青霉素钾盐,禁食含钾高的食物如蛋、肉、奶和水果,然后采取以下措施。

(1)将 K^+ 转入细胞内　①经静脉滴注 5% 碳酸氢钠 200 mL,高渗碱性溶液可增加血容量,K^+ 得到稀释,又使 K^+ 移入细胞内或由尿排出;②用 25% ~ 50% 葡萄糖注射液 100 ~ 200 mL,每 3 ~ 5 g 葡萄糖加入 1 U 胰岛素静脉滴注,可使 K^+ 转入细胞内,暂时降低血清钾浓度,必要时每 3 ~ 4 h 重复给药;③肾功能不全因不能输液过多而受到限制时,可使用 10% 葡萄糖酸钙溶液 100 mL、11.2% 乳酸钠溶液 50 mL、25% 葡萄糖注射液 400 mL,加入胰岛素 30 U,每分钟 6 滴,24 h 持续静脉滴注。

(2)将钾排出体外　①阳离子交换树脂,可从消化道带走较多的钾离子,每日口服 4 次,每次 15 g,可同时口服复方聚乙二醇电解质散或甘露醇导泻;②血液净化,连续性肾替代治疗、腹膜透析及血液透析,此方法降低血清钾效果更好。

(3)维护心功能　钙与钾有对抗作用,能缓解 K^+ 对心肌的毒性作用。一般可静脉注射 5% 氯化钙 5 mL 或 10% 葡萄糖酸钙 20 mL,并可重复使用,也可经静脉滴注。

三、钙、磷、镁的异常

(一)低钙血症

血钙浓度低于 2 mmol/L 即为低钙血症。可发生在急性重症胰腺炎、坏死性筋膜炎、肾衰竭、消化道瘘和甲状旁腺功能受损的患者。体内绝大部分钙以磷酸钙和碳酸钙的形式储存于骨骼及牙齿内,细胞外液钙仅是总钙量的 0.1%,血钙浓度为 2.25 ~ 2.75 mmol/L。钙离子是细胞功能的重要调节物质,可降低毛细血管、细胞膜的通透性和神经肌肉的兴奋性,并参与肌肉收缩、细胞分泌、凝血等过程。离子化与非离子钙的比例受到血液 pH 值的影响,pH 值下降可使离子钙上升,pH 值上升可使离子钙下降。

临床表现:①神经肌肉兴奋性增强,如手足麻木,自发性手足抽搐,腱反射亢进,口、指尖针刺感,耳前叩击试验阳性;②毛细血管脆性增加,束臂试验阳性;③实验室检查血钙浓度低于 2 mmol/L。

首先应纠治原发疾病。为缓解症状,可用 10% 葡萄糖酸钙 10 ~ 20 mL 或 5% 氯化钙 10 mL 静脉注射。长期治疗的患者,可逐渐以口服钙剂及维生素 D 替代,同时限制含磷高的食物。

(二)低镁血症

血清镁浓度 <0.7 mmol/L(正常值 0.70 ~ 1.10 mmol/L)时为低镁血症。长期营养障碍、吸收障碍综

合征、慢性腹泻、深静脉营养未注意镁是导致镁缺乏的主要原因。Mg^{2+}约有一半存在于骨骼内，其余几乎都存在于细胞内，仅有1%存在于细胞外液。镁是细胞内多种酶的激活剂，对参与糖、蛋白质代谢，降低神经肌肉应激性有重要作用。

临床表现与低钙血症相似，有肌肉震颤、手足抽搐、低钙击面（Chvostek）征阳性等，严重时出现谵妄、定向力障碍、神志不清、惊厥、癫痫样发作乃至昏迷。

凡有上述引起低镁血症的病因并有症状者，应怀疑镁缺乏，测定血清镁浓度可确定诊断，但镁缺乏时血清镁浓度不一定降低，镁负荷试验具有诊断价值，正常人在静脉输注氯化镁或硫酸镁 0.25 mmol/kg 后，注入量的90%很快从尿液中排出，而镁缺乏者注入量的40%~80%被保留在体内，尿镁很少。

治疗上首先要去除病因，轻者可口服镁剂，重者用氯化镁溶液或硫酸镁溶液输注，可按 0.25 mmol/(kg·d)的剂量（25%硫酸镁溶液 1 mL 含镁 1 mmol），肠外营养液中应每天给 6~7 mmol。因纠正镁缺乏时间长，缺镁症状消失后仍应补镁 1~3 周，一般给予 5~10 mmol/d，相当于25%硫酸镁 5~10 mL，肌内注射或稀释后静脉注射。镁盐输注速度不可过快，过量或过快易造成镁中毒，此时可用静脉注射氯化钙或葡萄糖酸钙对抗。

（三）低磷血症

正常血清磷浓度成人为 0.96~1.62 mmol/L，当血清磷浓度低于 0.96 mmol/L 时称为低磷血症。

病因：①磷摄入减少，如禁食、慢性腹泻、1,25-二羟维生素 D_3 缺乏、吸收障碍综合征等；②肾脏排磷过多，如甲状旁腺功能亢进症、肾小管性酸中毒、维生素 D 抵抗性佝偻病、糖尿病等；③磷向细胞内转移，见于呼吸性或代谢性碱中毒，应用胰岛素或雄激素等。

磷是在人体中含量较多的元素之一，广泛存在于人体中，是维持骨骼和牙齿的必要物质。它不仅参与人体生理上的化学反应，还参与蛋白质的磷酸化、细胞膜的组成，以及酸碱平衡等。

轻度低磷血症无明显症状。稍重者可有神经精神症状，如烦躁不安、唇周感觉异常、精神错乱、昏迷等。肌肉症状表现为肌无力、虚弱、步态蹒跚，严重低磷者可因心肌和膈肌收缩力降低而危及生命。

治疗上应着重寻找并治疗引起低磷血症的原发病。轻、中度的低磷往往无症状或症状轻微，可适当增加含磷丰富的食物，如牛奶、鱼类、肉类等。当血磷水平降低至 0.32 mmol/L 时，应静脉补充磷酸钾，在补充磷的过程中应注意低钙血症的发生。对长期静脉输液者应在溶液中常规添加磷 10 mmol/d，如补充甘油磷酸钠 10 mL，以预防低磷血症的发生。

第三节　酸碱平衡失调

一、代谢性酸中毒

代谢性酸中毒（metabolic acidosis）是临床最常见的酸碱失调类型。由于酸性物质的积聚或产生过多或 HCO_3^- 丢失过多而引起，以原发性 HCO_3^- 和 pH 值降低为主要特征。

【病因】

> **考点：**
> 代谢性酸中毒的病因。

1. 碱性物质丢失过多　见于腹泻、胃肠减压、胆瘘、胰瘘、肠梗阻丢失大量 HCO_3^-。

2. 产酸过多　休克、创伤、发热、糖尿病以及组织缺血缺氧，可使乳酸或酮体大量产生，发生酸中毒。此外，还有大量应用酸性药物如氯化铵、精氨酸等也会引起代谢性酸中毒。

3. 排酸障碍　肾功能不全时 H^+ 不能排出体外或 HCO_3^- 吸收减少，均可致酸中毒。其中，远曲小管性酸中毒系泌 H^+ 功能障碍所致，近曲小管性酸中毒则是 HCO_3^- 再吸收功能障碍所致。

【病理生理】　酸中毒引起 HCO_3^- 减少，造成血浆 H_2CO_3 相对过多，机体出现呼吸代偿反应，高浓度的 H^+ 刺激呼吸中枢，呼吸加深加快，排出更多的 CO_2，使 $PaCO_2$ 降低，使 HCO_3^-/H_2CO_3 比值接近正常的 20∶1，这是代谢性酸中毒的代偿。同时肾小管上皮细胞的碳酸酐酶和谷氨酰酶活性增加，加快 H^+ 和 NH_3 结合形成 NH_4^+ 排出体外，H^+ 排出多而 H^+ 浓度降低，此时 $NaHCO_3$ 的再吸收也增加。

> **讨论：**
> 低血容量时代谢性酸中毒对机体有什么有益之处？

【临床表现与诊断】

1. 代谢性酸中毒突出的表现是呼吸深而快，有时呼气中可带酮味。

2. 酸中毒时 H^+ 离子浓度升高，抑制心肌收缩能力，可引起心率快、心音弱、血压低。H^+ 离子浓度升高还可使毛细血管扩张而出现口唇樱桃红色、面部潮红。代谢性酸中毒可降低周围血管对儿茶酚胺的敏感性，患者容易发生心律不齐和休克。

3. 对中枢神经系统的影响：酸中毒导致脑中 γ-氨基丁酸生成增多，对中枢神经系统有抑制作用，患者有头晕、头痛、嗜睡等症，严重者可昏迷。

有相应的病史及临床表现，应考虑有无代谢性酸中毒。血气分析可明确诊断及了解其严重程度。此时血液 pH 值和 HCO_3^- 会明显下降，血 pH 值<7.35、CO_2CP 降低、血中 HCO_3^- 低于 23 mmol/L、$PaCO_2$ 低于 40 mmHg、BE<-3 mmol/L。

【治疗】

1. 积极治疗原发病，去除酸中毒的病因。另外，扩充血容量发挥肾脏调节酸碱平衡的能力，较轻的酸中毒（HCO_3^->16 mmol/L）可自行纠正，一般无须应用碱性溶液治疗。

2. 对重度酸中毒（血中 HCO_3^- 低于 15 mmol/L）则在补液同时给予补碱性药物。常用的碱性药物有 5% 碳酸氢钠，临床上可估算给予，坚持宁酸勿碱的原则，首次补给 5% $NaHCO_3$ 的剂量 100～250 mL，在用药 2～4 h 复查血气后依据监测结果再决定是否需继续输给及输给用量。静脉注射 5% 碳酸氢钠速度应缓慢，不与其他药物混合，补大量碳酸氢钠溶液时应从补液总量中扣除等量水和钠。

3. 酸中毒时患者血清中离子 Ca^+ 增多，K^+ 由细胞内转移到细胞外，此时血清钙和钾离子可以是正常的，但酸中毒被碱性溶液纠正后，离子化的 Ca^+ 减少、K^+ 由细胞外转移到细胞内，此时可以出现低钙或者低钾，应密切观察，以便及时纠正。

二、代谢性碱中毒

代谢性碱中毒（metabolic alkalosis）是体内 HCO_3^- 增加，使血 pH 值大于 7.45 的酸碱平衡失调状态。

【病因】

1. 酸性物质丢失过多　是外科患者中发生代谢性碱中毒的最常见原因。如长期胃肠减压、呕吐（尤其是幽门梗阻引起的呕吐），此时可丧失大量的 H^+、Na^+、K^+ 及 Cl^-。

2. 碱性物质输入过多　如输入过量的碳酸氢钠、全胃肠道营养等。

3. 低血钾　K^+ 从细胞内进入细胞外，而 Na^+ 和 H^+ 进入细胞内，引起细胞内酸中毒和细胞外碱中毒。此时，机体为了保存 Na^+，经远曲小管排出的 H^+ 及 K^+ 增加，HCO_3^- 的回吸收也增加，出现反常性酸性尿。

4. 利尿剂的作用　呋塞米、依他尼酸等能抑制近曲小管对 Na^+ 和 Cl^- 的再吸收，而并不影响远曲小管

内 Na^+ 与 H^+ 的交换。因此，随尿排出的 Cl^- 比 Na^+ 多，回入血液的 Na^+ 和 HCO_3^- 增多，而发生低氯性碱中毒。

【病理生理】 体液中 Cl^- 的丢失引起肾近曲小管代偿性地增加 HCO_3^- 的重吸收，导致碱中毒；K^+ 的丢失会引起细胞内 K^+ 的转移到细胞外，而细胞外的 H^+ 流入细胞内，引起碱中毒；大量胃液的丧失也丢失了 Na^+，在代偿过程中，K^+ 和 Na^+ 的交换、H^+ 和 Na^+ 的交换增加，即保留了 Na^+，但排出了 K^+ 及 H^+，造成低钾血症及碱中毒。代谢性碱中毒时体内 H^+ 浓度降低，H^+ 刺激呼吸中枢降低，呼吸呈浅而慢，排出 CO_2 减少，使 $PaCO_2$ 升高，HCO_3^-/H_2CO_3 比值接近 20∶1，维持血液的 pH 值在正常范围。同时肾小管上皮细胞的碳酸酐酶和谷氨酰酶活性降低，使泌 H^+ 和 NH_3 形成减少。此时 HCO_3^- 重吸收减少，经尿排出增多。

【临床表现与诊断】

1. 呼吸系统　呼吸出现代偿性浅慢。

2. 循环系统　出现心律不齐、心率加快。氧解离曲线左移，使氧不易释出，此时尽管患者的血氧含量和氧饱和度均正常，但组织仍然存在缺氧。

3. 神经肌肉应激性　因 Ca^+ 离子化减少，致肌张力增高、手足抽搐、腱反射亢进。

4. 中枢神经系统　因脑细胞代谢障碍，导致焦虑、激动、头晕、谵妄、嗜睡和昏迷等。

依据病因、表现、结合血气分析可以诊断，血气分析显示动脉血 pH 值大于 7.45，血浆 HCO_3^- 增高，CO_2CP 增高，尿呈碱性，但低钾性碱中毒出现反常性酸性尿。

【治疗】

1. 积极处理和控制原发病。扩容是重点，维持机体的自我调节功能。

2. 如因丢失大量胃液而引起的碱中毒可输注等渗盐水。必要时可补充盐酸精氨酸，既可补充 Cl^-，又可中和过多的 HCO_3^-。另外，碱中毒时几乎都同时存在低钾血症，故须同时补给氯化钾。补 K^+ 之后可纠正细胞内、外离子的异常交换，终止从尿中继续排 H^+，有利于加速纠正碱中毒。

3. 对严重患者（血浆 HCO_3^- 45~50 mmol/L，pH 值>7.65），口服氯化铵 1~2 g，每日 3 次，不能口服者，给予滴注 0.1 mol/L 盐酸，公式估算如下：0.1 mol/L 盐酸（mL）=［（血氯正常值－测得血氯值）mmol/L］×体重（kg）×2，首次给 1/2 量，盐酸应经导管缓慢滴入腔静脉内，不能经周围静脉输入，一旦溶液渗漏会导致软组织坏死。纠正碱中毒不要过于迅速，也不必到完全纠正为止，根据患者情况，随时调整方案。

三、呼吸性酸中毒

呼吸性酸中毒（respiratory acidosis）系指肺泡通气及换气功能减弱，不能有效排出体内的 CO_2，使 CO_2 体内蓄积引起高碳酸血症。

【病因】 ①通气量不足，如全身麻醉过深、镇静剂过量、中枢神经系统损伤、术后切口疼痛、腹胀、气胸、呼吸机使用不当等；②换气障碍，慢性阻塞性肺气肿、急性肺水肿等。

【病理生理】 此时血液的缓冲系统进行调节，血液中的 $H_2CO_3+Na_2HPO_4 \rightarrow NaHCO_3+NaH_2PO_4$，$NaH_2PO_4$ 则经尿液排出，使 H_2CO_3 减少，而 HCO_3^- 增多。肾代偿机制是肾小管上皮细胞的碳酸酐酶和谷氨酰酶的活性升高，使 H^+ 和 NH_3 形成 NH_4^+ 增加。H^+ 与 Na^+ 交换、$NaHCO_3$ 的再吸收也增加，H^+ 排出增加，但这些代偿过程慢且能力有限。严重的急性呼吸性酸中毒血钾可急剧升高，损害心脏易引起心室纤颤，甚至心搏骤停。高碳酸血症还可引起脑血管扩张，脑血流量增加致颅内高压。

【临床表现与诊断】 患者有胸闷、气促、呼吸困难、发绀、心律失常等。急性严重的呼吸性酸中毒有明显的神经系统症状，如头痛、呕吐、视野模糊、烦躁不安、意识模糊、谵妄和昏迷。体检可发现视盘水肿。血气分析显示血 pH 值降低，血 $PaCO_2$ 增高，CO_2CP 代偿性增高。

【治疗】 尽快治疗引起呼吸性酸中毒的病因,改善肺泡通气功能,迅速排出蓄积的 CO_2。必要时可行气管插管或气管切开,使用呼吸机以改善通气及换气功能。吸氧浓度调节在0.6~0.7之间,既保证供氧又不导致氧中毒。因呼吸机使用不当引起时,应调整呼吸机频率、压力和容量。至于慢性肺部疾病引起者可针对性地采取控制感染、扩张小支气管、促进排痰等措施,改善换气功能和减轻酸中毒程度。

四、呼吸性碱中毒

呼吸性碱中毒(respiratory alkalosis)是由于肺泡通气过度,体内 CO_2 排出过多,以致血 $PaCO_2$ 降低,引起的低碳酸血症。

【病因】 引起通气过度的原因很多,如休克、创伤、疼痛、高热、癔症呼吸深快;呼吸机辅助通气过度;中枢神经性疾病如脑损伤等引起的过度换气。

【病理生理】 $PaCO_2$ 的降低,可有一过性呼吸中枢抑制,使呼吸变浅变慢,CO_2 排出减少,血中 H_2CO_3 代偿性增高,这样会引起机体缺氧,很快就会转为呼吸加强。肾的代偿作用表现为肾小管上皮细胞分泌 H^+减少、HCO_3^- 的再吸收减少,使血中 HCO_3^- 降低,HCO_3^-/H_2CO_3 比值接近于正常。

【临床表现与诊断】 患者可有呼吸急促、胸闷、头昏或晕厥,手足和面部肌肉麻木、震颤甚至抽搐。结合病史和临床表现,参考血气分析可做出诊断。此时pH值大于7.45,$PaCO_2$ 降低,CO_2CP 由于代偿略降低。

【治疗】 积极治疗原发病,用面罩或纸袋罩住口鼻,以增加呼吸道无效腔,减少 CO_2 呼出。如系呼吸机使用不当所造成的通气过度,应调整呼吸频率及潮气量。手足抽搐者可静脉注射10%葡萄糖酸钙。

第四节　外科补液

一、补液的基本原则

水、电解质和酸碱平衡失调是临床上很常见的病理生理改变,无论是哪一种平衡失调,都会造成机体代谢的紊乱而影响患者全身功能,因此,如何纠正患者已产生的水、电解质及酸碱失衡,如何维持平衡成为临床工作的重要任务。补液疗法就是为已存在水、电解质及酸碱平衡紊乱的患者提供维持生理需要的水和电解质,补充已丢失的液体和继续丢失的液体,且在不影响机体水及电解质平衡的前提下导入各种治疗所需的药物。外科补液更重要的是补充水和电解质维持机体水、电解质及酸碱平衡。

补液时要充分掌握病史,详细检查患者体征,从病史、症状及体征中获得有价值的信息,得出初步诊断。需要注意的是有时实验室检查不能真正体现体内水、电解质及酸碱平衡紊乱情况,如缺钾和酸中毒同时存在时,钾从细胞内流出,此时血清钾就有可能正常,这就要依据病因病理来推断。病因和体征可以判定失水的性质和程度,以确定补什么、补多少。如果存在多种失调,应分轻重缓急,依次予以调整纠正。首先要处理的应该是:积极恢复患者的血容量,保证循环状态良好,充分发挥自身调节机制;积极纠正缺氧状态;纠正严重的酸中毒或碱中毒;治疗重度高钾血症。

液体疗法主要包括3个方面:液体总量(补多少)、液体种类(补什么)、补液方法(怎么补)。

(一)液体总量

体液平衡失调的处理主要是通过补液和供给营养物质来纠正,此外机体还有一定的代偿能力,补液量的计算只能作参考,必须根据输液过程中患者的情况加以适当的调整,不能过于机械,应边补液、边观察、边调整。补液总量一般包括以下3个部分。

1. 日生理需要量　成人每日需要量2 000~2 500 mL(40 mL/kg)，其中生理盐水占500~1 000 mL，其余补给5%~10%葡萄糖注射液。

2. 既往损失量　指患者从发病到就诊时已经累计丧失的体液量。要考虑到水、电解质、酸碱的失衡量，依据缺水原因和表现判定失水的性质，由缺水表现和化验结果来判定缺水的程度从而决定补充量。如一个60 kg体重的患者，中度缺水，则失水量占体重的5%，约是60 kg×5% =3.0 kg(3 000 mL)。对低渗性脱水患者，按缺钠程度评估缺盐量，再转换成盐水的量。如一个60 kg体重的患者轻度缺钠，则缺钠量是60×0.5 g=30 g(约相当于0.9%氯化钠注射液3 000 mL)。由于机体本身有体液的调节能力，所以当日补液时，一般只补既往损失量总量的1/2。

3. 继续损失量　指治疗过程中非生理状态的丢失量，亦称额外损失量。如呕吐、高热、腹泻、胃肠减压、渗液、出汗和各种管道引流液。额外损失量的补液原则是"丢多少，补多少；丢什么，补什么"。体温每升高1 ℃，每日每千克体重额外补水3~5 mL；气温在大于32 ℃时每升高1 ℃，每日每千克体重额外补水3~5 mL；出汗量的计算为量出为入，如出汗湿透一身衬衣裤时约丢失水1 000 mL；对于气管切开的患者，呼吸丢失水是正常人的2~3倍，所以成人气管切开的患者应额外补充水800~1 000 mL。腹泻、胃肠减压、渗液和各种管道引流液，量出为入，以补充盐为主。

(二)液体种类

根据体液失衡的性质，依据"丢什么，补什么"的原则，选用电解质、非电解质、胶体和碱性溶液。

1. 日生理需量　每日需要生理需要量，10%葡萄糖注射液1 500~2 000 mL，钠5~9 g，钾2~3 g。

2. 既往损失量　根据脱水的性质补液，如高渗性脱水给5%葡萄糖注射液为主，以后再给予盐，糖与盐之比大约为3∶1；等渗性缺水补给盐和糖各1/2，虽然0.9%氯化钠渗透压和血浆的渗透压相同，但其Cl^-含量高于血浆，如大量输入可导致高氯性酸中毒，当需要大量补盐时要用平衡盐液；低渗性脱水以盐为主，必要时给予高渗性盐水。如有缺钾则补充氯化钾，有酸中毒根据情况可给予碱性溶液。

3. 继续损失量　此部分是今日非生理状态的丢失，这一部分此时还没有发生，因此我们只能将前24 h的额外丧失作为今天的继续损失量。①呕吐、腹泻、胃肠减压、肠瘘等所致的胃肠液体丢失，用0.9%氯化钠注射液补给；②发热、出汗、气管切开的丢失，主要用10%葡萄糖注射液补给，量大者可适当给予0.9%氯化钠注射液。

(三)补液方法

先计算出补液总量，然后安排补液顺序。补液原则是：先盐后糖、先晶后胶、先快后慢、见尿补钾、液种交替、先扩容后纠酸。

1. 先盐后糖　一般情况下，应先输入电解质溶液，后补葡萄糖溶液。因为电解质溶液属于晶体液，能产生较高的渗透压，起到快速恢复细胞外液容量的作用。但对于高渗性脱水患者则应先输入葡萄糖溶液，立即降低细胞外液的渗透压。

2. 先晶后胶　晶体液是小微粒，产生的渗透压高能起到迅速扩容的作用，虽然胶体液渗透压较小。但胶体微粒不能透过血管壁，能起到持久的扩容作用。但早期输入大分子胶体液容易造成血液黏稠，影响微循环，而晶体液可稀释血液，改善微循环。

3. 先快后慢　明显缺水的患者，早期补液要快，以便迅速补充体内所缺的水和盐，缺水情况好转后应减慢补液速度，以免加重心肺负担。理想的补液速度是一日的补液量在12~15 h之内输入，第一个4~5 h输入1/2量，其余时间输入另外1/2。除氯化钾、5%碳酸氢钠要限制速度外，输入葡萄糖溶液时也不应过快，因为成人葡萄糖的最高利用率是0.5 g/(h·kg)，输入10%葡萄糖每小时不应超过250 mL，约

60 滴/min，超过此速度葡萄糖不能被利用，产生渗透性利尿而排出体外。

4. 见尿补钾　尿量达到 40 mL/h 才可补钾，以免有肾功能障碍而引起高钾血症的危险。但在手术后或严重创伤的患者，即使不能进食，因组织细胞的破坏细胞内释放大量的 K^+，一般 2～3 d 内也无须补充钾。

5. 液种交替　种类和量多时，各类液体要交替输入，如盐类、糖类、胶体类、酸碱类等，有利于人体的代偿和调节，以免较长时间输入一种液体，人为造成体液失调。

6. 先扩容后纠酸　纠正酸碱失衡要在充分扩容的基础上进行，使肾和其他调节机制充分发挥调节作用，酸碱失衡在很大程度上就可以自行缓解，必要时再给予纠正。

二、安全补液的监护

在补液过程中，不仅要对输入量、种类和速度心中有数，还要严密观察输液的不良反应和治疗效果。

1. 输液速度和量　在补液过程中，参照输液原则根据患者情况，掌握输液量、调整速度；要记录 24 h 液体出入量。

2. 注意观察输液穿刺部位　有肿胀、疼痛、液体外溢，出血、针头是否牢靠固定等。

3. 输液反应　注意有无寒战、发热等输液反应，发现后立即停止输液，给予苯海拉明 20 mg、异丙嗪 25 mg 或地塞米松 10 mg，发生过敏性休克按休克处理。

4. 观察静脉补液治疗反应

（1）精神状态　患者由嗜睡、躁动、萎靡转为清醒、安静、精神好转说明补液有效。

（2）血容量是否恢复　血压上升且稳定、脉搏减慢且有力、呼吸平稳说明血容量得到恢复。当血容量充足时患者去枕仰卧颈外静脉应充盈；如患者半卧位静脉充盈超过锁骨上 2 cm，否则说明补液过快、血容量过多或心功能衰竭。当手移到肩部高度，手背静脉在 3～5 s 内排空，如未排空则可能存在血容量过多或心功能衰竭；当手移到腰部高度，手背静脉在 3～5 s 内充盈，超过这个时间说明血容量不足。

（3）尿量　尿量增加到 40 mL/h 以上，尿比重维持在 1.010～1.030 之间，说明血容量恢复；如果尿量低于 30 mL/h，尿比重高，说明补液量不足。通过观察尿量调整补液量和补液速度。

（4）中心静脉压与血压　中心静脉压是指右心房及胸腔内上、下腔静脉的压力，正常中心静脉压为 6～12 cmH_2O。它与右心室充盈压成正比，中心静脉压轻度升高超过 15 cmH_2O，则提示心功能不全，中心静脉压明显升高，超过 20 cmH_2O 则表示为充血性心衰；血压低，中心静脉压低，表示血容量不足，应增大补液量；血压低，中心静脉压正常可能只有轻度血容量不足，需少量补液。

（5）生命体征及心肺功能　注意血压、脉搏、呼吸等情况，如发现患者呼吸急促、心率增快、咳嗽、咳血性泡沫样痰、颈静脉怒张、两肺有湿啰音应考虑有心衰和肺水肿的可能，应减慢或停止输液。给予高流量（可达 6～8 L/min）吸入经乙醇湿化的氧气，降低肺泡泡沫的表面张力，以利于氧气吸入；为减少静脉回流将患者两腿下垂坐位或半卧位；给予强心药西地兰 0.4 mg 以改善心衰症状；利尿剂呋塞米 20 mg 排出过多的水分。

（6）辅助检查　包括血常规、尿常规、生化及血气分析、心电图等指标的监测。

问题分析与能力提升

1. 患者，女，30 岁，体重 52 kg。肠梗阻治疗 4 d 后，主诉：疲乏、头晕、手足麻木，口渴不明显。查体：血压 90/70 mmHg（1 mmHg=0.133 kPa），脉搏 111 次/min。实验室检查血清钠 130 mmol/L、血清钾 3.8 mmol/L，动脉血 pH 值 7.4。

请问：该患者存在何种水、电解质失衡？如何纠正？

2. 患者，男，56 岁，66 kg。幽门梗阻致反复呕吐 4 d 入院，呼吸浅慢，血压 94/70 mmHg。实验室检查：血清钾 3 mmol/L、血清钠 130 mmol/L，pH 值 7.5，血浆 HCO_3^- 35 mmol/L。

请问：此患者存在哪些水、电解质、酸碱失衡状态？如何纠正？

同步练习题

1. 最能够反映血浆渗透压的临床指标是 （　　）
   A. 口渴　　B. 尿少　　C. 尿比重增高
   D. 皮肤弹性差　　E. 以上都不是
2. 低钾性碱中毒常出现于 （　　）
   A. 尿毒症　　B. 胃肠减压　　C. 术后少尿
   D. 挤压创伤　　E. 输血过量
3. 男性，45 岁，腹胀呕吐已半年，多于午后发作，吐出隔夜食物，吐量较大，吐后舒服，由于长期呕吐除脱水外还会造成 （　　）
   A. 低氯、高钾性碱中毒　　B. 低氯、低钾性碱中毒　　C. 低氯、高钾性酸中毒
   D. 低氯、低钾性酸中毒　　E. 低钾性酸中毒
4. 低钾血症很少见于 （　　）
   A. 长期进食不足　　B. 持续胃肠减压　　C. 碱中毒
   D. 急性肾衰竭　　E. 大量输入葡萄糖和胰岛素
5. 男，21 岁，昨晚起出现腹泻，今晨前去就诊，目前该患者最为可能的诊断是 （　　）
   A. 等渗性脱水　　B. 低渗性脱水　　C. 高渗性脱水
   D. 高钾血症　　E. 低钾血症
6. 下列哪种呼吸形式是代谢性酸中毒的典型表现 （　　）
   A. 深慢呼吸　　B. 深快呼吸　　C. 浅慢呼吸
   D. 浅快呼吸　　E. 呼气性呼吸困难
7. 高钾血症时出现心律失常，可采取静脉输入 （　　）
   A. 10% 葡萄糖酸钙　　B. 5% 碳酸氢钠　　C. 甘露醇
   D. 葡萄糖+胰岛素溶液　　E. 10% 葡萄糖
8. 低钾血症心电图最早的改变是 （　　）
   A. ST 段降低　　B. T 波降低、变平或倒置　　C. Q-T 间期延长
   D. U 波　　E. QRS 增宽
9. 细胞内外液渗透压的平衡主要靠哪一物质的移动来维持 （　　）
   A. Na^+　　B. K^+　　C. Cl^-
   D. 葡萄糖　　E. 水
10. 体液中各部分间渗透压关系是 （　　）
    A. 细胞内高于细胞外　　B. 细胞内低于细胞外　　C. 血浆低于组织间液
    D. 组织间液低于细胞内液　　E. 细胞内外液基本相等
11. 男，22 岁，严重腹泻后，静脉滴注葡萄糖注射液 1 500 mL 后出现，头晕、恶心，血压下降，此时患者可能是出现了 （　　）
    A. 高渗性脱水　　B. 低渗性脱水　　C. 等渗性脱水
    D. 慢性水中毒　　E. 血清钾升高
12. 正常机体水、电解质的动态平衡主要是通过什么作用来调节 （　　）
    A. 神经系统　　B. 内分泌系统　　C. 神经-内分泌系统
    D. 肾、肺　　E. 胃肠道

13. 容易伴发代谢性酸中毒的病情是 （　　）

A. 长期静脉滴注葡萄糖　B. 食管梗阻　C. 幽门梗阻

D. 急性阑尾炎　E. 弥漫性腹膜炎

14. 男，40 岁，因等渗性缺水、低钾综合征经快速大量补液、补钾盐后，感全身感觉异常及心律不齐，查血压 90/60 mmHg，脉搏 50 次/min，神志淡漠，ECG 示 T 波高尖。其紧急治疗措施不应包括 （　　）

A. 停止所有钾盐的摄入　B. 静脉补充 5% 碳酸氢钠　C. 给予镁剂

D. 静脉注射 10% 葡萄糖酸钙　E. 静脉补充高渗糖水和胰岛素

（芮炳峰）

第四章

输　血

学习目标

◆掌握　输血的适应证、合理输血的原则、输血基本程序。

◆熟悉　常用血液成分的特点、常见输血反应及并发症的防治。

◆了解　血液保护。

血液是一种重要的生命能源，输血在救治伤、病员的医疗实践过程中，起着不可替代的作用。随着输血的广泛应用，输血相关理论和技术不断完善，从补偿性输血逐步发展到治疗性输血，更加注重成分输血、自体输血。但输血在治疗疾病的过程中可能会出现一些严重的并发症，因此要严格掌握输血的适应证。我国血液资源相对匮乏，在应用输血治疗时要严格遵守输血原则，避免血液资源浪费。

第一节　输血的适应证及注意事项

输血治疗，无论是全血、红细胞、白细胞、血小板或者血浆等各种血液成分，目的都是部分替代患者体内原有成分的相同生理功能。目前，输血已经是治疗某些疾病，尤其是抢救外科失血或其他危重患者和保证一些手术得以顺利进行的重要手段。但是，任何治疗手段都具有两面性的特点，特别是人类发现艾滋病以来，人们更加深刻地认识到输血传播疾病的风险性。为确保输血的安全性、必要性以及合理性，当决定对患者进行输血治疗时，应严格遵守输血治疗原则及输血适应证。

（一）输血的适应证

1.外科输血　外科患者严重的创伤或手术引起的急性失血可能引起患者低血容量性休克，而急性失血未必需要输血。即使有输血指征，也不一定需要输全血。输血虽可纠正低血容量性休克，但早期有效扩容才是改善预后的关键措施。外科输血前应对患者的失血量及有效循环血容量进行评估，决定是否输血，输何种血液成分。①急性失血少于全身总血量20%者，如果行晶体液扩容后循环血容量稳定、HCT≥0.30，则无须输血；②急性失血超过全身总血量20%～30%者需要输血，甚至需要大量输血；③持续活动性出血时，估计失血量超过自身血容量30%以上者可输全血；④如果循环血容量接近正常，血红蛋白<70 g/L，有明显贫血症状时可输红细胞纠正贫血；⑤受伤或手术中患者血小板数量减少或功能异常伴有出血倾向者需输注血小板；⑥患者凝血因子缺乏、创面弥漫性渗血、PT或APTT>正常1.5倍、输入大量库存全血或悬浮红细胞后均需要补充新鲜冰冻血浆。

2. 内科输血　内科输血主要有血液病输血和其他疾病输血。血液病患者的输血治疗分为对症治疗和病因治疗，血液病种类繁多，其输血治疗既有共通之处，也有不同特点，目前提倡个体化输血治疗。非造血系统疾病并发内脏大出血(消化道出血、咯血、恶性肿瘤继发出血等)时，可按急性大量失血处理。其他内科贫血、低蛋白血症患者，重点是病因治疗，不轻易输血。

总之，输血作为一种重要的临床治疗手段，应当根据患者的不同情况，遵循个体化输血原则，制订临床治疗方案，以避免血液制品滥用，造成血液资源浪费，增加患者经济负担。

(二)输血的注意事项

1. 输血治疗总原则　①能不输血就不输血，输血可以救人也能害人；②能不输全血的尽量不输全血；③能不输新鲜血的，尽量不输新鲜血；④开展成分输血，缺什么，补什么。

2. 输血供受者交叉配合原则　输血时首先应保证供血者与受血者的 ABO 血型、RhD 血型相合。有其他特殊血型抗体者，则给予该抗体相应抗原阴性的血液。①在 ABO 血型相同的供血者与受血者之间进行输血，也必须进行交叉配血试验，包括主侧试验和次侧试验。②RhD 血型系统中，凡带有 D 抗原者称为 Rh 阳性，不带 D 抗原者称为阴性。已知我国汉族人群中 Rh 阴性者比例约为 4‰，在临床输血中，Rh 阴性患者如果含抗-D 抗体，输入 Rh 阳性红细胞后就会发生溶血性输血反应，另外 Rh 阴性患者输注血浆时，可按 ABO 同型输注而 RhD 血型可忽略。

3. 输血基本流程　临床输血包括以下基本流程：①输血申请；②患者血样采集与送检；③血型鉴定与交叉配血；④血液制品入库、核对、储存；⑤血液制品发放；⑥血液制品输注；⑦记录输血不良反应及处理。

血液的输注多通过较大的浅表静脉；输血速度应视情况而定，正常成人 5 mL/min，老年患者或心脏病患者 1 mL/min，大出血时应快速输注，但要根据血压、中心静脉压等指标随时调节输血速度；血液中不能添加任何药物，防止血液变质；输血过程中需严密观察有无输血反应，发现问题及时处理；输血的血袋应集中保留 24 h 备查。

第二节　输血的并发症及防治

输血治疗是一把双刃剑，患者在输血时可能会出现输血反应或并发症，如不及时发现并做出有效应对，将严重危及患者生命。临床上大多数输血反应或并发症是可以预防的，其关键就是要掌握输血的适应证，严格遵守输血操作规程。

> **考点：**
> 输血的并发症及防治。

1. 发热反应　发热反应是最常见的输血反应，有过多次输血经历的患者更容易发生。一般出现在输血开始后 15～120 min 内。主要临床表现为寒战、高热、头痛、皮肤潮红等，严重者甚至出现呼吸困难、过敏性休克等情况。引起发热反应的原因很多，可由输入致热原引起，也可由于免疫反应引起，甚至可由血液制品被细菌污染所致。

发热反应出现后，应第一时间判断引起发热的原因，减慢输血速度或停止输血，口服阿司匹林降低体温，静脉滴注地塞米松 5～10 mg 抗过敏，出现寒战者可肌内注射异丙嗪 25 mg 对症治疗，高热不退时可行物理降温。

预防发热反应可从多方面入手，在整个输血过程中严格执行无菌操作；按规定储存血液制品；有过多次输血经历的患者可输洗涤红细胞(不含白细胞、血小板)。

2. 过敏反应　过敏反应有荨麻疹反应和变态反应。荨麻疹反应出现时，可出现皮肤红斑、瘙痒和荨麻疹。变态反应是由于抗原-抗体反应引起，输入数毫升血液后立即出现，表现为呼吸困难、喘鸣、腹痛、神志不清，甚至过敏性休克。过敏反应的原因可能是患者对血液中的蛋白类物质过敏或多次输血体内产生抗体，亦可能是献血者献血前食用过致敏性的药物或食物。

过敏反应一旦出现，荨麻疹反应者可减慢输血速度或停止输血，应用抗组胺药物对症治疗，密切监测病情变化。变态反应者应立即终止输血，皮下注射 0.1% 肾上腺素，静脉滴注糖皮质激素，呼吸困难者给予吸氧，必要时行气管切开或气管插管。

预防过敏反应的措施有：对有多次输血经历的患者可输注洗涤红细胞；过敏体质或有过敏反应病史的患者，如必须输血，输血前半小时口服抗过敏药物或静脉滴注肾上腺皮质激素；尽量排查有过敏史的献血员。

3. 溶血反应　最严重的输血并发症，多是输入 ABO 血型不合的血液所致，少数是因为输入的血液中红细胞遭到破坏所致（如储存不当、预热过度、加入其他药物甚至是细菌污染等）。临床表现为输入少量血液后，立即出现寒战、高热、腰酸背痛、呼吸困难、心前区压迫感，甚至出现血红蛋白尿、溶血性黄疸、急性肾衰竭、DIC 等。

溶血反应出现后，立即停止输血，根据情况紧急抗休克治疗，保护肾功能，应用肝素治疗 DIC，血浆置换。

溶血反应重在预防，严格做好输血前的核查工作，严格执行输血操作规程，不使用有缺陷、质量不合格的血制品。

4. 细菌污染反应　输入的血制品因采集、制备、储存等环节中没有严格遵守操作流程及无菌技术从而被细菌污染所致。临床表现因不同的细菌而异。轻者仅可出现发热，严重者可出现脓毒症、感染性休克等。一旦出现细菌污染反应，立即停止输血，应用抗生素抗感染治疗。对血袋内的血液直接涂片检查，进行细菌培养。预防细菌污染反应首先要严格执行血液制品在采集、制备、储存等环节的操作规程；其次在用血前要仔细检查血液制品，如发现血液制品颜色改变、混浊、包装异常膨胀等可能污染的征象后，不予使用。

5. 循环超负荷　常发生于心功能低下、老年、幼儿或低蛋白血症的患者，由于输血过量、过快，引起急性心力衰竭和肺水肿。主要表现是在输血过程中或输血后突发心率加快、呼吸急促、咳血性泡沫样痰等。查体可发现发绀、颈静脉怒张、双肺可闻大量湿啰音等。出现循环超负荷后，立即停止输血，给予吸氧，强心利尿等对症治疗。预防循环超负荷，在对好发人群进行输血治疗时，严格控制输血速度及输血量。

6. 疾病传播　乙型和丙型肝炎、艾滋病、疟疾、梅毒等传染病已被证实可以经过输血传播。以预防为主，如严格的血液筛查、血液制品生产过程中有效灭活微生物、严格掌握输血适应证、避免不必要的输血、鼓励自体输血等措施。

7. 大量输血　24 h 内用库存血细胞置换患者全部血容量或数小时内输血量超过 4 000 mL 者，可出现低体温、碱中毒、暂时性低钙血症、高钾血症等。对需要大量输血的患者，输血过程中应进行血气分析及电解质测定，根据检验结果进行治疗。

8. 其他并发症　输血还可能改变患者的免疫反应，使受血者的免疫功能受到抑制，增加感染、肿瘤复发及潜伏病毒重新活化的概率。免疫功能低下的患者，多次输血还可引起移植物抗宿主病，输血后 2 周内出现皮肤红斑、肝大及全血细胞计数降低。

第三节 自体输血

自体输血是指采集或收集患者自身的血液或血液成分，经适当保存或处理后回输给患者本人，以满足手术或紧急情况需要的一种临床输血治疗技术。自体输血的优越性主要表现在：①可避免输血反应和传播疾病；②节约血资源；③刺激骨髓造血干细胞分化，加快术后造血速度；④无须同种异体输血前的多项检测试验；⑤降低血液黏滞性，改善微循环。

虽然自体输血安全有效，但也可能对患者造成一些不良影响：①储存式自体输血反复多次采血容易造成患者贫血及血容量减少；②输血前如采集或储存不当容易引起溶血反应；③回收式自体输血的血液中凝血因子和血小板被消耗，回输时导致凝血功能障碍；④血液回收时被细菌或肿瘤细胞污染，可引起脓毒血症或导致肿瘤细胞全身扩散。

考点：
自体输血的优越性。

我国《献血法》第十五条提出：为保障公民临床急救用血的需要，国家提倡择期手术者自身储血。自体输血的禁忌证包括血液受到病原微生物污染者、肿瘤有血液扩散者、胸腹腔开放性损伤者、心肺肝功能不全者以及凝血障碍和贫血者。

自体输血分储存式自体输血、回收式自体输血、稀释式自体输血 3 种类型。

1. 储存式自体输血　储存式自体输血是在手术前数周内预先采集患者自身的血液成分或全血保存，以备预计失血较多的择期手术时使用。确定无禁忌证后，在手术前数周开始采血，两次采血间隔不少于 3 d，截止到手术前 1 周。每次采血量不超过患者循环血量的 12%，具体预存血量根据预计手术中出血量而定。储存式自体输血的适应证是：①预计术中需要输血的择期手术患者，一般情况良好；②存在多种红细胞抗体，对所有供血不合者；③血小板输注无效、IgA 缺乏、有血浆蛋白抗体者；④稀有血型者；⑤准备进行骨髓移植者；⑥曾有严重输血反应者；⑦恶性肿瘤患者在放、化疗后缓解期也可预存自身血液成分用于再次放、化疗时回输。

储存式自体输血患者在采血时常出现血管神经反应，主要表现为采血时血压过低，轻者面色苍白、头晕目眩，重者还可出现恶心、呕吐、胸闷、心悸，甚至晕厥、抽搐等。多是由于精神紧张所致，一般可较快恢复，如症状严重者需暂时停止采血。

2. 回收式自体输血　回收式自体输血是收集从患者伤口、体腔或关节腔流出的血液，经处理后回输给患者。在救治大出血患者时，回收式自体输血是一种有效的应急措施，特别是血源不足时，可以帮助需血量大的手术顺利进行，随着回收装置的发展，回收式自体输血已经在妇产科、心血管外科和创伤外科中得到广泛应用。

估计胸腔、腹腔内积血或手术视野出血量超过 1 000 mL 者均可考虑采用回收式自体输血如：①心血管外科、胸腔外科、腹部外科、整形外科、骨科等手术中失血量较大者；②大动脉瘤破裂、异位妊娠、肝脏破裂、肝移植等大量内出血者；③血源供应不足时的战伤、外伤手术者。

如出现下列情况者禁止采用回收式自体输血：①开放性创伤超过 4 h 的积血或有明显细菌、脓液、胆汁等污染者；②恶性肿瘤、消化道穿孔、肝功能障碍等患者；③创面使用过胶原止血剂的伤者。

3. 稀释式自体输血　稀释式自体输血是指在患者麻醉后，手术开始前为患者采血并短暂储存，同时输入胶体液及晶体液维持正常血容量，根据需要在手术中或手术后将短暂储存的血液回输。取血量一般不超过全身总血量的 20%。取出后的血液室温保存不超过 4 h。

稀释式自体输血的适应证包括：①体外循环或深低温下进行心脏手术；②手术前预计手术期间失血

量在600 mL以上,需要输血的患者;③手术患者患有红细胞增多症、甲状腺功能亢进症、重症肌无力、血栓症等疾病,需要改善微循环的情况。

稀释式自体输血可出现下列不良反应:①血压下降,由放血速度过快及血液过分稀释所致;②心律失常,由放血与输血不同步引起心肌缺血所致;③急性肺水肿,由于输液量过多引起心脏负荷过重所致。

第四节　血液成分制品及血浆代用品

一、血液成分制品

血液成分制品是指用物理或化学的方法将血液分离并制备成纯度和浓度较高的各种制品,应用于成分输血。成分输血具有疗效好、不良反应小、节约血液资源,以及便于保存和运输等特点。血液成分制品可分为血细胞、血浆和血浆蛋白3类。

(一)血细胞成分

1.红细胞制品　有浓缩红细胞、洗涤红细胞、冰冻红细胞、去白红细胞等制品。①浓缩红细胞:每个单位的浓缩红细胞含有200 mL全血中的所有红细胞,总量为110~120 mL,血细胞比容70%~80%。浓缩红细胞的特点是含有全血中全部的红细胞、白细胞、大部分血小板和部分血浆,但容量较全血少。临床最常用,适用于血容量正常的急、慢性贫血患者或者心功能异常患者的输血。②洗涤红细胞:全血去除血浆后,用生理盐水反复洗涤3次所制备,基本不含白细胞及血小板,含少量血浆,去除了肝炎病毒和抗A、B抗体,可降低非溶血性发热反应的发生率,还可减少血浆蛋白所致的过敏反应,适用于对白细胞凝集素有发热反应者及肾功能不全者。③冰冻红细胞:借助冷冻保护剂(高浓度甘油)在低温环境下保存的红细胞,-80 ℃条件下可保存10年,适用于稀有血型的红细胞长期储存或军事用途。④去白红细胞:用过滤器去除白细胞而制备的红细胞制剂,可减少HLA抗原的同种免疫反应,适用于多次输血后产生白细胞抗体者或预计要长期反复输血者,同时可预防因白细胞抗体引起的非溶血性发热反应及亲白细胞病毒感染。

2.粒细胞制品　有浓缩粒细胞和单采粒细胞。研究表明,粒细胞输注在治疗某些严重感染中具有明确效果,但并发症较多,其临床应用仍存在争议,应权衡利弊决定是否应用。

3.血小板制品　有手工血小板和单采血小板。单采血小板于(22±2) ℃的条件下震荡保存5 d。血小板制品用于治疗血小板减少症和血小板功能障碍。

(二)血浆成分

血浆是血液的液体部分,占血液总容量的55%左右,所含固体成分占8%~10%,所有固体成分中蛋白质占绝大多数,主要是白蛋白,其次是球蛋白和各种凝血因子。

1.新鲜冰冻血浆　将单个供血者全血采集后4 ℃保存,6~8 h内分离制备血浆,迅速在-20 ℃或更低的温度下冰冻,即为新鲜冰冻血浆。其保存期限为1年。主要用于治疗凝血因子缺乏引起的出血。

2.普通冰冻血浆　将单个供血者全血采集后4 ℃保存超过6~8 h,分离制备的血浆或采集后室温保存的全血分离制备的血浆,或保存期超过1年的新鲜冰冻血浆,即为普通冰冻血浆。除不稳定的凝血因子Ⅴ和Ⅷ含量明显低于新鲜冰冻血浆,其他成分与新鲜冰冻血浆基本一致。主要用于纠正除Ⅴ和Ⅷ因子外其他凝血因子缺乏引起的出血。

3.冷沉淀　将新鲜冰冻血浆在(4±2) ℃的温度中融化至只有少量沉淀时,分离制备的白色絮状沉淀即为冷沉淀。随后-20 ℃或更低温度下保存,保存期限为1年。冷沉淀中富含凝血因子Ⅷ和纤维蛋白原,用于治疗甲型血友病、纤维蛋白原缺乏症或严重创伤、烧伤等。

值得注意的是,目前临床上一些血浆的使用并不恰当:①血浆不宜用于扩容,血浆没有经过病毒灭活,含有多种异体蛋白,因此具有传播疾病、发生过敏反应等风险,因此不宜作为扩容的首选;②血浆不宜用于补充营养,营养不良、肝硬化腹水、肾病综合征及恶性肿瘤恶病质患者,用新鲜冰冻血浆补充营养是血浆使用的一个误区,从营养角度来看,给危重患者输注新鲜冰冻血浆补充营养的价值并不大,甚至可能引起严重的过敏反应;③血浆不宜用于免疫缺陷的治疗,因血浆中免疫球蛋白浓度较低,如要达到治疗效果需要输入上千毫升血浆;④血浆不能用来增强机体免疫力,过去认为血浆中含有免疫球蛋白,输血浆可以增强免疫力,如上所述,血浆中的免疫球蛋白浓度和含量并不高,对免疫球蛋白水平、血容量均正常的患者而言,并无明显效果。

(三)血浆蛋白成分

1. 白蛋白　国内应用于临床的白蛋白制品多为10 g/瓶或5 g/瓶两种包装,常用浓度为20%,一般采用静脉滴注或注射,大量注射时为防止机体脱水,可用生理盐水或5%葡萄糖注射液适当稀释。主要应用于维持胶体渗透压、体外循环、扩容或治疗新生儿高胆红素血症等。白蛋白不宜做静脉内营养补充。

2. 免疫球蛋白　是具有抗体活性的蛋白质,包括正常人免疫球蛋白、静脉注射免疫球蛋白和针对各种疾病的免疫球蛋白。免疫球蛋白主要用于被动免疫治疗。输注到机体后,免疫球蛋白可以与抗原直接作用,起到中和毒素或杀死细菌、病毒的作用。

3. 浓缩凝血因子　Ⅷ因子和Ⅸ因子浓缩制剂对甲型血友病和乙型血友病的治疗比冷沉淀更有效。

二、血浆代用品

血浆代用品,是天然或人工合成的胶体溶液,其胶体渗透压和分子量与血浆相似,可代替血浆扩充血容量,极少导致不良反应。

1. 右旋糖酐　中分子量的右旋糖酐具有良好的扩充血容量作用,临床应用于低血容量休克的治疗。低分子右旋糖酐具有降低血液黏稠度、改善微循环的作用。右旋糖酐不含凝血因子,24 h用量不超过1 500 mL。

2. 羟乙基淀粉　由玉米淀粉制成,可用于扩充血容量,用于抢救低血容量性休克和手术中扩容。一般使用时间不超过24 h,用量不超过2 000 mL。另外羟乙基淀粉可增加脓毒症患者的肾损害,不推荐应用在感染性休克的扩容治疗。严重凝血功能障碍患者也不宜使用羟乙基淀粉。

3. 明胶制剂　是各种明胶与电解质组合的血浆代用品。可有效增加血浆容量,预防组织水肿,有利于静脉回流。还有稀释血液、改善微循环等效果。

> **考点:**
> 合理输血:输注血液成分的优点,常用血液成分的特性,合理输血原则,输血适应证。
> 安全输血:输血基本程序,输血不良反应。

问题分析与能力提升

患者,女,54岁,以"反复乏力、头晕1年"入院。入院体检:神志清醒,精神一般,面色苍白,贫血貌,其余未见明显异常。实验室检查:红细胞 2.05×10^{12}/L,血红蛋白58 g/L,白细胞 4.5×10^{9}/L,血小板 106×10^{9}/L,血型A型。对患者采取输A型浓缩红细胞进行对症治疗。在输血10 min后患者诉全身皮肤瘙痒,随后在手臂位置出现荨麻疹。

请问:①患者可能发生了什么输血反应?依据有哪些?采取的措施有哪些?②为了预防这种输血反应,可以采取哪些办法?

同步练习题

1. 男性,50 岁,因胃癌伴重度贫血入院,既往体健,无输血史,术前化验血红蛋白 56 g/L。为纠正贫血,最适合的输血治疗是 ( )

A. 输全血　B. 输浓缩红细胞　C. 输洗涤红细胞
D. 输去白红细胞　E. 输冰冻红细胞

2. 洗涤红细胞的特点是 ( )

A. 淋巴细胞含量与全血相同　B. 血浆蛋白含量很少　C. 红细胞含量与全血相同
D. 血小板含量与全血相同　E. 粒细胞含量与全血相同

3. 女,40 岁,因患再生障碍性贫血入院治疗,既往曾有多次输血,此时考虑输注 ( )

A. 辐照红细胞　B. 浓缩红细胞　C. 洗涤红细胞
D. 去白红细胞　E. 冰冻红细胞

4. 一肝癌患者,术中输血几毫升后突然咳嗽,面色潮红,腹泻。疑发生了变态反应和过敏反应,其合理的处理为 ( )

A. 立即减慢输血速度+肌内注射异丙嗪
B. 立即停止输血,半坐位,吸氧
C. 四肢轮流扎止血带
D. 停止输血,口服阿司匹林
E. 立刻终止输血并保持静脉输液畅通,抗过敏药物

5. 关于输血发生过敏反应,不正确的是 ( )

A. 多发生在输血数分钟后
B. 表现为皮肤局限性或全身性瘙痒或荨麻疹
C. 重者可出现支气管痉挛,血管神经性水肿,会厌水肿
D. 当患者表现为皮肤局限性瘙痒或荨麻疹时,无须特殊处理
E. 合并呼吸困难者应立即气管切开,以防窒息

6. 下列哪一种反应为输血时最常见的并发症 ( )

A. 非溶血性发热反应　B. 变态反应和过敏反应　C. 溶血反应
D. 细菌污染反应　E. 酸碱平衡失调

7. 输血可能引起的最严重的并发症是 ( )

A. 非溶血性发热反应　B. 变态反应和过敏反应　C. 溶血反应
D. 细菌污染反应　E. 出血倾向

8. 关于成分输血的优点,叙述最正确的是 ( )

A. 制品容量小,有效成分的浓度和纯度高,治疗效果好
B. 使用相对安全,不良反应少
C. 减少输血相关传染病的发生
D. 综合利用,节约血液资源
E. 以上答案都正确

9. 女,30 岁,体重 45 kg,因外伤引起急性失血,约 600 mL,急诊手术后出血停止,术后 1 d,生命体征平稳,复查血常规提示血红蛋白 105 g/L。患者要求输血,此时的正确做法是 ( )

A. 输入人血白蛋白　B. 输冰冻血浆 400 mL　C. 输全血 200 mL
D. 输新鲜冰冻血浆 200 mL　E. 无须输入血液制品

(殷　森)

第五章 麻醉

学习目标

◆掌握　麻醉前准备，局部麻醉的药物、方法及注意事项，全身麻醉、椎管内麻醉的并发症。
◆熟悉　全身麻醉的方法。
◆了解　术后镇痛方法。

麻醉，指通过药物或其他方法，使患者机体或机体的一部分痛觉消失，为手术创造条件的技术。麻醉的作用具有暂时性、完全可逆性的特点。根据麻醉作用部位和所用药物的不同，分为局部麻醉、椎管内麻醉、全身麻醉、复合麻醉、基础麻醉。

第一节　麻醉概述

为使手术患者安全度过麻醉，增强其对手术和麻醉的耐受能力，避免或减少围手术期的并发症，需做好麻醉前评估和准备工作。

(一) 麻醉前病情评估

麻醉前应访视患者，仔细阅读病历，了解临床诊断、与麻醉相关的检查。应重点询问手术史、麻醉史、吸烟史、药物过敏史、药物治疗情况，平时体力活动能力及目前的变化。重点检查生命体征，心、肺及呼吸道，脊柱及神经系统，并对并存病的严重程度进行评估。一般采用美国麻醉医师协会(ASA)病情分级进行麻醉前评估(表5-1)。

表5-1　ASA 病情分级

分级	标准
Ⅰ	体格健康，发育、营养良好，各器官功能正常，能耐受麻醉和手术
Ⅱ	除外科疾病外，有轻度并存病，功能代偿健全，能耐受一般麻醉和手术
Ⅲ	并存病较严重，体力活动受限，但日常活动尚能应付，麻醉和手术要谨慎
Ⅳ	并存病严重，丧失日常活动能力，经常面临生命威胁，麻醉和手术有危险
Ⅴ	无论手术与否，生命难以维持 24 h 的濒死患者，麻醉和手术异常危险

（二）麻醉前准备

考点：
麻醉前准备。

1. 心理准备　手术是一种有创伤性治疗方法，麻醉对患者来讲则更加陌生，患者于术前多会出现紧张和焦虑，甚至有恐惧感。这种心理状态对生理有不同程度的扰乱，并在整个围术期产生明显影响。因此，麻醉前应以关心和鼓励的方法消除患者思想顾虑和焦虑心情，耐心听取和解答其提出的问题，以取得患者的理解、信任和合作。对于过度紧张而难以自控者，应配合药物治疗。

2. 纠正或改善病理生理状态　术前应改善营养不良状态，使血红蛋白>80 g/L，白蛋白>30 g/L；纠正水、电解质和酸碱失衡；心衰者，给予洋地黄药物治疗；高血压者，血压控制在 180/100 mmHg 以下较安全；术前戒烟至少 2 周；有急、慢性肺部感染应用有效抗生素 3~5 d 控制；糖尿病者，择期手术控制空腹血糖≤8.3 mmol/L，尿糖低于（++），尿酮体（-）。急诊伴酮症酸中毒者，最好在静脉滴注胰岛素消除酮体、纠正酸中毒后手术。

3. 胃肠道准备　术前常规排空胃，避免出现胃内容物反流、呕吐或误吸及由此导致的窒息和吸入性肺炎。择期手术一般术前禁食 12 h，禁饮 4 h；小儿术前禁食（奶）4~8 h，禁水 2~3 h。急诊手术也应考虑胃排空问题。

4. 麻醉设备、用品及药品的准备　麻醉前必须对麻醉和监测设备、麻醉用品及药品进行准备和检查。无论实施何种麻醉，都必须准备麻醉机、急救设备和药品。术中所用药品，必须经过核对后方可使用。

5. 麻醉前用药

考点：
麻醉前用药的目的。

（1）目的　①消除患者紧张、焦虑及恐惧情绪，减少全身麻醉药用量及其不良反应；②提高患者的痛阈；③抑制呼吸道腺体的分泌，保证呼吸道通畅；④消除因手术或麻醉引起的不良反射，特别是迷走神经反射，抑制因激动或疼痛引起的交感神经兴奋。

（2）常用药物　主要包括安定镇静药、催眠药、镇痛药和抗胆碱药（表5-2）。

表5-2　常用麻醉前用药

药物种类	常用药物	作用	用法与用量
安定镇静药	地西泮（安定）	安定镇静催眠、抗惊厥、抗焦虑	口服 5~10 mg
催眠药	苯巴比妥（鲁米那）	镇静催眠、抗惊厥	肌内注射 0.1~0.2 g
镇痛药	吗啡	镇痛、镇静	肌内注射 0.1 mg/kg
	哌替啶		肌内注射 1 mg/kg
抗胆碱药	阿托品	抑制腺体分泌，解除平滑肌痉挛和迷走神经兴奋	肌内注射 0.01~0.02 mg/kg
	东莨菪碱		肌内注射 0.2~0.6 mg

（3）注意事项　①阿托品为最常用的麻醉前用药，但甲亢、高热、心动过速患者术前不用阿托品，可改用东莨菪碱；②全身麻醉以镇静药和抗胆碱药为主，剧痛者可用麻醉性镇痛药，腰麻以镇静药为主；③一般状况差、年老体弱者，休克、恶病质及甲状腺功能减退者，用药量应减少；④呼吸功能不全、颅内压升高或产妇禁用吗啡等麻醉镇痛药；⑤麻醉前用药一般于麻醉前 30~60 min 肌内注射。

第二节　局部麻醉

局部麻醉指应用局部麻醉药暂时阻断躯体某些周围神经的传导，使这些神经支配的区域产生麻醉的作用，简称局麻，是一种简便易行、安全有效、并发症较少的麻醉方法，患者神志清楚，全身生理状态干扰轻微，但对范围大或部位深的手术，止痛效果不完全，同时不能使肌肉松弛。一般适于较表浅、局限的手术。

（一）常用局麻药

常用局麻药分为酯类（主要有普鲁卡因、丁卡因等）和酰胺类（主要有利多卡因、布比卡因、罗哌卡因等）。普鲁卡因毒性小，安全用量大，适于局部浸润麻醉。丁卡因和利多卡因渗透性好，作用时间长，适于表面麻醉和神经阻滞麻醉。

1. 普鲁卡因（奴佛卡因）　弱效、短时效、黏膜穿透力很差、毒性小，适于局部浸润麻醉，成人一次限量为 1 g。作用维持时间仅 0.75~1 h，使用前先进行皮试。

2. 丁卡因（地卡因）　强效、长时效、黏膜穿透力强，适于表面麻醉、神经阻滞、腰麻、硬膜外阻滞，一般不用于局部浸润麻醉。作用维持时间 2~3 h，成人一次限量表面麻醉为 40 mg，神经阻滞为 80 mg。

3. 利多卡因（赛罗卡因）　中等效能、中等时效、组织弥散和黏膜穿透力均很好，反复用药可产生快速耐药性，适于各种局麻，最适于神经阻滞和硬膜外阻滞。作用维持时间 1~2 h。成人一次限量表面麻醉为 100 mg，局部浸润麻醉和神经阻滞为 400 mg。

4. 布比卡因（丁吡卡因）　强效、长时效，适于神经阻滞、腰麻、硬膜外阻滞。它透过胎盘量少，适于分娩镇痛，常用浓度为 0.125%~0.25%。作用维持时间为 5~6 h，成人一次限量为 150 mg，使用时注意其心脏毒性。

5. 罗哌卡因　作用强度与布比卡因类似，但心脏毒性小，尤其适于分娩镇痛。成人一次限量为 150 mg。

> **考点：**
> 普鲁卡因的药理作用及临床应用；利多卡因的药理作用及临床应用。

（二）常用局麻方法

1. 表面麻醉　将穿透力强的局麻药施于黏膜表面，使其穿透黏膜而阻滞位于黏膜下的神经末梢，使黏膜产生麻醉的方法。常用于眼、鼻、口腔、咽喉、气管、尿道等部位的表浅手术或内镜检查。方法有点滴、涂敷、喷雾、灌注等。常用药物为 1%~2% 的丁卡因或 2%~4% 的利多卡因。

2. 局部浸润麻醉　临床中最常用的局麻方法。将局麻药注射于手术区的组织内，阻滞手术区神经末梢而达到麻醉作用。基本方法是先在皮肤切口一端进针，针的斜面向下刺入皮内，注射一个皮丘，将针拔出，在第 1 个皮丘边缘进针，如法操作形成第 2 个皮丘，如此沿切口走行方向形成一连串皮丘，这样操作使患者只在第一针刺入时有痛感，此即一针技术。然后分层注射，即由皮丘按解剖层次向四周及深部扩大浸润范围，常用药物为 0.5%~1% 普鲁卡因或 0.25%~0.5% 的利多卡因。

3. 区域阻滞麻醉　将局麻药注射在手术区周围和基底部组织中，以阻滞通往手术区的神经纤维。常用于表浅肿块切除等。优点：能避免穿刺入病理组织，不会使手术区的局部解剖因注药难以辨认。

4. 神经阻滞麻醉　在神经干、丛、节的周围注射局麻药，以阻滞神经传导，使其支配区域产生麻醉作用。如臂丛神经阻滞（图 5-1）、颈丛神经阻滞、肋间神经阻滞、指（趾）神经阻滞。常用药物为渗透力强的局麻药，如利多卡因或丁卡因。

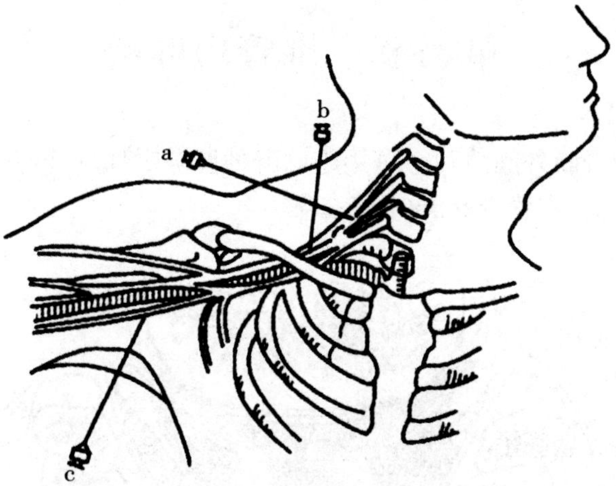

图5-1 臂丛神经阻滞

a. 肌间沟径路 b. 锁骨上径路 c. 腋径路

(三)不良反应

1. 毒性反应

(1)原因 药量大,超过患者的耐受量;误注入血管内;注药部位血供丰富,吸收增快;患者因体质衰弱等导致耐受力降低等。用小量局麻药即出现毒性反应者,称为高敏反应。

(2)表现 主要是对中枢神经系统和心血管系统影响。轻者出现嗜睡、眩晕、寒战、惊恐、定向障碍,多可短时间内自行消失。严重者可出现抽搐或惊厥,可因呼吸和循环衰竭而死亡。

2. 过敏反应 也称为变态反应。以酯类局麻药发生较多,酰胺类非常少见。指使用很少量局麻药后,出现荨麻疹、咽喉水肿、支气管痉挛、低血压、血管神经性水肿等,甚至危及生命。

(四)注意事项

1. 麻醉前可给予地西泮或巴比妥类药物,预防或减轻毒性反应。

2. 每次注药前必须回抽注射器,无回血时方能注药。

3. 药液浓度不要过高,应选择最低有效浓度。

4. 严格掌握最大一次用药量,一次用量不应超过限量。

5. 可在局麻药中加入适量肾上腺素(一般每 100 mL 局麻药加入 0.1% 肾上腺素 0.3 mL),可减慢局麻药的吸收,同时可延长麻醉时间。但不能用于指趾、阴茎神经阻滞和高血压、冠心病、老年患者。

6. 出现毒性反应时应立即停药、吸氧,轻者静脉滴注地西泮 0.1 mg/kg;如有抽搐或惊厥,静脉注射硫喷妥钠 1~2 mg/kg;如有低血压,给麻黄碱或间羟胺;如有心率慢,静脉注射阿托品。

7. 出现过敏反应,立即停药,保持呼吸道通畅,吸氧,适当补充血容量,紧急时可选用血管加压药,同时应用糖皮质激素和抗组胺药。

> **考点:**
> 局部麻醉药的作用;常用局部方法;局部麻醉的不良反应;局部麻醉药的应用注意事项。

第三节　椎管内麻醉

椎管有蛛网膜下腔和硬脊膜外间隙两个可用于麻醉的腔隙。局麻药注入这两个腔隙，则为蛛网膜下腔阻滞和硬膜外腔阻滞，统称为椎管内麻醉(图 5-2)。

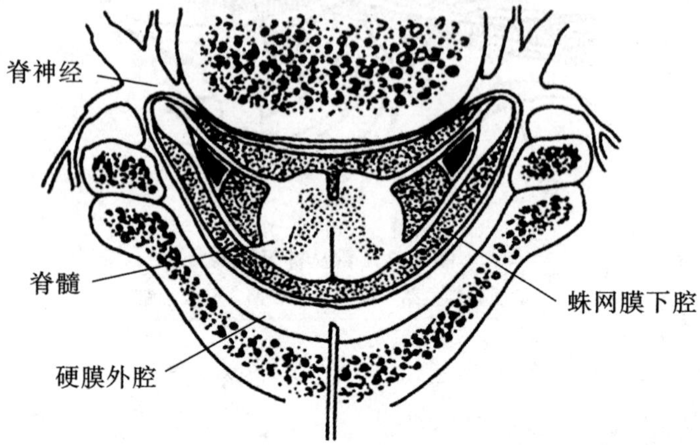

图 5-2　椎管横断面

(一)解剖基础

1. 脊柱由 33 块椎骨组成。正常脊柱有 4 个生理弯曲，颈曲、腰曲向前突，胸曲、骶曲向后突。仰卧位时，C_3 和 L_3 位置最高，而 T_5 和 S_4 最低，这对腰麻时药液分布有重要影响。

2. 椎管　由每块脊椎的椎孔上下相连而成的管状结构，下端终止于骶裂孔。位于骶骨内的椎管称为骶管，在此腔内注入局麻药，称骶管麻醉。

3. 韧带　连接椎弓的韧带自外向内有棘上韧带、棘间韧带和黄韧带。椎管内麻醉时，穿刺针依次经过皮肤、皮下组织、棘上韧带、棘间韧带、黄韧带，即进入硬膜外间隙，若再刺过硬脊膜和蛛网膜，即达到蛛网膜下腔。黄韧带致密坚韧，针尖穿过时有阻力，穿过后有落空感。

4. 脊膜　脊髓自内向外分别有 3 层被膜：软膜、蛛网膜和硬脊膜。

5. 硬脊膜外腔　为硬脊膜和椎管内壁(即黄韧带和骨膜)之间的潜在腔隙。若将局麻药物注入此腔，即为硬脊膜外腔阻滞。

6. 蛛网膜下腔　为蛛网膜与软膜间的腔隙，其内充满脑脊液。若将局麻药物注入此腔，即为蛛网膜下腔阻滞。因成人脊髓一般终止于 L_1 椎体下缘或 L_2 上缘，新生儿在 L_3 下缘，且随年龄增加而渐上移。故成人行腰穿应选择 L_2 以下腰椎间隙，儿童则在 L_3 以下间隙，以避免脊髓损伤。

7. 脊髓　脊髓上与延髓相连，其下端成人止于第 1、2 腰椎之间，儿童终止位置较低，新生儿在第 3 腰椎下缘。

8. 脊神经　共 31 对，其中颈神经 8 对、胸神经 12 对，腰神经 5 对，骶神经 5 对，尾神经 1 对。均由前、后根合并而成。各种神经纤维粗细依次为运动纤维、感觉纤维及交感和副交感神经。后者最易被局麻药阻滞。脊神经在体表呈节段性，其分布范围的解剖标志是：锁骨下由第 2 胸神经支配，乳头连线由第 4 胸神经支配，剑突由第 6 胸神经支配，肋缘连线由第 8 胸神经支配，脐部由第 10 胸神经支配，耻骨联合由第

12 胸神经支配,大腿前面由第 1~3 腰神经支配(表 5-3)。

表 5-3　脊神经与体表解剖标志

脊神经支配	部　位
T_2	胸骨柄上缘
T_4	两乳头连线
T_6	剑突下
T_8	季肋部肋缘
T_{10}	平脐线
T_{12}	耻骨联合上 2~3 cm
$L_{1\sim3}$	大腿前面
$L_{4\sim5}$	小腿前面和足背
$S_{1\sim5}$	大腿和小腿后面及肛门会阴区

(二)椎管内麻醉对生理功能的影响

1. 椎管内麻醉的作用部位　椎管内麻醉时药物的主要作用部位是脊神经根。蛛网膜下腔阻滞时,局麻药物经脑脊液稀释及扩散后直接作用于脊神经和脊髓表面,而硬膜外腔阻滞时,药物首先是在硬膜外腔扩散,进而通过不同途径产生麻醉作用。脊神经阻滞后,相应的支配区域出现麻醉现象,感觉神经阻滞后感觉和痛感消失,运动神经阻滞后产生肌肉松弛,交感神经阻滞后使内脏牵拉反应减轻。

2. 心血管系统　椎管内麻醉时,由于交感神经被阻滞,使阻滞神经支配区域的小动脉扩张而致外周血管阻力降低;静脉扩张而使静脉系统容量增加,故出现回心血量减少,心排出量下降导致血压降低。但是,低血压的发生和血压下降的幅度则与阻滞范围的大小、患者的全身状况和机体的代偿能力密切相关。阻滞平面高、麻醉范围广和患者循环系统代偿能力不足是阻滞后发生血压下降的主要原因。

3. 呼吸系统　椎管内麻醉对呼吸功能的影响主要取决于支配肋间肌和膈肌运动功能的脊神经被阻滞的范围和程度。当肋间肌大部或全部麻痹,肺通气功能有不同程度的影响。一旦膈神经(颈 3~5 脊神经)也被阻滞,则可能导致严重通气不足甚至呼吸停止。

4. 消化系统　椎管内麻醉时交感神经被阻滞,迷走神经的功能相对亢进,胃肠蠕动增强,可引起恶心、呕吐。手术牵拉腹腔内脏或血压下降迅速且下降幅度较大时,中枢缺血、缺氧,可兴奋呕吐中枢亦会引起恶心呕吐。

5. 泌尿系统　腰骶段的交感神经阻滞后,尿道括约肌收缩,而逼尿肌松弛,可产生尿潴留。

(三)蛛网膜下腔阻滞

蛛网膜下腔阻滞(简称腰麻)分为单次法和连续法给药,所用药液的密度可高于、等于、低于脑脊液密度时,分别称为重比重、等比重、轻比重腰麻。麻醉平面(指感觉神经被阻滞后,用针刺法测定皮肤痛觉消失的范围)达到或低于 T_{10} 为低平面,高于 T_{10} 低于 T_4 为中平面,达到或高于 T_4 为高平面腰麻。

1. 腰椎穿刺术　穿刺时取侧卧位,屈髋屈膝,头颈向胸部屈曲,腰背部尽量向后弯曲,使棘突间隙张开便于穿刺。成人穿刺点一般选 $L_{3\sim4}$ 间隙。两侧髂嵴最高点的连线与脊柱相交处即为 L_4 棘突或 $L_{3\sim4}$ 棘突间隙。首选直入法穿刺,方向与背部垂直,当针穿过黄韧带时,会有明显落空感,再继续进针刺破硬脊膜和蛛网膜，出现第 2 次落空感，拔出针芯见有脑脊液流出，表示穿刺成功。侧入法穿刺时在棘突中线旁开 1~1.5 cm 处进针，适于棘上韧带钙化者、肥胖者或直入法穿刺有困难者。

2. 常用局麻药

(1)丁卡因　1% 丁卡因注射液 1 mL，加上 10% 葡萄糖溶液和 3% 麻黄碱注射液各 1 mL，配备成丁卡因重比重溶液，临床上简称 1∶1∶1 重比重液。1% 丁卡因注射液 1 mL，加注射用水 9 mL 成为 1% 浓度的轻比重溶液。成人一次用量为 8~10 mg，最多不超过 15 mg。起效时间 5~10 min，作用时间 2~3 h。

(2)布比卡因　应用 10% 葡萄糖注射液配备成重比重溶液或用注射用水配备成轻比重溶液。成人一次用量为 10~15 mg，最多不超过 20 mg。其起效时间 5~10 min，作用时间 1.5~3 h。

(3)罗哌卡因　局麻药溶液配置同布比卡因。成人一次用量为 10~25 mg。

3. 影响麻醉平面的因素　主要有局麻药物剂量、穿刺间隙、患者体位、注药速度等。局麻药物剂量越大，平面越高；在 $L_{2\sim3}$ 间隙穿刺转为仰卧后，麻醉平面易偏高，在 $L_{3\sim4}$ 间隙穿刺，仰卧后麻醉平面易偏低；一般应在注药后 5~10 min 内完成麻醉平面的调节，即通过将手术台调成头低位或头高位进行；注药速度越快，麻醉范围越广，一般注药速度为每 5 min 注射 1 mL。

4. 腰麻并发症

(1)术中并发症

1)血压下降、心率下降　血压下降明显可先快速静脉滴注液体 200~300 mL，必要时静脉滴注麻黄碱。心率过慢者可静脉滴注阿托品。

2)呼吸抑制　主要见于高平面腰麻患者。轻者胸闷气促、吸气无力，胸式呼吸减弱，重者可发生全脊髓麻醉，造成呼吸停止，甚至心脏停搏。一旦呼吸停止，应立即气管内插管和人工呼吸。

3)恶心、呕吐　可采用提升血压、吸氧、麻醉前应用阿托品、暂停手术牵拉等处理。

(2)术后并发症

1)腰麻后头痛　常在术后第一次抬头或起床活动时发生。抬头或坐起时头痛加重，平卧后减轻或消失，一般发生于麻醉后 1~3 d，大多于 4 d 内消失。处理：细针穿刺，发生腰麻后头痛者平卧休息，头痛严重者可于硬膜外腔内注入生理盐水。

2)尿潴留　支配膀胱的神经阻滞后恢复较慢所致，下腹部或肛门、会阴区术后切口疼痛、术后不习惯床上排尿也可引起尿潴留。处理：下腹部热敷、针灸、肌内注射副交感神经兴奋药卡巴胆碱，必要时行导尿术。

3)化脓性脑脊膜炎　可由皮肤感染、脓毒症引起。重在预防。

4)腰麻后神经并发症　少见，有脑神经麻痹（主要是展神经麻痹）、粘连性蛛网膜炎、马尾丛综合征等。

5. 腰麻适应证和禁忌证

(1)适应证　腰麻适于 2~3 h 内的下腹部、盆腔、下肢、肛门会阴区手术，如疝修补术、阑尾切除术、肛瘘切除术、痔切除术等。

(2)禁忌证　中枢神经系统疾病（脑脊膜炎、颅内压增高），休克，穿刺处有皮肤感染，脓毒症，脊柱外伤或结核，急性心力衰竭或冠心病发作，不能合作者。

(四)硬脊膜外腔阻滞

1. 硬膜外穿刺术　硬脊膜外腔阻滞又称硬膜外阻滞或硬膜外麻醉（简称硬外麻），临床常用连续法。硬膜外麻醉穿刺间隙可在颈、胸、腰、骶段进行。穿刺时同腰麻，但硬膜外穿刺成功的关键是不能刺破硬脊膜，当穿刺针尖穿过黄韧带即达硬膜外间隙，穿破黄韧带有落空感，注药无阻力，回抽无脑脊液，表示针尖已处于硬膜外间隙。确定在硬膜外间隙后，通过穿刺针置入硬膜外导管，导管留在硬膜外间隙长度一般为 3~4 cm。

2. 常用药物与注药方法　常用药物为利多卡因、丁卡因、布比卡因、罗哌卡因。无高血压患者，可加肾上肾素(浓度为 5 μg/mL)

(1)利多卡因　一般使用浓度为 1.5%~2%，显效时间 5~8 min，作用时间 30~60 min。

(2)丁卡因　一般使用浓度为 0.25%~0.33%，显效时间 10~15 min，作用时间 0.75~1.5 h。

(3)布比卡因　一般使用浓度为 0.5%~0.75%，显效时间 7~10 min，作用时间 1~2.5 h。

(4)罗哌卡因　一般使用浓度为 0.5%~1%，显效时间和作用时间与布比卡因相似。

硬外麻用药的剂量和体积比腰麻大 3~5 倍，如将全部药液注入蛛网膜下腔，会导致全脊椎麻醉，后果严重。因此注药时，先注入试验剂量 2% 利多卡因 3~5 mL，观察 5~10 min，确认无腰麻现象，再注入追加剂量。试验剂量和追加剂量之和为初量。在初量作用快消失时，再注入第 2 次剂量，第 2 次剂量为初量的 1/3~1/2。

3. 影响麻醉平面调节的因素

(1)穿刺点和置管长度　如果穿刺点远离手术区域相对应的脊间隙或导管置入硬膜外腔过长，导管管端可能卷曲或偏于一侧，从而严重影响局麻药液扩散，使阻滞平面狭小。

(2)药物剂量　剂量越大，阻滞范围越广。

(3)注药部位　颈段注药，其扩散范围较胸段广，而胸段又比腰段为广。

(4)患者年龄和一般状况　同等剂量局麻药用于老年、妊娠会产生相对广的阻滞范围。

4. 硬膜外阻滞并发症

(1)术中并发症

1)全脊椎麻醉　是硬膜外麻醉最严重的的并发症。原因是硬膜外麻醉的药液大部或全部注入蛛网膜下腔，导致全部脊神经被阻滞。表现为注药几分钟后发生呼吸困难、血压下降、意识模糊或消失，继而呼吸停止。一旦发生全脊椎麻醉，应立即面罩加压给氧并紧急气管内插管行人工呼吸，加快输液，并以血管加压药维持循环稳定。

2)局麻药毒性反应　原因是硬膜外间隙静脉丛丰富，局麻药吸收快；局部药直接注入血管内；一次用药剂量超过限量等。

3)血压下降　原因是交感神经阻滞后，血管扩张。

4)呼吸抑制　原因是麻醉平面较高时影响肋间肌及膈肌运动。

5)恶心、呕吐。

(2)术后并发症

1)神经损伤　穿刺针直接损伤或导管质硬损伤脊神经根或脊髓。患者有电击样异感并向肢体放射。一般采用对症处理，数周或数月后可自愈。

2)硬膜外血肿　发生率为 2%~6%，血肿形成导致截瘫的发生率为 1∶20 000。表现为硬膜外麻醉后出现麻醉作用持久不退或消退后再出现肌无力、截瘫，均为血肿形成压迫脊髓的征兆。一旦发生处理硬膜外血肿，应争取在血肿形成后 8 h 内行椎板切开减压术。如超过 24 h 一般很难恢复。

3)脊髓前动脉综合征　患者一般无感觉障碍，主诉躯体沉重，翻身困难。部分患者可逐渐恢复，也可出现截瘫。

4)硬膜外脓肿　原因是无菌操作不严格或穿刺针经过感染组织。表现为神经根受刺激和压迫症状。处理：大剂量抗生素治疗，并及早进行椎板切开引流。

5)导管拔出困难或折断　拔管困难时，可热敷或导管周围注射局麻药，然后均匀用力拔出。导管折断，如无感染或神经刺激症状，残留体内的导管一般不需要手术取出。

5. 硬膜外阻滞适应证和禁忌证

(1)适应证　最常用于膈肌以下的各种腹部、腰部和下肢手术,连续硬膜外麻醉不受手术时间的限制。颈部、上肢、胸壁手术也可使用。

(2)禁忌证　与腰麻相似。凡穿刺点皮肤感染、凝血功能障碍、休克、脊柱结核或严重畸形、中枢神经系统疾病等禁忌使用。

(五)其他椎管内麻醉

1. 骶管麻醉　也属椎管内麻醉,指局麻药经骶裂孔注入骶管腔内,属硬膜外麻醉,适于直肠、肛门、会阴部手术。

2. 蛛网膜下隙与硬膜外隙联合阻滞　又称腰麻-硬膜外联合阻滞,多用于下腹部及下肢手术。其优点,一是有腰麻起效快、完善与肌松弛的特点,另一是有硬膜外麻醉时控调麻醉平面、满足长时间手术等长处。

第四节　全身麻醉

麻醉药经呼吸道或静脉、肌内注射进入体内,产生中枢神经系统抑制,称为全身麻醉。表现为神志消失、痛觉消失、反射抑制和一定程度的肌肉松弛。其特点是中枢神经系统的抑制和上述的麻醉状态是完全可逆的,且容易控制。当药物被代谢或排出体外后,患者的神志和各种反射逐渐恢复,不留任何后遗症,是目前应用最多的麻醉方法。

(一)分类

根据全身麻醉药物给药途径的不同,可将全身麻醉分为吸入麻醉和静脉麻醉。

1. 吸入麻醉　麻醉药经呼吸道吸入,作用于中枢神经系统产生麻醉者,称吸入麻醉。常用药物有乙醚、氧化亚氮、氟烷等。常用麻醉方法是气管内麻醉。优点:能始终保持呼吸畅通,通过麻醉机可随意控制呼吸,保证供氧,适合在抢救危重患者时使用;便于调节胸腔压力,为胸腔外科手术必须采用的方法;可节约麻醉药用量。

2. 静脉麻醉　将静脉麻醉药注入患者静脉内,作用于中枢神经系统而产生全身麻醉,称为静脉麻醉。常用药物有硫喷妥钠、氯胺酮、依托咪酯、丙泊酚等。

(二)常用全身麻醉药

1. 吸入麻醉药　指经呼吸道进入人体产生全身麻醉的药物。一般用于全身麻醉的维持,有时也用于麻醉诱导。

(1)氟烷　1956 年首先应用于临床,优点是术后恶心、呕吐发生率低,因其可降低心肌氧耗量,适用于冠心病患者的麻醉。缺点是安全范围小,须有精确的挥发器;有引起氟烷性肝炎危险;肌肉松弛作用不充分,需要肌肉松弛者应与肌肉松弛剂合用。氟烷麻醉期间禁忌用肾上腺素和去甲肾上腺素。

(2)氧化亚氮(N_2O,又称笑气)　麻醉性能较弱的气体麻醉药。对心肌有一定的直接抑制作用,对心排血量、心率和血压均无明显影响。对呼吸有轻度抑制作用。N_2O 几乎全部以原形经呼吸道排出,对肝肾功能无明显影响。吸入 50% N_2O 有一定镇痛作用,可用于牙科或产科镇痛。N_2O 可使体内封闭腔内压升高,肠梗阻者不宜使用。

(3)恩氟烷(安氟醚)　麻醉性能较强,优点是对呼吸道无刺激,不引起唾液和气道分泌物的增加,对呼吸的抑制作用较强,可增强非去极化肌肉松弛药的作用,肌肉松弛效果好,可与肾上腺素合用。缺点是对心肌有抑制作用,吸入浓度过高时可产生惊厥,深麻醉时抑制呼吸和循环。临床可用于麻醉诱导和维持,因可使眼压降低,可用于眼内手术。有癫痫病史者慎用。

(4)异氟烷　优点是肌肉松弛良好,麻醉诱导及复苏快,无致吐作用,循环稳定。缺点是价格昂贵,有刺激性气味,可使心率增快。

(5)七氟烷　优点是诱导迅速,无刺激性气味,麻醉深度易掌握。缺点是遇碱石灰不稳定。

(6)地氟烷　优点是神经肌肉阻滞作用较其他氟化烷类吸入麻醉药强,在体内生物转化少,对机体影响小,血、组织溶解度低,麻醉诱导及复苏快。缺点是沸点低,室温下蒸汽压高,需用特殊的电子装置控制温度的蒸发器,药效较低,价格昂贵。

(7)氙　是一种无色、无味、无污染的稀有气体,麻醉效能大于N_2O。目前不能人工合成,价格昂贵,无法在临床推广应用。

2.静脉麻醉药　经静脉注射进入体内,通过血液循环作用于中枢神经系统产生全身麻醉。优点:诱导快,对呼吸道无刺激,无环境污染。

(1)硫喷妥钠　超短效巴比妥类静脉全麻药。硫喷妥钠易透过血脑屏障,麻醉中对喉头、气管或支气管的刺激,易引起喉痉挛及支气管痉挛。硫喷妥钠主要在肝代谢,肝功能障碍者,麻醉后清醒时间可能延长。临床主要用于静脉诱导、短小手术的麻醉、控制惊厥、小儿基础麻醉。常用浓度为2.5%。

(2)氯胺酮　属分离性强镇痛静脉麻醉药。特点是体表镇痛效果强,镇静作用差。静脉注射后30~60 s起效,作用时间为15~20 min。肌内注射后5 min起效,15 min作用最强。用量过大或注射速度过快,或与其他麻醉性镇痛药同时使用时,可引起显著的呼吸抑制,甚至呼吸暂停,应特别警惕。氯胺酮可使唾液和支气管分泌物增加,麻醉中咽喉反射存在,复苏较慢。主要用于体表小手术及全身麻醉的诱导。常用剂量1~2 mg/kg静脉滴注。

(3)咪达唑仑(咪唑安定)　作用强度为地西泮的1.5~2倍,诱导剂量为0.2~0.3 mg/kg,静脉注射后迅速起效。

(4)异丙酚　超短效静脉麻醉药。静脉注射1.5~2 mg/kg后30~40 s患者即入睡。维持时间仅为3~10 min。主要用于全身麻醉的诱导与维持,人工流产等短小手术的麻醉。复苏迅速,苏醒后无后遗症。

(5)辅助性麻醉镇痛药　包括吗啡、哌替啶、芬太尼等。芬太尼使用较多,属人工合成的强镇痛药,作用强度是吗啡的50~100倍。大剂量芬太尼可出现呼吸抑制,对循环无明显抑制,剂量超过50 μg/kg时可抑制插管和手术刺激引起的应激反应。吗啡成人用量为5~10 mg皮下或肌内注射。哌替啶成人用量为50 mg、小儿为1 mg/kg肌内注射,2岁以内小儿不宜使用。需注意吗啡和哌替啶均可抑制呼吸,且具成瘾性。

(三)气管内麻醉

1.麻醉机　供患者吸氧、吸入全麻药和人工呼吸。主要结构有:

(1)气源　供氧和氧化亚氮的储气设备。

(2)蒸发器　将挥发性全麻药蒸发为气体,精确地调节全麻药输出浓度的设备。

(3)呼吸环路系统　可将新鲜气体和吸入全麻药送至患者呼吸道内,同时可将患者呼出气体排出体外。

(4)麻醉呼吸器　有定容和定压两种,控制患者的呼吸。

2.气管内插管术　将气管导管经口腔和鼻腔插入至患者的气管内。可用于全麻术、呼吸衰竭行机械通气者、心肺复苏、窒息等情况。

(1)经口腔明视插管　患者头后仰,口张开,左手持喉镜柄将喉镜片放入口腔后推进,经腭垂,镜片垂直提起前进可见会厌，挑起会厌显露声门，右手将气管导管经右口角插入声门，固定。成人气管导管插入气管内的深度为4~5 cm，导管尖端至中切牙距离18~22 cm。

(2)经鼻腔盲探插管　难度较经口腔明视插管高。经鼻腔进管，边前进边听呼出气流的强弱，调整患者头部位置，在呼出气流最强的位置呼气(声门张开)时进入声门，接上麻醉机见呼吸囊随患者呼吸而张缩，说明导管插入气管内。

3. 气管内插管并发症

(1)可致牙齿损伤、脱落；口腔、鼻腔或咽喉处黏膜损伤出血；颞下颌关节脱位。

(2)浅麻醉下气管插管可致憋气、剧烈呛咳、喉头及支气管痉挛，血压剧烈波动及心率增快可致心肌缺血。严重的迷走神经反射可导致心律失常、心动过缓，甚至心搏骤停。

(3)气管导管内径小，增加呼吸阻力；内径大或质地硬易损伤呼吸道黏膜，可致急性喉头水肿或慢性肉芽肿；导管软易变形，压迫、扭折而致呼吸道梗阻。

(4)导管插入太浅，可脱出；插入太深，可误入一侧支气管内，致通气不足、缺氧或术后肺不张。

(四)全身麻醉并发症

1. 反流和误吸　以产科和小儿外科发生较多，误吸入大量胃内容物的死亡率高达70%，可导致呼吸道阻塞、窒息或吸入性肺炎。处理措施主要包括：术前至少禁食4~6 h，饱食者全麻前应洗胃或清醒状态下气管插管，出现呕吐者，及时吸引。

2. 呼吸道梗阻　声门以上呼吸道梗阻为上呼吸道梗阻，以下为下呼吸道梗阻。

(1)上呼吸道梗阻　多为机械性梗阻所致。①舌后坠，造成上呼吸道不完全梗阻时产生鼾声，可将头后仰，托起下颌，置口咽或鼻咽导气管。②黏液阻塞，口腔分泌增多积存于咽喉部、气管或支气管内，可造成呼吸困难、发绀、喉及胸部出现干、湿啰音，可用阿托品减少呼吸道分泌，同时及时吸痰。③喉痉挛，表现为吸氧困难、发绀和喉部高调鸡鸣音。轻度喉痉挛，去除诱因，给氧即可好转；严重者可经环甲膜穿刺加压给氧，必要时气管插管。

(2)下呼吸道梗阻　多为气管导管扭折、导管斜面过长而紧贴于气管壁、分泌物或呕吐物误吸后堵塞气管和支气管。轻者肺部出现啰音，无明显病症状；重者可出现呼吸困难、发绀、血压降低，需要及时抢救。

3. 呼吸暂停　多见于未行气管插管的静脉全身麻醉者，尤其使用硫喷妥钠、异丙酚或氯胺酮行门诊小手术、眼科手术、人工流产及各种内镜检查者。表现为胸腹部无呼吸动作，发绀。一旦发生，立即行人工呼吸，必要时气管内插管行人工呼吸。

4. 急性支气管痉挛　好发于既往有哮喘或对某些麻醉药过敏者。表现为呼吸阻力极大，双肺下叶或全肺布满哮鸣音。处理：加深麻醉，松弛支气管平滑肌；给氨茶碱、糖皮质激素；避免用易诱发支气管痉挛的药物如吗啡、筒箭毒、阿曲库铵；使用较细的气管导管。

5. 通气量不足　主要表现为 CO_2 潴留和(或)低氧血症，$PaCO_2$>50 mmHg，同时 pH 值<7.30。处理：行机械通气直到呼吸功能完全恢复，必要时以拮抗药逆转。

6. 低氧血症　表现为呼吸急促、发绀、躁动不安、心动过速、心律失常、血压升高等。常见原因有：麻醉机故障、N_2O 吸入麻醉造成的弥散性缺氧、肺不张、误吸、肺水肿。

7. 低血压　指麻醉期间收缩压下降超过基础值的30%或收缩压绝对值低于80 mmHg，表现主要是少尿或代谢性酸中毒，严重者出现器官灌注不足，如心肌缺血、中枢神经功能障碍等。处理：补充血容量，应用血管收缩药，病因治疗。

8. 高血压　指麻醉期间舒张压高于100 mmHg或收缩压高于基础值的30%，常见原因：有原发并存疾病，如高血压；与手术、麻醉操作有关；通气不足；氯胺酮等导致血压升高等，均应根据原因进行相应处理。

9. 心律失常　麻醉深度较浅、低血容量、贫血、缺氧、术中牵拉内脏等均可导致心律失常，严重者可致心脏停搏。应积极治疗。

10. 高热、抽搐和惊厥　多见于小儿麻醉。高热时积极进行物理降温，特别是头部降温以防止发生脑水肿，避免高热引起抽搐甚至惊厥。恶性高热表现为持续肌肉收缩，体温急剧上升，可超过 42 ℃，死亡率很高。最易诱发恶性高热的药物是琥珀胆碱和氟烷。

第五节　疼痛治疗

（一）镇痛药物

解热镇痛药，如阿司匹林，对锐痛和内脏痛较差，术后止痛时较少使用。镇痛最常用的药物是阿片类药，主要是吗啡、哌替啶和芬太尼；非阿片类药，如曲马多等。术后采用硬膜外镇痛时局麻药常为布比卡因，优点是作用时间较长，浓度低于 0.2% 几乎不会阻滞运动神经，安全性高。

（二）镇痛方法

传统的镇痛方法给药途径有口服药物、肌内注射、皮下注射、静脉注射药物和直肠给药等，一般均是在患者感觉疼痛时由护士执行医嘱，缺点较多：①无法及时止痛；②多次肌内注射造成注射部位疼痛，使患者产生不良心理影响；③有效镇痛时间有限，血药浓度波动大，镇痛效果往往不够满意；④无法个体化用药，镇痛药需求量大的患者常镇痛不全，反之，需求量小的患者又可能造成用药过量，抑制呼吸。现今，多采用硬膜外镇痛和患者自控镇痛（patient controlled analgesia，PCA）。

1. 硬膜外镇痛　包括硬膜外单次和持续给药，均通过留置硬膜外间隙导管给药。吗啡能够透过硬脊膜进入蛛网膜下腔，作用于脊髓后角的阿片受体，故常选用吗啡。成人常用剂量为 2～3 mg/次，加生理盐水稀释至 10 mL，注入后约 30 min 起效，持续时间 6～24 h，平均持续时间为 12 h。再度出现疼痛，可重复给药。

不良反应：尿潴留、恶心、呕吐、皮肤瘙痒和呼吸抑制等。为减少恶心、呕吐的发生，可在药液中加入氟哌利多 2.5 mg，同时还可增强镇痛效果。由于注射吗啡 6～8 h 后，可产生延迟性呼吸抑制，故应密切观察，一次剂量最好控制在 2～3 mg，对老年危重患者更应警惕。硬膜外镇痛后尿潴留发生较多，应予以注意。

2. 患者自控镇痛　PCA 装置里装入镇痛药，在患者感到疼痛时，自行按压装置上的给药键，按设定的剂量注入镇痛药，从而止痛。优点：弥补了传统镇痛方法存在的镇痛不足和忽视患者个体差异，以及难以维持血药浓度稳定等问题。PCA 装置包括注药泵、微电脑控制的自动控制装置、输注管和防反流的单向活瓣等。

（1）给药途径　①静脉途径，即患者自控静脉镇痛（PCIA）；②硬膜外途径，患者自控硬膜外镇痛（PCEA）。

（2）两个基本参数　单次剂量，指患者因镇痛不全所追加的镇痛药剂量，即按压按钮启动药泵输出的药量；锁定时间，指设定的两个单次有效给药的间隔时间，在此期间 PCA 装置不执行单次剂量指令（即无论按多少次按钮，均无药液输出），可防止用药过量。

（3）注意事项　PCA 的药物配方种类较多，PCIA 主要以麻醉性镇痛药物为主，主要选用吗啡、芬太尼或曲马多等。PCEA 以局麻药和麻醉性镇痛药联合应用，常以 0.1%～0.2% 布比卡因与小量的芬太尼或吗啡联用。使用 PCA 前，必须向患者说明使用的目的和正确的操作方法。PCA 开始时，常给一负荷剂量作为基础，再以背景剂量（设定的持续给药量）维持，疼痛时，患者自主给予单次剂量，以达到满意的镇痛。在此期间，医生应根据病情及镇痛效果，及时、合理调整单次剂量、锁定时间等参数，达到安全有效的个体化镇痛的目的。

问题分析与能力提升

患者，男，72 岁，以"转移性右下腹疼痛 2 d"入院。2 d 前无明显原因出现脐周隐痛不适，1 d 前疼痛明显且转移到右下腹部，伴发热、恶心。查体：体温 38.5 ℃，呼吸 20 次/min，脉搏 80 次/min，血压 166/102 mmHg。右下腹肌紧张，压痛、反跳痛明显，肠鸣音活跃。实验室检查：白细胞 12.5×10^9/L，中性粒细胞 85%。诊断为"急性阑尾炎"，拟在硬膜外麻醉下急诊行阑尾切除术。

请问：①麻醉前对患者病情评估包括哪些方面？②麻醉前应做哪些必要的准备？

同步练习题

1. 普鲁卡因穿透力弱，不宜用于 （ ）
   A. 浸润麻醉　B. 传导麻醉　C. 蛛网膜下腔麻醉
   D. 硬膜外麻醉　E. 表面麻醉
2. 腰麻术后出现急性尿潴留，最常用的处理方法是 （ ）
   A. 热敷　B. 耻骨上膀胱穿刺抽吸尿液　C. 耻骨上膀胱造瘘
   D. 导尿　E. 针灸
3. 术后属于麻醉反应的是 （ ）
   A. 疼痛　B. 发热　C. 恶心、呕吐
   D. 腹胀　E. 呃逆
4. 蛛网膜下腔麻醉术后 12 h 内应采取的体位是 （ ）
   A. 半卧位　B. 俯卧位　C. 头高脚低位
   D. 平卧位　E. 侧卧位
5. 腰麻平面取决于不包括 （ ）
   A. 用药容积　B. 用药剂量　C. 患者体位
   D. 注药速度　E. 患者年龄
6. 麻醉前用药目的在于不包括 （ ）
   A. 消除患者紧张，焦虑及恐惧心情　B. 降低患者痛阈
   C. 减少唾液分泌，以防发生误吸　D. 消除因手术或麻醉引起的一些不良反应
   E. 增加手术的安全性
7. 引起局麻药毒性反应的常见原因不正确的是 （ ）
   A. 血浆药物浓度过高　B. 局麻药总量超过了患者的耐量　C. 误注入血管内
   D. 作用部位血供丰富，未酌情减量　E. 药物注射速度过快
8. 全麻期间预防反流和误吸是非常重要的，主要措施不包括 （ ）
   A. 减少胃内容物潴留　B. 上胃管　C. 使用 H_2 受体阻滞剂
   D. 镇静药　E. 术前禁食

（王福安）

第六章

围术期处理

学习目标

◆掌握　外科手术患者的术前准备、术后常规及不适症状的处理、术后常见并发症的防治。
◆熟悉　特殊患者的术前准备、常见术后并发症的预防。
◆了解　围术期的意义及重要性。

围术期是指从决定手术治疗时期，到与本次手术有关的治疗基本结束为止的一段时间，包括手术前、手术中和手术后3个阶段。围术期处理，目的是为患者手术顺利康复做充分细致的工作，包括术前准备、术中保障和术后处理三大部分，这与近年来提倡的加速康复外科理念完全一致。

第一节　手术前准备

术前准备是指患者入院或做出手术决定后直至麻醉和手术开始前，通过各项措施，使患者生理功能接近正常，以提高对手术的耐受力，以确保手术的顺利进行，减少术后并发症及早日康复打下基础。

(一)手术分类

根据不同的分类方法可将外科手术进行不同类别的划分。手术前准备与疾病轻重缓急、手术范围大小密切相关。

按手术时限性可将手术分3类。①急症手术：需要在诊断确定后最短时间内进行手术，如外伤性脾破裂、嵌顿性疝等。一般要求在做简短必要的术前准备后立即进行手术，以挽救危急患者的生命。②择期手术：一般慢性疾病，可在充分术前准备的同时，选择一个对患者比较合理的时间进行手术。施行手术的迟、早不致影响治疗效果，如良性肿瘤切除术、腹股沟斜疝修补术等。③限期手术：在一定时期内进行手术治疗，如各种恶性肿瘤手术，不宜延迟过久，以免延误手术时机，造成肿瘤扩散，影响预后。

患者对手术的耐受力分为两类：第一类是耐受力良好，指患者全身情况较好，重要器官无器质性病变或其功能处于代偿状态。这类患者只需进行一般性准备便可施行各种手术。第二类是耐受力不良，指患者全身情况欠佳或重要器官有器质性病变，功能濒于或已处于失代偿状态。这类患者需做积极而细致的特殊准备后才能施行手术。

患者手术耐受能力的评估包括了解患者营养状况，重要器官功能，内分泌、血液、免疫系统功能，水、电解质和酸碱平衡状况以及心理状态等。

(二)术前一般准备

1. 心理准备　手术既可解除患者的痛苦,同时也会给患者带来一定的心理刺激和躯体痛苦。需行外科手术治疗的患者多具有以下特点:①起病急,发展快,心理缺乏准备,急诊手术患者尤为明显;②多数患者对手术有顾虑和恐惧感;③患者对生与死感受强烈,恐惧不安程度大;④痛苦较大,多伴有剧烈疼痛和其他严重不适或功能障碍。术前全面了解、正确引导和及时纠正异常的心理变化,有助于缓解患者及家属的焦虑不安和恐惧感,增强患者战胜疾病的信心。患者通过对手术治疗的深入理解,以便更好配合检查和治疗,有助于减少各种手术后的心理障碍及由于术前心理准备不足而引起的各种不必要的医疗纠纷。因此,良好的围术期心理准备和治疗已成为外科治疗的一个重要环节。

医务人员术前必须对疾病的诊断、手术方案、可能发生的并发症及防治措施进行充分的研究讨论;向患者及其亲属说明手术的意义和重要性、手术的风险、可能发生的并发症,以及术后恢复过程和预后,以取得患者和亲属的信任与配合。术前同时需要患者或者亲属在手术同意书、输血同意书等上签字,交代如何保持良好的心理素质以确保手术成功。

2. 生理准备　患者通过了解,心理接受并决定手术,同时需要将患者机体调整至接近生理状态,使患者能在较好的状态下,安全度过手术期。

(1)适应性锻炼　患者术前要练习以适应术后在床上大小便;术后患者因切口疼痛、呼吸功能障碍等而不敢、不愿咳嗽,致使呼吸道分泌物不能及时排出,术前需告知患者正确的咳嗽、咳痰方法;吸烟者术前 2 周停止吸烟。

(2)胃肠道准备　手术常规前 12 h 禁食、4 h 禁饮,以防止因麻醉或手术过程中呕吐引起窒息或吸入性肺炎,必要时行胃肠减压、清洁灌肠等。胃肠道手术患者术前 1~2 d 始进流质饮食。结肠或直肠手术,应在术前晚及术日清晨行清洁灌肠或结肠灌洗,术前 2~3 d 应口服肠道抗生素,以减少手术后感染。

(3)纠正水、电解质及酸碱平衡紊乱　有些患者术前已出现明显的水、电解质及酸碱平衡紊乱,如急性肠梗阻、弥漫性腹膜炎、腹泻及瘢痕性幽门梗阻等都可引起水、电解质异常及酸碱代谢紊乱。术前若能予以纠正,将大大提高患者对手术的耐受能力。

(4)备血　术前应做好血型检查和交叉配血试验,做好备血,以便在术中急需时使用。术前贫血者,应在术前予以纠正,要纠正贫血或补充循环血容量不足,常需要输血。高危患者术前恰当的分次输血对提高大手术时的耐受力较任何其他准备方法更为有效。

(5)预防感染　术前预防性抗生素的应用,应遵循下列原则:①应用的时间要短。长时间应用并不能降低切口的感染率,反增加抗生素的不良反应,如产生耐药菌株、二重感染、药物毒性症状,且增加医疗费用。清洁或清洁-污染切口,术后预防性抗生素的应用不超过 1 d。②用在细菌种植之前。麻醉时,静脉注射给予一定剂量的抗生素或手术开始前给予 2 h 肌内注射。③预防性抗生素不能替代仔细的手术操作和无菌技术原则。

> **讨论:**
> 临床什么情况下需要预防性使用抗生素?

近年来,对围术期全身预防性应用抗生素的问题,有了比较一致的看法。认为预防性抗生素的应用能有效降低手术部位的感染率,并强调抗生素应在手术野或切口受到污染前或污染后的短时间内使用,要求在细菌侵入组织时,组织中的抗生素已达到有效的浓度,而不是在手术已结束,患者回到病房后才开始给予抗生素。后一方法并不能抑制或杀灭已侵入组织并已繁殖的细菌,除非是治疗已存在的感染,一般不必提前 2~3 d 应用。

(6)其他　手术前晚,应认真检查确定各项准备工作是否完善。患者需做好体力及精神上的准备,必要时可给予镇静剂，以保证良好的睡眠；女性患者避开月经期；若发现患者体温升高而与疾病无关，必要时应延期手术。进手术室前，患者应排尽尿液或者留置导尿管；老年患者应取出可活动义齿；患者的耳环、项链、戒指、手镯、手表等均应取下交给家属保管。

（三）术前相关特殊准备

对手术耐受力不良的患者，除了做好上述一般准备工作外，还需根据患者的具体情况，做好手术相关的特殊准备。

1. 高血压　高血压患者若血压在160/100 mmHg以下，可不做特殊准备。血压过高者，麻醉的诱导和手术的应激可引起脑血管意外或充血性心力衰竭，因此术前应适当用药物控制血压，但不要求降血压降至正常。

2. 心脏病　外科患者合并心脏病时，其手术的危险性无疑将高于非心脏病者。故心脏病患者术前需要充分评估患者的心脏病情况，能否耐受手术及麻醉打击及可能发生的问题，做好充分的术前准备，以确保手术的安全。

心脏病患者手术前准备的注意事项：①贫血者可经输血予以矫正。②长期应用利尿药和低盐饮食，水和电解质失调者须予纠正。③冠心病出现心动过缓（心室率50次/min以下）者，术前可皮下注射阿托品0.5～1 mg以增加心率；心律失常者，心房纤颤伴心室率增快（100次/min以上）者，去乙酰毛花苷C（西地兰）0.4 mg加入25%葡萄糖注射液20 mL中缓慢静脉注射或口服盐酸普萘洛尔（心得安）10 mg，每日3次，尽可能使心率控制在正常范围。④急性心肌梗死患者6个月内不施行择期手术，心力衰竭患者，最好在心力衰竭控制3～4周后再施行手术。

3. 糖尿病　糖尿病患者的手术耐受力差，其术后并发症发生率和死亡率明显增高。有糖尿病病史的患者在术前多能引起术者的注意，但约有50%的老年患者患有隐性糖尿病，缺乏典型临床症状甚至无症状或因肾血管硬化、肾糖阈值提高，空腹尿糖测定亦呈阴性，术前易被误诊，术后可发生糖尿病酮症酸中毒或是高渗非酮性昏迷，预后较差。因此，术前对隐性糖尿病患者应多加检查，除多次测定空腹血、尿糖外，还应做葡萄糖耐量试验和餐后2 h尿糖定性检查，以进一步验证是否有糖尿病存在。

择期手术的糖尿病患者，术前血糖宜控制在7.28～8.33 mmol/L，尿糖（±～+）；老年糖尿病患者，控制指标可放宽到空腹血糖≤9.44 mmol/L，尿糖（+～++）。

术前若已出现酮症酸中毒者，宜应用小剂量胰岛素静脉滴注方法[胰岛素0.1 U/(kg·h)]，肌内注射10～20 U，至血糖降至8.3 mmol/L，并同时纠正水、电解质紊乱与酸碱失衡。

4. 贫血与营养不良　贫血与营养不良可以导致细胞代谢障碍和器官功能障碍，直接影响患者的手术耐受力、术后切口的愈合、组织的修复与器官功能的恢复，增加并发症的发生率与手术死亡率。术前准备时间短促的可行输血，尤对慢性失血的患者更为有效，每天宜输300～400 mL，便于患者机体加以调整，不致出现短时期内血容量急速增加的情况。低白蛋白血症（<30 g/L）患者，可输注白蛋白、血浆等。如允许做较长时间（10～14 d）的准备，可视患者的胃肠功能情况给予肠外或肠内营养支持。

5. 呼吸功能障碍　外科手术患者中，尤其是老年与吸烟的人群中，多易合并有慢性支气管炎、支气管扩张、哮喘和肺气肿等，术后易引起肺不张、肺部感染、呼吸功能衰竭等并发症。有吸烟史者，应在择期性手术前2周戒烟，如有慢性炎症存在，可适当给予抗生素控制感染，行超声雾化吸入，体位引流排痰，必要时做纤维支气管镜行支气管冲洗，并给予低流量（<2 L/min）吸氧治疗。

6. 肾脏疾病　慢性肾功能不全者发生术后肾衰竭的常见诱因为术中肾脏缺血、术后感染及滥用肾性毒性药物。术前必须做有关检查，以免遗漏。若慢性肾功能不全常合并有高钾血症、酸中毒、体液平衡失调、贫血、营养不良、出血素质及易感染倾向等，术前应做进一步检查及处理，充分评价肾功能，以减少术后并发症的发生。术前最大限度地改善肾功能，低蛋白高糖饮食，维持水、电解质和酸碱平衡，控制感染，必要时行透析治疗。

7. 肝脏疾病　肝功能不全患者术前应给予充分的准备，以期肝功能得到改善；增加蛋白质的供应；补充多种维生素（如B族维生素、维生素C、维生素K），特别是维生素K_1。有可能时，血清白蛋白应达到35 g/L或以上，凝血酶原时间延长的情况得到纠正。

考点：

手术时限的分类、一般准备、特殊准备（高血压、心脏病、糖尿病等）。

8. 肾上腺皮质功能不足　手术患者除慢性肾上腺皮质功能不全外，凡是正在应用激素治疗或近期内曾用激素治疗1～2周者，肾上腺皮质功能就可能有不同程度的抑制。应在术前2 d开始用氢化可的松，每天100 mg；第3天即手术当天，给予300 mg。术中、术后根据应激反应情况，决定用量及停药时间。

第二节　手术后处理

手术后处理需根据病情和手术的具体情况不同，进行必要的治疗处理措施，尽可能减轻患者痛苦和不适，预防并发症的发生，使患者能顺利地恢复健康。

（一）一般处理

患者术后送回病房前，整理好床位，备齐术后所需的用具，如胃肠减压装置、输液架、吸氧装置、吸引器等，甲状腺手术患者床边还需要配备气管切开包，以备急需。对为完全清醒患者或脊髓麻醉后尚未恢复的患者需特别注意，从手术台平托起至床上时，尽量不弯曲脊柱或拖拉松软的下肢。将患者平稳搬移至病床时，应注意保护好各种引流管。

考点：

手术后处理：术后常规处理与监测；术后不适及处理；术后并发症的治疗与预防。

1. 体位　患者体位取决于手术部位和麻醉因素两个方面。手术后，应根据麻醉及患者的手术方式、全身情况、疾病的性质等选择卧位，使患者处于舒适和便于活动的体位。任何体位都应使患者舒适，并利于内脏生理活动，详见表6-1。

表6-1　麻醉、手术部位与术后患者体位

手术部位（或麻醉方式）	术后体位*	备注
全麻未清醒的患者	平卧位（头侧偏）	以避免误吸甚至引发窒息
蛛网膜下腔麻醉	去枕平卧或头低卧位至少6 h	以防头痛
颅脑手术	头高脚低斜坡卧位（休克或昏迷除外）	以降低颅内压
颈、胸部手术	高半坐卧位	以有利于呼吸
腹部手术	低半坐卧位或斜坡卧位	以减少腹壁的张力
脊柱或臀部手术	可采用俯卧或仰卧位	以防挤压切口

*休克患者，应上身抬高20°～30°，双下肢抬高15°～20°的特殊体位，肥胖患者根据情况可采用侧卧位，有利于呼吸和静脉回流

2. 活动　原则上术后应该鼓励患者早期活动，但是需要结合患者具体情况，因人而异、循序渐进。患者已清醒、麻醉药物作用消失后应鼓励在床上活动，如进行深呼吸、肌肉收缩训练、四肢主动活动及间歇翻身等。痰多者，鼓励患者主动咳嗽排痰。早期起床活动，应根据患者的耐受程度，逐步增加活动量。如

术后可先坐在床沿上做深呼吸和咳嗽,再在床旁站立、行走,逐步增加活动范围、次数和时间。早期活动有利于增加肺活量、减少肺部并发症,还可促进全身血液循环,有利于切口愈合,降低因静脉血流缓慢而并发深静脉血栓形成的发生率,增强患者康复的信心。此外,早期活动尚有利于促进肠道蠕动减少腹胀,有利于膀胱收缩功能的恢复减少尿潴留的发生。有休克、心力衰竭、严重感染、出血、极度衰弱等情况,以及施行过特殊固定、有术后制动要求的患者则不宜早期活动。

(二)病情观察

1. 生命体征监测　每 15~30 min 记录一次脉搏、血压、呼吸,直至病情平稳。患者从监护室送出至普通病房数小时内仍需监测并记录,现在各医院都拥有心电监护仪可行持续性心电监护。要进行心电监护、经面罩或鼻导管给氧,还要鼓励患者深呼吸以防肺不张。有气管插管的患者,要及时吸痰和进行其他必要的呼吸系统治疗。

2. 中心静脉压监测　中心静脉压能够比较准确地反应患者血容量的状态,如术中有大量失血或体液丢失,应在术后一段时间内监测中心静脉压;如患者有心肺功能异常,必要时还应监测肺动脉压、肺动脉楔压及混合静脉血氧分压等。

3. 体液平衡　要详细记录液体的入量、失血量、排尿量、胃肠减压及各种引流的丢失量。记出入量可用来评估体液平衡和指导补液。尿量是反映生命器官血液灌流情况的重要指标,必要时应留置导尿管观察每小时的尿量。

4. 其他监测项目　根据不同手术或患者术前的病情而定,如颅脑手术后应监测颅内压及苏醒程度,有涉及血管疾病的患者术后应监测末梢动脉循环状况等。

(三)常用导管与引流物的监测与管理

1. 胃肠减压管　胃肠减压管通常是指鼻胃管,以解除或防止因手术、麻醉、腹部疾病等引起的胃肠胀气。术前插管可减轻术中胃胀气,便于操作并增加手术的安全性;鼻胃管可连接减压器或行虹吸引流。术后应保持减压管通畅,胃管如有堵塞,可用注射器吸少量温盐水冲洗管腔,使之恢复通畅。

胃管一般在术后 2~3 d 拔除,其拔除指征是:①肠鸣音恢复;②肛门排气;③胃肠引流液逐渐减少;④拔管前可先夹管试验,夹管后如无恶心、呕吐或腹胀等不适,可考虑拔管。

2. 腹腔引流管　腹腔引流根据作用机制可分为主动引流(如双套管负压引流)和被动引流(如烟卷引流)两大类。根据应用目的则可分为治疗性和预防性两种。临床常用的引流物有烟卷引流、双套管引流、橡胶管引流等。腹腔引流是腹部外科手术的一项重要措施。

双套管负压引流属主动引流,效果好,多用于腹部手术后,适用于引流量较多、需要较长时间持续吸引的切口和胃肠道瘘等。一般内管负压吸引,外管为通气管。由于使用了负压,并有空气进入引流部位,可以产生负压过大或内、外管间发生堵塞形成单腔负压而损伤周围组织导致出血或肠腔损伤可能;也可因空气进入而污染引流部位,因此,在使用双套管负压引流时,应过滤进入引流管的空气,调整负压并保持引流管的通畅。此引流的效果好,如使用得当,能减少手术部位的感染、积液以及由此而引起的并发症。

3. 导尿管　导尿管有普通橡胶导尿管和气囊导尿管(Foley 导尿管)两种。一般导尿常用普通导尿管,如为留置导尿,多选用 Foley 导尿管,因为它易于固定。导尿管的管理:①导尿管与无菌引流瓶或引流袋相接,按需要定时测尿量、尿比重等;②长期留置导尿管者,每日尿道口消毒液清洗,导尿管每周更换一次,并保持导尿管的通畅。使用留置导尿管的目的,是解决术后尿潴留、肾功能监测和尿路手术的需要。

4. 腔静脉导管　腔静脉插管是通过上、下腔静脉分支,常用的是经锁骨下静脉、颈内静脉、股静脉插入导管,导管的尖端达上或下腔静脉。经腔静脉插管可输入液体或营养液,也可测量中心静脉压,对危重患者和大手术后患者进行监测。但由于插管、长期置管及应用肠外营养可带来某些并发症，因此，必须精心护理，严密监测，及时处理腔静脉导管可能产生的并发症。

（四）饮食与输液

术后患者能否饮食、何时开始饮食，受到麻醉因素、手术部位两种情况影响。

1. 腹部手术　尤其是胃肠道手术后，一般在24～48 h内禁食水；第3～4天肠道功能恢复，肛门排气后，开始进少量流质饮食，逐步增加；第5～6天开始进半流饮食，一般在第7～9天可以恢复普通饮食。禁食期间应经静脉输液，以补充水、电解质和营养。开始进食时，水分和热量往往不够，仍需经静脉途径做适当补充。

2. 非腹部手术　非腹部手术者，视手术大小、麻醉方法和患者的反应，来决定开始饮食的时间。小手术患者如无不良反应即可进食；蛛网膜下腔麻醉和硬脊膜外腔麻醉在手术后3～6 h可以少量进食；全麻者应待麻醉清醒，无恶心、呕吐时方可进食。

（五）各种不适的处理

1. 疼痛　麻药作用消失后，患者开始感切口疼痛，一般24 h内最剧烈，2～3 d后疼痛逐渐减轻。小手术后可口服止痛片或者止痛栓纳肛，大手术后1～2 d内常需用哌替啶或吗啡，做肌内或皮下注射（婴儿禁用），必要时4～6 h后重复使用有条件者术后可用镇痛泵以缓解疼痛。

2. 发热　发热可能是术后最常见的症状，多为吸收热，一般在术后3 d内，体温升高幅度在1.0 ℃左右。如体温升高幅度过大，或恢复接近正常后再度升高，或发热持续不退，就应寻找其他原因。常见的原因有感染、致热原、脱水等。术后24 h以内发热，常常是由于代谢性或内分泌异常、低血压、肺不张和输血反应等引起。术后3～6 d的发热，要警惕感染的可能，如静脉留置输液导管、留置导尿管、引流管等继发感染，手术切口或肺部是否有感染等。若发热持续不退，应警惕是否由更为严重的并发症所引起。对发热的处理，应在明确诊断的前提下，做针对性治疗。

3. 恶心、呕吐　手术后恶心、呕吐的常见原因是麻药反应，麻醉药物作用消失后即可停止。除此之外比如颅内压增高、尿毒症、糖尿病酮症酸中毒、低钾、低钠等也可引起。如腹部手术后出现反复呕吐，常见原因如急性胃扩张或肠梗阻等，应根据不同原因进行检查和治疗。

4. 呃逆　呃逆多为暂时性，可因神经中枢或膈肌直接受刺激所致，但有少数为顽固性。可通过压迫眶上缘、短时间吸入二氧化碳、给予安眠镇静或解痉药等处理。上腹部手术后顽固性呃逆，应警惕吻合口漏或十二指肠残端漏所致的膈下感染可能。

5. 腹胀　腹部手术后胃肠功能暂处于抑制状态，一般手术72 h后可逐渐恢复。腹部手术后胃肠功能恢复大约经过3个时期。①无蠕动期：大约手术后24 h。②蠕动紊乱期：在术后24～48 h之间。③恢复期：72 h以后，这3个阶段可长可短，要根据手术创伤大小及患者年龄等情况决定。手术后腹胀一般无须处理，可自然恢复，但腹胀较重者则需查明原因并予相应处理，如胃肠减压等。腹腔感染者应积极抗感染治疗，由低钾或电解质紊乱等引起者，应补钾和调整电解质等。促进胃肠蠕动的药物和泻药一般不宜使用，若需用时一定要慎重。

6. 尿潴留　引起术后尿潴留的因素是多方面的，有部分患者因卧床不习惯而造成排尿困难，在术前应做适应性锻炼；部分因腹部手术后切口疼痛所造成，尤其是盆腔手术和肛门部手术者；全麻和蛛网膜下腔麻醉后也引起排尿困难，此种情况待麻醉消失后可恢复排尿功能。尿潴留可继发尿路感染，术后6～8 h未排尿者，应行下腹耻骨上区叩诊，发现浊音区为尿潴留，应及时处理。术后尿潴留者，首先做好与患者的沟通和告知，消除心理障碍，尽量争取自然排尿，如无禁忌，可协助患者站于床沿排尿。也可用下腹部热敷，止痛后让患者自行排尿。上述处理无效时，可在无菌技术下进行导尿，留置尿管1～2 d。

(六)缝线拆除

缝线拆除时间按切口部位、局部血液供应情况、患者年龄来决定,详见表6-2。

考点:
缝线拆除。

表6-2 不同手术部位常规拆线时间

切口部位	拆线时间(术后)	备注
头、面、颈部	4~5 d	
下腹部、会阴部	6~7 d	
胸部、上腹部、背部、臀部	7~9 d	
四肢	10~12 d	近关节处可适当延长
减张缝线	14 d	

青少年患者拆线时间可适当缩短,而年老、营养不良患者拆线时间应延迟。一般来说,所缝合的切口待愈合并可承受一定张力后,即可考虑拆线

拆线时应记录切口类型和切口愈合情况。切口类型可分为以下3类:①清洁切口(Ⅰ类切口),指缝合的无菌切口,如乳腺手术切口、疝修补手术切口等;②可能污染切口(Ⅱ类切口),即指手术时可能有污染的缝合切口,如胃肠道手术切口等。其他如皮肤表面的细菌不容易被彻底消灭的部位、6 h内经过清创术缝合的切口、新缝合的切口再度切开者,也属此类;③污染切口(Ⅲ类切口),指直接暴露于邻近感染区或感染组织的切口,如阑尾穿孔的切除术、肠梗阻坏死的手术等。

切口的愈合情况的记录分为甲、乙、丙3级:①甲级愈合,用"甲"字代表,系指切口愈合优良,无不良反应;②乙级愈合,用"乙"字代表,系指切口愈合处有炎症反应,如红肿、硬结、血肿、积液等,但未化脓;③丙级愈合,用"丙" 字代表,指切口化脓,需要做切开引流等处理。

应用上述切口分型和切口愈合分级方法,观察切口愈合情况并记录。如甲状腺大部切除术后切口愈合优良,则记以"Ⅰ/甲",胃大部切除术后切口出现血肿但未化脓,则记以"Ⅱ/乙",以此推之。

第三节 手术后并发症的防治

有效防治各种手术后的并发症,是患者术后顺利康复的关键环节。手术后并发症可分两类:一类是各种手术后都有可能发生的一般并发症;另一类是某些特定手术后的特殊并发症,如胃大部切除术后的倾倒综合征,后者将在有关章节内介绍。

(一)手术后出血

术后出血可以发生在手术切口、脏器及体腔内,多由术中止血不彻底、创面渗血未完全控制、血管结扎线脱落、凝血功能异常等所引起。出血多发生于比较隐蔽的体腔,只有通过密切的临床观察,必要时进行穿刺(如腹腔穿刺)才能发现。有引流物时可通过引流量进行观察,如腹腔手术后,从腹腔引流管连续数小时内,每小时引流出血液量持续超过100 mL,提示有内出血。手术后早期出现失血性休克的各种表现,特别是输给足够的血液和液体后休克仍无好转,或反而加重,或好转后又恶化者,都提示有手术后出血。

防治:手术时严格止血;结扎规范牢靠;切口关闭前仔细检查手术野有无活动性出血点,都是预防术后出血的关键。一旦确诊为术后出血,需要积极处理。

(二)切口感染

切口感染是指清洁切口并发感染或有可能污染的切口出现了感染,发生率为3%~4%。影响术后切口感染的主要因素包括细菌数量和毒力的大小、切口内有无血肿及异物、局部组织血供情况及机体抵抗力等。一般手术后3~4 d,切口疼痛加重或减轻后又加重,并伴有体温升高,白细胞计数增高,即提示切口感染。检查时可发现切口局部有红、肿、热和压痛的典型体征。

防治:①手术中严格无菌操作;②手术仔细操作,彻底止血,不留死腔;③加强手术前、后处理,增强患者抗感染能力;④如切口已有早期炎症迹象,及时做局部理疗并有效选用抗生素等,若脓肿形成则应及时切开畅通引流。

(三)切口裂开

切口裂开可发生在全身各处,但以腹部多见。其可能与局部解剖、皮下脂肪丰富易致切口感染、术后腹部的肠胀气、内脏脱出等因素有关。胸部切口因有多层的肌肉缝合,皮下脂肪较薄,感染率也较低,故常能迅速愈合而不发生裂开。腹壁切口裂开发生率一般为0.5%~3%。

切口裂开多发生在手术后1周左右。切口裂开主要原因有:①外科缝合技术有缺陷,如缝线打结不紧、组织对合不良等;②营养不良,组织愈合能力差;③术后腹腔压力突然增高,如剧烈咳嗽、低位肠梗阻等。

切口裂开可以没有前驱症状,患者多在用力解便、突发咳嗽、呕吐等突然腹肌用力时,自觉切口崩裂。检查时可发现敷料红染,揭除敷料以后,如为完全性裂开,可见有肠管或网膜脱出;如为部分性裂开,则皮肤外观愈合尚可,但皮下松软,有肿物性隆起,有时可见肠蠕动波,在线脚处可见血性液体溢出。

防治:针对切口裂开的原因,尽量采取措施避免术前、术中及术后各阶段内不利于切口愈合的因素。术前要纠正贫血和低蛋白血症,补足维生素C等;术中操作规范,逐层缝合必要时加做减张缝合;术后用腹带加压包扎,妥善保护切口。防止肺部并发症,以免引起频繁的咳嗽,咳嗽时患者或其他人员应做必要的伤口保护以减轻切口周围的张力。如腹胀明显者,应做胃肠减压并保持减压管通畅。

(四)肺部并发症

多见于老年人、长期吸烟或患有急、慢性呼吸道感染者,常发生于胸、腹部大手术后,如肺不张、肺炎、肺梗死等。这些患者术后呼吸活动受到一定限制,呼吸道分泌物如不能及时咳出,就易堵塞支气管,引起肺不张、肺部感染等。表现为手术后早期发热、呼吸急促、心率增快等。查体时患侧胸部叩诊呈浊音或实音,听诊呼吸音减弱或消失,或有局限性湿啰音,胸部X射线检查有助于诊断。

防治:①术前2周停止吸烟,并注意口腔卫生。②手术前注意加强肺功能锻炼。③术后避免限制呼吸的固定或绑扎,鼓励患者深呼吸,协助患者咳嗽排痰。咳痰时做好伤口保护,可减轻咳嗽或咳痰时的疼痛;或帮助翻身、叩背、变换体位促进痰液排出。如痰液黏稠,可用去痰剂超声雾化吸入,使痰液变稀薄,易于咳出;如患者无力或怕痛而不敢用力咳嗽,可予吸痰;如痰量持续过多,有气道阻塞时做支气管镜吸痰,必要时考虑气管切开,便于吸出痰液。同时给予抗生素治疗。

(五)尿路感染

下尿道感染是最常见的获得性院内感染之一。术后尿路感染常见原因包括尿潴留、各种泌尿道器械操作检查及既往泌尿道感染史等。急性膀胱炎的主要表现为尿频、尿急、尿痛,偶有排尿困难,尿液化验出现红细胞和脓细胞等。若上行感染可引起肾盂肾炎,多见于女性患者,可并发寒战、发热、肾区疼痛、白细胞计数增高等。

防治:防止和及时处理尿潴留,原则是在膀胱过度膨胀前设法排尿。尿路感染的治疗主要是应用有效抗生素,维持充足的尿量,以及保持排尿通畅。留置导尿管和冲洗膀胱时,应严格遵循无菌技术。

问题分析与能力提升

患者,男,56岁,高血压病史10年,具体不详。现又确诊为贲门癌,需手术治疗,您作为患者的主管医生,请分析需要从哪些方面做好患者的术前谈话与沟通?

同步练习题

1. 手术患者一般在术前6~12 h开始禁食是因为 ( )
A. 利于患者休息　B. 减少胃肠道手术的污染　C. 避免术后腹胀
D. 防止麻醉或术中发生呕吐　E. 有利胃肠道手术时的显露

2. 关于结肠和直肠术前准备,叙述错误的是 ( )
A. 手术前5~7 d进低渣饮食　B. 术前2 d进全流食　C. 术前3 d用抗生素
D. 术前1 d服用泻药、灌肠　E. 术晨灌肠

3. 男性,60岁,慢性胆囊炎、胆囊结石,拟行手术治疗,曾患心肌梗死,手术治疗应至少应在心肌梗死后 ( )
A. 1周以后　B. 2周以后　C. 4周以后
D. 12周以后　E. 24周以后

4. 下列哪种手术不属择期手术 ( )
A. 胃、十二指肠溃疡的胃大部分切除术
B. 甲状腺功能亢进的甲状腺次全切除术
C. 下肢静脉曲张高位结扎术
D. 先心病室间隔缺损修补术
E. 贲门癌根治术

5. 胃肠道手术后,开始进流质饮食的时间是 ( )
A. 腹痛消失后　B. 患者思食　C. 恶心、呕吐消失后
D. 肛门排气后　E. 体温在37.5 ℃以下

6. 下列关于术前准备的叙述中,哪项不正确 ( )
A. 术前应学会正确咳嗽和咳痰的方法
B. 术前应练习在床上大、小便
C. 对操作时间长的大手术,术前应预防性应用抗生素
D. 术前4 h开始禁止饮水
E. 有吸烟习惯的患者应于术前1周开始停止吸烟

7. 下列哪个选项是引起手术后恶心、呕吐的常见原因 ( )
A. 颅内压增高　B. 急性胃扩张　C. 麻醉反应
D. 肠梗阻　E. 糖尿病酸中毒

8. 术后腹胀主要是由于 ( )
A. 细菌代谢产生的气体
B. 血液内的气体弥散到肠腔内
C. 胃肠功能受抑制
D. 组织代谢产生的气体
E. 腹膜后血肿

9. 手术后尿路感染的基本原因是 ( )

A. 尿潴留
B. 膀胱炎
C. 肾盂肾炎
D. 尿道炎
E. 前列腺炎

10. 下列哪项对确诊腹部手术后腹腔内出血意义最大 ( )

A. 腹胀逐渐加重
B. 患者烦躁不安
C. 中心静脉压 0.49 kPa(5 cmH_2O)
D. 尿量<25 mL/h
E. 诊断性腹腔穿刺

(周毕军)

第七章

外科营养

学习目标

◆掌握　肠外营养和肠内营养的适应证、方法及并发症的防治。
◆熟悉　外科患者营养状况的评估。
◆了解　外科患者对营养物质的需求。

临床营养支持治疗是近40多年来最重要的临床医学发展之一,已经成为危重患者救治中不可缺少的综合治疗措施之一,它不仅是康复期的辅助治疗,更是现代临床治疗学中不可缺少的重要组成部分。

第一节　外科患者的代谢改变及营养状况评定

新陈代谢是维持人体生命活动及内环境稳定最根本的需求,也是营养学最基本的问题。正常情况下,机体将食物中所含营养物质转化成能量或转化为能量的储存形式,来维护机体正常的生命活动。疾病状态下,机体可发生一系列的代谢紊乱、营养障碍,有时会造成机体组织、器官功能不全,甚至衰竭。

(一)外科患者对营养物质的需求

正常情况下,人体能量的物质来源是食物。机体需每日不断地从所摄入的食物中或储备的物质中进行能量转换,产生热量和机械做功,以维持机体正常的生命活动。创伤后或严重感染时基础能量消耗(BEE)可增加20%~40%,大面积烧伤时基础能量消耗增加50%~100%,一般的择期手术增加10%左右。

1. 蛋白质及氨基酸　氨基酸是蛋白质的基本单位。正常机体的蛋白质需要量为0.8~1.0 g/(kg·d),相当于氮量0.15 g/(kg·d)。蛋白质的主要生理功能是参与构成各种细胞组织,维持细胞组织生长、更新和修复,还参与多种重要的生理活动及氧化功能。机体在患病时因摄入减少,氨基酸摄入、合成往往不足。机体在应激、创伤时蛋白质的需要量又增加,可达到1.2~1.5 g/(kg·d),相当于氮0.2~0.25 g/(kg·d)。

2. 脂肪　脂肪的主要生理功能是提供能量、构成身体组织、供给必须脂肪酸并携带脂溶性维生素等。是体内最大的储能,也是最后被动员应用的。

3. 碳水化合物　主要生理功能是提供能量,同时也是细胞结构的重要成分之一。正常情况下,维持成年人机体正常功能所需的能量中，一般55%～60%由碳水化合物供给，人体大脑、神经组织及其他一些组织则完全依赖葡萄糖氧化功能。食物中的碳水化合物经消化道消化吸收后以葡萄糖、糖原及含糖复合物3种形式存在。

4. 糖类　糖类的主要生理功能为营养供给的基础物质，是发挥蛋白质、脂肪功能的保障，而应激状态下的高代谢、高分解使得对热量的需求更加增高，所以要实现机体的平衡康复过程，必须给予足量的糖类。葡萄糖为肠外营养的主要能源物质。浓度>10%不宜经周围静脉输注。超过5 mg/(kg·min)、5 g/(kg·d)的过快或过量输入可导致高血糖甚至高渗性昏迷。

5. 能量储备及需要　机体的能量储备包括糖原、蛋白质和脂肪。人体在饥饿状态首先燃烧糖原，而人体糖原储备总量约500 g，其中200 g是肝糖原，300 g是肌糖原，肝糖原禁食24 h就耗尽，肌糖原仅被肌肉利用、不能变成葡萄糖被机体利用，之后就燃烧蛋白及脂肪。脂肪为体内最大的能源储备(约15 kg)。正常情况下机体的热能15%来源于蛋白质，85%来源于糖和脂肪。蛋白质没有单纯作为能源储备的机体蛋白，饥饿24 h后被动用，经过体内蛋白糖异生，转化为葡萄糖供应能量，日耗蛋白质75 g。蛋白质是组织、器官的组成部分，被消耗后组织器官功能受损。在营养支持治疗时，需使热与氮的比例在(100～150)∶1时才能保证外源性氨基酸用作蛋白质合成原料。能量的需要与年龄、身高、体重等有关，一般正常成人每天机体需要热量1 800～2 000 kcal，即25 kcal/kg。

考点：
三大营养物质的供能。

6. 其他营养物质　疾病或治疗的影响，患者可能会出现电解质紊乱及维生素摄入不足。根据病情适量补充钠、钾、钙、铁、氯等电解质及维生素等。

(二)营养状态的评估

1. 人体测量　体重变化可反映营养状态。根据病前与病后的体重对比(在没有水肿的前提下)，体重减轻15%提示营养不良，体重减轻20%提示中度营养不良，体重减轻30%提示重度营养不良。三头肌皮褶厚度是测定机体脂肪储备的一个指标，上臂周径测定可反映全身肌肉及脂肪的状况，上述测定值低于标准值的10%，提示营养不良。

2. 血清蛋白测定　包括血清白蛋白、转铁蛋白、前白蛋白浓度测定。其中血清转铁蛋白是反应内脏蛋白情况的。营养不良时此测定值均有不同程度下降，但变化较慢，一般经达2周以上才显著。血清蛋白与营养不良的判定见表7-1。

表7-1　血清蛋白与营养不良的判定

项目	营养不良			
	正常值	轻度	中度	重度
血清白蛋白/(g/L)	>35	28～34	21～27	<21
转铁蛋白/(g/L)	2.0～2.5	1.8～2.0	1.6～1.8	<1.6
前白蛋白/(g/L)	0.18～0.45	0.14～0.16	0.10～0.14	<0.10

3. 淋巴细胞计数　周围淋巴细胞计数可反映机体免疫状态，营养不良时周围血淋巴细胞计数<1.5×10^9/L。

4. 氮平衡试验　观察患者营养摄入情况和分解代谢的演变。测定尿中尿素氮含量，根据入氮量和出氮量，测得患者是处于正氮或负氮平衡状态，指导营养支持治疗。氮平衡(g/d)=24 h摄入氮量-24 h排出氮量，24 h排出氮量可经凯氏定氮法测定24 h排出物中的含氮量，也可按[24 h尿尿素氮+3]计算。如为负数即负氮平衡。

5. 细胞免疫状态的测定　用多种抗原皮内注射24~48 h后观察风团大小，<5 mm者为营养不良反应低下。

目前常用的指标为体重、血清蛋白测定和氮平衡。

第二节　外科患者的营养支持

由于外科治疗的发展，用外科手术干预的病种和情况日渐增多，手段也日益复杂，因而患者的营养需要和补充就成为一个突出的问题，因为患者的营养状态直接影响患者手术的安全性、对手术和感染的耐受力、术后恢复过程等。营养支持的基本原则是营养支持应在体重下降前开始，用最简单、最实际的方法，只要有胃肠道功能首选肠内营养，最适合的方法是由患者的情况决定的。外科营养支持的目的是给患者提供能量和氮源，以保证机体的代谢需要，保持无脂肉质，促进患者的康复。

(一)肠外营养

肠外营养(parenteral nutrition，PN)是指通过胃肠道以外的途径(即静脉途径)提供营养支持的方式。全胃肠外营养(TPN)又称静脉高营养(IVH)，既不经口也不经胃管或胃肠造口，而是经静脉输注营养液来供应患者所需要的全部营养物质。TPN目的是使患者在无法正常进食的状况下仍可以维持营养状况、体重增加和创伤愈合。静脉输注途径和输注技术是肠外营养的必要保证。(全)肠外营养[(T)PN]是指从胃肠道外途径供给患者每天所需的营养成分。

> **考点：**
> 肠外营养的适应证。

1. 适应证　凡是需要营养支持，但又不能或不宜接受肠内营养支持的患者均为肠外营养支持的适应证。①不能进食或不允许进食者：肠瘘、SAP、化疗胃肠道反应。②胃肠道吸收功能极差者：短肠综合征、广泛肠炎、晚期胃癌。③高代谢致营养不足者：严重创伤、弥漫性腹膜炎、复杂大手术、大面积烧伤。④先天性消化道畸形者。⑤其他重症疾病者，如急性重症胰腺炎、肝肾功能衰竭等。

2. 肠外营养制剂　肠外营养由碳水化合物、氨基酸、脂肪乳剂、水、维生素、电解质及微量元素等基本营养素组成，以提供患者每日所需的能量及各种营养物质，维持机体正常代谢。

(1)碳水化合物制剂　葡萄糖是肠外营养中最主要的能源物质，其来源丰富，价廉，无配伍禁忌，符合人体生理要求，机体所有组织、器官都能利用。肠外营养时葡萄糖的供给量一般为3~3.5 g/(kg·d)，供能约占总热卡的50%。严重应激状态下患者，葡萄糖供给量降至2~3 g/(kg·d)，以避免摄入过量所致的代谢副作用。高浓度(25%、50%)葡萄糖渗透压高，对静脉壁刺激性大，不能经周围静脉输注。

(2)氨基酸制剂　氨基酸是肠外营养的唯一氮源，是机体合成蛋白质所需的底物。肠外营养理想的氨基酸制剂是含氨基酸种类齐全的平衡型氨基酸溶液，包括所有必需氨基酸。肠外营养时推荐的氨基酸摄入量为1.2~1.5 g/(kg·d)，严重分解代谢状态下需要量可增至2.0~2.5 g/(kg·d)。在输注氨基酸时应同时提供足量非蛋白热卡，以保证氨基酸能被机体有效地利用。非蛋白热卡(NPC)是由糖类、脂肪代谢所产生的热量。热量与氮之比为(100~150)：1，此时氨基酸利用最佳。

(3)脂肪乳剂制剂　脂肪乳剂是肠外营养中较理想的能源物质，可提供能量、生物合成碳原子及必需脂肪酸。可预防必需脂肪酸的缺乏和低磷血症。脂肪乳剂是高能物质，每克氧化产热9.3 kcal，为葡萄糖的2.3倍，20%~30%的非蛋白热量卡，成人一般1~2 g/(kg·d)。脂肪乳剂具有能量密度高、等渗、不从尿排泄、富含必需脂肪酸、对静脉壁无刺激、可经外周静脉输入等优点。目前，临床上常用的脂肪乳剂有长链脂肪乳剂、中/长链脂肪乳剂、含橄榄油的脂肪乳剂及含鱼油的脂肪乳剂，不同脂肪乳剂各有其特点。

(4)水、电解质　是组织和体液的重要成分。肠外营养时需补充钠、钾、氯、钙、镁和磷。水、电解质对维持机体水、电解质和酸碱平衡,保持人体内环境稳定,维护各种酶的活性和神经肌肉的应激性均有重要作用。水分占成人体重的50%~70%,一般成人每日生理需要量为30~40 mL/(kg·d)。

(5)维生素及微量元素制剂　用于肠外营养的维生素制剂有水溶性及脂溶性两种,均为复方制剂。维生素及微量元素是维持人体正常代谢和生理功能所不可缺少的营养素。机体无水容性维生素储备。水溶性维生素需每天给予,禁食2~3周需补充脂溶性维生素。

3. 输入途径　肠外营养的输注途径主要有中心静脉途径和周围静脉途径。中心静脉途径适用于需要长期肠外营养者,理想的静脉为颈内静脉或锁骨下静脉。周围静脉途径适用于用量小、肠外营养支持不超过2周者。

4. 输入方法　肠外营养的输注有持续输注法和循环输注法两种。持续输注法是指一天营养液在24 h内持续均匀输入体内。循环输注法是持续输注营养液稳定的基础上缩短输注时间,使患者有一段不输液时间,此法适合于病情稳定、需长期肠外营养且肠外营养素量无变化的患者。

5. 肠外营养系统　不同系统的肠外营养(多瓶串输、全合一与隔膜袋)。

(1)多瓶串输　多瓶营养也可通过“三通”或Y形输液接管混合串输。虽简便易行,但弊端多,不宜提倡。

(2)全营养混合液(TNA)或全合一　全营养液无菌混合技术是经所有肠外营养日需成分(葡萄糖、脂肪乳剂、氨基酸、电解质、维生素及微量元素)先混合在一个袋里,然后输注。此法使肠外营养液输入更方便,而且各种营养素的同时输入对合成代谢更合理。由于聚氯乙烯(PVC)袋的脂溶性增塑剂可致一定毒性反应,聚乙烯醋酸酯(EVA)已作为目前肠外营养袋的主要原料。为保证TNA液内各成分的稳定性,配置时应按规定的顺序进行。

(3)隔膜袋　近年来新技术新型材质塑料(聚乙烯/聚丙烯聚合物)以用于肠外营养液成品袋生产。新型全营养液产品(两腔袋、三腔袋)可在常温下保存24个月,避免了医院内配制营养液的污染问题。能够更安全便捷地用于不同营养需求患者经中心静脉或经周围静脉的肠外营养液输注。缺点是无法做到配方的个体化。

6. 肠外营养并发症及防治　肠外营养的并发症主要有技术性并发症、代谢性并发症、感染性并发症等。

(1)技术性并发症　主要与中心静脉导管的放置或留置有关,可并发患者出现气胸、血管损伤、胸导管损伤及空气栓塞等,其中空气栓塞最为严重。

(2)代谢性并发症　包括补充不足、糖代谢异常及肠外营养本身所致。提供的营养物质不足所致的主要并发症有水和电解质紊乱、微量元素的缺乏、必需脂肪酸的缺乏及高脂血症或脂肪超载综合征等,所以应在肠外营养液中常规加入微量元素注射液,长期肠外营养者只需每周补充脂肪乳剂一次,就可以预防必需脂肪酸缺乏症的发生。糖代谢紊乱所致的主要并发症是高血糖或低血糖、高渗性昏迷、肝功能损害,肝脂肪变性等,所以应在肠外营养液中补充胰岛素并随时监测血糖水平,为减少肝脏损害,应采用双能源,即以脂肪乳剂替代部分能源,减少葡萄糖用量。肠外营养本身引起的并发症主要是胆汁的淤积和胆结石的形成、肠黏膜的萎缩及肠黏膜屏障的减弱等。胆汁的淤积和胆结石的形成主要是因消化道缺乏食物刺激、胆囊收缩素等肠激素分泌减少形成的。因肠道缺少食物刺激和体内谷氨酰胺缺乏是使肠屏障功能减退的主要原因。部分长期肠外营养患者出现骨钙丢失、骨质疏松、血碱性磷酸酶增高、高钙血症、尿钙排出增加、四肢关节疼痛,甚至出现骨折等表现,称为代谢性骨病。

(3)感染性并发症　主要是导管性脓毒血症,还包括穿刺部位感染及肠源性感染等。导管性脓毒血症临床表现为患者突发寒战、高热，重者可导致感染性休克。在找不到其他的感染灶来解释此临床表现时，应考虑导管性脓毒症，并立即拔除中心静脉导管，并做细菌培养和选用抗生素。预防措施：放置导管时应严格执行无菌操作技术；避免中心静脉导管的多用途使用，应用全营养混合液的全封闭输液系统；规范的导管护理等。

感染性并发症主要指中心静脉导管相关感染。周围静脉则可发生血栓性静脉炎。

（二）肠内营养

肠内营养（enteral nutrition，EN）是指用口服或管饲经胃肠道途径供给患者营养物质的营养支持疗法。肠内营养具有符合生理状态，能维持肠道结构和功能的完整，费用低，使用和监护简便，并发症少等优点，所以是临床营养支持的首选方法。（全）肠内营养[（T）EN]是指从胃肠道内供给患者每天所需的营养成分。

1. 适应证　只要患者的胃肠道具有吸收所提供的各种营养素的能力和能耐受肠内营养制剂，不论患者是因原发疾病或是因治疗的需要而不能或不愿经口摄食，或摄食量不足以满足机体合成代谢需要时，均可采用肠内营养。

> **考点：**
> 肠内营养的适应证。

2. 禁忌证　不宜应用肠内营养：①重症胰腺炎急性期；②严重应激状态、麻痹性肠梗阻、上消化道出血、顽固性呕吐、严重腹泻或腹膜炎；③小肠广泛切除4~6周内；④年龄小于3个月的婴儿；⑤完全性肠梗阻及胃肠蠕动严重减慢的患者；⑥胃大部切除后易产生倾倒综合征的患者。

慎用肠内营养支持：①严重吸收不良综合征及长期少食衰弱的患者；②小肠缺乏足够吸收面积的空肠瘘患者；③休克、昏迷的患者；④症状明显的糖尿病、糖耐量异常的患者、接受高剂量类固醇药物治疗的患者。

3. 肠内营养制剂　肠内营养制剂的成分均很完整，适合机体代谢的需要。制剂分粉剂及溶液两种，粉剂需加水后使用。肠内营养制剂根据其组成可分为非要素型、要素型、组件型及疾病专用型制剂4类。

（1）非要素型制剂　也称整蛋白型制剂，此类制剂以整蛋白或蛋白质游离物为氮源，具有渗透压接近等渗、口感较好、口服或管饲均可、使用方便、耐受性强等优点。包括匀浆制剂、混合奶、以整蛋白为氮源的非要素制剂。适用于胃肠道功能较好的患者，是应用最广泛的肠内营养制剂。

（2）要素型制剂　也称单体膳，是一种营养素齐全、无须消化或稍加消化即可吸收的少渣营养剂，一般以氨基酸为氮源，以葡萄糖、蔗糖或糊精为碳水化物，以植物油、MCT为脂肪来源，并含多种维生素和矿物质，又称化学组成明确制剂。此类制剂是氨基酸或多肽类、葡萄糖、脂肪、矿物质和维生素的混合物。其具有成分明确、营养全面、无须消化即可直接或接近直接吸收、不含残渣或残渣极少、不含乳糖、刺激性小、适合特殊用途、应用途径多等特点，但其口感较差，适合胃肠道消化、吸收功能部分受损的患者，如胰腺炎、短肠综合征等患者。

（3）组件型制剂　也称不完全营养制剂，此制剂是以某种或某类营养素为主的肠内营养制剂。它可对完全型肠内营养制剂进行补充或强化，以弥补完全制剂在适应个体差异方面欠缺灵活的不足；亦可采用两种或两种以上的组件制剂构成组件配方，以适合患者的特殊需要。常用的有蛋白质组件、脂肪组件、碳水化合物组件、维生素组件和矿物质组件。

（4）疾病专用型制剂　此类制剂是根据不同疾病特征设计的针对特殊患者的专用制剂，主要有糖尿病、肝病、肿瘤、婴幼儿、肺病、肾病、创伤等专用制剂。

临床上应根据制剂的特点、患者的病情进行选择使用，以达到最佳的营养效果。

4. 输入途径　肠内营养的输入途径有口服、鼻胃管、鼻十二指肠置管、鼻空肠置管、胃造口、空肠造口等。常因患者不能或不愿口服，或口服量不能达到治疗剂量，所以肠内营养的实施基本上均需经导管输入，其中以鼻胃管最常用。营养液的输入应缓慢、匀速，常需要用输液泵控制输注速度。

5. 输入方法　肠内营养的输注方式有一次性投给、间隙性重力滴注和连续性经泵输注 3 种。

(1)一次性投给　将配好的营养液或商品型肠内营养液用注射器缓慢注入喂养管内，每次 200 mL 左右，每日 6~8 次。此方法常用于需长期家庭肠内营养的患者。

(2)间隙性重力输入　将配好的营养液经输液管与肠道喂养管连接，借重力将营养液缓慢滴入胃肠道内，每次 250~400 mL，每日 4~6 次。此方法的优点是患者有较多自由活动时间，类似正常饮食。

(3)连续性经泵输注　应用输液泵 12~24 h 均匀持续输注，是临床上推荐的肠内营养输注方式，胃肠道不良反应较少，营养效果好。

肠内营养液输注时应循序渐进，使胃肠道有个适应过程，开始时采用低浓度、低剂量、低速度，随后再逐渐增加营养液浓度、滴注速度以及投给剂量。一般初用时可稀释成 12% 的浓度，以 50 mL/h 速度输入，每 8~12 h 后逐次增加浓度及加快速度，3~4 d 后达到全量。一日总液体量约 2 000 mL，输入体内的营养液应加温至 37 ℃左右，过凉易引起胃肠道并发症。

6. 肠内营养并发症及防治　肠内营养的并发症主要有机械方面、胃肠道方面、代谢方面及感染方面的。

(1)机械性并发症　主要是插管或拔管时造成的鼻、咽、食管损伤及造口时的并发症等，严格执行操作标准可避免或减少其发生率。

(2)胃肠道并发症　主要是腹泻、腹胀、肠痉挛及恶心、呕吐等消化道并发症，大多可以通过合理的操作来预防。输注速度太快是引起腹泻、腹胀的主要原因，所以应合理缓慢地输入。

(3)代谢性并发症　主要是水、电解质及酸碱平衡紊乱，糖代谢异常等并发症，及时检测合理调整。

(4)感染性并发症　主要与营养液的误吸和营养液的污染有关。防止发生误吸的预防措施：鼻饲前应确保胃管位置正确，及时观察有无移位、脱出；鼻饲时床头抬高 30°~40°，头偏向健侧；鼻饲后保持床头抬高 30~60 min，避免翻身、拍背、立即吸痰、搬动患者，有利于食物消化，促进胃排空，防止体位过低导致食物反流。有气管切开者，鼻饲前可给予吸痰，鼻饲后吸痰时动作轻柔，吸痰管不宜插入过深。一旦发现误吸应积极处理。严格执行无菌操作技术是预防营养液被污染的关键。

第三节　外科营养常见并发症

临床营养支持对危重患者有重要价值，但应用不当或监测不及时，无论是肠内营养或肠外营养都可能导致明显的并发症。临床医生对此要有足够的警惕，应对患者严密监测以减少这些并发症的发生。

一、外科营养并发症的预防及处理

(一)肠外营养并发症的预防及处理

> **考点：**
> 肠外营养并发症的预防及处理。

1. 技术性并发症　气胸、血胸、水胸、臂丛神经损伤、出血、空气栓塞、导管扭曲或折断等。以空气栓塞最严重，可导致死亡。预防：熟悉解剖、正确穿刺。

2. 代谢性并发症

(1)补充不足　包括电解质紊乱、微量元素缺乏和必需脂肪酸缺乏等。预防：注意各种营养物质的均衡性补充。

(2)糖代谢异常　包括胰岛素用量不当引起的高血糖或低血糖和葡萄糖用量过多引起的肝损害(脂

肪肝)。预防:注意胰岛素用量及速度。

(3)肠外营养本身的并发症　胆汁淤积、胆泥及胆石形成、肝酶谱升高和肠屏障功能减退及继发性肠道细菌和内毒素移位和肠源性感染。预防:适当补充谷氨酰胺类肠黏膜保护剂和及早改用肠内营养。

(4)代谢性骨病　临床表现为骨痛和骨折,应注意维生素 D、钙、磷的摄入。骨密度测量有助于其早期发现。

3. 感染性并发症　导管性脓毒症,是接受 PN 患者的常见并发症。严密地观察症状和实验室检查(血白细胞升高和高糖血症等),若无其他感染灶可解释,则可认定导管性脓毒症已存在。原因:插管时无菌操作不严、插管后局部伤口处理欠妥和营养液在配置过程中受到污染所致。临床表现:突然寒战、高热,重者可发生感染性休克。预防:导管置入和营养液配置严格执行无菌操作,加强导管的护理。

4. 肠外营养本身引起的并发症　主要是胆汁的淤积和胆结石的形成、肠屏障功能减退、肠道菌群移位等。胆汁的淤积和胆结石的形成主要原因是消化道缺乏食物刺激、胆囊收缩素等肠激素分泌减少形成的。肠屏障功能减退的主要原因是肠道缺少食物刺激和体内谷氨酰胺缺乏所致。

(二)肠内营养并发症的预防及处理

1. 胃肠道并发症

> **考点:**
> 肠内营养并发症的预防及处理。

(1)腹泻　是 EN 常见的并发症,发生率为 10%~20%,严重腹泻能导致严重的水、电解质紊乱。其主要原因:①营养制剂选择不当。②营养液高渗且滴速过快。③营养液温度过低。④严重营养不良、低蛋白血症。⑤乳糖酶缺乏。⑥医院内发生菌群失调。⑦胰腺疾病、胃部手术、肠道梗阻、回肠切除或广泛性肠炎的患者,易发生脂肪吸收不良等。

预防:①初次喂养应以低浓度等渗液、单一成分为宜,使患者逐渐适应,防止渗透性腹泻。②营养液现配现用,温度以 37 ℃左右为宜,注意容器消毒,每日喂养后必须用温开水冲管,防止营养液在胃管内潴留,将胃管末端反折包好,防止污染。③发生腹泻的大便中有脂肪球时应减少肠内营养液总量,并使用庆大霉素、盐酸小碱等药物。④对牛奶或豆浆不耐受者改用大米汁加炒面和红糖等鼻饲。

(2)腹胀、恶心、呕吐　可能与术后胃肠功能尚未完全恢复、输注速度过快、营养液中脂肪含量过多有关。预防:①若滴速过快、胃内有潴留,则应减慢速度,降低渗透压。②对症处理。

(3)便秘　主要是由于患者长期卧床,肠蠕动减弱,致使粪便在肠内滞留过久,水分被过多吸收,造成粪便干结、坚硬和排便不畅。处理:①便秘患者可在营养液中增加纤维素丰富的蔬菜水果;也可在食物中加入适量的蜂蜜和香油。②鼻饲后按顺时针方向按摩脐周腹部 20 次左右,每日 3 次以上措施均不能解决便秘可给予生大黄粉 5 g,每日一次温开水冲服。③定时应用缓泻药或行开塞露通便,必要时可行少量不保留灌肠。

(4)上消化道出血　原因:丘脑-脑干及自主神经功能障碍,胃肠血管痉挛、黏膜坏死发生神经源性溃疡引起消化道出血。诊断:采用大便隐血试验证实。预防和处理:①每次鼻饲前均应抽吸并检查胃内容物的颜色,及时发现。②通知医生应立即遵医嘱给予相应的药物治疗。③密切观察患者生命体征及病情的变化,并记录。④如果出血量不多时可继续鼻饲,观察胃液颜色及大便隐血试验;出血量较大,出现循环不稳定时,应立即禁食并行胃肠减压。

2. 代谢并发症　水和电解质平衡紊乱:脱水、高血钾、低血钾、低血钠、镁钙等矿物质缺乏;高血糖;维生素缺乏;必需脂肪酸缺乏;肝酶谱异常。

代谢性并发症护理干预:①高血糖,可选用整蛋白肠内营养液(瑞代)。并给予鼻饲或静脉输注降糖药物,末梢血糖监测,根据患者血糖水平调整胰岛素用量,控制血糖在 6~10 mmoL/L。②低血糖,停止鼻饲营养时应及时补充糖水。③高钠血症,限制钠盐的供给,静脉和鼻饲钠盐总量不超过 4~5 g,同时增加鼻饲水分的供给。④维生素缺乏，营养液中加入维生素丰富的食物，必要时静脉补充，防止维生素尤其是B族维生素的缺乏。但应注意营养液中不能加入维生素C，防止营养液凝固，变质。

3. 感染并发症 营养液被污染；滴注容器或管道污染；吸入性肺炎，误吸被认为是EN最严重的并发症之一。

吸入性肺炎的预防是防止胃内容物潴留。在胃肠内营养支持中，吸入后突然发生呼吸道炎症或呼吸功能衰竭，称吸入性肺炎。X射线表现为肺下叶斑点状阴影，患者有泡沫样、非脓性痰。营养液中的pH值越低，对肺的损害越严重。为预防吸入性肺炎管饲患者应注意：①在灌注营养液时及灌注后1 h内患者的床头应抬高30°~40°，尽量避免翻身；②尽量采用连续灌注；③每6 h检查一次胃残液量，胃内液体不要超过200 mL，大于200 mL应减慢滴注速度，并遵医嘱应用胃动力药；④对胃蠕动功能不佳等误吸发生高危者，应采用鼻空肠置管；⑤彻底清除呼吸道；⑥适当应用抗生素和皮质激素；⑦滴注营养液时床头抬高30°~40°。

4. 精神并发症 常表现为焦虑，态度消极不配合，患者自行拔除喂养管，属ICU综合征的一部分。多因患者失去对味觉的体会，失去咀嚼食物、吞咽食物的感觉或是对营养液的味道感觉异常等，对胃肠内营养支持耐受力的下降。经口进食者可在营养液中加入佐料，改善其味道。鼓励患者进行咀嚼运动，以满足心理要求。应注意心理及精神上的护理，减轻其焦虑状态。

5. 置管并发症

(1)经鼻置管 鼻翼部糜烂、咽喉部溃疡、声音嘶哑、鼻窦炎、中耳炎等。

(2)胃造口 胃内容物漏出，造成腹腔感染，造口处出血。

(3)空肠造口 造口管周围渗漏、梗阻。

(4)胃潴留或称胃排空延迟 是指胃内容物积储而未及时排空。凡呕吐出4~6 h以前摄入的食物或空腹8 h以上，胃内残留量>200 mL者，表示有胃潴留存在。处理：胃内残留量≤200 mL，维持原速度；胃内残留量≤100 mL，增加输注速度20 mL/h；胃内残留量≥200 mL，暂停输注，必要时给予胃肠减压及胃动力药。在早期肠内营养过程中，于每日早上6点钟空腹及每次鼻饲前回抽胃内容物。

6. 机械性并发症 管道堵塞。原因：胃管细，输注时间长鼻饲饮食黏稠，药品研磨不细，冲管部充分。处理：采用低浓度肠内营养；药品可采用研磨机器进行研磨防止堵管；鼻饲前、后均应给予温开水或生理盐水冲洗胃管，持续滴注时每8~12 h冲洗一次，有条件者可采用肠内营养泵控制流速。

二、外科营养并发症的监测

1. 长期处于半饥饿状态的慢性消耗性疾病的患者接受EN、PN时应密切监测血清磷、镁、钾和血糖水平。

2. 糖尿病患者或糖耐量异常者，糖的输入速度应减慢且必须严密监测尿糖、血糖。

3. 在营养支持实施的前3 d或胰岛素剂量有任何变化时，应每天监测血糖直至指标稳定。

4. 血清电解质(钠、钾、氯、钙、镁和磷)必须在营养支持的前3 d每天监测一次，指标稳定后每周仍应随访一次。

5. 静脉输入脂肪乳剂的患者应监测其脂肪廓清情况，通常采用血浊度目测法，必要时可查血三酰甘油水平。

6. PN患者应每周监测肝肾功能，定期行肝、胆囊超声检查。

7. 长期PN的患者应定期测骨密度。

8. 具有误吸高危因素的患者，在接受EN时，应考虑予幽门后喂养，即经鼻腔肠管或空肠造口管缓慢均匀输注。

9. 体温及血常规:以便及时了解感染性并发症。
10. 24 h 出入水量:有助于了解体液的平衡情况。
11. 血浆渗透压测定:仅用于疑有高渗性酮性昏迷者。
12. 血氨、血气分析:肝硬化患者及疑有酸碱失衡时需特别注意。
13. 腹部情况的监测:有无腹泻、腹胀、恶心、呕吐等。

思考题

1. 神经外科昏迷的危重患者何时开始肠内营养支持?
2. 如何预防吸入性肺炎?

同步练习题

1. 全胃肠外营养治疗时,补充氮(g)和热量(kcal)的比例一般为 ( )
A. 1∶10　B. 1∶50　C. 1∶100
D. 1∶150　E. 1∶300
2. 机体处于应激如创伤、手术、感染等情况下,能量代谢的变化中,错误的是 ( )
A. 机体出现高代谢和分解代谢　B. 脂肪动员加速
C. 蛋白质分解加速　D. 处理葡萄糖能力增强
E. 机体处于负氮平衡
3. 下列各项关于全胃肠外营养的指征中,不包括 ( )
A. 短肠综合征　B. 大面积烧伤　C. 急性坏死性胰腺炎
D. 溃疡性结肠炎急性期　E. 肢体外伤性失血
4. 应用全肠外营养时,氮和热量之比应为 ( )
A. 1∶(50~80) kcal　B. 1∶(100~120) kcal　C. 1∶(150~200) kcal
D. 1∶(210~240) kcal　E. 1∶250 kcal 以上
5. 长期肠外营养支持者,应选择的穿刺部位是 ( )
A. 颈内静脉　B. 大隐静脉　C. 颈外静脉
D. 足背静脉　E. 头静脉
6. 肠内营养并发症与输入速度及溶液浓度有关的是 ( )
A. 误吸　B. 腹胀、腹泻　C. 肠炎
D. 肠道细菌移位　E. 胆囊结石
7. 通常给予全量静脉营养中糖提供总热量的 ( )
A. 45%　B. 50%　C. 55%
D. 60%　E. 65%
8. 长时间用全胃肠外营养,理想的静脉为 ( )
A. 上肢静脉　B. 头静脉　C. 大隐静脉
D. 颈外静脉　E. 颈内或锁骨下静脉
9. 下列哪一项不是肠外营养的并发症 ( )
A. 气胸　B. 高/低血糖　C. 电解质紊乱
D. 切口难以愈合　E. 微量元素缺乏
10. 评价外科患者的营养状态,最简单而实用的指标是 ( )
A. 近期体重下降程度和三头肌皮褶厚度

B. 血清转铁蛋白和视黄醇结合蛋白
C. 握力和三头肌皮褶厚度
D. 近期体重下降程度和血浆白蛋白水平
E. 氮平衡试验

11. 下列关于胃肠外补充营养的适应证中不包括 （ ）
A. 高位小肠瘘　B. 恶性肿瘤化疗期呕吐　C. 大面积烧伤
D. 贫血　E. 坏死性胰腺炎

（张　凡）

第八章

外科重症监测治疗与复苏

学习目标

◆掌握　初期复苏的原则、方法、操作流程;生命链的概念;重症监测项目的意义及相关指标。
◆熟悉　ICU 的工作内容、高级生命支持及复苏后治疗的原则和基本内容。
◆了解　ICU 收治对象及标准。

第一节　重症监测治疗

重症监护治疗病房(intensive care unit,ICU)是由训练有素的专业人员集中医院各有关专业知识和技术,依托先进的监测和治疗设备,对重症患者进行有效监测和治疗的专门单元,是重症医学在医疗机构中的具体表现形式。ICU 重症患者的生命支持技术水平,直接反映医院的综合救治能力,体现医院整体医疗实力,是现代化医院发展的重要标志和不可缺少的医疗单位。

ICU 的组成应包括 3 个基本部分:①训练有素的医生和护士,有的 ICU 还吸收专业的麻醉师,这是 ICU 的人员梯队,这个梯队应掌握危重病医学的理论,善于配合;②先进的监测技术和治疗手段,借助于这些设备和技术可进行动态、定量的监测,捕捉瞬间的变化,并可反馈于强有力的治疗措施;③可以应用先进的理论和技术对危重病进行有效的治疗和护理。

ICU 的工作内容包括以下几项。

(一)病情评估

1. ICU 的收治对象　ICU 主要收治那些经过严密监测和积极治疗后有可能恢复的各类重危患者,包括:①严重创伤、大手术和器官移植术后需要监测器官功能者;②各种原因引起的循环功能失代偿,需要以药物或特殊设备来支持其功能者;③有发生呼吸衰竭可能,需要严密监测呼吸功能者或需用呼吸器治疗者;④严重的内环境紊乱失调者;⑤麻醉意外、心搏骤停复苏后治疗者等。

2. 重症患者评分系统　常用的有急性生理与慢性健康状况评分、治疗干预评价系统、多脏器功能障碍评分(MODS)、全身感染相关性器官功能衰竭评分(SOFA)等,为临床提供了量化、客观的指标。

(二)监测的目的

1. 早期发现高危因素　以采取积极的干预措施,避免疾病的进一步恶化。

2. 连续评价器官功能状态　动态、持续了解脏器功能状态，为预防、阻断和治疗器官功能障碍提供依据。

3. 评估原发疾病严重程度及动态变化　可预测重症患者的病情发展及预后。

4. 指导诊断和鉴别诊断。

5. 实施早期目标导向治疗　在一定时间内根据连续监测的生理参数及其对治疗的反应，随时调整治疗方案，以达到目标生理学指标，即早期目标导向治疗。在重症监测基础上的目标导向治疗是重症医学的重要特征，是提高生存率的重要手段。

（三）重症监测项目

重症病例的监测包括循环，呼吸，水、电解质和酸碱平衡，血液学和出凝血机制，肝肾功能，胃肠道，神经系统，免疫与感染等。对不同病症的监测内容应有所侧重。

1. 循环系统监测

（1）心电图监测　是危重患者的常规监测项目，其意义在于了解心率的快慢、心律失常的诊断、心肌缺血的判断、药物治疗效果的分析、电解质改变原因的分析等。

（2）血流动力学监测　包括无创和有创监测，可实时反映患者的循环状态，及时指导液体治疗和血管活性药物的使用，以维持循环功能的稳定。

1）动脉血压（AP）　是最基本的心血管监测项目。血压可以反映心排血量和外周血管总阻力，同时与血容量、血管壁弹性、血液黏滞度等因素有关，是衡量循环功能的重要指标之一。它与组织灌注、心脏的氧供需平衡及微循环等关系密切。及时正确监测血压，对了解病情、指导治疗和保障重危患者安全具有重要意义。可根据患者具体情况选择无创或有创动脉压监测。

2）中心静脉压（CVP）　中心静脉穿刺插管测压常用于脱水、失血和血容量不足、各类重症休克、心力衰竭和低心排出量综合征，以及体外循环心内直视手术等心脏大血管手术和其他重危患者。正常值为5～10 cmH_2O。在临床上与血压关系的临床意义非常重要（表8-1）。

考点：
CVP与血压关系的临床意义。

表8-1　CVP与血压关系的临床意义

CVP	BP	临床意义
低	低	血容量不足
低	正常	血容量轻度不足
高	低	心功能不全，血容量相对过多
高	正常	容量血管收缩，肺循环阻力高
正常	低	心排血量下降，容量血管过度收缩，血容量不足或正常

3）肺动脉压（PAP）　用Swan-Ganz导管，从右颈内静脉、左肘静脉或股静脉插入，经上、下腔静脉→右心房→右心室→肺动脉及其分支，可测量右房压（RAP）、右室压（RVP）、肺动脉收缩压（PASP）、肺动脉舒张压（PADP）、肺动脉平均压（PAP）及肺动脉楔压（PAWP）。通过其监测可估价左、右心室功能，区别心源性和非心源性肺水肿，以及为扩容和使用强心药、血管活性药等心血管治疗提供依据。同时，还可以判断治疗效果和患者预后。

2. 呼吸系统监测　手术前后肺通气功能和换气功能监测，对评估肺功能的损害程度、呼吸治疗效果十分重要，对防治呼吸功能衰竭、术后肺部并发症有重要的临床意义。

(1)肺通气功能监测

1)潮气量(tidal volume,VT)　指在平静呼吸时，每次吸入或呼出的气体量，可用肺功能监护仪器或肺量计直接测定。正常值8～12 mL/kg，平均约为10 mL/kg，男性略大于女性。VT反映人体静息状态下的通气功能，潮气量增加多见于中枢神经疾病或酸中毒导致的过度换气，潮气量降低多见于气道梗阻、肺梗死、肺水肿等。

2)每分通气量(minute ventilation volume,MV)　指在静息状态下每分钟吸入或呼出呼吸器官的气体量。MV =VT×RR，正常成人平均为6 L/min。通常每分通气量大于12 L/min为通气过度，小于3 L/min为通气不足。

3)肺活量(vital capacity,VC)　肺活量是一次呼吸的最大通气量，反映肺胸廓最大扩张和收缩的呼吸幅度，在一定意义上反映了呼吸功能的潜在能力。正常成年男性为3.5 L，女性为2.4 L。VC受呼吸肌力强弱、肺组织和胸廓弹性及气道通畅的影响，肺组织损害、肺扩张受限，可使肺活量减小。

4)脉搏血氧饱和度(pulse oxygen satuiation,SpO_2)　是通过动脉脉搏分析来测定在一定氧分压下氧合血红蛋白占全部血红蛋白的百分比。SpO_2的正常值96%～100%，临床上SpO_2与动脉血氧饱和度(SaO_2)有显著的相关性，故被广泛应用于各种危重症的监护，常用于监测呼吸暂停、发绀和缺氧的严重程度。

(2)气体交换功能监测

1)动脉血氧分压(PaO_2)　指溶解在动脉血浆内的氧所产生的张力，PaO_2是决定氧运输量的重要因素。PaO_2是反映机体有无缺氧及缺氧程度的重要指标。健康人自然呼吸时，PaO_2在80～100 mmHg(1 mmHg=0.133 kPa)，低于此值为低氧血症。此外，PaO_2还作为诊断呼吸衰竭的主要指标和诊断酸碱失衡的间接指标，具有重要的临床意义。

2)动脉血二氧化碳分压($PaCO_2$)　是指物理溶解在动脉血中的CO_2所产生的压力，是反映通气状态和酸碱失衡的重要指标。正常值为35～45 mmHg，平均40 mmHg。$PaCO_2$降低表示肺泡通气过度；$PaCO_2$增高表示肺泡通气不足，出现高碳酸血症。$PaCO_2$增高是诊断Ⅱ型呼吸衰竭必备的条件。呼吸性酸中毒时，$PaCO_2$原发性升高，$PaCO_2$升至55 mmHg时提示呼吸衰竭已达临终状态；呼吸性碱中毒时，$PaCO_2$原发性降低。

3)动脉血氧饱和度　SaO_2是指动脉血液中血红蛋白在一定氧分压下与氧结合的百分比，即氧合血红蛋白占血红蛋白的百分比。正常值为96%～100%。血氧饱和度与血红蛋白的多少没有关系，而与血红蛋白和氧的结合能力有关。氧与血红蛋白的结合与氧分压有关，受温度、CO_2分压、H^+浓度等影响，也与血红蛋白的功能状态有关，如碳氧血红蛋白、变性血红蛋白就不再具有携氧能力。

4)混合静脉血氧分压(PvO_2)及静脉血氧饱和度(SvO_2)　PvO_2与SvO_2是反映组织氧合程度、组织灌注水平的一个良好指标。SvO_2可动态反映氧平衡的变化，正常值约为75%。当SvO_2降低时，反映机体氧供减少和(或)氧耗增加。

(3)常用氧交换效率的监测指标

1)动脉血氧分压/吸入气氧浓度(PaO_2/FiO_2)　PaO_2/FiO_2是反映氧合作用及气体交换效率的最简化指标，正常为400～500 mmHg。有助于分析低氧血症产生的原因，肺通气/血流比例失调、弥散功能障碍及动静脉血分流均可使PaO_2/FiO_2比值下降。急性呼吸衰竭时此比值可小于300 mmHg，当比值小于150 mmHg时提示气体交换及氧合作用极差，为气管插管及机械通气指征。

2)动脉血氧分压/肺泡氧气分压(PaO_2/PAO_2)　PaO_2/PAO_2是另一项床旁监测的简化指标，其对气体交换效率和氧合作用的估计较PaO_2/FiO_2更为准确。正常值为0.93。当气体交换及氧合作用障碍时，此值明显降低。

3. 肾功能监测　动态监测肾功能的变化不仅能评价肾脏本身的功能状态，而且对评估全身的组织灌注、体液平衡及心血管功能等方面有重要价值，能有效避免急性肾功能衰竭的发生，降低危重患者的死亡率。肾功能监测指标包括尿液监测（量、尿比重、尿渗透压等）、血生化监测（血肌酐、血尿素氮、内生肌酐清除率等）。

（四）重症治疗方法

重症治疗的目的在于维持呼吸循环功能的稳定，改善机体的缺氧状态，维护脑功能，纠正水、电解质、酸碱平衡紊乱及代谢障碍，控制感染等。要在积极治疗原发病的基础上，加强对各重要器官功能的支持治疗。

1. 液体疗法　是重症患者最基本、最常用的治疗方法。可根据患者的病情，选用不同种类的液体，包括晶体液、胶体液和血液等。通过输液，可以补充血容量、电解质、碱性药物、凝血因子、营养物质，以及给予各种静脉用药，如血管活性药、抗生素等。以此维持循环功能稳定，纠正电解质、酸碱平衡紊乱，改善凝血功能，给予营养支持及抗感染治疗等。

2. 氧疗　是指通过吸入不同浓度的氧，以缓解或纠正机体缺氧状态，是治疗低氧血症的方法之一。氧疗只能预防低氧血症所致的并发症，而不能消除其病因。因此，氧疗只是预防或改善组织缺氧的一种暂时性措施，不能代替对根本病因的治疗。

（1）适应证　任何原因引起的组织氧合障碍都应进行氧治疗。一般 $PaO_2<70$ mmHg，$SaO_2<90\%$ 均需氧治疗。

1）低氧血症伴通气量基本正常　见于麻醉后、胸腹部手术者、中枢神经系统疾病、药物镇静状态等。一般给予稍高浓度的氧气吸入，就能获得满意的血氧分压。

2）低氧血症伴通气不足　常见于慢性肺部疾病。对轻度低氧血症，虽可不予氧疗，但为了使组织得到足够的氧气和改善因血氧过低而造成的肺动脉高压，也可予以氧疗；对中度或重度低氧血症者，必须给予适当的氧疗，并设法改善通气不足。

3）无低氧血症的高危患者　如麻醉手术患者、昏迷患者、严重呼吸道感染、大出血、贫血及各种危重患者，随时都有发生危及生命的低氧血症的高度危险，可行预防性氧疗。

（2）方法

1）无控制性氧疗　对无通气障碍的患者，应用无控制性氧疗，根据病情需要调整吸入氧流量，是临床上常用的吸氧方法。可采用鼻导管、鼻咽导管、面罩、氧帐等给氧。

2）控制性氧疗　有些患有慢性肺部疾病、呼吸衰竭的患者，$PaCO_2$ 上升，呼吸中枢对 CO_2 的改变已不敏感，患者依赖低氧的刺激来维持其通气量。进行控制性氧疗时，需用特制的面罩，根据患者的具体情况来设计吸入氧浓度。

3. 机械通气　是应用呼吸机进行人工通气治疗呼吸功能不全的一种有效方法。其主要作用是增加肺泡通气，减少患者呼吸做功和改善氧合，支持呼吸和循环功能，是抢救重危患者的重要措施。

（1）适应证　凡是通气不足和（或）氧合欠佳，面罩吸氧后 $PaO_2<60$ mmHg 和（或）$PaO_2/FiO_2>150$，呼吸急促（RR>35 次/min）或缓慢（RR<5 次/min），VC<15 mL/kg，VT 小于正常的 1/3，VD/VT（生理无效腔量/潮气量）>0.6 及最大吸气负压<25 cmH_2O，结合临床，患者需要应用机械通气者。

1）外科疾病及手术后呼吸支持　严重肺部外伤、多发性肋骨骨折和连枷胸、颅脑、腹部及四肢多发性创伤引起的呼吸功能不全。

2）术后呼吸功能支持及呼吸衰竭的治疗　①体外循环心内直视手术后，可行短期或较长时间机械通气，以改善氧合，减少呼吸做功，稳定循环，以利于心功能恢复；②全肺切除等胸腔手术及上腹部手术后呼吸功能不全;③休克、急性胰腺炎、大量输血及手术创伤引起的急性肺损伤;④重症肌无力施行胸腺手术后,发生呼吸困难和呼吸功能不全。

3)气体交换障碍　①ARDS;②新生儿肺透明膜病;③心力衰竭、肺水肿;④慢性肺部疾病,如哮喘和COPD;⑤严重急性肺部感染。

4)呼吸肌活动障碍　神经肌肉疾病、中枢神经功能障碍和骨骼肌疾病,如脊柱和胸廓畸形等。

(2)常用的通气模式

1)控制通气(CMV)　其潮气量和频率完全由呼吸机产生,适应于呼吸停止、神经肌肉疾病引起的通气不足、麻醉和手术过程中应用肌肉松弛药后做控制呼吸及大手术后呼吸支持治疗。

2)辅助/控制通气(A/CMV)　患者的吸气力量可触发呼吸器产生同步正压呼吸。当自主呼吸频率超过预置频率时,起辅助通气作用;若自主呼吸频率低于预置值时,则转为控制通气。

3)间歇指令通气(IMV)　机械通气与自主呼吸相结合,在两次正压通气之间允许患者自主呼吸。同步间歇指令通气与IMV的区别在于正压通气是在患者吸气力的触发下发生的,因而可避免IMV时可能发生的自主呼吸与正压通气对抗现象。

4)压力支持通气(PSV)　患者自主呼吸的吸气力可触发呼吸器送气,并使气道压迅速上升到预置值。当吸气流速降低到一定程度时,则由吸气转为呼气。主要呼吸参数由患者控制,潮气量增加取决于预置压力值。可明显降低自主呼吸时的呼吸做功。

5)呼气末正压(PEEP)　应用PEEP时使呼气末的气道压及肺泡内压维持高于大气压的水平,可使小的开放肺泡膨大,使萎陷的肺泡再膨胀。结果使肺内分流量降低,低氧血症得到纠正。

4.心脏除颤、复律与起搏　对于那些用药物治疗难以纠正的心律失常及紧急情况下,心脏除颤、复律与起搏是一种应急和有效的治疗措施。

5.血液净化　又称人工肾,它是利用人工合成膜模拟人的肾脏功能清除体内代谢的废物或毒素,并同时纠正水、电解质与酸碱平衡紊乱,目前是治疗急、慢性肾衰竭重要的方法之一。现在全球应用血液净化已不仅是单纯的透析疗法,进一步发展了血液透析,包括血液滤过、血液透析滤过、连续性肾脏替代治疗、血液灌流、血浆置换、免疫吸附等。需根据患者的不同情况具体选用。

第二节　心肺脑复苏

考点:
心肺脑复苏。

心肺复苏(cardiopulmonary resuscitation,CPR)是针对呼吸、心搏骤停所采取的紧急医疗措施,以人工呼吸代替患者的自主呼吸,以心脏按压形成暂时的人工循环并诱发心脏的自主搏动。但心肺复苏的最终成功不仅是要恢复自主呼吸和心搏,中枢神经系统功能的恢复是关键,即脑复苏。故将心肺复苏的概念扩展为心肺脑复苏(cardiopulmonary cerebral resuscitation,CPCR)。脑复苏的成功除了正确的操作方法和流程外,关键在于时间的争取。

为成功挽救心搏骤停患者的生命,需要诸多环节环环相扣,任何环节的失败终将导致复苏的失败。1992年美国心脏协会(American Heart Association,AHA)正式提出“生存链”的概念。成人生存链是指对突发心搏骤停的成年患者通过遵循一系列规律有序的步骤,所采取的抢救措施,将这些抢救序列以环链形式连接起来,就构成了一个挽救生命的“生命链”。AHA成人生命链包括以下5个环节(图8-1):①立即识别心搏骤停并启动急救反应系统;②尽早进行心肺复苏;③快速除颤;④有效的高级生命支持;⑤综合的心搏骤停后治疗。

图 8-1　心血管急救成人生存链

成人生存链的建立指出了心肺脑复苏是一个连续的、环环相扣的过程，具体抢救过程可分为 3 个阶段：基本生命支持、高级生命支持和复苏后治疗。

考点：
心肺复苏术心搏和呼吸骤停的病因、临床表现、处置和疗效判断。

一、基本生命支持

基本生命支持（basic life support，BLS）又称初期复苏或心肺复苏，是心搏骤停后挽救患者生命的基本急救措施。

（一）基本原则

1. 尽早识别心搏骤停　早期识别心搏骤停非常重要，但也很困难，尤其是非专业人员，一旦犹豫不决就可能失去抢救生命的最佳时机。非专业人员如发现有人突然神志丧失或晕厥，可在轻拍其肩部并大声呼唤无反应、没有呼吸或呼吸不正常（如喘息），就应判断为心搏骤停。专业人员在判断呼吸及大动脉搏动时不超过 10 s，在 10 s 内不能判断是否有脉搏也应立即复苏，触摸颈动脉方法（图 8-2）。

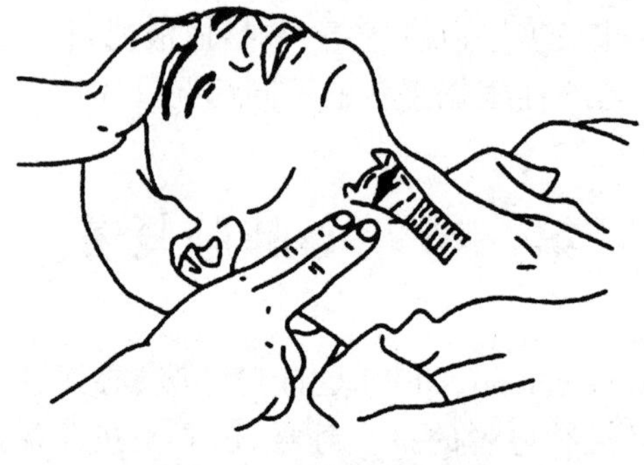

图 8-2　触摸颈动脉方法

2. 尽早启动紧急医疗服务系统（emergency medical services systems，EMSS）　尽早实施 CPR 以获得专业人员的救助和早期电除颤的机会。如果有 2 名急救员，一名立即实施 CPR，另一名快速求救。

3. 尽早电除颤　心脏停搏者中 85% 以上的患者有室颤，停搏 4 min 内除颤或 CPR 8 min 内除颤可明显改善预后。因此从倒下到除颤的时间间隔，是室颤或无脉性心动过速所伴发的心搏骤停后患者存活的最重要决定因素之一。

（二）基本方法

该阶段的主要操作步骤是 C→A→B，即：C（circulation）指迅速建立有效的人工循环；A（airway）指保持呼吸道通畅；B（breathing）指进行有效的人工呼吸。以现场胸外心脏按压和口对口（鼻）人工呼吸为主要措施。有条件应尽早实施电除颤。心肺复苏术、简易呼吸气囊的使用及电除颤术详见本教材第四十二章临床常用基本操作技术。

1. 循环支持　又称人工循环，是指用人工的方法通过增加胸内压或直接挤压心脏推动血液循环的方法。常用胸外心脏按压或胸内心脏按压。

（1）胸外心脏按压　是通过对胸骨下段有节律地按压以建立暂时的人工循环，有效使动脉血压达到80～100 mmHg，可防止神经细胞的不可逆损害。

（2）胸内心脏按压　切开胸壁直接挤压心脏者，称胸内心脏按压。对胸廓畸形、胸外伤、多发性肋骨骨折、心脏压塞或胸外心脏按压效果不佳并超过10 min者，应首选胸内心脏按压。但胸内心脏按压对技术条件要求较高，在手术室内应在胸外按压的同时，积极准备开胸心脏按压。

2. 人工呼吸　在CPR期间人工呼吸与人工循环同样重要。现场先心脏按压30次再进行人工呼吸2次。

3. 尽早电除颤　电除颤是以一定能量的电流冲击心脏终止室颤的方法。现场以自动体外除颤器（AED）携带方便而实用。AED是电脑化装置，可以识别需要电击的心脏节律并施以电击，允许非专业人员和医务人员安全地尝试除颤。胸外除颤时将一电极板贴于胸骨右缘第2肋间，另一电极板置于左侧心尖部。首次除颤电能≤200 J，第二次可增至200～300 J，第三次可增至360 J。小儿开始能量为2 J/kg，第2次为4 J/kg，最大不超过10 J/kg。操作时要遣散周围人并不与患者有身体接触。

> **考点：**
> 电除颤。

二、高级生命支持

高级生命支持（advanced life support，ALS）是BLS的继续，是借助复苏器械、设备和药物以高质量的复苏技术争取最佳复苏效果，是生命链中的重要环节。其内容包括：

（一）呼吸道的管理及呼吸支持

建立人工气道、给予机械通气是ALS阶段的主要复苏方式，不仅可保证CPR的通气与供氧、防止误吸，同时可监测呼气末二氧化碳分压及气道压力，也可给予正压通气，提高CPR质量。

（二）循环功能的支持与监测

恢复和维持自主循环是ALS阶段复苏的重点，对室颤及无脉室速者进行早期除颤或继续除颤，非室颤者应采用高质量的复苏技术和药物治疗以迅速恢复和维持自主循环，避免再次发生心搏骤停，以尽快进入复苏后治疗。有效的监测便于对病情的判断和药物治疗，如心电图、呼气末二氧化碳分压、冠状动脉灌注压、动脉血压、血氧饱和度等的持续监测。

（三）药物治疗

将以下几种药品列为常规用药。

1. 肾上腺素　是心脏复苏首选药物，成人首次量为1 mg，主要作用于α及β受体，兴奋窦房结使心脏复跳；兴奋心肌使细颤变为粗颤，更有利于电转复，并能升高动脉压；同时扩张冠状动脉，增加冠状动脉血流。近年来主张用大剂量，开始5 min内用量达3～5 mg，或3～5 min内从1 mg增加到4 mg、6 mg、8 mg，甚至更大。用药途径为静脉给药，以中心静脉给药为佳。

2. 利多卡因　可降低心肌应激性，提高室颤阈，抑制心肌异位起搏点，是目前治疗室性心律失常的首选药物。对于除颤后再次出现室颤而需反复除颤的病例，利多卡因可使心肌的激惹性降低或可缓解室颤的复发。常用量为1～1.5 mg/kg，缓慢静脉注射，必要时可重复应用，也可以2～4 mg/min的速度静脉滴注。

3. 胺碘酮　对房性和室性心律失常都有效。静脉给药的首次剂量为 300 mg(或 5 mg/kg),必要时可重复给药 150 mg,一天总量不超过 2 000 mg。

三、复苏后治疗

心搏骤停使全身组织、器官立即缺血缺氧,脑缺氧及心肌缺氧性损害的程度决定患者能否最终存活。循环系统的稳定性影响早期死亡率,而多器官功能障碍或衰竭和中枢功能衰竭影响患者晚期死亡率,因此复苏后治疗(post-cardiac arrest care,PCAC)防治缺氧性脑损伤和多器官功能障碍或衰竭是主要内容,而稳定呼吸和循环功能是其前提。

(一)维持有效的循环

维持有效的循环是复苏后治疗的关键。其措施是找出心律失常的原因、合理选用抗心律失常的药物或实施临时心脏起搏治疗。①如有低心排血量或休克者应予纠正酸中毒和选用正性肌力药物,如多巴胺、多巴酚丁胺、间羟胺等。②如果血流动力学状态仍不稳定,应做血流动力学监测。如果心排血量和肺毛细血管楔压均低,则应补充血容量。③如果肺毛细血管楔压增高,而心排血量尚能维持时,应给予利尿剂(呋塞米等)和静脉扩张剂(如硝酸甘油)。④如果心排血量降低伴周围阻力增高,则应选扩血管药(如硝普钠、酚妥拉明)。⑤如果心排血量降低伴肺毛细血管楔压增高,则应选增强心肌收缩力的药物(如洋地黄、多巴酚丁胺)等。

(二)维持有效呼吸

心脏复跳后,自主呼吸未必立即恢复,即使恢复,其呼吸功能可能仍属不全。医院为充分供氧和减低全身耗氧量,便于呼吸道管理和调控酸碱平衡状态,仍宜保留气管插管或控制呼吸,直到患者初步清醒再逐步撤机。

(三)防治脑缺氧和脑水肿

1. 低温治疗　可减慢或防止脑细胞损害的进展,降低脑代谢率,减少耗氧量而降低颅内压,预防治疗脑水肿,有利于脑细胞功能的恢复。低温还有抑制氧自由基产生、保护血脑屏障完整性等作用。降温宜早,心脏复跳测得血压后就开始头部降温,降温过程力求平稳,在 6 h 内达到预期水平。维持直肠温度在 32 ℃上下,待保护性反射动作恢复才终止降温,使体温逐渐回升至 37 ℃。降温过程应预防患者寒战,必要时可交替使用镇静剂和解痉剂。

2. 药物治疗　脱水利尿可降低颅内压,恢复脑灌注,应在血压恢复后尽早使用,常用 20% 甘露醇、25% 山梨醇 125~250 mL,据病情可在 4~6 h 重复给药。糖皮质激素的应用虽在理论上有很多优点,但临床应用仍有争议。

3. 高压氧治疗　是指在超过 1 个绝对大气压(ATA)的环境下给予氧治疗,以提高血氧分压,增加血氧弥散和组织的氧含量,这种提高氧分压的装置称为高压氧舱。高压氧治疗可增加血氧含量、血氧张力和血氧弥散率,提高组织的氧储备量,迅速纠正脑细胞缺氧和酸中毒,从而降低颅内压,延缓或控制脑水肿的发生。要根据患者的具体情况及时、合理使用。

(四)防治肾衰竭

心搏骤停或复苏后持续低血压,以及大量缩血管药物的应用,复苏后可并发急性肾衰竭,常使整个复苏工作陷于徒劳,必须强调预防。最有效的预防方法是维持循环稳定,保证肾脏的灌注压。尽量避免应用使肾血管严重收缩损害肾功能的药物,纠正酸中毒及使用肾血管扩张药物(如小剂量多巴胺)等都是保护肾功能的措施。复苏后应监测肾功能,包括每小时尿量、血尿素氮、血肌酐,以及血、尿电解质浓度等，以便早期发现肾功能的改变并及时有效处理，包括使用透析治疗。

问题分析与能力提升

患者，男，68岁，因为反复呼吸困难2年，加重3 d，急诊入院。入院前2年，患者上一层楼后出现呼吸困难，有端坐呼吸，踝部水肿，此后症状逐渐加重。因夜间阵发性呼吸困难曾于半年前以“肺心病”住院治疗3周。近3 d来，患者呼吸困难明显加重，夜间只能端坐入睡。体检：血压160/110 mmHg，脉搏110次/min，呼吸29次/min，体重79 kg，颈静脉怒张，肝大、肝颈静脉反流征阳性，四肢凹陷性水肿。

请思考：①请列出诊断及依据。②该患者转入ICU，请考虑应采取哪些监测手段和治疗措施？

同步练习题

1. 胸外心脏按压的部位是 （ ）
   A. 胸骨中上1/3交界处
   B. 胸骨中段
   C. 胸骨下1/2处或剑突上4~5 cm处，或两乳头连线之间的胸骨处
   D. 胸骨与剑突交界处
   E. 胸骨左缘第4肋间
2. 成人胸外心脏按压的深度和频率分别是 （ ）
   A. 5 cm，100次/min　B. 6 cm，120次/min　C. 5~6 cm，100~120次/min
   D. 4~6 cm，100~110次/min　E. >5 cm，>100次/min
3. 现场简单有效的人工通气方法为 （ ）
   A. 简易呼吸器呼吸　B. 口对口人工呼吸　C. 机械通气
   D. 胸廓按压通气　E. 腹部按压通气
4. 防治脑缺氧引起脑水肿最重要的措施是 （ ）
   A. 吸入纯氧　B. 纠正酸中毒　C. 输入高渗溶液
   D. 头部低温与脱水治疗　E. 输入全血和血浆
5. 中心静脉压过高而血压降低，应考虑 （ ）
   A. 左心衰　B. 右心衰　C. 肺水肿
   D. 休克　E. 肾衰
6. 正常血氧分压的数值是 （ ）
   A. 35~45 mmHg　B. 50~60 mmHg　C. 60~70 mmHg
   D. 95~100 mmHg　E. 85~95 mmHg
7. PCWP是指 （ ）
   A. 肺毛细血管楔压　B. 肺动脉压　C. 中心静脉压
   D. 肺静脉压力　E. 右心房压力
8. 治疗心室纤颤型心搏骤停时最有效的方法是 （ ）
   A. 胸外心脏按压　B. 电除颤　C. 人工呼吸
   D. 药物治疗　E. 手术治疗
9. 现场判断心搏、呼吸骤停简便可靠的依据是 （ ）
   A. 突然意识丧失，颈动脉无搏动
   B. 无心音、无血压
   C. 瞳孔散大

D. 叹息样呼吸

E. 深昏迷

10. 治疗心搏骤停的首选药物是 ( )

A. 多巴胺　　B. 多巴酚丁胺　　C. 利多卡因

D. 氯化钙　　E. 肾上腺素

11. 心肺复苏的“生存链”中，不包括 ( )

A. 早期运送　　B. 早期识别和启动 EMSS　　C. 早期除颤

D. 早期 CPR　　E. 早期由专业人员进行高级生命支持

12. 关于氧疗错误的是 ( )

A. PaO_2<70 mmHg，SaO_2<90% 均需氧治疗

B. 低氧血症伴通气量基本正常者，一般给予稍高浓度的氧气就能获得满意效果

C. 低氧血症伴通气不足者，尽量氧疗，并设法改善通气不足

D. 对无通气障碍的患者，应用无控制性氧疗；对有通气障碍的患者如 COPD，应用控制性氧疗

E. 氧疗不仅能治疗低氧血症，而且能消除低氧的病因

（赵印震）

第九章
多器官功能障碍综合征

学习目标

◆掌握　多器官功能障碍综合征的定义；急性肾功能衰竭少尿期的临床表现及治疗原则；急性呼吸窘迫综合征初期的临床特征及人工气道的建立。

◆熟悉　急性肾功能衰竭、急性呼吸窘迫综合征的病理改变。

◆了解　多器官功能障碍综合征的病因，发生机制。

第一节　多器官功能障碍综合征概述

多器官功能障碍综合征(multiple organ dysfunction syndrome，MODS)是指机体在严重感染、创伤或大手术等急性疾病过程中，同时或相继并发两个或两个以上系统或(和)器官的急性功能障碍或衰竭。一般肺先受累，次为肾、肝、心血管、中枢系统、胃肠、免疫系统和凝血系统功能障碍。MODS 的发病基础是全身炎症反应综合征(systemic inflammatory response，SIRS)，可由感染性或非感染性疾病诱发。MODS 与多器官功能衰竭综合征(multiple organ failure syndrome，MOFS)略有不同，MODS 如果得到及时合理的治疗，仍有逆转的可能。

了解：MODS 的常见病因。

【病因】　任何引起全身炎症反应的疾病均可能发生 MODS，外科疾病常见于：①各种外科感染引起的脓毒症；②严重的创伤、烧伤或大手术致失血、脱水；③各种原因的休克，心搏、呼吸骤停复苏后；④各种原因导致肢体、大面积的组织或器官缺血-再灌注损伤；⑤合并脏器坏死或感染的急腹症；⑥输血、输液、药物使用不当或呼吸机应用不当；⑦患某些疾病的患者更易发生 MODS，如心脏、肝脏、肾脏的慢性疾病，糖尿病，免疫功能低下等。

【发病机制】　MODS 的发病机制非常复杂，涉及神经、体液、内分泌和免疫等诸多方面，以前曾有“内毒素学说”“代谢学说”“自由基学说”等。MODS 的发病机制目前尚未完全明了。根据不同的病因，发病机制略有差异。但是，已认识到各种炎症介质、细胞因子的参与加剧了 SIRS 并导致 MODS 的发生。

【临床表现与诊断】　临床上 MODS 有两种类型：①速发型，是指原发急症在发病 24 h 后有两个或更多的器官同时发生功能障碍，如急性呼吸窘迫综合征和急性肾衰竭，此型发生多由于原发病为急症且较严重。对于发病 24 h 内因器官衰竭死亡者，一般只归于复苏失败，而不作为 MODS。②迟发型，是先发生一个重要器官或系统的功能障碍，经过一段较稳定的维持时间，继而发生更多的器官、系统功能障碍。此型多由继发感染或存在持续的毒素或抗原。

各器官或系统功能障碍的临床表现可因为障碍程度、对机体的影响、是否容易发现等而有较大差异。采用化验、心电图、影像学和介入性导管监测等检查方法，有助于早期诊断。因此，MODS 的诊断需要对病史、临床表现、实验室和其他辅助检查结果做综合分析。

熟悉：
MODS 的诊断标准。

MODS 的诊断指标目前尚未统一，初步诊断标准见表 9-1。

表 9-1　MODS 的初步诊断

心	急性心力衰竭	心动过速，心律失常	心电图失常
外周循环	休克	无血容量不足的情况下血压降低，肢端发凉，尿少	尿少，平均动脉压降低，微循环障碍
肺	ARDS	呼吸加快、窘迫，发绀，需吸氧和辅助呼吸	血气分析有血氧降低等，监测呼吸功能失常
肾	ARF	无血容量不足的情况下尿少	尿比重持续在 1.010±，尿钠、血肌酐增高
胃肠	应激性溃疡肠麻痹	进展时呕血、便血、腹胀，肠音弱	胃镜检查可见病变
肝	急性肝衰竭	进展时呈黄疸，肝性脑病	肝功能异常，血清胆红素增高
脑	急性中枢神经功能衰竭	意识障碍，对语言、疼痛刺激等反应减退	
凝血功能	DIC 进展时有皮下出血瘀斑、呕血、咯血等	血小板减少，凝血酶原时间和部分凝血活酶时间延长，其他凝血功能试验也可失常	

诊断 MODS 应详细分析患者的所有资料，尤其应该注意以下几点：①熟悉引起 MODS 的常见疾病、警惕存在 MODS 的高危因素；②及时完善检查，尽快做特异性较强的检查，以便能及早做出正确的诊断和鉴别诊断；③任何危重患者应动态监测心脏、呼吸、肾功能等；④当某一器官出现功能障碍时，应根据其对其他系统器官的影响，病理连锁反应的可能性，注意观察其他器官功能的变化，及时检查有关的病理生理改变；⑤熟悉 MODS 的诊断指标。器官功能障碍与衰竭是疾病的不同阶段，器官功能衰竭较容易诊断，但难以治愈，而 MODS 尚处疾病的发展阶段，有较大的治愈可能，因此，只有熟悉 MODS 的诊断指标，才能早期、及时诊断 MODS。

【预防与治疗】　MODS 发病急、病程进展快、病死率高、病情复杂，涉及多个器官，迄今依然缺乏特效的治疗措施，没有固定的治疗模式，仍是医学领域的一个难题。所以对器官功能的监测和支持是 MODS 的主要治疗措施，预防 MODS 的发生是降低其病死率的最重要的方法，预防是最好的治疗。

1. 积极治疗原发病　无论是否发生 MODS，首先要抢救患者的生命，并积极治疗原发病，只有控制原发病，才能有效防止和治疗 MODS。否则，会导致顾此失彼。

了解：
MODS 治疗和预防及两者之间的关系，重在预防。

2. 防治感染　对可能感染或者已经感染的患者，在未查明感染微生物以前，必须合理使用广谱抗生素和联合应用抗菌药物。对明确的感染病灶，应采取各种措施使炎症局限化，只要可能，应及时做充分的外科引流，以减轻脓毒症。

3. 重点监测患者的生命体征　对发生 MODS 的高危患者，应进一步扩大监测范围，如中心静脉压、尿量及尿比重、肺动脉楔压、心电图改变等，可早期发现 MODS。

4. 保护肠黏膜的屏障作用　有效纠正休克，改善肠黏膜的灌注能维护肠黏膜的屏障功能，尽可能采用肠内营养，可防止肠道细菌的移位。

5. 改善全身情况和免疫调理治疗　必须纠正外科患者常见的水、电解质及酸碱平衡紊乱。短时间的肠外营养并逐渐根据病情过渡到肠内营养，使用生长激素增加蛋白合成，可补充体内的消耗。

6. 及早治疗首先发生功能障碍的器官　MODS 多从一个器官功能障碍开始，连锁反应导致更多器官功能障碍。治疗单个器官功能障碍的效果优于治疗 MODS。只有早期诊断器官功能障碍，才能及早进行治疗干预，阻断 MODS 的发展。

第二节　急性肾衰竭与急性肾损伤

急性肾衰竭(acute renal failure，ARF)属临床危重症，该病是一种由多种病因引起的急性肾损害，可在数小时至数天内使肾单位调节功能急剧减退，以致不能维持体液电解质平衡和排泄代谢产物，而导致高血钾、代谢性酸中毒及急性尿毒症综合征。

尿量明显减少是肾功能受损的表现，成人 24 h 尿量少于 400 mL 称为少尿，不足 100 mL 称为无尿。如果 24 h 尿量超过 800 mL，血中肌酐、尿素氮进行性升高，称为非少尿型急性肾衰竭。临床上将急性肾衰竭分为肾前性、肾性和肾后性 3 类。

【病因与分类】

> **考点：**
> ART 的病因和分类。

1. 肾前性　是指由各种原因引起的有效循环血量不足、心排血量减少和肾血管病变等，使肾脏血流灌注量减少而导致的急性肾衰竭。常见于脱水、大出血、严重外伤、休克、心力衰竭等。早期属于功能性改变，肾脏本身可无器质性损害，若不及时处理，可发展成急性肾小管坏死而导致急性肾衰竭。

2. 肾性　是由于各种原因所引起的肾实质急性病变。肾缺血和中毒是主要病变。肾缺血原因很多，如大出血、脓毒性休克及血清过敏反应等。肾毒性物质有：氨基糖苷类抗生素如庆大霉素、卡那霉素等；重金属砷、铝、汞、铋等；生物性毒素如蛇毒、蕈毒等。

3. 肾后性　是由于各种原因引起的双侧肾输尿管、孤立肾输尿管严重梗阻，或者膀胱内结石、肿瘤和前列腺增生、肿瘤，以及尿道狭窄等导致的尿路梗阻，继发肾积水，使肾实质受压，肾小管及肾小囊内压升高，肾小球滤过减少甚至中断所致肾功能急剧下降。尿路梗阻如能及时解除，肾功能可以恢复，若梗阻时间过久，可引起肾实质损害而导致急性肾衰竭。

【发病机制】　急性肾衰竭的发病过程十分复杂。但肾血管收缩缺血和肾小管细胞变性坏死是主要原因。

1. 肾缺血　休克和肾中毒时，肾血流量减少、肾灌注压降低，肾小球滤过率减少，当收缩压低于 60 mmHg 时，肾小球滤过基本停止。持续性肾缺血或肾中毒造成肾小管受损，钠重吸收减少，刺激球旁细胞释放肾素，从而增加血管紧张素系统的作用，使肾小球滤过率降低引起少尿。血压恢复后仍无尿，是由于肾功能并未恢复，同时体液中的介质如儿茶酚胺、5-羟色胺、血管紧张素等，使肾血管反应性收缩，导致肾小球滤过率降低。

2. 肾缺血-再灌注损伤　由于缺血时肾脏血管内皮细胞中的黄嘌呤脱氢酶转变成黄嘌呤氧化酶，并且有大量次黄嘌呤的聚积，当再灌注重新供氧时，黄嘌呤氧化酶的活性增高，次黄嘌呤很快被氧化，从而产生大量的超氧阴离子等自由基；同时缺氧和由此引起的 ATP 减少，以及钙离子进入线粒体增多等因素，使线粒体功能受损，从而导致线粒体内单价还原产生的氧自由基增多。大量的氧自由基可以通过氧化浆膜改变其通透性、氧化含巯基的酶改变其活性和氧化核酸使 DNA 断裂等途径，最终导致肾脏细胞损伤。

3. 肾小管阻塞　急性肾衰竭持续存在，肾小管上皮细胞脱落、细胞碎片、溶血或挤压伤后产生的血红蛋白、肌红蛋白等阻塞肾小管，形成各种管型。肾小管堵塞造成压力过高，影响肾小球滤过，而积累于管腔中的液体进入组织间隙，加剧肾间质水肿，使肾小球滤过率进一步下降。

4. 肾小管坏死　持续性肾缺血或肾中毒可使肾小管上皮缺血缺氧、变性坏死，使肾细胞实质损害后代谢障碍性钙内流，基质蛋白聚集，胞质内钙离子增加，激活了钙依赖性酶，导致肾小管低氧性损伤。引起细胞内钠蓄积而钾减少，细胞变性肿胀，最后导致细胞死亡。

5. 非少尿型急性肾衰竭　是肾单位损伤的量和程度与液体动力学变化不一致引起。当肾单位血流灌注量并不减少时，血管无明显收缩和血管阻力不高时，就会出现非少尿型急性肾衰竭。

【临床表现】　急性肾功能衰竭在病理上有肾小管坏死和修复两个阶段。急性肾衰竭的最大特点是肾功能可以恢复正常，这个过程包括损伤细胞的恢复、坏死细胞腔内管型的清除、细胞再生，最终使肾小管上皮细胞的完整性全部恢复。急性肾衰竭根据临床表现和病程的共同规律，一般分为少尿期、多尿期和恢复期 3 个阶段。

> **熟悉：**
> 3 个阶段的表现。

1. 少尿型急性肾衰竭

(1) 少尿或无尿期　是整个病程的主要阶段，一般为 7～14 d，也可长达 1 个月。少尿期越长、病情越重。少尿期的临床表现主要是恶心、呕吐、头痛、头晕、烦躁、乏力、意识模糊甚至昏迷。由于少尿期体内水、钠的蓄积，患者可出现高血压、肺水肿和心力衰竭。当蛋白质的代谢产物不能经肾脏排泄，造成含氮物质在体内积聚时出现氮质血症。如同时伴有感染、损伤、发热，则蛋白质分解代谢加快，血中尿素氮、肌酐快速升高，即形成尿毒症。

> **重点：**
> 少尿期表现。

1) 水、电解质紊乱和酸碱平衡失调　①水过多：体内大量水分积蓄，加上体内的内生水，经常导致水过多甚至水中毒。严重时可引起高血压、肺水肿、脑水肿及心力衰竭。水中毒是 ARF 的主要死因之一。②高钾血症：正常情况下 90% 的钾离子经肾脏排泄。少尿或无尿时，钾排出受限而引起高钾血症，出现心律失常，严重时可致心搏骤停。高钾血症是 ARF 常见死亡原因之一。③高镁血症：正常情况下 60% 的镁经粪便排泄，40% 由尿液排泄。急性肾衰竭时血钾与血镁呈平行改变，高镁血症出现肌力减弱、呼吸抑制、嗜睡、昏迷甚至心脏停搏。④高磷血症和低钙血症：正常情况下 60%～80% 的磷由肾脏排出，急性肾衰竭时磷转向肠道排出，与肠道内的钙结合成不溶解的磷酸钙，影响钙的吸收出现低钙血症，并加重高血钾对心肌的毒性作用。⑤低钠血症和低氯血症：由于水中毒引起稀释性低钠血症，另外因代谢障碍导致“钠泵”效应下降，细胞内钠不能泵出及肾小管重吸收钠减少也可以致低钠血症，表现为疲乏、嗜睡、定向力消失甚至低渗昏迷，同时常伴有低氯血症，表现为腹胀、呼吸浅、抽搐等代谢性碱中毒症状。⑥代谢性酸中毒：为 ARF 少尿期的主要病理生理改变之一。无氧代谢增加引起代谢性酸中毒，酸性代谢产物不能排出体外，肾小管功能受损，碱基和钠盐丢失，酸中毒又可以加重高钾血症。临床表现为呼吸深而快，呼气带有酮味，面部潮红，并可出现胸闷、气急、嗜睡及神志障碍，严重时可出现心搏骤停。

2) 出血倾向及贫血　因血小板质量下降，凝血因子消耗和毛细血管脆性增加，常有皮下、口腔黏膜、齿龈及胃肠道出血和贫血等。消化道出血加速血钾和尿素氮的升高。也可发生弥散性血管内凝血(DIC)。

3) 尿毒症症状　血中尿素氮、肌酐及血中酚、胍类等毒性物质蓄积引起尿毒症，表现为恶心、呕吐、头痛、烦躁、倦怠乏力、腹胀、呼吸困难、意识模糊甚至昏迷等。可合并心包炎、心肌病变、胸膜炎和肺炎等。

(2)多尿期　少尿期或无尿期过后,当24 h尿量大于800 mL,即进入多尿期。多尿期大约持续2周时间,每天尿量可达3 000 mL,进行性尿量增多是肾功能开始恢复的一个标志。低血钾和感染是多尿期的主要死因。多尿期尿量增加可表现为突然增加、逐步增加和缓慢增加。后者尿量若维持不再增加,提示肾功能损害难以恢复,预后不良。因此,要重视多尿期处理。多尿期后约需半年至1年,肾功能方能恢复正常,也可持续出现慢性肾功能不全表现。

(3)恢复期　根据病因、病情轻重程度、多尿期持续时间、并发症和年龄等因素,急性肾功能衰竭患者在恢复早期变异较大,可毫无症状,自我感觉良好或体质虚弱、乏力、消瘦;当血尿素氮和肌酐明显下降时,尿量逐渐恢复正常。除少数外,肾小球滤过功能多在3~6个月内恢复正常。但部分病例肾小管浓缩功能不全可持续1年以上。若肾功能持久不恢复,可能提示肾脏遗留有永久性损害。

2.非少尿型急性肾衰竭　无少尿或无尿表现,每日尿量均在400 mL以上,甚至达到1 000~2 000 mL。此型主要是抗生素、造影剂及利尿剂等药物蓄积引起,化验指标改变比少尿型轻。临床表现轻,进程缓慢,并发症少,预后相对较好,但临床上不可忽视。此外,严重急性肾小管坏死导致的组织分解代谢极度旺盛、出现严重高钾血症、代谢性酸中毒及中毒症状明显者称为高分解型急性肾衰竭,常伴有多器官功能障碍综合征,死亡率很高。

【诊断】

1.病史及体格检查　着重询问和记录与急性肾损伤相关的病史,归纳为以下3个方面:①有无肾前性因素;②有无引起肾小管坏死的病因;③有无肾后性因素。同时还应注意有无肾病和肾血管病变,有无在原发病的基础上引起急性肾衰竭。全身和肢体水肿、颈静脉充盈程度检查可以提示ARF的发生原因及评价目前水及电解质平衡和心脏功能的情况。心肺听诊可了解有无心力衰竭、肺水肿及心律失常。

2.尿液检查

(1)尿量　准确记录每小时尿量,危重患者应留置导尿管,观察和收集尿液。

(2)尿液物理性状　注意尿色改变,酱油色尿液提示有溶血或严重软组织破坏。

(3)尿液检验　肾前性ARF尿液浓缩,尿比重和渗透压高;肾性ARF尿液呈等渗尿,比重固定在1.010~1.014之间。镜下可见宽大的棕色管型,即为肾衰竭管型,提示急性肾小管坏死;大量红细胞管型及蛋白尿提示急性肾小球肾炎;有白细胞管型提示急性肾盂肾炎。

3.血生化检查　测定血清钾、钠、氯、钙、血浆碳酸氢根及血清pH值,分析水、电解质及酸碱平衡紊乱状况,对及时治疗至关重要。

4.肾功能检查　血肌酐和尿素氮呈进行性升高,每日血尿素氮升高3.6~7.1 mmol/L,血肌酐每日升高44.2~88.4 μmol/L。若血尿素氮与血肌酐比例大于20,则提示有高分解代谢存在。尿渗透压:肾前性大于500 mmol/L,肾性常小于400 mmol/L。尿钠:肾性大于40 mmol/L,肾前性小于20 mmol/L。肾衰指数:RFI=UNa×[Pcr(血肌酐)/Ucr(尿肌酐)],急性肾衰时肾衰指数常大于2。

5.影像学检查　确定有无肾后性因素,可采用超声、腹部X射线平片、逆行尿路造影、CT和MRI等检查,也可采用输尿管镜,既可诊断又可做治疗。

6.肾穿刺活检　通过上述检查仍不能明确诊断时,为了解肾脏病变性质,可考虑进行肾脏组织穿刺活检,对肾移植后急性肾衰更有意义。

【预防】　急性肾衰竭的治疗较困难,死亡率较高,有效预防十分重要。

1.维持肾脏灌注压　对大量失液、休克、严重创伤者应及时纠正血容量不足,预防DIC,必要时监测中心静脉压作为输液依据。较大手术影响肾血流者应注意扩充血容量,纠正水、电解质失衡以及保护肾功能。慎用肾血管收缩药物。

2.避免使用肾毒性药物　①选择合适的剂量和给药方法可减少药物的肾毒性;②全身感染、心力衰竭、肾功能减退等患者,对肾毒性药物尤为敏感,使用药物应谨慎;③避免同时使用两种以上肾毒性药物。

3. 控制感染　是预防急性肾损伤的重要措施,应积极查找感染源,彻底清除感染灶,合理使用抗生素,预防导管相关和呼吸机相关的医源性感染。

4. 清除肾毒性物质　积极液体复苏可减轻肌红蛋白的肾毒性,预防急性肾损伤。

【治疗】　对急性肾衰竭的治疗,应维持内环境的稳定,调节水、电解质和酸碱平衡,防治感染,清除肾毒素。对于能够明确原因的病例,首先要积极治疗原发病。

> **掌握:**
> ARF的治疗原则及常规治疗方案。

1. 少尿期治疗　治疗原则是维持内环境的稳定。高血钾和水中毒是主要致死原因,故应及时纠正水、电解质紊乱和预防尿毒症。

(1)限制水分和电解质　严格记录24 h出入量,原则是“量出为入”,防止水中毒。每日补液量计算方法是:每日补液量=前一日尿量+显性失水量+非显性失水量。显性失水是指粪便、呕吐物、渗出液、引流液等可观察到的液体量的总和。非显性失水约400 mL(皮肤及呼吸道蒸发水700 mL减去内生水300 mL)。患者发热时,体温每升高1 ℃需增加输液量100 mL。除了必要时纠正酸中毒外,一般无须补充钠盐,应注意钙的补充。

(2)处理高钾血症　除严格控制钾的摄入外,还应减少导致高血钾的因素,禁食含钾的食物及药物,供给足够热量,控制感染,清除坏死组织,纠正酸中毒,不输库存血等。若血钾大于5.5 mmol/L时应经静脉缓慢注射10%葡萄糖酸钙20 mL,血钾大于6.5 mmol/L时应紧急实施血液净化治疗。

(3)纠正酸中毒　血浆HCO_3^-低于15 mmol/L时应用碳酸氢盐治疗,但应注意所用的液量,以免导致血容量过多。血液滤过是治疗严重酸中毒的最佳方法。

(4)控制感染　应加强各种管道的护理,如静脉通路、导尿管等,预防感染。严禁应用有肾脏毒性的药物,如氨基糖苷类抗生素。根据肾功能及药物敏感试验调整用药剂量及方法。

(5)营养疗法　采用低蛋白、高热量、高维生素饮食,提供足够热量,减少体内蛋白分解。如病情允许,肠内营养是首选营养支持途径。

(6)血液净化　又称肾脏替代治疗,指采用人工方法替代肾脏功能清除体内水分和溶质,同时纠正水、电解质和酸碱平衡,目前是救治急性肾衰竭有效的手段,可减少并发症,提高治愈率。能尽早清除体内过多的水分和代谢废物,维持内环境稳定,减少组织细胞损伤,保证供给足够热量、蛋白质和营养物质,有利于受损肾细胞的再生和修复。常用的方法有:血液透析,血液滤过,连续性肾脏替代治疗,腹膜透析。

血液净化的指征:血肌酐大于442 μmol/L或血尿素氮在21.4 mmol/L以上;高分解代谢状态,血肌酐每日升高超过176.8 μmol/L或尿素氮每日升高超过8.9 mmol/L,血钾每日上升1.0 mmol/L以上;二氧化碳结合力低于13 mmol/L,pH值小于7.25;血钾超过6.5 mmol/L。急性肺水肿、体液潴留、尿毒症症状加重者,为度过少尿期,改善症状,均应行透析治疗。

2. 多尿期的治疗　多尿期出现大量排尿时,肾的病理改变尚未完全恢复,面临水、电解质失衡状态。机体虚弱,易于感染,严密监测水、电解质平衡情况,随时调整治疗方案。还应预防缺水、低钾血症、低钠血症。一般补充前一天尿量的1/2~2/3,使机体呈轻度负平衡又不出现脱水。当24 h尿量超过1 500 mL时,应酌量口服钾盐,当24 h尿量超过3 000 mL时,应补充钾盐3~5 g/d。适当补充胶体液,提高胶体渗透压。

3. 恢复期治疗　一般无须特殊处理,定期复查肾功能,避免使用对肾功能有损害的药物,少数患者需终身依赖透析治疗。

第三节　急性呼吸窘迫综合征

急性呼吸窘迫综合征(acute respiratory distress syndrom,ARDS)是指由心源性以外的各种肺内外致病因素导致的急性、进行性缺氧性呼吸衰竭。本病以肺水肿、透明膜形成和肺不张为主要病理变化,以进行性呼吸窘迫和难治性低氧血症为临床特征的急性呼吸衰竭综合征。ARDS 起病急,发展快,预后差,其病死率为 26% ~ 44%,是急性肺损伤发展到后期的典型表现。

掌握:
ARDS 的主要变化。

【病因】 多发性肋骨骨折、肺挫伤、肺破裂、血胸和气胸等造成胸廓及胸腔内的直接损伤是常见的原因。头部创伤后意识昏迷者,由于血液和胃内容物的误吸或神经源性反射性肺水肿,引起呼吸损害也不少见。

考点:
ARDS 的病因。

根据是否直接作用于肺脏,将 ARDS 的病因分为直接病因和间接病因两类。

1. 直接病因　①误吸;②弥漫性肺部感染,包括细菌性、病毒性、真菌性、肺囊虫及其他感染;③溺水;④吸入有毒气体;⑤肺钝挫伤等。

2. 间接病因　①肺外感染并发严重毒血症和感染性休克等;②严重的非胸部创伤;③紧急复苏时大量输血、输液;④体外循环术等。

【发病机制】 迄今对于本征发生的机制还不很清楚。现已认识到,不管何种病因引起的 ARDS,一般都伴随全身炎症反应,故认为 ARDS 是全身炎症反应综合征(SIRS)在肺部的表现。目前已知多种免疫细胞和炎症介质参与 ARDS 的发病过程。一般认为,ARDS 发病的关键是致病因子(如内毒素、创伤、缺血-再灌注等)作用于机体,产生多种细胞因子和炎症介质,出现 SIRS。这些炎症介质造成肺血管内皮细胞的损伤,使肺微血管通透性增强和微血栓形成,血液成分渗漏,造成肺间质水肿。炎症细胞在趋化因子和黏附分子的作用下,移行入肺间质,继续释放炎症介质,最终造成肺泡上皮的损伤,血气交换屏障破坏,肺水肿和肺组织炎症呈进行性加重。

了解:
ARDS 的发病机制。

【病理生理】 非心源性肺水肿即漏出性肺水肿是 ARDS 特征性病理改变。由于各种诱发病因导致肺泡上皮细胞及毛细血管内皮细胞的损伤,使肺泡-毛细血管膜的通透性增加,休液和血浆蛋白渗出血管外至肺间质和肺泡腔内,形成非心源性肺水肿。引起肺泡-毛细血管膜通透性增加的原因较为复杂。

1. 肺毛细血管通透性增加　是 ARDS 早期特征,表现为肺间质和肺泡水肿,大量富含蛋白质的液体从肺毛细血管渗出。

2. 肺表面活性物质的数量减少和活性降低　是引起 ARDS 患者发生顽固性低氧血症和肺顺应性降低的重要原因。炎症反应、肺泡血液灌流不足、肺泡水肿及机械通气等,都可使肺表面活性物质减少和活性降低。结果使肺泡发生早期关闭,肺功能残气量(FRC)降低及广泛性肺不张。

3. ARDS 的肺机械性能改变　表现为肺顺应性降低,肺顺应性是反映肺组织的弹性特点,表示在一定压力下肺容量扩张的难易程度。ARDS 患者由于肺间质和肺泡水肿、充血,肺表面活性物质减少引起肺表面张力增加,肺容量及 FRC 都降低,结果导致肺顺应性明显降低。

4. 肺内分流量增加和通气/血流比例失调　二者都可引起低氧血症,但肺内分流量的增加是引起顽固性低氧血症的主要原因。

【临床表现】 ARDS 起病急剧,约半数在原发病确诊后 24 h 发生,约 85% 在 72 h 内出现,其余病例可延迟至 1 周左右。ARDS 的主要临床表现如下。

1. 初期　患者呼吸深快，费力，感觉胸廓紧束、严重憋气，但无明显的呼吸困难和发绀。肺部听诊无啰音；X 射线胸片一般无明显异常（除原有病变或损伤外），此时的呼吸窘迫感，用一般的吸氧方法不能得到缓解，是值得注意的现象。发病后可有一个过渡阶段，一般表现近似平稳，肺部物理学检查和 X 射线摄片仍可无明显异常。

2. 进展期　患者有明显的呼吸困难和发绀，呼吸道分泌物增多，肺部听诊有啰音。X 射线胸片有广泛性点、片状阴影。意识障碍如烦躁、谵妄或昏迷，体温可增高，白细胞计数增多。此时必须行气管插管加以机械通气支持，才能缓解缺氧状态，同时需要加强支持治疗。

3. 末期　患者陷于深昏迷，常有心律失常，心跳变慢乃至停止。

【影像与实验室检查】

1. X 射线胸片　早期可无异常或呈轻度间质改变，表现为边缘模糊的肺纹理增多，继之出现斑片状以至融合成大片状的磨玻璃或实变浸润影。

2. 动脉血气分析　典型的改变为 PaO_2 降低，$PaCO_2$ 降低，pH 值升高。早起由于过度通气而出现呼吸性碱中毒，pH 值可高于正常，$PaCO_2$ 低于正常。后期若无效腔通气增加，呼吸肌疲劳或合并代谢性酸中毒，则 pH 值可低于正常，甚至出现 $PaCO_2$ 高于正常。

3. 心脏超声　有助于明确心脏情况和指导治疗。若有条件，应在诊断 ARDS 时常规进行心脏超声检查。

【诊断】　早期诊断及治疗是降低病死率的关键。充分了解 ARDS 的诱发因素，熟悉其发病基础可早发现、早诊断。

1. 有基础病史，并在 1 周内出现的急性或进行性呼吸困难。

2. 呼吸衰竭不能完全用心力衰竭和液体负荷过重解释。如果可能，需要选择实验室检查比如超声心动图来排除心源性肺水肿。

3. 低氧血症　根据动脉氧分压与吸入气氧浓度比（PaO_2/FiO_2）确立 ARDS 诊断，并将其按严重程度分为轻度、中度、重度 3 种。轻度：PEEP 或 CPAP $\geqslant$5 cmH_2O 时，200 mmHg$<PaO_2/FiO_2\leqslant$300 mmHg。中度：PEEP$\geqslant$5 cmH_2O 时，100 mmHg$<PaO_2/FiO_2\leqslant$200 mmHg。重度：PEEP$\geqslant$5 cmH_2O 时，$PaO_2/FiO_2\leqslant$100 mmHg。

4. X 射线　显示双肺浸润影，不能完全用胸腔积液、肺不张和结节阴影解释。

【鉴别诊断】　由于上述 ARDS 的诊断标准特异性较差，建立诊断时必须排除心源性肺水肿、大面积肺不张弥漫性肺泡出血、大量胸腔积液等，通常可通过细致的询问病史、体格检查、X 射线胸片、心脏超声及血液化验等做出诊断。

【治疗】　对 ARDS 目前尚无有效的治疗方法，关键在于早期预防、早期诊断、早期治疗。一旦出现 ARDS，预后较为严重，处理也复杂和困难，重要在于预防及早期治疗。在临床上，单纯的 ARDS 常合并其他器官的功能障碍。故临床治疗原则主要是消除原发病因、支持呼吸、液体管理，维护肺和其他器官功能，防治并发症。

1. 呼吸支持　迅速纠正缺氧是抢救 ARDS 的关键环节，机械通气是目前治疗 ARDS 最重要也是最具有肯定疗效的方法之一，其目的是维持血气交换，支持肺毛细血管膜功能的恢复。机械通气可有效纠正低氧血症，为抢救患者争取时间，以便进行病因治疗。

初期，患者呼吸加快而其他症状较轻时，可用戴面罩的持续正压通气，促使肺泡复张，增加交换面积，并增加吸入氧浓度。

进展期，需插入气管导管或行气管切开，多选用 PEEP，一般从 5 cmH_2O 开始，逐渐增至合适的压力，一般为 8~18 cmH_2O，过高的压力不仅可影响静脉回流，使心排血量减少，还易导致气压性肺损伤及增加颅内压。

2. 液体管理　适当地控制液体的摄入，可有效减轻肺水肿，在较低水平上维持有效循环，保持肺脏处在相对“干”的状态。在血压稳定和保证脏器组织灌注压的前提下，液体出入量宜轻度负平衡，可使用利尿剂促进肺水肿的消退。

3. 其他　①肺外器官衰竭是 ARDS 最重要的死亡危险因素，因此要兼顾 MODS 的肝、肾等功能障碍的治疗。由于患者处于高代谢状态，应补充足够的营养，由于静脉营养可引起感染和血栓，应提倡全胃肠营养。②防治并发症。

问题分析与能力提升

患者，男，42 岁，患急性重症胰腺炎并发休克 36 h，经抗休克治疗后行胰腺和其周围坏死组织清除、腹腔引流术。术后心率 106 次/min，血压 96/60 mmHg，中心静脉压 10 cmH_2O(9.8 kPa)。呼吸频率 22 次/min，动脉血氧分压 66 mmHg，尿量 10 mL/h，尿比重 1.002。

请问：①此患者目前最紧急的并发症是什么？②谈谈诱发此并发症的原因是什么？

同步练习题

1. ARDS 共同性病理变化有　　(　　)

A. 气道阻塞　　B. 肺部感染　　C. 肺不张

D. 急性心力衰竭　　E. 肺血管内皮和肺泡损害，肺间质水肿

(2~4 题共用题干)

男性，35 岁，烧伤总面积 70%，Ⅲ度烧伤 60%，在院外度过休克期，创面有感染，伤后 4 d 入院，近 2 d 来腹泻、黑便，以往无溃疡病史。

2. 对该患者首先应检查　　(　　)

A. 血压　　B. 大便隐血试验　　C. 血常规

D. 血细胞比容　　E. 凝血酶原时间

3. 若上消化道出血被证实，为了明确病变位置及范围，选用最佳检查方法是　　(　　)

A. 胃十二指肠钡餐检查　　B. 纤维胃镜检查　　C. 选择性动脉造影检查

D. CT 检查　　E. MRI 检查

4. 在明确诊断后，首先采取的治疗是　　(　　)

A. 非手术疗法　　B. 手术缝合止血　　C. 迷走神经切断加胃窦切除

D. 胃大部切除　　E. 感染创面切除植皮术

5. 急性肾功能衰竭少尿或无尿期常见的致死原因是　　(　　)

A. 高磷血症与低钙血症　　B. 低钠血症

C. 低氯血症　　D. 高镁血症

E. 高钾血症

6. 女，45 岁，因交通事故，双股骨干粉碎骨折第 2 天。其 24 h 尿量 200 mL，下列化验结果不符合急性肾功能衰竭的是　　(　　)

A. 血钾 5 mmol/L　　B. 尿素氮 14.2 mmol/L

C. 血镁 1.4 mmol/L　　D. 血磷 0.89 mmol/L，血钙 2.96 mmol/L

E. 血浆肌酐 106 mmol/L

7. 关于应激性溃疡不正确的是　　(　　)

A. 多发生于胃，也可累及食管　B. 不会穿透胃壁全层　C. 最明显的症状是呕血、柏油样便
D. 可发生大出血　E. 可发生于十二指肠

8. 在下列原有疾病基础上遭受急性损害更易发生 MODS，不包括　(　　)
A. 慢性肾病　B. 风湿性关节炎　C. 糖尿病
D. 肝硬化　E. 冠心病

9. 预防 MODS 的基本要点中，错误的是　(　　)
A. 重视诊治急重症时的整体观念
B. 重视患者循环呼吸
C. 防治感染
D. 积极改善全身状态
E. 及早治疗序贯继发的多个重要器官的功能障碍

10. 男，60 岁，急性肾功能衰竭患者，血钾 5.6 mmol/L，下列治疗措施有原则性错误的是　(　　)
A. 10% 氯化钾 20 mL 静脉滴注
B. 口服钠型树脂 15 g，每日 3 次
C. 山梨醇 5 g，每 2 h 口服一次
D. 5% 碳酸氢钠注射液 100 mL，缓慢静脉滴注
E. 25% 葡萄糖注射液加胰岛素(3~5 U)200 mL，缓慢静脉滴注

11. 女，45 岁，严重骨盆骨折，24 h 尿量 200 mL，血钾 5.9 mmol/L，二氧化碳结合力 13 mmol/L，血尿素氮 27 mmol/L，下列治疗措施不正确的是　(　　)
A. 10% 葡萄糖酸钙注射液 20 mL，缓慢静脉注射
B. 11.2% 乳酸钠注射液 60 mL，缓慢静脉注射
C. 口服钠型树脂 10 g，每日 3 次
D. 血液透析
E. 输同型库存血 200 mL

（杨　柯）

第十章 外科休克

学习目标

◆掌握　休克的概念；休克的临床分期及各期的临床表现；休克的治疗原则及措施；外科常见休克的诊断要点和治疗原则。

◆熟悉　休克的分类、病理生理、监测内容。

◆了解　休克时细胞损伤和器官功能障碍的特点。

第一节　外科休克概述

休克(shock)是机体受到强烈刺激所引起有效循环血量减少、组织灌注不足、细胞代谢紊乱和器官功能受损为主要病理生理改变的危急临床综合征，涉及内科、外科、妇产科、儿科各科，很常见。氧供应减少和机体对氧需求增加导致微循环氧代谢障碍是休克的本质。因此，恢复对组织细胞的有效供氧，促进其有效利用，重新建立氧的供需平衡和保持正常的细胞功能是治疗休克的关键环节。

休克的分类方法很多，本章节按病因将休克分为低血容量性、心源性、感染性、过敏性、神经性休克等。外科常见的是低血容量性和感染性休克。

【病理生理】　导致休克的原因很多，但当休克发展到一定阶段时，均存在着有效循环血量减少、组织灌注不足及产生大量炎症介质等病理生理改变。机体为了维持内环境稳定，动用了通过各种代偿调节机制，相关的病理生理变化是构成临床表现的基础。

> **理解：**
> 休克发生的关键点。

1.微循环改变　微循环是机体组织摄取氧气和排出代谢产物的场所，休克时，全身的循环状态包括总循环血量、外周血管张力和心脏泵血能力等发生了一系列变化，并伴有组织、器官的功能障碍，见表10-1。休克发生过程中微循环变化特点如图10-1。

(1)微循环收缩期　在休克早期，由于有效循环血量显著减少，引起组织灌注不足和细胞缺氧；同时因循环血量的降低引起血压的下降。此时机体通过一系列代偿机制调节和矫正病理生理改变，包括主动脉弓和颈动脉窦压力感受器产生的加压反射，以及交感-肾上腺轴兴奋后释放大量儿茶酚胺、肾素-血管紧张素分泌增加等环节，引起心率加快、心排血量增加以维持循环相对稳定；又通过选择性收缩外周(皮肤、骨骼肌)和内脏(肝、脾、胃肠等)的小血管使循环血量重新分布，保障心、脑、肾等重要器官的有效灌注，同时儿茶酚胺等激素使全身微动脉及毛细血管前括约肌强烈收缩，微循环动静脉短路的开放，毛细血管前括约肌收缩和后括约肌相对开放，这些又进而导致微循环缺血、组织器官处于低灌注、缺氧状态。

（2）微循环扩张期　在休克中期，微循环内动静脉短路、直捷通路进一步开放，组织灌注更为不足，细胞严重缺氧。在无氧代谢状况下，乳酸类代谢产物蓄积，及舒血管介质组胺、缓激肽等释放增加。这些物质可直接引起毛细血管前括约肌舒张，而后括约肌则因对其敏感性低而仍处于收缩状态，结果出现微循环内的毛细血管广泛扩张、血液滞留、毛细血管网内静水压升高、通透性增强，使回心血量急剧降低，心排血量减少，以致心、脑器官灌注不足，从而加重休克，此时休克进入抑制期。

（3）微循环衰竭期　在休克后期，随着病情发展呈不可逆性。微循环内血液淤滞、血流速度缓慢，在酸性环境中处于高凝状态，使红细胞和血小板易发生凝集，并在毛细血管内形成微血栓，严重者引起弥散性血管内凝血，进一步加重细胞缺氧和组织、器官的损伤。由于广泛微血栓形成消耗了大量凝血因子，从而出现出血倾向。

表 10-1　休克微循环改变

分期	机制	目的	实质	危害
微循环收缩期	代偿	保障心、脑血供	少灌少流	大多数器官缺血、缺氧
微循环扩张期	失代偿	无法保障	只灌不流	全身各器官明显缺血、缺氧
微循环衰竭期	严重失代偿	无法保障	不灌不流	全身各器官严重缺血、缺氧，甚至坏死、衰竭

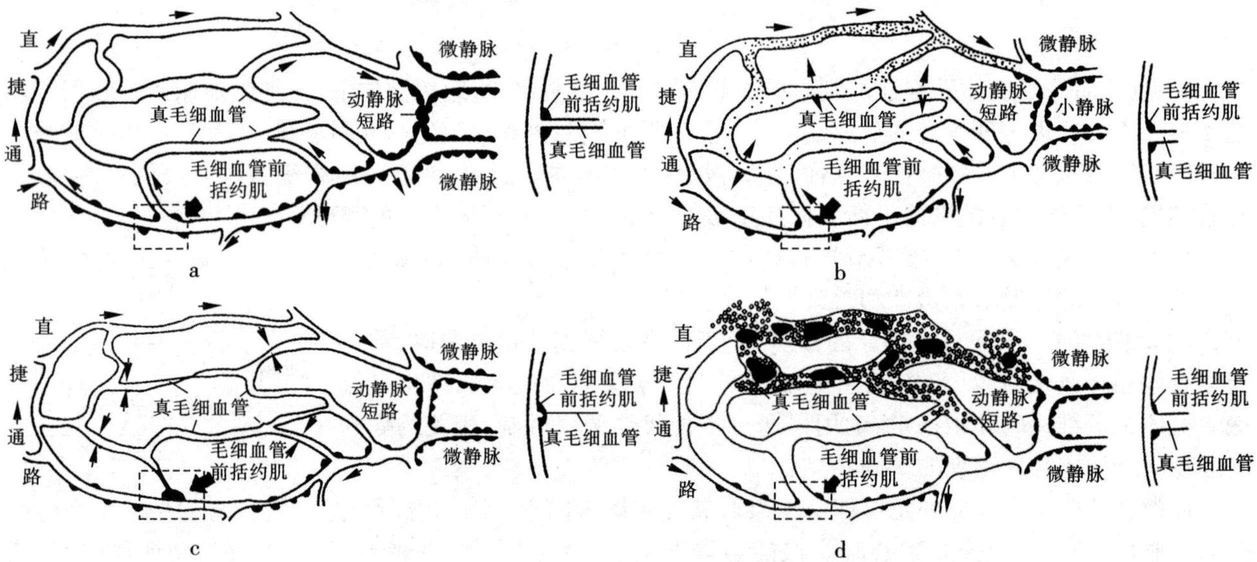

图 10-1　休克发生过程中微循环变化特点

a. 正常微循环　b. 休克代偿期微循环缺血、缺氧　c. 休克失代偿前期微循环淤血、缺氧　d. 休克衰竭期微循环内 DIC 形成

2. 代谢改变　休克时的代谢变化非常显著，反映在细胞代谢、能量代谢、蛋白质代谢等诸多方面。休克时由于组织灌注不足和细胞缺氧，可引起细胞微结构障碍，甚至破坏死亡，严重时出现脏器功能障碍；体内的无氧糖酵解过程成为获得能量的主要途径，能量供应不足导致结构蛋白和脂肪分解供能，引起机

体抵抗力降低和有害物质(如乳酸)增多;又因微循环障碍不能及时清除酸性代谢产物,肝脏对乳酸的代谢能力也下降,使乳酸盐不断堆积,导致代谢性酸中毒。另外,应激反应、炎症反应、组织损伤崩解等所释放出的大量炎症介质、因子等也促使代谢发生紊乱。

3. 重要器官继发性损害　休克时的器官功能变化,一部分是代偿性效应,有利于机体自身稳定;另一部分则是失代偿效应,即组织细胞较重或严重损害的结果,即临床所谓的“衰竭”。临床上常见的有休克肺,即急性呼吸窘迫综合征(ARDS),常发生于休克期内或稳定后48~72 h内,一旦发生ARDS,死亡率很高;急性肾功能衰竭,表现为少尿(每日尿量<400 mL)或无尿(每日尿量<100 mL);大脑功能受损,患者呈现烦躁不安或淡漠抑郁,甚至呈现昏迷状态;肝功能障碍,影响蛋白质的合成与分解、糖原异生、胆红素代谢、凝血因子生成、解毒等功能;凝血系统障碍,出现弥散性血管内凝血(DIC),诱发较广泛的出血倾向,并加重器官功能障碍。

4. 介质在休克中的作用　休克的发生发展过程中,众多体液因子参与其中,诸如神经内分泌介质、补体系统、激肽系统、前列腺素类、细胞因子、炎症介质及缺血-再灌注时大量生成的氧自由基等,这些介质可引起局部或全身效应。介质或体液因子可通过影响血管舒缩,改变组织灌注,引起血管通透性的改变,导致细胞聚集及血管内凝血,引发微循环障碍。如TXA_2、MDF等可抑制心肌收缩性、影响心肌功能;过氧化物、C5a、TXA_2、LTB_4对细胞膜结构,过氧化物对细胞壁、蛋白质、核酸等有直接破坏作用,由此加剧了休克引发的细胞损伤乃至多器官功能不全与衰竭。

【临床表现】　休克的临床表现可分为两个阶段,即休克代偿期和休克抑制期。

1. 休克代偿期　在休克早期,有效循环血量的减少启动机体的代偿机制。中枢神经系统兴奋性提高,交感肾上腺轴兴奋,患者表现为神情紧张、烦躁不安、心率、呼吸加快,脉压缩小,尿量正常或减少,面色苍白、四肢湿冷等。在此阶段,若能及时做出诊断并予以积极治疗,休克多可较快被纠正。否则,病情继续发展,则进入休克抑制期。

2. 休克抑制期　患者可出现神情淡漠、反应迟钝,甚至意识模糊或昏迷。还有出冷汗、口唇肢端发绀、脉搏细速、血压进行性下降。严重时,全身皮肤、黏膜明显发绀,四肢厥冷,脉搏摸不清,血压测不出,尿少甚至无尿。若皮肤、黏膜出现瘀斑或消化道出血,提示病情已发展至弥散性血管内凝血阶段。若出现进行性呼吸困难、烦躁、发绀,给予一般的吸氧治疗不能改善呼吸状态,应考虑已发生呼吸窘迫综合征。

【诊断】　各种类型休克的临床表现各有特点,症状和体征都不尽相同。临床诊断要更多地注重休克的原因和早期指标,待休克发展到共同通路的阶段,就会呈现出一致的规律。

1. 诊断标准　根据病史和临床表现,休克的诊断一般不难,关键在于休克早期(代偿期)的诊断和抢救。早期休克诊断要点:有强烈刺激病史(可能性),患者出现精神紧张、脉搏增快、脉压缩小(客观性);典型休克诊断要点:患者出现面色苍白、皮肤黏膜发绀、四肢冰冷、外周静脉塌陷、反应迟钝、神志淡漠,收缩压<90 mmHg、脉压<20 mmHg,脉搏细数(>100次/min),尿量<25 mL/h。

> **考点:**
> 休克的临床表现和程度。

2. 休克程度　可分为轻度、中度和重度(表10-2)。

表10-2　休克的临床表现和程度

临床表现	程度		
	轻度	中度	重度
神志	清楚或烦躁	尚清楚,淡漠	迟钝或昏迷
口渴	口渴	很口渴	非常口渴,可能无主诉

续表 10-2

临床表现	程度		
	轻度	中度	重度
皮肤色泽	开始苍白	苍白	显著苍白,肢端青紫
皮肤温度	正常或发凉	发冷	冰冷
脉搏/(次/min)	<100,有力	100~200	细速而弱或摸不清
收缩压/(mmHg)	正常或稍高	70~90	<70 或测不到
呼吸	正常或稍快	深快	深快,浅快,潮式
周围循环	正常	深静脉塌陷	毛细血管充盈延迟更重
尿量	正常或减少	少尿	少尿或无尿
出血倾向	无	无	DIC 早期,血液高凝,无出血
内脏衰竭	无	无	有
微血管变化	收缩期	扩张期	DIC

【监测】 休克的监测对确定诊断、判断病情轻重及预后,以及指导抢救都具有十分重要的意义。对外科休克患者要争取早期发现、及时诊断,并在休克过程中掌握病情动态,以便采取有效的治疗措施。在设备俱全的医院,将休克患者置于重症监护室(ICU),有利于监测和治疗。

1. 一般监测

(1)意识状态　患者的意识情况是反映休克的一项敏感指标。一旦脑组织血流灌注不足,就会出现意识改变。然而,意识障碍不仅可由脑血流减少所致,还可由缺氧、毒血症、代谢紊乱等其他原因所致。在治疗中,若患者神志清楚,对外界的刺激能正常反应,则提示患者循环血量已基本足够。相反,则提示脑组织血液循环不足,存在不同程度休克。

(2)皮肤和肢体表现　休克时,面色苍白,皮温降低,出冷汗常提示交感神经兴奋,微血管收缩。皮肤及口唇发绀,甲下毛细血管充盈和浅静脉充盈时间延长,腹壁皮肤大理石样紫纹,常提示微循环淤滞;皮肤瘀斑常提示 DIC 发生。如患者的四肢温暖,轻压指甲或口唇时,局部暂时缺血呈苍白,松压后色泽迅速转为正常,表明末梢循环已恢复、休克好转。

(3)脉搏和血压　脉率增快多出现在血压下降之前,是休克早期的诊断指标。休克患者治疗后,尽管血压仍然偏低,但若脉率已下降至接近正常且肢体温暖者,常表示休克已趋向好转。血压变化是休克的重要指标之一。低血容量休克早期舒张压可因周围血管收缩而增高,而收缩压明显降低,故脉压缩小。一般当收缩压<90 mmHg 或原发高血压者收缩压降低 30 mmHg 甚至更多,表示周围血液循环不良。判断休克程度还可用休克指数来估计(表 10-3),休克指数=脉率(次/min)/收缩压(mmHg)。

表 10-3　休克的程度和休克指数

程度	休克指数
正常	0.5 左右
存在休克	1.0~1.5
重度休克	>2.0

(4)呼吸　呼吸深快表示有代谢性酸中毒。呼吸急促,血氧饱和度<90%,动脉血氧分压(PaO_2)<60 mmHg,吸入高浓度氧后仍无明显升高,提示有急性呼吸衰竭(ARDS)。此外呼吸急促,由深快到浅快,到潮式呼吸,则常提示合并有脑水肿及颅内高压。

(5)尿量　尿量是反映肾血流灌注情况很有价值的指标。据此,尿量也能反映生命器官的血流灌注情况,尿少通常是早期休克和休克复苏不完全的表现。对休克者,应留置导尿管并连续监测其每小时尿量。如尿量<30 mL/h,常提示肾血管痉挛,如尿比重高,则提示血容量不足;如尿量<20 mL/h,比重低且恒定在1.010左右,尿中有管型,常提示有急性肾衰竭。

2. 血流动力学监测

(1)中心静脉压(CVP)　代表了右心房或胸腔段腔静脉内的压力变化,在反映全身血容量及心功能状态方面较动脉压早。通过颈内、颈外静脉等处置入导管可以监测CVP,正常值为5~10 cmH_2O。CVP受血容量、静脉回心血量、右心室排血功能的影响,还受胸腔、心包压力及静脉血管张力等因素的影响。连续动态监测CVP更有实用价值。临床上常常应用中心静脉压与血压的关系,分析疾病原因,提出处理原则,见表10-4。

讨论:
如何利用CVP与血压(BP)的关系分析患者病情?

表10-4　中心静脉压与补液的关系

中心静脉压	血压	原因	处理原则
低	低	血容量严重不足	充分补液
低	高	血容量不足	适当补液
高	低	心功能不全/血容量相对过多	给强心药物,纠正酸中毒,舒张血管
高	高	容量血管过度收缩	舒张血管
正常	低	心功能不全/血容量不足	补液试验

补液试验:取等渗生理盐水250 mL,于5~10 min内经静脉注入。若BP升高、CVP不变,提示血容量不足;而BP不变,CVP升高3~5 cmH_2O,则提示心功能不全

(2)肺毛细血管楔压(PCWP)　用Swan-Ganz漂浮导管可测得肺动脉压(PAP)和肺毛细血管楔压,可反映肺静脉、左心房和左心室压。PAP正常值为10~22 mmHg;PCWP正常值为6~15 mmHg,与左心房内压接近。PCWP低于正常值反映血容量不足(较CVP敏感);PCWP增高反映左房压力增高如肺水肿时。虽然PCWP临床价值很大,但由于肺动脉导管技术属有创性,且有发生严重并发症的可能(发生率为3%~5%),故应当严格掌握适应证。

(3)心排血量(CO)、心指数(CI)　对判断中、重度休克患者的血流动力学分型及抢救治疗有很大的帮助。CO是每搏量与心率的乘积,用Swan-Ganz导管由热稀释法测出,成人CO正常值为4~6 L/min钟。CI是单位体表面积的心排出量,正常值为2.5~3.5 L/(min·m^2)。

(4)氧供量与氧耗量　单位时间内经循环系统向全身组织输送氧的总量可从动脉血氧含量与心排血量的乘积算出。正常人的氧供量为700 mL/min钟左右。氧耗量是组织从循环中摄取的氧量,可通过代谢仪直接测定,也可以从动静脉血氧含量差与心排血量的乘积计算出。在低血容量或心源性休克时,氧供量降低明显,而反映氧摄取率的动静脉氧差增大;在感染性休克的高血流动力学状况下,动静脉氧差缩小,常早期出现氧耗量依赖于氧供量的病理性状况。

(5)动脉血气分析　是休克时不可缺少的监测项目。动脉血酸碱度(pH 值)反映机体总体的酸碱平衡状态,正常为 7.35~7.45。pH 值降低反映休克时无氧代谢引起的代谢性酸中毒。若在使用碱性药物过程中呈现血 pH 值增高,则提示已转为医源性代谢性碱中毒。动脉血氧分压(PaO_2)的正常值为 80~100 mmHg,二氧化碳分压($PaCO_2$)的正常值则为 35~45 mmHg。休克时可因缺氧而表现通气过度,$PaCO_2$ 可以有所降低。若在通气良好的情况下,$PaCO_2$ 反而呈现增高,则表示有肺功能不全。若在保证通气并给予高浓度氧的情况下,PaO_2 依然<60 mmHg 则表示有休克肺,并提示有可能发生急性呼吸窘迫综合征。

(6)动脉血乳酸盐测定　无氧代谢是休克患者的特点。无氧代谢必然导致高乳酸血症的发生,监测其变化有助于估计休克程度及复苏趋势。正常值为 1~1.5 mmol/L,危重患者允许达到 2 mmol/L。乳酸盐值越高,预后越差,若超过 8 mmol/L,几乎无生存可能。

(7)DIC 的检测　对于有出血倾向的患者,需要测定血小板、凝血因子及纤溶活性等指标。当血小板计数 $<80\times10^9$/L;凝血酶原时间延长 3 s 以上;纤维蛋白原低于 1.5 g/L;3P(血浆鱼精蛋白副凝)试验阳性;血涂片中破碎红细胞超过 2% 等可确诊为 DIC。

(8)胃肠黏膜 pH 值监测　休克时的缺血和缺氧可较早反映在胃肠道黏膜。最近有主张测定胃黏膜 pH(intramucosal pH,pHi),认为它能反映组织局部的灌注和供氧情况,其异常也能提示休克的存在,也可提示预后。pHi 的正常范围为 7.35~7.45。

【预防】　预防休克的发生可明显降低病死率。一旦发现患者有严重创伤、大出血、严重脱水(腹泻、呕吐、烧伤等)、严重感染等,虽患者尚未进入休克状态,均应紧急采取相应的有力措施,治疗原发病,以预防发生休克。

【治疗】　恢复有效循环血量,保证充足的组织灌注及氧合,改善微循环是休克治疗的中心环节;在恢复血流动力学稳定的同时,尽早去除休克的病因以及并发症的防治是休克治疗的两个基本要点。

1. 抢救原则　去除病因,对症治疗,密切监护,抓住主要矛盾,争分夺秒抢救。

2. 急救措施　休克一旦确诊,立即给患者安置 4 条管道:即两条静脉输液管,一条做快速补液用;另一条做 CVP 测量;另一条鼻管给氧气;一条留置尿管测每小时尿量。患者应置于上身抬高 20°~30°,双下肢抬高 15°~20°体位,以利呼吸以及下肢静脉血回心。如有高热,应行乙醇擦浴或冰袋降温;有外伤出血者应立即压迫或止血带止血;有肝脾破裂者,应尽早手术止血。有血气胸者应行急诊胸腔闭式引流。

抢救休克应抓住以下几个环节。

(1)恢复有效循环血量　是纠正休克引起的组织低灌注和缺氧的关键。休克时存在血容量不足或者因心血管功能失常致有效循环血量不足,一般需从静脉输液以增加静脉回心血量,增加心搏出量。此法即扩充血容量(简称扩容),实施时应结合患者具体情况选择输液的成分、剂量和输注速度,适应休克的病因(性质)和程度,并兼顾心、肺、肾等的功能状况。

输液剂量和输注速度:失血或失液的低血容量性休克,参考病史决定初步的输液量,一般均超过估计的体液丢失量。输液开始的时间愈迟,剂量应增加,因为休克时有毛细血管渗漏。输注速度一般是先快后慢。输液扩容过程中必须观察机体的反应,休克的临床表现有所好转,表示输液适宜;否则,必须调查效果差的原因,如病因未消除、输液量不够、酸碱明显失衡或心血管功能未好转,及时处理。扩容过量势将危及生命。

(2)增强心肌收缩力　无论冷、暖休克均有心功能不全或潜在心功能不全,因而强心以增加心排血量是抗休克的一个重要措施。强心可防治快速补液时可能发生的心衰和肺水肿,一般如无心律失常等强心剂禁忌证,可用毛花苷 C(西地兰)0.2~0.4 mg/次或毒毛旋花素 K 0.125~0.25 mg/次稀释后缓慢静注。

(3)血管活性药物的应用,改善血管容积　常用于外科休克的血管收缩药有间羟胺、去甲肾上腺素等。它们能迅速增加周围血管阻力和心肌收缩力，以此提高血压；然而又可使心肌耗氧增加，甚至心搏出量减少。各种器官的血管对这些药物效应不一，血液分布发生变化，心、脑等器官的灌注可保持，而肾、肠、胃等的灌注常降低。

外科常用的血管扩张药有硝普钠、酚妥拉明、硝酸甘油、山莨菪碱等，它们的药理作用各异。硝普钠主要作用于血管平滑肌，使周围血管阻力和肺动脉楔压降低；酚妥拉明为受体阻滞剂，可使周围阻力降低和心搏增强；硝酸甘油则主要使肺动脉楔压降低；山莨菪碱为胆碱能受体阻滞剂，其血管扩张作用不如前三者，但作用时间稍长，可使心率加快。

目前常用于外科休克的血管活性药是多巴胺。多巴胺作用于 α 和 β 受体以及多巴胺受体，不同的剂量所起的效应有所不同。如 3~5 μg/(kg · min)的静脉滴注，可使周围(包括肾、肠等)的血管舒张；6~15 μg/(kg · min)能使心肌收缩增强；>15 μg/(kg · min)时主要起血管收缩作用(肾、肠等器官灌注减少)。

临床可以联合应用两种血管活性药，取长补短。例如：先用中等剂量的多巴胺，以增加心搏出量和组织灌注，如血压仍偏低，则可加用间羟胺；如收缩压上升至>90 mmHg，但肢端循环不良、尿量很少，则可加用硝普钠，维持血压低于原有水平 5~10 mmHg，同时仍能改善组织灌注。

使用血管活性药，须与扩容和纠正酸碱失衡相结合，一般应在后两者的基础上用药，否则效果欠佳。个别情况下可早用血管收缩药，为了驱使血流分布到生命器官，应该迅速给以补液。

(4)病因治疗　针对出血、感染等病因积极治疗，是抢救成功的关键。如病因不去除，无论何种抗休克措施都不能奏效，休克会进一步恶化。外科疾病引起的休克多需要手术处理。创伤性休克应及时给予止痛、骨折固定、必要的伤口处理；失血性休克应迅速查明原因，及时控制出血；感染性休克需积极手术引流、清除病灶以控制感染，选用有效抗菌药物，应在恢复有效循环后及时进行或在积极抗休克的同时尽早手术以免延误救治时机。

(5)提高机体抵抗力，防治并发症　休克时机体处于应激状态，增强抵抗力，及时纠正各种紊乱，有利于减少并发症和治疗。

1)纠正水、电解质及酸碱失衡　中度以上休克，由于缺血缺氧，糖、脂肪及蛋白分解代谢亢进，大量酸性代谢产物堆积而发生代谢性酸中毒，应用5%碳酸氢钠纠正。也应注意高钾血症的防治，一般不补充钾，对钠、钙、氯应酌情补充。

2)氧输送的改善　休克时氧输送能力下降，同时氧输送量受影响于心排血量、血红蛋白和 PaO_2，患者若有失血或溶血使红细胞过少情况更严重，可通过吸氧、输入全血或浓缩红细胞等纠正。

3)皮质类固醇的应用，提高抵抗力　可用于一切休克，对感染性休克特别适用。其主要作用是：①增加心排血量。②扩张血管，改善微循环。③稳定溶酶体膜，从而防止细胞自溶坏死。④由于改善微循环而间接增强网状内皮系统功能。⑤中和内毒素。剂量如下：地塞米松 1~3 mg/kg 一次静脉滴注；甲泼尼龙 15~30 mg/(kg · d)；氢化可的松琥珀酰钠 25~50 mg/(kg · d)，首剂可用半量。

4)治疗 DIC，改善微循环　如患者有出血倾向及内脏功能不全，怀疑合并有 DIC，应在抗休克的同时尽早确诊和治疗。应用肝素、丹参注射液和双嘧达莫(潘生丁)等药物，使试管法凝血时间延长至 15~30 s，以阻止 DIC 的发展。在抗凝有效的基础上补充凝血因子。

5)积极预防和治疗多器官功能障碍综合征(MODS)　休克晚期或重度、极重度休克极容易发生 MODS，救治很困难，重在预防。对已发生 MODS 者，要阻断链条，积极治疗。

第二节 低血容量性休克

低血容量性休克是外科患者中最为常见的休克类型,包括失血性休克和损伤性休克。常因大量出血或体液丢失,或液体滞留在第三间隙,导致有效循环量降低而引起。因脏器出血或大血管破裂出血引起的称失血性休克,各种损伤或大手术引起的称损伤性休克。

一、失血性休克和失液性休克

失血、失液后血容量降低成为休克的始动因素,失血性休克的常见原因有胃十二指肠溃疡出血,门静脉高压症食管-胃底静脉曲张出血,胃癌出血,胆道出血,结直肠肿瘤、息肉、血管瘤或血管畸形出血,宫外孕出血等;失液性休克的常见原因是大面积烧伤引起大量血浆丧失,急性肠梗阻或幽门梗阻大量消化液丢失等。

治疗:主要包括补充血容量,积极处理原发病、止血。注意两者同时进行,树立时间就是生命的理念。

(一)补充血容量

失血性休克可根据休克指数协助判断失血量,首先补充2~3倍于失血量的平衡液,然后补充适量血液,维持血细胞比容在30%左右。低分子量右旋糖酐、代血浆也可适当使用。此外还要根据血流动力学指标,如CVP、P、BP、PCWP的变化,每小时尿量及周围微循环情况来调节输液、输血的量及速度。

(二)积极处理原发病、止血

1. 失血性休克　创伤性出血,首要的任务就是止血,方法有止血带法、包扎止血法、压迫止血法等;上消化道出血如消化性溃疡并发出血、门静脉高压症食管-胃底静脉曲张出血,大多可以用止血药、垂体后叶素、三腔二囊管(对食管胃底静脉曲张)或者内镜局部处理,缓解出血;少数患者的出血用以上方法仍不能缓解,则需要紧急手术止血,应一边快速扩容、一边施行创伤较轻的手术处理。

2. 失液性休克　常见的病因是大面积烧伤、高温环境中脱水、急性胰腺炎、急性肠梗阻等,由于失液的成分不同或加以细胞受损和介质、细胞因子等释出,治疗上需要区别对待。例如,急性胰腺炎并发休克,除了扩容,应及时引流含有胰酶的腹腔液和清除坏死组织;急性肠梗阻则应设法及时解除梗阻,以免肠内有害物质继续进入血流和肠管血液循环障碍加重。

二、损伤性休克

损伤性休克见于严重外伤,如复杂性骨折、挤压伤或大手术等,引起血液或血浆丧失、损伤处炎性肿胀和体液渗出,导致低血容量。同时受损机体内可出现组胺、蛋白酶等血管活性物质,引起微血管扩张和通透性增高,致有效循环血量进一步减少。另外,创伤能够刺激神经系统,引起疼痛和神经内分泌系统反应,影响心功能。有的创伤如胸部可直接影响心、肺,颅脑损伤有时可使血压下降等。所以损伤性休克的病情往往比较复杂。

损伤性休克的发病机制是复杂的,治疗也较复杂,但要点为补充血容量和创伤处理。

(一)补充血容量

虽然不同创伤致休克主要发病机制不一,但恢复有效循环血量是一致的,一般与失血性休克相似,如有大量失液,应根据丢失液体的性质和量调整输液的种类和量。

(二)创伤处理

应针对创伤尽早进行相应的手术处理,如清创缝合术,胸腔闭式引流处理血气胸,固定骨折肋骨制止反常呼吸运动,心包穿刺或引流治疗血性心脏压塞,剖腹探查术治疗肝脾破裂及处理胃肠破裂等。只有抗休克与创伤处理同时进行,才能有效地治愈患者。

(三)对症处理

1. 纠正酸碱失衡　早期轻度休克由于过度换气,常出现呼吸性碱中毒,中度休克多为代谢性酸中毒,晚期或重度休克有急性呼吸功能衰竭,常伴呼吸性酸中毒,应酌情及早纠正。

2. 药物治疗　在补充血容量后使用血管活性药物、强心剂、药理剂量皮质激素,合并有 DIC 者应抗凝治疗,伴有多器官功能衰竭者应尽早积极支持和保护内脏功能。使用抗生素以防治感染,对剧烈疼痛可适当给予镇痛、镇静药物。

第三节　感染性休克

感染性休克是由脓毒症引起的低血压状态,又称为脓毒性休克。脓毒症(sepsis)是机体对严重感染的全身反应,本质上是炎症介质引起的全身效应。导致重症感染的各种致病菌如革兰氏阴性菌、革兰氏阳性菌、真菌、病毒等均可导致感染性休克。外科感染性休克多见于烧伤、腹膜炎、化脓性胆管炎、重症胰腺炎、绞窄性肠梗阻、泌尿系统感染等。相对而言,革兰氏阴性菌更易引发休克。

【临床分型】　外科感染性休克患者常表现为原发感染病症状、体征、白细胞增高;同时伴有寒战、高热,脉细数,神志障碍(烦躁不安、表情淡漠、嗜睡、昏迷),面色苍白,皮肤发绀、湿冷,少尿或无尿,血压下降等;如并发 DIC 则有出血倾向,以及多器官功能障碍或衰竭。

感染性休克的血流动力学改变有高动力型和低动力型两种(表 10-5)。高动力型即高排低阻型休克,表现为外周血管扩张、阻力降低,心排血量正常或增高,患者皮肤温暖干燥,又称暖休克。低动力型又称低排高阻型,表现为外周血管收缩,微循环淤滞,大量毛细血管渗出致血容量和心排血量减少。患者皮肤湿冷,又称冷休克,临床较多见。

> **考点:**
> 感染性休克的血流动力学分型。

表 10-5　感染性休克的血流动力学分型

临床表现	高排低阻型	低排高阻型
神志	清醒	烦躁,淡漠,嗜睡或昏迷
皮肤色泽	淡红或潮红	苍白,发绀或花斑样发绀
皮肤温度	温暖、干燥	湿冷或冷汗
毛细血管充盈时间	1~2 s	延长
脉搏/(次·min)	较慢、有力	细速
脉压/mmHg	>30	<30
尿量/h	>30 mL	<25 mL

【治疗】　休克发生时,抗休克和抗感染同时进行;休克纠正后,继续抗感染。

1. 补充血容量　补液量要充足，以纠正因广泛微循环开放和血液淤滞产生的血容量不足，同时还要考虑感染炎性渗出、呕吐、肠麻痹肠内液体增多，以及高热出汗、不能进食等因素导致体液的额外丢失。

2. 病因治疗

（1）抗感染药物的应用　遵循“早期、合理、有效、联合、静脉”原则。这类药物选用是否合理，与感染性休克的转归密切相关。选择抗感染药物的依据是血培养或脓液、渗出物培养结果，病原菌未确定时，可依据感染部位及可能的致病菌经验性选用抗生素或者选择抗菌谱包含金黄色葡萄球菌与革兰氏阴性菌如大肠埃希菌、克雷伯菌等的第三代头孢类抗生素。对消化道穿孔引起的腹腔内感染、脓肿、坏死性蜂窝织炎等，则应加用抗厌氧菌类抗生素。对链球菌性坏死性筋膜炎、葡萄球菌性中毒性休克综合征采用克林霉素效果较佳。若经培养后病原菌明确，应选择敏感的窄谱抗生素。联合两种或以上抗菌药物，更有利于控制感染。

使用抗生素时，应注意休克过程中机体内药物动力学特点。休克时口服和肌内注射的药物吸收均受限，故用药途径宜为静脉用药。肾功能降低使药物从肾排出受限，较易出现药物毒性作用，所以应适当控制剂量和延长给药间隔时间。此外，还要注意抗生素的过敏反应，以及对肾、肝、骨髓、神经系统等的损害。

（2）感染病灶的处理　感染性休克的外科患者大都有明确的原发感染病灶。因此，病灶须及早处理，否则细菌和毒素源源不断进入血液循环，休克难以好转或暂时好转后又发生。近半数的感染性休克可能需要紧急外科处理，治疗宜采用简捷、有效、创伤较小的措施。一般首先采取抗休克措施，争取在休克好转、生命体征稳定时处理病灶，如充分引流脓液、清除坏死组织或切除病变组织。但是，感染病灶内压力较高者（如闭袢型绞窄性肠梗阻、急性梗阻性化脓性胆管炎）和脓汁大量积存者，必须迅速减压引流，以制止细菌或毒素继续进入血液循环。此时，应在抗休克的同时施行紧急手术，手术中尽可能减轻刺激。近年来，借助B超、CT扫描等的定位，施行深部病灶的穿刺引流，这种方法如能成功，既可排出脓液又可减轻对机体的侵袭，比较安全。

3. 应用皮质类固醇激素　对感染性休克有较好的作用，应尽早使用，剂量要大，一般用2～3 d即可撤除。

4. 血管活性药物　根据不同血流动力学情况选用不同药物，对冷休克应用扩血管药，暖休克则用缩血管药。

5. 纠正酸碱失衡　包括处理早期的呼吸性碱中毒，中期的代谢性酸中毒及晚期的呼吸性酸中毒。一般中度休克应补充5%碳酸氢钠250 mL，以后再根据血气分析结果变化调整。

问题分析与能力提升

患者，男，45岁，因“车祸后腹部疼痛3 h”入院。体格检查：体温36.8 ℃，脉搏135次/min，血压70/50 mmHg，呼吸26次/min。神情淡漠，睑结膜苍白，心界不大，心率135次/min，律齐，无杂音，双肺呼吸音清。腹稍膨隆，有压痛，轻反跳疼，肝脾触诊不满意，移动性浊音阳性，双肾区无叩击痛，脊柱四肢无异常。腹部B超提示：脾破裂，腹腔内大量积血。

请问：①列出该患者诊断和诊断依据。②为明确诊断，需要做的进一步检查有哪些？③列出治疗原则。

同步练习题

1. 休克时代谢的病理生理改变主要是（　）

A. 细胞能量代谢以无氧代谢为主

B. 肝乳糖代谢能力下降引起酸中毒

C. 醛固酮和抗利尿激素的分泌增加

D. 细胞的功能失常

E. 以上都是

2. 中心静脉压的正常值是 ( )

A. 3~5 cmH_2O　B. 10~20 cmH_2O　C. 5~10 cmH_2O

D. 15~20 cmH_2O　E. 5~15 cmH_2O

3. 休克治疗的主要目的是 ( )

A. 升高血压　B. 恢复血容量　C. 纠正酸中毒

D. 恢复心排血量　E. 恢复组织的血流灌注

4. 下列选项中,对中心静脉压影响较小的是 ( )

A. 血容量　B. 静脉血管张力　C. 肺动脉楔压

D. 静脉回心血量　E. 右心室排血能力

5. 造成休克死亡最主要的原因是 ( )

A. 呼吸困难综合征　B. 急性心肌梗死　C. 急性肾衰竭

D. 脑疝　E. 急性肝衰竭

6. 在休克监测中,下列观察结果表示预后极差的是 ( )

A. 中心静脉压低于 0.49 kPa

B. 肺动脉楔压超过 4.0 kPa

C. 乳酸盐浓度超过 8 mmo/L

D. 动脉二氧化碳分压高于 5.33 kPa

E. 血小板计数低于 8.0×10^9/L

7. 下列选项中,对休克患者的紧急抢救中不适宜的是 ( )

A. 患者的体位采取头和躯干抬高 15°~20°,下肢抬高 20°~30°

B. 尽量控制活动性大出血,可使用休克服裤、袜

C. 保持呼吸道通畅,必要时可做气管插管或气管切开

D. 保持患者安静,避免过多搬动

E. 可间歇吸氧,给氧量每分钟 6~8 L

8. 休克扩容后,出现下列哪项应警惕急性肾衰竭 ( )

A. 尿少、CVP 低、BP 低

B. 尿少、CVP 高、BP 低

C. 尿少、CVP 正常、BP 正常

D. 尿少、CVP 低、BP 正常

E. 尿少、CVP 正常、BP 低

9. 女性,45 岁,遭车祸时左季肋部撞伤脾破裂。血压 80/60 mmHg,神志尚清楚,脉搏 120 次/min,表情淡漠,口渴,面色苍白。估计出血量为 ( )

A. 400~500 mL　B. 600~700 mL　C. 800~1 600 mL

D. 1 700~2 400 mL　E. 大于 2 400 mL

10. 女,85 岁,因大量呕血、黑便送来急诊。既往有冠心病,肾动脉硬化。立即给予输血、补液及相应的止血措施。对此患者指导液体入量及输入速度最有意义的参考指标是 ( )

A. 中心静脉压　B. 肘静脉压　C. 血压

D. 心率　E. 尿量

(赵印震)

第十一章 外科感染

学习目标

◆掌握　软组织急性化脓性感染的病因、临床特点和治疗；全身化脓性感染的诊断和治疗；破伤风的病因、临床表现、预防和治疗。
◆熟悉　一般化脓性感染的病因和分类、防治原则。
◆了解　全身化脓性感染和破伤风的发病机制。

外科感染(surgical infection)是指需手术治疗的感染性疾病及组织损伤、空腔器官梗阻、手术、烧伤等并发的感染。发病率高，占所有外科疾病的1/3～1/2。常需要手术及换药处理才能痊愈，一般来说，抗菌药物在外科感染治疗中仅起到辅助作用。

第一节　外科感染概述

【分类】

1. 按病菌种类

(1)非特异性感染　最常见，又称化脓性感染或一般性感染，常见致病菌有葡萄球菌、链球菌、大肠埃希菌等，常见疾病有疖、痈、丹毒、急性乳腺炎、急性阑尾炎等。其共同点：①同一致病菌可引起多种化脓性感染，不同致病菌又可引起同一种化脓性感染；②局部症状较为明显，如红、肿、热、痛和功能障碍，严重时会出现全身炎症反应；③属多细菌的混合感染；④防治原则基本相同。

(2)特异性感染　常见有结核病、破伤风、气性坏疽、念珠菌感染等，致病菌不同，临床表现、病程发展、治疗均不同。如破伤风只会由感染破伤风梭菌引起。

2. 按病程长短　病程在3周以内为急性感染；超过2个月为慢性感染；介于3周至2个月者为亚急性感染。

3. 按致病菌来源　①内源性感染，如肠道细菌易位；②外源性感染，来自机体外的病原菌所引起的感染，如伤口感染。

4. 按发生条件　如条件性(机会性)感染、二重感染(菌群交替)、医院内感染等。

【临床表现】

1. 局部表现　多数有明显的红、肿、热、痛和功能障碍4个典型症状，若一般化脓性感染部位较浅者，化脓后可触及波动感。但病变范围小或位置较深的，局部症状可不明显。感染后导致组织结构破坏、修复、愈合并形成瘢痕。

考点：
外科感染的临床表现。

2. 全身表现　症状轻重不一，感染轻者可无，感染较重的常有发热、头痛、全身不适、乏力、食欲减退等，一般均有白细胞计数增加和核左移。病程较长时，因代谢的紊乱，血浆蛋白减少和肝糖原的大量消耗，可出现营养不良、贫血、水肿等。全身性感染严重的患者可发生脓毒症、感染性休克等，甚至发展为多器官功能衰竭。

3. 特异性表现　特异性感染可因致病菌不同而出现各自特异的症状和体征，如破伤风患者可表现为肌肉强直性痉挛，结核病患者可出现午后低热、盗汗等。

【诊断】　根据病史、临床表现和白细胞计数及分类进行综合分析可基本确定感染。细菌培养阳性可确诊，必要时做厌氧菌培养；波动感阳性是浅部脓肿的主要诊断依据；X射线、CT、MRI、B超等影像检查有助于早期发现深部脓肿。

【治疗】　治疗原则是去除感染灶和通畅引流，治疗关键是合适的外科处理和合理的抗菌药物的应用，任何一种抗菌药物都不能取代及时、正确的外科治疗，包括局部治疗和全身治疗两个方面。此外，还应增强人体的抗感染和修复能力。

第二节　浅表软组织急性化脓性感染

一、疖

疖(furuncle)俗称疔疮，是指单个毛囊及其周围组织的急性细菌性化脓性感染。

【病因和病理】　主要为金黄色葡萄球菌，偶可由表皮葡萄球菌或其他病菌致病。好发于头面部、颈项部、背部等毛囊和皮脂腺丰富的部位，与皮肤不洁、擦伤、毛囊与皮脂腺分泌物排泄不畅、环境温度较高或机体抵抗力降低有关。炎症反应多为局限性且有脓栓形成。

【临床表现】　病初局部皮肤出现红、肿、热、痛的小结节。数日后逐渐肿大，结节中央组织化脓、坏死，中心可有黄白色的脓栓，触之稍有波动。局部破溃、脓性分泌物排出，脓栓脱落后炎症可消退。

疖一般无明显的全身症状。面疖，特别是鼻、上唇及周围所谓“危险三角区”的疖症状常较重，若病情加剧或处理不当如被挤压时，致病菌可经内眦静脉、眼静脉进入颅内，引起化脓性海绵状静脉窦炎，出现颜面部进行性肿胀，可有寒战、高热、头痛、呕吐、昏迷甚至死亡。

问题：
危险是指什么？

不同部位同时发生几处疖或者在一段时间内反复发生疖，称为疖病。与患者的抗感染能力较低(如有糖尿病)或皮肤不洁且常受擦伤有关。

【诊断与鉴别诊断】　依据临床表现，本病易于诊断。如有发热等全身反应，应做血常规检查；疖病患者还应检查血糖和尿糖，做脓液细菌培养及药敏试验。

需鉴别的疾病有：皮脂腺囊肿(俗称粉瘤)并发感染；痤疮伴有轻度感染以及痈等。痤疮病变小且顶端有点状凝脂；痈病变范围大，可有数个脓栓，除有红、肿、疼、痛外，全身症状也较重。

【预防和治疗】 保持皮肤清洁,炎热季节或环境中生活工作,应避免汗渍过多,勤洗澡并及时更换内衣,避免表皮损伤。

1. 局部处理　初始红肿阶段可选用热敷、超短波、红外线等理疗,也可敷贴中药金黄散、玉露散或鱼石脂软膏。已有脓头时,可点涂苯酚或碘酊;有波动感时,应及早切开引流;严禁挤压,以免引起感染扩散。

2. 全身治疗　若有发热、头痛、全身不适等症状,尤其是面部疖或并发急性淋巴结炎、淋巴管炎时,可选用青霉素类等抗菌药治疗或用清热解毒中药方剂等。有糖尿病者应给予降糖药物或胰岛素等药物治疗。

二、痈

痈(carbuncle)是指相邻多个毛囊及其所属皮脂腺、汗腺的急性细菌性化脓性感染,也可由多个邻近疖融合形成。中医称为“疽”。

【病因和病理】 主要致病菌是金黄色葡萄球菌,感染常从毛囊底部开始,沿皮下组织蔓延,再沿深筋膜向外周扩展,上传入毛囊群而形成多个脓头。由于有多个毛囊同时发生感染,痈的急性炎症浸润范围大,病变可累及深层皮下结缔组织,使其表面皮肤发生血运障碍甚至坏死;不易自行破溃,全身反应较重。随着时间迁延,可有其他病菌进入病灶形成混合感染,甚至发展为脓毒症。

【临床表现】 常见于抵抗力低下的中、老年人或患有慢性消耗性疾病的患者,部分患者伴糖尿病。好发生于颈、项部和背部等皮下组织厚韧部位,俗称“对口疗”或“搭背疮”。初起为小片皮肤硬肿,色暗红,其中可有数个凸出点或脓点,此时疼痛较轻,但有畏寒、发热、食欲减退和全身不适症状。随后皮肤硬肿范围增大,周围呈浸润性水肿,区域淋巴结肿大,局部疼痛加剧,全身症状加重。随着病变部位脓点增大、增多,中心处可破溃、坏死脱落,疮口局部呈蜂窝状,组织坏死,难以自行愈合。伴有显著的畏寒、发热、食欲不佳、白细胞计数增加等全身症状,易并发全身性化脓性感染。唇痈容易引起颅内的海绵状静脉窦炎,危险性更大。

【诊断与鉴别诊断】 依据临床表现,本病诊断不难。可做脓液细菌培养与药敏试验以鉴别,为选择抗菌药提供依据。注意患者有无糖尿病、低蛋白血症、心脑血管病等全身性疾病。

【预防和治疗】 注意个人卫生,保持皮肤清洁。及时治疗疖病,防止感染扩散。

1. 药物应用　及时合理使用抗菌药,可先选用青霉素或磺胺甲噁唑,以后根据细菌培养和药物敏感试验结果选药。有糖尿病时应给予胰岛素等相应治疗。还可选择清热解毒的中药,适当休息和加强营养,必要时用镇痛剂。

2. 局部处理　初期仅有红肿时,可用50%硫酸镁湿敷,鱼石脂软膏、金黄散等敷贴。若已出现多个脓点或已溃破时需要及时切开引流。在局部麻醉下做“+”或“++”形切口切开引流,切口线应超出病变边缘皮肤(图11-1),清除已化脓和尚未成脓但已失活的组织;然后脓腔填塞生理盐水或凡士林纱条,外加干纱布绷带包扎。术后创面渗血、渗出液过多及时更换敷料。术后24 h更换敷料,改呋喃西林纱条贴于创面起到抗炎作用。以后每日更换敷料,炎症控制后伤口内使用生肌散,促使肉芽组织生长和创面收缩愈合。较大的创面在肉芽组织长出后可行植皮术。

> **考点:**
> 痈的局部处理。

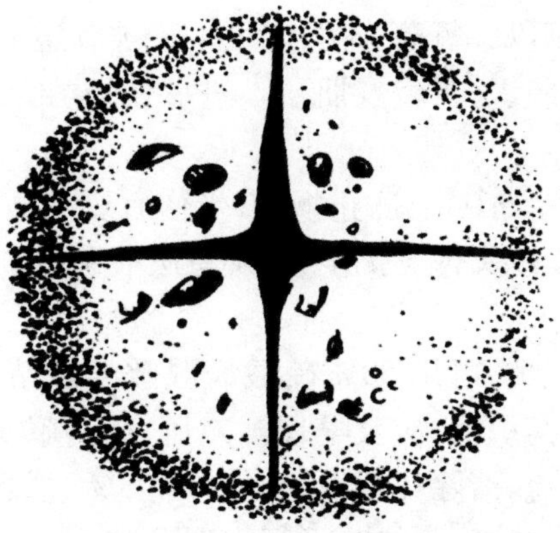

（1）

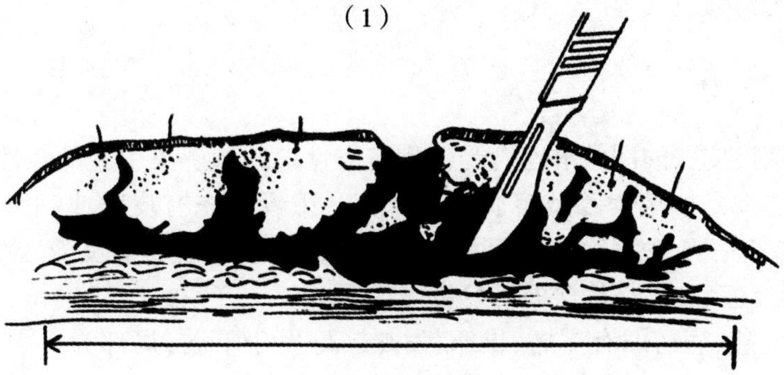

（2）

图 11–1　痈的切开

（1）“+”字形切开　（2）切口长度应超过炎症范围少许，深达筋膜

三、急性蜂窝织炎

急性蜂窝织炎（acute cellulitis）是指发生在皮下、筋膜下、肌间隙或深部蜂窝组织的急性弥漫性化脓性感染。

【病因与病理】　蜂窝组织即疏松结缔组织，炎症可因皮肤、黏膜损伤或局部化脓性感染灶直接蔓延所致。主要致病菌为溶血性链球菌，可产生并释放溶血素、链激酶、透明质酸酶等，炎症不易局限，扩散迅速，可导致全身炎症反应综合征（SIRS），但血培养为阴性。其次是金黄色葡萄球菌或厌氧菌，细菌会产生凝固酶，使脓液稠厚，较易局限为脓肿。

【临床表现】　表浅的急性蜂窝织炎，局部明显红肿、剧痛，并向四周迅速扩大，红肿边缘界限不清楚。邻近病变部位的淋巴结常有肿痛。病变加重时，皮肤部分变成褐色，可有水疱或脓疱。深部的急性蜂窝织炎则多表现为寒战、高热、头痛、乏力等全身症状，而表皮的病状不明显。严重时患者体温明显增高或明显降低，甚至有意识障碍等严重中毒症状。

因致病菌的种类、毒性和发病的部位不同，可有以下几种特殊类型。

1. 口底、颌下急性蜂窝织炎　小儿多见，感染多起源于口腔或面部。感染常向颌下或颈深部蔓延，可发生喉头水肿和压迫气管，引起呼吸困难，甚至窒息。

2. 新生儿蜂窝织炎　亦称新生儿皮下坏疽，其特点是起病急、发展快，病变不易局限，极易引发皮下组织的广泛坏死。皮肤坏死时肤色呈灰褐色或黑色，并可破溃。患儿高热、拒乳、哭闹不安或昏睡，全身情况严重。

3. 产气性皮下蜂窝织炎　致病菌以厌氧菌为主，多发生于被肠道或泌尿道内容物污染的下腹部或会阴部伤口，病变主要局限于皮下结缔组织，不侵及肌层。进展快，局部可触及皮下捻发音，破溃后脓液恶臭，全身症状严重。

【预防与治疗】　重视皮肤日常清洁卫生，防止损伤，受伤后要及早医治。

1. 药物应用　一般先用新青霉素或头孢类抗生素，疑有厌氧菌感染时加用甲硝唑。根据临床治疗效果或细菌培养与药敏试验调整用药。

2. 局部处理　早期一般性蜂窝织炎，可用50%硫酸镁湿敷或敷贴金黄散、鱼石脂软膏等，若脓肿形成应切开引流；口底及颌下的急性蜂窝织炎，应及早切开减压，以防喉头水肿压迫气管；产气性蜂窝织炎必须及时隔离，及早做广泛的切开引流，清除坏死组织，伤口用3%过氧化氢溶液冲洗和湿敷。

3. 对症处理　注意改善患者全身状态，高热时可行物理降温；进食困难者输液维持营养和体液平衡；呼吸急促时给予吸氧或辅助通气等。

四、丹毒

丹毒（erysipelas）是指皮肤的网状淋巴管受乙型溶血性链球菌感染引起的急性非化脓性炎症。

【病因与病理】　主要致病菌为乙型溶血性链球菌。患者常先有皮肤或黏膜的某种病损，如皮肤损伤、足癣、口腔溃疡、鼻窦炎等，发病后淋巴管网分布区域的皮肤出现炎症反应，常累及引流区淋巴结，病变蔓延较快，常有全身炎症反应，易治愈但易复发。

> **考点：**
> 丹毒的临床表现。

【临床表现】　起病急，病初即有头痛、畏寒、发热。好发于下肢，局部为片状皮肤红疹、微隆起、色鲜红、中间稍淡、境界较清楚，有烧灼样疼痛。病变范围可向外周扩展，中央红肿消退而转变为棕黄。有的可出现水疱，附近淋巴结常肿大、有触痛，但皮肤和淋巴结少见化脓破溃。病情加重时可出现全身性脓毒症。下肢丹毒反复发作可导致淋巴管阻塞、淋巴液淤滞，最终局部皮肤粗厚，肢体肿胀，甚至发展成"象皮肿"。

【预防与治疗】　注意皮肤清洁，及时处理小创口；本病有接触性传染，接触丹毒患者或是换药后，应当洗手消毒，防止交叉传染；与丹毒相关的足癣、溃疡、鼻窦炎等应积极治疗以避免复发。

卧床休息，抬高患肢。局部以50%硫酸镁液湿热敷。全身应用抗菌药，如青霉素、头孢类抗生素等。

第三节　手部急性化脓性感染

手部急性化脓性感染多由如针刺、指甲修剪过深、逆剥倒刺等轻微外伤所致，致病菌以金黄色葡萄球菌为主。手部的解剖结构特点决定了手部感染的特殊性。

【病因与病理】

1. 手掌面皮肤表皮层厚，角化明显，故掌面皮下化脓感染后炎症难以扩散，形成脓肿后也难以向掌面破溃，而手背皮肤和皮下组织松弛，富有弹性，其渗出液可通过淋巴或反流至手背，引起手背部肿胀，易误诊为手背感染。

2. 手掌面皮下分布许多致密的纵行纤维束，一端连接真皮层，另一端固定在骨膜、腱鞘或掌筋膜，将掌面皮下组织分成许多坚韧密闭的小腔。若是手指末节感染化脓后，手指可无肿胀，而极高的腔内压可使指骨缺血、坏死，疼痛剧烈，易形成骨髓炎；若掌心处发生感染，炎症可向深部组织蔓延，引起腱鞘炎、滑囊炎及掌深间隙感染，见图11-2。

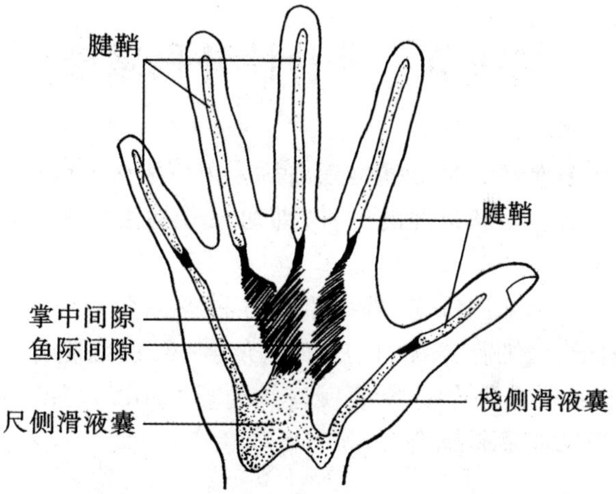

图 11-2 手掌侧的腱鞘、滑液囊和深间隙

3. 手部尤其是手指，组织结构致密，感染后组织内张力很高，神经末梢受压，疼痛剧烈；手部腱鞘、滑囊与筋膜间隙互相沟通，发生感染后常可蔓延全手，累及前臂。日后缩窄或形成瘢痕，将严重影响手的灵活性与触觉敏感性等功能。

常见的手部急性化脓性感染有甲沟炎、脓性指头炎和手掌侧化脓性腱鞘炎、滑囊炎、掌深间隙感染等。本节主要论述脓性指头炎。

脓性指头炎为手指末节掌侧皮下组织的化脓性细菌感染。常由甲沟炎加重或手指末节轻微损伤后所致，主要致病菌为金黄色葡萄球菌。

【临床表现】 初起阶段，指头有针刺样疼痛，轻度肿胀。继而指头肿胀加重，因压迫到手指滋养血管，伴剧烈的跳痛，可有发热、全身不适、白细胞计数增高。此后若疼痛减轻，应高度警惕感染加重使神经末梢受压和营养障碍而麻痹；皮色发白、皮温降低，反映局部组织趋于坏死；可发生末节指骨坏死和骨髓炎。感染可扩散至全身而导致脓毒症的发生。

【治疗】 初发时，应悬吊前臂平置患手，避免下垂以减轻疼痛。给予青霉素等抗菌药物，以金黄散糊剂敷贴患指。若患指剧烈疼痛，尤其是已出现跳痛或伴有全身症状，应及时切开引流，以免发生指骨坏死和骨髓炎。

> **要点：**
> 脓性指头炎的治疗。

脓性指头炎出现跳痛，明显肿胀，说明已压迫到血管，应立即切开减压、引流，不能等待波动感出现。在指神经阻滞麻醉下，选择末节指侧面做纵形切口，切口远侧不超过甲沟的1/2，近侧不超过指节横纹，将皮下纤维索分离切断，使脓液引流通畅不留死腔；脓腔较大则宜做对口引流，切口内放置橡皮引流片，有死骨片应当去除；切口不应做成鱼口形，以免术后瘢痕形成影响手指的触觉功能（图 11-3）。

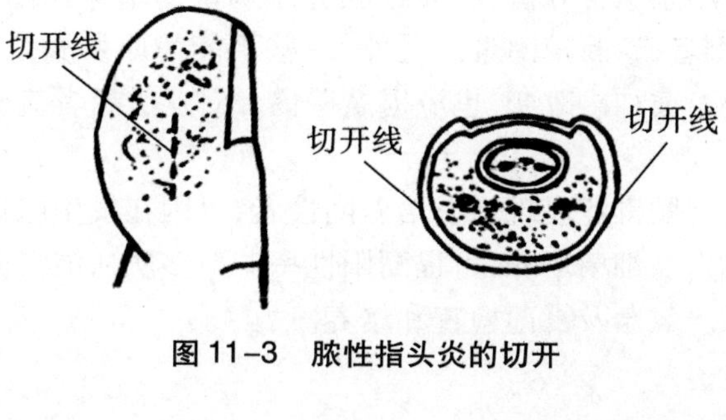

图 11-3 脓性指头炎的切开

第四节　全身性外科感染

全身性感染包括脓毒症和菌血症。脓毒症是指由病原菌因素引起体温、循环、呼吸、神志有明显改变者的全身炎症反应的统称。菌血症是脓毒症的一种，即血培养检出病原菌者，多指临床有明显感染症状的菌血症。

导致全身性感染病原菌其产物如内毒素、外毒素和多种炎症介质对机体造成损害，并刺激机体产生多种炎症介质，如肿瘤坏死因子、白细胞介素-1、白细胞介素-6、白细胞介素-8、氧自由基、一氧化氮等，过量且失控的炎症介质，可导致严重的全身炎症反应综合征（SIRS），如不能及时减弱或阻断其恶性循环，可导致感染性休克、多器官功能障碍综合征（MODS）。

【病因】

1. 致病菌数量多、毒力强和（或）机体抵抗力低下：常继发于严重创伤后的感染和各种化脓性感染，如大面积烧伤创面感染、开放性骨折合并感染、急性弥漫性腹膜炎、急性梗阻性化脓性胆管炎等。

2. 静脉导管感染：留置时间过长而污染或护理不慎的静脉留置导管，可使病原菌直接入血。

3. 肠源性感染：严重创伤等危重患者，肠黏膜屏障功能障碍，肠道内菌群及内毒素可经肠管壁移位所致。

4. 原发性疾病如糖尿病、尿毒症、长期或大量应用皮质激素或抗癌药等，导致抗感染能力降低的患者。

常见致病菌包括革兰氏阴性杆菌（如大肠埃希菌）、革兰氏阳性球菌（如金黄色葡萄球菌）、无芽孢厌氧菌（如拟杆菌、梭状杆菌等）及真菌等。在持续应用抗生素的情况下，尤其要警惕真菌感染的发生，勿漏诊、误诊。

【临床表现】

1. 骤起寒战、高热，体温可达 40~41 ℃或体温不升低于 36 ℃。起病急，病情重，发展迅速。

2. 心率加快、脉搏细速，呼吸急促或困难。

3. 头痛、头晕、恶心、呕吐、腹胀，面色苍白或潮红、出冷汗。神志淡漠或烦躁、谵妄甚至昏迷。

4. 肝、肾损害可有肝脾大，严重者可出现黄疸或皮下出血、瘀斑等。

【实验室检查】

1. 白细胞计数明显增高，可达 $(20\sim30)\times10^9$/L 以上，严重时反而降低，出现核左移、中毒性颗粒。

2. 可有不同程度代谢性酸中毒、氮质血症、溶血，尿中出现蛋白、管型、酮体等。

3. 寒战、高热时抽血进行细菌培养，较易发现致病菌。

【诊断】　根据典型的脓毒症临床表现，一般不难做出初步诊断。进一步根据原发感染灶的性质及其脓液性状，结合实验室检查结果综合分析，可大致区分致病菌为革兰氏阳性或阴性细菌。部分原发感染病灶隐蔽或临床表现不典型者，诊断较困难。另外，一些不能用原发病灶来解释的寒战、发热、脉搏细速、低血压、腹胀、黏膜皮肤瘀斑或神志改变，也应提高警惕。对这类患者应密切观察和进一步检查，以免误诊和漏诊。

细菌培养以确定致病菌，有脓毒症表现但血培养阴性者，可因在发生脓毒症前已应用抗菌药治疗，因此最好在发生寒战、发热时抽血做细菌培养，可提高阳性率。对多次血液细菌培养阴性者，应考虑厌氧菌或真菌性脓毒症，可进一步做厌氧菌及真菌检查和培养。

【治疗】

1. 原发感染灶的处理　此为治疗的关键，明确感染原发病灶，及时、彻底地处理，包括清除坏死组织和异物、消除无效腔、引流脓肿等，还要解除血流障碍、梗阻等相关因素。如一时找不到原发灶，应进行全面的检查，尤其是一些潜在的感染源和感染途径，如静脉导管感染时应立即拔除导管；危重患者疑为肠源性感染时，应及时纠正休克以恢复肠黏膜的血流灌注，促使肠黏膜尽快修复，口服肠道生态制剂以维护肠道正常菌群等。

2. 抗菌药的应用　不能等待培养结果，应早期、大剂量、联合应用有效的抗生素。可先根据原发感染灶的性质、部位，选用广谱抗生素，再根据细菌培养及抗生素敏感试验结果做调整。对真菌性脓毒症，应尽量停用广谱抗生素或改用必需的窄谱抗生素，并全身应用抗真菌药物。

3. 对症治疗　如控制高热、纠正电解质紊乱和维持酸碱平衡等。对受累的心、肺、肝、肾等重要脏器，以及原有的糖尿病、肝硬化、尿毒症等同时给予相应的处理。

4. 支持疗法　补充血容量、纠正低蛋白血症等。

第五节　有芽孢厌氧菌感染（破伤风）

> **考点：**
> 破伤风。

破伤风（tetanus）是破伤风梭菌通过伤口侵入人体，在缺氧环境下大量生长繁殖并产生毒素的一种特异性感染。常和创伤相关联，还可能发生于不洁条件下分娩的产妇和新生儿。

【病因】　破伤风梭菌，为专性厌氧菌，革兰氏染色阳性。平时存在于人畜的肠道，随粪便排出体外，以芽孢状态分布于自然界，尤以土壤中为常见。破伤风梭菌的芽孢对环境有很强的抵抗力，能耐煮沸。伤口内有破伤风梭菌并不一定发生破伤风，其发病率只占污染者的1%~2%，其发病必须具有无氧环境。如果伤口的外口较小，内有坏死组织、血块充塞或填塞过紧、局部缺血等，就形成了一个适合该菌生长繁殖的缺氧环境。

【发病机制】　伤口局部可无明显急性炎症或可能愈合。而在组织深部的缺氧环境中，破伤风梭菌的芽孢发育为增殖体，迅速繁殖并产生大量外毒素，主要是痉挛毒素和溶血毒素。痉挛毒素对神经组织具有高度亲和力，可吸收至脊髓、脑干等处，作用于脊髓前角灰质或脑干的运动神经核，使运动神经元兴奋性增强，引起骨骼肌紧张与抽搐；还可引起交感神经过度兴奋，出现血压升高、心率增快、体温升高等表现。溶血毒素可引起局部组织坏死、心肌损害等。

【临床表现】

1. 潜伏期　一般为6~12 d，平均7 d左右，少数患者1~2 d，还有伤后数月或数年因清除病灶或异物而发病者。潜伏期越短，预后越差。

2. 前驱期　症状不典型，全身乏力、头晕、头痛、咀嚼无力、烦躁不安、局部肌肉发紧、反射亢进等。

3. 发作期　典型症状是在肌紧张性收缩（肌强直）的基础上，阵发性强烈痉挛。通常最先受影响的肌群是咀嚼肌，随后顺序为面部表情肌、颈项肌、背腹肌、四肢肌，最后为呼吸肌。相应征象为张口困难（牙关紧闭）、皱眉、口角下缩（苦笑面容）、颈项强直、角弓反张，上肢屈曲、下肢伸直，手呈半握拳状；严重时可出现呼吸困难甚至窒息。上述发作可因轻微的刺激，如光、声、接触、饮水等而诱发。间隙期长短不一，发作频繁者，常示病情严重。发作时患者始终神志清楚，每次发作时间由数秒至数分钟不等。强烈的肌痉挛，可使肌断裂，甚至骨折。膀胱括约肌痉挛可引起尿潴留。持续的呼吸肌和膈肌痉挛，可造成呼吸骤停。患者死亡原因多为窒息、心力衰竭等并发症。

病程一般为3~4周,如积极治疗、没有特殊并发症者,发作的程度可逐步减轻,缓解期平均约1周。但肌紧张与反射亢进可继续一段时间;恢复期间还可出现一些精神症状,如幻觉,言语、行为错乱等,多能自行恢复。

【诊断与鉴别诊断】 主要根据病史和临床表现诊断本病。凡有外伤史,不论伤口大小、深浅,如果伤后出现肌紧张发硬,张口困难、颈项强直、反射亢进等典型症状,均应考虑此病的可能性。

需与下列疾病鉴别:①化脓性脑膜炎,虽有"角弓反张"状和颈项强直等症状,但无阵发性痉挛;有剧烈头痛、高热、喷射性呕吐、神志不清;脑脊液检查有压力增高、白细胞计数增多等。②狂犬病,俗称"恐水症",有被狗、猫咬伤史,以吞咽肌抽搐为主。喝水不能下咽,并大量流涎,患者听见水声或看见水,咽肌立即发生痉挛。③其他,如颞下颌关节炎、子痫、癔症等。

【预防】 破伤风是可以预防的,且易防难治。破伤风梭菌生长繁殖必需有缺氧环境。因此,创伤后早期彻底清创,改善局部循环,是预防破伤风发生的关键;另一重要预防措施是通过人工免疫产生较稳定的免疫力,有自动免疫和被动免疫两种方法。

1. 自动免疫 通过注射破伤风类毒素,使人体产生抗体。小儿常采用百日咳、白喉、破伤风三联疫苗。

2. 被动免疫 伤前未接受自动免疫者,伤后尽早皮下注射破伤风抗毒素(TAT)1 500~3 000 U,有效期10 d左右。对深部创伤、潜在厌氧菌感染可能的患者,可在1周后追加注射一次量。注射前应做皮内敏感试验,需注意的是,无论过敏与否都要进行被动免疫,皮试的目的是选择注射方法,如过敏应行脱敏注射。目前最佳的被动免疫是人体破伤风免疫球蛋白(TIG)250~500 U肌内注射,一次注射后可维持4~5周,免疫效能10倍于TAT。

【治疗】 破伤风一旦发病,极为严重,死亡率高。要采取积极的综合治疗措施,治疗原则包括清除毒素来源、中和游离毒素、控制和解除痉挛、保持呼吸道通畅和防治并发症等。

1. 正确处理伤口 凡能找到伤口,伤口内存留坏死组织、引流不畅者,应在抗毒血清治疗后,在良好麻醉、控制痉挛下进行伤口处理、充分引流,局部可用3%过氧化氢或1∶1 000高锰酸钾溶液冲洗。如看上去已愈合的伤口,因仔细检查有无窦道或无效腔。

2. 破伤风抗毒素 目的是中和游离的毒素。此法只在早期有效,若毒素已与神经组织结合,则难见效。一般用量是1万~6万U,分别由肌内注射与静脉滴注。静脉滴入应稀释于5%葡萄糖注射液中,缓慢滴入。用药前应做皮试。连续应用或加大剂量并无意义,且易致过敏反应和血清病。条件允许,首选TIG 3 000~6 000 U,一次肌内注射,早期应用有效。

3. 控制和解除痉挛 是治疗破伤风的关键。①患者入院后,应置于隔离病室,避免光、声等刺激。②根据病情可交替使用镇静、解痉药物,以减少患者的痉挛和痛苦。可供选用的药物有10%水合氯醛,保留灌肠量每次20~40 mL;苯巴比妥钠肌内注射,每次0.1~0.2 g;地西泮10~20 mg肌内注射或静脉滴注,一般每日1次。③痉挛发作频繁不易控制者,可用2.5%硫喷妥钠缓慢静脉滴注,每次0.25~0.5 g,但应警惕发生喉头痉挛和呼吸抑制,用于已做气管切开者比较安全。④新生儿破伤风要慎用镇静解痉药物,可酌情用洛贝林、尼可刹米等。

4. 防治并发症 主要并发症在呼吸道,如窒息、肺不张、肺部感染。对抽搐频繁、药物不易控制的严重患者,应尽早行气管切开,以便改善通气;清除呼吸道分泌物,必要时可进行人工辅助呼吸;气管切开患者应注意做好呼吸道管理,包括气道雾化、湿化、冲洗等;已并发肺部感染者,根据菌种选用抗生素。定时翻身、拍背,以利排痰,并预防压疮。必要时专人护理,防止发作时掉床、骨折、舌咬伤等。严格无菌技术,防止交叉感染。

5. 维持体液平衡 由于患者不断阵发痉挛、出大汗等,每日热量消耗和水分丢失较多。因此应注意补充营养和维持水、电解质的平衡。必要时可采用中心静脉肠外营养。

6. 应用抗菌药　青霉素80万~100万U,肌内注射,每4~6 h 1次,或大剂量静脉滴注,可抑制破伤风梭菌。也可给甲硝唑2.5 g/d,分次口服或静脉滴注,持续7~10 d。如伤口有混合感染,则选用相应抗菌药。

问题分析与能力提升

患者,男,21岁。足底被生锈钉刺伤后8 d,四肢抽搐2 d,发作时头颈部后仰、强直,牙关紧闭,口唇青紫,大汗淋漓。请问:①该患者最严重的并发症是什么?②该患者出现典型临床症状机制是什么?③该病如何预防和治疗?

同步练习题

1. 男,12岁,10 d前出现上唇部红肿,可见脓头,自行挤压排脓液,后出现发热、畏寒,体温最高达38.9 ℃,寒战,头痛剧烈,神志不清,其可能的并发症是　(　　)

A. 颌下淋巴结炎　B. 眼眶内感染　C. 海绵状静脉窦炎
D. 面部蜂窝织炎　E. 化脓性上颌窦炎

2. 不能引起特异性感染的是　(　　)

A. 破伤风杆菌　B. 结核分枝杆菌　C. β-嗜血性链球菌
D. 真菌　E. 梭状芽孢杆菌

3. 属于特异性感染的是　(　　)

A. 疖　B. 痈　C. 丹毒
D. 急性化脓性腱鞘炎　E. 气性坏疽

4. 男,50岁,颈后肿痛5 d,疼痛逐渐加重,伴畏寒、发热。有糖尿病史10年。查体:颈后红肿,范围约5 cm,边界不清,中央多个脓点。该患者最可能的诊断是　(　　)

A. 皮脂腺囊肿感染　B. 颈部丹毒　C. 颈部痈
D. 颈部疖　E. 蜂窝织炎

5. 男,50岁,颈后肿痛5 d,疼痛逐渐加重,伴畏寒、发热。有糖尿病史10年。查体:颈后红肿,范围约5 cm,边界不清,中央多个脓点。若行切开引流术,下列错误的处理措施是　(　　)

A. 未化脓但颜色已暗紫的组织也要清除
B. 可行“++”形切口切开引流
C. 切口线不宜超过病变边缘
D. 切口线要深达筋膜
E. 创面内填塞敷料压迫止血

6. 女,65岁,颈后部皮肤红肿7 d,初起时为小片皮肤硬肿,约3 cm×2 cm;有多个脓点,随后皮肤肿胀范围增多,出现浸润性水肿,局部皮肤肿胀范围增大,出现浸润性水肿,局部疼痛加重。表面皮肤呈紫褐色,范围约6 cm×5 cm,体温38.9 ℃,来院就诊。拟手术治疗,不正确的处理方法是　(　　)

A. 清除化脓或失活的组织　B. 切口线应超过病变边缘　C. 不可一期缝合切口
D. 切口内可填塞纱条　E. 沿皮纹行一横行切口

7. 男性,8岁,额部多发性疖肿,未治,红肿扩大,弛张性高热,4 d后臀部皮下又发现一肿块,疼痛,压痛明显,且有波动感,治疗方案为　(　　)

A. 乙醇浴退热　B. 额部疖肿换药　C. 臀部脓肿切开引流及抗生素治疗
D. 加强营养,增强抵抗力　E. 综合应用多种抗生素

8. 有关痈处理方法错误的是　(　　)

A. 中央部坏死组织多，全身症状重者，应手术治疗
B. 切口应超出炎症范围
C. 切开至皮肤全层
D. 尽量剪除坏死组织
E. 唇痈不宜切开

9. 一般不需要全身使用抗生素的是 ( )
A. 疖　B. 痈　C. 丹毒
D. 急性化脓性腱鞘炎　E. 气性坏疽

10. 痈好发于 ( )
A. 口腔及面部　B. 项部及背部　C. 四肢
D. 会阴部　E. 头皮

11. 关于痈的治疗正确的是 ( )
A. 初期只有红肿时，热敷治疗
B. 当表面紫褐色已破溃流脓时，不必切开
C. 切开引流时做"+"字形切口
D. 切口应达病变边缘皮肤
E. 切口应深达筋膜深面

12. 男，30 岁，重症感染患者，每天上午 10 点出现寒战、高热，已连续 5 d 疑有败血症，应做血培养。最佳抽血时间应在 ( )
A. 出现寒战时　B. 预计发生寒战及发热前　C. 寒战后体温升至最高时
D. 体温正常后 1 h　E. 体温正常后半小时

13. 男，25 岁，1 周前右足底被铁钉刺伤，未做清创处理。近日，感头痛、咬肌紧张酸胀，诊断为破伤风，其发病机制中错误的是 ( )
A. 破伤风杆菌产生的内毒素引起症状
B. 痉挛毒素是引起症状的主要毒素
C. 溶血毒素引起组织局部坏死和心肌损害
D. 破伤风是一种毒血症
E. 毒素也可影响交感神经

（李玥昊）

第十二章 创伤

学习目标

- ◆掌握 创伤的分类、诊断、急救与治疗,烧伤的面积计算、深度的判断及烧伤的临床分期与治疗。
- ◆熟悉 创伤的修复与愈合、创伤的并发症、清创与换药。
- ◆了解 冻伤与生物性损伤。

第一节 机械性损伤

一、创伤概述

创伤是指机械性致伤因素作用于人体所造成的组织结构完整性的破坏或功能障碍。随着社会进步和科学技术的不断发展,不少疾病已逐步得到有效控制,但创伤却有增无减,而且已成为继心脏疾病、恶性肿瘤和脑血管疾病之后的第四位死亡原因。

(一)创伤分类

分类方法较多,常用的有以下几种。

1. 按致伤因素分类　可分为烧伤、冷伤、刃器伤、挤压伤、火器伤、冲击伤、核放射伤及多种因素所致的复合伤等。

2. 按受伤部位分类　一般分为颅脑伤、颌面部伤、颈部伤、胸(背)部伤、腹部伤、骨盆伤、脊柱脊髓伤、四肢伤和多发伤等。

3. 按伤后皮肤完整性分类　可分为开放伤和闭合伤。闭合伤是指局部皮肤保持完整无开放性伤口,如挫伤、挤压伤、扭伤、震荡伤、关节脱位和半脱位、闭合性骨折和闭合性内脏伤等;开放伤是指局部有皮肤破损,如擦伤、撕裂伤、切割伤、砍伤和刺伤等。

4. 按伤情轻重分类　一般分为轻、中、重伤。轻伤主要是局部软组织伤,暂时失去作业能力,但仍可坚持工作,无生命危险或只需小手术者;中等伤主要是广泛软组织伤、肢体挤压伤、上下肢开放骨折、机械性呼吸道阻塞、创伤性截肢及一般的腹腔脏器伤等,丧失作业能力和生活能力,需手术,但一般无生命危险;重伤指危及生命或治愈后有严重残疾者。

(二)组织修复和创伤愈合

机体遭受创伤后所造成组织的损伤或缺损,常形成伤口或创面,如不愈合,不仅影响功能,还将成为重要的感染途径。因此,组织修复在创伤中具有非常重要的意义,组织修复的基本方式是由伤后增生的细胞和细胞间质再生增殖、充填、连接或替代损伤后的缺损组织。

1. 组织修复的基本过程　大致可分为3期。①局部炎症反应期:在创伤后立即发生,主要是血管和细胞反应、免疫应答、血液凝固和纤维蛋白的溶解,目的在于清除损伤和坏死组织,为组织再生和修复奠定基础。②细胞增殖分化和肉芽组织生成期:局部炎症开始不久即可有新生细胞出现,成纤维细胞、内皮细胞等增生、分化、迁移,分别合成、分泌组织基质和成新生毛细血管并共同构成肉芽组织。③组织塑形期:通过细胞增殖和基质沉积,伤后组织可达到初步的修复,但新生组织如纤维组织,在数量和质量方面并不一定达到结构和功能的要求,故需进一步改构和重建。

2. 创伤愈合的类型　可分为两种。①一期愈合:组织修复以原来的细胞为主,仅含少量的纤维组织,局部无感染、血肿或坏死组织,再生修复过程快,结构和功能修复良好。多见于损伤范围小、程度轻、无感染的伤口或创面。②二期愈合:以纤维组织修复为主,不同程度地影响结构和功能恢复,多见于损伤范围大、程度重、坏死组织多,且常伴有感染而未经合理处理的外科伤口。

3. 影响创伤愈合的因素　主要有局部和全身两个方面。局部因素中伤口感染是最常见的原因,局部血液循环状态、异物残留、软组织损伤程度、制动因素、包扎过紧等也可影响创伤的愈合。全身因素主要有营养不良、大量使用细胞增生抑制剂(如皮质激素等)、免疫功能低下及全身性严重并发症等。

(三)创伤并发症

创伤后是否出现并发症,以及并发症的类型与创伤的严重程度会有直接关系,常见的并发症有以下几种。

1. 休克　早期常为失血性休克,晚期由于感染发生可导致感染性休克。

2. 感染　开放性创伤一般都有污染,如果污染较重,且未经及时处理,加之免疫功能降低,很容易发生感染。

3. 脂肪栓塞综合征　常见于多发性骨折,肺部是最易发生的部位,可造成肺通气功能障碍甚至呼吸功能不全。

4. 应激性溃疡　发生率较高,多见于胃、十二指肠,小肠和食管也可发生。溃疡可为多发性,有的面积较大,且可深至浆膜层,可发生大出血或穿孔。

5. 器官功能障碍　创伤时由于组织的严重损伤,大量的坏死组织,可造成严重而持久的炎症反应,加之休克、应激、免疫功能紊乱及全身因素的作用,容易并发急性肾功能衰竭、急性呼吸窘迫综合征等严重内脏并发症。此外,由于缺血缺氧、毒性产物、炎症介质和细胞因子的作用,还可发生心脏和肝脏功能损害。

(四)创伤的诊断

创伤的诊断要特别注意这几个方面:创伤的部位、程度、性质、全身性变化及并发症,特别是原发损伤部位或远处内脏器官是否损伤及其程度。因此,详细了解受伤史,仔细全身检查,并借助辅助诊断措施等才能得出全面、正确的诊断。

1. 受伤史　首先,了解致伤原因,进而明确创伤类型、性质和程度;其次,了解受伤的时间、地点和体位等对判断伤情具有重要的参考价值;此外,还应了解伤后表现及其演变过程和处理情况,包括已实施救治情况等。详细的受伤史对了解损伤机制和估计伤情发展有重要价值。

2. 创伤检查　首先应从整体上观察伤员状态，区分伤情轻重，对于生命体征平稳者，可做进一步仔细检查；伤情较重者，可先着手急救，在抢救中逐步检查。

(1) 全身检查　首先要注意患者的生命体征变化，其次要检查受伤部位。若病情严重，需边检查边治疗，注意不能因为检查而延误抢救，更不能因为检查而加重损伤。

(2) 辅助检查　必要的辅助检查对创伤的诊断提供依据，需要结合不同的创伤部位、不同的创伤类型、不同的致伤因素及患者全身情况等选择相关的辅助检查项目。①实验室检查：血常规和血细胞比容可判断失血或感染情况，尿常规可提示泌尿系统有无损伤，电解质检查可分析水、电解质和酸碱平衡紊乱的情况，疑有胰腺损伤时，应做血或尿淀粉酶测定等。②影像学检查：X 射线平片检查对骨折伤员可明确骨折类型和损伤情况，以便制订治疗措施；怀疑胸部和腹腔脏器损伤者，可明确是否有气胸、血气胸、肺病变或腹腔积气等；还可确定伤处某些异物的大小、形状和位置等。CT 可以诊断颅脑损伤和某些腹部实质器官及腹膜后的损伤。超声检查可发现胸、腹腔的积血和肝、脾的包膜内破裂等。③穿刺和导管检查：诊断性穿刺是一种相对简单且安全的辅助方法。一般胸腔穿刺可明确血胸或气胸；腹腔穿刺或灌洗，可证实内脏破裂、出血。放置导尿管或灌洗可诊断尿道或膀胱有无损伤。

值得指出的是，虽然各种辅助检查技术水平不断提高，但手术探查仍是诊断闭合性创伤的重要方法之一，不仅是为了明确诊断，更重要的是为了抢救和进一步治疗，但必须严格掌握手术探查指征。

二、创伤的急救与治疗

创伤病情一般都比较危重，其处理是否及时和正确直接关系到伤员的生命安全和功能恢复。因此，必须十分重视创伤的处理，特别是早期急救处理。

(一) 急救

急救的原则是挽救生命第一，保护功能第二，组织修复第三。在处理复杂伤情时，应优先解除危及伤员生命的情况。必须优先抢救的急症主要包括心搏、呼吸骤停，窒息，大出血，张力性气胸，休克等。有些伤员必须在受伤现场进行急救。常用的急救技术主要有复苏、通气、止血、包扎、固定和搬运等。

1. 复苏　对于心搏、呼吸骤停患者，建议现场及早实施体外心脏按压及口对口人工呼吸；接着在急诊室(车)用呼吸面罩及手法加压给氧或气管插管接呼吸机支持呼吸；必要时在心电监测下电除颤，开胸心脏按压，并兼顾脑复苏。

2. 通气　抢救时必须争分夺秒地解除呼吸道阻塞，维持呼吸道的通畅。

3. 止血　常用的止血方法有指压法、加压包扎法、填塞法和止血带法等，根据创伤部位，因地制宜合理选用止血方法。

4. 包扎　包扎的目的是保护伤口，减少污染，压迫止血，固定骨折、关节和敷料并止痛。在进行伤口包扎时，动作要轻巧，松紧要适宜、牢靠，既要保证敷料固定和压迫止血，又不影响肢体血液循环。包扎敷料应超出伤口边缘 5~10 cm。

5. 固定　骨关节损伤时必须固定制动，以减轻疼痛、便于搬运、避免再损伤。固定范围一般应包括骨折处远和近端的两个关节，既要牢靠不移，又不可过紧。伤口出血者，应先止血并包扎，然后再固定。

6. 搬运　伤员经过初步处理后，需从现场送到医院进一步检查和治疗。正确的搬运可减少伤员痛苦，并获得及时治疗。平时多采用担架或徒手搬运。

(二) 一般处理

1. 体位和局部制动　较重的创伤后伤员卧床休息，所取的体位应利于呼吸运动和保持伤处静脉血回流，如半卧位利于呼吸、垫高受伤的下肢可减轻肿胀。受伤的局部应适当制动，可减缓疼痛，且利于组织修复。

2. 预防和治疗感染　凡有开放性创伤，均必须重视感染的防治。伤口的清洁、清创术必须及早施行。污染较多和组织破坏较重者需选用抗生素，并使用破伤风抗毒血清等。

3. 维持体液平衡和营养代谢　伤后有口渴和尿少提示体液不足，应及时检查和输液补充。

4. 镇静、镇痛和心理治疗　选用药物镇静、镇痛，使伤员可以安静休息和恢复生活起居，但不应一律给予麻醉镇痛药，要防止影响伤情判别和用药的不良反应。心理治疗也很重要，适当进行心理治疗，使伤员配合治疗，利于康复。

三、清创与换药

(一)清创术

清创术是对污染伤口进行外科处理，清洗去污、切除失去生机的组织，使之转变成清洁伤口，有利于伤口的愈合。8 h 以内的开放性伤口行清创术，8 h 以上而无明显感染的伤口，如伤员一般情况好，亦可应行清创术。头面部伤口局部血运良好，伤后 12 h 仍可按污染伤口行清创术。

1. 术前准备　术前准备应注意以下几个方面。①清创前须对伤员进行全面进行，如有休克，应先抢救，待休克好转后争取时间进行清创。②如颅脑、胸、腹部有严重损伤，应先予处理。如四肢有开放性损伤，应注意是否同时合并骨折，摄 X 射线片协助诊断。③如伤口较大，污染严重，应预防性应用抗生素，在术前 1 h、手术中、手术结束分别用一定量的抗生素。④麻醉方式：上肢清创可用臂丛神经或腕部神经阻滞麻醉；下肢可用硬膜外麻醉。较小较浅的伤口可使用局麻；较大复杂严重的则可选用全麻。

2. 清创步骤

> **考点：**
> 机械性损伤清创的步骤及要领；外科换药术；创伤的急救与治疗。

(1)清洗去污　首先，清洗皮肤：用无菌纱布覆盖伤口，再用汽油或乙醚擦去伤口周围皮肤的油污。术者按常规方法洗手、戴手套，更换覆盖伤口的纱布，用软毛刷蘸消毒皂水刷洗皮肤，并用生理盐水冲净。其次，清洗伤口：去掉覆盖伤口的纱布，以生理盐水冲洗伤口，用消毒镊子或小纱布球轻轻除去伤口内的污物、血凝块和异物。

(2)清理伤口　施行麻醉，擦干皮肤，用消毒液消毒伤口皮肤，伤口铺盖无菌手术巾。对浅层伤口，可将伤口周围不整皮肤缘切除 0.2~0.5 cm，切面止血，消除血凝块和异物，切除失活组织和明显挫伤的创缘组织。对深层伤口，应彻底切除失活的筋膜和肌肉(肌肉切面不出血或用镊子夹镊不收缩者，表示已坏死)。

如同时有粉碎性骨折，应尽量保留骨折片；已与骨膜游离的小骨片则应予清除。伤口如有活动性出血，在清创前可先用止血钳钳夹或临时结扎止血。待清理伤口时重新结扎，除去污染线头。渗血可用温盐水纱布压迫止血或用凝血酶等局部止血剂止血。

(3)修复伤口　清创后再次用生理盐水清洗伤口。再根据污染程度、伤口大小和深度等具体情况，决定伤口是开放还是缝合，是一期还是延期缝合。大而深的伤口，在一期缝合时应放置引流条；污染重的或特殊部位不能彻底清创的伤口，应延期缝合，即在清创后先于伤口内放置凡士林纱布条引流，待 4~7 d 后，如伤口组织红润，无感染或水肿时，再做缝合。缝合伤口时，不应留有无效腔，张力不能太大。

3. 术后处理　根据全身情况输液或输血；合理应用抗生素，防止伤口感染，促使炎症消退；注射破伤风抗毒素，如伤口深，污染重，应同时肌内注射气性坏疽抗毒血清；抬高伤肢，促使血液回流；注射伤肢血运、伤口包扎松紧是否合适、伤口有无出血等；伤口引流条，一般应根据引流物情况，在术后 24~48 h 内拔除；伤口出血或发生感染时，应即拆除缝线，检查原因，进行处理。

(二)换药术

换药又称更换敷料。通过更换敷料,可动态观察伤口的生长情况,及时清除异物、脓液或过剩的肉芽组织等,确保引流的通畅,防止附加的损伤与污染,为促进伤口的愈合创造良好的局部条件。

1.换药前的准备

(1)环境、患者的准备　室内光线应充足、柔和、空气新鲜、温度适宜、不潮不燥,无灰尘。

(2)换药用物、药品的准备　常用换药用物准备:要根据具体的情况,一般伤口应准备无菌换药碗2个,有、无齿镊各1把,敷料数块,乙醇与生理盐水棉球各数个,分置于换药碗的两侧,不能混在一起。有时还需准备引流物、血管钳、剪刀、探针等。一换药碗覆盖于另一碗上,以便于携带。同时还应准备胶布、棉签、污物筒等。

(3)术者准备　严格无菌操作:换药前操作者必须戴好帽子、口罩,穿工作服,并认真洗手。一般创面,应每换一患者洗一次手;特殊感染、大创面或必须用手操作的要戴无菌手套。事先了解患者伤口的情况,安排换药次序。

2.换药的基本操作步骤　主要包括3个步骤:揭去伤口敷料;清理伤口,更换引流物;覆盖无菌敷料,并加以固定,详见第四十二章临床常用基本操作技术。

(1)取下伤口原有的敷料:撕解胶布应由外向里,切勿生拉硬扯引起疼痛。外层的敷料可用手揭除;内层的敷料应用镊子取除。

(2)对伤口、创面进行清洁、消毒和其他处理:应根据具体的情况使用相应的方法。

(3)处理完伤口后用无菌敷料覆盖、固定:所盖敷料的大小,以伤口不暴露为主,通常以达到伤口周围3 cm左右即可。至于加盖敷料的数量,则应按伤口渗出情况而定。伤口无渗出液者放置4~8层纱布已足够。如若分泌物较多,所盖敷料必须相应增多。纱布块常用胶布固定。

(4)妥善处理污染的敷料、更换下来的纱布、绷带及擦拭创面的棉球等,须用钳、镊夹取集中放于弯盘内,倒入污物桶。器械及碗、盒、盘擦洗净后,重新消毒灭菌。特殊感染的敷料应全部烧毁,器械做特殊灭菌处理。

第二节　烧　伤

广义的烧伤是指由热力、电能、化学物质、激光、放射线等所致的组织损害。临床以热力烧伤最为常见,即由高温的液体、气体、火焰、热金属等引起的组织损害,即热力烧伤。其他因子所致的烧伤有电烧伤、化学烧伤等。

【伤情评估】　根据烧伤史、烧伤面积、深度及局部和全身情况,对伤情予以综合判断和评估。

1.烧伤面积的计算　烧伤面积是指皮肤烧伤区域占全身体表面积的百分数。国内常用中国新九分法和手掌法。

(1)中国新九分法　是根据我国人体体表面积而获得的估计方法,将全身体表面积划分为11个9%,另加1%构成100%的体表面积(图12-1)。成人头颈部占9%;双上肢各占9%;躯干前、后(各占13%)及会阴部(占1%)占3×9%(27%);臀部及双下肢占5×9%+1%(46%)。具体体表面积所占比例详见下图。

儿童头大下肢小,随着年龄的增长,各部位的体表面积所占比例也不同,可按下列简易公式计算:头颈部面积=[9+(12-年龄)]%;双下肢面积=[46-(12-年龄)]%。

(2)手掌法　即无论成人或小孩五指并拢,一掌面积等于体表面积的1%。此法用于小片烧伤的估计或辅助九分法的不足(图 12-2),手掌法测量得用患者本人的手进行测量。

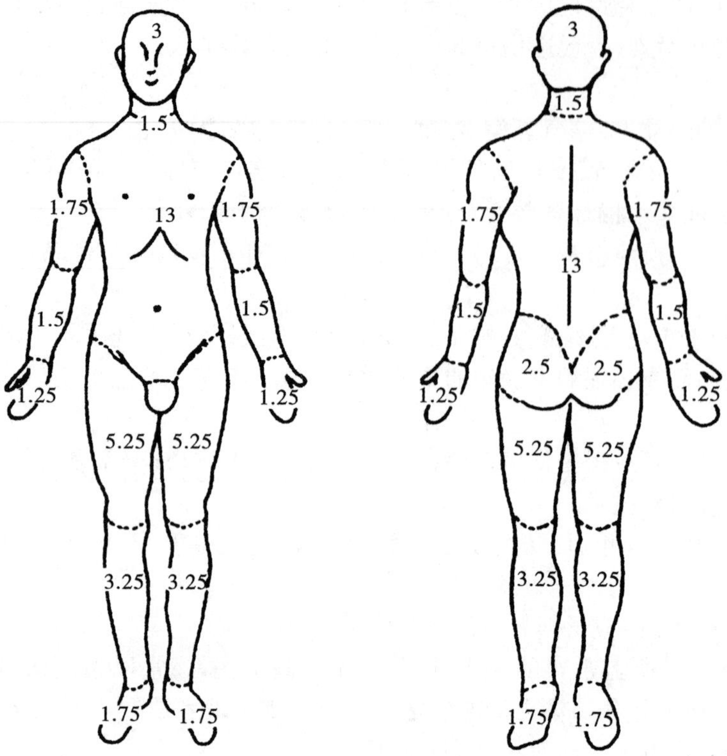

图 12-1 成人体表各部所占百分比示意

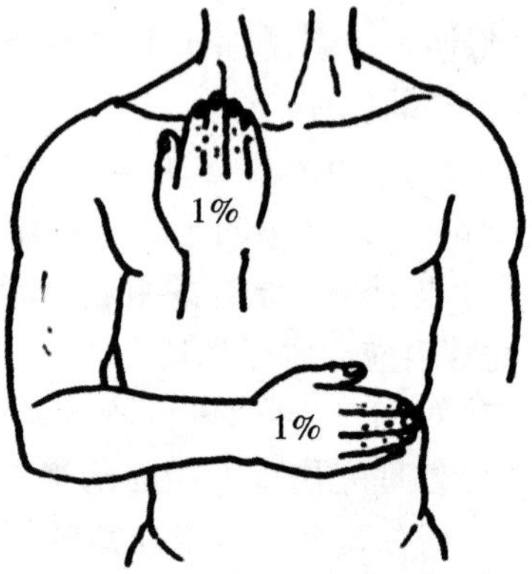

图 12-2 手掌法

2. 烧伤深度的识别 我国普遍采用三度四分法,即根据烧伤创面的深浅分为浅Ⅰ度、Ⅱ度(浅Ⅱ度、深Ⅱ度)、Ⅲ度。深达肌肉、骨质者仍按Ⅲ度计算。临床上为表达方便又把烧伤分为浅度和深度,将Ⅰ度和浅Ⅱ度称为浅度烧伤,将深Ⅱ度和Ⅲ度称为深度烧伤。三度四分法详见表 12-1。

表 12-1 烧伤三度四分法

分度	烧伤深度	创面特征	愈合情况
Ⅰ度	仅伤及表皮浅层,生发层健在	又称红斑性烧伤,局部红肿,有疼痛和烧灼感,皮温稍增高,3~5 d 后局部由红转淡褐色,表皮皱缩脱落愈合	短时间可有色素沉着,不留瘢痕
浅Ⅱ度	伤及表皮的生发层和真皮乳头层	局部红肿,有大小不一水疱,疱壁较薄,内含黄色或淡红色血浆样液体。去除水疱皮后,创面潮红、湿润,质地较软,痛觉敏感	若无感染等并发症,1~2 周可愈。愈后短期内可有色素改变,不留瘢痕,皮肤功能良好
深Ⅱ度	伤及真皮乳头层以下,但仍残留部分网状层	局部肿胀,有较小水疱,疱壁较厚,内含较稠厚液体或蛋白凝固的胶冻物。去除表皮后,创面微湿、微红或红白相间,可有栓塞的网状小血管,感觉迟钝,拔毛试验疼痛。由于残存毛囊、汗腺等皮肤附件,仍可再生	如无感染,一般 3~4 周可自行愈合。但可有瘢痕和瘢痕收缩引起的局部功能障碍。愈合后的上皮缺乏韧性和弹性,摩擦后易出现水疱而破损

续表 12-1

分度	烧伤深度	创面特征	愈合情况
Ⅲ度	全层皮肤烧伤,可深达肌肉甚至骨骼、内脏器官等	皮肤坏死、脱水后形成焦痂,故又称为焦痂型烧伤。创面蜡白或焦黄,甚至炭化。硬如皮革,干燥,痛觉丧失,针刺和拔毛无痛感。可见真皮下粗大栓塞的树枝状血管网,以四肢内侧皮肤薄处较为典型	由于皮肤及其附件全部被毁,3~4 周后焦痂脱落,创面修复有赖于手术植皮或焦痂脱落后上皮由周围健康皮肤长入。愈合后形成瘢痕,正常皮肤功能丧失,常造成畸形

对烧伤深度的估计,目前也有四度五分法,与三度四分法的不同之处在于将三度四分法Ⅲ度烧伤中损伤达深筋膜以下的烧伤,称为Ⅳ度烧伤

3. 烧伤严重性分度　我国常用下列分度法估计烧伤严重程度,详见表 12-2。

表 12-2　烧伤严重性分度

烧伤分度	烧伤面积与烧伤深度
轻度烧伤	总面积 10% 以下的Ⅱ度烧伤
中度烧伤	Ⅱ度烧伤面积 11% ~ 30% 或Ⅲ度烧伤面积 10% 以下
重度烧伤	烧伤总面积 31% ~ 50%,或Ⅲ度烧伤面积 11% ~ 20%,或总面积虽达不到上述百分比,但全身情况较重或已有休克、复合伤、中重度吸入性损伤等
特重烧伤	烧伤总面积 50% 以上,或Ⅲ度烧伤面积 20% 以上

4. 吸入性损伤　多发生于相对密闭的现场,烧伤时因气体吸入呼吸道引起的损伤称吸入性损伤。其致伤因素不仅是热力,燃烧时的烟雾含有大量的化学物质,吸入后可深达肺泡,产生局部损伤和全身中毒。在火灾中死于吸入性窒息者甚至多于烧伤。合并吸入性损伤者,从急救开始就应密切关注呼吸道是否通畅,并给予吸氧。

吸入性损伤的诊断:①燃烧现场相对密闭;②面、颈、口鼻周常有深度烧伤,鼻毛烧伤;③呼吸道刺激,咳出炭末痰,呼吸困难,肺部可能有哮鸣音;④声音嘶哑。

【病理生理与临床分期】　根据烧伤创面引起病理生理变化,一般将烧伤病程经过分为休克期、急性感染期、修复期、康复期。各期有不同的特点,各期之间紧密联系而有重叠,并非截然分开。

1. 休克期(体液渗出期)　烧伤休克发生的主要原因与烧伤创面的液体渗出有很大关系,无论烧伤深浅或面积大小,伤后因毛细血管通透性增加,迅速发生体液渗出。体液渗出一般在伤后 6~12 h 内达高峰,持续 36~48 h,严重烧伤可延至 48 h 以上。

小面积的浅度烧伤,主要表现为局部组织水肿,对有效循环血量影响不大。大面积烧伤时因体液迅速丧失、血容量明显下降,机体失代偿时可发生休克。因此在大面积烧伤,体液渗出期又称休克期,防治休克是此期的关键。

2. 急性感染期　感染可与休克同时发生,也可发生于休克期之后。严重烧伤易发生全身性感染的原因有:①皮肤、黏膜屏障功能受损,创面大量坏死组织和渗出物,为细菌入侵创造了条件。②由于创伤导致机体免疫功能受抑制、抵抗力降低。烧伤后 3~10 d,处于水肿回吸收期,回吸收过程中带入的"毒素"(细菌、内毒素)等增加了感染的概率。③严重烧伤时,肠黏膜发生应激性损伤,使肠道微生物、内毒素等发生移位成为内源性感染的来源。

3. 修复期　伤后第5~8天开始，直到创面痊愈称为修复期。没有明显感染的浅Ⅱ度烧伤可在8~14 d愈合；深Ⅱ度烧伤17~21 d可形成痂下愈合；Ⅲ度烧伤，面积很小者（直径在3~5 cm以内）可由四周的上皮长入而愈合，面积较大者需要经过植皮方可愈合。明显感染的深Ⅱ度烧伤的痂皮或Ⅲ度烧伤的焦痂于2~3周开始与健康组织分离而自溶脱痂。此时大量坏死组织液化，感染或加重，成为发生全身性感染的又一高峰时机。因此，积极主动地清除坏死组织，及早植皮覆盖创面，才能从根本上控制感染加速愈合。

4. 康复期　深Ⅱ度和Ⅲ度烧伤创面治愈后常遗留瘢痕或挛缩畸形，可用弹性绷带包扎或穿弹性套预防，还要逐步练习肢体功能活动，一般需待3~6个月以后才考虑整形修复以改进功能；重烧伤伤员内脏器官亦需要一个恢复过程，临床上称为康复期。严重大面积深度烧伤愈合后，由于大部分汗腺被毁，机体散热调节体温能力下降，在盛暑季节，这类损伤多感全身不适，常需2~3年调整适应过程。

【治疗】

1. 治疗原则　烧伤的治疗原则为：①保护烧伤区域，防止和清除外源性污染；②防治低血容量休克；③预防局部和全身性感染，对大面积严重烧伤，特别是休克期不平稳者，早期暴发全身性感染的概率很高，早期可用兼顾革兰氏阴性杆菌和革兰氏阳性球菌的抗生素，度过5~7 d的危险期后，应考虑停药；④用非手术和手术方法促使创面早日愈合，减少瘢痕增生所造成的功能障碍和畸形；⑤防治器官的并发症。

2. 现场急救　现场抢救的目标是尽快消除致伤原因，脱离现场和进行危及生命的救治措施。

（1）迅速脱离热源　采用可行方法灭火，尽快冷水冲淋灼热的衣裤后，剪开取下，避免强力剥脱，撕破水疱皮。小面积烧伤用清水连续冲洗或浸泡，带走余热，减轻疼痛。

（2）维护呼吸道通畅　火焰烧伤常伴呼吸道损伤，合并有CO中毒、昏迷者更应注意保持呼吸道通畅，必要时行气管切开、给氧。

（3）保护受伤部位　现场就近取材，用干净敷料或布类保护或简单包扎，使创面不再污染、损伤。

（4）镇痛　疼痛剧烈可酌情使用地西泮、哌替啶（杜冷丁）等。有休克者需经静脉用药，注意避免抑制呼吸中枢。

（5）注意有无复合伤　对大出血、开放性气胸、骨折等应先施行相应的急救处理。

（6）大面积严重烧伤急救　早期应避免长途转送，必须转送者应建立静脉输液通道，途中继续输液，留置导尿管，观察尿量。保证呼吸道通畅。

3. 院内一般处理　烧伤患者院内处理时应注意以下几点：①简要了解受伤史、迅速判断伤情的同时，记录血压、脉搏、呼吸，注意有无合并伤，严重呼吸道烧伤需及早行气管切开。②有并发休克危险者立即抗休克治疗。③创面保持清洁，Ⅱ度以上烧伤需做创面清创术。清创后按烧伤面积、深度的不同，进行相应创面处理。休克患者创面可先做简单清洁处理，待休克好转后再行清创。④注射破伤风抗毒血清，大面积严重烧伤应预防性使用抗生素。

4. 烧伤休克　大面积深度烧伤，休克发生早且重。休克直接危及生命，导致组织缺血、缺氧，损害内脏器官，从而影响烧伤整个病程。休克期的平稳度过对烧伤的治疗与转归，至关重要。液体疗法是防治烧伤休克的主要措施。

（1）早期补液方案　目前国内常用的输液公式为伤后第一个24 h，按照患者体重、Ⅱ度及以上的烧伤总面积计算，每1%烧伤面积每千克体重应补液（胶体和电解质）1.5 mL（儿童1.8 mL、婴幼儿2.0 mL）；胶体（血浆）和电解质液（平衡盐液）的比例为0.5∶1，广泛深度烧伤者及小儿烧伤其比例可改为1∶1。另加正常生理需水量2 000 mL以5%葡萄糖注射液补充（小儿另按年龄、体重计算）。

输液速度先快后慢，一般第一个8 h输入总量的一半，另一半在后16 h内输入。第二个24 h，胶体和电解质液为第一个 24 h 的一半,生理需仍为 2 000 mL,均匀分配。

胶体可以用血浆或血浆代用品,后者一般用量不宜超过 1 000 mL,并尽快以血浆取代。电解质液、胶体和水分应交叉输入。应注意先输电解质液,后输血浆等胶体液,也可将胶体保留至伤后 16 h 开始输入。避免一开始就输入大量的不含电解质的液体(如 5% 葡萄糖注射液),以免加重低钠血症,导致脑细胞的"水中毒"。

深度烧伤者,在输液中可增配 1.25% 碳酸氢钠,以纠正酸中毒和避免血红蛋白降解产物在肾小管的沉积。

(2)烧伤输液的监测　在抗休克治疗过程中应强调严密监测,根据患者的反应,调整输液总量、速度和成分。注意监测患者的意识、血压、呼吸、脉搏、脉压、尿量等,如出现血压低、尿量少、烦躁不安等现象,则应加快输液速度。输液时特别应注意保持呼吸道通畅。

5. 烧伤创面处理

(1)创面初期处理(清创)　Ⅰ度烧伤创面主要是清洁与保护创面。Ⅱ度以上创面都应在适当麻醉下清创。清创时擦净周围健康皮肤,用消毒液冲洗创面,用纱布轻轻拭净污垢或异物,忌刷洗或擦洗创面。Ⅱ度创面上水疱应将水疱液排空,完整的水疱皮可以保留,已脱落破溃的水疱皮应去除。清创后,根据局部情况包扎或暴露治疗。

(2)包扎疗法　适用于四肢烧伤,有保护创面、防止创面干燥,减轻疼痛、减少污染和及时引流创面渗液的作用。包扎范围宜超出创周 5 cm,包扎时适当均匀加压,以减少创面渗出。注意手指分开包扎,关节处于功能位置。深度烧伤一般应在 2 d 左右更换敷料,若敷料外层已被污染或被渗出液浸湿,患者有发热等表现,应及时换药,以防感染。

(3)暴露疗法　适用于头面部、会阴部等不便包扎的烧伤创面,以及大面积、深度烧伤。将创面暴露于空气中,保持创面干燥,便于观察创面变化,及时引流,促进创面愈合。创面上可涂 1% 磺胺嘧啶银霜剂、碘伏等外用抗菌药物或用浸有药物的单层纱布覆盖在创面上(半暴露)。要求环境清洁、温暖、干燥,室温 30~32 ℃,相对湿度 40%,接触创面的用品应灭菌。

(4)去痂、植皮　深度烧伤的创面自然愈合的过程缓慢甚或不能自愈。这类创面自然愈合后形成瘢痕,可造成畸形和功能障碍。因此,对于深度烧伤创面,应积极行切(削)痂植皮。对于中小面积的深度烧伤创面,如患者全身情况好,可于伤后 1~2 d 行切(削)痂植皮。对于大面积深度烧伤,可于伤后 5 d 左右,在患者平稳度过休克期,全身情况允许时,分次进行切(削)痂植皮。

考点:

烧伤伤情判断、面积计算和深度判断;烧伤临床病理分期;大面积烧伤的急救和小面积烧伤的治疗。

常用游离皮片移植的方法有:大张中厚自体皮移植、小片或邮票状自体皮移植、网状皮片移植术、点状植皮、自体微粒植皮等。游离植皮时,应保证创底无坏死组织、无积血,并均匀加压包扎,不留无效腔。术后注意局部制动,启视时间刃厚皮片需 2~3 d,中厚与全厚皮片相应延长至 7~10 d。

第三节　冻　伤

冻伤是指低温引起机体的损伤,临床将冻伤分为非冻结性冻伤和冻结性冻伤两类。

一、非冻结性冻伤

非冻结性冻伤是人体接触 10 ℃以下、冰点以上的低温,加上潮湿条件所造成的损伤,包括冻疮、水浸足(手)、战壕足等。冻疮多见于冬季气温低且潮湿的地区;水浸足是长时间暴露于湿冷环境中所致,见于海员、渔民、水田劳作以及野外施工人员等;战壕足多发生于战时,是长时间站立在壕沟内所引起的。

【临床表现】 好发部位常见于手、足、耳郭及鼻尖等易外露部位。机体局部长时间暴露于湿冷环境中,皮肤血管收缩,血流滞缓,导致细胞代谢障碍。初起时皮肤发凉、红斑、发绀、肿胀,并出现大小不等的结节,感觉异常,有灼热、灼痛,局部温暖时尤为显著。有时出现水疱,水疱去表皮后创面有渗液,并发感染后形成浅表溃疡或糜烂。治愈后因局部皮肤的慢性血管炎及皮肤抵抗力降低,对寒冷敏感易复发。

【预防】 冬季及寒冷区域野外工作,注意防寒保暖,避免长时间在冷水或潮湿环境中停留;必要时应穿着防水、防寒服;注意活动肢体等。手、足、耳处可外涂防冻疮霜剂。

【治疗】 治疗原则为快速复温、预防感染与对症处理。如局部可外用冻疮膏,已破溃者可涂抹含抗菌药物的软膏。也可采用扩张血管药物,以改善肢体循环。

二、冻结性冻伤

冻结性冻伤是由冰点以下低温所造成,包括局部冻伤和全身冻伤。

【病理】 人体局部组织接触冰点以下的低温时,发生强烈的血管交替舒缩反应。随着温度下降和血管功能的衰竭,局部组织温度降至冰点以下,细胞间隙形成冰晶,逐渐造成细胞内脱水、细胞变性,同时血液处于高凝状态,诱发血栓形成。复温后引起局部再灌注损伤,冰晶融化,细胞肿胀、破裂,加重细胞损伤。炎症介质和细胞因子大量释放,损伤局部炎症反应强烈,组织缺血、缺氧发生坏死。

【临床表现】 局部冻伤后皮肤苍白发凉、麻木或丧失知觉,不易区分其深度。复温冻融后其损伤深度可分为四度,详见表 12-3。

表 12-3 冻伤分度

分度	伤及层次	局部症状	愈合
Ⅰ度	伤及表皮层	局部红肿、充血;有热、痒、刺痛的感觉	不经治疗数日后可自愈
Ⅱ度	伤及真皮层	局部明显充血、水肿,有水疱形成,疱液呈血清样,主观感觉疼痛较严重	水疱在 2~3 周内干燥结痂,后脱痂愈合
Ⅲ度	伤及皮肤全层及皮下组织	创面由苍白变为黑褐色,感觉消失,创周红、肿、痛及水疱形成	若无感染,4~6 周后坏死组织脱落,形成肉芽创面,愈合甚慢而留有瘢痕
Ⅳ度	损伤深达肌肉、骨骼	皮肤呈紫蓝色、青灰色,无水疱或出现血性水疱。局部组织温度极低,痛、触觉均丧失	如合并感染发生组织腐烂或形成湿性坏疽,甚至气性坏疽,以至危及生命

全身冻伤时先有寒战、苍白、发绀、疲乏、无力,继而出现肢体僵硬、意识障碍、呼吸抑制、心跳减弱、呼吸减慢、心律失常,最后呼吸、心搏停止。如能及时抢救患者复温复苏后,仍常发生心室纤颤、低血压、休克,常有肺水肿、肾功能衰竭等并发症。

【治疗】

1. 急救 快速复温,使用 38~42 ℃恒温水浸泡伤肢,冻僵者全身浸泡。使患者 20~30 min 内迅速复温,肢体红润、循环恢复良好,皮肤有温感。对呼吸、心搏骤停者要施行急救复苏措施。静脉输入液体可加温至 42 ℃。

2. 局部创面处理 Ⅱ度冻伤有较大水疱者,可将疱内液体抽出,局部包扎或涂抹冻伤膏;Ⅲ、Ⅳ度冻伤多用暴露法治疗。保持创面清洁,冻伤部位每天在 40 ℃消毒药液中清洗浸泡 1~2 次,每次 20~30 min,连续 7~10 d。冻伤坏死组织界限清楚时,予以切除,对并发湿性坏疽者常需截肢。

3. 全身治疗　对Ⅲ度以上冻伤要加强全身抗感染治疗。为改善冻区血液循环,可输注低分子右旋糖酐、托拉苏林、罂粟碱及活血化瘀中药,也可考虑用溶栓剂、抗氧化剂等。

第四节　生物性损伤

一、兽咬伤

兽咬伤以犬、猫、鼠、猪等咬伤多见。伤口深细,带有致病微生物的污染,易继发感染。咬伤后伤口应及时清创,清除异物与坏死组织,以生理盐水或稀释的碘伏液冲洗伤口,再用3%过氧化氢冲洗避免厌氧菌感染,必要时行扩大清创,开放引流,不做一期缝合。注射破伤风抗毒素 1 500 U,并给予青霉素、甲硝唑或二代头孢等抗生素预防感染。

密切观察伤人的犬兽,判别是否患有狂犬病。若怀疑狂犬病可能应行被动免疫治疗,狂犬病免疫球蛋白(RIG,20 U/kg 体重)做伤口周围浸润注射。使用动物源性 RIG,应做过敏试验。如试验阳性,应在注射肾上腺素后再给予。人源制剂的 RIG,则不必使用抗过敏药物。主动免疫采用狂犬病疫苗在伤后第 3、7 天皮内注射二点(每点 0.1 mL),第 14、28 天再皮内注射一点。婴儿可以接种含狂犬病的联合疫苗,对犬猫应严加管理并施行免疫注射。狂犬病预后差、死亡率高,为减少发病,预防极为重要。

二、蛇咬伤

蛇分为无毒蛇和毒蛇两类。无毒蛇咬伤常无须特殊处理,可按常规损伤治疗原则进行。毒蛇咬伤时毒素可以通过毒牙进入组织和血循环而引起严重后果,常需紧急救治。

蛇毒是由多种酶和多肽组成的混合物,可分为血液毒、神经毒及混合毒,其临床表现略有不同。①血液毒对血细胞、血管内皮及组织有破坏作用,见于竹叶青、五步蛇等咬伤。其局部症状明显,伤处剧痛,出血较多,肿胀明显并很快向肢体近端蔓延,伴有皮肤水疱、血疱、瘀斑和渗血不止。全身症状迅速出现,通常有头昏、恶心、腹痛、谵妄,可有结膜下出血、咯血、呕血、血尿等,重者出现 DIC 甚至脏器功能衰竭。②神经毒对中枢神经和神经肌肉节有选择性毒性作用,常见于金环蛇、银环蛇咬伤。局部症状较轻,但可出现麻木感并向肢体近端蔓延。全身症状约在伤后 2 h 出现,表现为头昏、眩晕、恶心、呕吐、吞咽困难、疲乏无力、肌肉酸痛、眼睑下垂、步态不稳等。重者视力模糊、言语不清、呼吸困难、发绀、肢体瘫痪、惊厥、昏迷、休克、呼吸麻痹和心力衰竭等。③混合毒素兼有神经、血液毒素特点,如蝮蛇、眼镜蛇的毒素。治疗的主要目的是尽快排除毒素阻止毒素的吸收,减少局部和全身损害。

1. 急救措施　蛇咬伤后立即以布带等绑扎伤肢的近心端,以阻断淋巴、静脉回流,防止毒素过快扩散。以3%过氧化氢或0.05%高锰酸钾液清洗伤口,去除毒牙及污物。以胰蛋白酶2 000 U 加入0.05%普鲁卡因20 mL 做伤口周围封闭,能够降解蛇毒,减少毒素吸收。伤口深者可切开真皮或以三棱针扎刺肿胀皮肤,再以拔火罐、吸乳器抽吸,促使毒液流出。

2. 解毒药物　中成药有南通蛇药、广州蛇药、上海蛇药等,可以内服或以外敷伤口周围。抗蛇毒血清有单价和多价两种,对于已知蛇类咬伤可用针对性强的单价血清,否则使用多价血清。用前需做过敏试验,阳性者采用脱敏注射法。

3. 其他治疗　支持及对症处理；防治感染；对出现感染性休克、呼吸功能和肾功能不全的患者进行相应的处理等。

三、虫蜇伤

1. 蜂蜇伤　蜜蜂和黄蜂的尾刺连有毒腺，蜇人时蜂毒注入皮内，引起局部与全身症状。蜂蜇后局部有出现红肿、疼痛，数小时后可消退。如蜂刺留在伤口内，可引起局部化脓。黄蜂的蜂毒比较剧烈，蜇伤后局部肿痛明显，可出现全身症状，伤口一般无蜂刺存留。群蜂蜇伤后症状严重，除皮肤红肿外，还有头晕眼花、恶心呕吐、面部水肿、呼吸困难、烦躁不安，甚至出现昏迷、休克。

蜜蜂蜇伤后往往有蜂刺残留，应及时予以拔除，局部以弱碱液敷洗，再以南通蛇药糊剂敷于伤口并口服蛇药片。黄蜂蜇伤处局部应以食醋纱条或弱酸液敷贴，继以3%依米丁1 mL溶于5 mL注射用水后伤处注射。蜂蜇后全身症状严重者，应采取相应急救措施。

2. 蜈蚣咬伤　蜈蚣的钳足有毒腺开口，咬人时释放毒液，引起局部红肿、淋巴结炎、淋巴管炎。大蜈蚣释出毒液多，小儿被咬中毒症状重时，可有畏寒、发热、恶心、呕吐，严重者出现谵妄、昏迷，甚至致命。被蜈蚣咬后，伤口应以碱性液洗涤，伤口周围用普鲁卡因封闭。口服及局部敷用南通蛇药，有淋巴管炎时，加用抗生素。

3. 蝎蜇伤　蝎蜇人时尾部钩刺刺入人体，并释出毒液。蝎毒主要成分为溶血毒素、神经毒素和出血毒素等。蜇伤后局部大片红肿、剧痛、发麻。全身症状多见于儿童，表现为寒战、发热、头痛、头晕、恶心、呕吐、流涎、肌肉强直，重者可出现心律失常、低血压、肺水肿、胰腺炎、抽搐或昏迷等。

处理原则基本同毒蛇咬伤。伤后立即进行伤肢近心端绑扎，局部冷敷，切开皮肤伤口取出毒刺，吸除毒液，用0.05%高锰酸钾溶液或弱碱性溶液冲洗，伤口周围可用0.5%普鲁卡因环状封闭，口服或局部应用蛇药片。有条件可应用抗蝎毒血清。

4. 水蛭咬伤　水蛭即蚂蟥，水蛭用吸盘叮在人的皮肤上，用吸盘内的腭齿咬伤皮肤，故不易脱落。水蛭咬伤局部微痒，多不痛，出现水肿性丘疹，中心有一瘀点。因水蛭能分泌有抗凝作用的蛭素，故伤口流血较多。

发现水蛭吸附在皮肤上，可用手在其周围轻拍，或用醋、乙醇、盐水或清凉油等涂抹，使虫体自行脱落。不可强行拉扯，以免蚂蟥吸盘断留在皮内，有时可引起感染。伤口流血可用0.5%碘伏消毒后稍加压迫来止血。如检查发现吸盘残留，应以尖镊摘出，止血，碘伏消毒后用纱布包扎。

思考题

如何区分大面积烧伤与小面积烧伤？谈谈大面积烧伤的急救原则与注意事项。

同步练习题

1. 属于闭合伤的是　（　　）

A. 擦伤　B. 火器伤　C. 刺伤　D. 直肠破裂　E. 撕脱伤

2. 男，44岁，切伤右手中指，即刻来诊。检查神经、肌腱功能正常。处理出血最简便、有效的方法是　（　　）

A. 以止血钳夹住血管5 min　B. 冷冻止血　C. 用止血药　D. 以气压止血带止血　E. 局部包扎或缝合止血

3. 手部创口清创处理，一般不迟于 (　　)

A. 8 h　　B. 9 h　　C. 10 h

D. 11 h　　E. 12 h

4. 男，40岁，不慎右小腿被手榴弹炸伤3 h，包扎后就诊。查体：右小腿后不规则伤口长4 cm。肌肉破损渗血，有弹药污染。宜采取的处理方法是 (　　)

A. 清洗伤口止血加压包扎　　B. 消毒探查伤口后包扎　　C. 清创引流缝合伤口

D. 清创引流后延期缝合　　E. 清创缝合伤口

5. 软组织挫伤早期正确的处理是 (　　)

A. 应用镇痛药　　B. 热敷　　C. 冷敷

D. 局部使用抗生素　　E. 理疗

6. 小腿中段火器伤初期处理时不正确的措施是 (　　)

A. 要做全身检查　　B. 输血补液　　C. 清创后缝合伤口

D. 使用破伤风抗毒素血清　　E. 给予有效的抗生素

7. 地震现场，一工人左腰及下肢被倒塌之砖墙压住，震后6 h救出，4 h后送抵医院。诉口渴，尿少，呈暗红色。检查：脉搏120次/min，血压95/70 mmHg，左下肢明显肿胀，皮肤有散在瘀斑及水疱，足背动脉搏动较健侧弱，趾端凉，无骨折征。诊断首先考虑 (　　)

A. 感染性休克　　B. 肾挫伤　　C. 左下肢挫伤

D. 左下肢血栓形成　　E. 挤压伤综合征

8. 女性患者体重50 kg，双侧臀部、双大腿、双小腿均为Ⅱ度、Ⅲ度烧伤，第一个24 h补液总量为 (　　)

A. 4 000 mL　　B. 5 000 mL　　C. 6 000 mL

D. 7 000 mL　　E. 8 000 mL

9. 成年伤员，工作中其头颈部、左上肢、躯干后面、左小腿及左足不慎被火焰烧伤，按新九分法计算，其烧伤总面积应为 (　　)

A. 27%　　B. 33%　　C. 38%

D. 41%　　E. 45%

10. 符合Ⅲ度烧伤创面病理改变特点的是 (　　)

A. 水疱小、疱皮厚　　B. 可见毛细血管网　　C. 基底苍白

D. 创面呈皮革样改变　　E. 3~4周愈合、无须植皮

（周毕军）

第十三章

肿　瘤

学习目标

◆掌握　肿瘤常见临床表现、诊断方法及治疗原则。
◆熟悉　良性和恶性肿瘤的鉴别要点。
◆了解　肿瘤的病因及发病机制；具有对肿块进行穿刺、活检的操作能力。

第一节　肿瘤概述

肿瘤是机体细胞在各种致瘤因素作用下产生的增生与异常分化所形成的新生物。新生物一旦形成，不因病因消除而停止增生。其生长不受正常机体生理调节，而是破坏正常组织与器官。

近年来统计结果显示，恶性肿瘤是男性第二位、女性第三位死因。我国每年新发病例约 200 万，死亡约 140 余万人。全世界每年约有 900 余万人患恶性肿瘤。我国最常见的恶性肿瘤，在农村为胃癌、肝癌、肺癌、食管癌、肠癌，在城市依次为肺癌、胃癌、肝癌、肠癌与乳癌。目前肿瘤已发展成为最常见死亡原因之一。对肿瘤的早期诊断、有效预防和治疗，已成为医学科学研究重中之重。

【病因】　恶性肿瘤的病因较为复杂，尚未完全了解。多年来通过调查研究及临床观察，发现环境与行为对人类恶性肿瘤的发生有重要影响（表 13-1）。环境因素可分为促癌因素与致癌因素。肿瘤是在机体内在因素与外界因素联合作用下，细胞中基因改变并积累而逐渐形成的，癌变是一个多基因参与、多步骤发展的非常复杂的过程，其中的许多环节尚有待进一步研究来阐明和完善。

表 13-1　环境、行为因素与相关恶性肿瘤的发生部位

环境	行为因素	相关肿瘤发生部位
职业因素	接触石棉、沥青	肺、皮肤
	接触煤烟	阴囊、皮肤
生物因素	病毒、细菌	肝、胃、子宫颈、鼻咽
生活方式	烟草	肺、胰腺、膀胱、肾

续表 13-1

环境	行为因素	相关肿瘤发生部位
多种因素	饮食 硝酸盐、亚硝酸盐、低维生素 C、真菌毒素	胃、肝
	高脂、低纤维、煎或烤焙食物	大肠、胰腺、乳腺、前列腺、卵巢、子宫内膜
	烟与酒	口腔、食管
	烟与石棉	肺、呼吸道
	烟与病毒	肝
医源性因素	放射线、药物	皮肤、造血系统

(一)外界因素

1. 化学因素　对动物有肯定或可疑致癌作用的化学物质很多,其中有些和人类癌瘤有关。

(1)直接化学致癌物　主要是烷化剂类,其生物学作用类似 X 射线,如有机农药、硫芥等,可致肺癌及造血器官肿瘤。

(2)间接化学致癌物　①氨基偶氮类:易诱发膀胱癌、肝癌。②亚硝胺类:与食管癌、胃癌和肝癌的发生有关。③多环芳香烃类化合物:与煤烟垢、煤焦油、沥青等物质经常接触的工人易患皮肤癌与肺癌。④真菌毒素和植物毒素:黄曲霉素易污染粮食,可致肝癌、肾癌、胃与结肠的腺癌。

2. 物理因素　①紫外线:可引起皮肤癌,尤对易感性个体(着色性干皮病患者)作用明显。②电离辐射:由于 X 射线防护不当所致的皮肤癌、白血病等。吸入放射污染粉尘可致骨肉瘤和甲状腺肿瘤等。③其他:烧伤深瘢痕长期存在易癌变,皮肤慢性溃疡可能致皮肤鳞癌。滑石粉与胃癌有关,石棉纤维与肺癌有关。

3. 生物因素　生物致瘤因素主要是病毒,肿瘤病毒可分为 DNA 肿瘤病毒与 RNA 肿瘤病毒两大类。前者如 EB 病毒与鼻咽癌、伯基特淋巴瘤相关,EB 病毒主要感染人类口咽部上皮细胞和 B 淋巴细胞,EB 病毒能使 B 淋巴细胞发生多克隆性增殖,可以形成淋巴瘤。此外,单纯疱疹病毒反复感染与宫颈癌有关,乙型肝炎病毒与肝癌有关等。

(二)内在因素

1. 内分泌因素　与肿瘤发生有关的激素,较明确的有雌激素和催乳素与乳腺癌有关;雌激素与子宫内膜癌有关等;生长激素可以刺激癌的发展。

2. 免疫因素　先天或后天免疫缺陷者易发生恶性肿瘤,如丙种球蛋白缺乏症患者易患白血病和淋巴造血系统肿瘤,获得性免疫缺陷病(艾滋病)患者易患恶性肿瘤,肾移植后长期使用免疫抑制剂者肿瘤发生率较高。

3. 遗传因素　肿瘤有遗传倾向性,*BRCAl* 基因突变者易患乳腺癌;*APC* 基因突变者易患肠道息肉病。相当数量的食管癌、肝癌、鼻咽癌患者也有家族史。

【分类与命名】　根据肿瘤的形态及肿瘤对机体的影响,肿瘤可分为良性与恶性两大类。良性肿瘤,一般称之为“瘤”。恶性肿瘤来自上皮组织者称之为“癌”;来源于间叶组织者称之为“肉瘤”;胚胎性肿瘤常称母细胞瘤,如神经母细胞瘤等。但某些恶性肿瘤仍沿用传统名称“瘤”或“病”,如恶性淋巴瘤、白血病等。

各肿瘤根据其组织及器官来源部位而冠以不同的名称,如背部脂肪瘤、乳癌等。相同器官或组织可发生不同细胞类型的肿瘤,如肺鳞状细胞癌与肺腺癌等。同一细胞类型的癌,由于细胞分化程度不一,又分为高分化、中分化及低(未)分化癌,如胃高分化腺癌、肺未分化癌等。

在生物学行为上介于良性与恶性之间的肿瘤称交界性肿瘤。有的肿瘤虽为良性,但由于生长部位与器官特性所致的恶性后果,而显示为恶性生物行为,如颅内良性肿瘤伴颅内高压、肾上腺髓质肿瘤伴恶性高血压及胰岛素瘤伴低血糖等(表13-2)。

表13-2　良性肿瘤和恶性肿瘤的区别

区别	良性肿瘤	恶性肿瘤
分化程度	分化好,异型性小	分化不好,异型性大
核分裂象	无或少,不见病理核分裂象	多,可见病理核分裂象
生长速度	缓慢	较快
生长方式	膨胀性或外生性生长	浸润性或外生性生长
继发改变	少见	常见,如出血、坏死等
转移	不转移	可转移
复发	不复发或很少复发	易复发
对机体的影响	较小,主要为局部的压迫或阻塞	较大,破坏原发部位和转移部位的组织;出血、坏死,合并感染;恶病质

【肿瘤的诊断】 肿瘤的诊断包括确定肿瘤的部位和病变的性质,对恶性肿瘤还应该包括病变的恶性程度及分期,以便于确定合理的治疗方案,正确地评价疗效,判断预后。

(一)临床诊断

1.局部表现

(1)肿块　位于体表或浅在的肿瘤,肿块常是首发表现。肿瘤性质不同,其硬度、移动度及边界均可不同。位于深部或内脏的肿块不易触及,但可出现脏器受压或空腔器官梗阻症状。良性肿瘤生长缓慢,而恶性肿瘤则生长快,可出现如肿大淋巴结、肝、肾、脑和骨的结节与肿块等肿瘤转移表现。

(2)疼痛　肿块的膨胀性生长、破溃或感染等使末梢神经或神经干受刺激或压迫,可出现局部疼痛,尤以夜间更显著。肿瘤可致空腔脏器痉挛,产生绞痛。

(3)出血　体表及与体外相交通的肿瘤,发生破溃、血管破裂可致出血。消化道肿瘤可有呕血、黑便、血便或黏液血便等;泌尿道肿瘤除出现血尿外,常伴局部绞痛;肺癌可有咯血或痰中带血;子宫颈癌可有血性白带或阴道出血。

(4)溃疡　体表或胃肠的肿瘤,若生长过快,可因血供不足而继发坏死或因继发感染而形成溃烂。恶性者常呈菜花状,或肿块表面有溃疡,可有恶臭及血性分泌物。

(5)梗阻　肿瘤可导致空腔器官梗阻,随其部位不同可出现不同症状。如胰头癌、胆管癌可合并阻塞性黄疸。

(6)转移症状　如区域淋巴结肿大;相应部位静脉回流受阻,致肢体水肿或静脉曲张;骨转移可有疼痛或触及硬结,甚至发生病理性骨折;肺癌、肝癌、胃癌可致癌性胸、腹水等。

2.全身症状　良性及早期恶性肿瘤多无明显的全身症状。恶性肿瘤患者常见的非特异性全身症状有消瘦、乏力、贫血、低热等,恶性肿瘤晚期可以出现恶病质。

3.体格检查　全身体检中,除全身一般常规体检外,对于肿瘤转移多见部位如颈、锁骨上、腹股沟淋巴结，以及对腹内肿瘤者肝脏触诊及直肠指诊等均不可疏漏。局部检查中，明确肿块所在解剖部位，将有助于分析肿块的组织来源与性质。仔细查明肿块大小、外形、硬度、表面温度、血管分布、有无包膜及活动度等情况。良性者大多有包膜，质地接近相应的组织，较软。恶性者多无包膜，质硬，表面血管丰富或表面温度较相应部位高，生长迅速扩展快，浸润生长者边界不清且肿块固定，并可出现坏死、液化、溃疡、出血等继发症状。对区域淋巴结或转移灶进行常规检查，如乳癌检查腋下与锁骨上淋巴结。

（二）实验室诊断

1. 常规检查　包括血、尿及粪便三大常规检查。胃肠道肿瘤患者可伴贫血及大便隐血，大肠肿瘤者还可有黏液血便；泌尿系统肿瘤可有血尿，恶性肿瘤患者常可伴血沉加快；白血病者血象明显改变。常规检查的异常发现可为诊断提供有价值的线索。

2. 血清学检查　用生化方法可以做肿瘤标记物检测，肿瘤标记物可以是酶、激素、糖蛋白、胚胎性抗原或肿瘤代谢产物。常用方法：

（1）酶学检查　肝及成骨细胞可分泌碱性磷酸酶（AKP），故肝癌、骨肉瘤患者血清 AKP 常可增高，但伴有阻塞性黄疸者由于胆汁排泄受阻亦可增高。前列腺癌时可见血清酸性磷酸酶增高。前列腺癌骨转移伴增生性骨反应者，酸性和碱性磷酸酶均可增高。肝癌及恶性淋巴瘤有乳酸脱氢酶（LD）不同程度的增高。原发或转移性肝癌时可出现 5-核苷酸磷酸二酯酶同工酶和 γ-谷酰胺转移酶Ⅱ增高。

（2）糖蛋白　肺癌者血清 α 酸性糖蛋白、消化系统癌 CA19-9、CA50 等增高。

（3）肿瘤相关抗原　甲胎蛋白（AFP）是动物胎儿期由卵黄囊、肝、胃肠道产生的一种球蛋白，肝癌及恶性畸胎瘤者均可增高，可用于肝癌普查。癌胚抗原（CEA）是胎儿胃肠道产生的一组糖蛋白，在结肠癌、胃癌、肺癌、乳腺癌均可增高；大肠癌术后监测 CEA，对预测复发有较好的作用。

（4）激素类　内分泌器官肿瘤可出现激素分泌的增加，出现内分泌-肿瘤综合征。如垂体肿瘤致生长激素过高；绒毛膜促性腺激素（HCG）已被广泛应用于绒毛膜上皮癌的诊断及治疗。

（三）影像学和内镜诊断

应用超声波、X 射线、各种造影、CT、MRI、核素等各种方法所得成像，检查有无肿块及其所在部位、阴影的形态与大小，可以判断有无肿瘤及其性质。

1. 超声显像　简便且无损伤，目前广泛应用于肝、胆、胰、脾、甲状腺、乳房、子宫、卵巢等部位肿瘤的诊断，对判断囊性与实质性肿块很有价值。在超声引导下进行穿刺活检，成功率可达 80%～90%。

2. X 射线检查　①透视与平片：肺肿瘤、骨肿瘤可见特定的阴影；②造影检查：有普通造影、利用器官排泄特点进行造影、血管造影等方法，应用 X 射线数字减影技术更可显示清晰的图像。

3. CT 检查　于颅内肿瘤、实质性脏器肿瘤、实质性肿块及淋巴结等的鉴别诊断。

4. MRI 检查　对神经系统及软组织显像尤为清晰。

5. 放射性核素显像　用于肿瘤诊断的放射性核素有 ^{99}锝、^{131}碘、^{198}金、^{32}磷、^{133}氙、^{67}镓、^{169}镱、^{113}铟等 10 余种。临床上甲状腺肿瘤、肝肿瘤、骨肿瘤、脑肿瘤及大肠癌等常用放射性核素检查，一般可显示直径在 2 cm 以上的病灶。骨肿瘤诊断阳性率较高，且可早于 X 射线显影，能较早发现骨转移瘤，但易有假阳性。

6. 内镜检查　用腔镜和内镜技术直接观察空腔脏器、胸腔、腹腔及纵隔的肿瘤或其他病变，并可取细胞或组织行病理学检查诊断，还能对小的病变做治疗，如摘除息肉；又可向输尿管、胆总管或胰管插入导管做 X 射线造影检查。常用的有胃镜、纤维肠镜、腹腔镜、膀胱镜及子宫镜等。

（四）诊断与分期

病理学诊断为目前确定肿瘤的直接而可靠依据。

1. 临床细胞学检查　此法取材方便、易被接受，被临床广泛应用。

(1)黏膜细胞　食管拉网、胃黏膜洗脱液、宫颈刮片及内镜下肿瘤表面刷脱细胞。

(2)体液自然脱落细胞　肿瘤细胞易于脱落,标本取自胸腔积液、腹水、尿液沉渣及痰液与阴道涂片。

(3)细针吸取　用针和注射器吸取肿瘤细胞进行涂片染色检查。细胞学检查优点是简便易行、花费低、无须麻醉,缺点是多数情况下仅能做细胞学定性诊断。

2. 病理组织学检查　根据肿瘤所在部位、大小及性质等,应用不同的取材方法。各类活检有促使恶性肿瘤扩散的潜在可能,因此应在术前短期内或术中施行。

(1)切除活检　经手术能完整切除者则行切除活检或于手术中切取部分组织做快速(冷冻)切片诊断。

(2)穿刺活检　用专门设计的针头在局麻下获取组织小块,所取得的标本可以做组织学诊断。穿刺活检通常用于皮下软组织或某些内脏的实性肿块。

(3)钳取活检　多应用于体表或腔道黏膜的表浅外生性或溃疡性肿瘤,也可在进行内镜检查时获取肿瘤组织。

3. 免疫组织化学检查　其原理是利用特异抗体与组织切片中的相关抗原结合,经过荧光素、过氧化物酶、金属离子等显色剂的处理,使抗原-抗体结合物显现出来。具有特异性强、敏感性高、定位准确、形态与功能相结合等优点,对提高肿瘤诊断准确率、判别组织来源、发现微小癌灶、正确分期及恶性程度判断等有重要意义。

4. 肿瘤分期诊断　目前被广泛采用的是国际抗癌联盟提出的 TNM 分期法。T 是指原发肿瘤、N 为淋巴结、M 为远处转移。再根据病灶大小及浸润深度等在字母后标以 0 ~ 4 的数字,表示肿瘤发展程度。1 代表小,4 代表大,0 为无。在临床无法判断肿瘤体积时则以 Tx 表示。

【肿瘤的治疗】　良性肿瘤及临界性肿瘤以手术切除为主,但需注意临界性肿瘤必须彻底切除,否则极易复发或恶变。恶性肿瘤主要有外科治疗、化学治疗和放射治疗 3 种手段,近些年中医药及生物治疗在恶性肿瘤中的应用报道也日渐增多。一般认为,恶性肿瘤临床Ⅰ期以手术治疗为主;Ⅱ期以局部治疗为主,原发肿瘤切除或放疗,辅以有效的全身化疗;Ⅲ期采取综合治疗,手术前、后及术中放疗或化疗;Ⅳ期以全身治疗为主,辅以局部对症治疗。

1. 外科治疗　外科手术是肿瘤治疗的基础,对大多数早期和较早期实体肿瘤来说手术仍然是首选的治疗方法。良性肿瘤可经完整切除后,可获得治愈。若恶性实体瘤,只要癌细胞尚未扩散,手术治疗仍有较大的治愈机会。肿瘤外科手术根据其应用目的可以分为诊断性手术、根治性手术、姑息性手术和预防性手术等。

2. 化学治疗　半个世纪来,肿瘤的化学治疗有了迅速发展,它已成为肿瘤的主要治疗手段之一。

(1)抗肿瘤药物　临床常用的化疗药物包括以下几种。①细胞毒素类药物:烷化剂类药物,如环磷酰胺、氮芥、卡莫司汀(卡氮芥)、白消安(马利兰)、洛莫司汀(环己亚硝脲)等可作用于 DNA、RNA、酶和蛋白质,导致细胞死亡。②抗代谢类药:此类药物,如氟尿嘧啶、替加氟(呋喃氟尿嘧啶)、甲氨蝶呤、巯嘌呤、阿糖胞苷等对核酸代谢物与酶的结合反应有相互竞争作用,影响与阻断核酸的合成。③抗生素类,如放线菌素 D(更生霉素)、丝裂霉素、多柔比星、平阳霉素、博来霉素等。④生物碱类:长春碱类主要干扰细胞内纺锤体的形成,使细胞停留在有丝分裂中期。其他还有羟喜树碱、紫杉醇及鬼臼毒素类依托泊苷(VP-16)、替尼泊苷(VM-26)等。⑤激素和抗激素类:常用的有他莫昔芬(三苯氧胺)、托瑞米芬缓退瘤、己烯雌酚、黄体酮、丙酸睾酮、泼尼松等,该类药物能改变内环境进而影响肿瘤生长,有的能增强机体对肿瘤侵害的抵抗力。⑥其他:不属于以上诸类,如丙卡巴肼、羟基脲、L-门冬酰胺酶、铂类、抗癌锑、三嗪咪唑胺等。

(2)化疗方式　化疗药物只能杀灭一部分的肿瘤细胞，肿瘤仍可出现临床复发。合理的联合用药是控制复发的重要途径。临床应用主要有以下4种。①诱导化疗：常为静脉给药，用于可治愈肿瘤或晚期播散性肿瘤，此时化疗是首选的治疗或唯一可选的治疗。应用化疗希望达到治愈或使病情缓解后再选用其他治疗。②辅助化疗：常为静脉给药，用于肿瘤已被局部满意控制后的治疗，如在癌根治术后或治愈性放疗后，针对可能残留的微小病灶进行治疗，以达到进一步提高局部治疗效果的目的。③初始化疗：初始化疗也被称为新辅助化疗，用于尚可选用手术或放疗的局限性肿瘤，应用初始化疗后常可使肿瘤缩小，进而缩小手术范围、减少放疗剂量或提高局部治疗的疗效。④特殊途径化疗：化疗药物的用法一般是静脉滴注或注射、口服、肌内注射，均属全身性用药。为了提高药物在肿瘤局部的浓度，可将有效药物做腔内注射、动脉内注入、动脉隔离灌注或者门静脉灌注。

(3)化疗毒副反应　由于化疗药物对正常细胞也有一定的影响，尤其是处于增殖状态的正常细胞，所以用药后可能出现各种不良反应。常见的有：①骨髓抑制，白细胞、血小板减少；②毛发脱落；③消化道反应，如恶心、呕吐、腹泻、口腔溃疡等；④血尿；⑤免疫功能降低，容易并发细菌或真菌感染。

3. 肿瘤的放射治疗　放射治疗，简称放疗，是肿瘤治疗的重要手段之一。目前，大约70%的肿瘤患者在病程不同时期因不同的目的需要接受放射治疗。

(1)放疗适应证　①对射线高度敏感的淋巴造血系统肿瘤、多发性骨髓瘤、性腺肿瘤、肾母细胞瘤等低分化肿瘤；②中度敏感的表浅肿瘤和位于生理管道的肿瘤，如鼻咽癌、口腔癌、皮肤癌、上颌窦癌、外耳癌、喉内型喉癌、宫颈癌、膀胱癌、肛管癌等，这些肿瘤有些虽也适合手术治疗，但放疗以功能损害小为其优点；③肿瘤位置使手术难以根治的恶性肿瘤，如颈段食管癌、中耳癌等。

(2)放疗的不良反应　放射治疗的不良反应主要为骨髓抑制(白细胞减少、血小板减少)、皮肤黏膜改变及胃肠反应等。治疗注意复查血常规，若白细胞降至$3\times10^9/L$，血小板降至$80\times10^9/L$时须暂停治疗。

4. 生物治疗　生物治疗包括免疫治疗与基因治疗两大类，目前尚处于研究阶段。肿瘤生物治疗是应用生物学方法治疗肿瘤患者，改善宿主个体对肿瘤的应答反应及直接效应的治疗。

5. 中医中药治疗　中医药治疗恶性肿瘤患者，主要应用祛邪、扶正、化瘀、软坚、散结、清热解毒、化痰祛湿、通经活络及以毒攻毒等原理。以中药补益气血、调理脏腑，配合化学治疗、放射治疗或手术后治疗，可减轻毒副作用。

(六)肿瘤的预防及随访

1. 预防　恶性肿瘤是由多因素相互作用而引起的，包括环境、营养、饮食、遗传、病毒感染和生活方式等，目前尚无可利用的单一预防措施。国际抗癌联盟认为1/3癌症是可以预防的，1/3癌症如能早期诊断是可以治愈的，1/3癌症可以减轻痛苦、延长寿命。在此基础上提出了恶性肿瘤的三级预防概念：①一级预防是消除或减少可能致癌的因素，防止癌症的发生；②二级预防是指癌症一旦发生，如何在其早期阶段发现它并予以及时治疗；③三级预防是治疗后的康复，提高生存质量及减轻痛苦，延长生命。

2. 随访　肿瘤的治疗是一项长期工程，不能仅以患者治疗后近期恢复即告结束，如果出现复发或转移也需积极治疗。因此肿瘤治疗后还应定期对患者进行随访和复查。随访应有一定的制度，在恶性肿瘤治疗后最初2年内，每3个月至少随访一次，以后每半年复查一次，超过5年后每年复查一次直至终生。肿瘤经手术、放化疗等治疗后的转归大致有3种。①临床治愈：通过治疗清除了体内所有的癌细胞，即使体内有少量的微转移灶，也可被机体的免疫系统所杀灭，患者获得长期生存；②病情恶化：肿瘤未能控制，继续发展而致死亡；③复发：经治疗

考点：

肿瘤的生物学行为；肿瘤的命名和分类；肿瘤的病因学和发病学。

后病情缓解，二缓解期后又出现新的病灶，机体的免疫系统不能清除治疗后残留或转移的癌细胞。各种肿瘤的恶性程度不一，故治疗后的疗效判断也不尽相同。如乳腺癌发展较慢，目前认为随访10年才能得出临床是否治愈的结论。

第二节 常见体表肿瘤

体表肿瘤是指来源于皮肤、皮肤附件、皮下组织等浅表软组织的肿瘤。在临床上需与非真性肿瘤样肿块鉴别。

（一）黑色素瘤与黑痣

1. 黑色素瘤 由制造黑色素的细胞组成，为高度恶性肿瘤，好发于下肢、头颈部、上肢、眼、指甲下和阴唇处，向四周和深部浸润性生长，发展迅速，早期即可由淋巴和血行转移至肺、肝、脑、骨等处。预后极差，应争取早期诊断和进行广泛根治性切除，并辅助化疗和免疫治疗。

2. 黑痣 为色素性斑块，来源于神经外胚叶、位于真皮层者称“皮内痣”；位于表皮和真皮交界处称“交界痣”；皮内痣与交界痣同时存在称“混合痣”。黑痣表面光滑，存有汗毛（称毛痣）者很少有恶变。当黑痣色素加深、变大或有瘙痒不适或疼痛时，可能为恶变，应及时完整切除。不宜冷冻、电灼和激光治疗。

（二）皮肤乳头状瘤

皮肤乳头状瘤是因表皮乳头结构组织增生所致，而且向表皮下乳头状伸延，易恶变为皮肤癌，临床上常见的有：

1. 乳头状疣 又称寻常疣，大多数由病毒所致。患者皮肤表面有乳头样点状肿物突出，常为多发性，有时微痒，有时可自行脱落。可用激光治疗，单发的也可手术切除。

2. 老年性色素疣 又名老年斑，多见于头面部及躯干，尤以头额部发际处最多见，呈灰黑色，斑块状，大小不一，高出皮肤，表面干燥、光滑或呈粗糙感，基底平整，不向表皮下伸延，如局部扩大增高、出血、破溃时需注意恶变可能。斑块较大者可行手术切除治疗。

（三）脂肪瘤

脂肪瘤好发于四肢、躯干，为正常脂肪样组织的瘤状物。其特点：边界清楚，呈分叶状，质软可有假囊性感，无痛，生长缓慢。多发性脂肪瘤一般体积较小，直径1~2 cm，常呈对称性、有家族史，有的患者伴有疼痛（称痛性脂肪瘤），无症状者可不做切除。深部脂肪瘤有恶变可能，应及时切除。

（四）血管瘤

血管瘤按其结构分为3类，临床过程和预后各不相同。

1. 毛细血管瘤 婴儿多见，多为女性。出生时或生后早期见皮肤有红点或小红斑，逐渐增大、局部稍隆起且红色加深。瘤体边界清楚，压之褪色，放手后恢复红色，大多数为错构瘤，1年内可停止生长或消退。如增大速度比婴儿发育更快，则为真性肿瘤。

治疗措施：毛细血管瘤可施行手术或液氮冷冻治疗，亦可用^{32}P敷贴、X射线照射或激光治疗。个别生长范围较广的，可试用泼尼松口服治疗，可能限制瘤体扩展。

2. 蔓状血管瘤 由较粗的迂曲血管构成，大多数为静脉，也可有动脉或动静脉瘘。常发生在皮下组织、肌肉或侵入骨组织，范围较大，甚至可超过一个肢体。外观常可见蜿蜒的血管，有明显的压缩性和膨胀性。有的可听到血管杂音或触到硬结（为血栓和血管周围炎所致）。在下肢皮肤者，可因营养障碍而皮肤着色、破溃、出血。病灶累及较多肌群时可影响运动能力。累及青少年患者骨组织时，肢体可增长、增粗。

治疗措施：主要是手术切除血管瘤，术前必须做X射线血管造影，详细了解血管瘤范围，设计好手术方案。同时必须做好充分的术前准备，包括准备足够血源和术中控制出血的措施。

3. 海绵状血管瘤　多数生长在皮下组织内，也可在肌肉内，少数发生在内脏如肝脏等部位，一般由小静脉和脂肪组织构成。皮下海绵状血管瘤可局部轻微隆起，但皮肤正常，或可见毛细血管扩张，或呈青紫色。肿块质地软而边界不甚清楚，按压肿瘤有压缩性或有钙化结节感；有的患者有局部发胀感或触痛。肌肉海绵状血管瘤常使患处肌肉肥厚，局部下垂，在下肢者久站或多走时有发胀感。

治疗措施：主要是手术切除血管瘤，术前必须充分估计病变范围，必要时可行X射线血管造影。术中要注意控制出血和尽可能切除血管瘤组织。可局部注射血管硬化剂（如5%鱼肝油酸钠或40%尿素等）辅助治疗。

（五）神经纤维瘤

神经纤维瘤大多从皮肤神经鞘膜的组织发生，神经纤维包括神经纤维索内的神经轴及轴外的神经鞘细胞与纤维细胞，故神经纤维瘤包括神经鞘瘤与神经纤维瘤。

1. 神经纤维瘤　可夹杂有毛细血管、脂肪等。常对称生长，沿神经干分布，呈多发性，大小不一。上肢多集中于正中神经和尺神经区域，下肢多见于大腿和小腿的后侧。神经纤维瘤大多无症状，但也可伴明显疼痛、皮肤常呈咖啡牛奶色素斑，肿块可如乳头状。本病可有家族聚集倾向。

2. 神经鞘瘤　可见于四肢神经干的分布部位。①中央型：源于神经干中央，其包膜即为神经纤维。瘤体呈梭形，手术不慎易切断神经，应沿神经纵行方向切开包膜分离出肿瘤；②边缘型：源于神经边缘，神经索沿肿瘤侧面而行。易手术摘除瘤体，较少损伤神经干。

（六）纤维瘤及纤维瘤样病变

纤维瘤由纤维结缔组织构成，全身各处都可以发生，大多数见于皮下，瘤体不大，质硬，生长缓慢，边缘清楚，表面光滑，与周围组织无粘连，可推动，很少引起压迫其他组织或器官造成功能障碍。常见有以下几种。

1. 纤维黄色瘤　位于真皮层及皮下，多见于躯干、上臂近端。常由不明的外伤或瘙痒后小丘疹发展所致。因伴有内出血、含铁血黄素，故呈褐色或深咖啡色。肿块质硬，边界不清易误认为恶性。直径一般在1 cm以内，如增大应疑有纤维肉瘤变。

2. 隆突性皮纤维肉瘤　大多好发于躯干，来源于皮肤真皮层，故表面皮肤光薄，似菲薄的瘢痕疙瘩样隆突于表面。属低度恶性，且有假包膜。切除后局部易复发，多次复发恶性度增高，还可发生血行转移。因此，临床上对该肿瘤手术切除应包括足够的正常皮肤、足够的深度及相应筋膜。

3. 带状纤维瘤　为腹肌外伤或产后修复性纤维瘤，常夹有增生的横纹肌纤维。虽非真性肿瘤，但无明显包膜，故要求完整切除。

（七）囊性肿瘤及囊肿

1. 皮脂囊肿　临床又称“粉瘤”，非真性肿瘤。为皮脂腺腺管受堵塞、皮脂潴留而形成，多见于头面及背部等体表汗毛分布密集的部位。瘤体一般不大，质柔韧、圆形、与表面皮肤粘连，有时可见受堵塞的皮脂腺开口呈一小黑点。囊肿内为皮脂与表皮角化物集聚的油脂样“豆渣物”，易继发感染伴奇臭。

治疗方法为手术切除，术中应将囊壁完全切除。如合并感染，应积极控制感染，必要时需先做引流，而后再手术切除。

2. 皮样囊肿　为先天性囊性畸胎瘤，好发于眉梢或颅骨骨缝处，可与颅内交通呈哑铃状。手术时应有充分估计和准备。

3. 表皮样囊肿　好发于易受外伤或磨损部位或者发生于注射部位。为外伤所致表皮进入皮下组织生长而成的囊肿。囊肿壁由表皮所组成，囊内为角化鳞屑与液体。囊肿约指头大小，一般呈圆形。治疗为手术切除。

4. 腱鞘或滑液囊肿　手腕、足背肌腱或关节附近的浅表滑囊，由于慢性劳损、无菌性炎症粘连而形成囊肿。瘤体较硬、边界清楚、表面光滑。可加压击破或抽出囊液注入泼尼松龙或手术切除治疗，术中注意勿损伤肌腱和腱鞘。但治疗后易复发。

（八）皮肤癌

皮肤癌以基底细胞癌与鳞状细胞癌为常见，好发于头面部及下肢。

1. 鳞状细胞癌　继发于慢性溃疡或慢性窦道开口或瘢痕部的溃疡经久不愈而癌变。表面呈菜花状，边缘隆起且不规则，底部高低不平，易出血，伴感染时有恶臭。也可发生局部浸润及区域淋巴结转移。手术治疗为主，区域淋巴结应清扫。放疗亦敏感，但不易根治。在下肢者严重时伴骨髓浸润，常需截肢手术。

2. 基底细胞癌　来源于皮肤或附件基底细胞，好发于头面部，如鼻梁旁、眼睫等处。病灶因伴色素增多而呈黑色，称色素性基底细胞癌，临床上易误诊为恶性黑色素瘤。但质地较硬，表面呈蜡状，破溃后呈鼠咬状溃疡边缘。本病发展缓慢，呈浸润性生长，很少有血行或淋巴道转移。对放射线敏感，故可行放疗，早期治疗也可手术切除。

思考题

恶性肿瘤的生物学特性有哪些？请结合当前的生活方式谈谈如何降低恶性肿瘤的发病率？

同步练习题

1. 癌和肉瘤的主要不同点在于　（　　）
A. 患者年龄　B. 肿块质地　C. 组织来源
D. 转移途径　E. 都属于恶性肿瘤

2. 恶性肿瘤的诊断，最重要的依据是　（　　）
A. 病理学检查　B. 血清酶学及免疫学检查　C. 病程短，发展快
D. 肿块质硬，固定　E. 医生的水平

3. 下述哪种肿瘤是良性肿瘤　（　　）
A. 淋巴瘤　B. 黑色素瘤　C. 骨髓瘤
D. 间皮瘤　E. 骨巨细胞瘤

4. 毛细血管瘤的特征，下列不对的是　（　　）
A. 大多为错构瘤　B. 外观常见蜿蜒的血管
C. 境界分明，压之褪色，松手后恢复红色　D. 多见于婴儿，大多为女性
E. 属于良性肿瘤

5. 肿瘤的临床表现较少见的是　（　　）
A. 疼痛　B. 溃疡　C. 出血
D. 腹泻　E. 压迫症状

6. 恶性肿瘤的临床特点不正确的是　（　　）
A. 发展较快　B. 活动性差　C. 伴随症状明显

D. 易转移　　E. 治疗效好

7. 乳腺癌早期血行转移最常见于　（　）

A. 肾　　B. 胃　　C. 脑

D. 肺　　E. 对侧乳腺

（周毕军）

第十四章

移　植

学习目标

◆掌握　移植的分类及移植排斥反应。

◆熟悉　移植的定义、步骤、常用的免疫抑制药物及显微外科的常用器械。

◆了解　移植术的相关基础知识、显微外科的训练方法及显微外科应用范围。

第一节　移植概述

移植术是将某一个体有活力的器官用手术或其他方法，移至自体或另一个体的某一部位，以恢复或增强原有器官、组织或细胞功能的一门医学技术。被移植的细胞、组织或器官称为移植物，提供移植物的个体称为供体或供者，接受移植物的个体称为受体或受者。

一、移植的分类

（一）根据移植物的不同分类

1. 器官移植　主要是指植入实体器官的部分或整体，同时还要植入器官的血管及其他管道结构。包括肾脏、肝脏、心脏、肺、胰腺、肠、胃等的移植，是治疗器官衰竭的重要手段。

2. 组织移植　是某一种组织如筋膜、皮肤、肌腱、骨、软骨、血管、脂肪等或整体联合几种组织如皮肌瓣等的移植术，一般用以修复某种组织的缺损。其中最为常用的是自体皮肤移植修补创面皮肤缺损。

3. 细胞移植　将适量游离的具有某种功能的活细胞输注到受体的血管、体腔或组织、器官内的方法。其主要适应证是补充受体体内该种细胞数量的缺少或其功能降低的细胞。

（二）根据移植物的来源分类

1. 自体移植　供者和受者为同一个体，没有排斥反应，如皮肤移植、骨移植等。自体移植物重新移植到原来的解剖位置，则称为再植术，如断肢（指）再植术。

2. 异体移植　移植物的供者和受者分属不同个体。异体移植根据供者和受者在遗传基因的差异程度可分为以下3类。

（1）同质移植　供者和受者为同卵双生，其抗原结构完全相同，不产生排斥反应，移植后能长久存活。

(2)同种移植　供者和受者属同一种,如人与人、狗与狗之间的移植。由于供、受者的组织相容性抗原不同,移植后会发生排斥反应。同种异体移植是研究最多、临床应用最广泛的移植形式。

(3)异种移植　供者和受者为不同种属,如人与狒狒,移植后排斥反应强烈,目前仅限于动物实验。

(三)根据移植方法分类

1. 游离移植　如游离皮片移植。从供者将移植物完全离断后取下,移植到受者后重新自行建立血液供应,不作吻合血管,而依靠移植部位建立新的血液供应。

2. 吻合移植　如肝、肾移植等。从供者将移植物完全离断,在移植时将移植物的血管与受者的血管相吻合,建立有效的血液循环。

3. 带蒂移植　如带蒂皮瓣移植、带蒂大网膜移植,这种移植多为自体移植。从供者将移植物取下时,尚有一带血管、淋巴和神经的蒂与供者保持有效联系,待移植物在受者上建立循环后,再将蒂切断。

4. 输注移植　如输血、骨髓移植、同种异体胰岛细胞移植等。将有活力的细胞群悬液输注到受者的血管、体腔或组织器官内。

(四)根据移植物是否保持活力分类

1. 活体移植　如自体皮肤移植,同种异体肝、肾移植。活体移植的移植物保持着活力,在移植后能恢复其原来的功能。

2. 结构移植　如同种异体骨移植,因已经灭活,不会出现排斥反应。移植物已失去活力或有意灭活后再行移植,以利用移植物的机械解剖结构,使受者的同类细胞附着生长,所以不会出现排斥反应。

二、器官移植的步骤

临床器官移植包括4个步骤:①术前供、受者的选择与匹配,即必须遵循不同移植物的各种免疫学和非免疫学特性,首先认识到术后发生免疫排斥反应的强弱与供受者的配型关系,严格选择;②器官切取与保存,从移植物切取前后直到移植手术完成,始终要确保移植物有活力;③移植术的选择与实施,使移植物在受者体内能获得充分的血液供应以及存活必需的其他条件,并重建相关的结构,使其发挥应有的生理功能;④尽可能使移植物在受者体内长期存活并维持生理功能。

(一)供者与受者的选择

1. 供者的选择　器官的捐献移植器官的来源可分为活体器官(器官的主要来源)和尸体器官。尸体器官为脑死亡或心脏死亡供者提供。由于移植器官的短缺,活体亲属供肾、供肝已被广泛接受。供者的选择包括免疫学和非免疫学选择两个方面。

(1)免疫学选择　①血型:ABO血型必须相同或符合输血原则。②交叉配合与细胞毒试验:交叉配合是指受者、供者间的血清与淋巴细胞的相互交叉配合,细胞毒性试验是指受者的血清与供者淋巴细胞之间配合。③混合淋巴细胞培养:将供者与受者的淋巴细胞放在一起进行培养,观察其转化率,一般应低于10%。④人类白细胞抗原(HLA抗原)配型:测定供、受者HLA-A、B、OR等位点,尽量选择与受者HLA各位点抗原相同数较多的供者。随着新型免疫抑制药的临床应用,不匹配的差异也在逐渐减小。

(2)非免疫学选择　器官的选择年龄较轻捐献者的器官当属最好。但由于器官的短缺及移植技术的累积,供体年龄在放宽。供肺、胰腺者不超过55岁;供心脏、肾、肝者分别不超过60岁、65岁、70岁。极少采用年龄大于70岁供者的器官用于移植。原则上供移植用的器官(特别是肝)体积应和受体切除的器官匹配。下列情况禁忌作为器官移植的供体:已知全身感染伴血液培养阳性、人类免疫缺陷病毒感染、恶性肿瘤等。

2. 受者的选择　首先应符合器官移植适应证，其次年龄不宜超过 60 岁。除需移植的器官外，其他重要器官功能良好，可耐受移植手术，且无全身或局部感染性疾病。

(二)器官的切取和保存

供移植的器官必须保证活力，手术切取或失去血供的器官，在 35～37 ℃的常温下(称为热缺血)短期即趋于失去活力，如心脏为 10～15 min，肾则为 45 min。因此延长器官的存活时间，提高移植器官的质量，是直接关系到手术成败和术后并发症的关键。

1. 器官切取　器官切取时应尽量减少供体器官的热缺血时间，所谓热缺血时间是指从供体器官血液供应停止到冷灌洗开始所间隔的时间，这一期间对器官的损害最为严重，一般不应超过 10 min。冷缺血时间是指从供体器官冷灌洗到移植后血供开放前所间隔的时间，其中包括器官保存阶段。器官切取过程中尽量减少移植器官的机械损伤及重要结构的破坏。

2. 器官灌洗　是通过重力或压力将特制的灌洗液经器官的血管系统进行灌注，尽可能将血液冲洗干净，使器官的中心温度快速降到 0～4 ℃左右，从而尽可能减少器官的热缺血时间。灌洗后，器官保存在低温保存液中直至移植。

3. 器官保存

(1)器官保存原则　再植组织及器官的保存必须遵守低温、合适的渗透压和减少缺血-再灌注损伤的 3 个原则。①低温保存：保存器官在低温(0～4 ℃)状态，可以有效降低器官的代谢率，降低器官对氧、能量及其他营养物质的摄取和利用，防止细胞损伤。②维持合适的渗透压：将器官保存在含有一定渗透压成分的器官保存液内，可以抵抗细胞内胶体渗透压。③减少缺血-再灌注损伤：在保存液内加入抗自由基成分，可减少缺血-再灌注后的器官损害。

(2)器官保存的方法　主要有单纯低温保存法(目前常用)，持续低温机械灌流法和冷冻保存法等。①单纯低温保存法：是通过冷灌洗使器官迅速均匀降温后，将其浸没在冷保存液中，并以冰块维持 0～4 ℃的保存液温度，直至移植。此法方便实用，对大多数器官的保存效果满意，无须特殊设备，应用广泛。②持续低温机械灌流法：是将器官用冷灌洗液经血管系统进行持续灌流，并提供低温状态下的基本营养和氧分，清除有关代谢废物，模拟常态循环形式，以延长器官保存时间。③深低温冷冻保存法：是将器官迅速降温冷冻保存，以最大程度地减少器官损害，但尚处于实验研究阶段。

(3)常用器官保存液　目前采用的器官保存液可分为 3 种类型。①仿细胞内液型：以 UW 液应用最为普遍，可将肝脏保存 30 h 以上，肾脏和胰腺可达 72 h，被誉为器官保存技术的一大飞跃。②仿细胞外液型：如乳酸林格加清蛋白液(Hartmann 液)等，一般作为供者器官切取时冷灌注之用。③非细胞内液非细胞外液型，如 HTK 保存液，对肝脏和胰腺的保存在 24 h 内与 UW 液同样安全有效，且价格较低，但需要较大的灌注量。

三、移植排斥反应及处理

同种异体器官移植术后发生的排斥反应，临床上根据其发生时间、机制、临床表现及组织学表现分为超急性、急性和慢性排斥反应 3 类。

1. 超急性排斥反应　是指发生在移植术后 24 h 内，甚至几分钟、几小时内，移植器官功能迅速衰竭，是典型的体液免疫反应。超急性排斥反应发生与以下几个方面有关：①供、受者 ABO 血型不相容；②多次妊娠、反复输血或有器官移植病史，受者血清内已有抗体形成；③异种移植。超急性排斥反应尚无法有效治疗，只能切除移植物，进行再次移植。但它可通过术前严格的 ABO 血型相配及淋巴细胞毒试验而有效地预防，故此类排斥反应目前已较少发生。

2. 急性排斥反应　一般认为主要发生在移植术后3个月内，由于目前临床强效免疫抑制剂的应用，可发生于移植后的任何时间段。临床表现为突发寒战、高热，移植物肿胀致局部胀痛，移植器官功能减退。急性排斥反应是移植器官细胞的HLA抗原和受者的致敏淋巴细胞之间发生的特异性免疫所致。一旦诊断明确，应尽早治疗。大剂量激素冲击治疗或调整免疫抑制药物方案对急性排斥反应通常有效，90%~95%的急性排斥反应可以逆转。

3. 慢性排斥反应　是指发生在移植术后数周、数月，甚至数年。主要表现为移植器官的功能进行性减退以至丧失。慢性排斥反应的机制尚不清楚，应用现有的免疫抑制剂治疗常难奏效，往往需要再次移植。

四、常用免疫抑制剂

免疫抑制剂能抑制与免疫反应有关细胞（T细胞和B细胞等巨噬细胞）的增殖和功能而降低抗体免疫反应。免疫抑制治疗的理想方案要求既能保证移植物不被排斥，又对受体免疫系统影响最小和毒副作用最少。联合应用不同的免疫抑制药物，以增加协同作用，并可减少单一药物的剂量和毒副作用是当今临床用药的基本原则。一般情况下，免疫抑制剂需终身服用。目前常用的药物有增殖抑制药物、皮质类固醇激素、抗淋巴细胞制剂、钙神经抑制剂等。

1. 增殖抑制药物　常用的有硫唑嘌呤（Aza）和吗替麦考酚酯（MMF）。硫唑嘌呤（Aza）其药理作用是抑制嘌呤、DNA、RNA合成，抑制T细胞增殖和抗体生成。此类药物可抑制骨髓生长，使白细胞计数减少，并对肝脏有一定毒性作用。吗替麦考酚酯（MMF）可相对特异的抑制淋巴细胞增值，抑制抗体生成，主要毒副作用为消化道不良反应。目前临床常将吗替麦考酚酯（MMF）用于维持治疗。

2. 皮质类固醇激素　皮质类固醇激素对单核巨噬细胞、中性粒细胞、T细胞和B细胞均有较强的抑制作用，大剂量激素的冲击治疗可在发生急性排斥反应时挽救移植物。但因有较多的不良反应，目前倾向使用小剂量并递减至低剂量维持或停药。

3. 抗淋巴细胞制剂　主要是一些免疫球蛋白制剂，包括多克隆抗体及单克隆抗体。抗淋巴细胞球蛋白（ALG）和抗胸腺细胞球蛋白（ATC）为多克隆抗血清，可直接对T淋巴细胞产生毒副作用使之溶解。单克隆抗体主要是OKT3，其作用特异性较强，抑制细胞活性和多种细胞因子的表达。临床应用的抗淋巴细胞球蛋白制剂可引起过敏反应。

4. 钙神经抑制剂　是临床上各种同种器官移植术后联合用药方案中最主要的抗急性排斥反应的药物。有环孢素A（CsA）和他克莫司（FK-506），其中环孢素A可与细胞胞质中的环孢亲和素结合，再与钙神经素钙调蛋白复合物紧密结合，进而抑制钙依赖的磷酸化和转录调节因子的激活，从而阻止数种早期细胞因子激活基因（IL-2、IL-3、IL-4和干扰素）的转录，抑制巨噬细胞产生IL-1。

5. 其他免疫抑制新药　这些药物多数还处于临床试用阶段，如雷帕霉素、15-DSG、FTY720、反义核酸等。

第二节　常见器官移植

器官移植是指将健康器官移植到另一个体内，并使之迅速恢复功能的手术。应用于临床的器官移植已有肾、肝、心、胰、肺、小肠、脾、肾上腺、甲状旁腺等，以及心肺、肝小肠、心肝、胰肾联合移植和腹内多器官联合移植等。自1954年肾移植在美国波士顿获得成功以来，人类已能移植除了人脑外几乎所有的重要组织和器官。

(一)肾移植

肾移植是器官移植最早获得成功的,在临床各类器官移植中技术最成熟,短期和长期预后最好。患者存活率为90%~95%,亲属供肾较尸体肾移植为佳。影响肾移植患者长期生存的主要原因是感染、心血管疾病和肿瘤等,大多数与免疫抑制剂应用相关,免疫抑制剂的合理应用仍在不断改进中。

肾移植适应证是各种肾病进展到慢性肾衰竭(尿毒症)期。受者年龄与肾移植的效果有密切关系,年轻者较理想。近年来受者年龄范围较以往有所扩大,并无绝对限制。但老年患者应严格选择,术前应排除冠心病、脑血管病等疾病。

肾移植禁忌证如合并恶性肿瘤、艾滋病者等,肾移植的相对禁忌证如患过肝炎、溃疡病、经过免疫抑制治疗可能引起全身情况恶化的患者。曾患其他脏器疾病,如糖尿病、肺结核、狼疮、弥漫性血管炎和其他器官疾病移植前应先得到控制。

肾移植术式基本已定型,移植肾异位移植在受者的腹膜后髂窝,供体的肾动脉与受者的髂内动脉做端端吻合或髂外动脉做端端吻合,肾静脉与受者的髂外静脉做端侧吻合。供肾输尿管经过一段膀胱肌层形成的短隧道与受者膀胱黏膜吻合(图14-1)。

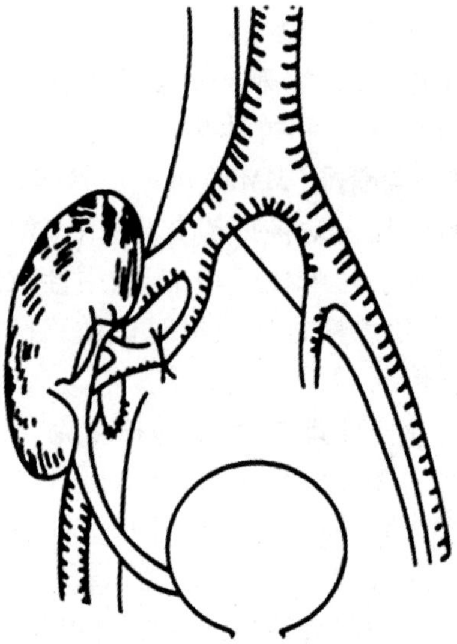

图14-1 肾移植

(二)肝移植

1963年Starzl及其同事成功地进行了第一例肝移植手术。发展至今,儿童患者的先天性胆道闭锁、某些先天性肝代谢障碍(肝豆状核变性、α_1抗胰蛋白酶缺乏症等);成人患者的终末期肝病、累及两侧的原发性肝癌等疾病均可作为肝移植的适应证。近年来,已陆续有应用肝移植治疗急性肝性脑病获得成功的报道。

肝移植术经半个多世纪的不断探索和研究,目前术后1年生存率近90%,3年生存率近80%,最长存活时间已近40年。儿童肝移植术后的存活率较成人更为理想;女性受者成年后正常妊娠生子的案例屡见报道。

按照供肝种植部位不同,可分为原位肝移植术和异位肝移植术。原位肝移植按照供肝的静脉与受者下腔静脉的吻合方式不同,可分为经典肝移植和背驮式肝移植。为解决供肝短缺和儿童肝移植的问题,又相继出现了活体部分肝移植、减体积肝移植、劈裂式（劈离式）肝移植、多米诺骨牌式肝移植等。目前全球开展最多的是同种异体原位肝移植术，即通常意义上的肝移植（图 14-2）。

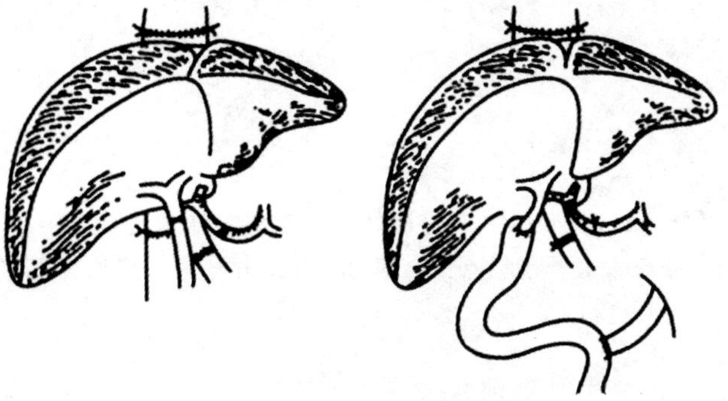

图 14-2 肝移植

（三）心脏移植

心脏移植术后 1 年、5 年、10 年的存活率分别为 87%、74% 和 60%。手术后平均生存期为 13 年。影响心脏移植术后长期存活的主要原因是慢性排斥反应所致的冠状动脉硬化。心脏移植主要是针对晚期充血性心力衰竭和严重冠状动脉疾病进行的外科移植手术，是将已判定为脑死亡并配型成功的人类心脏完整取出，植入所需受体胸腔内的同种异体移植手术。受体的自体心脏被移除（称为原位心脏移植）或保留用以支持供体心脏（称为异位心脏移植）。心脏移植并不是心脏病的常规治疗方法，而是作为挽救终末期心脏病患者生命和改善其生活质量的一个治疗手段。

（四）胰腺移植

临床上有 3 种移植类型：同期胰肾联合移植，肾移植后胰腺移植和单纯胰腺移植。其中同期胰肾联合移植在临床上应用最多。胰肾联合移植用于治疗合并尿毒症的 1 型糖尿病和部分 2 型糖尿病。单纯胰腺移植对于糖尿病的严重并发症可延缓甚至部分逆转。

胰腺移植并不适用于所有的糖尿病患者。因为受者需从使用注射胰岛素的危险性改变为应用免疫抑制的危险性，因此胰腺移植主要限于一些已接受免疫抑制药物的患者（糖尿病伴肾衰竭接受肾移植）。

胰腺移植主要的并发症有排斥、感染和移植后胰腺炎。在用分离的胰腺移植的患者，排斥的测定是困难的，因为在出现异常糖代谢前大多数的移植物已被破坏。

（五）肺移植

肺移植的 1 年生存率为 80%，5 年生存率为 54%。肺移植的适应证包括无法继续内科治疗的终末期肺病，如慢性阻塞性肺疾病、特发性肺纤维化、支气管扩张症等。肺移植的手术方式大致包括 4 种：单肺移植、双肺移植、心肺移植和活体肺叶移植。

手术方式的选择由许多因素影响，包括受体的疾病、年龄、病情严重程度、移植医生的经验、供体的稀缺性等。特发性肺高压患者单肺移植后围术期管理相对困难，因此也有很多人主张进行双肺移植或者心肺联合移植。对于感染性疾病如肺囊性纤维化及支气管扩张目前主要主张进行双肺移植。近几年双肺移植所占的比例逐渐上升，不断增加的围手术期经验及患者良好

考点：

移植的分类；供者的选择；移植器官的保存原则；常用免疫抑制剂；肾移植、肝移植和心脏移植的特点。

的预后和生活质量，使其已经替代单肺移植成为最为青睐的肺移植手术方式。

在肺移植后的第一年里，感染是死亡的主要原因，受体对于细菌、真菌、病毒、原虫存在感染的高风险。急性感染在移植一年之后相对少见，移植一年后的主要死因是共同存在的慢性排异、感染和其他并发症。

问题分析与能力提升

患者，女，22 岁，因病需要做肝脏移植，其有同龄双胞胎妹妹。若和其妹妹进行肝脏移植，移植前常规需要做哪些检查？此种移植和其他来源供体进行移植术有哪些优点？在移植供体来源分类上应该属于哪种类型？

同步练习题

1. 下列哪项是游离移植 （ ）
   A. 骨移植　B. 皮瓣移植　C. 肝移植
   D. 肾移植　E. 以上都不是
2. 细胞移植的特点是 （ ）
   A. 无须吻合血管　B. 在体内可以移动　C. 多不在原来的解剖位置
   D. 繁殖后发生变异　E. 以上都是
3. 骨移植是 （ ）
   A. 活体移植　B. 细胞移植　C. 器官移植
   D. 组织移植　E. 异种移植
4. 肾移植属于 （ ）
   A. 原位移植　B. 细胞移植　C. 组织移植
   D. 活体移植　E. 非活体移植
5. 肝移植属于 （ ）
   A. 原位移植　B. 细胞移植　C. 组织移植
   D. 异位移植　E. 非活体移植
6. 淋巴细胞转化率超过多少，说明供受者的淋巴细胞抗原不同，即应放弃做器官移植 （ ）
   A. <10%　B. 10%～20%　C. 20%～30%
   D. 10%～40%　E. >40%
7. 临床各类器官移植中疗效最稳定和最显著的是 （ ）
   A. 肝移植　B. 心脏移植　C. 肾移植
   D. 小肠移植　E. 胰腺移植
8. 临床上器官移植术后最主要的抗急性排斥反应的药物是 （ ）
   A. 环孢素 A　B. 皮质激素类　C. 硫唑嘌呤
   D. 环磷酰胺　E. 多克隆血清
9. 以下移植方法哪种存活率最高 （ ）
   A. 自体移植　B. 同质移植　C. 同种异体移植
   D. 异种移植　E. 组织配型良好的移植
10. 下列哪种情况是器官移植的禁忌证 （ ）
   A. 供者年龄<70 岁　B. 供者患有脑原发性恶性肿瘤　C. 交叉血型配伍良好
   D. 淋巴细胞转化率<10%　E. 供者全身性感染尚未彻底治愈
11. 移植前离体的肾脏保存在 UW 液内最长多少时间仍获得良好的功能 （ ）

A. 6 h　　B. 12 h　　C. 24 h
D. 48 h　　E. 72 h

12. 肾移植前需做以下哪些试验　（　）
A. 混合淋巴细胞培养　　B. 淋巴细胞毒交叉配合试验　　C. HLA 配型
D. 血型及交叉配血　　E. 以上都是

13. 下列哪种移植不是细胞移植　（　）
A. 输血　　B. 骨髓移植　　C. 睾丸移植
D. 胰岛移植　　E. 脾细胞移植

（杨　柯）

第十五章 颅脑疾病

学习目标

- ◆掌握　颅内压增高的病因、临床表现、诊断和治疗原则；头皮损伤、颅骨骨折的诊断和治疗；脑损伤的临床表现和诊断。
- ◆熟悉　脑疝的临床表现、诊断和治疗原则。
- ◆了解　颅脑损伤的机制、意识障碍的分级、格拉斯哥昏迷评分法。

颅脑疾病中，颅内压增高是神经外科常见的临床综合征。凡是能引起颅腔内容物体积增加或容积变小，颅内压持续超过正常上限的病理损害均会出现相应的症状和体征。颅脑损伤仅次于四肢伤，平时多见于交通事故、坠落、跌倒等病因，战时多因火器伤所致。其死亡率和致残率高居身体各部位损伤之首。

第一节　颅内压增高

颅内压增高是神经外科常见的临床综合征，颅脑损伤、脑肿瘤、脑出血、脑积水和颅内炎症等疾病发展到一定阶段，使颅腔内容物体积增大或颅腔容积变小，导致颅内压成人持续在 200 mmH_2O 以上，儿童在 100 mmH_2O 以上。

颅内压(intracranial pressure，ICP)是由颅腔内容物即脑组织、脑脊液和血液对颅腔壁所产生的侧压力。正常值为成人 70~200 mmH_2O，儿童 50~100 mmH_2O。通过侧卧位腰椎穿刺、直接脑室穿刺测量或颅内压监护装置可测得。

颅缝闭合后，其颅腔容积是固定不变的，为 1 400~1 500 mL。颅内压的调节主要是通过脑脊液量的增减来调节。当颅内压低于 70 mmH_2O 时，脑脊液的分泌则增加，而吸收减少，使颅内脑脊液量增多，以维持正常颅内压不变。相反，当颅内压高于 200 mmH_2O 时，脑脊液的分泌较前减少而吸收增多，以代偿增加的颅内压。另外，当颅内压增高时，有一部分脑脊液被挤入脊髓蛛网膜下腔，也起到一定的调节颅内压的作用。脑脊液的总量占颅腔总容积的 10%，血液占总容积的 2%~11%，允许颅内内容物增加的临界容积约为 5%，超过此范围，颅内压开始增高，颅腔内容物体积增大或颅腔容量缩减超过颅腔容积的 8%~10%，则会产生严重的颅内压增高。这种颅腔内容物的体积与颅内压之间的关系可以用体积/压力关系曲线来表示(图 15-1)。

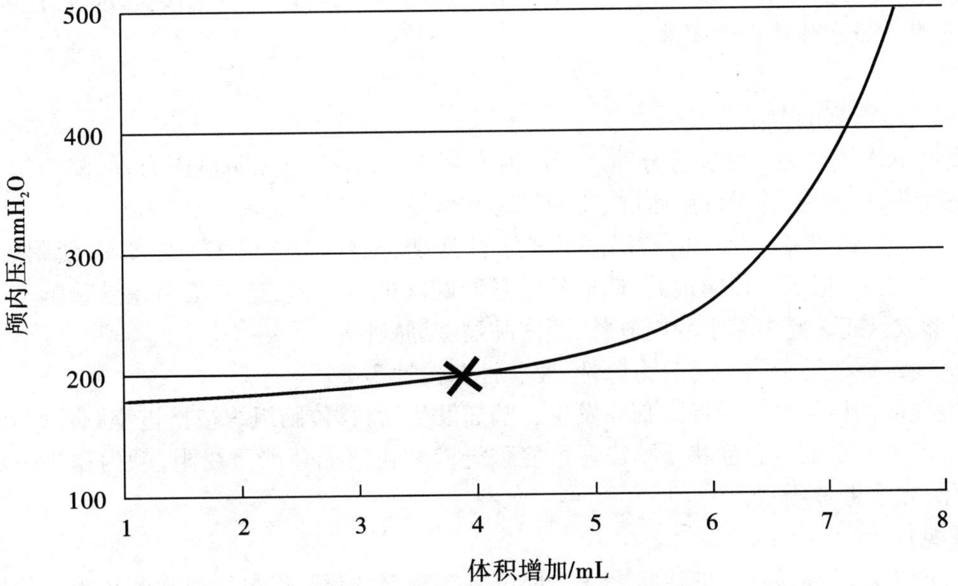

图 15-1 颅内体积/压力关系曲线

如体积/压力关系已达到×处，体积稍增加，颅内压升高速度明显增快

【病因】 引起颅内压增高的原因可分为五大类。

1. 颅腔内容物的体积增大：如脑组织体积增大（脑水肿）、脑脊液容量增多（脑积水）、颅内血容量增多（脑肿胀）。

2. 颅内占位性病变：如颅内血肿、脑肿瘤、脑脓肿、脑寄生虫病等。

3. 颅腔的容积变小：如狭颅症、颅底凹陷症、凹陷性颅骨骨折等。

4. 脑血流过度灌注（或）静脉回流受阻。

5. 脑脊液循环和（或）吸收障碍。

【颅内压增高的后果】

1. 脑血流量降低致脑缺血甚至脑死亡　正常成人每分钟约有 1 200 mL 血液进入颅内，通过脑血管的自动调节功能进行调节。其公式为：

脑血流量（CBF）=［平均动脉压（MAP）-颅内压（ICP）］/脑血管阻力（CVR）

公式中的分子部分（平均动脉压-颅内压）又称为脑灌注压（CPP）。因此，该公式又可改为：

脑血流量（CBF）= 脑灌注压（CPP）/脑血管阻力（CVR）

可从公式中看出，公式的比值越小，脑血流量随之急剧下降，就会造成脑缺血。当颅内压升至接近平均动脉压水平时，颅内血流几乎完全停止，患者就会处于严重的脑缺血状态，甚至出现脑死亡。

2. 脑移位和脑疝　参见本章第二节。

3. 脑水肿　颅内压增高引起脑缺血从而使脑细胞水肿，使脑的体积增大，进而加重颅内压增高。

4. 库欣（Cushing）反应　颅内压急剧升高时，患者会出现“两慢一高”的表现，即心跳和脉搏减慢、呼吸节律减慢，血压升高的危象，多见于急性颅内压增高的病例。

5. 胃肠功能紊乱及消化道出血　颅内压增高可引起下丘脑自主神经中枢缺血而致功能紊乱，导致消化道黏膜缺血出现消化道出血及穿孔。

6. 神经源性肺水肿　在急性颅内压增高病例中，发生率高达 5%～10%。这是由于血压反应性增高，左心室负荷过大,左心房及肺静脉压增高,肺毛细血管压力增高,液体外渗,引起肺水肿,患者表现为呼吸急促,痰鸣,并有大量泡沫状血性痰液。

【分类】

1. 根据颅内压增高的范围分类

(1)弥漫性颅内压增高　颅腔各分腔之间压力升高均匀,各部位无明显压力差,脑组织无明显移位。此多见于弥漫性脑膜脑炎、弥漫性脑水肿、交通性脑积水等。

(2)局灶性颅内压增高　因颅内有局限的扩张性病变,病变部位压力首先增高,使附近的脑组织受到挤压而发生移位,并把压力传向远处,造成颅内各腔隙间的压力差,这种压力差导致脑室、脑干及中线结构移位,易形成脑疝。此多见于颅内血肿、颅内肿瘤、脑脓肿等。

2. 根据病变进展速度分类　可分为急性、亚急性和慢性3类。

急性或慢性颅内压增高均可导致脑疝发生。脑疝发生后,移位脑组织被挤进小脑幕裂孔或枕骨大孔中,压迫脑干,产生一系列危急症状。脑疝还可使脑脊液和血液循环严重受阻,颅内压进一步增高,从而形成恶性循环,导致患者死亡。

【临床表现】

1. 头痛　颅内压增高最常见的症状之一。部位多在额部、颞部,以早晨或晚间较重。程度不一,随颅内压的增高而进行性加重,当用力、咳嗽、弯腰或低头活动时常使头痛加重。性质以胀痛和撕裂痛为多见。

2. 呕吐　头痛剧烈时常伴有恶心和呕吐,呈喷射状,与进食无关。严重时可导致水、电解质紊乱。

3. 视神经盘水肿　颅内压增高的重要客观体征之一。眼底检查可见视神经盘充血,边缘模糊不清,中央凹陷消失,视盘隆起,静脉怒张。若视神经盘水肿长期存在,可引起视神经继发性萎缩,表现为视力下降或失明。

以上三者是颅内压增高的典型表现,称为颅内压增高"三主征"。其各自出现的时间并不一致,可以其中一项为首发症状。

4. 意识障碍及生命体征变化　疾病初期可出现嗜睡,反应迟钝。严重病例,可出现昏睡、昏迷,生命体征变化为血压升高、脉搏徐缓、呼吸不规则、体温升高等病危状态甚至呼吸停止,终因呼吸循环衰竭而死亡。

5. 其他症状和体征　头晕、猝倒,在小儿患者可有头颅增大、颅缝增宽或分裂、前囟饱满隆起。头颅叩诊时有破罐音(MacEwen 征)。

【诊断】

1. 病史和体征　应全面而详细地询问病史和认真地进行神经系统检查,当患者出现颅内压增高"三主征"时,颅内压增高的诊断可大致成立。如小儿反复呕吐及头围短时间内增大,成人进行性剧烈头痛、进行性瘫痪及各种年龄患者的视力进行性减退等,均应考虑到有颅内病变的可能。

2. 辅助检查

(1)CT　是诊断颅内病变的首选辅助检查。不仅能对绝大多数占位性病变做出定位诊断,也助于定性诊断。

(2)MRI　分辨率较 CT 高,但该检查所需时间较长,对颅骨骨质显现较差。

(3)数字减影血管造影(DSA)　主要用于脑血管性疾病或动脉瘤等疾病。

(4)头颅 X 射线摄片　颅内压增高时,可见颅骨骨缝分离,指状压迹增多,鞍背骨质稀疏及蝶鞍扩大等。X 射线片对于诊断颅骨骨折、垂体瘤所致蝶鞍扩大及听神经瘤引起内听道孔扩大等,具有重要价值。

(5)腰椎穿刺　腰穿测压对颅内压增高的患者有一定的危险性,可诱发脑疝,故应当慎重进行。

【治疗原则】

1. 一般处理　对颅内压增高的患者，应留院观察，以掌握病情发展的动态情况。密切观察神志、瞳孔、血压、呼吸、脉搏及体温等指标。对意识障碍者应采用包括气管切开等措施，以保持呼吸道通畅。反复呕吐者应暂禁食，给予补液，补液量应以维持出入液量的平衡为度，防治电解质及酸碱平衡紊乱。使用轻泻剂疏通大便，交代患者不能用力排便，不可做高位灌肠，以免颅内压骤然增高。给予吸氧有助于降低颅内压。

2. 病因治疗　是治疗颅内压增高的最根本的方法。对颅内占位性病变，根据病变部位、性质、程度等情况可选用切除术、大部切除、部分切除或减压术。若有脑积水者，可行脑脊液分流术，将脑室内液体通过特制导管分流入蛛网膜下腔、腹腔或心房。颅内压增高已引起急性脑疝时，应进行紧急抢救或手术处理。

3. 药物治疗降低颅内压　适用于颅内压增高但暂时尚未查明原因或虽已查明原因但仍需要非手术治疗的病例。

(1)脱水疗法　在降颅压治疗中占有重要地位。

1)高渗利尿剂选择应用的原则　若意识清楚，颅内压增高程度较轻的病例，先选用口服药物。若有意识障碍或颅内压增高症状较重的病例，则宜选用静脉或肌内注射药物。

2)常用脱水药物及使用方法　①20%甘露醇250 mL，快速静脉滴注；②呋塞米(速尿)20～40 mg，肌内注射或静脉注射每日2～4次；③口服药物常用的有氢氯噻嗪、乙酰唑胺等。此外，也可采用血浆、血清白蛋白等，其对减轻脑水肿、降低颅内压有效。

(2)激素应用　宜早期使用。常用的药物及使用方法：①地塞米松5～10 mg静脉或肌内注射，每日2～3次；②氢化可的松100 mg静脉注射，每日1～2次；③泼尼松5～10 mg口服，每日1～3次，可减轻脑水肿，有助于缓解颅内压增高。

(3)冬眠低温疗法或亚低温疗法　有利于降低脑的新陈代谢率，减少脑组织的氧耗量，防止脑水肿的发生与发展，对降低颅内压亦起一定作用。

4. 脑脊液体外引流　有颅内压监护装置的病例，可经脑室缓慢放出脑脊液少许，以缓解颅内压增高。

5. 巴比妥治疗　大剂量异戊巴比妥钠或硫喷妥钠注射可降低脑的代谢，减少氧耗量及增加脑对缺氧的耐受力，使颅内压降低。但需在有经验的专科医生指导下应用。

6. 辅助过度换气　目的是促使体内CO_2排出。当动脉血的CO_2分压每下降1 mmHg时，可使脑血流量递减2%，从而使颅内压相应下降。

7. 对症治疗　对患者的主要症状进行治疗，疼痛者可给予镇痛剂，但应忌用吗啡和哌替啶等类药物，以防止对呼吸中枢的抑制作用而导致患者死亡。有抽搐发作的病例，应给予抗癫痫药物治疗，烦躁患者给予镇静剂。

考点：

颅内压增高的病因、临床表现、诊断与鉴别诊断、治疗。

第二节　脑　疝

颅腔被小脑幕分成幕上腔及幕下腔，借小脑幕裂孔相沟通。幕上腔又被大脑镰分隔成左右两分腔，借镰下孔相沟通。颅腔与椎管相连处的出口称为枕骨大孔。颅内某分腔有占位性病变时，该分腔的压力大于邻近分腔的压力，分腔之间产生压力差，脑组织从高压力区向低压力区移位，导致脑组织、血管及颅神经等重要结构受压和移位，被挤入小脑幕裂孔、枕骨大孔、大脑镰下孔等间隙或孔道中，从而出现一系列严重的临床症状和体征，称为脑疝。

【病因】 颅内任何引起分腔间产生压力差的病变均可引起脑疝。常见病因有以下几点。①外伤所致各种颅内血肿:如硬脑膜外血肿、硬脑膜下血肿、脑内血肿。②颅内肿瘤:尤其是颅后窝、中线部位及大脑半球的肿瘤。③颅内其他占位性病变:如脑脓肿、寄生虫病及肉芽肿性病变。④医源性因素:对于颅内压增高患者,不适当的腰椎穿刺,放出脑脊液过多过快,使各分腔间的压力差增大,也可诱发脑疝。

【分类】 根据移位的脑组织所通过的间隙和孔道,将脑疝分为3类(图15-2):①小脑幕切迹疝又称颞叶钩回疝;②枕骨大孔疝又称小脑扁桃体疝;③大脑镰下疝又称扣带回疝。

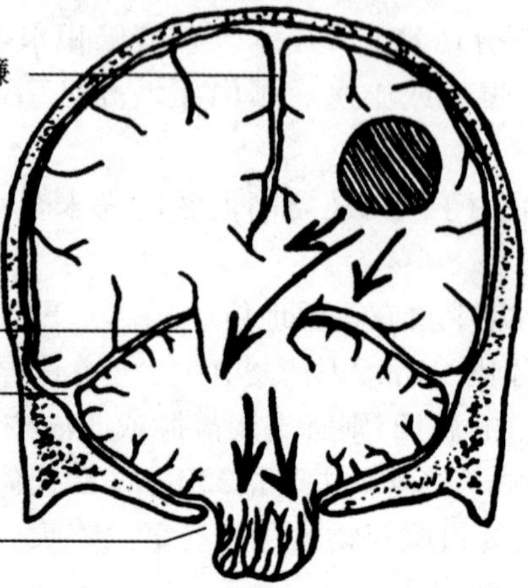

图15-2 大脑镰下疝(上)、小脑幕切迹疝(中)、枕骨大孔疝(下)的示意

【病理】 当发生脑疝时,移位的脑组织在小脑幕切迹或枕骨大孔处挤压脑干,脑干受压移位可致其实质内血管受到牵拉,严重时甚至断裂出血。由于同侧的大脑脚受到挤压而造成病变对侧偏瘫,同侧动眼神经受到挤压可产生动眼神经麻痹症状。移位的钩回、海马回可将大脑后动脉挤压于小脑幕切迹缘上致枕叶皮层缺血坏死。小脑幕切迹裂孔及枕骨大孔被移位的脑组织堵塞,小脑幕切迹疝挤压中脑脑池,枕骨大孔疝挤压第四脑室中间孔,从而使脑脊液循环通路受阻,则进一步加重颅内压增高,形成恶性循环,使病情迅速恶化。

【临床表现】

1. 小脑幕切迹疝

(1)颅内压增高的症状 剧烈头痛,进行性加重伴烦躁不安。与进食无关的频繁呕吐,呈喷射性。急性脑疝患者视神经盘水肿可有可无。

(2)瞳孔改变 病初有短暂的患侧瞳孔缩小,对光反射迟钝,是由于患侧动眼神经受刺激所致,随病情进展受压的患侧动眼神经麻痹,患侧瞳孔逐渐散大,直接和间接对光反射均消失,并有患侧上睑下垂,眼球外斜。当病情进一步加重,则出现双侧瞳孔散大,对光反射消失,此时患者多已处于濒死状态。

(3)意识改变 患者随脑疝加重可出现嗜睡、昏睡、浅昏迷至深昏迷。

(4)运动障碍 表现为病变对侧肢体的肌力减弱或瘫痪,病理征阳性。严重时可出现去脑强直发作,表明脑干已严重受损。

(5)生命体征紊乱 心率减慢或不规则,血压忽高忽低,呼吸不规则、大汗淋漓或无汗,面色潮红或苍白,体温不升或高达41 ℃以上,最终因呼吸、循环衰竭而死亡。

2. 枕骨大孔疝 由于脑脊液循环通路被堵塞,患者头痛剧烈,呕吐频繁,颈项强直。生命体征紊乱出现较早,意识障碍出现较晚。由于位于延髓的呼吸中枢受损,患者早期可突发呼吸骤停而死亡。

【治疗】 急剧的颅内高压可诱发脑疝，在做出脑疝诊断的同时，应快速静脉输注20%甘露醇等降颅压的高渗液体药物，以缓解病情，争取时间。确诊后，根据病情尽快手术去除病因，如清除颅内血肿或切除脑肿瘤等。如难以确诊或虽确诊但病因无法去除时，可选用下列姑息性手术。

1. 侧脑室外引流术　经额、眶、枕部快速钻颅或锥颅，穿刺侧脑室并安置硅胶引流管行脑脊液体外引流，以迅速降低颅内压。特别适用于严重脑积水或脑室内有积血患者，是常用的颅脑手术前辅助性抢救措施。

2. 脑脊液分流术　脑积水的病例可施行侧脑室-腹腔分流术、侧脑室-枕大池分流术或导水管疏通术。

3. 减压术　小脑幕切迹疝时可采用颞肌下减压术，枕骨大孔疝时可采用枕肌下减压术。重度颅脑损伤致严重脑水肿而颅内压增高时，可采用去骨瓣减压术，以上方法称为外减压术。在开颅手术中可能会遇到脑组织肿胀膨出，此时可将部分非功能区脑组织切除，以达到减压目的，称为内减压术。

第三节　颅脑损伤

颅脑损伤在各类创伤中居第2位，尤其在交通事故中死亡率居首位。颅脑损伤多见于交通、工矿、爆炸、火器伤、各种锐器伤和钝器伤等事故。颅脑损伤可分为头皮损伤、颅骨损伤与脑损伤。三者可单独发生，也可合并存在。

一、病因和分级

（一）病因

颅脑损伤的类型和程度取决于暴力的大小、速度、方式和受伤部位。

1. 直接暴力

（1）加速性损伤　指运动着的物体直接撞击头部，使相对静止的头颅在瞬间由静态转为动态造成的损伤，如头部遭到行驶车辆撞击、拳击或棍棒等器械打击。脑损伤多发生在着力点的部位，称之为“冲击点伤”。

（2）减速性损伤　运动着的头部突然碰击在静止物体上，引起减速性运动而造成的损伤，如跌伤、坠落伤，此时脑损伤不仅发生于着力部位，也常发生在着力点对侧，称之为“对冲伤”。

（3）挤压伤　头部受到两个方向相反的外力挤压而致伤。如产伤、辗压伤。

2. 间接暴力

（1）挥鞭样损伤　当躯干突然遭受加速性或减速性暴力时，身体与头部运动不一致，使颈部剧烈地过伸或过屈或先过伸后过屈，头部与颈椎之间即出现剪切力，造成颈髓和脊髓连接处的损伤。

（2）胸部挤压伤　因胸壁突然遭受到巨大压力冲击，胸腔内压升高致使上腔静脉的血逆行灌入颅内，引起广泛性脑出血，又称为创伤性窒息。

（3）颅颈交界处损伤　坠落时双足或双臀着地，其反作用力沿脊柱向上传导，可导致颅底骨折和脑损伤。

（二）分级

颅脑损伤程度轻重不一，病理变化及伤后演变过程不同，治疗措施亦不同。目前国际上通用的方法是根据格拉斯哥昏迷评分（Glasgow come score，GCS）法。从伤员的运动、言语、睁眼反应分别评分，累计后得分作为判断伤情的依据(表15-1)。轻型:13~15分,伤后昏迷时间<20 min。中型:9~12分,伤后昏迷20 min~6 h。重型:3~8分,伤后昏迷>6 h或在伤后24 h内意识恶化且昏迷>6 h。

表15-1 格拉斯哥昏迷评分(GCS)

睁眼反应	计分	言语反应	计分	运动反应	计分
自发睁眼	4	回答正确	5	能按吩咐完成动作	6
呼唤睁眼	3	回答错误	4	刺痛能定位	5
刺痛睁眼	2	语无伦次	3	刺痛能逃避	4
不能睁眼	1	有声无语	2	刺痛过屈(去皮质强直)	3
		不能发声	1	刺痛过伸(去脑强直)	2
				对刺痛无反应	1

二、头皮损伤

头皮损伤是最常见的颅脑损伤,均由直接暴力造成,包括头皮血肿、头皮裂伤和头皮撕脱伤。

(一)头皮血肿

> **考点:**
> 头皮血肿、裂伤、撕脱伤的诊断与治疗。

头部皮下血管丰富,遭受钝性打击或碰撞后,常可导致头皮血肿。按血肿所在头皮内的具体层次可分为皮下血肿、帽状腱膜下血肿和骨膜下血肿。皮下血肿较局限,易被误认为凹陷性颅骨骨折,X射线摄片可鉴别,一般可自行吸收,无须处理;帽状腱膜下血肿在临床上较为多见,血肿较大者可波及整个头皮,有明显的波动感,严重者可导致失血性休克,较小血肿加压包扎后待其自行吸收,血肿较大时,则应在无菌操作下穿刺抽血,再加压包扎;骨膜下血肿的特点是以骨缝为界,局限于某一颅骨范围之内,处理与帽状腱膜下血肿相仿。对合并颅骨骨折的骨膜下血肿,可穿刺抽血,不加压包扎,并注意并发颅内血肿的可能。若血肿继发感染,应及时切开引流;对儿童、体弱者或巨大帽状腱膜下血肿应注意防治休克,诊断时应注意是否伴颅骨损伤,甚至脑损伤的可能。

(二)头皮裂伤

锐器所致的头皮裂伤,创缘整齐,除弹片等锐器可进入颅内造成开放性颅脑损伤外,大多数裂伤仅限于头皮。钝器所致的裂口多不规则,常伴颅骨骨折或脑损伤。

处理原则应尽早进行清创缝合,只要没有明显的感染征象,即使已超过伤后24 h,均可进行彻底的一期清创缝合。重点检查有无颅骨骨折和脑损伤。注意伤口深处有无骨折及碎骨片,如发现脑脊液漏,需按开放性脑损伤处理。术后常规使用抗生素和破伤风抗毒素。

(三)头皮撕脱伤

头皮撕脱伤是最严重的头皮损伤,常因发辫卷入转动的机器中,在强烈拉扯下,将头皮连同皮下组织、帽状腱膜全层撕脱,甚至连同部分骨膜撕脱。创面大,出血多,易致休克。

现场应采用有效的包扎、止血,并及时将撕脱的头皮和患者同时送入医院。积极抗休克的同时根据情况选择不同的处理方法:①未完全离断且有血运者可直接复位缝合。②完全离断者,如无明显污染,且伤后未超过6 h,有条件时先吻合头皮血管后再行全层缝合;若无条件,可将撕脱的皮瓣切薄,行中厚或全厚皮片移植。③若骨膜已撕裂，需在颅骨外板上多处钻孔，待新鲜肉芽组织长出后，再行植皮术。

三、颅骨骨折

分类：①按骨折部位分为颅盖骨折和颅底骨折；②按骨折形态分为线形骨折、凹陷性骨折和粉碎性骨折；③按骨折处是否与外界相通分为闭合性骨折和开放性骨折。

（一）颅盖骨折

颅盖骨骨折按形态分为线形骨折（linear fracture）和凹陷性骨折（depressed fracture）两种。线形骨折包括颅缝分离，骨折线可以是单一，也可是多发。凹陷性骨折好发于额骨及顶骨，婴幼儿颅骨质软，着力部位骨皮质连续性可无中断，呈乒乓球样骨折，在成人多为粉碎性骨折。头颅 X 射线可见骨折线及凹陷深度，CT 还可了解有无合并脑损伤。

> **考点：**
> 颅盖骨折、颅底骨折的诊断及治疗。

线形骨折一般不需要处理，若骨折线通过脑膜血管沟或静脉窦，应警惕硬脑膜外血肿的可能。凹陷性骨折目前认为以下情况需要手术：①凹陷深度>1 cm；②骨折位于重要功能区；③骨折片刺入脑内；④骨折引起瘫痪、失语等功能障碍或癫痫发作。

（二）颅底骨折

颅底骨折（skull base fracture）以线形骨折为主，大多数是由颅盖骨折线延伸到颅底或由间接暴力所致。根据发生部位可分为前、中、后颅窝骨折。

1. 临床表现　临床表现主要有：①耳、鼻出血或脑脊液漏；②脑神经损伤；③皮下或黏膜下瘀斑（表 15-2）。

表 15-2　颅底骨折的临床表现

临床表现	颅前窝骨折	颅中窝骨折	颅后窝骨折
骨折部位	眶顶、筛骨	蝶骨、颞骨岩部	颞骨岩部后外侧、枕骨基底部
脑脊液漏	鼻漏	耳漏、鼻漏或大量鼻出血	一般无
颅神经损伤	Ⅰ、Ⅱ	Ⅶ、Ⅷ（多见），Ⅱ、Ⅲ、Ⅳ、Ⅴ、Ⅵ	Ⅸ、Ⅹ、Ⅺ、Ⅻ
大血管损伤	一般无	颈内动脉、海绵窦段破裂或形成颈内动脉-海绵窦瘘，表现为搏动性突眼、眶周闻及血管杂音或大出血等	静脉窦损伤可形成硬膜外血肿或致命的大出血
气颅征	有	有	一般无
其他表现	眶周淤血（熊猫眼征）或球结膜广泛性淤血	可伴有垂体损伤或垂体-下丘脑轴功能障碍，如尿崩症或中枢性低钠	乳突瘀斑（Battle 征）或枕下颈部瘀斑

2. 诊断　主要依据头部外伤史和临床表现，头颅 X 射线意义不大，CT 有诊断意义，还能发现颅内积气。

3. 治疗　单纯闭合性线形骨折无须特殊处理，若有脑脊液漏，说明颅内与外界相通，须预防颅内感染。禁止堵塞和冲洗鼻道、耳道，禁止腰穿，头高位卧床休息，避免用力咳嗽、打喷嚏和擤鼻涕，常规给予抗生素。若脑脊液漏超过 1 个月未愈，应考虑手术修补硬脑膜漏口。

四、脑损伤

脑损伤可分为原发性损伤和继发性损伤两大类。原发性损伤是指暴力作用后立即导致的损伤，如脑震荡、脑挫裂伤、弥漫性轴索损伤等；继发性损伤是指暴力作用一段时间后出现的损伤，如脑水肿、颅内血肿等。根据伤后脑组织是否与外界相通可分为开放性脑损伤和闭合性脑损伤。

（一）脑震荡

脑震荡是最轻的脑损伤。表现为伤后立即出现短暂的昏迷和逆行性遗忘。

1. 临床表现和诊断　伤后立刻昏迷，持续数秒或数分钟，一般不超过 30 min。有的也可无昏迷，仅是短暂的意识不清。通常清醒后不能回忆受伤当时及伤前一段时间内发生的事情，即逆行性遗忘。较重者可有面色苍白、出汗、脉细数、呼吸浅慢、血压下降、肌张力降低等自主神经功能紊乱表现。CT 检查颅内无异常。

2. 治疗　单纯脑震荡无须特殊治疗，卧床休息 5~7 d，依病情选用镇静、镇痛等药物，重视心理治疗，多数预后良好。

（二）脑挫裂伤

脑挫裂伤是指脑组织实质性损伤，主要发生在大脑皮质，可发生在受力部位，也可在对冲部位。

1. 临床表现

> **考点：**
> 脑震荡、脑挫裂伤、颅内血肿的临床表现与诊断。

（1）意识障碍　脑挫裂伤最突出的症状之一。伤后立刻发生，程度、时间因伤情而不同，可数小时、数日至长期持续昏迷，昏迷时间越长，提示伤情越重。

（2）头痛、恶心、呕吐　脑挫裂伤最常见的症状。头痛可以局限在着力部位，也可以是全头疼痛。早期的恶心、呕吐可能因呕吐中枢受脑脊液冲击、蛛网膜下腔出血引起，后期多为颅内压增高所致。

（3）生命体征改变　损伤较重者可因继发脑水肿或颅内血肿而出现急性颅内压增高甚至脑疝的表现，如血压升高、心率下降、体温升高、瞳孔改变；下丘脑损伤可出现高热，昏迷，水和电解质紊乱等。

（4）局灶性症状与体征　若伤及脑皮质功能区，伤后可立即出现相应症状，如伤及运动中枢可出现对侧瘫痪、语言中枢可出现失语等；伤及如额极、颞极等所谓“哑区”可无局灶性体征。

2. 诊断　根据伤后立即出现的意识障碍，头痛、恶心、呕吐，生命体征改变和局灶症状、体征等，可基本诊断脑挫裂伤。再结合必要的辅助检查可明确诊断。①CT：脑损伤首选检查，不仅可清楚地显示脑挫裂伤的部位、程度和有无继发性损害，还可与脑震荡做鉴别诊断，同时对预后有所判断，典型表现为局部脑组织高低密度混杂影。②MRI 检查：不作为首选，但对合并脑干、胼胝体及轴索损伤有独特优势。③腰椎穿刺：脑脊液是否有血可与脑震荡鉴别，急性颅内压增高者应慎用或禁忌。

（三）颅内血肿

外伤性颅内血肿是颅脑损伤中最常见最严重的继发性损伤，常引起进行性颅内压增高导致脑疝而危及生命。

颅内血肿按出血的来源和部位可分为硬脑膜外血肿、硬脑膜下血肿、脑内血肿（图 15-3）。按伤后至血肿症状出现的时间可分为急性血肿（3 d 以内）、亚急性血肿（3 d 以后到 3 周）、慢性血肿（3 周以上）。

1. 硬脑膜外血肿　硬脑膜外血肿约占外伤性颅内血肿的 30%，血肿位于颅骨内板与硬脑膜之间，以颞区最多见，与颅骨骨折关系密切。出血来源以骨折线波及脑膜中动脉损伤出血最常见。

(1)临床表现

1)意识障碍　颅内血肿的主要症状是进行性意识障碍,常见3种情况:①伤后清醒—昏迷,原发性脑损伤较轻,伤后无原发昏迷,血肿形成引起脑损害后才出现意识障碍。②昏迷—清醒或好转—昏迷,即存在中间清醒期,指伤后立即昏迷,然后清醒,意识好转一段时间再出现昏迷,中间清醒期长短取决于原发性脑损伤的轻重和出血速度。③如原发性脑损伤较重或血肿形成迅速,表现为持续昏迷。

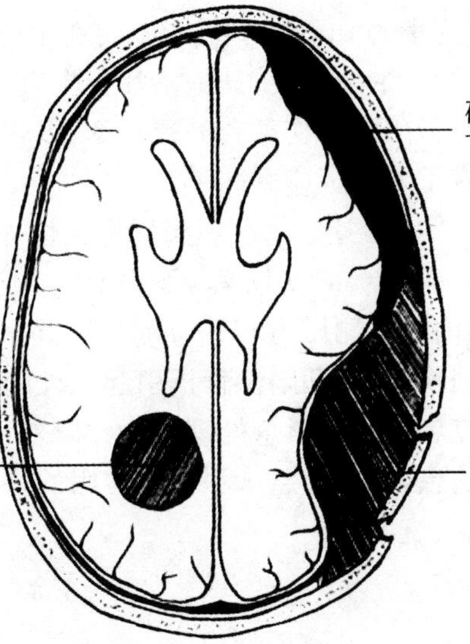

图 15-3　颅内血肿的部位

2)颅内压增高　昏迷前或中间清醒期患者可有头痛,呕吐加剧,躁动不安,血压升高,呼吸、脉搏减慢等颅内高压表现。颅内压持续升高,诱发脑疝后则会引起相应的瞳孔和生命体征的变化,威胁患者生命。

3)神经系统体征　可出现对侧瘫痪、感觉障碍和锥体束征。

(2)CT表现　颅骨内板与脑表面之间形成以出血点为中心的双凸透镜形或弓形密度增高影,CT还可准确定位,计算出血量、中线结构移位及占位效应等情况,应尽早进行。

2.硬脑膜下血肿　硬脑膜下血肿约占颅内血肿的40%,是颅内血肿最常见的类型,多属急性或亚急性。

(1)急性硬脑膜下血肿　常由对冲性脑挫裂伤所致的皮质动脉或静脉破裂,也可由脑内血肿穿破皮质进入硬脑膜下腔,为复合性血肿。临床表现:病情重,发展快,持续昏迷或进行性加重,颅内压增高症状明显,以呕吐和躁动为主。颅内压持续升高可有生命体征变化及脑疝的临床表现;伤及功能区可有偏瘫、失语、癫痫等。

CT检查颅骨内板与脑表面之间出现高密度、等密度或混杂密度的新月形或半月形影。

(2)慢性硬脑膜下血肿　出血的原因及机制不完全清楚,好发于老年人,多有轻微头部外伤史,也可无明确外伤史。常在伤后数周或数月出现症状,主要有慢性颅内压增高症状、局灶性症状及精神症状,如头痛、视神经盘水肿、轻偏瘫、失语、智力障碍、记忆力减退等。

CT检查可见颅骨内板下等密度、低密度或混杂密度的新月形影。CT增强扫描及MRI检查有助于鉴别诊断。

3.脑内血肿　脑内血肿较少见,发生率为0.5%~1%。临床表现依血肿的部位和量而定,以颞叶最多。可有局灶性症状、颅内压增高症状等,意识障碍轻重取决于原发性脑损伤程度和血肿形成的速度。

急性期CT检查可见脑内圆形或类圆形高密度影,周围有低密度水肿带。

4.颅内血肿治疗原则

(1)非手术治疗　①无意识障碍或颅内压增高,或虽有意识障碍颅内压增高,但已明显减轻或好转;②无局灶性脑损害体征;③CT示血肿不大(幕上<40 mL,幕下<10 mL),中线结构移位不明显,脑室、脑池无受压;④颅内压监测压力<270 mmH_2O。对于GCS≤5分、年龄>75岁的老年患者,由于无论手术与否预后均不良,一般也选择非手术治疗为宜。

首要治疗是迅速而充分的生理复苏。无ICP增高、脑疝者,不需要应用控制ICP的特殊治疗。有ICP

增高者,迅速进行过度换气、应用甘露醇等治疗。甘露醇对控制 ICP 增高有效,应在足量的液体复苏后进行,有效剂量为 0.25~1.0 g/kg 间断给药,可配合应用呋塞米。巴比妥降低 ICP,提高重型颅脑损伤患者生存率,应用的原则:①其他治疗皆失效;②必须在循环系统稳定时才能应用。伤后早期低血压、低血氧可增加重型颅脑损伤患者的死亡率,以收缩压低于 90 mmHg 为界,应重视避免低血压、低血氧。一旦病情变化有手术指征应立即手术。

(2)手术治疗　①意识障碍进行性加重,在非手术治疗中病情恶化;②有局灶性脑损害体征;③CT 示血肿较大(幕上>40 mL,幕下>10 mL),或血肿虽不大,但中线结构移位明显(>1 cm),脑室、脑池受压明显;④颅内压监测压力>270 mmH_2O,并呈进行性增高需行手术治疗。原则上凡颅脑创伤发生脑内血肿或开放性损伤、颅骨凹陷性骨折引起急性脑受压或脑疝者均需紧急手术,而合并伤发生内脏出血、开放性骨折和休克者应同时紧急处理。除此以外,所有外科占位病变,包括经复苏后 GCS 3 分但至少一个瞳孔有光反应的患者,也应急诊手术。常用的手术有开颅血肿清除术、去骨瓣减压术、钻孔探查术、脑室外引流术、钻孔引流术等。

问题分析与能力提升

患者,男,36 岁,不慎自 3 m 高处坠落,昏迷 15 min 后清醒,诉头痛,恶心,呕吐 2 次,非喷射性,神经系统检查尚无阳性体征发现。

请问:①患者呕吐的原因是什么?②患者当前可能的诊断是什么?如何进一步确诊和治疗?

同步练习题

1. 女,35 岁,35 min 前自汽车上跌下,左枕部着地,伤后昏迷未醒,枕部头皮挫伤,双瞳孔散大,对光反射弱,四肢强直,双下肢病理征阳性。在急诊室输 20% 甘露醇 250 mL 后,左瞳孔缩小。进一步急救措施是　(　　)

A. 左侧颞肌下减压　B. 右侧颞肌下减压　C. 枕部开颅减压术

D. 右额开颅血肿清除　E. 左额开颅血肿清除

2. 男,17 岁,骑摩托车时不慎摔倒,左颅顶着地,短暂昏迷后清醒。伤后 30 min 送医院,急诊头颅 CT 示左颅顶颅骨骨折。2 h 后头痛加剧,逐渐昏迷,左侧瞳孔散大,右侧肢体瘫痪。首先考虑的诊断是　(　　)

A. 颈椎损伤、颈髓受压

B. 颅挫裂伤、脑干损伤

C. 急性硬脑膜外血肿、小脑幕切迹疝

D. 急性硬脑膜下血肿、脑挫裂伤

E. 急性硬脑膜下血肿、枕骨大孔疝

3. 脑外伤昏迷在 30 min 以内,轻度昏迷,得分为　(　　)

A. 3 分以下　B. 3~7 分　C. 8~12 分

D. 13~15 分　E. 15 分以上

4. 头部外伤后,最常扪及头皮下波动感的是　(　　)

A. 皮下血肿　B. 帽状腱膜下血肿　C. 骨膜下血肿

D. 皮下积液　E. 皮下积脓

5. 一般头皮裂伤清创的时限不应超过　(　　)

A. 24 h　B. 72 h　C. 8 h

D. 48 h　E. 12 h

6. 男,40 岁,车祸外伤后诊断颅部的线形骨折主要靠　(　　)

A. CT　　B. MRI　　C. X 射线摄片
D. B 超　　E. 临床表现

7. 颅前窝骨折造成的"熊猫眼征"指的是（　　）
A. 双侧视神经盘水肿　　B. 眼眶周广泛瘀血斑　　C. 乳突部皮下瘀血斑
D. 双眼视网膜出血　　E. 双额部皮肤青紫

8. 患者，男性，车祸伤及头部，伤后出现左侧鼻唇沟变浅，鼻出血，左耳听力下降，左外耳道流出淡血性液体。诊断首先考虑（　　）
A. 颅前窝骨折　　B. 颅中窝骨折　　C. 颅后窝骨折
D. 左颞骨骨折　　E. 脑震荡

（李玥昊）

第十六章 颈部疾病

学习目标

◆掌握　甲状腺功能亢进症的临床表现、诊断要点、手术指征与手术禁忌证，甲状腺功能亢进症术前准备的方法、术后常见并发症的处理。
◆熟悉　甲状腺外科解剖与生理、单纯性甲状腺肿的诊断与处理。
◆了解　颈部常见肿块的鉴别。

第一节　甲状腺疾病

一、甲状腺概述

【甲状腺解剖】　甲状腺分为左、右两叶，中间由峡部连接，位于甲状软骨下方、气管两旁。上达甲状软骨中部，下至第 6 气管软骨环，甲状腺峡多位于第 2~4 气管软骨环的前方。甲状腺由两层包膜包裹，内层为甲状腺固有包膜，很薄，紧贴腺体；外层被膜又叫甲状腺外科包膜，包绕并固定甲状腺于气管和环状软骨上。甲状腺背面，一般有 4 个甲状旁腺。成年人甲状腺重约 30 g，正常情况下，不容易看到或触摸到甲状腺。做吞咽动作时甲状腺能随之上下移动。

【甲状腺的血液供应】　甲状腺的血液循环丰富，主要由两侧甲状腺上、下动脉供血，少数有甲状腺最下动脉。甲状腺上、下动脉分支与咽喉部、食管、气管的动脉分支之间，都有广泛的沟通、吻合，所以甲状腺手术需要结扎上下动脉，而残留的甲状腺仍然有充足的血供。甲状腺有 3 条主要静脉，即甲状腺上、中、下静脉，上、中静脉汇入颈内静脉，下静脉汇入无名静脉。甲状腺的淋巴液汇合流入沿颈内静脉排列的颈深淋巴结。

【甲状腺的神经支配】　喉上神经来自迷走神经，分为内支和外支；内支为感觉支，分布在喉黏膜上，外支为运动支，与甲状腺上动脉贴近、同行，支配环甲肌，使声带紧张。喉返神经支配声带运动，也来自迷走神经。甲状腺与喉上神经、喉返神经解剖位置关系，见图 16-1。

【甲状腺的分泌功能及调节机制】　甲状腺有合成、储存和分泌甲状腺素的功能。在血中甲状腺素与血清蛋白结合，其中 90% 为四碘甲状腺原氨酸（T_4），10% 为三碘甲状腺原氨酸（T_3）。

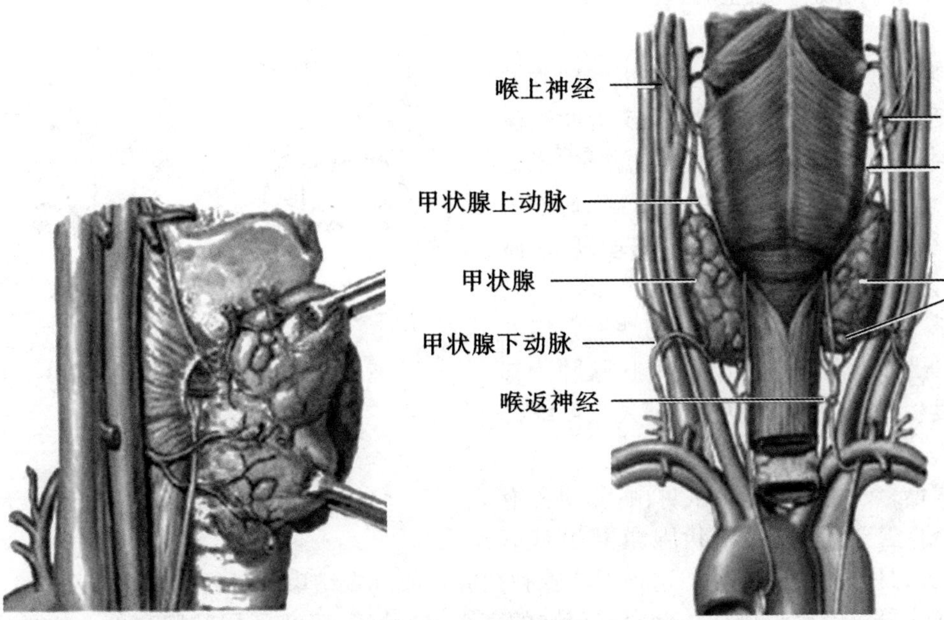

图 16-1　甲状腺与喉上神经、喉返神经解剖位置关系

1. 甲状腺素的主要作用　促进蛋白质、糖类和脂肪的分解；增加全身组织细胞的氧耗及产热；促进机体的生长发育及组织分化。

2. 甲状腺素的功能调节　甲状腺素的功能是与人体各器官、各系统的活动及环境相互联系、相互影响，同时受下丘脑、垂体前叶及其分泌的促甲状腺素（TSH）调节。垂体前叶分泌的促甲状腺素有促进甲状腺素的合成和分泌的作用。

【常用辅助检查】

1. 基础代谢率测定　可根据脉压和脉率计算或用基础代谢率测定器测定。

基础代谢率（BMR）=（脉率+脉压）-111，正常值为±10%。

2. B 超　可以观察甲状腺的大小形态；发现异常肿块，协助辨别甲状腺肿块性状，观察肿块的血流情况；甲状腺肿瘤早期的协诊等。

3. 甲状腺^{131}I 吸率测定　升高：多见于甲状腺功能亢进症、缺碘性甲状腺肿、亚急性甲状腺炎、先天性甲状腺病等；降低：见于甲状腺功能减退症、急性或亚急性甲状腺炎、淋巴细胞性甲状腺炎（桥本甲状腺炎）、服用含碘食物或药物等。

4. 甲状腺核素扫描　甲状腺腺瘤及少数甲状腺癌可以表现为热结节或温结节，甲状腺囊肿、甲状腺腺瘤囊性变或内出血表现为凉结节或冷结节，一般轮廓清晰，边界规则。

5. 实验室检查　甲状腺自身抗体测定、甲状腺功能检查等。

6. 其他　包括眼底检查、喉镜检查、心电图、X 射线、CT 等。

二、单纯性甲状腺肿

单纯性甲状腺肿俗称“粗脖子”或“大脖子”，青年女性多见。是指甲状腺功能正常的甲状腺肿，以缺碘、致甲状腺肿物质或相关酶缺陷等原因所致的代偿性甲状腺肿大，不伴有明显的甲状腺功能亢进或减退，故又称非毒性甲状腺肿。由于人体处于相对或绝对的甲状腺激素不足状态，血清促甲状腺激素

(TSH)分泌增加,致使甲状腺组织增生肥大。

【病因病理】

1. 甲状腺素原料(碘)缺乏　引起单纯性甲状腺肿的主要因素是碘的缺乏。高原、山区土壤中的碘盐冲洗流失,导致饮用水和食物中含碘量不足,使当地居民中患此病者较多,故又称为地方性甲状腺肿。由于缺碘,血液中甲状腺素浓度降低,引起垂体促甲状腺素分泌增高,刺激甲状腺组织代偿性增生、肿大。初期滤泡的扩张比较均匀地分散在腺体各部,如未及时治疗,扩张的滤泡聚集形成多个大小不等的结节,逐渐形成结节性甲状腺肿。有些结节血供不足而发生退行性变,成为囊肿,久之可纤维化或钙化(图 16-2)。

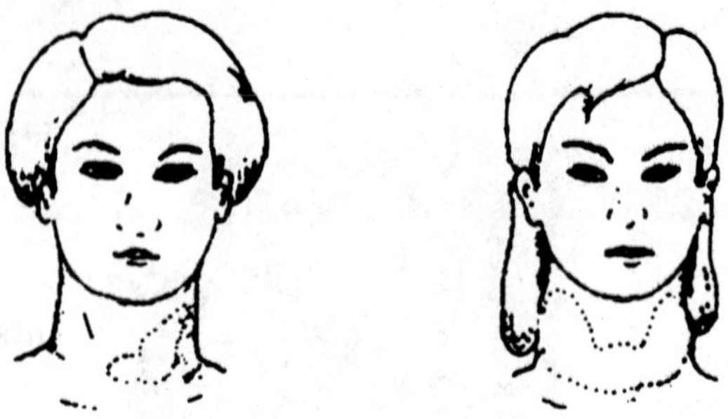

图 16-2　单纯性甲状腺肿

a. 结节性　b. 弥漫性

2. 甲状腺素需求增多　妊娠期、青春期、哺乳期及绝经期妇女,甲状腺素的需要量增多,甲状腺激素相对不足,甲状腺代偿性肿大,是一种生理现象。这种甲状腺肿在成年或妊娠结束后自行缩小。

3. 甲状腺素合成或分泌障碍　例如久食含有硫脲的萝卜、白菜等,阻止了甲状腺素的合成或先天缺乏合成甲状腺素的酶,引起血中甲状腺素减少,导致甲状腺肿大。

【临床表现】

1. 甲状腺肿大　初期为两侧对称弥漫性肿大,甲状腺光滑、质软。逐渐形成结节,则在肿大甲状腺体一侧或两侧可触摸到大小不等、软硬不均的结节或囊肿等。

2. 压迫症状　肿大的甲状腺对邻近器官压迫而产生相应症状。①压迫食管而引起吞咽困难;②压迫气管可致气管移位或狭窄、弯曲而出现气促,甚至呼吸困难,气管受压过久可致气管软化;③压迫颈静脉可使静脉血回流障碍,出现面部青紫肿胀;④喉返神经受压,引起声音嘶哑;⑤颈交感神经受压引起霍纳(Horner)综合征。

【治疗】

1. 非手术治疗　适用于年龄小于 20 岁的弥漫性甲状腺肿大者。给予小剂量甲状腺素或左甲状腺素抑制垂体前叶促甲状腺素分泌,缓解甲状腺体增生和肥大。

2. 手术治疗　适用于:①压迫气管、血管或食管、喉返神经而有临床症状的;②胸骨后甲状腺肿;③巨大甲状腺肿影响生活和工作者;④结节性甲状腺肿伴甲亢;⑤结节性甲状腺肿疑有恶变者。

三、甲状腺功能亢进症的外科治疗

甲状腺功能亢进症(简称甲亢)是指各种原因引起的甲状腺激素过多导致神经、循环、消化等系统兴奋性增高和代谢亢进为主要表现的一组临床综合征。甲状腺功能亢进症可分为:原发性甲状腺功能亢进症即弥漫性毒性甲状腺肿,占甲亢的 85% 以上。它是自身免疫相关性疾病,体内产生了刺激甲状腺滤泡的促甲状腺受体抗体,腺体肿大为弥漫性,两侧对称,伴眼球突出,又称为突眼性甲状腺肿;继发性甲状腺功能亢进症指在结节性甲状腺肿基础上发生的,腺体呈结节状,两侧多不对称,无眼球突出,多诱发心肌损害;高功能腺瘤,腺体内有单个自主性高功能结节,周围腺体萎缩。

【临床表现】

1. 甲状腺肿　多呈弥漫性对称性肿大,质软,随吞咽上下移动。少数患者的甲状腺肿大不对称,或肿大不明显。

2. 高代谢症群　表现为心动过速、心悸，怕热多汗，常伴低热，严重时可出现高热。患者多体重下降，疲乏无力。

3. 眼征　眼征有以下几种：①眼睑裂隙增宽，少眨眼睛和凝视；②眼球内侧聚合困难或欠佳；③眼向下看时，上眼睑因后缩而不能跟随眼球下落；④眼向上看时，前额皮肤不能皱起。

4. 其他　患者烦躁多虑，紧张失眠，多言多动，易于激动，有时思想不集中，但偶有神情淡漠、寡言抑郁；食欲亢进，但体重明显减轻；心率增速（脉率常在 100 次以上，休息及睡眠时仍快），心搏出量增多，血循环加快，脉压增大；内分泌紊乱（月经失调）及乏力、易疲劳，出现肢体近端肌萎缩等。其中脉率增快及脉压增大尤为重要，常可作为判断病情程度和治疗效果的重要标准。

【诊断】

1. 基础代谢率测定　可根据脉压和脉率计算或用基础代谢率测定器测定。后者较可靠，但前者简便。测定基础代谢率要在完全安静、空腹时进行。常用计算公式为：基础代谢率＝（脉率＋脉压）－111。正常值为±10%；增高至+20%～30%为轻度甲亢；+30%～60%为中度甲亢；+60%以上为重度甲亢。

2. 甲状腺摄^{131}I 率的测定　正常甲状腺 24 h 内摄取的^{131}I 量为人体总量的 30%～40%。如果在 2 h 内甲状腺摄取^{131}I 量超过人体总量的 25%或在 24 h 内超过人体总量的 50%，且吸^{131}I 高峰提前出现，均可诊断为甲亢。

3. 血清中 T_3 和 T_4 含量的测定　甲亢时，血清 T_3 可高于正常 4 倍左右，而 T_4 仅为正常的 2.5 倍，因此，T_3 测定对甲亢的诊断具有较高的敏感性。

【治疗】　甲状腺大部分切除术仍是目前治疗甲亢的一种常用方法。手术治愈率 90%～95%，但有一定的并发症和 4%～5%的复发率。

1. 手术适应证　①中度以上的甲亢：长期服药无效，停药后复发，或不愿长期服药者；②甲状腺巨大：有压迫症状者或胸骨后甲状腺肿等类型甲亢；③抗甲状腺药物或^{131}I 治疗后复发者或坚持长期用药有困难者；④继发性甲亢或高功能腺瘤；⑤妊娠早、中期的甲亢患者。凡具有上述指征者应考虑手术治疗，并可以不终止妊娠。

2. 手术禁忌证　①中度以下的原发性甲亢；②青少年患者；③发展较快的浸润性突眼者；④合并较重心、肝、肾、肺疾病。

【术前准备】

1. 术前检查

（1）基础代谢率测定　采用简易公式基础代谢率＝（脉率＋脉压）－111 判断甲亢程度；测定在清晨、安静、空腹状态下进行。

（2）实验室检查　①FT_4、FT_3 测定：是临床诊断甲亢的首选指标，直接反应甲状腺功能状态，其敏感性和特异性均明显高于 TT_3、TT_4；②血清总甲状腺激素（TT_4）与总三碘甲腺原氨酸（TT_3）测定：TT_4 是判定甲状腺功能最基本的筛选指标；③TSH 测定：TSH 的波动较 T_3、T_4 更迅速而显著，是目前诊断甲状腺疾病最常用、最可靠和最有临床意义的检测项目；④甲状腺自身抗体测定：未经治疗的 GD 患者血 TSH 受体抗体（TRAb）阳性检出率可达 80%～100%，有早期诊断意义，对判断病情活动、是否复发亦有价值；还可作为治疗后停药的重要指标。

（3）其他检查　①颈部 X 射线；②心电图检查；③测定血清钙和磷；④有声嘶者需做喉镜检查。

2. 术前用药　术前用药是术前准备的重要环节，目的是降低基础代谢率，控制甲亢，保证手术安全。

（1）硫脲类药物加碘剂　硫脲类（丙硫氧嘧啶 PTU 和甲硫氧嘧啶 MTU）作用机制是抑制甲状腺过氧化酶，阻断甲状腺激素的合成。但硫脲类药物能使甲状腺出血和动脉性充血，增加术中出血的风险。因此，甲亢症状基本控制后加服 2 周碘剂。

（2）单用碘剂　碘剂不仅抑制甲状腺素释放，还可减少甲状腺的血流，使腺体缩小变硬，减少术中出血。因常用碘剂为复方碘化钾溶液，用法是每日3次，每次3或5滴开始，逐日每次增加1滴（即第1天每次3滴，第2天每次4滴，依此类推）至每日3次，每次15滴时维持至手术日。注意未确定手术的患者不应服用碘剂。

（3）普萘洛尔　对常规应用碘剂或合用抗甲状腺药物而效果不佳，可用普萘洛尔。但应该注意普萘洛尔的禁忌证，如哮喘、慢性阻塞性肺疾病、心脏传导阻滞等，可改用钙通道阻滞剂。

3. 手术时机　当患者情绪稳定，睡眠好转，体重增加，脉率稳定在90次/min以下，BMR低于+20%，腺体缩小变硬，应及时手术。

【术后处理】

1. 观察呼吸、脉搏、体温、血压、伤口引流和渗血情况，发现异常及时处理。患者采用半卧位，以利于呼吸和切口的引流。

2. 继续口服复方碘溶液，每日3次，每次10滴，共服用1周左右，或者每日3次，每次16滴开始，逐日每次减少1滴。

【术后并发症的防治】

1. 呼吸困难和窒息　为手术后最危急的并发症，多发生在术后48 h内。常见原因：①切口内出血及血肿压迫气管；②喉头水肿；③气管内异物堵塞；④气管塌陷，是由于气管壁长期受到肿大的甲状腺压迫而软化；⑤双侧喉返神经损伤。

临床表现为进行性呼吸困难、烦躁、发绀。切口内出血压迫气管的同时出现切口渗血、颈部肿胀，一旦出现应立即拆除手术缝线，清除血肿重新止血。气管塌陷的应紧急行气管插管，一般几天后周围组织可支撑气管。喉头水肿的肾上腺皮质激素的静脉滴注和雾化吸入可缓解，严重病例行气管切开。

2. 喉上神经损伤　损伤外支，使环甲肌瘫痪，声带松弛出现音调降低；损伤内支，使喉黏膜感觉丧失，致饮水时因误咽而呛咳。主要是手术损伤引起，如切断、缝扎、牵拉过度等。

3. 喉返神经损伤　钳夹、牵拉、血肿压迫或瘢痕牵拉，都可致喉返神经损伤。一侧的喉返神经损伤引起声音嘶哑或发音困难，可由对侧代偿；若两侧喉返神经损伤则可出现呼吸困难甚至窒息，需要手术修复损伤。

4. 甲状旁腺功能减退　手术时甲状旁腺误被切除、损伤等引起，临床表现为术后1~3 d出现口唇针刺感、麻木甚至四肢抽搐。处理主要是补充钙和维生素D_3。抽搐发作时，立即静脉注射10%葡萄糖酸钙。要限制肉类、乳品和蛋类等含磷较高食品，以免影响钙的吸收。

5. 甲状腺危象　发病原因不明。可能是甲亢未得到有效控制而贸然手术，多在术后12~36 h内发生，死亡率高达20%~30%，应予以积极防范。

（1）临床表现　高热或过高热、大汗、心动过速（140次/min以上）、烦躁、焦虑不安、谵妄、恶心、呕吐、腹泻，严重患者可有心力衰竭、休克及昏迷。

（2）治疗　临床高度疑似本症及有危象前兆者应按甲亢危象处理。①积极治疗诱因；②抑制甲状腺激素合成：首选PTU；③抑制甲状腺激素释放：服PTU后再加用复方碘溶液；④普萘洛尔：无心力衰竭者或者心脏泵衰竭被控制后可使用；⑤地塞米松：降低周围组织对TH的反应，还可增加机体的应激能力；⑥血液透析、腹膜透析或血浆置换；⑦支持及对症治疗。

考点：

甲状腺功能亢进症的病因、临床表现、实验室检查、诊断、抗甲状腺药物治疗、放射性碘治疗、手术治疗及术前准备。

第二节　颈部肿块的鉴别诊断

颈部肿块在临床上较为常见，局部肿瘤、畸形、炎症都可能出现颈部肿块，其中恶性肿瘤约占颈部肿块的1/3，所以鉴别诊断的意义重大。

【分类】

1. 肿瘤　①原发性肿瘤：良性肿瘤有血管瘤、甲状腺腺瘤、舌下囊肿。恶性肿瘤有恶性淋巴瘤、甲状腺癌、涎腺癌。②转移性肿瘤：原发病灶多在口腔、甲状腺、鼻咽部、胃肠道、纵隔、肺、乳腺等处。

2. 炎症　急慢性淋巴结炎、淋巴结结核、涎腺炎、软组织化脓性感染等。

3. 先天性畸形　胸腺咽管囊肿或瘘、甲状腺舌骨囊肿或瘘、囊状淋巴管瘤、颌下皮样囊肿等。

【诊断】　颈部肿块较容易发现，但要明确其性质比较困难。正确的诊断要根据部位、病史、临床表现和辅助检查，进行综合分析才能明确。

1. 病史　要详细询问病史。如发病年龄、生长速度、肿物出现时间、局部症状、全身症状。如肿物仅有数天伴有红、肿、热、痛和全身发热不适者，考虑为炎症。

2. 体格检查

(1) 局部检查　良性肿瘤活动度好、表面光滑、生长较慢，以年轻者多见。甲状腺肿块可随吞咽上、下移动；颈动脉瘤肿块表现为扩张性搏动并有震颤；甲状腺舌管囊肿位于颈部正中，随舌的伸缩而上、下移动；炎症性肿物有红肿热痛的表现，如有波动感则形成脓肿。

(2) 全身检查　颈部肿块常常是全身性疾病在颈部的表现。如发现颈部寒性脓肿时，检查有无结核性病变；急性炎症肿块时有无寒战、发热、脉搏快等全身症状。

(3) 辅助检查　胸部X射线检查，可排除与颈部肿物相关的胸部疾病；颈动脉造影有助于颈动脉瘤的诊断；胃肠道钡造影，可排除与颈部肿物相关的胃肠道疾病；B超检查能较全面地了解肿物性质、大小及与邻近组织关系，细针穿刺吸取组织做细胞学检查，但搏动性肿物应禁忌。

【常见的颈部肿块】

1. 甲状腺舌管囊肿　是与甲状腺发育有关的先天性畸形。多在颈前区中线舌骨下方有一直径1~2 cm的圆形肿块，表面光滑、边界清、囊性感、无压痛，可随吞咽、伸舌和缩舌上、下移动。肿物可长期处于静止状态不出现任何症状。若出现感染，囊肿区有红、肿、热、痛及全身感染症状。感染性囊肿破溃后，便形成经久不愈的瘘管。

2. 慢性淋巴结炎　很常见，多继发于头、面、颈感染灶。临床表现为肿大淋巴结多散在于颌下，颈下或颈侧区域，有轻度压痛，表面光滑，活动度好。检查时头面颈部有无原发炎症病灶，若未能找到原发灶，则应观察其变化。慢性淋巴结炎须与颈淋巴结核、恶性淋巴瘤、颈部转移肿瘤鉴别，必要时可做病理活检。

3. 颈部转移性肿瘤　其发病率仅次于慢性淋巴结炎和甲状腺疾病。原发癌灶绝大多数在头颈部，以鼻咽癌、甲状腺癌的转移最多；锁骨上窝转移性肿瘤的原发灶多在胸腹部。临床出现颈侧区及锁骨上窝质地坚硬的肿块，初起单个、无痛、可推动，以后变成多个，并相互融合，侵犯邻近组织不可移动，后期出现坏死和破溃。

4. 恶性淋巴瘤　是原发于淋巴结和淋巴结以外的淋巴组织及单核巨噬细胞系统的恶性肿瘤，多见于男性青壮年。临床肿大的淋巴结常首先出现于一侧或两侧的颈侧区，散在、稍硬、无压痛、尚活动，逐渐相互融合成团，增长很快，并出现腋窝、腹股沟淋巴结肿大和肝脾大。初起于一组淋巴结或淋巴以外的某一器官,后继累及其他淋巴结或另一器官。伴有不规则高热。血象检查能提示本病,明确诊断取决于淋巴结病理活检。

问题分析与能力提升

患者,男,46 岁,颈增粗 20 年,近一年消瘦 10 kg,并有心悸。体检发现双侧甲状腺多个结节。基础代谢率+31%,2 h 内甲状腺碘 29%。

请问:①最可能的诊断是什么?②最有效的治疗是什么?

同步练习题

1. 年轻人的弥漫性单纯性甲状腺肿,如无症状,其治疗首先考虑 ( )
   A. 甲状腺次全切除术　B. 多食含碘的海带、紫菜　C. 小量甲状腺素
   D. ^{131}I 治疗　E. 无须治疗
2. 突然发现甲状腺单个结节,胀痛,并迅速增大,既往未注意有无结节,应首先考虑诊断为 ( )
   A. 甲状腺癌　B. 甲状腺腺瘤　C. 结节性甲状腺肿
   D. 甲状腺炎　E. 甲状腺囊性腺瘤囊内出血
3. 甲亢患者脉压增大的主要原因是 ( )
   A. 精神紧张　B. 收缩压升高　C. 舒张压降低
   D. 心率增快　E. 周围血管阻力增高
4. 不要给不准备手术的甲亢患者服用碘剂,主要是因为 ( )
   A. 一旦停服,甲亢症状重现,甚至更严重
   B. 碘剂对减轻甲亢症状的疗效不显著
   C. 碘剂不能降低甲亢患者的基础代谢率
   D. 碘剂效果不如心得安
   E. 患者经常不能耐受碘剂治疗
5. 下列中哪项不宜施行甲状腺大部切除术 ( )
   A. 中度原发性甲亢并发心律不齐　B. 甲亢有气管压迫症状
   C. 青少年甲亢　D. 继发性甲亢
   E. 妊娠早期甲亢
6. 甲状腺大部切除术后并发症中,下列哪项是错误的 ( )
   A. 手足抽搐　B. 膈肌麻痹　C. 阻塞性呼吸困难
   D. 声音嘶哑　E. 误咽
7. 结扎切断甲状腺上动静脉时应注意 ( )
   A. 充分显露腺体
   B. 紧贴甲状腺被膜,以避免损伤喉返神经
   C. 紧贴甲状腺中静脉上方,以免损伤喉上神经
   D. 紧贴甲状腺上极,以免损伤喉上神经
   E. 紧贴甲状腺上极,以避免损伤喉返神经
8. 甲状腺大部除术后,立即发生声音嘶哑说明 ( )
   A. 碘迟缓反应　B. 甲状腺危象先兆　C. 喉上神经内支损伤
   D. 喉返神经损伤　E. 血钙突然下降
9. 甲亢术后发生严重手足抽搐,应立即进行 ( )

A. 使用镇静剂　　B. 静脉注射10%葡萄糖酸钙　　C. 口服维生素D_3
D. 给予甲状旁腺素　　E. 给予甲状腺素

（鲍　芳）

第十七章

乳房疾病

学习目标

- ◆掌握　乳腺炎、乳腺增生及乳腺癌的临床表现及鉴别要点。
- ◆熟悉　乳腺炎的治疗原则；乳腺囊性增生病、乳腺癌的发病原因。
- ◆了解　乳腺良性肿瘤的诊断与处理。

第一节　乳房概述

【生理与解剖】

1. 解剖概要　乳腺是女性性征的重要标志，历经胚胎期、幼儿期、青春期、妊娠期、哺乳期和老年期的变化，各时期的乳腺改变均受内分泌的影响，即随着卵巢的周期变化而发生的相应变化。成年女性乳房位于前胸第 2 和第 6 肋骨水平的浅筋膜浅、深层之间。每一侧乳房有 15~20 个乳腺腺叶，每一腺叶分成很多腺小叶，腺小叶由小乳管和腺泡组成，是乳腺的基本单位。每一腺叶有其单独的乳管，腺叶和乳管均以乳头为中心呈放射状排列，见图 17-1。腺叶、小叶和腺泡间有结缔组织间隔，腺叶间还有与皮肤垂直的纤维束，上连浅筋膜浅层，下连浅筋膜深层，称乳 房悬韧带（Cooper 韧带）。乳管靠近开口的 1/3 段略为膨大，是乳管内乳头状瘤的好发部位。乳房腺体最多的是外上象限，此处患病的机会最多。

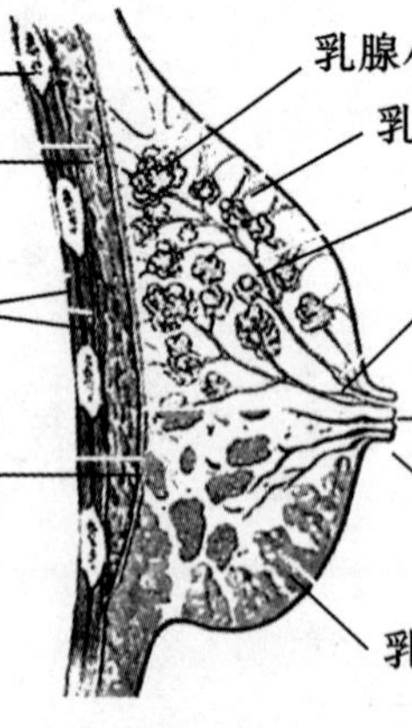

图 17-1　乳腺解剖结构示意

2. 生理特点　乳腺的生理活动受垂体前叶激素、肾上腺皮质激素和性激素制约。妊娠和哺乳期，由于胎盘分泌大量的雌激素和脑垂体分泌催乳素的影响，乳腺明显增生，腺管伸长，腺泡分泌乳汁。哺乳期后，乳腺重新又处于相对静止状态。平时，在月经周期的不同阶段，乳腺的生理状态也在各种激素的影响下呈现周期性变化。

3. 淋巴液输出　乳房淋巴引流的主要路径为：①乳房大部分淋巴液经胸大肌外侧缘淋巴管引流至腋窝淋巴结，约占3/4；②乳房上部淋巴液直接穿过胸大肌的淋巴管流入锁骨下淋巴结，继而汇入锁骨上淋巴结；③部分乳房内侧淋巴液，经肋间淋巴管流向胸骨旁淋巴结，部分可引流至锁骨上淋巴结；④经两侧乳房间皮下的一些交通淋巴管，一侧乳房淋巴液可流向对侧；⑤乳房深部淋巴网可与腹直肌鞘和肝镰状韧带的淋巴管相通，从而可引流向肝脏。

【乳房检查方法】

1. 视诊　①内容：应包括双侧乳腺大小、位置及外形对比，是否对称。局部有无隆起或凹陷，皮肤有无红肿、有无浅静脉怒张、有无"橘皮样"及酒窝征等改变。还应注意乳头有无内陷、偏斜，乳晕有无糜烂等。②体位：采用端坐位或仰卧位，必要时让患者双手叉腰或在颈后交叉，背部后伸时更利于观察。

2. 触诊

(1)顺序　一般先查健侧，后查患侧，注意两侧对比。要循序检查乳腺外上(含尾部)、由外上象限→外下象限→内下象限→内上象限→中央象限。

(2)体位　一般取端坐位，让患者两手叉腰，也可仰卧位检查。

(3)触诊方法　手指和手掌平放在乳房上，以指腹轻施压力，来回滑动或触按检查。检查用手指掌面轻轻扪摸，勿用掌心，忌重按或挤捏搓，不能抓捏乳腺，以免造成误诊。

(4)肿块检查　注意肿块的大小、位置、数目、形态是否规则、边界是否清楚、质地、活动度、有无压痛等。同时还应检查肿块与深部组织的关系，若肿块活动度受限，表示肿瘤侵及深部组织。

(5)乳头溢液　①鲜红色血性：提示病变多为乳管内乳头状瘤，乳管内癌。②暗红色血性：提示病变多为乳头状瘤，乳管内癌，有乳头形成的乳腺囊性增生病。③乳汁样液：见于终止哺乳后、闭经泌乳综合征。④黄色黄绿色：提示乳腺囊性增生病，乳腺癌少见。⑤浆液性：见于正常月经期，妊娠早期，囊性增生。3%~10%的患者有乳头溢液，其中50%~75%为血性，血性溢液中9%~14%为乳腺癌。

(6)腋窝淋巴结检查　检查者面对患者，用左手扪查患者右腋，右手扪查患者左腋。扪到肿大的淋巴结时，要注意其位置、数目、大小、硬度和移动度。

3. 影像学检查　①乳腺钼靶摄片：对乳腺内肿块有诊断意义。②B超检查：安全、方便、无损伤，对乳腺囊性肿物诊断意义更大。③MRI：对微小病灶的检出率和评价病变范围有优势，是钼靶和超声检查的重要补充。

4. 活组织病理检查　病理诊断准确率高达90%~97%。疑为乳腺癌者，穿刺活检不能明确时应将肿块连同周围乳腺组织一并切除做快速病理检查。

第二节　急性乳腺炎

急性乳腺炎是乳腺的急性化脓性感染，几乎所有患者都是产后哺乳的妇女，尤以初产妇为多见，发病多在产后3~4周。因乳房血管丰富，早期就可出现寒战、高热及脉搏快速等脓毒血症表现。

【病因】

1. 乳汁淤积　乳汁是理想的培养基，乳汁淤积将有利于入侵细菌的生长繁殖。淤积的原因有：①乳头发育不良、乳头的内陷、过小等;②乳管不通;③产妇授乳经验不足,常不能使乳汁得以充分排空。

2. 细菌入侵　细菌主要是经破损或皲裂的乳头入侵乳房,也可直接经乳头开口侵入导致感染。也可发生于断奶时,因6个月以后的婴儿已长牙,易致乳头损伤。致病菌主要为金黄色葡萄球菌。

3. 机体免疫力低下　产后机体全身及局部免疫力下降也为感染创造了条件。

【临床表现】　患者感到乳房疼痛,局部红肿、发热。随着炎症发展,可有寒战、高热、脉搏加快,常有病侧淋巴结肿大、压痛,白细胞计数明显增高。检查乳房胀满,表面微红(充血),局部压痛。

局部表现可有个体差异,炎症局限于乳晕部结缔组织,形成乳晕下脓肿。若炎症扩散至表浅淋巴管,导致丹毒样淋巴管炎。患者突发高热,往往伴有寒战,乳房触痛,局部皮肤出现红点或红线,为此型特征。若感染迅速扩散,深达位于乳房基底部与胸大肌之间的乳房后疏松结缔组织,则形成乳房后脓肿,见图17-2。患侧腋窝淋巴肿大、压痛,并伴有寒战、高热等全身中毒症状,血白细胞明显升高。

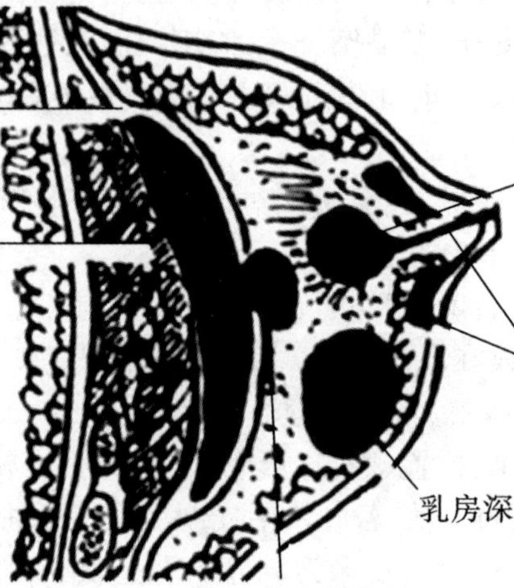

图17-2　乳腺脓肿常见位置示意

【治疗】　治疗原则是消除感染、排空乳汁。

早期仅有乳汁淤积的产妇全身症状轻,可继续哺乳,采取积极措施促使乳汁排出通畅,减轻淤积。因主要病原菌为金黄色葡萄球菌,可不必等待细菌培养的结果,应用青霉素治疗,或用耐青霉素酶的苯唑西林钠(新青霉素Ⅱ),或头孢一代抗生素如头孢拉啶。对青霉素过敏者,则应用红霉素。抗生素通过乳汁而影响婴儿的健康,因此如四环素、氨基糖苷类、喹诺酮类、磺胺药和甲硝唑等药物应避免使用。

脓肿已形成后,应及时切开引流,切口一般以乳头、乳晕为中心呈放射形,乳晕下浅脓肿可沿乳晕做弧形切口,脓肿位于乳房后,应在乳房下部皮肤皱襞1~2 cm做弧形切口。

【预防】

1. 关键措施是避免乳汁淤积,保持乳头清洁并防止损伤。孕期经常用肥皂和温水清洗乳头,妊娠后期每日清洗1次。乳头内陷者在妊娠期和哺乳期每日挤捏、提拉乳头,矫正内陷。

2. 哺乳前后均用温开水清洗乳头。定时哺乳,每次哺乳时尽量将乳汁吸净,否则应通过按摩或用吸乳器排空乳汁。不让婴儿养成含乳头睡觉的习惯,注意婴儿口腔卫生,及时治疗婴儿口腔炎症。

3. 积极处理乳头破损,皲裂者,暂停哺乳,改用吸乳器吸出乳汁哺育婴儿;局部用温水清洗后涂抗生素软膏,待愈合后再哺乳。

考点:
急性乳腺炎的病因、病理、临床表现、诊断、治疗及预防。

第三节 乳腺囊性增生症

乳腺囊性增生症亦称乳腺病，是妇女的多发病，常见于中年妇女。其病理形态呈多样性表现，增生可发生于腺管周围并伴有大小不等的囊肿形成，囊内含淡黄色或棕褐色液体；或腺管内表现为不同程度的乳头状增生，伴乳管囊性扩张，也有发生于小叶实质者，主要为乳管及腺泡上皮增生。由于本病的临床表现有时与乳腺癌混淆，因此正确认识本病十分重要。

【病因】 目前多认为与内分泌失调及精神因素有关，黄体素分泌减少，雌激素相对增多，是本病的重要原因。主要为乳腺间质的良性增生，增生可发生于腺管周围并伴有大小不等的囊肿形成；也可发生在腺管内而表现为上皮的乳头样增生，伴乳管囊性扩张。本病系雌、孕激素比例失调，使乳腺实质增生过度和复旧不全。

【临床表现】

1. 乳房胀痛　常见为单侧或双侧乳房胀痛或触痛。大多数患者具有周期性疼痛的特点，月经前期发生或加重，月经后减轻或消失。

2. 乳房肿块　常为多发性，单侧或双侧性，以外上象限多见。扪查时可触及肿块呈结节状，大小不一，与周围组织界限不清，多有触痛，与皮肤和深部组织无粘连，可被推动，腋窝淋巴结不肿大。

3. 乳腺溢液　尚有病程长、发展缓慢、有时可有乳头溢液等表现。乳房内大小不等的结节实质上是一些囊状扩张的大、小乳管，乳头溢液即来自这些囊肿，呈黄绿色、棕色或血性，偶为无色浆液性。

4. 其他　本病患者可兼见月经前后不定期，量少或色淡，可伴痛经；部分患者常感情志不畅或心烦易怒，每遇生气、精神紧张或劳累后加重。

【诊断】 根据以上临床表现，本病的诊断并不困难。但要特别注意乳腺癌与本病有同时存在的可能，应嘱患者每隔3~6个月复查。当局限性乳腺增生肿块明显时，要与乳腺癌相区别。后者肿块更明确，质地偏硬，与周围乳腺有较明显区别，有时伴腋窝淋巴结肿大，钼靶和超声检查有助于两者的鉴别。

> **考点：**
> 乳腺囊性增生的诊断与治疗。

【治疗】 本病的治疗主要是对症治疗，可用中药如口服中药逍遥散3 ~9 g，每日3次。对症状较重者，可用他莫昔芬治疗，于月经干净后5 d开始口服，每天2次，每次10 mg，连用15 d后停药。该药治疗效果较好，但因对子宫内膜及卵巢有影响而不宜长期服用。对一些局部病变严重、有乳腺癌家族史者，应做密切的临床随访；如活体组织病理检查有上皮细胞不典型增生者，同时有对侧乳腺癌或乳腺癌家族史者考虑行单纯乳房切除。如行肿块切除应做快速病理检查，证实癌变者，按乳腺癌处理。

【预防】 改善饮食，防止肥胖，少吃油炸食品、动物脂肪、甜食，还过多进补食品，要多吃蔬菜和水果类，多吃粗粮。保持情绪稳定，生活要有规律、劳逸结合，保持性生活和谐。多运动，防止肥胖提高免疫力。

第四节　乳腺肿瘤

一、乳腺纤维腺瘤

本病产生的原因是小叶内纤维细胞对雌激素的敏感性异常增高，可能与纤维细胞所含雌激素受体的量或质的异常有关，是青年女性常见的乳房肿瘤。由腺上皮和纤维组织两种成分混合组成的良性肿瘤，肿瘤构成以腺上皮增生为主，而纤维成分较少时称为纤维腺瘤；若纤维组织在肿瘤中占多数，腺管成分较少时，称为腺纤维瘤；肿瘤组织由大量腺管成分组成时，则称为腺瘤。

【临床表现】　高发年龄是20～25岁，其次为15～20岁和25～30岁，约75%为单发，少数属多发。患者常无明显自觉症状。肿块增长缓慢，质似硬好发于外上象限。乳房无痛性肿块，单发者居多，很少伴有乳房疼痛或乳头溢液。肿块往往是无意中、洗澡时或体检中被发现。肿块多为圆形或椭圆形，直径常为1～3 cm。境界清楚，边缘整齐，表面光滑，富有弹性，无压痛，活动度较大，与皮肤无粘连。在妊娠期、哺乳期可因雌激素水平增高，刺激其迅速生长。

【诊断】

1. 彩超　乳腺纤维腺瘤彩超多为圆形、卵圆形均匀低回声肿物，多可见光滑清晰的包膜回声，肿块后方回声正常或轻微增强，可见侧方声影，肿块内可见伴声影的粗大钙化。

2. 乳腺X射线摄影　中年及以上妇女乳腺X射线片纤维腺瘤表现为圆形、卵圆形肿块，也可呈分叶状，直径多为1～3 cm，边缘光滑清楚，与等体积的正常腺体比较，肿块呈等或稍高密度，周围可有低密度晕环。

3. 乳腺病灶活检　可采取穿刺或手术切除的方法，进行组织病理学检查，明确诊断。

【治疗】　手术切除是治疗纤维瘤的有效方法。应将肿块连同包膜整块切除，标本常规做病理检查。青少年巨大纤维腺瘤，因肿瘤生长快，体积大，对正常乳腺组织产生挤压，应考虑手术切除，手术不会对以后的妊娠、哺乳产生不良影响。乳腺纤维瘤患者，准备怀孕之前，应进行纤维腺瘤切除术。

二、乳管内乳头状瘤

乳管内乳头状瘤多见于40～50岁中年经产妇。绝大多数(75%)病变发生于乳晕下扩张的乳管内，瘤体很小，带蒂而有绒毛，且有很多壁薄的血管，故易出血。发生于中小乳管的乳头瘤常位于乳房周围区域。

【临床表现】　一般无自觉症状，乳头血性溢液常为首发症状。乳头溢液可为血性、暗棕色或黄色液体。肿瘤小，常不能触及，偶有较大的包块。大乳管乳头状瘤，可在乳晕区扪及直径为数毫米的小结节，多呈圆形、质软、可推动，轻压此包块，常可从乳头溢出血性液体。一旦瘤体或血块堵塞导管，可引起疼痛。因为瘤体较小，体表较难触到。对有乳头溢液，乳晕下触到小结节，应考虑此病。

【治疗】　本病属良性肿瘤，但有恶变可能，应尽早手术，常规进行病理检查，如有恶变应施行乳腺癌根治术。对年龄较大、乳管上皮增生活跃或渐变者，可行单纯乳房切除术。若病理证实有恶变，则按乳腺癌处理。

三、乳腺癌

乳腺癌是女性最常见的恶性肿瘤之一，在我国占全身各种恶性肿瘤的7%～10%，呈逐年上升趋势。部分大城市报告乳腺癌占女性恶性肿瘤之首位。

【病因与流行病学特点】

1. 病因　乳腺癌的病因尚不清楚。乳腺是多种内分泌激素的靶器官，其中雌酮及雌二醇与乳腺癌的发病有直接关系。

2. 流行病学特点　20岁以后发病率逐渐上升，45～50岁较高。与西方国家相比，我国乳腺癌的高发年龄更年轻。月经初潮年龄早、绝经年龄晚、不孕及初次足月产的年龄晚与乳腺癌发病均有关。一级亲属中有乳腺癌病史者，发病风险是普通人群的2～3倍。乳腺良性疾病与乳腺癌的关系尚有争论。另外，营养过剩、肥胖、脂肪饮食，可加强或延长雌激素对乳腺上皮细胞的刺激，从而增加发病机会。环境因素及生活方式与乳腺癌的发病有一定关系。

【临床表现】　乳腺癌的早期可无症状，随着病情发展，可能表现出局部及全身症状。

1. 乳腺肿块　患者常无意中发现乳腺肿块，多为单发，质硬，边缘不规则，表面欠光滑。大多数乳腺癌为无痛性肿块，仅少数伴有不同程度的隐痛或刺痛，多数患者肿块是其首发症状。乳腺癌发展至晚期，可侵入胸肌筋膜、胸肌，以致肿瘤固定于胸壁而不易推动。如癌细胞侵入大片皮肤，可出现多个小结节，甚至彼此融合。有时皮肤可溃破而形成溃疡，这种溃疡常有恶臭，容易出血。

2. 乳头溢液　引起乳头溢液的原因很多，常见的疾病有导管内乳头状瘤、乳腺增生、乳腺导管扩张症和乳腺癌。单侧单孔的血性溢液应进一步检查，若伴有乳腺肿块更应重视。

3. 皮肤改变　乳腺癌引起皮肤改变可出现多种体征，最常见的是肿瘤侵犯了连接乳腺皮肤和深层胸肌筋膜的Cooper韧带，使其缩短并失去弹性，牵拉相应部位的皮肤，出现“酒窝征”。若癌细胞阻塞了淋巴管，则会出现橘皮样改变，即乳腺皮肤出现许多小点状凹陷，就像橘子皮一样。

4. 乳头、乳晕异常　乳腺癌患者可引起乳头回缩、抬高、偏斜等。乳头湿疹样癌，表现为乳头皮肤瘙痒、糜烂、破溃、结痂、脱屑、伴灼痛，以致乳头回缩。

5. 腋窝淋巴结肿大　乳腺癌淋巴转移最初多见于腋窝。初期可出现同侧腋窝淋巴结肿大，肿大的淋巴结质硬、散在、可推动。随着病情发展，淋巴结逐渐融合，并与皮肤和周围组织粘连、固定。晚期可在锁骨上和对侧腋窝摸到转移的淋巴结。

6. 特殊类型癌　①乳头湿疹样癌（Paget病）：乳头瘙痒或灼热痛感，渐为湿疹样变，恶性程度低，发展慢，较晚发生腋淋巴结转移。②炎性乳腺癌：患者多数较年轻，于妊娠期或哺乳期起病，发展很快，多在数周至数月间，不超过1年；患乳皮肤呈特征性橘皮样改变，整个乳腺出现红、肿、热、痛的类炎症表现；伴有腋窝淋巴结肿大；恶性程度高，预后差。

【临床分期】

1. 目前多采用美国癌症联合委员会建议的T（原发癌肿）、N（区域淋巴结）、M（远处转移）分期法。

T_0：原发癌瘤未查出。Tis：原位癌。T_1：癌瘤≤2 cm。T_2：癌瘤>2 cm，≤5 cm。T_3：癌瘤>5 cm。T_4：癌瘤大小不计，但侵及皮肤或胸壁（肋骨、肋间肌、前锯肌），炎性乳腺癌也属此类。

N_0：同侧腋窝无肿大淋巴结。N_1：同侧腋窝有肿大淋巴结，尚可推动。N_2：同侧腋窝肿大淋巴结彼此融合或与周围组织粘连。N_3：有同侧胸骨旁淋巴结转移，有同侧锁骨上淋巴结转移。

M_0：无远处转移。M_1：有远处转移。

根据上述情况组合，可把乳腺癌分为5期。

0期：$T_{is}N_0M_0$；Ⅰ期：$T_1N_0M_0$；Ⅱ期：$T_{0\sim1}N_1M_0$，$T_2N_{0\sim1}M_0$，$T_3N_0M_0$；Ⅲ期：$T_{0\sim3}N_2M_0$，$T_3N_1M_0$，T_4任何NM_0，任何TN_3M_0；Ⅳ期：包括M_1的任何TN。

2. 最通用的分期方法

Ⅰ期：指原发肿瘤原发肿瘤小于2 cm淋巴结无转移。

Ⅱ期：原发肿瘤大于2 cm有腋淋巴结转移，淋巴结活动。

Ⅲ期：原发肿瘤大于5 cm有腋淋巴结转移，淋巴结固定。

Ⅳ期：指原发肿瘤期任何大小，锁骨上或锁骨下淋巴结转移远处转移。

【诊断】 根据临床表现和体检，配合B超、乳房钼靶摄片等检查可初步诊断。病理检查可确诊。

1. 乳腺彩超　对人体没有损伤，对年轻女性、致密型乳腺均较理想，可做早期筛查。

2. 乳腺X射线摄影　是近年来国际上推荐的乳腺癌筛查中的主要方法，可以发现临床查体摸不到肿块的乳腺癌，通常用于40岁以上的妇女，此年龄段妇女乳腺对射线不敏感，受到的放射损伤有限，且乳腺密度相对较低，乳腺X射线片容易发现异常征象。

3. 磁共振检查　可以发现多灶、多中心的小病灶，也不失为一种早期诊断的影像学检查方法。

4. 病理学诊断　最后确诊还将依据细胞病理学（在有条件的医院）和组织病理学诊断，在临床检查发现异常的基础上进行活检，可用穿刺的方法，也可用外科手术的方法。

【治疗】 乳腺癌的治疗，以早期手术根治为主，再辅以化疗、放疗、内分泌治疗等。

1. 手术治疗　手术治疗仍为现阶段的主要手段。

（1）保留乳房的乳腺癌根治术　手术目的为完整切除肿块。手术要求是切除肿瘤及肿瘤周围1～2 cm的组织，尽量保留乳房外观，但要确保切缘无肿瘤细胞浸润，清扫腋窝淋巴结。术后必须辅以放疗。

（2）乳腺癌改良根治术　有两种方式，一是保留胸大肌，切除胸小肌；二是保留胸大肌、胸小肌。改良根治术保留了胸肌，且术后生存期与应用根治术并无差异，由于术后外观效果较好，是目前常用的术式。

（3）乳腺癌根治术和扩大根治术　根治术手术范围包括切除整个乳房、胸大肌、胸小肌、腋窝及锁骨下淋巴结及脂肪组织。扩大根治术是在根治术基础上切除第2～4肋软骨、肋间肌、胸廓内血管及周围淋巴及脂肪组织。此两种术式已较少用。

（4）单纯全乳房切除术　手术范围必须切除整个乳房，包括腋尾部及胸大肌筋膜。适用于原位癌、微小癌及年老体弱不适宜做根治术者。

2. 化学药物治疗　乳腺癌是实体癌中应用化疗最有效的肿瘤之一。术后化疗6个月左右为宜，有助于杀灭已播散或术中残留的癌细胞，有效防止术后复发。化疗常用的药物有环磷酰胺、甲氨蝶呤、氟尿嘧啶、长春新碱类、阿霉素、紫杉醇等。

3. 内分泌治疗　用于乳腺癌内分泌治疗的药物有抗雌激素药物，如他莫昔芬、托瑞米芬等，芳香化酶抑制剂（阿那曲唑、来曲唑、依西美坦）等。

4. 放射治疗　是乳腺癌局部治疗的手段之一，在保留乳房的手术后，放疗是治疗的重要组成部分。放射治疗包括根治术之前或后做辅助放疗、晚期乳腺癌的姑息性放疗。近年来，放射治疗在缩小手术范围中起了重要作用。

5. 靶向治疗　通过转基因技术制备的曲妥珠单抗对HER2过度表达的乳腺癌患者有良好效果，可降低乳腺癌患者术后的复发转移风险，提高无病生存期。

近10余年，乳腺癌的5年生存率有所改善，归功于早期发现、早期诊断及术后综合辅助治疗的不断完善。医务人员应重视卫生宣教及普查。根据

> **考点：**
> 乳腺癌的临床表现、诊断与分期、治疗与预防。

乳腺癌是全身性疾病的概念，应重视对乳腺癌生物学行为的研究，目前基于多个风险基因（包括编码基因和非编码小分子 RNA）所建立的预测模型，通过个体化预测乳腺癌患者的复发风险和治疗敏感性，能进一步完善综合治疗方案，以进一步改善生存率。

【预防】 建立良好的生活方式，调整好生活节奏，保持心情舒畅。不乱用外源性雌激素，不长期过量饮酒；坚持体育锻炼，避免和减少精神、心理紧张因素，保持心态平和；养成良好的饮食习惯，避免肥胖；在乳腺癌高危人群中开展药物性预防，积极治疗乳腺疾病；掌握乳腺自我检查方法。

问题分析与能力提升

患者，女，53 岁，左乳房内上象限扪及 3 cm×3 cm 肿块，质地偏硬，边界不太清楚，与皮肤胸肌无粘连；左腋下可扪及肿大淋巴结 3 个，质韧，约蚕豆大小，活动良好，病理证实乳腺癌淋巴转移。

请问：按 TNM 分期是什么？

同步练习题

1. 急性乳腺炎最常见于 （ ）
   A. 妊娠期妇女　B. 产后哺乳期妇女　C. 乳头凹陷妇女
   D. 哺乳期的初产妇，产后的 3~4 周　E. 以上都不是
2. 乳腺癌常常发生于乳腺的哪个部位 （ ）
   A. 乳腺外上象限　B. 乳腺内上象限　C. 乳腺外下象限
   D. 乳腺尾叶　E. 乳腺内下象限
3. 女性，25 岁，每逢月经来潮前数天自觉两侧乳房胀痛，又能触及边界不清的多数小结节状物，月经期过后减轻，考虑 （ ）
   A. 乳腺炎　B. 乳腺囊性增生　C. 乳管内乳头状瘤
   D. 乳腺纤维腺瘤　E. 乳腺癌
4. 乳腺癌侵犯乳房悬韧带（Cooper 韧带）后，引起相应的皮肤改变是 （ ）
   A. 橘皮样变　B. 乳头内陷　C. 酒窝征
   D. 局部水肿　E. 铠甲状胸壁
5. 女性，55 岁，发现右乳腺肿物 1 周，查右乳外上象限肿物 1.5 cm×1.0 cm，质硬，活动度小。最可能的诊断是（ ）
   A. 乳腺癌　B. 乳腺囊性增生病　C. 乳腺纤维腺病
   D. 乳腺结核　E. 乳腺炎
6. 乳房触诊检查时，错误的方法是 （ ）
   A. 患者取坐位，两臂自然下垂
   B. 手指掌面平放于乳房上按顺序触诊
   C. 依次用手指抓捏检查乳房
   D. 依次检查乳房的 5 个区域
   E. 包括应检查两侧腋窝淋巴结
7. 女性，40 岁，月经来潮期间乳房胀痛已有半年。两侧乳房内可触及多个大小不等、质地坚韧的结节状肿块，首先考虑的疾病是 （ ）
   A. 乳腺癌　B. 乳房囊性增生病　C. 乳房纤维瘤
   D. 乳管内乳头状瘤　E. 乳房脂肪瘤
8. 下列急性乳腺炎的预防措施，错误的是 （ ）

A. 孕妇经常擦洗乳头　　B. 产前矫正乳头内陷　　C. 每次哺乳排净乳汁
D. 哺乳避免乳头破损　　E. 哺乳期应用抗生素

9. 下列哪项可提示早期乳癌　　(　　)
A. 乳房肿痛　　B. 月经紊乱　　C. 乳房呈周期性胀痛
D. 乳房内多个肿块　　E. 乳房内单个无痛性肿块

(鲍　芳)

第十八章

胸部疾病

学习目标

◆掌握　胸部损伤的临床表现、诊断及急救处理原则；肋骨骨折、气胸、肺癌、食管癌的临床表现及治疗方法。

◆熟悉　肋骨骨折、气胸、血胸的病因和病理生理变化；食管癌、肺癌的发病原因。

◆了解　胸部损伤的分类和病理生理变化；创伤性窒息、肺挫裂伤的概念；心脏损伤的临床表现特点；Beck 三联征。

第一节　胸部损伤

胸部损伤是一种常见损伤，多由外力机械性损伤如撞击、压迫、坠落、刺伤、火器伤及医源性损伤等造成，胸部损伤导致的肋骨骨折，常伴随肋间血管破裂出现的较严重出血，甚至危及生命，外力机械性损伤肋骨同时亦可能使胸腔内的脏器出现损伤。同时累及胸部及腹部连接部的多发损伤称为胸腹联合伤(thoraco-abdominal injury)。胸部损伤占全身创伤的1/4，占外伤死亡病例的20%左右。

一、损伤性气胸

气体进入胸膜腔引起胸膜腔内积气，称为气胸(pneumothorax)。因外伤引起的气胸，称为损伤性气胸。可分为闭合性气胸、开放性和张力性气胸3类。气胸多因肺组织、气管、支气管、食管破裂，胸膜腔破裂空气进入胸膜腔；游离胸膜腔内积气通常位于不同体位时的胸膜腔上部；当胸膜腔因炎症、手术等原因发生粘连，胸膜腔积气局限于某些区域，可出现局限性气胸。

(一)闭合性气胸

闭合性气胸亦叫单纯性气胸，指空气经胸部伤口或肺组织、气管、支气管破裂口进入胸膜腔，形成气胸，随之伤口闭合，空气不再继续进入胸膜腔。胸部损伤中较为常见，多为肋骨骨折的并发症。

1. 临床表现与诊断　轻者(肺压缩30%以下)可无症状。重者有胸闷、气促、呼吸困难。查体可发现患侧胸廓饱满，肋间隙增宽，呼吸动度降低，气管向健侧移位，叩诊呈鼓音，听诊呼吸音减弱。X射线检查可明确诊断，胸部X射线检查显示不同程度积气与肺萎陷或纵隔移位。

2. 治疗　轻者无须特殊治疗，一般在1~2周内可自行吸收。重者须胸膜腔穿刺抽气或行胸膜腔闭式引流术，促使肺复张。肺压缩量<20%，观察；肺压缩量>20%或自觉症状重，胸膜腔穿刺抽气。

（二）开放性气胸

开放性气胸多为锐器或火器弹片伤及胸壁，使胸膜腔与外界相通，空气可随呼吸自由进出胸膜腔，称为开放性气胸。

1. 病理生理　伤侧肺因胸膜腔与大气相通而严重压缩，基本丧失呼吸功能，纵隔向健侧移位，进一步影响健侧肺呼吸。在呼吸时因伤健两侧胸膜腔压力严重不均衡出现纵隔周期性摆动，在吸气时移向健侧，呼气时移向伤侧，称为纵隔摆动。纵隔摆动和移位影响静脉回心血流，可引起循环障碍。

2. 临床表现与诊断　伤情多较严重，患者有明显气促、烦躁不安、呼吸困难，重者有发绀或休克表现。查体时，胸壁可见伤口与胸膜腔相通，并能听到随呼吸气体进出胸膜腔的响声，气管、心脏明显向健侧移位。伤侧胸部叩诊呈鼓音，听诊呼吸音减弱或消失。胸部X射线透视检查显示纵隔来回摆动。

3. 急救与治疗　开放性气胸的急救处理，应迅速封闭胸壁的伤口，将开放性变为闭合性，同时尽早使用抗生素及TAT治疗，伤情稳定后，争取早期清创，缝闭伤口，并行胸膜腔闭式引流，应鼓励患者积极咳嗽排痰，预防感染。如疑有胸腔脏器严重损伤、进行性出血或异物存留，应剖胸探查。

（三）张力性气胸

张力性气胸又称高压性气胸，常见于肺或支气管破裂后，裂口与胸膜腔相通，且呈单向活瓣状。每当吸气时，空气通过活瓣进入胸膜腔；呼气时，活瓣闭合，空气不能排出。胸膜腔压力不断升高，并超过大气压而呈高张状态，称为张力性气胸。

1. 病理生理　由于单向活瓣的作用，胸膜腔内积气不断增加，压力不断升高，患侧肺逐渐萎陷，纵隔严重向健侧移位，同时挤压健侧肺，导致呼吸与循环功能严重障碍。张力性气胸的高压气体可挤入纵隔，扩散至皮下组织，于颈部、面部、胸部等处形成广泛性皮下气肿。

2. 临床表现与诊断　患者表现为极度呼吸困难、发绀和休克等症状。抢救不及时可危及生命。查体时发现气管向健侧移位，伤侧胸部饱满，呼吸运动减弱，可有面、颈、胸、上肢等处皮下气肿。胸部叩诊呈鼓音，听诊呼吸音消失。X射线检查可见伤侧肺萎缩，纵隔向健侧移位。胸腔穿刺时可见高压气体外推针筒芯。

3. 急救与治疗　张力性气胸病情危急，立即穿刺抽气，如不及时抢救，患者将迅速死亡。

（1）入院前或急救现场　应立即使用带有单向活瓣装置的胸腔穿刺针于伤侧胸壁第2肋锁骨中线处穿刺入胸膜腔排气减压，亦可使用粗针头在伤侧第2肋间锁骨中线处刺入胸膜腔，暂时排气减压。在转送时可于针尾部缚一橡胶指套，顶端剪开1 cm的小口，呼气时，气体经剪开的小口排出；吸气时指套塌陷，阻止气体进入，以保证转运途中安全。

（2）闭式胸膜腔引流　于第2肋间锁骨中线处放置胸腔引流管，持续减压排气。如不能有效地减低胸膜腔的压力，提示肺、支气管裂口较大，应尽早行剖胸探查或胸腔镜探查，修补裂口。此外还应使用足量的抗生素，以防治感染。

二、损伤性血胸

胸部损伤引起胸膜腔内积血，称为损伤性血胸。可与气胸并存称为损伤性血气胸。

【病理生理】　早期主要是急性内出血和胸膜腔内积血，使肺受压、纵隔移位，造成呼吸循环功能紊乱，其危害程度取决于胸内出血量。当胸腔内迅速积聚大量血液，积血可发生凝固，称为凝固性血胸。附在胸膜上的纤维蛋白和血块机化，逐渐形成较厚的纤维层，称为机化性血胸，限制肺膨胀及胸壁活动，影响呼吸功能。胸内积血易并发细菌感染,可发展为脓胸。

【临床表现与诊断】 少量(≤500 mL)血胸多无明显症状。中等量血胸(出血量500~1 000 mL)或大量血胸(出血量1 000 mL以上),可表现为失血性休克及呼吸循环功能障碍。查体时可见伤侧胸廓饱满,气管向健侧移位。叩诊呈浊音,听诊呼吸音减弱或消失。胸部X射线检查可见胸腔积液表现。胸腔穿刺抽出不凝固血液可明确诊断。若继发化脓性感染,可表现高热、寒战,脉快而细弱,白细胞计数升高、胸腔积血涂片和细菌培养发现致病菌等现象。

有下列征象提示胸膜腔内进行性出血:①症状进行性加重,血压持续下降,经输血、补液后血压仍不回升或短暂升高又迅速下降;②红细胞、血红蛋白计数、血细胞比容等重复测定,持续降低;③胸膜腔闭式引流,血量连续3 h,每小时超过200 mL;④胸膜腔穿刺或引流因血液迅速凝固抽不出血液,但胸部X射线连续检查胸膜腔积液阴影不断增大,表明出血量多而急。

【治疗】 非进行性血胸积血量少时可自行吸收,中等量或较大量时应尽早行胸膜腔闭式引流术以排出胸膜腔内积血,同时给予抗生素预防感染。如已合并感染,则按脓胸处理。进行性血胸则应及时行开胸探查术或胸腔镜探查术。凝固性血胸一旦发生应待病情稳定后尽早探查清除胸膜表面凝固积血和机化的包膜;感染性血胸如胸腔闭式引流效果不佳则应尽早行胸腔探查术清除感染性积血,剥离脓性纤维膜。

三、肋骨骨折

在胸部损伤中除胸壁软组织挫伤外,肋骨骨折最为常见。以第4~7肋骨骨折最易发生。第1~3肋骨较短,且有锁骨、肩胛骨和肌肉的保护,较少发生骨折,一旦发生骨折常表明发生了较严重的创伤。

【病因】

1. 根据暴力作用方式不同　分为直接暴力和间接暴力两种。

(1)直接暴力　肋骨向内弯曲折断,可刺伤胸膜、肺或肋间血管,并发血、气胸。

(2)间接暴力　胸廓受到前后方向外力的挤压,使腋中线附近肋骨向外过度弯曲折断,较少发生胸内合并症,易刺破皮肤形成开放性骨折。

2. 根据暴力程度与作用部位不同　可分为单根或多根肋骨骨折;同一肋骨可发生一处或多处骨折。

【病理生理】 肋骨骨折断端如向内刺破胸膜壁层、肋间血管与肺脏,可产生气胸、血胸或气血胸。多根多处肋骨骨折后,局部胸壁失去了肋骨的支撑而软化,类似农具连枷称连枷胸。此时出现反常呼吸运动:即吸气时,软化胸壁内陷;呼气时,软化胸壁向外凸出与正常呼吸运动时相反(图18-1)。另外肋骨骨折导致的剧烈疼痛,导致呼吸浅促、不敢深咳排痰导致患者出现肺不张及感染、低氧血症、呼吸性酸中毒等一系列生理反应。

【临床表现】

1. 症状　骨折局部疼痛,在深呼吸、咳嗽或变动体位时疼痛加重,因疼痛致呼吸变浅、咳嗽无力,呼吸道分泌物增加,易致肺不张和肺部感染。合并气胸,血胸或反常呼吸时,有气促、呼吸困难、缺氧和休克发生。

2. 体征　骨折处压痛明显,骨折端有骨擦感。前后挤压胸部,可在骨折处出现疼痛。多根多处骨折时出现反常呼吸。合并气胸,血胸患者还有相应体征。

3. X射线检查　可确定骨折的部位,以及有无气胸、血胸、肺部感染等。

【诊断】 依据外伤史、临床表现以及X射线检查一般可诊断。

【治疗】 治疗重点是镇痛、固定、防治并发症。硬膜外置管镇痛目前效果最佳并可借助装置实现患者自控镇痛。固定胸廓的方法因肋骨骨折的损伤程度和范围不同而异。鼓励患者咳嗽排痰,早期下床活动，减少呼吸系统的并发症。

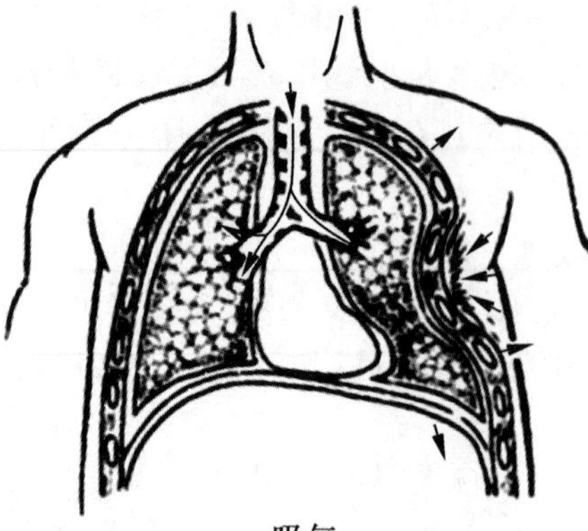

a.吸气

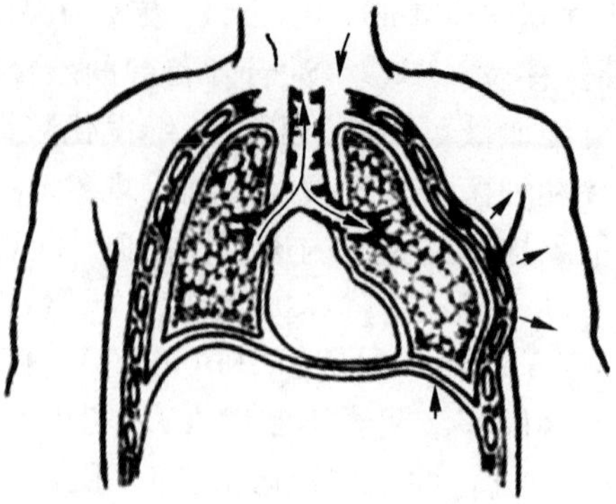

b.呼气

图 18-1　胸壁软化反常呼吸运动

1. 闭合性单处肋骨骨折　因有上、下肋骨和肋间肌支撑，骨折端多无明显移位。治疗的重点是止痛、固定胸廓和防治并发症。可采用多头胸带或弹性胸带固定胸廓，此方法亦适用于多根多处肋骨骨折，骨折范围小者在医疗条件不允许的情况下可用叠瓦状宽胶布固定。

2. 闭合性多根多处肋骨骨折　有大块胸壁软化和反常呼吸，合并血胸、气胸等，严重影响呼吸和循环，应紧急处理。

(1)包扎固定法　即用厚纱布压于胸壁软化区，再行固定。多用于较小范围闭合性多根多处肋骨骨折的胸壁软化治疗和现场急救。

(2)牵引固定法　用巾钳经胸壁夹住中央游离段肋骨，再用绳子吊起，通过滑轮做重力牵引，重量 2 ~ 3 kg，使浮动的胸壁复位，固定时间 1 ~ 2 周。

(3)胸壁外固定法　以正常胸壁部分作为支撑进行骨折肋骨的外固定牵引，可用于前壁及侧壁的肋骨骨折。

(4)内固定法　通过开胸手术或在电视胸腔镜下将骨折端用 Judet 夹板、克氏针或钢丝固定。适用于大块胸壁长期软化患者。对于病情危重的患者可考虑使用呼吸机正压辅助通气内固定法。

3. 开放性骨折的处理　胸壁伤口需彻底清创，骨折端用 Judet 夹板、克氏针或钢丝固定。若胸膜已穿破，需行胸腔闭式引流。术后应用抗生素，以防感染。如合并胸内脏器损伤则需行剖胸探查术，予以相应处理。

考点：

气胸：病因、分类和发病机制，临床表现，诊断与鉴别诊断，治疗。

第二节　脓　胸

脓胸是指积聚于胸腔内的化脓性感染。根据病程长短分为急性脓胸和慢性脓胸；按波及范围可分为全脓胸和局限性脓胸。

1. 病因　致病菌以金黄色葡萄球菌、肺炎双球菌、链球菌多见，其次如结核杆菌、大肠埃希菌、真菌等也可以引起脓胸。致病菌入胸腔的途径有：①直接由化脓病灶侵入或破入胸膜腔，或因外伤、手术污染胸膜腔；②经淋巴途径，如膈下脓肿、肝脓肿、纵隔脓肿、化脓性心包炎等，通过淋巴管侵犯胸膜腔；③血行播散，在全身菌血症或脓毒血症时，致病菌可经血液循环进入胸膜腔。

2. 病理　在急性期胸膜腔脓液迅速增加，肺受压，纵隔移向健侧。早起脓液稀薄，含有白细胞和纤维蛋白，呈浆液性；随着病程进展，脓细胞及纤维蛋白增多，渗出液逐渐由浆液性转为脓性。在慢性期因急性脓胸治疗不彻底，纤维蛋白沉积于壁层、脏层胸膜上形成韧厚致密的纤维板，影响呼吸功能，由于纤维组织收缩，使肺部下陷，纵隔被牵向患侧，使呼吸功能障碍更加严重。

一、急性脓胸

【临床表现与诊断】　局部症状为患侧胸痛，伴咳嗽、咳痰、呼吸急促；全身症状为高热、脉速、乏力、食欲减退等；严重时出现呼吸困难和感染性休克。体检患侧肋间隙饱满，呼吸运动减弱，语颤减弱，气管偏向健侧，叩诊呈浊音，听诊呼吸音减弱或消失。血液中白细胞计数和中性粒细胞比例升高；X 射线检查可见积液表现；行 B 超检查可以确定脓腔部位和大小；胸膜腔穿刺抽出脓性液，即可明确诊断。

【治疗】　原则是控制感染、控制原发病灶、全身支持治疗及彻底排脓促进肺复张。①胸膜腔穿刺术：适用于早期脓液稀薄、容易抽出者；穿刺部位可根据体征、超声波及胸部 X 射线检查确定。一般在腋后线第 7 或第 8 肋间。原则上一次抽净脓液，然后向胸膜腔注入抗生素，隔日重复 1 次。穿刺过程中如出现脉速、面色苍白、出冷汗、头晕、恶心、呼吸急促等症状，应立即停止穿刺。每次抽液后应做胸部 X 射线检查，判断胸膜腔积液程度及治疗效果。如呼吸音清晰，肺部 X 射线检查肺部膨胀良好，积液消失，说明脓胸已获治愈。②胸腔闭式引流术：适用于脓液稠厚、胸膜腔穿刺治疗效果不佳者。有肋骨床和经肋间插管引流。要求引流管内径较大，引流位置适当，使肺膨胀较快。

二、慢性脓胸

急性脓胸经过 4~6 周治疗脓腔未见消失，脓液稠厚并有大量沉积物，提示脓胸已经进入慢性期。

【病因】

1. 急性脓胸治疗不及时、不恰当　如就诊过晚，引流过迟，引流位置不当，引流管过细，引流不畅等。
2. 手术后有支气管胸膜瘘或食管瘘　污染物和细菌不断进入脓腔。
3. 胸腔毗邻有慢性感染病灶　如膈下脓肿、肝脓肿、纵隔脓肿及肋骨骨髓炎等感染源未能彻底清除。
4. 胸腔内有异物存留　如金属异物、骨片、衣服碎屑等。
5. 特殊病原菌　如结核病、放射菌等所致慢性炎症。

【临床表现与诊断】　慢性脓胸患者长期感染与慢性消耗疾病，常有长期低热、食欲减退、消瘦、贫血、低蛋白血症等慢性全身中毒症状。体格检查见消瘦，患侧呼吸运动减弱，胸壁塌陷、肋间隙变窄，叩诊呈实音，呼吸音减弱，气管移向患侧，晚期见杵状指。X 射线检查见患侧胸膜增厚，肋间隙变窄，纵隔移向患侧，膈肌抬高。

> **考点：**
> 血胸、脓胸、肋骨骨折：病因，临床表现，诊断，治疗。

【治疗】　慢性脓胸均需手术治疗。治疗原则为改善全身情况、消灭致病菌和脓腔、使受压的肺复张恢复肺的功能。常用的手术如下：①改进胸腔引流，合理调整原有引流管的位置、口径、深浅等，以利于脓腔充分引流。②胸膜纤维板剥除，适用于慢性脓胸早期，肺内无严重病变，术后肺能重新膨胀者。手术剥除脓腔壁层和脏层胸膜上纤维板，使肺复张，消灭脓腔，使肺功能及胸壁运动得以改善。③胸廓成形术，适用于慢性脓胸晚期，肺组织严重纤维性变而不能复张；肺有广泛结核病变，不宜使用肺扩张者。手术刮除脏层纤维板上肉芽组织和坏死组织，切除脓腔外侧壁增厚的胸膜壁层纤维板及相应的肋骨,使剩留的胸壁软组织塌陷与内侧壁对合,以及利用邻近带蒂肌瓣填充或移植带蒂大网膜堵瘘填腔,达到消灭脓腔的目的。术后妥善加压包扎。④胸膜肺切除术,适用于慢性脓胸合并肺内严重病变者。手术将脓腔及病肺一并切除。此种手术创伤大、出血多、技术难度大,应严格掌握手术适应证。

第三节 肺 癌

肺癌(lung cancer)又称原发性支气管肺癌,起源于支气管黏膜上皮的恶性肿瘤,近年来我国的肺癌发病率已位居男性肿瘤发病首位。肺癌的发病年龄多在40岁以上,以男性居多,但近些年女性肺癌发病率明显增加。

【病因】 肺癌的病因尚未完全明确,与下列因素有关:①长期大量吸烟是肺癌的重要致病因素;②环境污染(大气污染)、职业接触(包括石棉、煤炼焦、砷、铬、镉、镍、氡、电离辐射等)、室内小环境污染、个体因素(肺部慢性疾病、免疫状态、遗传因素、代谢活动等)。

【病理】 肺癌起源于支气管黏膜上皮,局限于上皮内称原位癌。癌肿向腔内生长,引起支气管阻塞;癌肿向腔外生长,可侵犯邻近组织;并通过淋巴、血行转移扩散。肺癌的分布:右肺多于左肺,上叶多于下叶。

肺癌靠近肺门者,称为中心型肺癌;发生于肺段支气管以下,位于肺的边缘者,称为周围型肺癌。

1.肺癌组织学分类

(1)鳞状细胞癌(鳞癌) 肺癌中最为常见。患者多是50岁以上男性,与吸烟关系密切。多为中心型肺癌,生长较为缓慢,先经淋巴结转移,血行转移较晚。

(2)腺癌 女性相对多发且年龄较小,多为周围型肺癌。早期多无明显临床症状,生长速度缓慢,有时早期即发生血行转移,发生淋巴结转移则较晚。

(3)小细胞癌(未分化小细胞癌) 发病年龄较轻,多见于男性。大多为中心型肺癌。恶性程度高,生长快,较早出现血行和淋巴结转移,对化疗、放疗较敏感。各类肺癌中预后最差。

(4)大细胞癌 此类型甚为少见,分化程度低,发生脑转移较早,预后很差。

2.肺癌转移途径 ①直接扩散:癌肿直接侵犯肺组织及邻近组织、器官。②淋巴结转移:是肺癌常见的转移途径,癌细胞经支气管和肺血管周围淋巴管,到达肺门或隆突下淋巴结,最后累及锁骨上前斜角肌淋巴结和颈部淋巴结。③血行转移:癌细胞侵入肺静脉,经心脏转移至全身各组织与器官,常见的有肝、脑、骨骼、肾上腺等。

【临床表现】 肺癌临床表现与癌肿的生长部位、大小、是否压迫或侵犯邻近器官以及有无远处转移有着密切关系,常见的症状为刺激性干咳、痰中带血丝、血痰或少量咯血。早期肺癌特别是周围型肺癌可无任何症状,多数是在胸部X射线检查时发现。中心型肺癌早期常有刺激性咳嗽,而被误诊为上呼吸道感染。癌肿阻塞较大支气管时,可引起肺不张,患者出现胸闷、气促、发热和胸痛等症状。影响支气管引流,继发感染时,则咳脓性痰且痰量较多。

肺癌晚期,常可出现下列表现。①压迫或侵犯膈神经:引起同侧膈神经、膈肌麻痹,呼吸急促。②侵犯或压迫喉返神经:引起声带麻痹、声音嘶哑。③压迫上腔静脉:引起上腔静脉压迫综合征,即头面部水肿。④侵犯胸膜:引起胸痛及血性胸腔积液并进一步导致气促。⑤侵犯纵隔压迫食管引起吞咽困难。⑥压迫劲交感神经、臂丛神经引起相应症状,如压迫颈交感神经出现Horner综合征:即眼睑下垂、瞳孔缩小、眼球内陷,同侧额部与胸壁无汗。⑦由于癌肿产生内分泌物质,临床上呈现非转移性的全身症状:如骨关节病综合征、Cushing 综合征、重症肌无力、男性乳腺增大等，肺癌切除后，上述症状可能消失。

远处转移的临床表现按照转移侵袭器官产生不同症状，脑转移可引起头痛、恶心或其他相应临床症状；骨转移可引起局部骨痛、血液碱性磷酸酶或血钙升高；肝转移可出现右上腹疼痛、肝大、碱性磷酸酶、谷草转氨酶、乳酸脱氢酶或胆红素升高；皮下转移可在皮下触及结节。

【诊断】 早期诊断具有重要意义。对 40 岁以上成人应定期普查，如出现久咳不愈或痰中带血，应高度重视，尽早检查。现主张积极应用胸部 CT 平扫检查。

1. 胸部 X 射线检查　是肺癌普查的重要手段，但其敏感性低，一旦怀疑肺癌，应行 CT 检查。主要表现有：周围型肺癌可见肺内不规则阴影，常有小分叶或切迹，边缘模糊，可见毛刺；中心型肺癌多表现为肺门增大。

2. CT 检查　是目前诊断肺癌的最重要手段，能显示 1 cm 以上甚至更小的病灶。CT 不仅能显示肿块的位置、大小、形态，还可了解侵犯程度和淋巴结情况等，尤其是增强 CT 已成为手术前必不可少的资料。

3. 纤维支气管镜检查　对中心型诊断率较高，可直接看到癌肿，还可活检行病理检查。

4. 经胸壁穿刺肺活组织检查　适用于周围型肺癌，其阳性率较高。但易引起气胸、血胸、感染及癌细胞针道种植等并发症。

5. PET-CT　PET-CT 结合了 PET 与 CT 的优点，弥补了 PET 对病灶定位精准度不高的缺点，具有可对疑似癌结节鉴别诊断、肺癌分期、转移灶的追踪监测、肿瘤定位精确的优点。

6. 转移病灶活检　对已有表浅部位转移的病例，可切除病检，明确诊断。

7. 胸水检查　抽取胸水做涂片检查，寻找癌细胞，以明确诊断。

8. 剖胸探查或腔镜检查　经多方检查仍然不能明确诊断的，可开胸或胸腔镜探查，还可做纵隔镜取纵隔肿块或淋巴结活检。

9. 肺癌　当明确或者怀疑肺癌时，应当使用 MRI 检查了解脑部转移、放射性核素骨扫描了解骨转移、腹部超声了解肾上腺转移的情况。

肺癌的分期对临床治疗方案的选择意义重大，WHO 按照肿瘤（T）、淋巴结转移（N）和远处转移（M）情况将肺癌加以分期，为目前世界所采用。

【鉴别诊断】

1. 肺结核　多见于青少年。①肺结核球应与周围型肺癌鉴别；②粟粒性肺结核与弥漫型细支气管肺泡癌鉴别；③肺门淋巴结结核与中心性肺癌鉴别。

2. 肺部炎症　肺癌早期可引起阻塞性肺炎，易误诊为支气管肺炎。若抗炎治疗 2 周后无改善，应高度怀疑肺癌。

3. 支气管腺瘤　是一种低度恶性肿瘤，与周围型肺癌相似。

4. 肺部良性肿瘤　错构瘤、纤维瘤、软骨瘤等亦应与周围型肺癌鉴别。

5. 炎性假瘤　炎性假瘤也需与周围性肺癌鉴别。

【治疗】

1. 手术治疗　分期较早的肺癌，尤其是周围型肺癌通过外科手术治疗通常可以达到满意效果。手术治疗通常适用于分期较早，以及部分病情进展允许的中晚期患者，部分出现局部转移患者可通过接受术前新辅助化疗或放疗后取得手术治疗的机会。

2. 化学治疗　肺癌化疗分为新辅助化疗、辅助化疗和系统性化疗。主要针对分期较晚的患者，尤其适用于小细胞肺癌患者，因其手术效果不佳，对放化疗敏感度较高而采用。

3. 放射治疗　是肺癌的局部治疗手段,对有局部纵隔淋巴结转移的患者采取放化疗联合治疗是主要的治疗模式,对于已经存在远处转移患者,放疗通常只是改善局部症状的对症姑息治疗。放疗亦用于治疗术后残留肿瘤或局部晚期患者。

4. 靶向治疗　针对肿瘤特有的基因异常进行的治疗称之为靶向治疗。具有针对性强,疗效较好,不良反应少的特点。治疗前需行基因检测以判断是否能够从中受益。

考点:
肺癌的病理、临床表现、诊断与鉴别诊断、治疗与预防。

第四节　食管癌

食管癌是常见的消化道肿瘤,全世界每年约有 30 万人死于食管癌。我国是世界上食管癌高发地区之一,每年平均病死约 15 万人,男多于女,发病年龄多在 40 岁以上,河南省是我国食管癌发病率最高的省份。

【病因与病理】

1. 病因学　食管癌的人群分布与年龄、性别、职业、种族、地域、生活环境、饮食生活习惯、遗传易感性等有一定关系。经已有调查资料显示食管癌可能是多种因素有关:①食物及饮水中亚硝胺及其前身物(硝酸盐及亚硝酸盐)偏高;②真菌及其代谢产物污染食物;③微量元素钼、锌、氟、硒等缺乏;④嗜烟、酒,食物过热、过硬;⑤遗传易感因素等。

2. 病理

(1)好发位置　食管全长可分为颈、胸、腹 3 部分,其中胸段又分为上、中、下 3 段,胸中段食管癌多见,下段次之,上段较少。既往鳞癌多见,贲门腺癌也可向上累及食管下段,现在腺癌的发病率已经超过鳞癌。

(2)病理形态分 4 型　中、晚期食管癌可分为 4 型。①髓质型:管壁增厚,向腔内外生长,常累及食管全层,恶性程度高。②蕈伞型:向腔内生长,突出如蘑菇样,隆起边缘与周围黏膜境界清楚,瘤体表面可有浅表溃疡,底部凹凸不平。③溃疡型:黏膜面呈深陷而边界清楚的溃疡,堵塞程度较轻。④缩窄型(即硬化型):形成明显环形或短管型狭窄,为癌性纤维组织增生,出现梗阻症状较早。

(3)扩散及转移　癌肿最先在黏膜下扩散,继而向肌层浸润、向上下扩散,穿透肌层后很容易进入疏松的食管外膜侵入邻近器官。转移主要经淋巴途径:首先进入黏膜下淋巴管,通过肌层到达与肿瘤部位相应的区域淋巴结,浅表淋巴结中尤其要注意检查是否转移至锁骨上淋巴结。血行转移较晚。

【临床表现】

1. 早期　症状常不明显,但在吞咽粗硬食物时可能有不同程度的不适感觉,包括咽下食物梗噎感,胸骨后烧灼样、针刺样或牵拉摩擦样疼痛。食物通过缓慢,并有停滞感或异物感。哽噎停滞感,常通过吞咽水后缓解消失。症状时轻时重,进展缓慢。简要归纳为"四感一痛",即进食异物感、哽咽感、滞留感、紧缩感和胸骨后烧灼样痛。

2. 进展期　中、晚期症状食管癌典型的症状为进行性咽下困难,先是难咽干的食物,继而是半流质食物,最后水和唾液也不能咽下。常吐黏液样痰,为下咽的唾液和食管的分泌物。患者逐渐消瘦、脱水、无力。呕吐见于梗阻症状比较严重的患者,但不含胃液和胆汁。持续性胸背部疼痛为晚期癌肿外侵或转移压迫纵隔神经或肋间神经的征象;若肿瘤侵及邻近器官可引起相应的症状,如压迫气管、支气管可引起呼吸困难;侵入气管或支气管并穿破时可发生食管气管瘘,出现刺激性咳嗽或进食呛咳;若喉返神经受累可出现声音嘶哑;若压迫颈交感神经节,可产生 Horner 综合征;肿瘤侵入主动脉可发生大呕血;若有肝、脑等脏器转移，可出现黄疸、腹水、昏迷等状态。

体格检查时应特别注意锁骨上有无增大淋巴结、肝有无包块和有无腹腔积液、胸腔积液等远处转移体征。

【诊断与鉴别诊断】

1.食管吞钡X射线检查　是诊断食管癌和贲门癌的常用重要手段。早期X射线表现：食管黏膜紊乱，小的充盈缺损，管壁僵硬。中、晚期表现：大的充盈缺损，溃疡型病灶形成龛影，严重狭窄以上的食管扩张等。

2.食管内镜检查　是诊断食管癌和贲门癌的最有效方法。不仅可直接观察到病变，还可取活检明确性质，能比钡餐发现更小更早期的病灶。

3.带网气囊食管脱落细胞检查　是一种简便易行的普查筛选诊断方法，现在已很少使用。

4.CT　可判断食管癌的浸润层次，向外扩展深度及有无纵隔、淋巴结或腹内脏器转移等，对术前评估有很大帮助。

5.鉴别诊断　①早期无咽下困难时，应与食管炎、食管憩室和食管静脉曲张相鉴别；②已有咽下困难时，应与食管良性肿瘤、贲门失弛症和食管良性狭窄相鉴别；③鉴别诊断方法主要依靠吞钡X射线食管摄片和纤维食管镜检查。

【治疗】　食管癌的治疗分外科治疗、放射治疗、化学治疗和综合治疗，两种或以上疗法同时或先后应用称为综合治疗，临床证实以综合治疗效果较好。

1.手术治疗　是治疗食管癌首选方法。若全身情况良好、有较好的心肺功能储备、无明显远处转移征象者，可考虑手术治疗。一般以颈段癌长度<3 cm、胸上段癌长度<4 cm、胸下段癌长度<5 cm切除的机会较大。对较大的鳞癌估计切除可能性不大而患者全身情况良好者，可先采用术前放疗，待瘤体缩小后再做手术。

（1）手术禁忌证　①全身情况差，不能耐受手术者；②病变外侵范围大，估计难以切除或者已造成穿孔、气管食管瘘等；③已发生远处转移者。

（2）切除范围　根治性切除的范围应距肿瘤上、下5～8 cm。淋巴结的清扫对于食管癌的远期生存至关重要。对较大的鳞癌估计切除可能性不大而患者全身情况良好者，可先采用术前放疗，待瘤体缩小后再做手术。

（3）重建方法　胃代食管为最常采用的重建方式，亦可用空肠或结肠代食管。吻合部位有主动脉弓下吻合、主动脉弓上吻合、颈部吻合（图18-2）。

（4）手术类型　①根治性切除，包括淋巴结清扫；②食管胃转流手术或腔内置管术等减症手术；③姑息性切除。

2.放射治疗　放射和手术综合治疗，可增加手术切除率，也能提高远期生存率。有手术禁忌证而病变时间不长，多用于颈段、胸上段的食管癌；老年体弱、肺功能障碍、尚可耐受放疗者。也可单纯放射治疗，多用于颈段、胸上段食管癌。

3.化学治疗　食管癌的化疗分为姑息性化疗、新辅助化疗（术前）、辅助化疗（术后）。

4.食管内支架治疗　近年来，采用钛镍记忆合金带膜支架，操作方便，是一种良好的姑息性治疗手段，可延长患者生命，为放疗和化疗提供机会。晚期食管癌由于进食困难导致患者的生活质量下降。放置食管支架可以使患者恢复正常进食，大大地改善了患者的生活质量，同时有效地延长了患者的生存期。

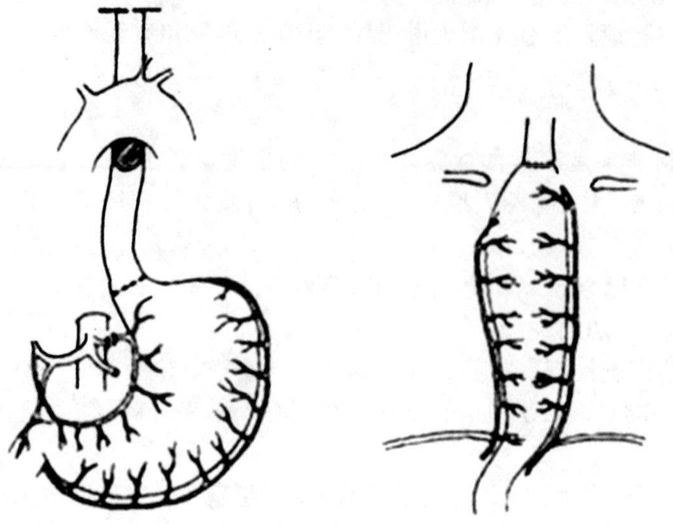

图 18-2　食管癌切除后胃代食管术

A. 上、中段食管癌的切除范围　B. 胃代食管颈部吻合术

问题分析与能力提升

患者，男，30 岁，工人。被抢劫时左胸被小水果刀刺伤，约 30 min 后由他人搀扶送急诊室就诊。诉头昏、出汗、虚弱和气促。体格检查：心率 28 次/min，血压 75/45 mmHg，脉搏 112 次/min，皮肤黏膜苍白，左前胸锁骨中线第 4 肋间胸壁伤口为利器伤，约 12 mm 宽，无明显血液流出。胸部听诊左侧呼吸音降低，叩诊呈浊音，心音遥远。左胸腋中线第 7 肋间穿刺抽出不凝血液。

请问：①该患者的诊断是什么？②急救处理的措施包括哪些？

同步练习题

1. 胸外伤中，最易发生骨折的肋骨是　（　）

A. 第 1 肋骨　B. 第 2、3 肋骨　C. 第 4~7 肋骨

D. 第 8~10 肋骨　E. 第 11、12 肋骨

2. 闭合性肋骨骨折，提示可能合并张力性气胸是出现了　（　）

A. 伤侧肺呼吸音减弱　B. 伤侧肺有啰音　C. 伤侧胸部剧痛

D. 伤侧皮下气肿　E. 伤侧胸腔积液

3. 胸部损伤后产生连枷胸的原因是　（　）

A. 2 根以上肋骨骨折　B. 多根多处肋骨骨折　C. 胸骨骨折

D. 反常呼吸　E. 纵隔扑动

4. 根据胸部损伤分类，属于开放性损伤的是　（　）

A. 气胸伴皮下气肿　B. 肋骨骨折伴气胸　C. 支气管断裂

D. 胸部皮肤有伤口，肺压缩 40%　E. 呼吸时伤口有气体出入

5. 中心型肺癌早期最常见的症状是　（　）

A. 胸闷　B. 胸痛　C. 咳嗽

D. 血痰　　E. 声音嘶哑

6. 早期小细胞肺癌治疗应选择 (　　)

A. 放疗　　B. 化疗　　C. 放疗加化疗

D. 手术治疗加放疗　　E. 手术治疗加化疗

7. 提示肺癌已有全身转移,不宜手术的是 (　　)

A. 肌无力样综合征　　B. Cushing 综合征　　C. 手和脚的小关节严重肿痛

D. 骨同位素扫描示股骨局部破坏　　E. 局限性胸壁受侵

8. 支气管腺瘤的临床特点是 (　　)

A. 生长缓慢,未向周围浸润　　B. 中年男性多见　　C. X 射线片显示与肺癌相似

D. 一般无咯血　　E. 支气管镜检查难发现

(王立国)

第十九章

腹外疝

学习目标

◆掌握　腹股沟区的解剖、腹股沟疝的诊断与鉴别诊断。
◆熟悉　腹股沟疝的治疗原则、股疝的治疗原则。
◆了解　股疝的诊断。

第一节　腹外疝概述

组织或器官离开其正常解剖位置,通过先天或后天形成的薄弱点、缺损或孔隙进入其他部位称为疝。当腹内的脏器或组织连同腹膜壁层离开其正常解剖位置,经过腹壁先天或后天形成的薄弱点或孔隙向体表突出即称为腹外疝。

【病因】

1. 腹壁强度降低　各种原因导致的腹壁强度降低,是腹外疝发生的根本原因。引起腹壁强度降低的先天性因素有腹膜鞘状突未闭、腹内斜肌下缘位置较高、腹股沟(Hesselbach)三角宽大、腹白线发育不全等。另外,精索或子宫圆韧带穿行的腹股沟管、股血管穿行的股管,这些正常的解剖结构本身就是腹壁的薄弱点。腹壁强度降低的后天性因素包括腹部手术、外伤、感染、肌肉萎缩及胶原蛋白代谢异常等。

2. 腹内压增高　腹腔内压力增高是腹外疝的诱发因素。如慢性前列腺增生或习惯性便秘导致长期用力排便、呼吸系统疾病导致慢性咳嗽、长期从事重体力劳动、妊娠、腹水、腹腔内肿瘤等。如果没有发生腹壁强度降低,即便腹内压增高也不会出现腹外疝。

3. 腹外疝的病理解剖　腹外疝由疝环、疝囊、疝内容物和疝外被盖组成,如图 19-1。

(1)疝环　又称疝门,疝囊和疝内容物从该处向外突出于体表,是腹壁的缺损或薄弱点。根据疝环所在的位置对腹外疝进行命名,如疝环在腹股沟区的腹外疝称为腹股沟疝。

(2)疝囊　疝囊的本质就是随疝内容物一同突出于体表的壁腹膜,其包裹疝内容物向外突出形成囊袋样结构,可分为疝囊颈、体、底 3 个部分。疝囊颈是疝囊最狭窄的部位,与疝环位置重叠,是疝内容物突出于体表的门户,疝门就是由此得名。

(3)疝内容物　为进入疝囊内的脏器或组织,因小肠的活动度大所以最常见,其次为大网膜、盲肠、阑尾、乙状结肠、横结肠、膀胱、卵巢、输卵管、梅克尔(Meckel)憩室等。

(4)疝外被盖　疝囊以外的腹壁各层组织。

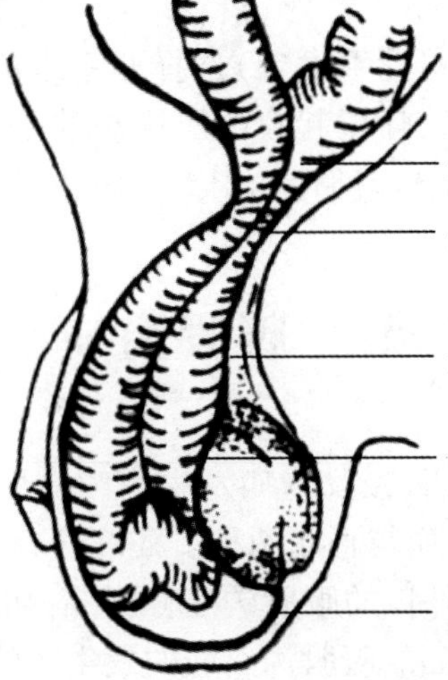

图 19-1　腹外疝的组成

【临床类型】　按照腹外疝疝内容物的不同病理变化，将腹外疝分为易复性疝、难复性疝、嵌顿性疝与绞窄性疝等。

1. 易复性疝　疝内容物可以全部还纳回腹腔的腹外疝。当患者腹内压增高时（如站立、行走、咳嗽、用力排便等）腹壁突出一椭圆形或半球形质软无痛包块，平卧或用手推挤后包块完全消失（卧隐立现）。如疝内容物为小肠，在推挤时可闻气过水声。当疝内容物还纳后，可在包块出现的位置触及腹壁薄弱点或裂隙，用手指按压该处，嘱患者站立或咳嗽，包块不再出现且能感觉手指有冲击感，是腹外疝的一种常用体格检查方法。易复性疝除突出于体表的包块外一般无特殊不适，当包块较大时可引起行动不便、坠胀感或腹部隐痛等。

2. 难复性疝　疝内容物不能还纳或部分不能还纳回腹腔且无明显严重症状的腹外疝。①难复性疝的主要原因是疝内容物与疝囊颈反复摩擦发生慢性损伤并产生粘连所致，疝内容物以大网膜常见。②有些腹壁缺损巨大，疝内容物较多，腹壁完全丧失抵挡腹内脏器向外膨出的能力，此时疝内容物也难还纳回腹腔内。③少数发病时间较长的腹外疝，疝内容物长期下坠产生的力量将相对比较松弛的髂窝区后腹膜向外牵拉，盲肠、乙状结肠及膀胱随之下移成为疝囊的一部分，称为滑动疝，属于难复性疝。

难复性疝一般不引起严重的临床症状，查体时可发现腹部包块，平卧或推挤后包块可缩小但不消失，难以触及清楚的腹壁缺损范围。部分患者可出现局部坠胀感、腹胀、便秘等情况。

3. 嵌顿性疝与绞窄性疝　用力排便、剧烈咳嗽或搬运重物等原因使腹内压力骤增，疝门一过性扩大，大量疝内容物进入疝囊，随后疝门回缩至原有大小将疝内容物卡在疝囊内，形成嵌顿性疝。嵌顿性疝的包块紧张，可有触压痛。嵌顿的疝内容物多为肠管，患者可出现腹部绞痛，呕吐，腹胀，肛门停止排气和排便等机械性肠梗阻的临床表现。当发生嵌顿的疝内容物为非肠系膜侧的部分肠壁时，称 Richter 疝；当嵌顿的疝内容物是小肠憩室时，称 Littre 疝；当嵌顿的疝内容物是 2 个以上的肠袢时，嵌顿的肠管呈“W”形，称 Maydl 疝，发生嵌顿的“W”形肠管，其中间部分可能隐藏在腹腔内，又称逆行性嵌顿疝。

发生嵌顿的肠管及其肠系膜被疝囊颈挤压，导致动脉供血受限、静脉回流受阻，肠壁淤血水肿，渗出液增加，如不及时解除嵌顿，肠壁及其系膜受压进一步加重使动脉血供减少，最终血供全部中断，称为绞窄性疝。嵌顿性疝与绞窄性疝是同一病理过程的两个阶段，临床上较难区分。发生嵌顿性疝的患者，切勿武断地采用手法还纳,如将已经坏死的肠管还纳回腹腔将产生更加严重的后果。在手术处理嵌顿或绞窄性疝时,应判断肠管活力,明确是否发生逆行性嵌顿。

【治疗】 腹外疝最有效的治疗方法是手术治疗,仅在一些特殊情况下(如6个月以下的婴儿、患有严重疾病不能耐受手术者)选择非手术治疗,发生嵌顿或绞窄性疝应急诊手术。同时还应治疗引起腹内压增高的基础疾病(如慢性咳嗽、便秘等)和(或)纠正不良的生活习惯(如用力排便、吸烟等)。

考点:

腹外疝的病因、临床类型、治疗原则。

第二节 腹股沟疝

腹外疝发生在腹股沟区即称为腹股沟疝,腹股沟疝发生率约占所有腹外疝类型的85%。按照疝环与腹壁下动脉的位置关系,腹股沟疝分为斜疝与直疝两种。疝环开口在腹股沟管内口(位于腹壁下动脉的外侧),沿腹股沟管走形后穿出腹股沟管外口的腹股沟疝称斜疝;疝环开口在腹股沟(Hesselbach)三角内(位于腹壁下动脉内侧)的腹股沟疝称直疝。腹股沟斜疝的发生率约占腹股沟疝的95%。

【腹股沟区解剖要点】

1. 腹股沟区　位于腹壁下部外侧左右对称的2个三角形区域。上界是髂前上棘至腹直肌外侧缘的一条水平线;下界是腹股沟韧带;内侧界是腹直肌外侧缘。较其他部位的腹壁而言,腹股沟区的腹壁相对薄弱,原因是在该区域内,腹内斜肌和腹横肌的弓状下缘与腹股沟韧带之间存在着一处腹壁的"天然薄弱区",该区域没有肌肉保护,仅存在着一层腹外斜肌腱膜和一层腹横筋膜。另外,腹股沟区的位置较低,当人直立行走时该区域承受的腹内压是平卧时的3倍左右,在剧烈运动、重体力劳动、用力咳嗽、用力排便等情况下所承受的压力更大。由于外部条件与解剖学特点的共同影响,使腹股沟区成为腹外疝的高发区域。

2. 腹股沟管　是人为构想的一处类似管道的结构,位于腹内斜肌与腹横肌弓状下缘与腹股沟韧带之间,男性的精索(女性的子宫圆韧带)穿行其中。成年人腹股沟管长4~5 cm,腹股沟管的走向是由外至内、由上至下、由深至浅。腹股沟管有内、外两口及上、下、前、后四壁。内口为腹横筋膜上的卵圆形裂隙,体表位置在腹股沟韧带中点上方约1.5 cm;外口为腹外斜肌腱膜内下方的三角形裂隙,位于耻骨结节外上方;上壁为腹内斜肌与腹横肌的弓状下缘;下壁为腹股沟韧带和腔隙韧带;前壁为皮肤、皮下组织、腹外斜肌腱膜和外1/3的腹内斜肌;后壁为腹横筋膜和腹膜。腹股沟管解剖见图19-2。

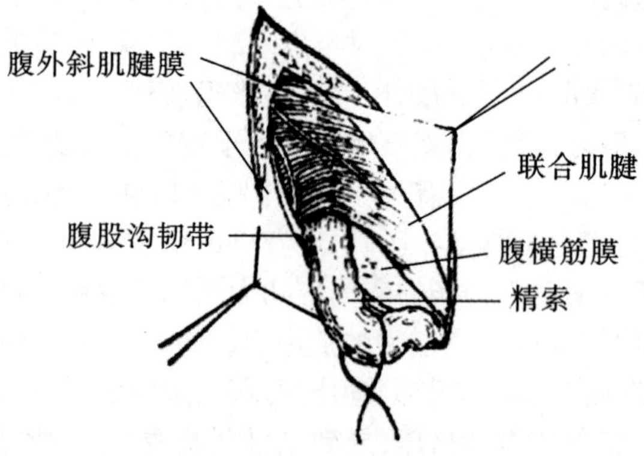

图19-2　腹股沟管解剖

3. 腹股沟(Hesselbach)三角　又称直疝三角或海氏三角，是由腹直肌外侧缘、腹股沟韧带及腹壁下动脉构成的一个三角形区域。该区域内缺乏完整的腹肌覆盖，而且腹横筋膜比其他部位薄弱，腹腔内组织或脏器连同腹膜壁层由该区域突出于体表形成直疝。

【病因】

(一)腹股沟斜疝

1. 先天性斜疝　胚胎期的睾丸位于腹膜后第2~3腰椎旁，随着胎儿发育睾丸逐渐下降，在接近腹股沟管内环处带动腹膜下移形成腹膜鞘状突，同时推动皮肤形成阴囊。婴儿出生后不久，除阴囊部分的腹膜鞘状突形成睾丸固有鞘膜外，其余部分将自行闭锁，如未闭锁或闭锁不全，鞘状突仍与腹腔相通，婴儿在哭闹、咳嗽等腹内压增高时，腹腔内脏器或组织进入鞘状突形成先天性斜疝。又因右侧睾丸较左侧睾丸下降迟，鞘状突闭锁较晚，所以临床上先天性斜疝以右侧多见。

2. 后天性斜疝　腹横筋膜存在不同程度的薄弱或缺损导致了后天性斜疝的发生。

(二)腹股沟直疝

患者多为老年人，因腹壁组织退行性改变，腹横筋膜及腹内斜肌萎缩变薄，腹壁抵抗力降低，加之长期存在咳嗽、便秘、排尿困难、重体力劳动等腹内压增高的因素，可使腹腔内脏器或组织连同腹膜壁层向直疝三角突出。

【诊断与鉴别诊断】

(一)腹股沟斜疝的诊断

斜疝的经典临床表现是腹股沟区突出一肿块。起初肿块通过内口进入腹股沟管，一般无特殊不适感，此时肿块较难被发现。随着肿块沿腹股沟管进一步突出甚至穿过腹股沟管外口进入阴囊，肿块逐渐增大，患者常在此时发现异常从而前来就诊。斜疝的诊断应明确其病理类型，根据患者的病史、症状、体征往往可明确诊断。诊断有困难时可辅助超声、MRI、CT等影像学检查。

1. 易复性斜疝　常见的临床表现是在站立、行走、劳动、咳嗽或婴儿啼哭时在腹股沟区出现一肿块，平卧或用手推挤后肿块消失，如此反复。随着病情发展肿块日渐增大，可降入阴囊(女性为大阴唇)内。除稍有胀痛感和肿块较大影响行走或穿衣等日常生活外，一般无其他明显症状。当包块还纳后以手指尖经阴囊皮肤循精索向上探入外环，可发现外环口松弛扩大，继续用手指堵住外环口嘱患者站立或咳嗽，指尖有冲击感；当包块还纳后按压住内环口(腹股沟韧带中点上方约1.5 cm处)，嘱患者站立或咳嗽，肿物不再出现。斜疝的疝内容物多为小肠，其次为大网膜。当疝内容物为小肠时，触诊肿块较柔软，叩诊呈鼓音，听诊可闻肠鸣音，还纳时常有阻力，一旦还纳肿块消失迅速，有时可闻及“咕噜”的声响；当疝内容物为大网膜时，触诊肿块较坚韧，叩诊呈浊音，还纳较慢。因疝内容物为实质性的脏器或组织，因此透光试验阴性。

2. 难复性斜疝　难复性斜疝的主要特点是疝块不能完全还纳入腹腔且疝内容物无器质性改变。难复性斜疝患者除腹股沟区肿块外，还可出现局部胀痛感明显、消化不良及便秘等症状。滑动性斜疝是一种特殊的难复性斜疝，盲肠、乙状结肠或者膀胱进入疝囊成为疝囊壁的一部分，手术中应仔细辨认避免误切。滑动性斜疝多发生在右侧，其右侧发病率是左侧的6倍。

3. 嵌顿性斜疝　斜疝患者在搬运重物、剧烈咳嗽、用力排便等引起腹内压力骤增时，包块突然增大伴明显疼痛，平卧或用手还纳失败，肿块逐渐紧张变硬，提示斜疝发生嵌顿。嵌顿的疝内容物为肠袢时局部疼痛明显，可出现腹部绞痛、呕吐、腹胀及肛门停止排气便等机械性肠梗阻的临床表现；嵌顿的疝内容物为大网膜时局部疼痛较轻，一般无肠梗阻表现。与直疝相比斜疝更容易发生嵌顿，嵌顿不及时解除，症状将逐渐加重，当嵌顿的疝内容物发生血运障碍时即称绞窄。因 Richter 疝嵌顿的疝内容物是小肠壁的一部分，所以腹股沟区肿块不明显且无明显肠梗阻表现，诊断时容易被忽视。

4. 绞窄性斜疝　当嵌顿性斜疝疝内容物发生血运障碍后，即发展为绞窄性疝。绞窄性疝症状重，肿块疼痛明显，当肿块压力骤然降低、疼痛明显缓解时，可能是嵌顿的肠袢发生坏死穿孔。如疝内容物缺血坏死继发感染，可引起疝外被盖急性炎症甚至出现脓毒症表现。

（二）腹股沟直疝的诊断

腹股沟直疝多见于老年患者，主要表现为患者站立、行走、劳动等腹内压力增高时，腹股沟区内侧、耻骨结节外上方出现一半球形隆起，一般无疼痛或其他症状。直疝的疝囊颈较宽大且疝囊由后向前突出于直疝三角，因此直疝不进入阴囊内且不易嵌顿。平卧后或用手推挤后肿块多能自行消失。当肿物还纳入腹腔后手指按压腹股沟管内口，嘱患者咳嗽或站立，肿物再次出现。直疝的内容物多为小肠或大网膜。

考点：
腹股沟疝的诊断与鉴别诊断、治疗。

（三）腹股沟疝的鉴别诊断

1. 腹股沟斜疝与直疝的鉴别诊断　见表 19-1。

表 19-1　腹股沟斜疝与直疝的鉴别诊断

鉴别项目	斜疝	直疝
发病年龄	儿童及青壮年多见	老年人多见
突出途径	经腹股沟管内口突出，可进入阴囊	经直疝三角突出，不进阴囊
疝块外形	椭圆或梨形	半球形
按压内环口试验	按压内环口肿物不再突出	按压内环口肿物仍突出
按压外环口试验	外环口扩大，咳嗽时有冲击感	外环口大小正常，咳嗽时无冲击感
疝囊颈与腹壁下动脉的关系	疝囊颈在腹壁下动脉外侧	疝囊颈在腹壁下动脉内侧
嵌顿疝发生	较多	较少

2. 睾丸鞘膜积液　睾丸鞘膜积液亦可出现肿块，但肿块完全局限在阴囊内且无法还纳，触之有囊性感。肿块透光试验阳性。腹股沟斜疝如肿块进入阴囊，可在肿块后方触及实质感的睾丸；鞘膜积液时睾丸在积液中间，不能扪及实质感的睾丸。

3. 精索鞘膜积液　肿块位于腹股沟区，体积小，无法进入阴囊内，无法还纳，触之有囊性感。牵拉同侧睾丸时肿块可随之上下活动，透光试验阳性。

4. 交通性鞘膜积液　肿块出现在阴囊内，在晨起或站立行走后逐渐出现并增大，平卧休息一段时间后逐渐缩小或消失。手法还纳时肿物可逐渐缩小，透光试验阳性。

5. 隐睾　腹股沟管内下降不全的隐睾有时会被误诊为斜疝或精索鞘膜积液，隐睾的肿块较小，挤压时有胀痛感，探查同侧阴囊发现睾丸缺如，行腹股沟区超声检查可明确诊断。

【治疗】

（一）非手术治疗

1 岁以下婴儿腹股沟斜疝可采取保守治疗，采用棉束带或绷带压住腹股沟管内口防止疝块突出，随着患儿生长发育，期望疝自愈。此种方法效果不确切，处理不当反而会引起疝内容物嵌顿，因此 6 个月以上的患儿主张手术治疗。

患有其他严重疾病不能耐受手术者,可在疝内容物还纳后,利用医用疝带压住疝环,阻止疝块突出。

(二)手术治疗

腹股沟疝的手术术式较多,手术基本原则是高位封闭疝囊颈,加强或修补腹股沟区腹壁的薄弱或缺损,主要有单纯疝囊高位结扎术、疝张力疝修补术、疝无张力疝修补术和经腹腔镜疝修补术四大类型。

1. 单纯疝囊高位结扎术　婴幼儿因精索鞘膜未闭,随着患儿生长发育可以使腹壁逐渐加强,单纯高位结扎即可获得满意效果;绞窄性疝因有肠道缺血坏死甚至引起腹腔内严重感染容易使修补术失败,多行单纯高位结扎术,后期可再次手术进行腹壁修补。

2. 张力疝修补术　腹股沟疝的传统手术方式,如只行单纯疝囊高位结扎而不修补缺损的腹股沟管前壁或后壁则术后易复发。为防止术后复发,在疝囊高位结扎后将不同解剖平面的组织强行缝合在一起以达到加强腹壁强度的目的。张力修补术分 Ferguson 法(在精索前方将腹内斜肌下缘与联合腱缝至腹股沟韧带上)、Bassini 法(在精索后把腹内斜肌下缘和联合腱缝合到腹股沟韧带上,精索位于腹内斜肌与腹外斜肌腱膜之间)、Halsted 法(与 Bassini 法类似,将腹外斜肌腱膜也缝合在精索后方,精索位于腹壁皮下层与腹外斜肌腱膜之间)、McVay 法(在精索后方把腹内斜肌下缘和联合腱缝至耻骨梳韧带上)及 Shouldce 法(重点修补内环及腹横筋膜)等。张力修补术后不可避免地会出现手术部位组织牵拉,引起术后不适,随着修补材料发展逐渐成熟,无张力疝修补术已代替其成为常规手术方式。

3. 无张力疝修补术　利用各种人工材料制成的网片(如聚丙烯网片)在无张力的状态下对腹壁薄弱或缺损进行修补的手术方式,具有术后牵拉疼痛感轻、复发率低、并发症少及术后恢复快等优点。目前临床最常用的手术方式为李金斯坦无张力疝修补术。

4. 经腹腔镜疝修补术　经腹腔镜疝修补术具有创伤小、术后疼痛轻、恢复快等特点。包括全腹膜外腹膜前修补(TEP)、经腹腔腹膜前修补(TAPP)及腹腔内补片修补(IPOM)等手术方式。

(三)嵌顿性疝和绞窄性疝的治疗原则

接诊嵌顿性疝患者切勿武断地进行手法复位,如嵌顿发生时间在 3~4 h 内,包块无明显压痛,无腹部疼痛及腹膜刺激征,预计肠袢未发生绞窄者可尝试手法还纳。手法复位成功后,还需密切观察腹部情况,注意后续是否出现腹膜刺激征或肠梗阻表现,如手法还纳后出现上述情况,则可能是复位时将肠管挤破或将已经发生缺血坏死的肠管还纳入腹腔,需急诊手术探查。

嵌顿性疝发生时间长或手法复位失败后应急诊手术治疗。手术的关键是判定疝内容物是否发生绞窄并行进一步处理。当解除疝环对内容物的压迫后观察肠道:①如肠道颜色红润、肠道蠕动好、肠系膜动脉搏动正常者,提示肠道无坏死;②如肠壁颜色黑紫无弹性、刺激肠道后无反应且探查相应的肠系膜内无动脉搏动者,说明肠道已经坏死;③对于不能确定肠道是否坏死者,可在肠系膜根部注射 0.25%~0.5%普鲁卡因 60 mL,用温生理盐水纱布覆盖肠管 10~20 min,如肠壁颜色转为红色,肠蠕动及动脉搏动恢复证明肠道无坏死。

如肠道无坏死且活力正常者可将其还纳入腹腔,按一般易复性疝处理;如肠道已发生坏死且患者全身状态较好的前提下,将坏死的肠袢切除并行一期吻合;如肠道发生坏死但患者全身状态较差不允许切除肠道进行吻合者,将坏死的肠道置于腹外,在其近端切一小口放置引流管以解除梗阻,对症支持治疗 1~2 周后待全身状况好转再对坏死的肠道行切除吻合术。如发生绞窄的疝内容物为大网膜,则可直接切除。

嵌顿性疝或绞窄性疝手术中应注意:①当嵌顿的肠袢数量较多时需要明确是否发生逆行性嵌顿,探查时不能忽略腹腔内的肠袢;②严禁将可疑坏死的肠袢还纳回腹腔;③如嵌顿或绞窄性疝术前在麻醉的作用下疝内容物自行还纳回腹腔,术中必须仔细检查避免遗漏坏死的肠袢,必要时可另做腹部切口探查;

④施行肠切除吻合术的患者因手术区污染，术后感染发生率高，只行疝囊高位结扎，一般不行疝修补术。

第三节 股 疝

疝囊通过股环，经股管向卵圆窝突出的腹外疝称为股疝。股疝常发生于已生育的 40 岁以上的妇女，占所有腹外疝的 5% 左右，是最容易发生嵌顿的腹外疝。

【股管的解剖要点】 股管是腹股沟韧带内侧下方的一个狭长形潜在间隙，呈漏斗状，长约 1.5 cm，内部有脂肪、疏松结缔组织和淋巴结。股管分上下两口，上口称股环，直径约 1.5 cm，有股环隔膜覆盖。前缘为腹股沟韧带，内缘为陷窝韧带，后缘为耻骨梳韧带，外缘为股静脉，其间有纤维隔。股管的下口为卵圆窝，位于腹股沟韧带内下方，是股部深筋膜上的薄弱部分，其上有一层薄膜覆盖，称筛状板。

【病因】 较男性而言，女性骨盆宽大，联合肌腱和腔隙韧带常发育不全或薄弱，导致股管上口宽大松弛，当腹内压增高时，下坠的腹内脏器或组织连同腹膜壁层和腹膜外脂肪组织进入股管，从卵圆窝突出形成股疝，股疝的疝内容物多为小肠和大网膜。股管几乎是垂直的，疝内容物在突出卵圆窝后向前形成一个锐角，加之股环狭小且周围韧带坚韧，疝内容物一旦突出较难还纳，其嵌顿的发生率高达 60%，股疝一旦发生嵌顿，可迅速发展为绞窄性疝。

【诊断】 股疝的主要症状是腹股沟韧带下方有一个半球形的隆起，股疝的肿块常不大。未发生嵌顿的股疝肿块质地柔软，咳嗽时包块冲击感不明显。疝内容物还纳后，由于疝囊外有丰富的脂肪组织，有时疝块并不完全消失。长时间站立、行走或咳嗽等腹内压增高时，可感患处坠胀疼痛。易复性股疝的症状轻易被忽视，尤其是肥胖者更不容易被发现。当局部包块突然不能还纳，压痛明显。出现疼痛阵发性加剧及急性肠梗阻表现时，提示股疝发生嵌顿甚至出现绞窄性疝。股疝的诊断容易与以下疾病发生混淆，需进行鉴别诊断。

1. 腹股沟斜疝　两者的肿块位置不同，腹股沟斜疝的肿块位于腹股沟韧带上内方，股疝则位于腹股沟韧带下外方。但有时一些较大的股疝一部分位于腹股沟韧带下方以外，一部分有可能在皮下伸展至腹股沟韧带上方。用手指探查腹股沟管外环是否扩大、按压内环口嘱患者咳嗽等检查有助于两者的鉴别。

2. 脂肪瘤　股疝疝囊外常有一增厚的脂肪组织层，在疝内容物回纳后，局部肿块不一定完全消失。这种脂肪组织有被误诊为脂肪瘤的可能。两者的不同在于脂肪瘤基底不固定而活动度较大，股疝基底固定而不能被推动。

3. 大隐静脉曲张结节样膨大　卵圆窝处的大隐静脉结节样膨大也会出现站立或咳嗽时增大，平卧时消失，可能被误诊为易复性股疝。诊断有困难时应注意检查同侧下肢是否有静脉曲张，压迫股静脉近心端观察包块是否增大。

4. 髂腰部结核性脓肿　脊柱或骶髂关节结核所致寒性脓肿可沿腰大肌流至腹股沟区并表现为一肿块。这一肿块也可有咳嗽冲击感，且平卧时也可暂时缩小，可与股疝混淆。体格检查可触及波动感，脊柱检查可发现腰椎异常改变。

5. 机械性肠梗阻　股疝一旦嵌顿，常会出现机械性肠梗阻的临床表现，如果症状严重时甚至会掩盖股疝的局部症状。

【治疗】 股疝一旦确诊，应及时手术治疗，避免发生嵌顿。对于已经发生嵌顿或绞窄的股疝，应急诊手术治疗。

> **考点：**
> 股疝的诊断、治疗。

股疝的手术可采用张力疝修补术，常用的有 McVay 修补法，此法可以加强腹股沟管后壁，同时还能堵住股环，因此可用于股疝修补。另一种方法是在处理疝囊后，在腹股沟韧带下方把腹股沟韧带、腔隙韧带和耻骨肌筋膜缝合在一起从而达到关闭股环的目的。也可采用无张力疝修补法或经腹腔镜疝修补术。

另外,因为股环狭小且周围组织坚韧,嵌顿性股疝在确定疝内容物未发生绞窄并进行回纳时较困难,可切断腹股沟韧带以扩大股环,在疝内容物回纳后,应仔细修复被切断的韧带。

第四节　其他疝

(一)切口疝

发生于腹部手术切口的疝称切口疝。切口疝的发生与切口感染有直接关系。经研究表明,腹部手术后切口获得一期愈合者,切口疝的发病率通常在1%以下;如切口发生感染,则发病率可达10%;伤口裂开者切口疝发生率可高达30%。在各种常用的腹部切口中,最常发生切口疝的是经腹直肌切口,下腹部因腹直肌后鞘不完整切口疝更多见。其次为正中切口和旁正中切口。

除腹直肌外,腹壁各肌层及筋膜、鞘膜等组织的纤维大体上都是横行的,但大多数常规腹部手术切口是纵行,手术时难免切断上述组织。另外在缝合这些组织时,缝线容易在纤维间滑脱,此为切口疝发生的解剖因素。

发生切口疝的另一重要原因是手术操作不当。其中最主要的是切口感染所致腹壁组织破坏,由此引起的腹部切口疝占50%左右。其他如留置引流物过久、切口过长、腹壁切口缝合不严密、缝合时强行拉拢创缘而致组织撕裂等情况均可导致切口疝的发生。

术后严重腹胀、尿潴留或剧烈咳嗽等原因导致腹内压骤增,也可诱发切口疝。切口内血肿形成、肥胖、老龄、糖尿病、营养不良或某些药物(如皮质激素)可使切口愈合不良,从而导致切口疝的发生。

腹部切口疝的主要临床表现是腹部手术后切口处逐渐膨隆,有肿块出现,肿块小者直径数厘米,大者可达数十厘米。肿块通常在站立或用力时更为明显,平卧休息则缩小或消失。较大的切口疝有腹部牵拉感,伴食欲减退、恶心、便秘、腹部隐痛等表现。多数切口疝无完整疝囊,疝内容物常可与腹膜外腹壁组织粘连而成为难复性疝,有时还伴有不完全性肠梗阻。疝块有时可见到肠型和肠蠕动波,扪之可闻及肠管的咕噜声。当肿块还纳后,多数能扪到腹肌裂开所形成的疝环边缘。切口疝很少发生嵌顿。

切口疝应进行手术治疗。切口疝修补术的大致步骤为:①切除疝表面原手术切口瘢痕;②显露疝环,沿其边缘清楚地解剖出腹壁各层组织;③回纳疝内容物后,在无张力的条件下拉拢疝环边缘,逐层细致地缝合健康的腹壁组织,必要时可用重叠缝合法加强之。对于较大的切口疝,因腹壁组织萎缩的范围过大,要求在无张力前提下拉拢健康组织有一定困难。对这种病例,可用人工高分子修补材料进行修补。近年来,腹腔镜切口疝修补术逐渐在临床上开展应用。

(二)脐疝

通过脐环突出的腹外疝称脐疝。分小儿脐疝和成人脐疝,两者的病因及处理方法有所差异。

1. 小儿脐疝　脐环闭锁不全或脐部瘢痕组织不够坚韧,在小儿经常啼哭和便秘等腹内压增加的情况下可能发生脐疝。小儿脐疝多为易复性疝,临床表现为啼哭时脐部脱出一肿物,安静时肿物消失。虽然小儿脐疝的疝囊颈一般不大,但极少发生嵌顿和绞窄。临床发现,有些婴幼儿未闭锁的脐环迟至2岁时多能自行闭锁。因此,除了嵌顿或穿破等紧急情况外,婴幼儿2岁之前可采取非手术疗法。满2岁后,如脐环直径大于1.5 cm,可手术治疗。5岁以上儿童的脐疝均应采取手术治疗。非手术疗法是在回纳疝块后,用大于脐环的、外包纱布的硬币或小木片抵住脐环,然后用胶布或绷带加以固定勿使移动。

2. 成人脐疝　后天性原因导致,较少见,多数是中年经产妇女。由于疝环狭小,成人脐疝发生嵌顿或绞窄者较多,故应采取手术疗法。孕妇或肝硬化腹水者,如伴发脐疝,有时会发生自发性或外伤性穿破。脐疝手术修补的原则是切除疝囊缝合疝环,必要时可重叠缝合疝环两旁的组织。手术时应注意保留脐眼,以免对患者产生心理上的影响。

问题分析与能力提升

患者,男,50 岁,4 年前无意中发现右侧腹股沟区出现一肿物,约乒乓球大小,平卧时可消失,站立行走、咳嗽时肿物又出现,无疼痛,无红肿,未予处理。现肿物逐年增大并坠入阴囊,站立久后有轻微坠胀感,为进一步诊疗前来就诊。

请问:①本例患者的诊断是什么?②该患者所患疾病的治疗原则有哪些?③当出现何种情况时需要紧急手术治疗?

同步练习题

1. 腹股沟深环位于　(　　)

A. 腹股沟中点上方 1 cm　B. 腹股沟中点上方 2 cm　C. 腹股沟中点

D. 腹股沟中点下方 1 cm　E. 腹股沟中点下方 2 cm

2. 最容易发生疝内容物坏死的临床类型是　(　　)

A. 难复性疝　B. 易复性疝　C. 滑动性疝

D. 嵌顿性疝　E. 绞窄性疝

3. 腹股沟斜疝患者疝还纳后,使肿物不再出现的压迫部位是　(　　)

A. 海氏三角　B. 腹股沟韧带中点　C. 阴囊根部

D. 斜疝外环　E. 腹股沟管深环

4. 穿过股管下口的结构是　(　　)

A. 股动脉　B. 股静脉　C. 股神经

D. 大隐静脉　E. 子宫圆韧带或精索

5. 临床上最易发生嵌顿的疝是　(　　)

A. 腹股沟直疝　B. 小儿脐疝　C. 腹股沟斜疝

D. 白线疝　E. 股疝

6. 先天性腹股沟斜疝发生的最主要原因是　(　　)

A. 腹外斜肌发育不全　B. 腹横筋膜发育不全　C. 腹膜鞘状突不闭锁

D. 腹横肌发育不全　E. 腹内斜肌发育不全

7. 男,70 岁。右腹股沟区肿块 3 年,平卧消失。查体:右耻骨结节外上方有一半球形肿块,未进入阴囊,可用手回纳,压住腹股沟韧带中点上方 2 cm 处,咳嗽时仍可见肿块突出。最可能的诊断是　(　　)

A. 股疝　B. 腹股沟斜疝　C. 腹股沟直疝

D. 精索鞘膜积液　E. 交通性鞘膜积液

8. 男性,左侧腹股沟区有肿物隆起,平卧后消失,咳嗽用力时明显,可进入阴囊,肿物复位后按压腹股沟中点上方 2 cm 处,肿物不再复出。诊断为　(　　)

A. 股疝　B. 隐睾　C. 交通性鞘膜积液

D. 腹股沟斜疝　E. 腹股沟直疝

9. 10 个月大男婴。哭闹时,右侧腹股沟隆起肿块,平静时肿块可自行消失。最佳处理方法是　(　　)

A. 绷带压住腹股沟深环,观察　B. 尽早施行疝囊高位结扎术　C. 施行加强前壁的疝修补术

D. 施行加强后壁的疝修补术　E. 施行无张力疝修补术

10. 女,62 岁。右侧股疝嵌顿 10 h。查体:腹胀明显,右下腹局限性压痛(+),肌紧张,肠鸣音亢进。右侧腹股沟韧带

下方隆起肿块,有压痛。手术时发现小肠坏死,行坏死小肠切除后,下一步正确的手术措施是 ( )

A. 单纯疝囊高位结扎术　B. McVay 法疝修补术　C. Bassini 法疝修补术
D. Halsted 法疝修补术　E. Ferguson 法疝修补术

11. 女,52 岁,肥胖。右腹股沟韧带下方卵圆窝处可见 3 cm×3 cm 半球状突起,局部有胀痛感。平卧时突起可变小、变软,但有时不完全消失。查体:卵圆窝处咳嗽冲击感不明显。最常用的手术方式是 ( )

A. McVay 法　B. Halsted 法　C. Bassini 法
D. Ferguson 法　E. Shouldice 法

12. 男性,74 岁。右侧腹股沟区可复性肿块 8 年。查体:患者直立时,在腹股沟内侧端、耻骨结节上外方有一 4 cm×4 cm 半球形肿物,未进入阴囊,平卧后自行消失。该患者最可能的诊断是 ( )

A. 股疝　B. 隐睾　C. 交通性鞘膜积液
D. 腹股沟斜疝　E. 腹股沟直疝

13. 男,74 岁。左腹股沟可复性包块 10 年,不能回纳 8 h,以左腹股沟斜疝嵌顿急诊手术,术中见部分嵌顿小肠肠管色暗,无蠕动,行部分肠切除。此时不宜行疝修补术的理由是 ( )

A. 术前准备不充分　B. 术后易出现腹胀　C. 患者年龄大,伤口愈合能力低
D. 术后易继发手术野感染　E. 术后易发生上呼吸道感染

14. 中年妇女,剧烈咳嗽后右股卵圆窝部肿物突然增大、变硬,疼痛难忍,1 d 后用手法还纳后,出现剧烈的持续性下腹痛,并有明显的腹肌紧张、压痛与反跳痛。最可能的诊断是 ( )

A. 难复性疝　B. 嵌顿疝　C. 绞窄性疝
D. 易复性疝　E. 急性腹膜炎

(殷　森)

第二十章 急性化脓性腹膜炎

学习目标

◆掌握　急性弥漫性腹膜炎的病因及致病菌、病理生理、临床表现、诊断及鉴别诊断、治疗方法。
◆熟悉　急性弥漫性腹膜炎的分类；不同部位腹腔脓肿的临床表现。
◆了解　腹腔脓肿的治疗方法；急性腹痛的鉴别诊断。

第一节　腹膜解剖生理概要

腹膜是一层很薄的浆膜，分为相互连续的壁腹膜和脏腹膜两部分。壁腹膜贴附于腹壁、横膈脏面和盆壁的内面；脏腹膜覆盖于内脏表面，成为它们的浆膜层。并包绕脏器后将内脏器官悬垂或固定于膈肌、腹后壁或盆腔壁，形成肠系膜、网膜及韧带。

腹膜腔是壁腹膜和脏腹膜之间的潜在间隙。男性的腹膜腔是密闭的，女性的腹膜腔则经输卵管、子宫、阴道与体外相通。腹膜腔是人体最大的体腔，分为大、小腹腔两部分，即腹腔和网膜囊，经由网膜孔相通。大网膜是连接胃大弯至横结肠的腹膜，自横结肠下垂遮盖其下的脏器。大网膜有丰富的血液供应和大量的脂肪组织，其活动度大，能够移动到所及的病灶处将其包裹，使炎症局限，有修复病变和损伤的作用。

壁腹膜主要受肋间神经和腰神经（属于体神经）分支的支配，痛觉敏感，定位准确，受刺激时可引起局部压痛、反跳痛和腹肌紧张。膈肌处的腹膜受到刺激时，可引起肩部放射性痛或呃逆。脏腹膜受内脏神经和副交感神经支配，痛觉不敏感，定位差，但对牵拉、膨胀及压迫较为敏感。受到严重刺激时可引起心律变慢、血压下降和肠麻痹。

腹膜有强大的渗出、吸收、防御和修复功能。腹膜是双向的半透膜，水、电解质及一些小分子能透过腹膜，在正常情况下，腹腔内有 75~100 mL 黄色澄清液体，起润滑作用。在腹膜炎症时，腹膜渗出大量液体以稀释毒素，减少对腹膜的刺激。渗出液中的巨噬细胞能吞噬细菌、异物等。渗出液中的纤维蛋白沉积在病变周围形成粘连，使炎症局限，但也因此形成腹腔内的广泛粘连，可致粘连性肠梗阻。腹膜的渗透性强，也有强大的吸收功能，能吸收腹膜腔的积气、积液、毒素等，大量吸收毒素则会引起感染性休克。不同部位的腹膜吸收能力不同，一般腹腔内的腹膜吸收能力强，而盆腔的腹膜吸收能力弱，故腹膜炎患者多采取半卧位，使脓液流向盆腔，以减少对毒素的吸收。

第二节　急性化脓性腹膜炎

急性化脓性腹膜炎是指由于细菌感染、化学性或物理性损伤等因素引起的腹膜和腹膜腔的急性炎症反应，是外科最常见的急腹症，多需要急诊手术治疗。其主要表现是急性腹痛、恶心、呕吐、腹膜刺激征等。

【病因与分类】

（一）按发病机制分类

按发病机制分为原发性腹膜炎和继发性腹膜炎。

1. 原发性腹膜炎　又称自发性腹膜炎，腹腔内无原发病灶，临床上较为少见。原发性细菌多为单一细菌感染，致病菌多为溶血性链球菌或肺炎双球菌。细菌进入腹膜腔的主要途径为以下几种。①血行播散：致病菌如溶血性链球菌、肺炎双球菌从呼吸道或泌尿系统的感染灶，通过血行播散至腹膜，婴儿和儿童的原发性腹膜炎多属这一类；②逆行性感染：如来自女性生殖道的细菌通过输卵管向上扩散到腹腔；③直接扩散：如泌尿系统感染者，细菌透过腹膜扩散到腹膜腔；④肠道细菌移位：如肝硬化和肝腹水时，机体抵抗力下降，肠腔内细菌通过肠壁进入腹腔而引起腹膜炎。

2. 继发性腹膜炎　是指腹腔内脏器的病变波及腹膜所引起的炎症性病变。临床上最常见。常继发于：①腹腔内脏器穿孔或破裂，如胃、十二指肠溃疡穿孔等；②腹腔内脏器损伤，如肝、脾破裂；③腹腔内脏器炎症扩散，如急性阑尾炎、急性胆囊炎等；④其他，如腹腔手术污染、胃肠道手术或吻合口漏、绞窄性肠梗阻等。引起继发性腹膜炎的细菌主要来源于肠道内的常驻菌群，以大肠埃希菌最多见，其次是厌氧拟杆菌、链球菌、变形杆菌等。

（二）按范围分类

根据范围分为局限性腹膜炎和弥漫性腹膜炎。

1. 局限性腹膜炎　炎症局限于腹腔内某一个部分。

2. 弥漫性腹膜炎　炎症范围广泛，可累及整个腹膜腔。临床症状重，如不及时治疗则会发展为全身性感染，甚至感染性休克。

【病理生理】

（一）局部病变

致病因素作用于腹膜后，腹膜充血、水肿并失去光泽，渗出大量浆液，以稀释毒素，并出现大量的巨噬细胞、中性粒细胞，加上坏死组织、细菌和渗出液中纤维蛋白凝固，使渗出液变成混浊的脓液。肠管浸泡在脓液中，肠管高度水肿，肠蠕动减弱或消失，形成肠麻痹。

（二）全身改变

1. 血容量减少和体液紊乱　由于腹膜渗出大量液体，导致机体严重缺水，引起水、电解质紊乱。加之肠管浸泡在脓液当中，导致肠麻痹，患者出现呕吐、肠道内积液，使血容量进一步减少。

2. 休克　腹膜渗出大量体液，使有效循环血量减少，加之腹膜吸收大量毒素可以引起严重休克。

3. 影响心肺功能　肠麻痹时肠管膨胀，使膈肌抬高，血液循环和气体交换受到影响。

【诊断】

病因不同，发病快慢也不尽相同。空腔脏器穿孔常急性起病，而阑尾炎、胆囊炎等先有原发病的症状，然后逐渐出现腹膜炎的表现。

（一）症状

1. 腹痛　是急性腹膜炎最主要的症状。疼痛程度与发病原因、炎症轻重程度、年龄等有关。一般呈持续性剧烈疼痛，难以忍受。深呼吸、咳嗽、转动身体时可加重疼痛，因此患者多采取被迫体位而不愿改变。疼痛先从原发病变部位开始，可随炎症扩散而蔓延至全腹，但仍以原发部位疼痛最甚。

2. 恶心、呕吐　初期与腹膜受到刺激有关，反射性呕吐胃内容物，后期发生麻痹性肠梗阻，呕吐变得频繁而量多，呕吐物中含黄绿色胆汁，甚至棕褐色粪样物质。

3. 体温　由空腔脏器穿孔或破裂引起的腹膜炎，发病急，开始体温正常，以后体温逐渐升高。由脏器炎症蔓延所致的腹膜炎，先已有不同程度的发热，出现腹膜炎时体温更高，但是年老体弱者体温可不升高。患者的脉搏常随体温增高而增快；如脉搏快体温反而下降，常意味着病情恶化，需警惕。

4. 缺水及休克症状　患者可出现面色苍白、眼窝凹陷、皮肤干燥、四肢发凉、呼吸急促、口唇发绀、脉细微弱、体温骤升或下降、血压下降等。

（二）体征

1. 视诊　腹式呼吸减弱或消失，后期出现明显腹胀。腹胀加重常提示病情严重。

2. 触诊　腹膜刺激征（腹部压痛、反跳痛和腹肌紧张）是腹膜炎的标志性体征，腹膜刺激征的范围意味着腹膜炎症波及的范围，往往是原发病灶所在部位最为明显。腹肌紧张的程度随病因与患者全身情况不同而轻重不一。胃肠或胆囊穿孔可引起强烈的腹肌紧张，甚至呈“板状腹”。老人、幼儿或极度虚弱的患者，腹肌紧张也可不明显。

3. 叩诊　肠麻痹时，叩诊常呈鼓音。消化道穿孔或破裂者，腹腔内有大量游离气体，使肝浊音界缩小或消失。腹腔内积液较多时可叩出移动性浊音。腹胀加重是病情恶化的一项重要标志。

4. 听诊　肠鸣音减弱或消失，提示麻痹型肠梗阻。

5. 其他　直肠指诊发现直肠前壁饱满、触痛，提示盆腔已有感染或形成盆腔脓肿。

（三）辅助检查

1. 腹腔穿刺　根据腹水的性质判断何种原因引起的腹膜炎（表 20-1）。

表 20-1　不同原因形成的腹水特点

疾病	腹水特点
结核性腹膜炎	草绿色，透明
胃、十二指肠穿孔	黄色、混浊、含胆汁、无臭味，可有食物残渣
急性重症胰腺炎	血性，胰淀粉酶含量高
急性阑尾炎	稀薄、脓性、带臭味
绞窄性肠梗阻	血性、臭气重

2. 腹部 CT　对于实质性脏器病变引起腹膜炎者有诊断意义。

3. 血常规　白细胞计数及中性粒细胞比例增高。病情严重或机体免疫力低下的患者，白细胞计数不增高，仅中性粒细胞比例增高，甚至有中毒颗粒出现。

4. 腹部立位平片　小肠普遍胀气并有多个小液平面的肠麻痹征象。胃肠穿孔时多数可见膈下游离气体。

5. 超声检查　可显示腹腔内有不等量的液体，可在超声指导下行腹腔穿刺抽液或腹腔灌洗，可帮助诊断。不同疾病,腹水特点不同(表 20-1)。

(四)诊断

急性化脓性腹膜炎的诊断需要明确下面几个问题。

1. 判断是否有腹膜炎　如果患者有持续性剧烈腹痛,同时伴有腹膜刺激征、肠鸣音减弱或消失、发热,白细胞计数和中性粒细胞比例增高,一般可诊断。个别难以确诊而又有腹腔积液者,可结合诊断性腹腔穿刺来确定。

2. 腹膜炎是局限性还是弥漫性　根据腹膜刺激征的范围来确定,局限在某一部分者为局限性,全腹均有者为弥漫性。

3. 腹膜炎是原发还是继发　继发性腹膜炎者除了有腹膜炎的表现还有原发病灶相应的表现,依靠准确的病史分析发病过程,再根据压痛最明显的部位,一般可明确原发病灶。出现以下情况应首先考虑原发性腹膜炎:①腹水患者;②有引起菌血症原因者;③免疫功能低下的患者。原发性腹膜炎一般具有全身中毒症状重而腹部体征较轻的特点。

【治疗】　治疗原则是在抗感染的基础上,找到急性腹膜炎的病因并去除病因。

(一)非手术治疗

以下情况可以考虑非手术治疗:①腹膜炎症状较轻;②病程超过 24 h,病情已有明显局限者;③患者患有严重心肺疾病,不能耐受手术者;④原发性腹膜炎者。需要手术治疗的患者在术前准备阶段,也需要以下非手术治疗措施。

1. 体位　伴休克者,取平卧位或头、躯干和双下肢各抬高约 20°左右。生命体征平稳者取半卧位,该体位有利于炎症渗出液流向盆腔,减少毒素的吸收,减轻中毒症状;且半卧位时膈肌下降,有利于患者的呼吸和循环。卧床期间注意活动双下肢,避免静脉血栓形成。

2. 禁食、胃肠减压　消化道穿孔、急性重症胰腺炎者必须禁食、水并持续胃肠减压。

3. 纠正水、电解质紊乱,加强营养支持　根据患者情况补充水、电解质,纠正贫血。

4. 抗感染　合理应用抗生素。细菌培养和药敏试验结果出来前,原发性腹膜炎主要选择针对革兰氏阳性球菌的抗生素,继发性腹膜炎主要选针对革兰氏阴性杆菌和厌氧菌的抗生素。此后根据细菌培养和药敏试验结果选择。

5. 对症处理　高热时物理降温。诊断明确已准备手术治疗的患者可使用止痛剂缓解疼痛。

(二)手术治疗

手术治疗原则是清除原发病灶,清理腹腔,引流渗出液。

1. 适应证

(1)经上述非手术方法治疗 6~8 h(不应超过 12 h),腹膜炎症状和体征不缓解,反而加重者。

(2)腹腔内原发病变严重者,如腹内脏器穿孔或破裂、绞窄性肠梗阻、坏疽性阑尾炎或胆囊炎、胃肠手术后短期内吻合漏引起的腹膜炎。

(3)腹腔内炎症重,腹腔积液多,出现严重的肠麻痹或中毒症状,尤其是有休克表现者。

(4)病因不明而无局限趋势者。

2. 治疗原则　急性腹膜炎的剖腹探查宜采用右中腹直肌切口,切口的长度以能容手进入腹腔为适宜,然后根据需要再做延长。

(1)积极处理原发病灶　去除腹膜炎的病因是手术治疗的主要目的,但在患者情况危急时,原则上应根据患者耐受程度对病灶进行处理,不能因强调彻底处理原发灶而危及患者生命。如胃、十二指肠溃疡患者,穿孔时间不超过 12 h,腹腔污染轻者可行胃大部切除术;如果穿孔时间长,腹腔污染重或患者全身情况不佳，可行穿孔修补术。坏疽的阑尾和胆囊应切除，如果局部炎症重，解剖层次不清，全身情况不佳，可先做腹腔引流术或胆囊造口术。

（2）彻底清理腹腔　应尽可能吸净腹腔内脓液，清除腹腔内的食物残渣、粪便、异物等。弥漫性腹膜炎者可用温生理盐水彻底清洗腹腔并尽可能抽吸干净。关腹前一般不在腹腔内应用抗生素，以免造成严重粘连。

（3）充分引流　使腹腔内继续产生的渗液通过引流物排出体外，以便残存炎症得到控制、局限和消散，防止腹腔脓肿的发生。根据不同情况，采用硅胶管、乳胶管或双腔引流管引流，引流物一般放置在病灶附近或盆腔底部。下列情况必须放置引流：①坏疽病灶未能切除或有大量坏死组织粘连未能清除时；②坏疽病灶虽已切除、但缝合处炎症重，组织水肿，可能影响愈合；③腹腔内继续有较多的渗液或渗血；④已形成局限性脓肿者。

（4）术后处理　术后应继续禁食、胃肠减压并补充水和电解质、应用抗生素和加强营养支持。待肠功能恢复后，可逐步恢复正常饮食。

第三节　腹腔脓肿

腹腔脓肿是指脓液在腹腔内积聚，被肠曲、内脏、腹壁、网膜或肠系膜等包裹形成局限性脓液积聚；包括膈下脓肿、盆腔脓肿和肠间脓肿。多见于引起继发性腹膜炎的各种疾病、腹部手术和外伤后，原发性感染少见。

一、膈下脓肿

【解剖概要】　在横结肠及其系膜之上，横膈之下及左右腹壁之间整个间隙，均称膈下间隙。肝脏将其分割为肝上间隙和肝下间隙，肝上间隙又被肝镰状韧带分为右肝上间隙和左肝上间隙，肝下间隙被圆韧带分为左下和右下间隙。脓液积聚在一侧或两侧的膈下、横结肠及其系膜以上的间隙内，称膈下脓肿。

【病因与病理】　患者平卧时膈下部位最低，急性腹膜炎时腹腔内的脓液常积聚于此。脓肿位置与原发病有关，临床上右膈下脓肿多见，多由于十二指肠溃疡穿孔、急性阑尾炎穿孔和胆道系统感染性疾病扩散所致。胃穿孔、脾切除术后的膈下脓肿多见于左膈下。

小的膈下脓肿经过非手术治疗一般可被吸收。较大的脓肿如不及时引流，不仅可继发严重的脓毒症，甚至感染性休克，还可破溃进入胸腔、肺、支气管，甚至穿破胃肠道形成内瘘。

【临床表现】　由于膈下脓肿是继发性感染，一般在原发疾病的基础上或术后出现。早期可被原发疾病的症状掩盖。

1. 全身症状　最常见的是发热，早期多弛张热，脓肿形成后可出现持续高热，可伴有乏力、食欲减退、消瘦、脉快或弱而无力乃至血压下降。

2. 局部症状　患者可有咳嗽、胸痛，患侧季肋部、腹部或胸部持续性钝痛，深呼吸时加重，并向肩部放射，脓肿刺激膈肌可出现呃逆。膈下感染可通过直接扩散或淋巴系统引起胸水、咳嗽、胸痛、脓胸。由于广谱抗生素的应用，患者的临床表现多不典型。患者可有季肋区压痛、叩击痛，重者可有皮肤凹陷性水肿，皮温高。患侧胸部下方呼吸音减弱或消失。右膈下脓肿肝浊音界可有扩大。

【诊断】　根据急性腹膜炎、腹腔脏器的炎症性病变或腹腔手术后，全身情况一度好转，又出现发热、腹痛并伴有上述体征，应考虑本病，并做进一步检查。血常规示血白细胞计数及中性粒细胞比例增加。胸部 X 射线平片显示有胸膜反应、胸腔积液等，可有膈下液平面等。X 射线透视可见患侧膈肌抬高、呼吸活动受限或消失。在超声定位下于压痛、皮肤水肿明显处做膈下诊断性穿刺，即可确诊。

【治疗】

1. 术前准备　包括补液、输血、营养支持及抗生素的应用。

2. 经皮穿刺置管引流术　该方法创伤小，在局部麻醉下施行，一般不会污染游离腹腔，引流效果较好。适应于与体壁贴近的、局限的单房脓肿。操作方法是依据超声检查或 CT 定位，穿刺点选择要求距脓肿近，其间无内脏，局麻超声引导下按选定的径路刺入脓腔，抽取 5～10 mL 脓液送细菌培养和药敏试验，再置管引流，可用无菌盐水或抗生素溶液定期冲洗。临床症状消失，超声检查显示脓腔明显缩小甚至消失，脓液每日引流量<10 mL，即可拔管。

3. 切开引流术　术前进行超声或 CT 检查确定脓肿所在的位置，并依此选择手术切口，常用的膈下脓肿手术引流途径有以下两种。

（1）经前腹壁肋缘下切口　适用于肝右叶上、肝右叶下靠前或膈左下靠前脓肿。较安全，最常用，但是膈下脓肿多偏后发，用此法常引流不畅，应加用负压吸引。

（2）经后腰部切口　适用于肝右叶下、膈左下靠后脓肿。术中应放置多孔引流管或双套管并用负压吸引。

二、盆腔脓肿

盆腔于人体直立、坐位时，处于腹腔的最低位置，腹腔内的炎性渗出物或脓液易积聚于此而形成脓肿。盆腔脓肿多发生于急性阑尾炎穿孔或女性盆腔腹膜炎后。因盆腔腹膜面积小，吸收毒素的能力较低，故全身感染中毒症状较轻，但局部症状常较明显。

【临床表现】　多数患者的全身症状较轻而局部症状却相对明显。表现为下腹部坠胀不适、钝痛、直肠刺激征（里急后重、便意频数、粪便带有黏液）或膀胱刺激征（尿频、尿急）。直肠指检可发现肛管括约肌松弛，直肠前壁可触及向肠腔内膨出、有触痛的包块。

【诊断】　急性腹膜炎治疗过程中如出现典型的直肠或膀胱刺激症状，应考虑其诊断。直肠指检、已婚妇女经阴道检查，有助于诊断。下腹部超声及经直肠或阴道超声有助于明确诊断，必要时可做 CT 检查，有助于确定脓肿位置、大小等。

【治疗】　非手术疗法适于脓肿尚未形成或较小时，脓肿较大者需手术治疗。

1. 非手术疗法　全身应用抗生素，辅以热水坐浴，温盐水保留灌肠及物理透热等疗法。

2. 手术治疗　脓肿较大者，可在骶管或硬膜外麻醉下，取截石位，用肛门镜显露直肠前壁，穿刺抽出脓液后循穿刺针做一个小切口，再用血管钳插入扩大切口，排出脓液，然后放橡皮管引流 3～4 d。已婚女性患者可经阴道后穹窿穿刺后切开引流。

考点：

继发性腹膜炎的临床特征及治疗原则；膈下脓肿和盆腔脓肿的临床特点。

问题分析与能力提升

患者，男，46 岁，既往有溃疡病史，近期有胃痛，午餐后突发右上腹剧烈疼痛，并迅速蔓延至全腹，发病后呕吐 2 次，为胃内容物，体检：体温 38 ℃，脉搏 108 次/min，呼吸 30 次/min，血压 80/60 mmHg，急性面容，平卧屈膝被动体位，心肺正常，腹平，腹式呼吸消失，全腹腹肌紧张，有明显压痛及反跳痛，移动性浊音（+），肝浊音界缩小，X 射线检查膈下可见游离气体。

请问:①该患者最可能的诊断是什么?②目前应该对患者采取哪些治疗措施?

同步练习题

1. 符合继发性腹膜炎腹痛特点的是 ( )

A. 阵发性全腹绞痛　B. 剧烈、持续性全腹痛　C. 逐渐加重阵发性腹痛
D. 疼痛与进食有关　E. 高热后全腹痛

2. 原发性腹膜炎常见的致病菌是 ( )

A. 大肠埃希菌和变形杆菌　B. 溶血性链球菌和肺炎双球菌　C. 厌氧菌和链球菌
D. 大肠埃希菌和厌氧菌　E. 铜绿假单胞菌和葡萄球菌

(3~4 题共用题干)

男性,34 岁,因急性阑尾炎穿孔伴局限性腹膜炎,行阑尾切除术后 5 d。仍有腹痛、腹胀,体温 38 ℃以上,大便 3~5 次/d,有下坠感。血白细胞 18×10^9/L。

3. 首先考虑为 ( )

A. 切口感染　B. 并发肠炎或菌痢　C. 并发膈下脓肿
D. 盆腔脓肿　E. 化脓性门静脉炎

4. 为明确诊断,首先应做的检查是 ( )

A. 伤口检查　B. B 超　C. 直肠指诊检查
D. X 射线胸腹部摄片　E. 粪便常规检查

5. 腹膜炎的主要标志是 ( )

A. 明显腹胀　B. 剧烈的腹绞痛　C. 腹部移动性浊音
D. 肠鸣音减弱或消失　E. 腹膜刺激征

6. 男,60 岁,阑尾切除术后第 6 天起上腹隐痛,伴寒战、发热,体温高达 39 ℃,无腹泻。右下胸叩痛,呼吸音减弱;腹稍胀,右上腹压痛,腹肌软,未扪及包块,肠鸣音不亢进。最可能的诊断是 ( )

A. 右侧肺炎　B. 右侧肺不张　C. 膈下脓肿
D. 盆腔脓肿　E. 小肠梗阻

7. 男,30 岁,十二指肠溃疡 3 年,突发上腹痛 3 h,持续性,由上腹扩展到全腹,伴恶心、呕吐。查体:脉搏 110 次/min,血压 138/98 mmHg。呼吸浅快,腹胀,腹肌紧张,压痛和反跳痛阳性,肝浊音界消失,肠鸣音消失。立位腹平片示右侧膈下游离气体。继发感染的常见致病菌是 ( )

A. 肺炎克雷伯杆菌　B. 铜绿假单胞菌　C. 金黄色葡萄球菌
D. 变形杆菌　E. 大肠埃希菌

8. 关于腹膜的解剖生理,错误的是 ( )

A. 由相互连续的壁腹膜和脏腹膜两部分组成
B. 正常腹腔有 100 mL 液体
C. 腹腔有强大吸收力
D. 腹膜可分泌大量渗液
E. 脏腹膜比壁腹膜痛觉敏感

9. 腹膜炎的典型三联征是 ( )

A. 压痛、反跳痛、肌紧张　B. 腹痛、腹泻、肌紧张　C. 腹痛、腹泻与腹部包块
D. 压痛、反跳痛、腹部包块　E. 压痛、腹泻与腹部包块

10. 女,28 岁,持续性腹痛 3 d,伴恶心、呕吐,既往患泌尿系统感染 2 年,反复发作,未治愈。查体:体温 38 ℃,脉搏 96 次/min,全腹轻压痛及反跳痛,其腹腔感染的途径应属于 ( )

A. 透壁性感染　B. 血行播散　C. 上行性感染
D. 淋巴播散　E. 直接扩散

11. 患者,女,45 岁,突发持续性中上腹痛,阵发加重 2 h。疼痛向背部放射,频繁呕吐。查体:腹肌紧张,全腹明显压痛、反跳痛,移动性浊音阳性。血白细胞 15×10^9/L。ECG 示心房颤动。为进一步确诊,最有意义的检查是 ( )

A. 诊断性腹腔穿刺　　B. 凝血功能　　C. B 超

D. 腹部 X 射线平片　　E. 尿三胆

(12~13 共用题干)

男,33 岁,急性腹膜炎术后 7 d。发热,弛张热,伴乏力、盗汗、纳差,右上腹、肋下持续性钝痛,深呼吸及咳嗽时疼痛加重。腹部 B 超及 CT 示肝右叶上方,膈肌下见 6 cm×4 cm 液气平面,诊断性穿刺可抽出脓液。

12. 如决定行切开引流,为防止脓液流入腹腔再次引起弥漫性腹膜炎,最主要的措施是 ( )

A. 进入脓腔分离时,不要破坏粘连层

B. 切开引流同时应用有效抗生素

C. 选择合理切口,显露充分

D. 洗净脓液,低压灌洗后留置负压引流

E. 麻醉效果良好,便于操作

13. 最常用的抗生素是 ( )

A. 半合成青霉素　　B. 克林霉素　　C. 第二代头孢

D. 氨基糖苷类　　E. 第三代头孢菌素

(何智丽)

第二十一章

腹部损伤

学习目标

◆掌握　空腔脏器和实质脏器损伤的临床特征、诊断、鉴别诊断和治疗；肝破裂、脾破裂的诊断、鉴别诊断及治疗原则。
◆熟悉　小肠破裂和结肠破裂的表现。
◆了解　腹部损伤的分类和病因。

第一节　腹部损伤概述

腹部损伤是指机械性因素作用于腹部造成腹壁、腹腔内脏器结构完整性被破坏或出现功能障碍。因腹内包含多系统的脏器和组织，且脏器脆弱，故腹部损伤时常有多器官和组织损伤，病情复杂、部位隐蔽、诊断困难。严重的腹部损伤可合并内出血、创伤性休克、严重的腹膜炎或全身感染等。故早期做出准确诊断并及时正确处理很重要。

【病因】

1. 外因　可分为直接暴力和间接暴力。直接暴力如撞击、挤压、刺伤等。间接暴力如从高空坠落时，双足已着地，腹腔内移动度大的脏器由于惯性仍处于移动状态，而引起固定的部位发生断裂。又可分为钝性暴力和锐性暴力，前者如撞击伤，后者如刀刺伤。

2. 内因　腹内实质性脏器质地脆，血供丰富，受外界暴力作用易发生破裂，如肝、脾、胰等。有的脏器因为系膜或韧带的作用位置相对固定，受到打击时易发生损伤，如空肠上段、横结肠等。

【分类】　腹部损伤按是否穿透腹壁、腹腔是否与外界相通分为开放性和闭合性损伤，因医疗操作所致损伤者为医源性损伤；又根据损伤深度分为单纯腹壁损伤（不伴内脏损伤）和腹内脏器损伤。

1. 开放性腹部损伤　多为锐器伤。腹壁皮肤破损伴腹膜破损者为穿透伤（多伴内脏损伤）；无腹膜破损者为非穿透伤（有时伴内脏损伤）。腹部伤口有入口和出口者为贯通伤；有入口无出口者为盲管伤。开放性伤口常受外源污染，也可伴异物存留、内脏损伤或内脏脱出等，其伤情常较为直观，易于判断。

2. 闭合性腹部损伤　腹壁皮肤完整，损伤可仅限于腹壁，也可伴有内脏损伤。主要为钝性伤，如伴有内脏损伤往往需要手术治疗，否则会危及患者生命，故如何做到早期发现并及时治疗，具有很重要的临床意义。因体表无伤口，要明确是否有内脏损伤，有时很困难，易漏诊、误诊。

3. 医源性损伤　如内窥镜检查所致损伤。

常见的内脏损伤在开放性损伤中依次是肝、小肠、胃、结肠、大血管等；闭合性损伤中依次是脾、肾、小肠、肝、肠系膜等；胰、十二指肠、膈、直肠等由于位置较深，损伤发生率较低。上腹部受挤压时胃窦、十二指肠第三部或胰腺可被压在脊柱上面而断裂；空腔器官的固定部分（空肠上段、回肠末端、横结肠）较游离部分易损伤；充盈的空腔脏器（饱餐后的胃、充盈的膀胱）较空虚时易损伤。

【临床表现】　因致伤原因及伤情不同，腹部创伤的临床表现可有很大差异。概括来说，有以下几种。

（一）腹壁损伤

单纯腹壁损伤主要表现为受伤部位疼痛、局部肿胀和压痛，有时可见皮下瘀斑，多无胃肠道症状，不伴恶心、呕吐及腹膜炎症状。开放性腹壁损伤有伤口、出血等。

（二）腹内脏器损伤

根据腹内脏器的性质可分为空腔脏器破裂、实质性脏器和血管破裂。

1. 空腔脏器破裂　主要是急性弥漫性腹膜炎的症状和体征，常表现为伤后出现持续性剧烈腹痛，以受损器官为中心向外周蔓延，可伴恶心、呕吐、腹胀等胃肠道症状，体检最突出的表现是腹膜刺激征，其程度与进入到腹膜腔的内容物有关，胃液、胆汁、胰液对腹膜的刺激最强，肠液次之，血液最轻。体检还可发现有肝浊音界缩小或消失，甚至移动性浊音。直肠损伤患者还可出现鲜血便；膀胱损伤可有血尿、少尿或无尿等。

2. 实质性脏器破裂　以内出血为主，主要变现为面色苍白、心率增快，血压下降、尿少，甚至发生休克。患者腹痛一般不严重，腹膜刺激征也不剧烈，但胆、肾、胰破裂时，胆汁、尿液和胰液反流到腹腔内，也可有腹膜炎的表现。

3. 血管破裂　可继发血性腹膜炎、腹膜后血肿或休克，大血管破裂可立即致命。

【诊断】

（一）闭合性腹部损伤

关键是判断有无腹内脏器损伤。因大多腹内脏器损伤需要手术治疗，如不能及时准确诊断，可致贻误手术治疗的时机。诊断步骤为判断有无内脏损伤，哪类内脏损伤，是否有多发伤。

1. 判断有无内脏损伤　多数可通过腹膜炎的表现或内出血征象来确定，但也有不少患者的诊断并不容易，常见于伤后早期就诊症状不明显或合并其他严重的损伤而掩盖了腹部内脏损伤的表现。为了避免漏诊需做到以下几点。

（1）详细了解受伤史　包括受伤时间、地点；暴力的性质、大小、方向、速度和作用部位；伤情如何、伤后至就诊期间伤情发生何种变化，尤其是腹部症状（有无腹痛、腹痛的位置、性质和范围）的变化；有无进行院前的急救处理；有过哪些急救处理措施。伤者如因伤情不能回答时，可向目击者询问。

（2）严密观察患者情况　须注意患者精神状态、神志、面色、生命体征、四肢循环等情况，尤其注意有无休克征象。如有异常要及时处理同时完善检查。

（3）全面而有重点的体格检查　根据病史，有重点的检查，力求不遗漏病情又不耽误时间。重点在腹部检查，注意患者腹部压痛、反跳痛、肌紧张的程度和范围、是否有肝浊音界的变化、是否有移动性浊音等，还要注意有无腹外合并伤。

（4）进行必要的辅助检查　红细胞计数、血红蛋白和血细胞比容下降，常提示有大量失血。空腔脏器破裂时会伴随有白细胞计数和中性粒细胞比例的增高。胰腺损伤多有出血和淀粉酶增高。血尿常提示有泌尿系统的损伤。血便或黑便常提示消化道损伤。

通过以上的检查,如发现以下征象之一者,考虑腹部内脏损伤:①伤后早期出现休克征象者,尤其是失血性休克;②有持续性腹痛甚至进行性加重者;③有明显腹膜刺激征者;④腹部出现移动性浊音;⑤有气腹征;⑥有呕血、便血或尿血者;⑦直肠指诊发现直肠前壁有波动感或压痛,指套沾染血迹者。

2. 判断是何种脏器损伤　根据空腔脏器和实质性脏器损伤的特征,先判断是哪一类脏器损伤,再具体到哪一个脏器,主要根据受伤因子作用的部位和患者的临床表现来判断。如有恶心、呕吐、便血、气腹者多为胃肠道损伤;有排尿困难、血尿、外阴或会阴牵涉痛者多为泌尿系统损伤;下胸壁肋骨骨折多考虑肝脏、脾脏、胃损伤可能;骨盆骨折有可能伴随膀胱、尿道、直肠损伤。

3. 是否有多发伤　若腹部损伤合并腹外脏器的严重损伤,可致腹部损伤的表现被掩盖或使医生注意力转移到症状突出的部位,导致漏诊,须提高警惕。多发伤常表现为以下几种情况:①腹内某一脏器多处破裂;②腹内 2 个及 2 个以上脏器损伤;③除腹部脏器损伤外,还有腹外脏器损伤。应详询病史、全面检查、综合判断,以避免漏诊。

4. 常用的辅助检查技术

(1)诊断性腹腔穿刺和腹腔灌洗术　对于诊断有无内脏损伤意义重大,阳性率可达 90% 以上。穿刺点多选择在脐和髂前上棘连线的中、外 1/3 交界处或经脐水平线与腋前线相交处(图 21-1)。让患者排空膀胱,在局麻下把有多个侧孔的细塑料管经针管刺入腹腔进行抽吸,如抽不到液体,可变换针头方向、塑料管深度或改变体位再抽吸(图 21-2)。抽到液体后观察其性状,送实验室检查以判断何种脏器受损。仍抽不到液体者,可行诊断性腹腔灌洗术。从上述穿刺的导管向腹腔内缓慢灌入 500~1 000 mL 无菌生理盐水,再将输液瓶放于床面以下,借虹吸作用使液体流回输液瓶。再根据引流液性状来判断。若抽到不凝固血液,提示实质性脏器受损导致内出血;若抽血液迅速凝固,常提示穿刺针误入血管或血肿;抽出液混浊、混有食物残渣或胆汁但无臭味,提示胃、十二指肠损伤;抽出液有粪臭味,提示下消化道破裂;抽出尿液提示泌尿系统损伤。怀疑胰腺损伤,将穿刺也送检查淀粉酶有无增高。

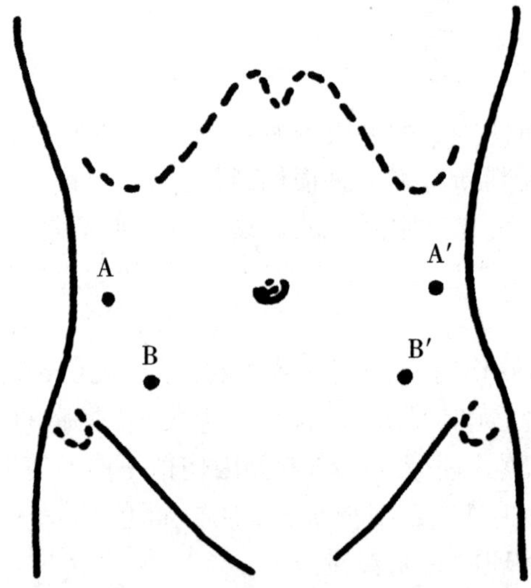

图 21-1　诊断性穿刺进针点

AA′ 经脐水平线与腋前线交叉点;BB′ 髂前上棘与脐连线中、外 1/3 交点

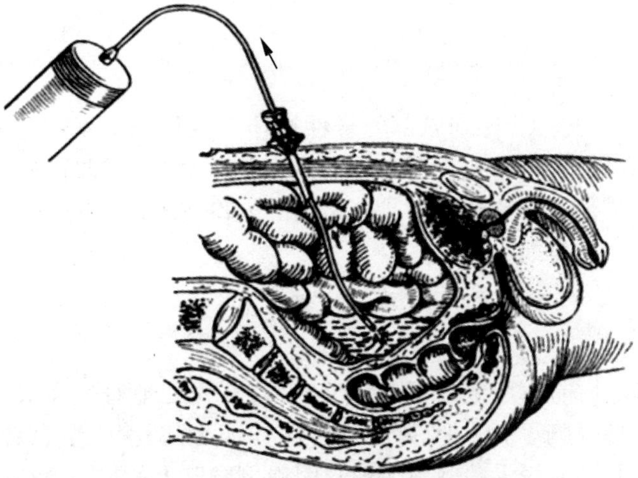

图 21-2　诊断性腹腔穿刺抽液

(2)X 射线检查　已确定腹内脏器损伤者,不必再行 X 射线检查。遇病情危重,尤其出现休克者,注意备好抢救药品,严密监护,检查时要尽量减少搬动,以免加重损伤。空腔脏器破裂时腹部立位透视或平片可见膈下有游离气体(图 21-3)、腹内积液、气液平面、膈肌抬高且活动受限、实质脏器形态和位置的改变。

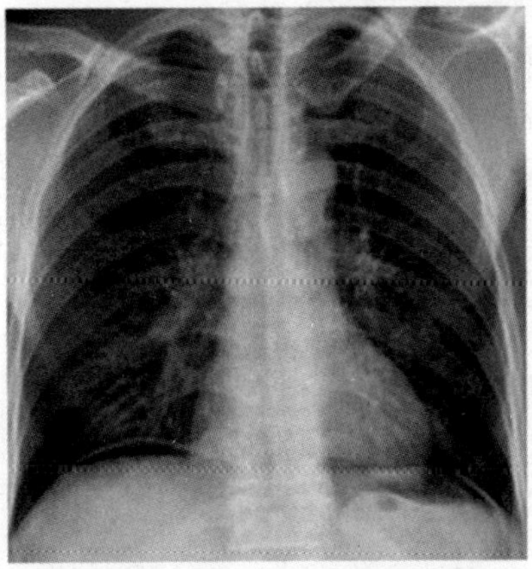

图 21-3　膈下游离气体

(3)超声检查　主要用于诊断实质脏器的损伤,准确率高达 95%~99%。还可于超声引导下行诊断性穿刺。

(4)CT 检查　对于诊断实质性脏器损伤及其范围、程度有重要的诊断价值,其对于腹膜后间隙、胰腺的诊断效果优于 B 超。

(5)腹腔镜检查　用于一般情况好,无法明确有无内脏损伤的患者。用于腹部伤的早期诊断,可提高诊断准确率,避免不必要的剖腹探查。

(6)严密观察　对于暂时无法明确诊断者,要注意严密观察病情变化。观察的内容包括生命体征;腹痛的性质、范围有无变化;腹膜刺激征的程度和范围;血常规的变化。观察期间禁用止痛剂、禁食水、禁止灌肠、不要随便搬动患者。

(7)剖腹探查　以上办法无法排除腹内脏器损伤或观察期间病情不减轻甚至恶化者,可考虑剖腹探查。

(二)开放性腹部损伤

开放性腹部损伤诊断的方法和步骤与腹部闭合性损伤大致相同。不同之处是还应考虑是否为穿透伤。如有明显全身症状和腹膜刺激征;或伤口有胃肠内容物等溢出;或腹内脏器、组织等从伤口脱出,显然是穿透伤,大多数有内脏损伤。需要注意的是穿透伤的入口或出口在胸、肩、腰、臀或会阴,还有腹壁的切线伤,均不能排除内脏损伤的可能。

【治疗】

(一)急救处理

腹部损伤常合并腹部以外损伤,应全面衡量病情轻重,首先处理对生命威胁最大的损伤,如心搏、呼吸骤停,窒息,大出血,张力性气胸等。心搏、呼吸骤停应立即心肺复苏;窒息者应解除气道梗阻;迅速控制明显的外出血;开放性气胸则应用无菌敷料快速封闭患侧胸壁上的伤口,使之变成闭合性气胸;张力性气胸则可利用粗针头穿刺胸膜腔排气减压;对已发生休克者应迅速建立通畅的静脉通路,快速补液,有条件时输血,尽快恢复循环血容量。无上述损伤时,应把腹部损伤放在优先地位,实质性脏器损伤可致大出血,危及生命,常需紧急手术治疗,故诊断后要及早转运入院。对腹部开放性损伤,应妥善处理伤口,及时止血,做好包扎固定。腹内脏器或组织自腹壁伤口脱出者,切勿强行回纳腹腔,以免加重污染,可用清洁敷料覆盖并用碗、盆等加以保护后固定,并及时送医院进行手术治疗。

(二)非手术治疗

对于不能确定有无内脏损伤或诊断已明确为轻度的单纯实质性脏器损伤生命体征稳定者,可在严密观察的下先行非手术治疗。非手术治疗也是手术前准备的重要措施,主要包括:

1. 严密观察　注意呼吸、脉率和血压,观察腹部体征,注意腹膜刺激征的程度和范围的改变;反复测定红细胞计数、血红蛋白和红细胞比容;必要时可重复进行诊断性腹腔穿刺术或灌洗术。在观察期间,要注意:①不随便搬动伤者,以免加重病情;②禁用或慎用止痛剂,以免掩盖病情;③怀疑或确定有腹内脏器损伤者,应禁食禁饮,以免加重腹腔污染。

2. 禁食、胃肠减压　疑有脏器破裂者均应禁食并给予胃肠减压。

3. 维持水、电解质及酸碱平衡　补充血容量防治休克,给予营养支持。

4. 应用广谱抗生素　预防或治疗可能存在的腹腔内感染。

(三)手术治疗

以上方法未能排除腹内脏器损伤或在观察期间出现以下情况时,应终止观察,及时进行手术治疗。

1. 剖腹探查术手术指征　①腹痛和腹膜刺激征进行加重或范围扩大;②肠鸣音逐渐减弱、消失或出现腹胀;③全身情况有恶化趋势;④红细胞计数和血细胞比容进行性下降;⑤血压变得不稳定甚至下降;⑥有消化道出血;⑦积极救治休克而情况不见好转或继续恶化。

2. 手术原则　手术应综观全局,权衡疾病的轻重缓急。首先处理对生命有威胁的损伤,如有腹腔内出血时,应在积极抗休克的同时手术探查,尽快明确出血部位。肝、脾、肠系膜伤常见的出血来源。如无内出血,应对腹腔脏器进行系统、有序的检查。原则上应先探查肝、脾等实质性脏器,注意查看膈肌有无破损,再从胃开始逐段检查消化道。原则上先处理出血性损伤后处理空腔脏器穿破性损伤;先处理污染重的损伤再处理污染轻的损伤。

考点:

空腔脏器和实质性脏器损伤的主要表现、诊断、鉴别诊断及治疗原则。

第二节　常见腹内脏器损伤的诊断与治疗

（一）脾破裂

脾因质地脆，位置固定，是腹腔脏器中最易受损伤的器官之一，脾破裂的发生率在腹部闭合性创伤中占20%～40%，在开放性损伤中占10%左右。

根据病理解剖脾破裂可分为以下几种。①中央破裂：指脾实质中央区破裂，多为局限性出血。②被膜下破裂：指脾被膜下实质裂伤，但被膜保持完整，多于包膜下形成张力性血肿。③真性破裂：是指脾实质和被膜同时破裂具有典型的腹腔内出血表现。前两种因包膜完整，出血量有限，临床症状不明显，故早期诊断困难，但当患者活动或腹腔压力增加时，可转为真性破裂造成大出血，危及生命。真性脾破裂占脾破裂的85%，出血症状明显，严重者短时间内致人死亡。

患者有左下胸或左上腹部外伤史。出现左上腹痛，有失血表现者结合超声检查脾形态不完整、脾包膜破损、脾影增大或腹腔内积液等大多可确诊。

脾破裂的处理原则是“抢救生命第一，保脾第二”，在不影响抢救生命的前提下尽量保留脾，年龄越小越要首先考虑保脾手术。对于暴力较轻的单纯性脾破裂；无休克或者轻度休克经输液后稳定者；出血局限在脾周或出血量在500 mL左右者及无其他腹内脏器损伤者可考虑保守治疗。保守治疗期间应严密观察血压、脉搏、血红蛋白及血细胞比容变化，做好随时中转手术治疗的准备。

观察期间如有继续出血（48 h内需输血>1 200 mL）或有其他脏器损伤，应立即手术治疗。常用的手术方法有：脾动脉结扎、脾修补术、脾部分切除术。对于脾严重破裂或脾蒂断裂者则首选脾切除术。患者如为小儿，脾切除后可移植小块的脾组织于体内以防止日后出现脾切除后凶险性感染。

（二）肝破裂

肝与脾相似，实质器官，质地脆弱，血运丰富，位置也比较固定，也易发生损伤。右肝较左肝多见。其病理类型（被膜下破裂、中央型破裂和真性破裂）和临床表现与脾破裂相似，但肝破裂除内出血外还伴随胆汁性溢出导致胆汁性腹膜炎，故其腹痛和腹膜刺激征常较脾破裂明显。肝破裂后，血液有时顺着受伤的胆管进入十二指肠而导致黑便或呕血，称为外伤性胆道出现，诊断中应注意。被膜下肝破裂可转为真性破裂、肝中央型破裂形成血肿，如继发感染可形成肝脓肿。

患者一般有明确的右侧胸腹部外伤史，出现低血容量性休克和腹膜炎表现，结合超声和CT检查，必要时行诊断性腹腔穿刺，如抽出不凝血或混有胆汁的血液可明确诊断。

肝破裂原则上应该急诊手术，手术的基本要求时彻底清创、确切止血、消除胆漏和充分引流。

术中如见出血凶猛，可用纱布压迫暂时止血，同时用手指或乳胶管阻断肝十二指肠韧带以控制出血。常温下阻断肝血流时间不宜超过30 min，如需较长时间阻断血流，需分次进行。尽快查明伤情，根据损伤类型再做进一步的手术处理。①清创缝合术：适用于裂口深度小于2 cm、创缘整齐、出血少的伤口，清创后直接缝合。②肝动脉结扎术：适用于裂口内有不易控制的动脉性出血。③肝切除术：适用于大块肝组织破裂者。④肝纱布块填塞法：适用于裂口深，肝组织有大块缺损且止血不满意者严，可用大网膜、吸收性明胶海绵、氧化纤维素填入伤口内，然后用长而宽的纱布条顺序填入，纱条尾端另戳孔引出作为引流。⑤累及肝静脉或肝后下腔静脉的处理：切口向胸部延长充分暴露，用纱布在肝顶部向后填塞减少出血。对阻断肝十二指肠韧带仍有出血者，应考虑肝静脉和肝上或肝后下腔静脉损伤，应阻断全肝血流对其进行修补。

（三）小肠破裂

小肠占据中、下腹的大部分且相对表浅，缺乏骨骼的保护，故易受损伤。腹部的任何损伤需要探查时，均要认真、细致、规律地进行小肠损伤的检查。

小肠破裂后常早期即产生腹膜炎的症状和体征，故诊断一般不难。部分患者可出现气腹征，小部分患者小肠裂口不大或破裂后裂口被食物残渣、纤维蛋白素堵塞，可无弥漫性腹膜炎的表现。

小肠破裂一旦明确诊断，不论是何种类型损伤，有条件者均需立即施行手术治疗。手术中要对整个小肠和系膜进行细致的探查。手术方式应根据损伤部位、程度、范围及是否多发伤等而定。但一般以单纯修补为主，采用间断横向缝合，以防术后肠腔狭窄。下列情况宜做部分小肠切除吻合术：①裂口大而不规则难以缝合者或肠管大部分断裂；②小段肠袢有多处破裂者；③某段小肠广泛挫伤、血运障碍者；④肠系膜损伤影响肠壁血液循环者。

（四）结肠损伤

结肠损伤的发病率较小肠损伤低，且多是单发穿孔。结肠内容物液体少细菌多，故腹膜炎表现出现较晚，但较严重。如位于腹膜后的结肠损伤，易漏诊，常导致严重的腹膜后感染。

结肠破裂主要表现为腹膜炎的症状和体征，X 射线可见气腹征和诊断性穿刺抽出粪便样液体，即可确定结肠损伤。

> **考点：**
> 肝破裂、脾破裂的主要表现和治疗原则。

与小肠相比，结肠肠壁薄、血液供应差、细菌多，故结肠破裂的处理比小肠破裂复杂。除少数裂口小，污染轻，全身情况好的患者，可以考虑一期修补或一期肠吻合外，大多数结肠破裂需先行肠造口或肠外置，待 3~4 周后患者全身情况好转，再行二期手术关闭瘘口。结肠损伤一期修复手术的主要禁忌证为：①腹腔严重污染；②全身严重多发性损伤或腹腔内其他脏器合并伤，须尽快结束手术；③全身情况差或伴有其他严重疾病如肝硬化、糖尿病等；④出现失血性休克、高龄、就诊较迟者。

问题分析与能力提升

患者，男，18 岁，练双杠时撞击上腹部，突发腹痛 4 h。疼痛加重，伴腹部疼痛、恶心、呕吐，呕吐物中有胃液和胆汁。既往有胆囊炎病史。腹部 X 射线平片检查：横结肠肝区胀气，腹膜后有气体征象。大便隐血试验(－)。

请问：①要明确诊断，患者还需要完善哪些辅助检查？②如已明确诊断，治疗原则是什么？

同步练习题

1. 腹部闭合性损伤导致空腔脏器破裂但不表现为腹膜炎的是 （　　）
   A. 直肠下端　　B. 乙状结肠　　C. 回肠末端
   D. 胃窦小弯侧　　E. 空肠上段

2. 女，35 岁，被汽车撞到腹部。查体：脉搏 90 次/min，血压 120/80 mmHg，全腹压痛、肌紧张伴反跳痛，肠鸣音消失，该患者可能损伤的器官是 （　　）
   A. 肝　　B. 胰腺　　C. 脾
   D. 小肠　　E. 肾

3. 女，30 岁，车祸撞伤右上腹部 40 min，查体：脉搏 118 次/min，血压 90/60 mmHg，痛苦貌，腹肌紧张，以右上腹为甚，有压痛和反跳痛。右下腹抽出含胆汁的血液。术前处理最重要的环节是 （　　）
   A. 防治休克　　B. 止血　　C. 防治感染

D. 止痛　　E. 镇静

4. 判断有无小肠破裂最有价值的检查方法是　（　）

A. B超　　B. 腹腔穿刺和腹腔灌洗术　　C. CT检查

D. 肠腔血管造影　　E. 腹部X射线平片

5. 腹部损伤时做诊断性穿刺,抽出不凝固血液,最可能的诊断是　（　）

A. 空腔脏器破裂　　B. 误穿入腹腔血管　　C. 前腹壁血肿

D. 实质性脏器破裂　　E. 后腹膜间隙血肿

6. 女,50岁,车祸后腹部损伤3 h。伤后腹痛、腹胀。在急诊室非手术治疗观察期间,最重要的措施是　（　）

A. 实验室检查的动态观察　　B. 全面了解受伤经过　　C. 腹部X射线检查

D. 腹部B超动态检查　　E. 观察腹部体征变化

7. 男,26岁。因车祸2 h就诊,诊断脾破裂,腹腔大量积血。就诊时血压100/60 mmHg,脉搏110次/min。输血、输液共2 000 mL后血压90/50 mmHg,脉搏130次/min,除继续输血外,最佳的治疗方法是　（　）

A. 注射升压药　　B. 腹腔引流　　C. 行脾切除术

D. 血管造影并行脾动脉栓塞　　E. 静脉输注白蛋白

8. 肝破裂的临床特点中,正确的是　（　）

A. 在腹部损伤中罕见　　B. 腹痛和腹膜刺激征较轻　　C. 中央型破裂不易发生肝脓肿

D. 有时可出现呕血和黑便　　E. 被膜下破裂更易发生肝脓肿

9. 男,41岁,刀刺伤右上腹1 h来就诊,腹腔穿刺抽出不凝血,急诊手术探查。正确的腹腔探查顺序是首先探查　（　）

A. 胃、十二指肠　　B. 膈肌　　C. 胃后壁和胰腺

D. 右肾　　E. 肝脏

10. 腹部闭合性损伤时,不支持腹腔内脏损伤诊断的是　（　）

A. 早期出现休克　　B. 腹膜刺激征　　C. 有气腹征

D. 移动性浊音(+)　　E. 肠鸣音活跃

11. 腹部损伤有腹内脏器损伤时,诊断性腹腔穿刺的诊断阳性率至少可达　（　）

A. 50%　　B. 80%　　C. 90%

D. 60%　　E. 70%

12. 患者,男,30岁,腹部被自行车碾过,尚未明确诊断,观察期间错误的处理是　（　）

A. 禁食、禁饮　　B. 注射吗啡止痛　　C. 反复腹部检查

D. 绝对卧床休息　　E. 检查血压脉搏

13. 患者,男,35岁,左下腹外伤后24 h,入院时有弥漫性腹膜炎,行剖腹探查术,术中见腹腔内有黄色脓液及粪便,降结肠下段有一0.5 cm穿孔,有粪便溢出,最适合的手术方式是　（　）

A. 单纯腹腔引流术　　B. 穿孔处修补,横结肠造口　　C. 单纯结肠穿孔修补术

D. 左半结肠穿孔切除术　　E. 降结肠穿孔处修补,端端吻合术

14. 男性,34岁,腹部砸伤4 h。查体示四肢湿冷,腹肌紧张,全腹压痛及反跳痛,有移动性浊音,肠鸣音消失,该患者目前应进行的处理不包块　（　）

A. 诊断性腹腔穿刺　　B. 密切监测基本生命体征　　C. 补充血容量,抗休克治疗

D. 给予止痛和镇静剂　　E. 抗感染治疗

15. 男性,25岁,腹部被倒墙砸伤,中腹部剧痛伴呕吐3 h。血压120/86 mmHg,体温38 ℃;腹胀,肌紧张,压痛,反跳痛阳性,肠鸣音消失,最可能的诊断是　（　）

A. 腹壁挫伤　　B. 腹膜后血肿　　C. 肝破裂

D. 小肠破裂　　E. 右肾挫伤

（何智丽）

第二十二章

胃、十二指肠疾病

学习目标

◆掌握　外科治疗胃、十二指肠溃疡的原理、适应证、术后并发症；胃、十二指肠溃疡并发急性穿孔、大出血及瘢痕性幽门梗阻的临床表现、诊断及治疗原则；胃癌的病理、临床表现、诊断、治疗及预防。

◆熟悉　胃、十二指肠溃疡病因、发病机制；胃、十二指肠溃疡外科治疗的常用方法；胃癌病因。

◆了解　胃、十二指肠的解剖结构。

第一节　胃、十二指肠解剖生理概要

(一)胃的解剖生理

1. 胃的位置和分区　胃上通过贲门与食管相接，下通过幽门与十二指肠相接。有上下两口，大小两弯和前后两壁。胃 4/5 位于中线左侧，呈弧形凸出为胃大弯，1/5 位于中线右侧。与大弯相应向内凹陷为胃小弯。距幽门 5~6 cm 处的胃小弯有一凹陷，叫作胃切迹，亦称幽门切迹。胃分为胃底、胃体和胃窦部。幽门区环形肌增厚，在浆膜面可见环形凹陷形成浅沟，其表面有幽门前静脉通过，是胃与十二指肠分界线的标志。

2. 胃的血管　胃的动脉来源于腹腔动脉及其分支，由沿胃小弯和胃大弯走行的两条动脉弓组成，血运十分丰富。胃大弯侧由胃网膜左动脉及胃网膜右动脉构成，前者来自脾动脉，后者来自胃十二指肠动脉。胃小弯侧由胃左动脉和胃右动脉构成，前者来自腹腔动脉干，后者来自肝固有动脉。胃底和近端胃体由来源于脾动脉的数支胃短动脉和 1~2 支胃后动脉供血。胃的静脉与同名动脉伴行，最后汇入门静脉。胃左静脉(胃冠状静脉)的血液可直接或经脾静脉汇入门静脉；胃右静脉直接汇入门静脉。胃短静脉、胃网膜左静脉的血液均汇入脾静脉；胃网膜右静脉经胃结肠共干汇入肠系膜上静脉。

3. 胃的淋巴引流　胃的淋巴分布非常丰富，按其引流方向，胃周围的淋巴结主要分为 4 群：①胃小弯上部淋巴液引流至胃左动脉周围的腹腔淋巴结群；②胃小弯下部淋巴液引流到胃右动脉周围的幽门上淋巴结群；③胃大弯下部淋巴液汇入到幽门下淋巴结群；④胃大弯上部淋巴液引流至胰脾淋巴结群。

4. 胃的神经　支配胃的运动神经包括交感神经与副交感神经。胃的交感神经突触前神经纤维主要发自胸内大神经，突触位于腹腔干旁的腹腔神经节，突触后神经纤维形成沿血管分布的腹腔神经丛。交感神经主要抑制胃的分泌和运动并传出痛觉。胃的副交感神经来自迷走神经，主要促进胃的分泌和运动。交感神经与副交感神经纤维共同在胃肠的肌层间和黏膜下层组成神经网，以协调胃的分泌和运动功能。左、右迷走神经沿食管下行，左迷走神经在贲门前面，分出肝胆支和胃前支；右迷走神经在贲门背侧，分出腹腔支和胃后支。迷走神经的胃前支、后支都沿胃小弯行走，发出的分支和胃动、静脉分支伴行，进入胃的前、后壁。最后的3~4支终末支，在距幽门5~7 cm处进入胃窦，形似"鸦爪"，管理幽门的排空功能，是行高选择性胃迷走神经切断术时作为保留分支的标志。胃的感觉神经纤维分别随交感、副交感神经进入脊髓和延髓。胃的牵拉感及饥饿感则由迷走神经传入延髓。胃手术时过度牵拉，强烈刺激迷走神经，抑制心脏兴奋性及收缩性，甚至可导致心搏骤停。

5. 胃的韧带　胃通过膈胃韧带、肝胃韧带、胰胃韧带和胃结肠韧带固定于上腹部。胃胰韧带位于胃后方，自腹腔动脉起始处向上达到胃与贲门部，其内有胃左动脉走行，参与组成小网膜囊后壁。

6. 胃壁结构　胃壁从内向外分为黏膜层、黏膜下层、肌层和浆膜层。胃黏膜层由黏膜上皮、固有膜和黏膜肌构成。黏膜层含大量胃腺，分布在胃底和胃体，约占全胃面积2/3的胃腺为泌酸腺。胃腺由功能不同的细胞组成，分泌胃酸、电解质、蛋白酶原和黏液等。黏膜下层为疏松结缔组织，血管、淋巴管及神经丛丰富。由于黏膜下层的存在，使黏膜层与肌层之间有一定的活动度，因而在手术时黏膜层可以自肌层剥离开。胃壁肌层外层是沿长轴分布的纵行肌层，内层由环状走向的肌层构成。胃壁肌层由平滑肌构成，环行肌纤维在贲门和幽门处增厚形成贲门和幽门括约肌。

7. 胃的生理

(1)胃液分泌　正常成人每日分泌量1 500~2 500 mL，胃液的主要成分为胃酸、胃酶、电解质、黏液和水。主细胞分泌胃蛋白酶原与凝乳酶原；黏液细胞分泌碱性因子；壁细胞分泌盐酸、非壁细胞的分泌成分类似细胞外液，略呈碱性，其中钠是主要阳离子。胃液的酸度决定于上述两种成分的配合比例，并和分泌速度、胃黏膜血液流速有关。

(2)胃的运动　食物在胃内的储藏、混合、搅拌以及有规律的排空，主要由胃的肌肉运动参与完成。胃的蠕动波起自胃体通向幽门，胃窦部肌层较厚，增强了远端胃的收缩能力，幽门发挥括约肌作用，调控食糜进入十二指肠。空胃腔的容量仅为50 mL，但在容受性舒张状况下，可以承受1 000 mL而无胃内压增高。

(二)十二指肠解剖

十二指肠介于胃和空肠之间，起于幽门止于十二指肠悬韧带，长约25 cm，呈C字形包绕胰头，是小肠中位置最固定的一部分。十二指肠分为4部分。①球部：长4~5 cm，属腹膜间位组织，活动度大，黏膜平整光滑，球部是十二指肠溃疡好发部位，胆总管、胃十二指肠动脉和门静脉在球部后方通过。②降部：与球部呈锐角下行，固定于后腹壁，腹膜外位组织，仅前外侧有腹膜遮盖，内侧与胰头紧密相连，胆总管和胰管开口于此部中下1/3交界处内侧肠壁的十二指肠乳头，距幽门8~10 cm，距门齿约75 cm。从降部起十二指肠黏膜呈环形皱襞。③水平部：属腹膜外位，自降部向左走行约10 cm，完全固定于腹后壁，横部末端的前方有肠系膜上动、静脉跨越下行。④升部：先向上行，然后急转向下、向前，与空肠相接，形成十二指肠空肠曲，由十二指肠悬韧带（Treitz韧带）固定于后腹壁，此韧带是十二指肠与空肠分界的解剖标志。十二指肠的血供来自胰十二指肠上动脉和胰十二指肠下动脉，两者分别起源于胃十二指肠动脉与肠系膜上动脉。胰十二指肠上、下动脉的分支在胰腺前后吻合成动脉弓。

第二节　胃、十二指肠溃疡的外科治疗

胃、十二指肠溃疡的形成与胃酸、胃蛋白酶的消化作用有关，故也称为消化性溃疡。在消化性溃疡中，胃、十二指肠溃疡最常见。据估计一般人群中，5%～10%的人在其一生中患过胃、十二指肠溃疡。十二指肠溃疡的发病率明显高于胃溃疡。十二指肠溃疡发病年龄多为20～40岁，胃溃疡的发病年龄多为40～60岁。

胃、十二指肠溃疡的病因是多因素的，包括胃酸分泌过多、胃排空延迟及胃黏膜损伤(常见于幽门螺杆菌感染、服用非甾体抗炎药、饮酒、饮食不规律等)。该病有遗传倾向。胃和十二指肠的发病机制有区别，十二指肠溃疡与过量的胃酸分泌、胃排空过速及十二指肠中和酸能力减弱有关。胃溃疡主要与十二指肠液的反流和胃黏膜的破坏有关。

胃溃疡多发生在胃小弯，尤其是胃角，也可发生在胃窦和胃体，大弯侧溃疡较为少见。十二指肠溃疡95%发生于球部，发生于球后远端者称为球后溃疡。若胃溃疡和十二指肠溃疡同时存在，称为复合性溃疡。十二指肠溃疡很少恶变，而胃溃疡有恶变可能，因此应密切观察和积极治疗。

由于规范的内科治疗可使胃、十二指肠溃疡愈合率达到95%左右，外科手术仅适用于发生并发症者，或非手术治疗无效者。胃、十二指肠溃疡常见的并发症有：①急性穿孔；②大出血；③瘢痕性幽门梗阻；④癌变。

一、胃、十二指肠溃疡急性穿孔

胃、十二指肠溃疡急性穿孔是溃疡病的常见并发症之一。常急性起病，病情进展快，有致命危险，需紧急处理。

【病因病理】　十二指肠溃疡穿孔多见于十二指肠球部前壁偏小弯侧。胃溃疡穿孔部位好发于胃小弯，其次是胃窦。溃疡发生穿孔时，胃、十二指肠内的食物、胃酸、十二指肠液、胰液、胆汁等化学物质流入腹腔，刺激腹膜产生化学性腹膜炎，导致腹部突发剧烈疼痛及腹腔大量渗液。6～8 h后细菌开始生长繁殖，逐渐转化为细菌性腹膜炎。致病菌以大肠埃希菌和链球菌最常见。由于大量体液渗出、细菌侵入，腹膜吸收大量毒素可导致休克。十二指肠后壁溃疡穿孔易与邻近组织或脏器粘连而穿透实质脏器，胃内容物不流入腹腔，此称穿透性溃疡，有剧烈背痛。如穿透入胰，血清淀粉酶显著增高。

【临床表现】

1.病史　多数患者有长期溃疡病史，近期症状逐渐加重，常有暴饮暴食、过度疲劳、情绪激动等诱因。少数患者没有溃疡病史而突发穿孔。

2.症状　最典型的症状是突发上腹部剧烈疼痛，呈刀割样持续性疼痛伴阵发性加重，并由上腹部迅速向全腹蔓延。有时胃、十二指肠内的消化液顺着右侧结肠沟流至有下腹部，引起右下腹疼痛。患者可伴有恶心、呕吐等症状。早期常因消化液刺激腹膜，出现休克症状如面色苍白、出冷汗、脉搏细数等，后期合并细菌感染可出现发热、腹胀等，可发展为感染性休克。

3.体征　查体时可见患者呈痛苦面容，被动屈膝、弯腰，拒按。腹式呼吸减弱或消失，全腹压痛、反跳痛和腹肌紧张明显，甚至呈板状腹，以上腹部最重。75%患者肝浊音界缩小或消失。腹腔积液超过1 000 mL时可叩及移动性浊音。听诊肠鸣音减弱或消失。部分老年患者或体质较虚弱者，临床穿孔表现不典型，常以脓毒血症和感染性休克为主要表现。

【辅助检查】

1. 立位腹部平片检查　约80%患者可见膈下新月形游离气体影。

2. 血常规　外周血白细胞和中性粒细胞均增高。

3. 腹腔诊断性穿刺　可抽出黄色、混浊、无臭味、含食物残渣的液体。

【诊断及鉴别诊断】　根据溃疡病史和典型的临床表现，结合X射线检查和腹腔穿刺容易诊断。但需与其他急腹症相鉴别。

1. 急性胰腺炎　胃、十二指肠溃疡急性穿孔与进行胰腺炎均属急腹症，且发病器官邻近，临床表现有许多相似之处。严重溃疡穿孔累及胰腺时，血淀粉酶可增高，但一般不超过正常值的5倍。急性胰腺炎常有胆道疾病或发病前常有大量饮酒、暴食或高脂餐史。多为突发左上腹持续性剧烈疼痛，向腰背部放射，患者常有"束带感"。早期腹膜刺激征不明显，检查无气腹征。血、尿淀粉酶和腹腔穿刺液淀粉酶常有增高。超声或CT检查显示胰腺肿胀、周围有积液等。

2. 急性阑尾炎　消化液在穿孔后经右侧结肠沟流至右下腹，可引起右下腹疼痛，与阑尾炎的转移性右下腹痛症状相似。急性阑尾炎腹痛一般开始于脐周或上腹部，最初较轻，逐渐加重，数小时后转移至右下腹，伴恶心、呕吐、发热。症状不如溃疡病急性穿孔严重，进展也较之缓慢。有右下腹固定性压痛，腹膜炎体征以右下腹为主，通常不伴有休克，也无气腹征，腹腔穿刺脓液略稠、可有粪臭味。

3. 急性胆囊炎和胆囊结石　反复发作的右上腹绞痛或持续性腹痛伴阵发性加剧，可放射至右肩背部。与溃疡穿孔相比，腹痛和腹膜炎的症状较轻且局限于右上腹。腹部体征以右上腹显著，墨非(Murphy)征阳性，有时可触及肿大有压痛的胆囊。超声检查发现结石和炎症征象可确定诊断。

【治疗原则】

1. 非手术治疗　适于一般情况好、症状轻、体征局限的单纯空腹穿孔。非手术治疗也是手术治疗前的必要治疗措施。主要包括：①患者取半卧位；②禁食、持续胃肠减压；③补充液体以维持水、电解质平衡；④全身应用抗生素及H_2受体拮抗剂或质子泵抑制剂等。治疗期间须严密观察病情，如非手术治疗6～8 h症状和体征不见好转或反而加重者中转手术治疗。

2. 手术治疗

(1)适应证　对于饱食后穿孔；顽固性溃疡穿孔或穿孔伴有大出血、瘢痕性幽门梗阻、恶变等并发症者应考虑手术治疗。

(2)手术方法　①单纯穿孔缝合术：适用于穿孔8 h以上，合并有严重的腹膜炎的体征；术中发现腹腔污染严重；患者的全身情况差，难以耐受较长时间的手术。②根治性手术：适用于既往有幽门梗阻或大出血史；疑有癌变的胃溃疡穿孔；多发性溃疡；全身情况稳定、无严重合并症者，常用的术式是胃大部切除术。

二、胃、十二指肠溃疡大出血

胃、十二指肠溃疡大出血是上消化道溃疡最常见的并发症。也是上消化道出血常见的原因之一，占上消化道出血的40%～50%。因胃、十二指肠溃疡大引起呕血、大量黑便，导致低血容量性休克症状者称为胃、十二指肠大出血。

【病因病理】　溃疡大出血是溃疡基底部血管被侵蚀而致，常为动脉出血。十二指肠溃疡出血多位于球部后壁，胃溃疡出血多位于胃小弯。

【临床表现】

1. 病史　患者多有典型溃疡病史，近期有服用非甾体抗炎药或阿司匹林等情况。

2. 症状

(1)呕血或黑便　为溃疡大出血的主要表现,其性质与溃疡位置、出血量及速度有直接关系。出血量大、速度快者多呕鲜血;出血缓慢而量少时呕吐物呈咖啡样;短时间内大量出血可伴暗红色或鲜红色血便,出血量较少也可仅有柏油样黑便。呕血前常有恶心,便血前有便意伴心悸、黑矇甚至晕厥等。

(2)失血表现　如出血速度缓慢,血压、脉搏可暂无改变。短期内快速失血超过 800 mL,出现面色苍白、脉快而有力、血压正常或略高等循环代偿表现;短期失血超过 1 600 mL,则出现四肢湿冷、呼吸急促、脉搏细速、血压下降等休克失代偿期表现。

3. 腹部体征　可有轻度腹胀、腹痛,溃疡所在处压痛。肠道内积血刺激,使肠蠕动增强,肠鸣音增强。

【辅助检查】　大量出血时,血红蛋白值进行性下降,红细胞计数和血细胞比容减少。但在急性失血早期,血液循环量已减少而血液稍微被组织液稀释,此时检查结果并不能准确反映失血量多少,所以有必要多次反复检查。

【诊断及鉴别诊断】　根据典型溃疡病史,结合出现大量呕血和黑便,伴有不同程度失血性休克表现,结合纤维胃镜检查,一般诊断不困难。确定诊断前,应与食管下段胃底曲张静脉破裂大出血、应激性溃疡出血等相鉴别。前者多有肝硬化病史,患者常面色灰暗,腹壁浅静脉曲张,腹部皮肤可见蜘蛛痣。应激性溃疡患者多有重度感染、严重创伤、使用激素或非甾体抗炎药等情况。

【治疗】

1. 药物治疗　静脉或肌内注射止血药物;静脉应用 H_2 受体拮抗剂或质子泵抑制剂等抑制胃酸。

2. 留置鼻胃管　用生理盐水冲洗胃腔清除血凝块,持续低负压吸引,动态观察出血情况。也可将 8 mg 去甲肾上腺素加入 200 mL 冷生理盐水中经胃管灌入。

3. 急诊胃镜治疗　胃镜下可明确出血位置,尤其是动脉出血和可视血管的出血效果较好。可通过电凝、激光、局部喷洒止血药物或使用止血夹等,使大部分溃疡出血停止。

4. 补充血容量　迅速建立两条以上静脉通路,快速滴注平衡盐溶液。严密观察患者血压、脉搏、尿量和周围循环情况,有条件者中心静脉置管,监测中心静脉压,并依此来指导补液。

5. 急诊手术止血　多数胃、十二指肠溃疡大出血可经上述非手术治疗止血,约有 10% 的患者需要手术止血。手术治疗的指征是:①出血速度快,短时间出现休克者;②年龄 60 岁以上或有动脉硬化者自行止血可能性小,对再出血的耐受性差应及早手术;③近期发生过类似的大出血或合并有穿孔或幽门梗阻;④正规药物治疗期间发生大出血者;⑤胃镜下发现为动脉搏动行出血或溃疡底部血管裸露,再出血概率很大;⑥证实为十二指肠后壁或胃小弯的溃疡,溃疡基底部瘢痕组织多,出血不易自止。胃溃疡较十二指肠溃疡再出血概率高,应争取及早手术。手术方法包括胃大部切除术和溃疡贯穿缝扎止血术。

三、胃、十二指肠溃疡瘢痕性幽门梗阻

胃、十二指肠溃疡因幽门管、幽门溃疡或十二指肠球部溃疡反复发作,形成瘢痕,导致幽门管狭窄伴幽门痉挛和水肿,导致幽门梗阻。

【病因病理】　幽门梗阻有 3 种病理状态。①幽门肌痉挛:功能性病变,可逆。②水肿:可逆,水肿消退即可缓解。③瘢痕:器质性,不可逆,需手术治疗。初期,为克服幽门狭窄,胃蠕动增强,胃壁增厚;后期,胃代偿功能减退,失去张力,蠕动减弱甚至消失。胃内容物滞留,胃泌素增加,胃酸分泌增多,加重溃疡。由于胃内容物不能进入十二指肠,患者可出现营养不良和水、电解质紊乱。

【临床表现】

1. 病史　长期溃疡病史。

2. 症状　突出症状为腹痛和反复发作的呕吐。患者常有上腹部饱胀,阵发性疼痛,餐后加重。呕吐

常发生在下午或夜间,呕吐量大,可超过1 000 mL,含大量宿食,不含胆汁。呕吐后上腹饱胀和疼痛可减轻。由于反复发生呕吐,可引起低氯、低钾性碱中毒。

3. 体征　患者常表现为消瘦、营养不良及缺水症状。上腹部膨隆,可见胃蠕动波,可闻及振水音。

【辅助检查】

1. 上消化道造影　应选水性造影剂,此时有胃排空障碍。

2. 胃镜　可见到梗阻部位,严重时内镜不能通过。

【鉴别诊断】　根据患者长期溃疡病史、典型的呕吐特点,结合上消化道造影检查结果,即可明确诊断。此外内镜、CT或MRI检查也有助于鉴别。

1. 幽门痉挛和水肿　症状为间歇性,对患者行胃肠减压、高渗盐水洗胃,补充水、电解质,加强营养支持等治疗措施,症状可缓解。

2. 十二指肠球部以下梗阻性病变　主要包括十二指肠降部或胰头肿瘤压迫等,患者也有呕吐,但呕吐物多含胆汁。上消化道造影检查有胃扩张和潴留,但显示病变及梗阻发生在十二指肠球部以下部位。

【治疗】　瘢痕性幽门梗阻是外科治疗的绝对适应证。手术的目的在于解除梗阻,使食物和胃液进入小肠,从而改善营养和纠正水、电解质紊乱。

1. 非手术治疗　痉挛性幽门梗阻和水肿性幽门梗阻可采取非手术治疗。非手术治疗也是术前准备措施。主要包括:放置胃管进行胃肠减压;补充水和电解质;给予H_2受体拮抗剂以减少胃酸分泌;纠正贫血和低蛋白血症等。

2. 手术治疗　非手术治疗症状无缓解,可考虑手术。术前应做好充分的术前准备,术前2~3 d每日用温生理盐水洗胃,以减轻胃壁水肿。术式首选胃大部切除术,胃酸分泌高,临床症状明显的年轻患者可行胃大部切除术加迷走神经切断术。

四、胃、十二指肠溃疡的外科治疗方法

(一)穿孔缝合术

适应证:①胃或十二指肠急性穿孔时间超过8 h,合并有严重腹膜炎体征;②术中发现腹腔污染严重,胃、十二指肠明显水肿;③全身情况差,难以耐受较大或较长时间的手术;④以往无溃疡病史或有溃疡病史未经正规内科治疗,无出血、梗阻等并发症。多采用腹腔镜下穿孔修补,仅部分合并出血或腹腔污染严重的患者需要开放性手术。

(二)胃大部切除术

胃大部切除术是指切除远侧胃的2/3~3/4和部分十二指肠球部。该手术方式可治愈溃疡病的理论基础是:①切除大部分胃体,壁细胞和主细胞减少,减少了胃酸和胃蛋白酶的分泌;②切除胃窦部,消除了G细胞分泌促胃液素所引起的胃酸分泌;③切除溃疡好发部位,即胃窦部和十二指肠球部;④切除了溃疡本身。适用于胃、十二指肠溃疡非手术治疗无效,或并发急性穿孔、大出血、瘢痕性幽门梗阻、胃溃疡恶变或可疑恶变者。胃大部切除术主要包括胃切除和胃肠道连续性重建。

1. 胃切除　理论上说胃切除范围越大,降低胃酸效果越好,但切除范围过大不利于患者的术后营养。一般认为切除胃远端2/3~3/4最合适。胃大部切除标志是胃小弯侧胃左动脉第一分支的右侧至胃大弯侧胃网膜左动脉第一条垂直分支的连线,切除此线远端包括幽门即达60%的胃组织(图22-1)。

2. 胃肠道连续性重建　胃大部切除后,须将残胃与肠道吻合,恢复胃肠道连续性。可根据术中情况选择毕Ⅰ(Billroth Ⅰ)式吻合术或毕Ⅱ(Billroth Ⅱ)式吻合术(图22-2),也可采取胃空肠Roux-en-Y吻合术。①毕Ⅰ式吻合术:胃远端大部切除后,将残胃直接与十二指肠吻合,该手术方式的优点是手术操作

简单，符合胃肠道的生理状态，能减少十二指肠液反流入残胃，减少残胃炎、残胃癌的发生；可降低术后胆囊炎、胆囊结石的发生率，不足之处在于溃疡处伴有炎症、瘢痕或粘连或吻合口张力大时，常有吻合的困难，因此多用于胃溃疡的治疗。②毕Ⅱ式吻合术：切除胃远端大部后，残胃与近端空肠吻合，而将十二指肠残端封闭，其优点是可以切除足够的胃而不致吻合口张力过大，术后溃疡复发率较低，术后食物不经过十二指肠，难以切除的十二指肠溃疡行旷置术也可愈合，但该手术方式改变了胃肠的正常解剖关系，术后并发症较多。③胃空肠 Roux-en-Y 吻合术：胃远端大部切除，封闭十二指肠残端，在 Treitz 韧带以远 10~15 cm 切断空肠，在将远端空肠经结肠前或后与残胃吻合，近断端与距前吻合口 45~60 cm 的远断空肠端行端侧吻合，此术式可防止胆胰液反流入残胃。

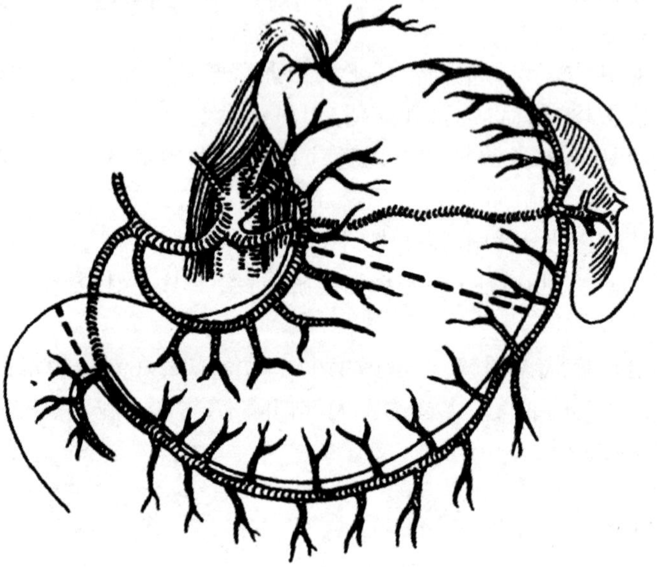

图 22-1　胃大部切除范围

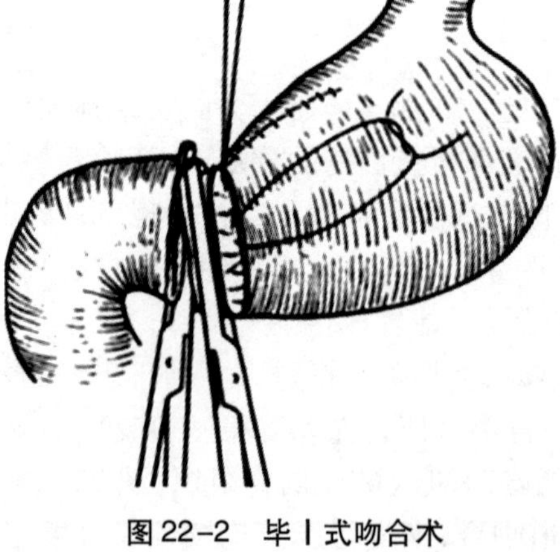

图 22-2　毕Ⅰ式吻合术

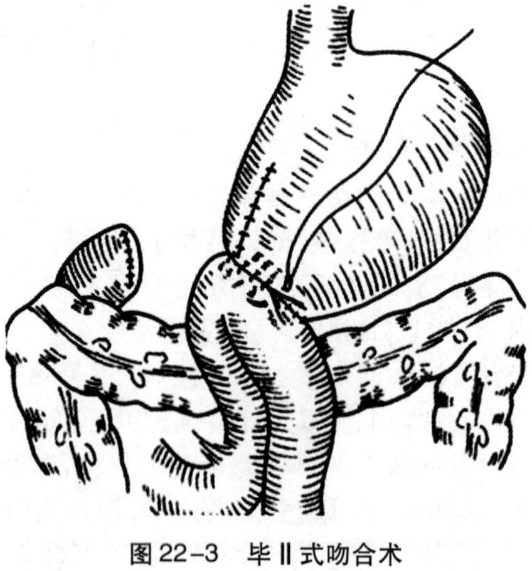

图 22-3　毕Ⅱ式吻合术

(三)迷走神经切断术

迷走神经切断术治疗溃疡的原因是切断了迷走神经，消除了神经性胃酸分泌，同时也消除了迷走神经引起的促胃液素分泌，减少了体液性胃酸分泌。该手术有以下3种方式。

1. 迷走神经干切断　在膈下切断迷走神经前、后干，去除全腹迷走神经支配，可以使基础胃酸量和胃蛋白酶下降，但迷走神经干切断术后发生胃、肠、肝胆等脏器功能障碍及幽门括约肌功能丧失，如该术式使胃张力和蠕动减退，胃排空延迟，胃窦黏膜释放促胃液素，容易使溃疡复发；还会引起小肠功能紊乱，导致顽固性腹泻。

2. 选择性胃迷走神经切断术　选择性迷走神经切断术切断了支配胃的迷走神经，抑制胃酸分泌的效果较好，但因迷走神经解剖有变异，切除难以达到完全，溃疡复发率高。

3. 高选择性迷走神经切断术　只切断支配胃底和胃体的迷走神经，保留了迷走神经肝支、腹腔支和"鸦爪"支神经，降低了胃肠功能的紊乱，降低了碱性反流性胃炎和倾倒综合征的发生率，是治疗十二指肠溃疡的合理术式。

五、术后并发症

(一)胃大部切除术后并发症

分为早期并发症和晚期并发症。早期并发症有术后出血、胃排空障碍、胃肠吻合口破裂或瘘、十二指肠残端破裂及术后梗阻。术后晚期并发症有倾倒综合征、碱性反流性胃炎、复发、营养障碍及残胃癌。

1. 术后出血　包括胃肠腔内出血和腹腔内出血。①胃肠腔内出血：一般情况下，胃大部切除术后24 h，自胃管可引流出少量暗红或咖啡色胃液，多为术中残留或创面少量渗血，一般不超过300 mL，超过此量或术后超过24 h仍有出血，即可诊断胃肠腔内出血。②腹腔内出血：原因为血管结扎不牢靠、腹腔内感染或吻合口瘘，血管被腐蚀而出血。

2. 胃排空障碍　又称术后胃瘫，胃手术后以胃排空障碍为主的综合征，属于动力性梗阻。多发生于术后2~3 d，主要表现为恶心、呕吐，呕吐物可含有胆汁。治疗应禁食、禁饮、胃肠减压，补充水及电解质，加强营养支持，应用胃复安、红霉素等，原则上不宜再次手术。

3. 胃肠吻合口破裂或瘘　手术使残胃大弯侧或十二指肠残端血供不足，导致胃肠壁缺血坏死。多发生于术后5~7 d，常突然出现腹膜刺激征表现。如发现胃肠壁坏死应立即禁食、禁饮、胃肠减压，并严密观察，如发生穿孔须立即手术修补。

4. 十二指肠残端破裂　多见于十二指肠残端处理不当或毕Ⅱ式胃大部切除术后发生输入段梗阻，常发生于术后3~6 d。表现为突发右上腹剧痛和明显的腹膜炎体征，酷似溃疡急性穿孔，腹腔穿刺可抽得含胆汁的腹腔液。一旦确诊需立即手术。术后应用抗生素，注意补充水、电解质和给予必要的肠内或肠外营养。

5. 术后梗阻　包括以下3种。

(1)空肠输入段梗阻　较为常见，分为以下两种。①急性完全性梗阻：由于梗阻近端胃、十二指肠残端，因此闭袢性梗阻多发生于毕Ⅱ式结肠前输入段对小弯的吻合术后，易发生肠段坏死穿孔，典型症状为突发上腹部剧痛，呕吐频繁，不含胆汁，上腹部可扪及包块，须及早手术。②慢性不全性梗阻：多发生于毕Ⅱ式输入段对小弯的术式，常表现为进食后30 min左右上腹突发胀痛或绞痛，呕吐大量不含食物的胆汁样液，呕吐后症状可缓解，应先采取非手术治疗，症状长期不能自行缓解，多需再次手术治疗。

(2)吻合口梗阻　可因吻合口水肿，吻合口过小及吻合时胃肠壁内翻过多等引起。分为机械性梗阻和功能性梗阻(即胃排空障碍——胃瘫)两类。吻合口机械性梗阻远比动力性原因引起的胃瘫少见。但其症状与胃瘫相似，主要表现为上腹部饱胀和溢出性呕吐，呕吐物含或不含胆汁。主要采用非手术治疗，包括禁食禁饮、胃肠减压、补充水和电解质、加强营养支持等。X 射线造影或胃镜检查确定为吻合口过小者常需手术扩大切口。

(3)空肠输出段梗阻　多因术后粘连或结肠后吻合系膜压迫肠管所致。表现为上腹部胀满，呕吐含胆汁的胃内容物。X 射线造影检查可确诊。非手术治疗无效应手术治疗。

6. 倾倒综合征　胃大部切除术后丧失了幽门括约肌的节制功能，导致胃排空过快所产生的一系列临床综合征。多见于毕Ⅱ式胃大部切除术后。根据进食后症状出现的时间分为早期和晚期倾倒综合征。

(1)早期倾倒综合征　因高渗性食物过快进入空肠，使大量细胞外液渗入肠腔，致使有效循环血量骤减，肠腔突然扩张，肠激素如 5-羟色胺、抑胃肽、血管活性肠肽等释放，引起胃肠道和心血管系统症状。表现为进食 10~30 min 内出现心悸、乏力、面色苍白、出冷汗等一过性血容量不足表现，并有恶心、呕吐、上腹不适、腹泻等消化道症状。应少食多餐，吃低糖、高脂肪、高蛋白质饮食，正餐以固体食物为主，餐后立即平卧 10~20 min 后症状可缓解。

(2)晚期倾倒综合征　又称低血糖综合征，由于胃排空过快，含糖食物快速进入空肠后被过快吸收使血糖一过性升高，刺激胰岛素分泌增加血糖下降所致。常发生于进食后 2~4 h，表现头晕、面色苍白、心悸、出汗、手颤、嗜睡甚至虚脱。可进食少量食物或糖类。重者需皮下注射生长抑素。此并发症重在预防。应少量多餐，避免过快进食，避免摄入过甜或过浓流质食物。

7. 碱性反流性胃炎　碱性肠液反流至残胃，导致黏膜充血、水肿、糜烂，破坏胃黏膜屏障。临床表现为胸骨后和上腹部烧灼样疼痛，呕吐含胆汁液和体重减轻。一般制酸剂无效。可应用保护胃黏膜、调节胃动力等治疗，严重者应手术。

8. 溃疡复发　常于术后 2 年内发病，多位于吻合口。症状和原有溃疡病相似，疼痛较为剧烈，无明显节律性，压痛偏左上腹，易发生出血、穿孔等并发症。一般先行溃疡的正规保守治疗，无效可考虑再次手术。

9. 营养性并发症　胃大部切除后残胃容量过小，消化吸收功能障碍所致。①营养不良、体重减轻：应针对病因，调整饮食，少量多餐，多食高维生素、高热量、低脂肪的食物。②贫血：与术后胃酸不足或内因子缺乏可致铁吸收障碍有关，应多食含铁食物或铁剂治疗。③腹泻和脂肪泻：粪便中脂肪排出量超过摄入量的 7% 称为脂肪泻，可进少渣、易消化、低脂饮食，应用肠蠕动抑制剂、胆汁酸结合药物和抗生素治疗。④骨病：常发生于术后 5~10 年，女性较多见，可分为隐性骨质软化、骨质疏松和混合型。可补充钙剂和维生素 D。

10. 残胃癌　指因良性病变行胃大部切除术至少 5 年以上所发生在残胃的原发性癌。癌变率一般在 2% 左右。多发生在术后 20~25 年。可能与残胃低酸、反流性等有关。

(二)迷走神经切断术后并发症

1. 胃潴留　迷走神经切断后胃张力减退、胃窦幽门功能紊乱所致。常于术后 5~7 d 出现，表现为上腹部饱胀不适、呕吐食物和胆汁。多于 2 周内自行缓解或通过胃肠减压、使用促胃动力药等缓解。

2. 腹泻　可能与迷走神经干切断术后小肠神经调节功能紊乱有关，经调节饮食、应用止泻收敛剂等可缓解症状。

第三节　胃　癌

胃癌是源自胃黏膜上皮的肿瘤，是最常见的恶性肿瘤之一，在消化道肿瘤中占第一位，死亡率占第二位，好发于40～60岁之间，男女发病比例约为2∶1。

【病因】 胃癌的发病原因不十分明确，但下列因素与发病有关。

1. 环境因素 胃癌发病有明显的地域差别，我国西北和东部沿海地区明显高于南方。

2. 饮食结构和生活习惯 高盐饮食、长期食用熏制、腌制食物的人群胃癌发病率高。吸烟也是胃癌的危险因素之一。新鲜蔬菜的进食量与胃癌的发生呈负相关。

3. 幽门螺杆菌(HP)感染 胃幽门螺杆菌与胃癌的发病有关。HP感染率高的国家和地区，胃癌发病率也高，HP阳性者胃癌发生的危险性是HP阴性者的3～6倍。

4. 癌前状态和癌前病变 癌前状态是一个临床概念，指胃癌前期的疾病，包括慢性萎缩性胃炎、胃息肉、慢性胃溃疡、残胃等。癌前病变是病理学概念，指容易发生癌变的胃黏膜病理组织学改变，是从良性上皮组织转变成癌过程中的病理变化，包括胃黏膜肠上皮化生、胃黏膜上皮异型增生。

5. 遗传因素 大多数胃癌呈散发型，有5%～10%胃癌有家族聚集现象。

【病理】

(一)大体分型

1. 早期胃癌 指病变仅局限于黏膜层和黏膜下层，病灶直径在10 mm以下的称小胃癌，5 mm以下的称微小胃癌。不论病灶大小或有无淋巴结转移。根据病灶形态可分为3型，其中Ⅱ型还有3个亚型。

表22-1 早期胃癌分型

分型	特征
Ⅰ型(隆起型)	病灶呈结节状不规则隆起，>5 mm，占10%
Ⅱ型(平坦型)	病灶比较平坦，没有明显隆起或凹陷，占70%
	Ⅱa浅表隆起型，胃黏膜隆起不超过5 mm
	Ⅱb浅表平坦型
	Ⅱc浅表凹陷型，胃黏膜凹陷不超过5 mm
Ⅲ型(凹陷型)	病变有明显的凹陷，>5 mm，未突破黏膜下层，占20%

2. 进展期胃癌 病变深度超越黏膜下层的胃癌，又称中晚期胃癌。按Borrmann分型法分为4型。

表22-2 进展期胃癌分型

分型	特征
Ⅰ型(结节型)	肿瘤向胃腔内生长，边界清楚，基底宽
Ⅱ型(局限溃疡型)	边界清楚，边缘略隆起的溃疡型病灶
Ⅲ型(浸润溃疡型)	边界不清的溃疡型病灶，向周围浸润
Ⅳ型(弥漫浸润型)	癌肿沿胃壁各层呈弥漫浸润性生长，边界不清

(二)组织学类型

按WHO(2000年)将胃癌分为：①腺癌(肠型和弥漫型)；②乳头状腺癌；③管状腺癌；④黏液腺癌；⑤印戒细胞癌；⑥腺鳞癌；⑦鳞状细胞癌；⑧小细胞癌；⑨未分化癌；⑩其他。

（三）胃癌的扩散和转移

1. 直接浸润　癌肿先突破黏膜下层向肌层浸润，当突破浆膜层后，可扩散至网膜、结肠、肝脏、脾脏、胰腺等邻近器官。

2. 淋巴结转移　是胃癌的主要转移途径，进展期胃癌淋巴结转移率高达70%左右。一般先由原发部位经淋巴网转移至胃周淋巴结，继之沿血管周围淋巴结发生向心性转移，并可向更远更重要血管转移。一般的转移是循序逐步渐进的，有时也会发生跳跃式转移。终末期胃癌可经胸导管向左锁骨上淋巴结转移称为 Virchow 淋巴结，或经肝圆韧带转移至脐部。通常将引流胃的淋巴结分为16组，有的还分为若干亚组（图22-4）。

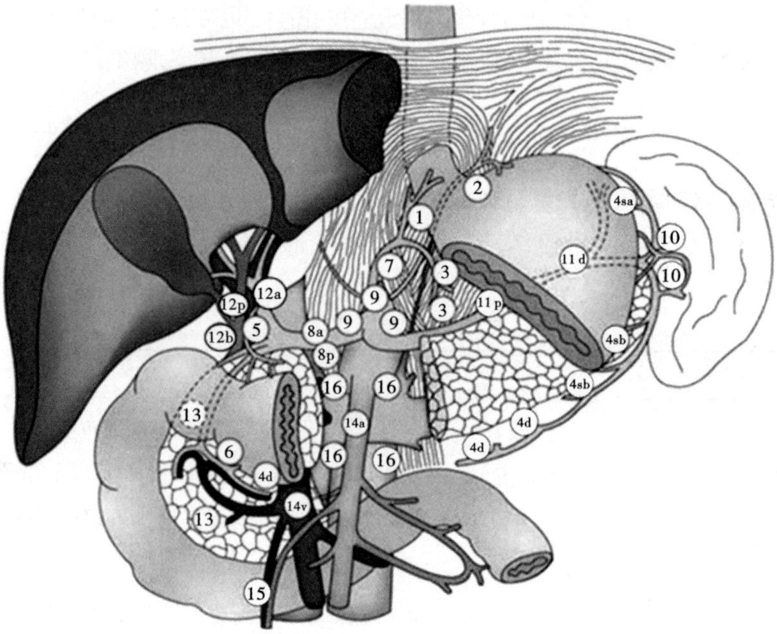

图22-4　胃的淋巴结分组

1. 贲门右　2. 贲门左　3. 胃小弯　4sa. 胃短血管　4sb. 胃网膜左血管　4d. 胃网膜右血管　5. 幽门上　6. 幽门下　7. 胃左动脉旁　8a. 肝总动脉前上　8p. 肝总动脉后　9. 腹腔动脉旁　10. 脾门　11p. 近端脾动脉旁　11d. 远端脾动脉旁　12a. 肝固有动脉旁　12p. 门静脉后　12b. 胆总管旁　13. 胰头后　14v. 肠系膜上静脉旁　14a. 肠系膜上动脉旁　15. 结肠中血管旁　16. 腹主动脉旁

3. 血行转移　癌细胞进入门静脉或体循环向身体其他部位播散，形成F转移灶。常见转移的器官有肝、肺、胰腺、骨骼等。

4. 腹腔种植　当癌组织穿透浆膜层，癌细胞可脱落并种植在腹腔内器官，形成转移灶，如种植于卵巢，称为 Krukenberg 瘤。癌细胞种植于腹腔，可形成癌性腹水。

（四）胃癌的临床病理分期

国际抗癌组织（UICC）及美国抗癌协会（AJCC）修订的第8版胃癌 TNM 分期于2018年1月1日开始实施。胃癌 TNM 分期要点见表22-3。

表 22-3 TNM 分期要点

分期	特点
T:原发肿瘤	T_X:原发灶无法评价
	T_1:肿瘤局限于黏膜层和黏膜下层
	T_{1a}:局限于黏膜层
	T_{1b}:局限于黏膜下层
	T_2:浸润至肌层
	T_3:浸润至浆膜下层
	T_{4a}:穿透浆膜层
	T_{4b}:肿瘤侵及邻近器官或组织
N:区域淋巴结情况	NX:无法评价
	N_0:无淋巴结转移
	N_1:1~2 个淋巴结转移
	N_2:3~6 个淋巴结转移
	N_3:7 个以上淋巴结转移
	N_{3a}:7~15 个淋巴结转移
	N_{3b}:15 个以上淋巴结转移
M:远处转移情况	MX:无法评价
	M_0:无远处转移
	M_1:有远处转移

根据 TNM 不同的组合可将胃癌划分为Ⅰ~Ⅳ临床病理分期(表 22-4)。

表 22-4 胃癌 TNM 分期

分期	N_0	N_1	N_2	N_{3a}	N_{3b}
T_1	ⅠA	ⅠB	ⅡA	ⅡB	ⅢB
T_2	ⅠB	ⅡA	ⅡB	ⅢA	ⅢB
T_3	ⅡA	ⅡB	ⅢA	ⅢB	ⅢC
T_{4a}	ⅡB	ⅢA	ⅢA	ⅢB	ⅢC
T_{4b}	ⅢA	ⅢB	ⅢB	ⅢC	ⅢC
M_1	Ⅳ				

【临床表现】

1. 症状　早期多无明显症状或症状缺乏特异性,部分患者可有上腹部饱胀不适、隐痛、反酸、嗳气、食欲不振、恶心、呕吐等,类似胃、十二指肠溃疡或慢性胃炎,对症处理,症状可缓解。因症状不典型,常导致延误治疗。进展期胃癌除上述症状加重外,常出现梗阻、出血、穿孔的表现。腹痛与体重减轻是进展期胃癌最常见的表现。贲门部癌可有胸骨后疼痛和进食后阻噎感或吞咽困难，胃窦癌则引起幽门梗阻。

2. 体征　早期无明显体征，部分有贫血和上腹部深压痛。贫血、上腹部压痛和腹部包块是进展期胃癌主要的体征。肿块表面不光滑、质硬，有轻压痛。晚期出现上腹肿块固定、肝大、腹水、锁骨上淋巴结肿大、贫血、消瘦等表现。胃癌伴幽门梗阻者可见胃型，并可闻及振水音。肿瘤压迫胆总管时可有阻塞性黄疸。

【辅助检查】　胃癌早期症状和体征均不典型，易误诊、漏诊。为提高早期胃癌的检出率，以下人群应定期复查：①既往无胃病史，但近期出现非特异性的上消化道症状，经治疗无效者；②有胃癌家族史者；③既往有胃病史，近期上腹痛加重或者规律改变者；④有胃癌前期病变者；⑤出现不明原因的消瘦、贫血、黑便者。常用的检查方法有以下几种。

1. 胃镜检查　目前确诊胃癌的重要手段。能直接观察胃黏膜病变的部位和范围，并可以取组织行病理学检查。电子超声胃镜可以清晰显示胃壁各层的结构、肿瘤浸润深度及有无淋巴结转移，对胃癌 T 分期的准确率约为 80%。

2. X 射线钡餐检查　诊断胃癌的重要检查方法，准确率约为 90%。X 射线的表现主要有充盈缺损、龛影、胃壁僵硬等改变。

3. CT 检查　主要评价肿瘤病变范围、有无淋巴结转移及远处转移。其对实质性脏器转移的诊断率高，对淋巴结转移的诊断准确率较低。

4. MRI　意义与 CT 相似。

【治疗】　胃癌的治疗原则是以外科手术为主的综合治疗。其具体的治疗方式应根据疾病的分期、患者的一般状况、重要器官的功能等来定。

1. 内镜治疗　组织分化较好、局限于黏膜内、癌肿直径≤2 cm、无其他合并症存在，可采取内镜下黏膜切除术（EMR）或内镜下黏膜剥离术（ESD）。目前主要采取 ESD。

2. 手术治疗　是治疗胃癌的主要方法，包括根治性手术和姑息手术。

（1）根治性手术　是目前唯一可以治愈胃癌的手段，胃癌诊断一经确立应力争早期根治性手术。原则上切除原发病灶，按肿瘤的临床分期清扫周围淋巴结，重建消化道。常用的胃切除术和胃切除范围：①全胃切除术，包括贲门和幽门的全胃切除；②远端胃切除术，包括幽门的胃切除术，保留贲门，标准手术为切除胃的 2/3 以上；③近端胃切除术，包括贲门的胃切除术，保留幽门。

（2）姑息手术　对于原发病灶无法切除者，主要针对癌肿引起的并发症如梗阻、穿孔、出血所实施的手术，可以缓解患者的痛苦，提高生活质量。

> **考点：**
> 胃、十二指肠溃疡穿孔、大出血和瘢痕性幽门梗阻的诊断及治疗原则；胃大部切除术的理论基础及并发症。

3. 化学治疗　胃癌的化疗包括术前、术中、术后辅助化疗，延长生存期。早期胃癌根治术后原则上不必辅助化疗，进展期胃癌根治术后无论有无淋巴结转移均应辅助化疗。给药途径除静脉外还有腹腔温热灌注化疗，可清除残余的微小癌灶。

问题分析与能力提升

患者，男，48 岁，因“反复上腹痛 9 年，呕吐 2 个月，症状加重伴黑便 3 d”入院。患者于 9 年前开始出现右上腹钝痛，多于饥饿时或夜间出现，进食后可缓解。有反酸、嗳气，症状时好时坏，服用“胃舒平”“维酶素”等药可缓解，间断服药治疗，一直未做详细检查确诊。近 2 个月来出现上腹饱胀不适，常于下午或晚上呕吐带酸臭味的胃内容物，每次呕吐量为 500~800 mL，呕吐后症状减轻。3 d 前进食芋头后腹胀加重，呕吐次数增多，呕出物呈淡咖啡样，大便呈黑色。就诊日上午呕吐后觉全身乏力，头晕，由家人送到医院。检查见患者表情淡漠，消瘦，面色苍白，无黄疸。体温 37 ℃，脉搏 100 次/min，血压 120/70 mmHg。上腹稍胀，肝脾不大，未及腹部包块，振水音（+），肠鸣音活跃。直肠指检指套上染有黑色稀烂大便。

请问:①本病例最可能的诊断是什么?②诊断依据是什么?③如何进一步处理?

同步练习题

1. 女,38 岁,反复上腹痛 5 年,加重 1 个月,伴呕吐大量宿食 5 d。该患者最可能出现的电解质紊乱是 ( )

A. 低镁血症　B. 低钾血症　C. 低钙血症

D. 高磷血症　E. 高氯血症

2. 男,32 岁。周期性空腹及夜间上腹痛 3 年。口服抑酸剂可以缓解。饱餐后突发上腹部剧烈疼痛 2 h,不能忍耐。查体:全腹压痛、反跳痛(+)。该患者最可能出现的其他体征是 ( )

A. 振水音阳性　B. 肝浊音界消失　C. 肋脊点压痛阳性

D. 肠鸣音亢进　E. 墨菲征阳性

(3~5 题共用题干)

男性,54 岁,腹胀、呕吐 1 周,每次呕吐量约 1 500 mL,呕吐物为隔夜宿食及大量黏液,并有酸臭味,不含胆汁,呕吐后腹胀症状能明显缓解。十二指肠溃疡病史 20 年。查体:上腹膨胀,可见胃型及蠕动波,腹软,无局限性压痛及反跳痛,移动性浊音(-),肠鸣音活跃。

3. 最可能的诊断是 ( )

A. 幽门梗阻　B. 回肠梗阻　C. 结肠梗阻

D. 十二指肠梗阻　E. 空肠梗阻

4. 对确诊最有意义的检查是 ( )

A. 腹部 B 超　B. 腹部 MRI　C. 腹部 CT

D. 立位腹部 X 射线片　E. 胃镜

5. 以下处置错误的是 ( )

A. 持续胃肠减压　B. 纠正脱水和补钾　C. 静脉注射碳酸氢钠

D. 温生理盐水洗胃　E. 改善营养状况

6. 男,65 岁。间断上腹痛、腹胀 25 年。10 年前经胃镜检查诊断为"慢性萎缩性胃炎伴肠化生"。3 个月来上腹痛加重,影响睡眠,并有间断呕吐、黑便,体重下降 8 kg。最可能的诊断是 ( )

A. 胃息肉　B. 胃癌　C. 胃淋巴瘤

D. 十二指肠溃疡并幽门梗阻　E. 慢性胃炎急性发作

7. 消化性溃疡外科手术治疗的适应证是 ( )

A. 内科治愈后短期复发　B. 腹痛周期性发作　C. 年龄小于 45 岁

D. 溃疡直径小于 1 cm　E. 幽门螺杆菌反复感染

8. 男,68 岁。因胃溃疡出血行毕Ⅰ式胃大部切除术。术后第 6 天,有肛门排气,开始流质饮食,进食后腹胀并呕吐,呕吐物中含胆汁,腹部可见胃型,无蠕动波。X 射线平片示残胃内大量胃液潴留。产生此症状最可能的原因是 ( )

A. 近端空肠反流　B. 远端空肠反流　C. 残胃蠕动功能障碍

D. 吻合口水肿　E. 吻合口梗阻

9. 胃大部切除术后,发生早期倾倒综合征的最早时间是餐后 ( )

A. 40 min　B. 50 min　C. 10 min

D. 20 min　E. 30 min

10. 男,55 岁。食欲下降,消瘦半年。胃镜示:胃窦大弯溃疡 1.2 cm×1.0 cm,边缘隆起。超声胃镜:黏膜下层及浅基层结构不清。病理:胃腺癌,幽门螺杆菌阳性。最适宜的治疗是 ( )

A. 胃镜下切除　B. 抗幽门螺杆菌治疗　C. 放射治疗

D. 手术治疗　E. 化疗

(何智丽)

第二十三章

阑尾疾病

学习目标

◆掌握　急性阑尾炎的病因、临床特点、主要诊断依据、鉴别诊断及术后并发症的防治。
◆熟悉　阑尾的解剖特点及特殊类型阑尾炎的诊治。
◆了解　慢性阑尾炎的病因、临床表现及治疗原则。

第一节　急性阑尾炎

急性阑尾炎是外科最常见的急腹症，发病率为1‰，大多数患者能及时就医，获得良好的治疗效果。但少数病例因延误诊断及处理不当可发生严重的并发症。

【疾病基础】　急性阑尾炎的发生与阑尾管腔梗阻、细菌感染及胃肠功能紊乱等因素有关。阑尾是与盲肠相通的细长的盲管，其系膜较短易致阑尾扭曲而发生管腔阻塞，这是诱发急性阑尾炎的基础。淋巴滤泡的增生、粪石、梗阻、食物中的残渣、寄生虫体和虫卵均可引起阑尾腔阻塞，使腔内黏液潴留，压力升高，导致黏膜受压，出现溃疡及坏死，为细菌侵入创造了条件。如腔内压持续增高致阑尾血液循环障碍可发生整个阑尾坏死。阑尾腔内存在大量细菌，细菌由阑尾黏膜面的溃疡侵入，并逐渐向阑尾壁各层发展，引起化脓性感染。各种原因所致的胃肠道功能紊乱，也可反射性引起阑尾环形肌和阑尾动脉的痉挛性收缩，可加重阑尾腔的阻塞和阑尾的缺血、坏死，加速急性阑尾炎的发生和发展。

急性阑尾炎在病理学上大致可分为3种类型。①急性单纯性阑尾炎：阑尾轻度肿胀，浆膜充血，附有少量纤维蛋白性渗出，阑尾黏膜可能有小溃疡和出血点，腹腔内少量炎性渗出。②急性化脓性阑尾炎：阑尾显著肿胀、增粗，浆膜高度充血，表面覆盖有脓性渗出，阑尾黏膜面溃疡增大，腔内积脓，壁内也有小脓肿形成，腹腔内有脓性渗出物。③急性坏疽穿孔性阑尾炎：阑尾壁的全部或一部分全层坏死，浆膜呈暗红色或黑紫色，局部已穿孔，穿孔后或形成阑尾周围脓肿或并发弥漫性腹膜炎。

【临床表现】

（一）症状

1.腹痛　是最早、最常见的症状。典型腹痛开始部位多在上腹痛、剑突下或脐周围，经6~8 h或更长时间后逐渐下移，最后固定于右下腹部。这种腹痛部位的变化，称为转移性右下腹痛，是急性阑尾炎特有的特征，约80%的患者具有这一特点。个别患者腹痛起始的部位可能在全腹部或左侧腹部，甚至在腰部、会阴部；也有的无转移性腹痛，发病一开始就是右下腹部疼痛。急性阑尾炎的患者腹痛多数为突发性、持续性腹痛，进行性加重。单纯性阑尾炎多呈持续性钝痛或胀痛，而化脓性和穿孔性阑尾炎常为阵发性剧痛或跳痛。在急性阑尾炎的病程中，可出现腹痛突然完全缓解，这种现象可能发生有两种情况：①粪石、异物被排入盲肠，梗阻突然解除，腔内压迅速减轻，疼痛随即缓解，示病情好转；②阑尾壁坏死、穿孔后，脓性渗出进入腹腔，阑尾腔的压力也迅速减轻，腹痛也可随即减轻，但腹腔内的炎症逐渐扩散，在短暂的缓解后，右下腹痛又会逐渐加重，因此，腹痛的突然减轻，不一定都是好转的征象，必须结合体征综合判断。

2. 胃肠道的反应　恶心、呕吐最为常见，早期的呕吐多为反射性，常发生在腹痛的高峰期，呕吐物为食物残渣和胃液，晚期的呕吐则与腹膜炎有关。盆位阑尾炎时，阑尾的尖端直接刺激直肠壁可伴排便次数增多，而阑尾穿孔后的盆腔脓肿，不仅便次多，甚至会出现里急后重。

3. 全身反应　单纯性阑尾炎的体温多在37.5～38 ℃之间，化脓性和穿孔性阑尾炎时，体温可达39 ℃左右，如出现寒战、高热、黄疸、肝大，提示已发生门静脉炎。

（二）体征

1. 腹部体征

（1）右下腹压痛　右下腹固定的压痛点是急性阑尾炎最常见、最重要的体征，常见的压痛点在McBurney点（麦氏点）（脐与右髂前上棘连线的中、外1/3交界处）和Lanz点（两侧髂前上棘连线的中、右1/3交界处）及其附近（图23-1）。

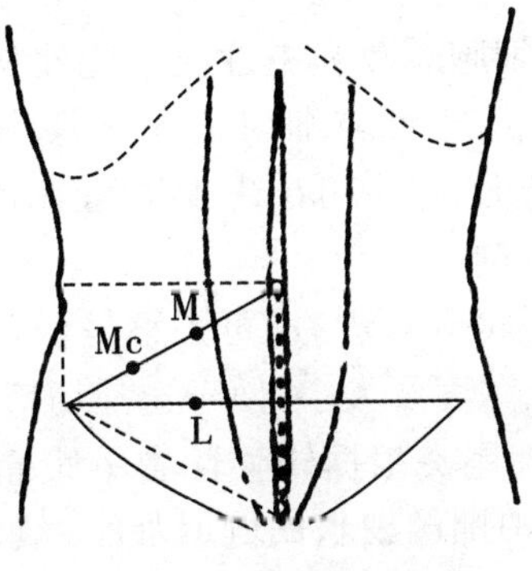

图23-1　阑尾炎压痛点

M：Morris点　Mc：McBurney点　L：Lanz点　Rapp

压痛区：虚线围成的四边形

（2）腹膜刺激征　包括腹部压痛、反跳痛、腹肌紧张。当感染还局限于阑尾腔内，右下腹就有压痛、反跳痛存在。穿孔性阑尾炎合并弥漫性腹膜炎时，虽然全腹都有压痛，但仍以感染最重的右下腹最为明显。化脓性和穿孔性阑尾炎因壁腹膜受到炎症刺激出现右下腹肌紧张存在。腹肌紧张常和腹部压痛同时存在，范围和程度上两者也大体一致。肥胖者、多产妇和年老体弱的患者，因腹肌软弱，肌紧张常不明显。

（3）腹部包块　化脓性阑尾炎合并阑尾周围脓肿时，均可在右下腹触及境界不清、不能活动、有压痛的包块。包块的出现表示感染已趋于局限化。

2. 其他体征

（1）结肠充气试验（Rovsing征）　患者仰卧位，检查者用手掌按压左下腹部或沿降结肠向上腹用力推挤，引起右下腹疼痛或加重即为阳性（图 23-2）。

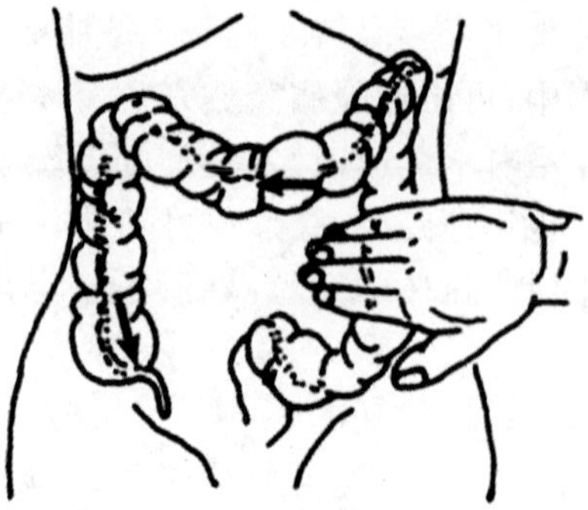

图 23-2　结肠充气试验

（2）腰大肌试验　患者左侧卧位，将右下肢用力后伸，引起右下腹疼痛或加重即为阳性，提示阑尾可能位于盲肠后或腹膜后。

（3）闭孔内肌试验　患者仰卧，右髋关节屈曲被动内旋，引起右下腹疼痛或加重即为阳性，提示阑尾位置较低，炎症波及闭孔内肌。

（4）直肠指检　盆位急性阑尾炎，直肠右侧壁有明显触痛，甚至可触到炎性包块。阑尾穿孔伴盆腔脓肿时，直肠内温度较高，直肠前壁可膨隆，可触及包块甚至波动。

【辅助检查】

1. 实验室检查　急性阑尾炎时，白细胞总数和中性粒细胞比例有不同程度的升高，老年患者因反应能力差，白细胞总数增高可不显著，但仍有中性粒细胞比例升高、核左移现象。尿常规多数患者正常，但当发炎的阑尾直接刺激到输尿管和膀胱时，尿中可出现少量红细胞和白细胞。盆位阑尾炎和穿孔性阑尾炎合并盆腔脓肿时，大便中也可发现血细胞。

2. B 超检查　病程较长者应行右下腹 B 超检查，可了解是否有炎性包块存在。在决定对阑尾脓肿切开引流时，B 超可提供脓肿的具体部位、深度及大小，便于选择切口。

【诊断与鉴别诊断】　典型的急性阑尾炎根据转移性右下腹痛、右下腹有明显固定的压痛区和不同程度的腹膜刺激征，结合白细胞总数和中性粒细胞比例增加，一般诊断不难，对不典型的急性阑尾炎，需要疾病相鉴别。

（一）内科疾病

1. 右下肺炎和胸膜炎　可反射性引起右下腹痛，有时误诊为急性阑尾炎。但肺炎及胸膜炎常常有咳嗽、咳痰及胸痛等明显的呼吸道症状，而且胸部体征如呼吸音改变及湿啰音等也常存在。腹部体征不明显，右下腹压痛多不存在。胸部 X 射线可明确诊断。

2. 急性肠系膜淋巴结炎　多见于儿童，常继于上呼吸道感染之后。由于小肠系膜淋巴结广泛肿大，回肠末端尤为明显，临床上可表现为右下腹痛及压痛，类似急性阑尾炎。但本病先有高热、上呼吸道感染症状，后出现腹痛，压痛较为广泛，无腹肌紧张，B 超查协助诊断。

3. 急性胃肠炎　有不洁饮食史，以呕吐、腹泻为主，腹痛为阵发性绞痛，排便后可暂时缓解，无右下腹固定压痛和腹膜刺激征。

（二）妇产科疾病

1. 右侧输卵管妊娠　右侧输卵管妊娠破裂后，腹腔内出血刺激右下腹壁腹膜，可出现急性阑尾炎的临床特点。但宫外孕常有停经及早孕史,而且发病前可有阴道出血。患者继腹痛后有会阴和肛门部肿胀感,同时有内出血及出血性休克现象。妇科检查可见阴道内有血液,子宫稍大伴触痛,右侧附件肿大,后穹窿穿刺可抽出不凝血。

2. 卵巢囊肿扭转　右侧卵巢肿蒂扭转后,囊肿循环障碍、坏死、血性渗出,引起右腹部的炎症,与阑尾炎临床相似。但本病常有盆腔包块史,且发病突然,为阵发性绞痛,可伴轻度休克症状。妇科检查时能触到囊性包块,并有触痛,腹部B超证实右下腹有囊性包块存在。

3. 卵巢滤泡破裂　多发生于未婚青年,常在月经后2周发病,因腹腔内出血,引起右下腹痛,右下腹局部体征较轻,诊断性腹腔刺可抽出血性渗出。

4. 急性附件炎　右侧输卵管急性炎症可引起急性阑尾炎相似的症状和体征。但输卵管炎多发生于已婚妇女,有白带过多史,发病多在月经来潮前,无典型的转移性右下腹痛,而且腹部压痛部位较低,几乎靠近耻骨处。妇科检查可见阴道有脓性分泌物,子宫两侧触痛明显,右侧附件有触痛性肿物。

(三)外科疾病

1. 溃疡病急性穿孔　溃疡病发生穿孔后,部分胃内容物沿右结肠旁沟流注引起右下腹急性炎症,可误为急性阑尾炎。但本病多有慢性溃疡病史,发病前多有暴饮暴食的诱因,发病突然且腹痛剧烈。查体时见腹壁呈木板状,腹膜刺激征以剑突下最明显,腹部透视膈下可见游离气体,诊断性腹腔穿刺可抽出上消化道液体。

2. 急性胆囊炎、胆石症　急性胆囊炎有时需和高位阑尾炎鉴别,前者常有胆绞痛发作史,伴右肩背部放射痛;而后者为转移性腹痛的特点。检查时急性胆囊炎可出现墨非征阳性,甚至可触到肿大的胆囊,腹部B超检查可显示胆囊肿大和结石声影。

3. 急性梅克尔(Meckel)憩室炎　梅克尔憩室为一先天性畸形,主要位于回肠的末端,其部位与阑尾很接近。憩室发生急性炎症时,临床症状极似急性阑尾炎,术前很难鉴别。因此,当临床诊断阑尾炎而手术中的阑尾外观基本正常时,应仔细检查末段回肠至1 m,以免遗漏梅克尔憩室炎。

4. 右侧输尿管结石　输尿管结石向下移动时可引起右下腹部痛,有时可与阑尾炎混淆。但输尿管结石发作时呈剧烈的绞痛,难以忍受,疼痛沿输尿管向外阴部、大腿内侧放射。右下腹压痛和肌紧张均不太明显,腹部平片有时可发现泌尿系有阳性结石,而尿常规有大量红细胞。

【治疗】

(一)非手术治疗

1. 适应证　主要适应于急性单纯性阑尾炎,阑尾脓肿,妊娠早期和后期急性阑尾炎,高龄合并有主要脏器病变的阑尾炎。

2. 主要措施

(1)基础治疗　包括半卧位,控制饮食,适当补液和对症处理等。

(2)抗菌治疗　选用广谱抗生素(如氨苄青霉素)和抗厌氧菌的药物(如灭滴灵)。

(3)中医中药治疗　针刺足三里、阑尾穴,外敷四黄散(大黄、黄连、黄芩和黄柏各等份),内服阑尾化瘀汤(主要成分有川楝子、延胡索、丹皮、桃仁、木香、金银花和大黄等)、阑尾清化汤(主要成分有金银花、蒲公英、丹皮、大黄、川楝子、赤芍、桃红和生甘草等)、阑尾解毒汤(主要成分有金银花、蒲公英、大黄、冬瓜仁、丹皮、木香、川楝子和生甘草等)。

(二)手术治疗

手术治疗主要适应于各类急性阑尾炎,反复发作的慢性阑尾炎,阑尾脓肿保守3~6个月后仍有症状者及非手术治疗无效者。

1. 术前准备　术前4~6 h应禁饮食，确定手术时间后可给适量的镇痛剂，已化脓和穿孔者应给以广谱抗生素。有弥漫性腹膜炎者，需行胃肠减压，纠正水、电解质紊乱。

2. 手术方法　局麻或硬膜外麻醉下经右下腹切口，主要方式为阑尾切除术。粘连严重者也可行浆膜下阑尾切除。少数阑尾脓肿保守无效时可行切开引流，腹腔渗出多时，放置引流物。

3. 术后处理　继续支持治疗，包括静脉输液、止痛镇静及抗感染等。引流物要及时拔除，切口按时拆线，注意防治各种并发症。

4. 术后并发症的防治

(1) 内出血　术后24 h内的出血多因阑尾系膜止血不完善或血管结扎线松脱所致，主要表现为腹腔内出血的症状如腹痛、腹胀、休克和贫血等，应立即输血并再次手术止血。有时出血可能自行停止，但又继发感染形成脓肿，也需手术引流。

(2) 盆腔脓肿　穿孔性阑尾炎术后，腹腔脓汁吸收不完全，可在腹腔的不同部位形成残余脓肿。以盆腔脓肿最常见，大多发生在术后7~10 d，表现为体温再度升高，大便次数增多，伴里急后重，肛指可探及括约肌松弛，直肠前壁隆起。应及时抗炎，理疗，无效时切开引流。

(3) 粘连性肠梗阻　阑尾术后肠粘连的机会较多，与手术损伤、异物刺激和引流物拔出过晚有关。一般先行综合的保守治疗，无效时应手术。

(4) 粪瘘　可发生在处理不当的阑尾残端，也可因手术粗暴误伤盲肠和回肠而引起。主要表现为伤口感染久治不愈，并有粪便和气体溢出。可先行保守治疗，多数患者粪瘘可自行愈合，如病程超过了3个月仍未愈合，应手术治疗。

(5) 切口的并发症　切口感染多发生在术后4~7 d，主要表现为切口处跳痛，局部红肿伴压痛，体温再度上升。应立即拆除缝线，引流伤口，清除坏死组织，经换药愈合，或待伤口内肉芽新鲜时二期缝合至愈。如伤口内有异物(如线头)、引流不畅，可长期不愈，遗留有一处或几处深而弯曲的肉芽创道，即为慢性窦道。病程可持续数月，伤口时好时坏。如经保守治疗3个月仍不愈合者，可再次手术切除窦道，重新缝合。感染的伤口虽已愈合，但腹膜和肌层已裂开，小肠襻和网膜可由切口处突出于皮下瘢痕组织处，称为切口疝。如有明显症状，影响工作和生活，应行手术修补。

【特殊类型的急性阑尾炎】

1. 小儿急性阑尾炎　临床特点是病情发展快且重，早期可出现高热、呕吐等胃肠道症状，无典型的转移性右下腹痛，穿孔率、并发症和病死率均高。小儿在解剖、生理上有其自身的特点，小儿阑尾管壁薄，肠腔小，故一旦梗阻，极易形成坏疽穿孔。同时大网膜发育不全，穿孔后炎症不易局限，易形成弥漫性腹膜炎。同时绝大多数患儿不能清楚地表达病史，也不配合体格检查，因此诊断上较成人困难。小儿急性阑尾炎一经诊断，须及时手术。

2. 妊娠期急性阑尾炎　临床特点是妊娠期子宫增大，盲肠和阑尾的位置随之改变，压痛部位随之上移。大网膜也被增大的子宫向一侧推，穿孔后炎症不易形成局限化。腹腔炎症刺激子宫收缩，易诱发流产或早产，威胁母子安全。因此，妊娠期阑尾炎一经诊断，早期手术切除阑尾。

3. 老年人急性阑尾炎　临床特点是老年人对疼痛大多反应迟钝，防御功能减退，主诉不强烈，临床表现轻而病理改变重，易延误诊断和治疗，穿孔及其他并发症发病率相应提高。同时，老年人常伴有心血管病、糖尿病等，使病情复杂严重。因此，老年人急性阑尾炎一经诊断，要及时手术切除阑尾，并注意处理伴发的内科病。

考点：

急性阑尾炎的解剖、病理、临床表现、诊断与鉴别诊断、治疗及特殊类型阑尾炎的诊断与治疗。

第二节　慢性阑尾炎

慢性阑尾炎是指阑尾急性炎症消退后而遗留的阑尾慢性炎症病变，如管壁纤维结缔组织增生、管腔狭窄或闭塞、阑尾扭曲，多与周围组织粘连。

【疾病基础】 慢性阑尾炎分为原发性和继发性两种。原发性慢性阑尾炎起病隐匿，症状发展缓慢，间断发作，病程几个月到几年，持续时间较长。病初无典型的急性发作史，病程中也无反复急性发作的现象。继发性慢性阑尾炎是首次急性阑尾炎发病后，经非手术治疗而愈或自行缓解，其后遗留有临床症状，久治不愈，病程中可再次或多次急性发作。

慢性阑尾炎的发生与阑尾壁狭窄、阑尾腔内异物、阑尾壁淋巴组织肿大有关。

【临床表现】

1. 腹部疼痛　右下腹部疼痛，其特点是间断性隐痛或胀痛，时重时轻，部位比较固定。多数患者发生于饱餐、运动、劳累、受凉和长期站立后。病程中可有急性阑尾炎的发作。

2. 胃肠道反应　患者常有轻重不一的消化不良、食欲下降。病程较长者可出现消瘦、体重下降。一般无恶心和呕吐，也无腹胀，但老年患者可伴有便秘。

3. 腹部压痛　右下腹部压痛是唯一的体征，一般范围较小，位置恒定，重压时才能出现。无肌紧张和反跳痛，一般无腹部包块，但有时可触到胀气的盲肠。

4. 辅助检查

（1）X 射线钡剂灌肠检查　该检查对无典型发作史的患者有重要意义，不仅可明确压痛点是否位于阑尾处，重要还在于排除可与慢性阑尾炎相混淆的其他疾病，如溃疡病、慢性结肠炎、盲肠结核或癌肿、内脏下垂等。

（2）超声检查　用以排除最易与慢性阑尾炎相混淆的慢性胆囊炎、慢性肠系膜淋巴结炎、女性的慢性附件炎及慢性泌尿系统感染、泌尿系统结石等。

【诊断】 诊断慢性阑尾炎并不容易，其确诊必须首先排除一切可以引起右下腹疼痛和压痛的疾病。对曾有急性阑尾炎发作史，以后症状体征比较明显的反复（间歇）发作性阑尾炎患者，诊断并不困难；对于无急性阑尾炎发作史的慢性（梗阻性）阑尾炎，钡灌肠检查帮助较大。

【治疗】 手术治疗是唯一有效的方法，但在决定行阑尾切除术时应特别慎重。慢性阑尾炎确诊后，治疗原则上应手术，特别是有急性发作史的患者，更应及时手术。对诊断可疑的患者或有严重合并症的高龄患者，应暂行非手术治疗，在门诊追踪观察。

问题分析与能力提升

患者，女，26 岁，已婚。患者 1 d 前在一小餐馆就餐后，出现腹部不适，呈阵发性，伴有恶心，自服山莨菪碱等对症治疗，未见好转，呕吐 2 次，量少，为胃内容物，腹泻 4 次，为稀便，无脓血，体温 38~38.5 ℃，来我院急诊，查粪便常规阴性，按“急性胃肠炎”给予颠茄、黄连素等治疗。晚 7 时，腹痛加重，由胃部移至右下腹部，仍有腹泻，伴发热 38.8 ℃，再来就诊，查血常规：血红蛋白 152 g/L，白细胞 18×10^9/L，中性粒细胞比例 85%，急诊入院。

请问：①何谓 McBurney（麦氏）点？②本病例临床表现和辅助检查有哪些特点？可能的诊断是什么？③本病例需要与哪些疾病相鉴别？其处理原则是什么？

同步练习题

1. 男,34 岁,因急性阑尾炎穿孔伴局限性腹膜炎,行阑尾炎切除术后 5 d,仍有腹痛,腹胀,体温 38 ℃以上,大便 3~5 次/d,有下坠感。血白细胞 18×10^9/L。应首先考虑为 ( )

A. 切口感染　B. 并发肠炎或菌痢　C. 并发膈下脓肿

D. 盆腔脓肿　E. 化脓性门静脉炎

2. 男,34 岁,因急性阑尾炎穿孔伴局限性腹膜炎,行阑尾炎切除术后 5 d,仍有腹痛,腹胀,体温 38 ℃以上,大便 3~5 次/d,有下坠感。血白细胞 18×10^9/L。为明确诊断,首先应做的检查是 ( )

A. 伤口检查　B. B 超　C. 直肠指诊检查

D. X 射线胸腹部摄片　E. 粪便常规检查

3. 男性,29 岁,转移性右下腹痛伴发热 36 h 入院,诊断为急性阑尾炎。急症行阑尾切除术,并给予大剂量抗生素治疗,术后 5 d,体温 38.5 ℃,患者出现下腹坠痛。首选的检查方法是 ( )

A. 腹部 B 超　B. 盆腔 CT　C. 直肠镜

D. 钡剂灌肠　E. 直肠指诊

4. 男,45 岁,上腹部剧烈疼痛 3 h,随即蔓延至全腹,呈持续性。查体:板状腹,全腹压痛及反跳痛,肠鸣音消失,确诊需要做的最重要的检查是 ( )

A. 直肠指诊　B. 诊断性腹腔穿刺　C. 腹部立位 X 射线平片

D. 腹部 B 超　E. 血常规

5. 男性,32 岁,上夜班时突发上腹部剧烈疼痛,20 min 后疼痛波及至右下腹。检查肝浊音界消失,上腹部腹肌紧张,右下腹有明显压痛及反跳痛。该患者最可能的诊断是 ( )

A. 胃溃疡急性穿孔　B. 急性阑尾炎　C. 急性胆囊炎

D. 急性胰腺炎　E. 急性小肠梗阻

6. 男性,30 岁,突发上腹剧痛数小时,怀疑消化道穿孔,无休克表现,为进一步明确诊断,首选检查方法是 ( )

A. 腹腔诊断性穿刺　B. 立位腹部 X 射线平片　C. CT 检查

D. B 超检查　E. X 射线胃肠钡餐检查

(王福安)

第二十四章

小肠疾病

学习目标

◆掌握　肠梗阻的病因分类、临床表现、诊断和治疗及手术适应证；克罗恩病的临床表现、并发症和治疗。

◆熟悉　肠梗阻的病理和病理生理，肠梗阻常见类型的特点；克罗恩病的病因病理、辅助检查和诊断与鉴别。

◆了解　小肠的解剖和生理；肠肿瘤、急性出血性肠炎及肠瘘的病因病理、临床表现、诊断和治疗。

小肠指胃幽门至盲肠间的肠管，包括十二指肠、空肠与回肠，全长 3～5 m，但个体差异较大。十二指肠以下小肠的上 2/5 为空肠，下 3/5 为回肠，空肠与回肠之间无明显界线。空肠大致位于上腹部，起自十二指肠悬韧带，回肠分布于左下腹、盆腔和右下腹，回肠末端借回盲瓣与盲肠连接。空肠和回肠均属于腹膜内位器官，均由肠系膜固定于腹后壁，小肠系膜自左上至右下，长约 15 cm。小肠壁由黏膜、黏膜下层、肌层和浆膜层构成，肌层由内环肌和外纵肌构成，空肠的肠腔较宽大，黏膜形成的环状皱襞高大而密集突向肠腔内。

小肠的血液供应源于腹主动脉分支的肠系膜上动脉，后者自胰腺的颈部下缘穿出，跨过十二指肠横段，进入小肠系膜根部，分出 10～20 个小肠动脉支，其分支相互吻合形成动脉弓，最后分支直达肠壁。小肠静脉的分布与动脉大致相相同，最后汇合成为肠系膜上静脉，它与上动脉并行，在胰颈的后方与脾静脉汇合形成门静脉。

小肠的淋巴系统起始于小肠绒毛中央的乳糜管，淋巴液汇入肠系膜根部的淋巴结，再经肠系膜上动脉周围的淋巴结，腹主动脉前的腹腔淋巴结而至乳糜池。空肠黏膜下淋巴小结散在孤立，回肠黏膜淋巴集结较为丰富。

小肠由来源于腹腔神经丛肠系膜上神经丛的交感纤维以及迷走神经的副交感纤维支配。交感神经兴奋可使小肠蠕动减弱和血管收缩；迷走神经兴奋可使小肠蠕动增强，肠腺分泌增加。小肠痛觉由内脏神经的传入纤维传导。

小肠的生理功能有运动、分泌、消化和吸收。除胰液、胆液及胃液等可继续在小肠内起消化作用外，小肠黏膜腺体还分泌含多种消化酶的碱性肠液，消化食糜并吸收营养物质。小肠的内分泌细胞能分泌多种胃肠激素，如促胃液素、肠抑胃多肽、胆囊收缩素、生长抑素、血管活性肠肽等，参与消化功能的调节。

第一节　肠梗阻

肠梗阻是任何原因引起肠腔内容物的正常运行和通过发生障碍,是常见的外科急腹症之一,发病急,进展快。肠梗阻不仅影响肠管局部,而且涉及全身,病情复杂多变,必须高度重视,并予以及时有效的处理治疗。

【病因分类】

(一)按病因分类

1. 机械性肠梗阻　临床最为常见。由各种原因引起肠腔变狭小,使肠内容物通过障碍。主要原因有以下几点。①肠腔堵塞:因寄生虫、粪块、结石、异物所致,一般梗阻不重;②肠管受压:如肠粘连、索带压迫、肠扭转、腹部疝嵌顿或肠外肿瘤压迫等;③肠壁病变:可由先天性肠道闭锁、狭窄、肠管炎症(如克罗恩病)、肠套叠和肠肿瘤等引起。

2. 动力性肠梗阻　由于支配肠管的神经反射或毒素刺激,导致肠壁运动功能障碍,肠内容物不能正常运行,无器质性肠腔狭窄。包括:①痉挛性肠梗阻,甚少见,系肠壁肌肉强烈痉挛,肠蠕动失常引起,多见于肠功能紊乱或慢性铅中毒时。②麻痹性肠梗阻,较常见,肠壁肌肉失去正常蠕动能力造成。如急性弥漫性腹膜炎、腹膜后血肿、腹部大手术或感染及严重低血钾时均可发生假性肠梗阻病因不明,症状反复发生,呈慢性经过,主要是小肠蠕动功能障碍,胃和结肠运动可能正常,可能与遗传有关,不同于麻痹性肠梗阻。

3. 血运性肠梗阻　因肠系膜血管栓塞或血栓形成,肠壁血运障碍使运动功能丧失,肠内容物不能顺利通过。

(二)按肠壁有无血运障碍分类

1. 单纯性肠梗阻　仅肠内容物通过障碍,无肠壁血运障碍。

2. 绞窄性肠梗阻　肠壁有肠梗阻,且伴有血运障碍。可因肠系膜血管及肠壁小血管严重受压或损伤等引起,包括血运性肠梗阻。

(三)依据梗阻部位分类

1. 高位肠梗阻　梗阻点发生在回肠上段以上部位,如空肠上段。

2. 低位肠梗阻　梗阻点发生回肠下段以下部位,如回肠末段和结肠。

3. 闭袢性肠梗阻　因回盲瓣的抗反流作用和结肠远端的梗阻,肠管因两端均受压不通畅形成闭袢,易发生肠坏死和肠穿孔。

(四)根据梗阻的程度分类

根据梗阻的程度分为完全性肠梗阻和不完全性肠梗阻。

(五)按发展过程分类

按发展过程分为急性肠梗阻和慢性肠梗阻。

【病理生理】　肠梗阻发生后,可引起肠管本身解剖与功能上的改变,并导致一系列复杂的全身性生理紊乱。

(一)肠管的局部改变

1. 机械性肠梗阻　梗阻以上肠管蠕动增加,以克服阻力促使肠内容通过,梗阻以上因积气、积液而膨胀。积液多为消化液，梗阻部位愈低，持续时间愈长，肠管扩张范围愈广，肠膨胀愈明显。梗阻以下肠管空虚、瘪陷或仅存少量粪便。扩张与瘪陷交界处即为梗阻所在，肠管的膨胀与塌陷往往有明显的界线，多是手术中寻找梗阻位置的标志。急性起病，肠管迅速膨胀，肠壁变薄，肠腔内压不断升高，很快发生肠管血运障碍。慢性进展，梗阻以上肠蠕动增强，肠壁代偿性增厚较明显。

2. 动力性肠梗阻　痉挛性常为暂时性，局部改变不明显。麻痹性肠梗阻，肠蠕动或消失，并有积气、积液和肠管扩张。

3. 绞窄性肠梗阻　单纯性肠梗阻时，梗阻以上肠管蠕动代偿性增强，以促使肠内容物通过梗阻处。由于长期肠蠕动增强，肠壁呈代偿性肥厚。单纯性肠梗阻发展到一定阶段引起肠壁血运障碍，一般先有静脉回流受阻，肠壁变薄，静脉回流受阻，继而波及动脉血供，组织缺氧，毛细血管通透性增加，可有血性渗液，最终肠壁缺血坏死，甚至穿孔。绞窄、穿孔多发生于梗阻部位，可形成急性腹膜炎。血运性肠梗阻也可首先发生动脉血供阻断。

4. 闭袢性肠梗阻　多属于急性完全性梗阻，为一段肠袢两端都发生梗阻。如肠扭转、腹部疝嵌顿而疝内容物为肠管，以及回盲瓣功能良好的结肠梗阻，因肠腔内压力不断升高，很快影响肠壁血运，发展为绞窄性肠梗阻。

（二）全身变化

全身变化主要由于体液丧失、肠膨胀、毒素吸收和感染所致。

1. 水、电解质紊乱和酸碱失衡　由于频繁呕吐与无法进食，以及梗阻发生后肠黏膜再吸收障碍，大量体液丢失或潴留于肠腔内。肠管过度膨胀，致使肠壁水肿甚至绞窄，血浆或血液渗入肠壁、肠腔或腹腔内，大量体液丧失，造成水、电解质代谢紊乱及酸碱平衡失调，出现缺水、低钾血症及代谢性酸中毒。

2. 感染和中毒　梗阻以上肠腔内细菌积聚并大量繁殖，产生毒素，肠壁血运障碍或失去活力，细菌、毒素及坏死组织等毒性物质渗入腹腔或吸收入血，引起腹腔感染和毒血症。

3. 休克　由于脱水、电解质紊乱和酸碱失衡，血容量减少和血液浓缩，以及腹腔内感染和中毒等多种因素所引起，严重时为低血容量性休克和感染性休克，最后甚至出现多器官功能衰竭而死亡。

4. 呼吸、循环功能障碍　肠膨胀使腹压增高，膈肌上升，腹式呼吸受限，影响肺内气体交换和腔静脉血液回流障碍，加之血容量减少，心排血量降低，最终导致呼吸、循环功能障碍。

【临床表现】　虽然肠梗阻病因、部位、程度、发生急缓的不同，但发生后具有共同的表现：腹痛、呕吐、腹胀及停止排气排便。

（一）症状

1. 腹痛　为最主要症状。疼痛多位下腹中部或偏梗阻部位。单纯性机械性肠梗阻为阵发性腹部绞痛，可伴有肠鸣，由于梗阻以上部位的肠管强烈蠕动所致。若腹痛发作间歇期缩短，以至成为持续性腹部剧痛，或持续性腹痛阵发加重，可能已发展为绞窄性肠梗阻。绞窄性肠梗阻呈持续性腹痛伴有阵发性加剧。麻痹性肠梗阻多为持续性腹部胀痛。

2. 呕吐　呕吐在梗阻后很快即可发生，早期呈反射性，吐出物为胃内容物；其后为反流性，随梗阻部位不同各异。梗阻部位越高，呕吐出现越早越频繁，梗阻部位越低，呕吐出现越晚。高位梗阻主要为胃、十二指肠内容物；低位梗阻呈粪样肠内容；结肠梗阻较少见，多在晚期才出现呕吐；麻痹性梗阻多为溢出性；绞窄性肠梗阻呕吐物多呈血性或棕褐色。

3. 腹胀　多于梗阻后一段时间出现，与梗阻部位和程度有关。高位梗阻腹胀不明显；低位及麻痹性梗阻腹胀显著，可遍及全腹，常伴有肠型。麻痹性肠梗阻时，全腹膨胀显著，但不伴有肠型，闭袢性肠梗阻可出现局部膨胀，腹胀常不对称。结肠梗阻呈周边性腹胀。

4. 排气排便停止　完全性肠梗阻多无排气排便，尤其是低位梗阻时，患者多不在排便。但肠梗阻早期，尤其是高位肠梗阻、肠套叠和肠系膜栓塞，仍可有少量排气排便。绞窄性肠梗阻，如肠套叠、肠系膜血管栓塞或血栓形成，可排血性黏液便。发病后有多次排气排便，可能是不完全性梗阻。

（二）体征

1. 全身检查　单纯性梗阻早期多无明显全身改变，晚期或绞窄性肠梗阻可有明显缺水、迅速导致血容量减少和血液浓缩，水、电解质和酸碱平衡失调，感染中毒和休克征象。

2. 腹部检查　①视诊：腹部膨胀，机械性梗阻可见肠型或肠蠕动波。②触诊：在单纯性梗阻有轻压痛，无腹膜刺激征；绞窄性梗阻压痛固定，腹膜刺激征明显，并可触及痛性包块（发生绞窄的肠袢）。③叩诊：多呈鼓音，腹腔渗液多时移动性浊音可呈阳性。④听诊：机械性梗阻有肠鸣音亢进，气过水声或金属音；麻痹性梗阻则肠鸣音减弱或消失。

3. 直肠指诊　指套染有血迹，常表明存在绞窄性肠梗阻。若触及肿块，可能为肠套叠的套头、低位肠外肿瘤或直肠肿瘤。

4. 实验室检查　了解水、电解质紊乱、酸碱失衡，以及肾功能的情况，应测定血电解质及血气分析，并观察血尿素氮和肌酐变化。早期变化不明显，后期因缺水、血液浓缩可有血红蛋白及血细胞比容升高，尿比重增高。绞窄性梗阻还多有白细胞、中性粒细胞数明显增加。呕吐物和粪便检查有大量红细胞或隐血试验阳性，应考虑有血运障碍。

5. X 射线检查　常用立位或侧卧位腹部 X 射线平片。一般梗阻 4~6 h 即可显示肠腔内积气，典型征象为多个气液平面或数个胀气的肠袢。空肠黏膜环状皱襞在肠腔充气时，可呈现“鱼肋骨刺”状；回肠扩张的肠袢内有多个液平面出现，典型的阶梯状液平面；结肠胀气位于腹部周边，显示结肠袋形。空肠胀气，怀疑肠套叠、乙状结肠扭转或结肠梗阻，可行气钡灌肠以助诊断。

【诊断】　在肠梗阻诊断过程中，须辨明下列问题。

1. 是否存在肠梗阻　根据痛、呕、胀、闭等典型表现及腹部出现肠型或蠕动波，听诊肠鸣音亢进，过水音或金属音，X 射线检查肠管有积气、积液形成气液平面等，结合 X 射线检查多可做出诊断。早期临床表现不典型时，应注意与其他急腹症如急性胃肠炎、急性胰腺炎、输尿管结石相鉴别。

2. 是机械性还是动力性肠梗阻　痉挛性肠梗阻有阵发性腹痛，但持续时间短暂，呕吐剧烈而腹胀不明显，X 射线表现无明显异常。机械性肠梗阻多急性起病，为阵发性腹痛，可见肠型或蠕动波，肠鸣音亢进，早期腹胀不明显，X 射线检查肠扩张限于梗阻以上部位。麻痹性肠梗阻多继发于腹膜炎、腹膜后出血或感染、低钾血症及大手术后，为持续性腹部胀痛，均匀性全腹胀显著，肠鸣音明显减弱或消失，X 射线显示全部肠管积气、积液扩张。

3. 是单纯性还是绞窄性肠梗阻　绞窄性肠梗阻必须及早手术，单纯性肠梗阻可选择非手术治疗。有下列表现应考虑绞窄性肠梗阻：①腹痛突发，持续性剧烈腹痛且部位固定；腹痛由阵发性变为持续性；或在阵发性加重之间仍有持续性腹痛，有时牵涉腰背部。②病情发展迅速，早期出现休克，抗休克治疗改善不明显。③呕吐出现早而频繁，呕吐物、胃肠抽吸液、肛门排出物为血性或腹腔穿刺抽出血性液体。④有腹膜炎表现，有发热、脉快、白细胞计数增加等感染中毒征象。⑤腹胀不对称，腹部局限性隆起，或触及痛性肿块（孤立、胀大的肠袢）。⑥X 射线检查发现孤立、胀大的肠袢位置固定或有假肿瘤状阴影。⑦经积极非手术治疗，症状体征无显著好转。

4. 是高位还是低位肠梗阻　高位小肠梗阻呕吐早而频繁，腹胀不明显；低位小肠梗阻呕吐迟而量少，腹胀明显，呕吐粪样物；结肠梗阻晚期才出现呕吐且不频繁，腹胀以腹周为著。X 射线检查有助于鉴别：结肠梗阻时扩大的肠袢分布在周边，以盲肠积气最为显著，并显示结肠袋形，胀气的结肠袋阴影在梗阻部位突然中断，而小肠胀气常不明显。小肠梗阻积气、积液的肠袢多在中腹部，呈“阶梯状”排列，结肠内无积气;空肠黏膜有环状皱襞可呈“鱼肋骨刺”状。

5. 是完全性还是不完全性肠梗阻　不完全性肠梗阻呕吐少,腹胀较轻,尚有少量排气、排便,X 射线显示肠袢积气扩张均不甚明显,结肠内仍有气体。完全性肠梗阻呕吐频繁,完全停止排气、排便,低位梗阻还有严重腹胀,X 射线所见梗阻以上肠袢积气扩张明显,梗阻以下结肠内无气体。

6. 梗阻的原因　需多方面考虑,应结合年龄、病史、临床表现、X 射线检查等进行分析。临床上最常见的粘连性肠梗阻多有腹腔感染、腹部损伤或手术史。新生婴儿多由先天性肠道畸形所致,2 岁以内多为肠套叠,儿童多由蛔虫团所致。青壮年饱餐剧烈活动后容易诱发肠扭转,老年人多考虑粪块堵塞、肿瘤及乙状结肠扭转等。

【治疗】　治疗原则是纠正肠梗阻引起的全身性生理紊乱和解除梗阻。

(一)基础疗法

基础疗法是治疗的首要措施,无论手术与否均需采用。

1. 禁食、持续胃肠减压　为最基础的治疗措施。最好选用长的小肠减压引流管,在内镜指导下使引流管通过幽门,以确切减压。通过胃肠减压,可减轻腹胀,降低肠内压,减少毒素吸收,改善肠壁血运和局部水肿,有利于呼吸和循环。

2. 纠正水、电解质紊乱和酸碱失衡　为治疗中极为重要的手段。根据患者呕吐情况、脱水体征、血液浓缩程度和尿量及比重。结合水、电解质和血气分析检测结果情况,制订补液计划。早期以补充晶体液为主,最常用平衡盐溶液或等渗盐水,并酌情应用碱性药及补钾,必要时输血浆、全血或血浆代用品等。

3. 防治感染和中毒　肠梗阻时,肠黏膜屏障功能受损,可直接累及腹腔产生感染。单纯性肠梗阻可不应用抗生素。晚期或绞窄性肠梗阻以及手术治疗的患者,需联合应用有效抗生素静脉滴注,控制感染,减轻全身中毒症状。

4. 其他治疗　禁食期间肠外营养支持;腹胀明显者给予吸氧;适当采用解痉、镇静等对症治疗,止痛剂使用应遵循急腹症处理原则。

(二)解除梗阻

1. 非手术治疗　是每个肠梗阻患者必须采用的方法,主要适用于单纯性粘连性肠梗阻、动力性肠梗阻、蛔虫或粪块堵塞引起的肠梗阻、肠套叠早期及肠结核等炎症所致不全性肠梗阻。包括:①按病因采用相应的复位法,如腹部按摩、颠簸、灌肠及经乙状结肠镜插管复位等;②口服或胃肠道灌注生植物油;③肾周脂肪囊封闭。非手术治疗期间必须严密观察病情,如不见好转或反而加重,即应手术。

2. 手术治疗　手术适应于晚期的完全性机械性肠梗阻和各类绞窄性肠梗阻,或先天性肠道畸形,或肿瘤引起的肠梗阻,以及肠梗阻非手术治疗无效。手术视患者情况、梗阻部位与性质及原因而定。手术方法包括以下几项。①去除梗阻病因的手术:如粘连松解术、肠套叠或肠扭转复位、肿瘤切除、肠切开取异物等;②肠切除吻合术:用于治疗肠管失活、炎性狭窄、坏死肠肿瘤等;③短路手术:对梗阻原因不能简单切除或无法切除者,如肿瘤广泛浸润、肠粘连等情况,可行梗阻近、远端肠袢侧吻合术,旷置梗阻处肠段;④肠造瘘术:适于全身情况差不允许做复杂手术,又伴急性结直肠梗阻者。

绞窄性肠梗阻的手术处理:应首先解除梗阻,其后正确判断肠管生机。应从肠管色泽、蠕动和张力及相应系膜终末动脉搏动等几方面观察,如肠管凹陷,呈紫黑色无光泽,无弹性,相应系膜动脉搏动消失,表明肠管已坏死,应予以切除。可疑者,用温热等渗盐水纱垫湿敷、1% 普鲁卡因系膜根部封闭,观察 10~30 min 再行判定。还可借助静脉注射荧光素和多普勒超声判断肠袢有无生命力。如生命力可疑肠段较长,一时确难以判断,可做好标记回纳腹腔后暂时关腹,严密观察 24 h 再判定。

第二节　外科常见的肠梗阻

一、粘连性肠梗阻

粘连性肠梗阻(adhesive intestinal obstruction)是肠袢间粘连或腹腔内粘连带所致的肠梗阻,为最多见的肠梗阻类型,占各种类型肠梗阻的40%~60%。

【病因病理】　粘连性肠梗阻无特定发病年龄。粘连原因有先天性和后天性因素,前者较少见,多因发育异常或胎粪性腹膜炎引起;后者多见,常因腹部手术、损伤、炎症、出血、异物等所致,临床上以手术后粘连最为多见。

肠粘连的程度与患者体质也有一定关系,肠粘连造成梗阻多见于小肠,结肠少见。局限性粘连多为粘连带压迫肠管或以固定粘连处为支点发生肠扭转等,常在手术切口下方部位,往往属于完全性闭袢性肠梗阻,甚至是绞窄性肠梗阻。广泛粘连多由胎粪性腹膜炎、腹腔内出血造成、腹腔结核,使肠袢粘连固定形成团块,引起肠腔受压变窄或肠管受牵扯折扭成锐角,多为单纯性不完全性肠梗阻。

【临床表现】　常有胃肠功能紊乱、暴饮暴食、体位突然改变等促发因素。患者多有腹腔手术、创伤、出血或感染的病史,或有多次急性发作的慢性肠梗阻症状。肠粘连形成后可长期无症状,一般为慢性不完全性肠梗阻表现,急性发作同机械性肠梗阻。

【诊断】　病史有助于提示本病,确诊依赖于剖腹探查。腹部X射线平片呈现多个阶梯状气液,平面和肠管扩张即可诊断。需识别粘连造成的闭袢性绞窄性肠梗阻,注意术后早期发生梗阻的症状与炎症反应所引起的局部肠动力障碍,以及术后肠麻痹加以区分,后两者可逐渐恢复,症状自行消失,一般无须手术治疗。

【治疗】　注意手术治疗粘连性肠梗阻,只能解除肠梗阻,不能消除粘连,甚至可能加重粘连。因此对单纯性肠梗阻、不完全性肠梗阻,特别是广泛性粘连者(除非反复频繁发作),一般采用非手术治疗,术后早期(术后5~7 d)发生者更应如此,以防止再次手术可能形成新的粘连。粘连性肠梗阻经非手术治疗无效甚至病情加重,如怀疑为绞窄性肠梗阻时,需尽早进行手术,以免发生肠坏死。手术方法应按粘连的具体情况选用粘连松解术、小肠折叠排列术、肠切除吻合术、梗阻近端和远端肠吻合的短路手术等。对反复频繁发作的粘连性肠梗阻也应考虑手术治疗。

【预防】　肠粘连重在预防:及时正确处理腹部损伤,正确治疗腹腔炎症,对防止粘连有重要意义。控制医源性粘连促发因素是预防的关键:①冲净手套上滑石粉;②操作轻巧,防止腹膜撕裂和缺损及大块组织结扎;③术中止血彻底;④避免肠管过久与敷料接触或暴露过久,以致浆膜受损;⑤合理放置腹腔引流物;⑥鼓励患者术后早期活动,促进肠蠕动及早恢复等。

二、肠扭转

肠扭转(volvulus)是一段肠袢沿其系膜长轴旋转或两段肠袢扭转成结而形成的闭袢性肠梗阻。

【病因病理】　肠扭转由多种原因形成。其解剖因素常见的为肠袢及其系膜过长,相应系膜根部过窄或因粘连收缩而靠拢引起;诱发因素多为肠内容质量骤增,肠管动力异常及体位突然改变等。旋转方向以顺时针为多,轻者在360°以下,重者可达720°以上。因系膜血管同时受压,也属绞窄性肠梗阻。扭转部位多发于小肠,其次为乙状结肠,偶见于盲肠、横结肠。

【临床表现】 一般发病急骤，疼痛剧烈，患者辗转不安，休克早期出现。肠扭转属于闭袢性、绞窄性肠梗阻，多具有绞窄性肠梗阻的表现特征。其症状因部位不同略有差异。

1. 小肠扭转 多见于青壮年体力劳动者，常在饱餐剧烈活动后发生，偶见儿童患者因先天性肠旋转不良致全小肠扭转。临床表现为突发剧烈腹部绞痛，多在脐周，常呈持续性疼痛，伴阵发性加重，腹痛可牵涉腰背部。呕吐频繁，腹胀在扭转肠袢较多时不明显或局限隆起而不对称，则可触及胀大压痛的肠袢，肠鸣音可不亢进，较早期即可发生休克。

2. 乙状结肠扭转 多见于常有便秘习惯的老年男性，常有多次腹痛发作经排气排便后缓解的病史。临床表现为腹部绞痛、恶心而呕吐不明显，腹胀显著，可触及明显胀大的肠袢。

【诊断】 符合上述临床表现的肠梗阻应考虑肠扭转。小肠扭转时，腹部 X 射线检查见局限性肠袢明显胀气、积液，肠管呈倒 U 形排列，可见空肠和回肠换位。乙状结肠扭转时，腹部 X 射线检查可见巨大双腔充气肠袢呈马蹄状，圆顶向上、两肢向下，立位时可见两个宽大的气液平面。低压灌肠灌入量不足 500 mL 或钡灌肠显示钡剂在扭转部位受阻，尖端呈“鸟嘴状”，有助于确诊。

【治疗】 肠扭转是一种较严重的机械性肠梗阻，可在短时期内发生肠绞窄、坏死，一般应及时手术。手术方法有：①扭转复位术，将扭转的肠袢按扭转相反方向回转复位，并处理病因，防止复发；②肠切除吻合或肠外置术，用于已发生肠坏死者。乙状结肠坏死先行肠外置术较为安全。非手术治疗：乙状结肠扭转早期或年老体弱、病程超过 2 d，尚无血运障碍者，可在结肠镜直视下复位，疑有肠绞窄者须及时手术。

三、肠套叠

一段肠管套入其相连的肠腔内，导致肠内容物通过障碍，称为肠套叠。

【病因病理】 肠套叠是小儿梗阻的常见原因，80% 发生于 2 岁以内儿童；少数见于成年。肠套叠的发生常与肠管的解剖特点如盲肠活动过度大，肠蠕动异常如食物性质引起肠蠕动节律紊乱及病理因素如肠息肉、肿瘤等有关。

【临床表现】

1. 小儿肠套叠 多在突然改变食物、断乳前后或腹泻以后发生。急性起病，典型表现是腹痛、便血和腹部肿块。病儿因突然剧烈腹痛、面色苍白、哭闹不安、出汗，伴有呕吐和果酱样血便；查体时常在脐右上方触及“腊肠形”肿块，表面光滑，稍可活动，有压痛，腹痛发作时，肿块明显，肠鸣音亢进，右下腹触诊则有空虚感。随病程进展，腹胀等肠梗阻症状逐渐出现。直肠指诊有时可触及套叠肠管的套头。

2. 成人肠套叠 少见，属慢性复发性肠套叠，多与肠息肉、游动盲肠、憩室或肿瘤等有关，病变处为套叠点。临床表现为程度较轻的阵发性腹痛和腹部包块，呕吐及便血较少见。多为不完全性梗阻，可自行复位，发作后检查常为阴性。

【诊断】 临床表现结合影像学检查可进行本病的诊断。X 射线或钡灌肠可见空气或钡剂在结肠受阻，其尖端呈“杯口”状，甚至“弹簧状”阴影，有助于明确诊断。

> **考点：**
> 肠梗阻的病因与分类、病理机制，几种常见肠梗阻的诊断和治疗。

【治疗】

1. 小儿肠套叠 大多数小儿肠套叠选用非手术治疗方法即可复位。只有少数非手术治疗无效或病程超过 48 h，或怀疑肠坏死，需要手术治疗。①灌肠复位法：肠套叠早期可选用经 X 射线透视验证诊断后，逐渐加压注气或灌注钡剂，随肠内压力增高，套入肠管可缓慢退出，观察直至套叠完全复位。②手术治疗：适应与肠套叠晚期，灌肠复位后出现腹膜炎，全身情况恶化；灌肠不能复位、发病已超过 48 h，或疑有肠坏死。可采用手术复位、肠切除肠吻合术以及肠切除肠外置术。

2. 成人肠套叠　一般主张手术处理相应病变。

第三节　肠炎性疾病

一、克罗恩病

克罗恩病(Crohn disease)是一种原因不明的肠道非特异性肉芽肿性炎性疾病，又称局限性肠炎、局限性回肠炎、节段性肠炎和肉芽肿性肠炎等。好发于年轻人，男性发病略多于女性。本病常与慢性非特异性溃疡性结肠炎统称为炎症性肠病(IBD)。

【病因病理】　病因未明，本病发生可能与感染、免疫异常和家族遗传等有关。病变可累及胃肠道任何部位，可单发亦可多发，多数同时累及回肠末段与邻近右侧结肠。

急性期以肠壁水肿、炎性变为主；慢性期以肠壁增厚、僵硬，肠外呈管状，肠上端易扩张。病理变化分为炎症期、溃疡期、狭窄期和瘘管期。黏膜面典型病变有以下几点。①溃疡：早期点状溃疡，后成沟壑样溃疡，纵行深度溃疡形成裂沟，沿肠系膜侧分布，肠壁可有脓肿。②卵石状结节：由于黏膜水肿和细胞浸润形成的许多小岛突起，加上沟壑样溃疡及瘢痕收缩，使黏膜表面形似卵石状结节。③肉芽肿：无干酪样变，有别于结核病。④瘘管和脓肿：肠壁上沟壑样溃疡，使肠管与周围组织之间形成粘连或脓肿，即为内瘘管。若病变穿透肠壁，经腹壁或肛门周围组织而通向体外，即成外瘘管。

【临床表现】　起病缓慢，病程较长，急性加重与慢性增生交替，呈进行性发展。多数患者有腹痛、腹泻、腹块、瘘管形成和肠梗阻，可伴有发热、贫血及关节、皮肤、黏膜等肠外损害。

消化系统表现：①腹痛，多见右下腹或脐周疼痛，呈痉挛性、间歇性发作，伴餐后加重，便后缓解；②腹泻，初为间歇性，后为持续性糊状便，无脓血或黏液；③腹部包块，常见于右下腹及脐周；④瘘管形成，是Crohn病临床特征之一；⑤肛门直肠周围病变，少数患者伴发肛肠周围瘘管、脓肿等病变。

全身表现为：发热、营养障碍，水、电解质、酸碱平衡紊乱。

肠外表现：杵状指、关节炎、结节性红斑坏疽性脓皮病、口腔黏膜溃疡等疾。

【诊断】　临床以反复右下腹痛、腹泻或腹部肿块及体重下降等为主症，结合X射线钡餐检查、CT肠道检查提示末段回肠与邻近结肠出现肠腔狭窄、狭窄部呈线样征、管壁僵硬、黏膜皱襞消失、近端肠管扩张者，应考虑克罗恩病诊断。纤维结肠镜检查可见典型病变，活检为非干酪坏死性肉芽肿，有助于本病确诊。必要时行胶囊内镜、小肠镜等检查。

患者若因肠梗阻、便血、穿孔等并发症而就诊，应注意与肠结核、溃疡性结肠炎、急性阑尾炎及结肠癌等鉴别。

【治疗】　目前尚无特殊疗法。

若无并发症，可行支持疗法和对症治疗，以缓解症状，解痉、止痛、止泻和控制继发感染等也有助于症状缓解。严重病例宜暂禁食，纠正水、电解质、酸碱平衡紊乱，采用肠内或肠外营养支持。活动期宜卧床休息，高营养、低渣饮食。水杨酸偶氮磺胺吡啶、肾上腺皮质激素或6-巯基嘌呤等药控制活动期症状有效。贫血者可补充维生素B_{12}、叶酸或输血。低蛋白血症可输白蛋白或血浆。

手术治疗以并发完全性机械性肠梗阻、弥漫性腹膜炎、急性穿孔、腹腔脓肿或肠内外瘘、肠道出血严重以及不能除外癌变者。术式一般采用肠切除吻合术，包括病变部位及肉眼可见病变远近侧2 cm的正常肠段及其肠系膜和淋巴结，不主张病变旷置的短路手术。如有脓肿，应同时切开引流。推荐的预防性用药在术后2周开始，持续时间不少于3年。术后复发率很高，应注意随诊。

二、急性出血性肠炎

急性坏死性肠炎又称急性坏死性肠炎，是一种好发于小肠的局限性急性出血坏死性炎症，病变主要在空肠或回肠，甚至整个小肠，偶尔也可累及结肠。是一种危及生命的暴发性疾病，以春秋季节发病为多。

【病因病理】 多因长期蛋白供给不足，肠内胰蛋白酶缺乏，引起肠道过敏痉挛或变态反应，诱发感染，导致发病。病变以肠壁水肿多见，伴广泛出血坏死和溃疡形成，严重时穿孔，肠腔扩张并充满血性及其他坏死性物质，穿孔时腹腔内伴混浊血性渗液。

【临床表现】 此病儿童和青少年多见，多夏秋季发病。常有不洁饮食史或上呼吸道感染病史。以急性腹痛、腹泻、便血和全身中毒症状为主要表现。

1. 腹痛　急性多见脐周或上中腹，伴阵发性绞痛。若持续腹痛伴阵发性加剧，可有寒战、发热、恶心、呕吐。

2. 腹泻、便血　腹泻多为血水样便或果酱样腥臭便，常伴腹胀。肠坏死穿孔引起腹膜炎时，伴腹膜刺激征和肠鸣音消失。

3. 全身中毒症状　严重患者伴高热、谵妄、昏迷和中毒性休克，水、电解质和酸碱平衡紊乱等。

本病常与肠套叠、克罗恩病、中毒性菌痢和绞窄性肠梗阻等鉴别。

【治疗】 一般采用非手术治疗，主要法包括休息、禁食、禁水、胃肠减压，维持水、电解质与酸碱平衡，予以静脉营养，抗休克治疗。应用广谱抗生素和甲硝唑抑制肠道细菌，防治感染和抗休克治疗。

手术适应证为：①有明显的腹膜炎，或腹腔穿刺有脓性或血性渗液，疑有肠穿孔或坏死；②有肠梗阻，非手术治疗无好转；③不能控制的肠道大出血；④经积极非手术治疗无效，全身中毒症状加重或有休克倾向。术中应根据具体病变进行处理，如肠管内无坏死或穿孔者，可进行肠系膜封闭；如病变严重而局限者可做肠段切除并吻合；肠坏死或肠段穿孔者可做肠段切除，穿孔修补或肠外置术。术后应进行积极的药物与支持治疗。

第四节　小肠肿瘤

小肠肿瘤较胃肠道其他部位少见，约占胃肠道肿瘤 2%，分为良性和恶性两类，其中良性肿瘤占 1/4，恶性者占 3/4。

【病理】 良性肿瘤较常见的有腺瘤、平滑肌瘤，其他如脂肪瘤、纤维瘤、血管瘤等；其好发部位自上而下逐渐递增，大部分在回肠。原发恶性肿瘤有恶性淋巴瘤、平滑肌肉瘤、腺癌和类癌等，以十二指肠最常见。腺癌可突向肠腔内生长，引起肠腔狭窄。小肠间质瘤也较常见。

【临床表现】 临床表现不典型，良、恶性肿瘤在早期难以区别，可有以下症状。

1. 腹痛　最为常见。为肿瘤牵引，肠蠕动功能紊乱所引起。可为隐痛、胀痛甚至剧烈绞痛，伴食欲减退、恶心、呕吐、腹泻等。以脐周或下腹部为主，部位常不确切。并发肠梗阻时，腹痛较为剧烈。

2. 腹部肿块　良性肿瘤多活动度大，且位置不固定；恶性者肿块质硬、活动度小或位置固定。

3. 肠梗阻　大多为慢性复发性肠梗阻。多由肿瘤引起的肠腔狭窄和压迫邻近肠管，急性肠梗阻最常见的原因是肠套叠或肠扭转。

4. 小肠出血　肿瘤侵蚀血管，引起肠道出血，间断发生。量少仅为大便隐血，反复发生可致慢性贫血；多则间断出现柏油样便或血便，大量出血者较少见。

5. 肠穿孔　多见于小肠恶性肿瘤。急性肠穿孔引起腹膜炎；慢性肠穿孔则有局限性腹腔脓肿或形成肠瘘。

6. 类癌综合征　小肠类癌早期不易发现,晚期常出现肠梗阻和类癌综合征,由类癌细胞分泌大量的 5-HT 和缓激肽所引起。典型发作是皮肤突然出现潮红,初起在面部,很快扩展到颈部和胸部,还可出现水样腹泻、哮喘、低血压甚至休克等。

【诊断】　小肠肿瘤临床症状不典型,早期缺乏阳性体征,诊断较困难。诊断依据临床表现和 X 射线钡餐检查。疑有小肠肿瘤,需进一步采用辅助检查协助诊断。

1. 影像学检查　以小肠气钡双重造影最为常用,准确率达 90% 以上。检查可见肠腔狭窄、扩张、溃疡、占位等病变等。腹部 CT、PET-CT 有助于诊断。

2. 内镜检查　纤维十二指肠镜、纤维小肠镜和胶囊内镜可显著提高术前诊断正确率。前两者可直接观察小肠黏膜病变,还可行肿物电切和电灼止血等治疗性操作和进行组织活检。术中小肠镜配合组织活检是诊断小肠肿瘤最有效的方法。

3. 24 h 尿 5-羟吲哚乙酸(5-HIAA)测定　测定患者尿中 5-HIAA 含量增高,有助于类癌诊断。

4. 腹腔镜或剖腹探查术　高度怀疑且其他方法又难以确诊小肠肿瘤时应用。

【治疗】　小肠肿瘤术前难以确定其良、恶性,且良性多有恶变可能,所以治疗应以手术为宜。小的或带蒂的良性肿瘤,可局部切除;较大的或局部多发的良性肿瘤做部分肠切除术;恶性肿瘤则需连同肠系膜及区域淋巴结做根治性肠切除术并配合术后放化疗。对类癌的治疗,手术切除原发和转移病灶,应用抗组胺药物及氢化可的松,有助于消除或控制类癌治综合征的症状。

第五节　肠　瘘

肠瘘是指肠壁异常穿破,在肠管之间、肠管与其他脏器或肠管与体表形成病理性通道,致使肠内容物流出体外或穿入腹内其他空腔脏器中。肠瘘分为肠外瘘和肠内瘘,可引起感染、营养不良、体液丢失和器官功能障碍等一系列生理病理改变。

一、肠外瘘

肠内容物经通道流出体外者为肠外瘘。

【病因】　肠外瘘形成原因较多,以继发于腹腔感染、脓肿形成和手术后肠瘘最为常见。

1. 腹部手术后并发症　由于手术误伤肠壁及其血运;引流管压迫肠管等,形成肠外瘘是严重的术后并发症;吻合口缝合欠妥、吻合口感染或吻合口远端梗阻,致使吻合口裂开。

2. 其他疾病　腹部创伤、腹腔感染、放射性损伤、腹内肿瘤或肠炎症性病变并发肠壁坏死、破裂等。

3. 治疗需要　通过肠造口术人为制造的肠外瘘以达到治疗目的,如手术肠造口。

【分类及特点】

1. 根据瘘管形态分类　①完全瘘:多为治疗需要的人工肠造口,肠管全部或接近全部断裂,肠内容全部或大部流出瘘口。②唇状瘘:多为创伤所致,肠管紧贴腹壁,部分肠黏膜翻出在瘘口外,形成唇状,一般需手术才能治愈。③管状瘘:多见于术后吻合口破裂或由肠炎性疾病所致。瘘口小、瘘道长,肠内容物多流入瘘口远段肠管,仅有少量由瘘口流出体表,多数可用非手术治愈。

2. 根据瘘内口所在部位分类　①高位瘘:发生在十二指肠或距 Treitz 韧带 100 cm 内空肠段的肠瘘,常因消化液大量丢失,导致严重水、电解质和酸碱平衡失调,以及营养代谢障碍。②低位瘘:发生在回肠和结肠的肠瘘。由于进展缓慢,虽消化液丢失较少,机体水、电解质和酸碱平衡失调,以及营养代谢障碍较轻,但感染并发症较为严重。

【临床表现】

1. 瘘口　腹壁可见一个或多个瘘口，有消化液、脓液、气体或肠内容物流出。可于术后 3~5 d 出现症状，先有腹胀、腹痛及体温升高，继而出现局限性或弥漫性腹膜炎、腹腔脓肿征象。术后 1 周左右，脓肿穿破切口或引流口。肠外瘘口较小仅表现为感染性通道经久不愈。唇状瘘可在创面直接观察到破裂的肠管以及肠黏膜外翻。由于瘘口流出液对组织的消化和腐蚀，以及感染，可引起瘘口部位及周围皮肤糜烂或出血。

2. 体液代谢紊乱和营养不良　由于消化液大量丢失，患者可出现不同程度的水、电解质及酸碱平衡紊乱，低蛋白血症等内环境失衡表现。

3. 感染　因瘘口周围脓肿、肠袢间脓肿形成，出现体温升高、白细胞增高等感染表现。严重者可引起脓毒症，最后可导致多器官功能衰竭。

【诊断】　诊断一般不难，但还需明确肠外瘘的病因、类型、瘘内口所在部位和大小，以及瘘管的走行情况，确定瘘口远端肠袢有无梗阻或其他病变，以及有无未处理的腹腔脓肿等。

1. 消化道造影　为有效诊断手段，可明确肠外瘘的部位与数量、瘘口与皮肤的距离、瘘口的大小、瘘口是否伴有脓腔及瘘口的引流情况，同时还可明确瘘口远、近端肠管是否通畅。

2. 口服染料或骨炭粉　观察瘘管的分泌物有无染色。适于早期疑有肠瘘，但未见有明确的肠液或气体溢出时。阳性结果能肯定诊断，阴性结果不能排除诊断。

3. 瘘管造影　用于晚期肠瘘，有助于明确肠瘘的位置、大小、长度、走行方向及脓腔范围等。

4. 其他检查　注入造影剂后进行 CT 扫描，可了解肠道通畅情况及瘘管情况。还可协助术前评估，有助于手术时机的选择，是临床诊断肠瘘及其并发腹腔脓肿的理想方法。超声检查可发现腹腔内深部脓肿、占位病变或积液。

5. 瘘管内组织活检　必要时取瘘管内组织做病理检查，可明确有无结核、克罗恩病及肿瘤等。

【治疗】

1. 充分引流，控制感染　及时有效地将溢出的肠液充分引流至体外是控制感染、促进瘘口愈合的关键。在引流肠液的同时，全身应联合使用有效抗生素，以控制感染。

2. 营养支持，堵塞瘘口　肠外营养是治疗肠外瘘的主要措施之一，可给予生长抑素，减少肠液分泌，利于愈合。可使用局部堵塞漏口法如瘘口的水压堵、管堵、医用黏合胶堵塞及硅胶片内堵等。

3. 手术治疗　适用于经非手术治疗，瘘口仍不能愈合者。确定性肠瘘手术应选择在感染已控制、患者全身情况良好时进行，一般在瘘管发生后 3 个月或更长一些时间。主要术式包括：①瘘管切除和瘘口单纯缝合术；②瘘口近、远端肠袢间短路吻合术；③受累肠段切除肠吻合术；④肠瘘部外置造口术；⑤带蒂肠浆肌层片或肠袢浆膜覆盖修补术。

二、肠内瘘

肠内容物经通道流入另一肠袢或其他空腔脏器者称肠内瘘，多由损伤、感染和肿瘤浸润等引起。

肠内瘘临床表现与治疗，依瘘管穿入空腔脏器不同而各异。肠管间的肠内瘘可以无症状，也引起腹泻、急性感染、营养障碍等。肠管与其他空腔脏器间的内瘘，多因继发性严重感染引起相应症状，如胆肠瘘可因继发胆管炎引起胆绞痛反复发作，高热、寒战，甚至黄疸和感染性休克，多需手术治疗。术前确定内瘘位置非常困难，有时需经剖腹探查才能确诊。手术治疗原则为切除瘘道和肠壁病变，缝闭肠腔与其他脏器相通的瘘孔。

问题分析与能力提升

患者，男，69岁，间断反复便秘6年，腹痛、停止排便1 d。6年来间断反复便秘，腹部胀痛，便后缓解，曾服用缓泻剂未见好转。1 d前出现腹痛、恶心，伴腹胀，停止排便。体格检查：体温37.8 ℃，脉搏106次/min，呼吸26次/min，血压90/60 mmHg。一般情况差，表情淡漠，四肢湿冷。胸式呼吸。全腹膨隆，左侧为重，全腹压痛、左下为著，伴反跳痛和肌紧张，移动性浊音阳性，肠鸣音减弱。X射线检查：立位腹平片显示巨大的双腔充气肠袢呈马蹄状，圆顶向上，两肢向下。

请问：①作为接诊医生，本病例可能的诊断是什么？②为了了解患者身体状态应进一步进行哪些基本检查？③治疗原则是什么？

同步练习题

1. 机械性肠梗阻与动力性肠梗阻的区别主要在于　　（　　）
   A. 有无腹痛、腹胀及肛门停止排便、排气　　B. 有无绞痛、腹胀和肠鸣音变化
   C. 呕吐是否剧烈且频繁　　D. 有无早期休克，有无酸碱失衡、电解质紊乱
   E. 有无肠道积气
2. 绞窄性肠梗阻的腹痛特点是　　（　　）
   A. 阵发性绞痛　　B. 持续性顿痛　　C. 持续剧烈绞痛
   D. 放射性腹痛　　E. 隐痛
3. 高位小肠梗阻时极有意义的早期临床表现是　　（　　）
   A. 胃肠减压时胃液极少　　B. 频繁呕吐，腹胀不明显　　C. 明显失水及酸中毒
   D. 体温升高　　E. 休克
4. 成人肠套叠常见原因是　　（　　）
   A. 畸形　　B. 饮食习惯改变　　C. 剧烈运动
   D. 肠肿瘤　　E. 肠功能紊乱
5. 鉴别回肠-结肠型肠套叠和盲肠癌梗阻最可靠的措施是　　（　　）
   A. 询问有无慢性阵发性腹痛　　B. 检查右下腹有无包块　　C. 进行X射线钡剂灌肠检查
   D. 检查有无血性黏液便　　E. 年龄
6. 老年人发生机械性肠梗阻时，首先应想到　　（　　）
   A. 小肠扭转　　B. 粘连所致的肠梗阻　　C. 嵌顿性腹外疝
   D. 肿瘤　　E. 肠道穿孔
7. 高位肠梗阻的特点是　　（　　）
   A. 腹胀明显　　B. 可见肠型　　C. 完全不排气、排便
   D. 呕吐频繁，为胃或十二指肠内容物　　E. 肠鸣音亢进，有气过水声
8. 可分泌5-HT和缓激肽的小肠肿瘤是　　（　　）
   A. 腺瘤　　B. 类癌　　C. 纤维瘤
   D. 平滑肌肉瘤　　E. 恶性淋巴瘤
9. 急性肠梗阻治疗中，极重要的措施是　　（　　）
   A. 胃肠减压　　B. 纠正水、电解质、酸碱平衡失调　　C. 及时手术
   D. 输血、抗生素使用　　E. 静观病情
10. 早期肠套叠最佳的治疗方法是　　（　　）
    A. 颠簸疗法　　B. 胃肠减压、解痉、镇痛　　C. 手术切除套叠部分
    D. 空气灌肠　　E. 静观病情

（张　岳）

第二十五章

结肠、直肠与肛管疾病

学习目标

◆掌握　肛管、结直肠疾病常用的检查方法；结肠癌、直肠癌、直肠息肉、肛裂、直肠肛管周围脓肿、肛瘘、痔的临床表现、诊断和处理原则。

◆熟悉　肛管、结直肠的解剖特点；肛裂、直肠肛管周围脓肿、肛瘘、痔的病因病理。

◆了解　肛管、结直肠疾病常用的特殊检查方法；直肠、肛管的检查方法；结肠、直肠及肛管的解剖生理。

第一节　结肠、直肠及肛管的解剖生理

（一）结肠解剖生理

结肠分为盲肠、升结肠、横结肠、降结肠和乙状结肠。成人结肠长 120 ~200 cm(平均约 150 cm)。升结肠、降结肠在前面和两侧均有腹膜覆盖，为腹膜间位器官。横结肠和乙状结肠全部有腹膜包被，为腹膜内位器官。结肠的三大解剖标志是结肠带、结肠袋和肠脂垂。结肠的血液供应来自两部分：右半结肠由肠系膜上动脉所供应，分出回结肠动脉、右结肠动脉和中结肠动脉；左半结肠由肠系膜下动脉所供应，分出左结肠动脉和数支乙状结肠动脉。静脉与同名动脉伴行，其血液分别经肠系膜上静脉和肠系膜下静脉汇入门静脉。结肠主要功能是吸收水分、储存和转运粪便，吸收功能主要在右侧结肠。此外，还能分泌碱性的黏液润滑肠道，也分泌多种胃肠激素。

（二）直肠肛管解剖生理

1. 直肠肛管解剖　直肠是大肠的末端，上端起于第 3 骶椎平面接乙状结肠，沿骶前向下至尾骨平面连接肛管，向前弯曲约 90°，长 12 ~15 cm，以腹膜反折为界分上段直肠和下段直肠，前面的腹膜折返折成直肠膀胱陷凹或直肠子宫陷凹。直肠下端黏膜缩窄后形成 8 ~10 个隆起纵形皱襞，称肛柱(图 25-1)。相邻两柱基底间的半月形皱襞，称肛瓣。肛瓣与肛柱之间的直肠黏膜形成的袋状小窝，称肛窦。其窦口向上，深 3 ~5 mm，窦底有肛腺开口，窦内易致粪便滞留，常引发肛窦炎。

肛管上起始齿状线，下至肛门下缘，长 1.5 ~2 cm。其上部为移行上皮，下部为鳞状上皮。齿状线为直肠与肛管的交界线，由肛瓣下缘和肛柱下端组成，呈齿轮状。齿状线上有 2 ~6 个乳头状突起，称肛乳

头。齿状线在解剖和临床上均有重要意义，现将齿状线上下解剖及临床特点总结如表 25-1 所示。

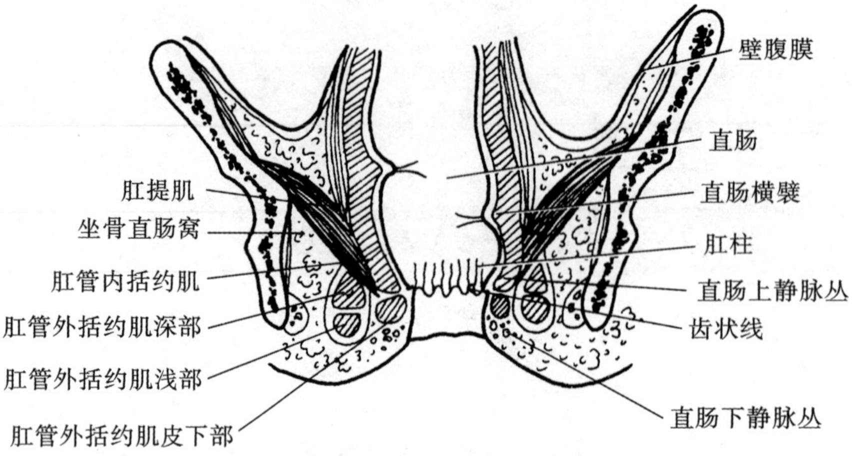

图 25-1 直肠肛管纵剖示意

表 25-1 齿状线上下解剖及临床特点

项目	齿状线以上（直肠）	齿状线以下（肛管）
组织结构	黏膜	皮肤
神经支配	自主神经支配，无疼痛感	阴部内神经支配，疼痛敏感
动脉供应	直肠上、下动脉	肛动脉
静脉回流	痔内静脉丛→门静脉	痔外静脉丛→下腔静脉
淋巴回流	腹主动脉周围或髂内淋巴结	腹股沟淋巴结或髂外淋巴结

直肠内层环肌延伸至直肠下端增厚，构成肛管内括约肌（图 25-2），围绕肛管上 2/3，为不随意肌。肛管外括约肌分皮下部、浅部和深部，为随意肌，对控制大便排泄起主要作用。皮下部围绕肛管下端，切断不易引起肛失禁。由外括约肌深部、耻骨直肠肌、肛管内括约肌和直肠外层纵肌纤维组成一个肌环，称肛管直肠环。此环是肛管的重要结构，如被切断，可引起大便失禁。

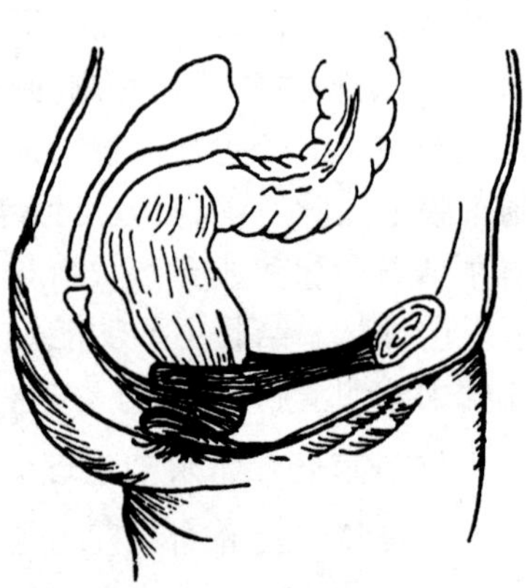

图 25-2 肛门括约肌

直肠肛管周围有数个间隙，是感染的常见部位。在肛提肌以上的间隙有：①骨盆直肠间隙，在直肠两侧，左右各一；②直肠后间隙，在骶骨与直肠之间。在肛提肌以下的间隙有：①坐骨肛管间隙，在肛管两侧，左右各一；②肛门周围间隙，位于坐骨肛管横膈与肛门周围皮肤之间。这些间隙内充满脂肪和疏松结缔组织，是感染的常见部位（图 25-3）。

2. 直肠、肛管生理功能　直肠有排便、吸收和分泌功能，可吸收少量的水、盐、葡萄糖，也能分泌黏液以利排便。直肠和肛管具有排便的功能，直肠下端是排便反射的主要发生部位，是排便功能中的重要环节，直肠手术时应防止损伤，否则易引起术后大便失禁。

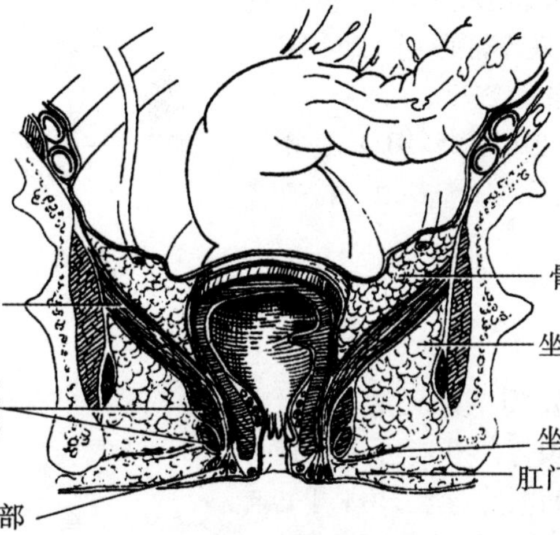

图 25-3　直肠肛管周围间隙

第二节　结肠、直肠及肛管的检查方法

一、常见检查体位

(一)病史采集

1. 便血　便血可以是淡红色、鲜红色、红褐色、黑色或隐性出血,也可手纸带血或滴血等。诊断时注意结合便血有无其他伴随症状,必要时需做进一步检查以助诊断。

2. 排便情况　排便的习惯与性状与肛肠疾病关系密切,也是问诊的重点之一。问诊包括排便性状、次数、是否费力、有无排便不尽感、是否伴有黏液、脓血、里急后重等,大便是否成形、有无变细、疼痛、异物脱出感等。排便习惯的改变往往是提示直、结肠肿瘤的重要征象之一,需注意防范。

3. 疼痛　疼痛也是直肠、肛管疾病常见的就诊原因之一,严重影响患者的生活与工作。血栓性外痔、肛裂、肛周脓肿及内痔脱出嵌顿都是引起疼痛的常见原因。除此之外功能性肛门疼痛、神经性疼痛、坐尾骨疾病在临床也可见到。

4. 肛门及肛周肿物　肛门和肛周肿物的鉴别诊断包括各种良、恶性肿瘤及皮肤病变。肛周肿物脱出常见于脱垂的痔疮、直肠黏膜(俗称脱肛)、肥大肛乳头、息肉、尖锐湿疣、梅毒等。

5. 分泌物　常见的主诉是肛门潮湿、黏液感或发现内衣有异常沾染物,有时伴有肛门瘙痒、疼痛等不适。注意患者既往有无手术史造成肛门畸形、瘘管、外伤或产伤等导致肛门闭合不严。

(二)体位

患者的体位对直肠、肛管疾病的检查很重要,体位不当可能引起疼痛或遗漏疾病,常根据病情选择如下体位。

1. 左侧卧位　直肠指诊常采用体位(图 25-4A),尤其适用于危重、年老体弱的患者。

2. 膝胸位　肛管检查常用体位,患者双膝跪于检查床上,头胸部贴在床面,臀部抬高,两膝略分开(图 25-4B),肛门部暴露清晰,便于肛镜、直肠镜插入。

3. 截石位　直肠肛管手术多用此体位。仰卧屈起下肢并抬高外展，同时髋、膝关节屈曲（图 25-4C）。此体位患者舒适，但要求有特殊检查床。

4. 蹲位　取下蹲排大便姿势（图 25-4D），适用于内痔脱出、直肠息肉、直肠脱垂等检查，多用于检查内痔或脱肛等。

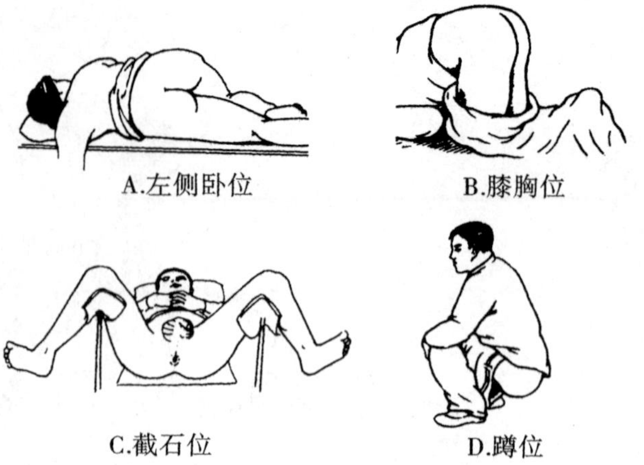

图 25-4　直肠肛管常用检查体位

二、常用检查方法

1. 肛门视诊　观察肛门及周围有无脱出物、瘘口、脓肿、外痔、瘘口、脓肿、肛裂等。肛瘘可见瘘管外口或肛周沾有粪便或脓性分泌物；血栓性外痔可见蓝紫色的肿块；肛裂在肛管后正中处可见条形溃疡；肛周脓肿可见炎性肿块。

2. 直肠指诊　是肛管直肠疾病重要的检查方法，对于及早发现肛管、直肠癌有重大意义，如有肛裂、肛管周围感染应暂缓检查。指诊时应注意肠壁周围有无触痛、肿块、波动、狭窄等。在直肠前壁，男性可扪及前列腺，女性可触及子宫颈，手指抽出时，观察手套上有无血液、黏液。

3. 肛门镜检查　用于地位直肠病变和肛门疾病的检查，能了解低位直肠癌、痣、肛瘘等疾病的情况，还可以进行简单的治疗，如取活组织检查等。如果局部炎症、肛裂、月经期应暂缓检查。

4. 肛门周围病变的记录方法　视诊、直肠指诊、肛门镜检查发现的病变，常采用顺时针定位法（图 25-5）予以记录，并标明体位。如截石位 3 点或胸膝位 12 点。

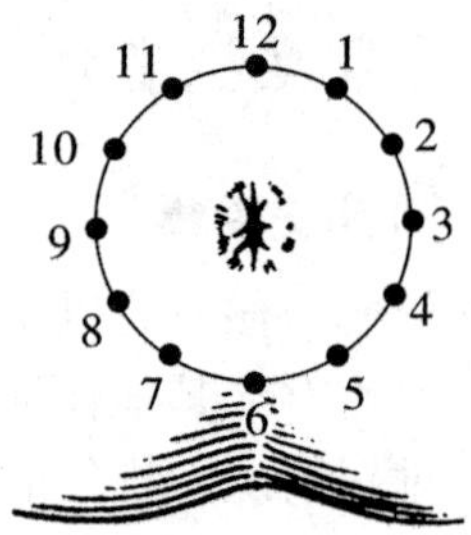

图 25-5　肛门检查的时钟定位

5. 纤维结肠镜检查　用于结肠和直肠检查，有极高的诊断价值。肉眼直接观察结肠腔内黏膜表面情况，并可做活组织检查。对于大肠息肉可经纤维结肠镜电灼切除，对于有腹痛、腹胀、腹泻、腹部肿块和大便带血者做纤维结肠镜检查是必要的。

6. 超声内镜检查　超声内镜（EUS）是将内镜和超声相结合的消化道检查技术，将微型高频超声探头安置在内镜顶端，当内镜插入体腔后，在内镜直接观察消化道黏膜病变的同时，可利用内镜下的超声行实时扫描，可以获得胃肠道的层次结构的组织学特征及周围邻近脏器的超声图像，从而进一步提高了内镜和超声的诊断水平。

7. X 射线检查

（1）消化道造影检查　造影术包括单对比和双对比造影。气钡双重对比造影广泛应用后，使钡餐检查对胃、肠道肿瘤诊断的准确率有了明显的提高，同时对胃肠道炎症、溃疡性疾病等的诊断也更准确了，具有方便、快捷、准确等优点。

（2）腹部透视与平片　腹部平片是结直肠外科急腹症的首选检查，平时也是应用较多的一项检查。

（3）排粪造影　排粪造影是通过向患者直肠注入造影剂，对患者“排便”时肛管直肠部位进行动、静态结合观察的检查方法。它能显示肛管直肠部位的功能性及器质性病变，为临床上便秘的诊断治疗提供依据。

（4）CT 与 CT 结肠造影　CT 结肠造影为新近发展起来地结直肠病变检查手段，是用多排螺旋 CT 技术将充气扩张的全结肠薄层扫描后的原始数据经相应的计算机软件处理后获得的一系列重建图像，因其简单、快速、安全、非侵入性等优点，易于被患者接受。

(5)结肠传输试验　结肠传输试验检查是了解结肠传输功能的一种动力学检查方法。检查前3 d禁服泻药及对肠功能有影响的药物和刺激性食物,检查前1 d上午8点口服含标志物胶囊(20粒)1枚,此后每隔24 h拍腹部平片1张至第5天为止。检查期间直肠生活与饮食,每天记录存留在左、右半结肠及直肠、乙状结肠的标志物粒数。诊断标准是以3 d后大肠仍存留4粒(20%)以上标志物为传输异常。

8. 盆底肌电图检查　盆底肌电图检查是用于判断了解括约肌缺损的部位及范围的一种检查方法。盆底肌电图就是通过记录盆底肌肉在静息、排便状态下电活动变化,来了解盆底肌肉的功能状态及神经支配情况。

9. 肛管直肠测压　肛管直肠测压是利用压力测定装置置入直肠内,令肛门收缩与放松,检查内外括约肌、盆底、直肠功能与协调情况,对分辨出口型便秘的类型提供帮助的一种检查方法。肛管直肠测压还可以对术前病情及手术前、后肛管直肠括约肌功能评价提供客观指标。

10. 阴部神经终末运动潜伏期检测　经直肠电刺激阴部神经运动神经元,观察刺激后至肛门外括约肌产生收缩的时间,以检测阴部神经功能。

第三节　先天性巨结肠症

目前研究认为其发生与多基因遗传缺陷有关,系胚胎时因病毒感染或代谢紊乱、中毒等产生运动神经元发育障碍,使远端肠道肠壁肌间神经丛中神经节细胞缺如,导致远端肠管持续性痉挛、狭窄,近端肠管继发性扩张、肥厚(图25-6)。先天性巨结肠症是结肠远端及直肠壁神经节细胞缺如的肠道先天性发育畸形,其发病率仅次于先天性直肠肛管畸形,为1/5 000～1/2 000,以男性多见,男女比例为4∶1。

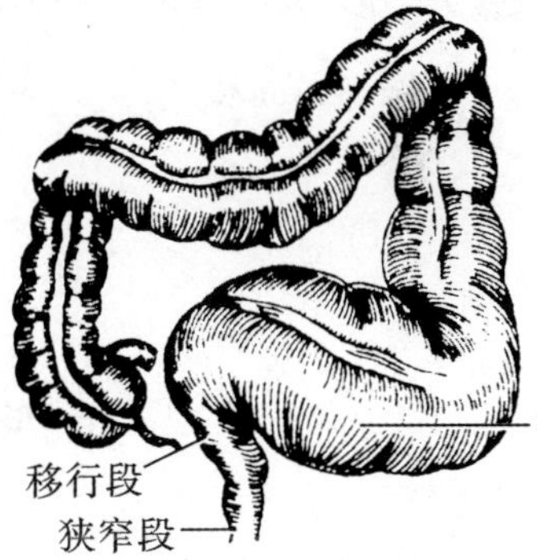

图25-6　先天性巨结肠

【临床表现】　本病临床特点为顽固性便秘和逐渐加重的腹胀,表现为慢性不全性结肠梗阻。

1. 腹胀、呕吐　多因粪便滞留使结肠肥厚扩张,腹部有时可见巨大的肠型和明显的肠蠕动波。

2. 包块　体检时可在左下腹触及粪性包块,直肠指检可见直肠壶腹部空虚,退出手指时扩张结肠内粪便和气体大量排出。

3. 便秘　多数患儿出生后胎便排出延迟,顽固性便秘腹胀,痉挛段越长,出现便秘症状越早越严重。痉挛段不太长者,多需灌肠辅助排便,同时有大量气体排出。痉挛段较长者,梗阻症状多不易缓解,有时需要进行急症手术治疗。

4. 全身表现　本病长时间易导致患儿生长发育迟缓和营养不良,出生后最初的2个月是并发症的多发阶段,严重者可出现水和电解质代谢紊乱、急性肠炎、肠穿孔等并发症,甚至迫及生命。

【诊断】　根据病史和临床表现多可做出诊断。为了解病的变部位和程度,常做以下检查。

1. X射线检查　①腹部平片:可见充气扩张结肠影显示结肠梗阻;②钡剂灌肠造影:可见经典的痉挛肠段和扩张肠段,排钡功能差,若24 h后仍有残钡是巨结肠的有力证据。

2. 直肠测压检查　判断肛管是否有正常松弛反射。

3. 组织化学检查　对直肠黏膜下固有层进行组化染色,可见乙酰胆碱酯酶强阳性的神经纤维。

4. 病理组织学检查　病变肠段黏膜下及肌层组织活检见不到神经节细胞。

【治疗】 先天性巨结肠症以手术治疗为主。

1. 非手术治疗　包括扩肛、甘油栓、盐水灌肠、缓泻药等。适用于全身情况不良患儿、超短段型病例及出生不足半年的新生儿等。

2. 手术治疗　原则是切除神经节细胞缺如的肠段及继发扩张、肥厚、神经节细胞变性的近段结肠，解除功能性肠梗阻，行正常结肠与直肠肛管吻合术。常用手术有 3 种（图 25-7）。

（1）Swenson 手术　切除病变肠段，直肠远端保留前壁 2 cm 和后壁 1 cm，自肛门翻出，结肠由翻出的直肠内拉出，行结肠直肠斜形吻合术。

（2）Duhamel 手术　切除病变结肠，保留直肠，远端闭锁。正常结肠自直肠后拖出，将直肠后壁与结肠前壁行侧吻合术。也可以用钳夹的方法使肠壁坏死脱落，结、直肠自然愈合。

（3）Soave 手术　切除病变结肠，剥除直肠黏膜。结肠经直肠肌鞘内拖出，行断端黏膜与肛管黏膜吻合术。

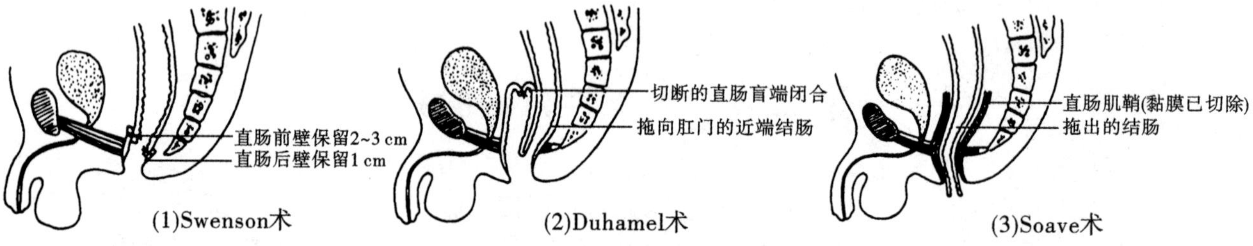

图 25-7　先天性巨结肠手术

第四节　先天性直肠肛管畸形

先天性直肠肛管畸形是在胚胎发育时期后肠发育障碍的结果，占先天性消化道畸形的首位，是小儿肛肠外科常见病、多发病，男女发病无差异。临床约有 50% 先天性直肠肛管畸形伴有直肠与泌尿生殖系统之间的瘘管形成。

【临床表现】

1. 排便障碍　新生儿在出生后检查正常位置无肛门，特别是生后 24 h 不排胎粪，易于发现。

2. 肠梗阻　在无瘘或伴有狭小瘘管的病例，出生不久即表现为无胎粪排出、腹胀、呕吐等急性完全性肠梗阻的表现。在肛门直肠狭窄或伴有瘘管的病例，可在几周、几月甚至更长时间后才出现排便困难、便秘、粪石形成，继发巨结肠等慢性肠梗阻症状。

【诊断】 根据以下几方面进行诊断：生后无胎粪，检查肛门即可证实；若肛管正常，直肠闭锁，指诊多可确诊；合并瘘管病例，详细检查会阴部，阴道口有无粪便或尿液混浊、排尿含气等。必要时可做瘘管造影予以证实；为确定畸形类型，明确直肠盲端的位置，可在出生 12 h 后行倒立侧位 X 射线平片。

【治疗】 根据直肠肛管畸形的类型不同，治疗方法也不同，但都必须手术治疗。目的是重建具有正常控制排便功能的肛门，方法和时间的选择根据畸形类型和合并瘘管情况而定。

1. 肛管直肠闭锁或合并细小瘘管，早期出现排便困难者，应在出生后立即手术。

2. 对于低位畸形的治疗，如肛门或直肠下段轻度狭窄，采用扩张术多能恢复正常功能。肛门膜样闭锁，仅需切除肛膜。肛管闭锁可经会阴游离直肠盲端，行肛管成形术。

3. 高位畸形的治疗，可采用经腹会阴肛门或后矢状切口入路行肛门直肠成形术。

第五节　直肠息肉

直肠息肉是泛指从肠黏膜表面突出肠腔的隆起性病变。直肠是息肉的多发部位，多合并有结肠息肉。除幼年型息肉外，其他直肠息肉多发生于40岁以上，年龄越大，发生率越高。

【病理】　大体分为：①炎性息肉（又称继发性息肉），是继发于各种肠道炎症的黏膜增生，最多见于溃疡性结肠炎，常为多发，较小，无蒂，癌变机会较少；②幼年型息肉（又称先天性息肉），多发生在5～10岁儿童，多数小于1 cm，单个多见；③腺瘤性息肉，最为常见，多为单个，带蒂，多数在1 cm左右，如迅速增大，发生不典型增生时可能癌变；④绒毛状腺瘤（又称乳头状腺瘤），表面呈绒毛状，触之有海绵状感觉，比较少见，常发生于成年人，腺瘤直径超过2 cm者易癌变；⑤家族性腺瘤性息肉病（又称遗传性多发性息肉），是一种常染色体显性遗传性疾病，结、直肠内常满布大小不等的息肉，广基或带蒂，癌变倾向很大。

【临床表现】　小息肉一般无症状，息肉增大可出现以下症状。

1. 直肠刺激症状　腹泻或排便次数增加，继发感染或溃疡时，可出现黏液血便，里急后重等直肠刺激症状。

2. 便血　间断性便血，血染于粪便之外，高位者粪便中可混有血，出血量多者为鲜血或血块。

3. 息肉脱出　当息肉位置低，排便时可脱出肛门外，呈鲜红色，樱桃状，便后多能自行回缩。

4. 肠套叠及肠梗阻　以盲肠息肉多见。

【诊断】　直肠息肉患者排便时常有鲜血、黏液便或便后有肿物脱出肛门外等，少数在体格检查中发现。大肠息肉发生在直肠中下段，可进行肛门指诊检查；位于乙状结肠的息肉可做纤维结肠镜、钡剂灌肠或气钡双重对比造影检查，必要时取活组织检查确诊。

【治疗】　直肠息肉的治疗主要是手术，术后切除标本送病理检查。

1. 手术切除

(1) 开腹手术　适用于内镜下难以切除、位置较高的癌变息肉或直径大于2 cm的广基息肉。

(2) 经肛门切除　位置较低的息肉，用肛门镜或扩肛器扩开肛门，在蒂部切断取出，残端贯穿缝扎。广基息肉应切除包括息肉周围的黏膜，缝合创面。绒毛状腺瘤，切线距腺瘤缘不少于1 cm。

(3) 肛门镜下显微手术切除　适用于直肠上段的腺瘤。经肛插入显微手术用肛门镜，通过电视屏幕，镜下切除息肉。

2. 内镜下电灼或冷冻切除　对带蒂良性息肉，可经内镜放圈套器套住蒂部予以电灼切除。对儿童型低位直肠息肉可采用冷冻、电灼基部切除或采用掐断摘除。

第六节　结肠癌

结肠癌是胃肠道常见的恶性肿瘤。近年来，我国的结肠癌发病率呈明显上升且有高于直肠癌的趋势，发病年龄逐渐老龄化，以41～65岁居多。好发部位依次是乙状结肠、回盲部、升结肠、降结肠和横结肠。

【病因与病理】

1. 病因　结肠癌的发病原因可能是多方面的。近年来，随着分子生物学技术的发展，认为结肠癌的发生与发展是经过黏膜增生、腺瘤及癌变的一个多步骤、多阶段、多基因起作用的细胞遗传性疾病。

(1)癌前疾病　①腺瘤：目前认为结肠癌约半数来自腺瘤的癌变；②溃病性结肠炎：特别是长期慢性溃病性结肠炎，由于肠黏膜反复破坏和修复，因而癌变率随病史的延长而增高，其病变程度及范围也与癌变呈正相关。

(2)膳食和运动　食物中过多的动物脂肪及动物蛋白的摄入，缺少新鲜蔬菜、水果及纤维素食品，缺乏适度的体力活动，使肠的蠕动功能下降，肠道菌群发生变化，肠道中胆酸和胆盐含量增多等，其结果都会引起或加重肠黏膜损害。

(3)其他因素　下列因素也与结肠癌的发病有关：①精神因素；②钼的缺乏；③阳光照射与维生素D的缺乏等；④遗传。

2. 病理与分型(图25-8)

(1)组织学分型　①腺癌：大多数结肠癌是腺癌，占75%～85%，腺癌细胞可辨认，排列成腺管状或腺泡状。分管状腺癌、乳头状腺癌、黏液腺癌和印戒细胞癌。②腺鳞癌：较少见，肿瘤由腺癌细胞和鳞癌细胞构成。③未分化癌：癌细胞小，形状与排列不规则，易侵入小血管及淋巴管，浸润明显。分化低，预后最差。

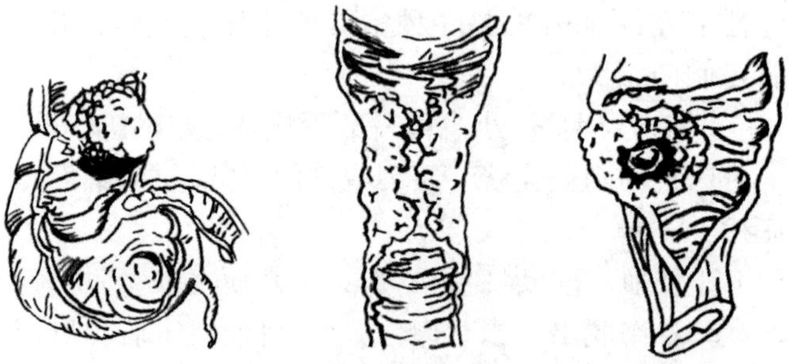

A.肿块型　　B.浸润型　　C.溃疡型

图25-8　结肠癌大体形态分型

(2)大体形态分型　①溃疡型：最常见，约占50%，是指肿瘤向肠壁深层生长并向肠壁外浸润，早期即可出现溃疡，边缘隆起，底部深陷，易发生出血、感染，并易穿透肠壁。细胞分化程度低，转移早。②浸润型：肿瘤环绕肠壁浸润，有显著的纤维组织反应，沿黏膜下生长，质地较硬，易引起肠腔狭窄和梗阻。该型细胞分化程度较低，恶性程度高，出现转移早。好发于左半结肠。③隆起型：肿瘤向肠腔内生长，瘤体较大，呈半球状或球状隆起，易溃烂出血并继发感染、坏死。该型多数分化较高，浸润性小，生长较慢，好发于右半结肠，特别是盲肠。

(3)临床分期　普遍采用Dukes法，详见表25-2。

表25-2　结肠癌Dukes法分期

分期		各期特点
A期	癌仅局限于肠壁内，又分为3个亚期	A_0期，癌局限于黏膜内
		A_1期，穿透黏膜达黏膜下层
		A_2期，累及黏膜肌层但未穿透浆膜
B期		癌穿透肠壁侵及浆膜但尚无淋巴结转移
C期	癌穿透肠壁且有淋巴结转移	C_1期：淋巴结转移限于结肠壁和结肠旁淋巴结
		C_2期：肠系膜淋巴结及系膜根部淋巴结转移
D期		远处淋巴结转移或腹腔转移，或广泛侵及邻近脏器而无法切除

(4)扩散转移　结肠癌的转移方式主要为淋巴结转移,首先转移到结肠壁和结肠旁淋巴结,然后到肠系膜血管周围和肠系膜根部淋巴结。血行转移到肝多见,其次是肺、骨等,也可直接浸润邻近器官和腹腔种植。

【临床表现】　由于右侧结肠和左侧结肠癌病理类型不同,临床表现也有区别。一般右侧结肠癌以全身症状、贫血和腹部肿块为主,而左侧结肠癌则以便秘、腹泻、肠梗阻、便血为主。早期症状不明显,发展后可出现以下症状。

1. 排便习惯与粪便性状改变　排便习惯改变是结肠癌患者的首发症状。可出现排便次数增多,腹泻与便秘可交替出现,黏液便或黏液脓性血便等。

2. 腹痛　常为持续性隐痛不适或腹胀感,若有肠梗阻时则腹痛加重或阵发性绞痛。

3. 腹部肿块　为瘤体或与网膜、周围组织浸润黏结的肿块,质硬,形体不规则,有的可随肠管有一定的活动度,晚期时肿块可固定。

4. 肠梗阻表现　为不全性或完全性低位肠梗阻症状,如腹胀、腹痛、便秘或便闭。体检可见腹隆、肠型、局部有压痛,并可闻及亢进的肠鸣音。

5. 全身症状　患者可出现贫血、消瘦、乏力、低热等。晚期还可出现肝大、黄疸、水肿、腹水、锁骨上淋巴结肿大及恶病质等。

【诊断】　结肠癌早期诊断的难点在于早期症状多较轻或不明显,易被忽视。

1. 高危人群　凡 40 岁以上有以下任何一种表现者均应视为高危人群:①直系亲属中有结、直肠癌病史;②有癌症史或肠道有癌前病变;③大便隐血试验持续阳性;④具有以下 5 项中的两项以上者:慢性腹泻、慢性便秘、黏液血便、慢性阑尾炎史及精神创伤史。为了做到早期诊断,应重视对高危人群和怀疑为结肠癌患者的监测。

2. 辅助检查　可行以下检查进一步明确诊断。

(1)血清癌胚抗原(CEA)无特异性,主要用于手术后疗效的评价和是否复发的监测。

(2)结肠镜检查　可观察全结肠,亦可电切、电凝及活检,可发现早期病变。

(3)X 射线检查　包括全消化道钡餐检查及钡灌肠检查。其病变征象最初可出现肠壁僵硬、黏膜破坏,随之可见恒定的充盈缺损、肠管腔狭窄等。对较小病灶的发现,还可肠腔注气做钡气双重对比造影检查效果更佳。对有结肠梗阻症状的患者,不宜做全消化道钡餐检查。

(4)B 超、CT 检查　均不能直接诊断结肠癌,但对癌肿的部位、大小以及与周围组织的关系,淋巴及肝转移的判定有一定价值。

【治疗】

手术切除仍然是目前的主要治疗方法,并可辅以化疗、免疫治疗、中药及其他支持治疗。

1. 手术治疗

(1)术前准备　除常规的术前准备外,结肠手术必须要做好肠道准备。包括以下几点。①清洁肠道:手术前 2 d 进少渣或无渣饮食;术前 1 ~2 d 服缓泻剂;根据有无排便困难可于术前 1 d 或数日进行清洁灌肠。②肠道消毒:杀灭肠道内致病菌,尤其是常见的厌氧菌如脆弱拟杆菌等,以及革兰氏阴性需氧杆菌。肠道准备充分,可减少术中污染,减少感染,有利愈合。前者的药物选择主要是应用甲硝唑(灭滴灵),后者可选用磺胺类药物、新霉素等。

目前国内外一些医院有采取全肠道灌洗方法做肠道准备,方法是由胃管滴注或口服特殊配制的灌洗液(含一定浓度的电解质及肠道消毒剂,保持一定的渗压),用量 4 ~8 L,患者蹲坐于排便装置上。可同时达肠道清洁和消毒的目的,但肠梗阻、年老、体弱及心肾功能不全者禁用。

(2)手术方法

1)右半结肠切除术　适用于盲肠、升结肠及结肠肝曲部的癌肿,见图 25-9(1)。切除范围:回肠末端 15~20 cm、盲肠、升结肠及右半横结肠,连同所属系膜及淋巴结。肝曲的癌肿尚需切除横结肠大部及胃网膜右动脉组的淋巴结。切除后做回、结肠端端吻合或端侧吻合。

2)横结肠切除术　适用于横结肠癌肿,见图 25-9(2)。切除范围:横结肠及其肝曲、脾曲。切除后做升、降结肠端端吻合。

3)左半结肠切除术　适用于降结肠、结肠脾曲部癌,见图 25-9(3)。切除范围:横结肠左半、降结肠、部分或全部乙状结肠,连同所属系膜及淋巴结。切除后结肠与结肠或结肠与直肠端端吻合。

4)乙状结肠癌肿的根治切除,图 25-9(4)。根据癌肿的具体部位,分别采用切除整个乙状结肠和全部降结肠或切除整个乙状结肠、部分降结肠和部分直肠,做结肠直肠吻合术。

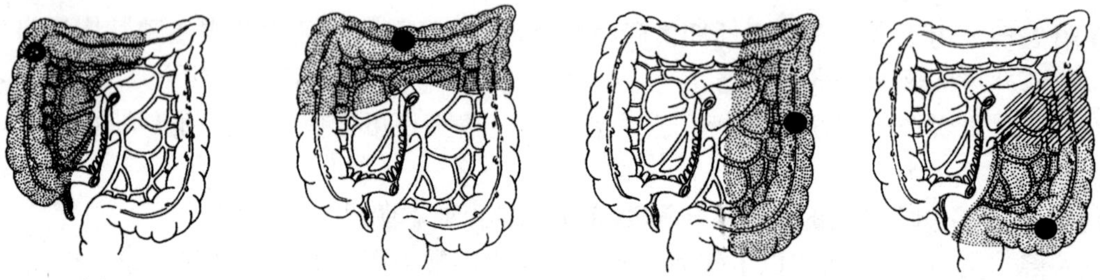

(1)　(2)　(3)　(4)

图 25-9　各部位结肠癌的根治切除范围

(1)右侧结肠癌切除范围　(2)横结肠切除范围　(3)左侧结肠癌切除范围　(4)乙状结肠癌切除范围

2. 药物治疗　化疗用于根治术后,Dukes B、C 期结肠癌的综合治疗。化学治疗配合根治性手术,可提高 5 年生存率。目前,常用的化疗方案均以氟尿嘧啶为基础用药。静脉化疗最常用,也可经肛门用氟尿嘧啶栓剂或乳剂用药的方法,以减轻化疗的全身毒性。还有经口服、动脉局部灌注及腔内给药等方法。

第七节　直肠癌

直肠癌是消化道最常见的恶性肿瘤之一,在我国直肠癌有以下流行病学特点:直肠癌比结肠癌的发病率高,但近年来有些地区结肠癌的发病率增高,结肠癌与直肠癌发病率比已接近 1∶1;青年人中直肠癌发病年龄逐渐增高,低位直肠癌占直肠癌的 60%~75%。

【病因与病理】

1. 病因　相关因素包括以下几点。①慢性炎症的刺激:如血吸虫病,慢性溃疡性结肠炎患者的发病率较高;②不合理饮食:如高蛋白、高脂肪、少纤维素膳食等,脂肪、肉食使胆汁分泌增加和肠道内细菌组成的改变,胆酸、胆盐生成增多,被肠道厌氧菌分解为不饱和的多环羟、甲基胆蒽;③遗传因素:抑癌基因突变和遗传不稳定性导致直肠癌的易感人群增高;④癌前病变:息肉病的恶变倾向已是肯定的事实,如家族性息肉病和绒毛状腺瘤癌变率最高。

2. 病理　组织学分类、大体分型和临床病理分型与结肠癌相同,参见本章第六节。

【临床表现】

1. 直肠刺激症状　早期为排便习惯和性状的改变,如便血、黏液便、黏液血便等,肛门下坠感,甚者有里急后重，并可伴腹胀、下腹不适等。

2. 肠梗阻症状　为直肠癌肿所致的不完全性梗阻表现，有排便困难、排便变细、伴腹痛、腹胀。甚者可见肠型并有肠鸣音亢进等。甚者有粪形变细等。

3. 肿瘤破溃感染症状　如血便、黏液便、脓血便或排便疼痛不适等。

4. 其他　若肿瘤侵犯了周围组织、器官时，可出现相应器官病变的症状，如侵犯肛管可有局部剧痛。肛门括约肌受累可致便失禁，常有脓血溢出肛外。前方侵及膀胱可出现尿频、尿痛、排尿困难。向后侵犯骶神经丛时，出现骶部、会阴部的持续性剧痛，并牵涉下腹部、腰部及大腿部疼痛。癌转移至肝脏时，可有肝大、黄疸、腹水等症状。晚期患者可有消瘦、贫血、水肿或恶病质等。

【扩散和转移方式】

1. 直接浸润　癌肿在肠壁内扩展多环绕肠腔蔓延，沿肠管长轴扩展者少；晚期可穿透肠壁向盆腔浸润，累及盆腔内脏器，如膀胱、内生殖器等。

2. 淋巴结转移　为主要扩散途径。向上沿直肠上动脉、肠系膜下动脉及腹主动脉周围淋巴管转移，一般不向下转移。直肠下段癌肿可向两侧转移至髂内淋巴结或腹股沟淋巴结。

3. 血行转移　肿瘤可经肠系膜下静脉、门静脉转移至肝，也可由髂静脉转移至肺、骨和脑等。

【诊断】　关键是对大便习惯改变和便血患者应予高度重视，认真鉴别，进一步检查排除癌肿的可能性。

1. 大便隐血检查　是普查或对高危人群进行初步筛查的手段，阳性者再做进一步检查。

2. 直肠指诊　简便、易行、较为准确可靠的初步筛查，是诊断直肠癌最重要的方法。约 80% 的患者仅靠指诊即可发现。通过指诊还可判断肿块部位、大小、浸润程度、与周围的组织关系等。

3. 内镜检查　包括直肠镜、乙状结肠镜及纤维结肠镜检查。直肠指诊后应在直视下协助诊断，并取活组织做病理检查，以确定肿块性质。

4. 影像学检查　包括大肠气钡灌肠造影、腔内超声及超声内镜检查、CT 及 MRI 检查，一般仅作为排除结、直肠多发性肿瘤及转移的方法。

5. 肿瘤标记物　癌胚抗原（CEA）水平与肿瘤进展程度有关，对监测预后和复发有重要意义。

【治疗】　直肠癌主要治疗手段包括手术、放疗和化疗。高位直肠癌的治疗与结肠癌基本相同。

> **讨论：**
> 如何选则手术方式？

1. 局部切除术　适用于 T_1 以内的直肠癌，并保证至少 3 mm 切缘。手术方式主要有经肛局部切除术、骶后入路局部切除术。

2. 根治性手术　对无远处淋巴结转移或脏器转移的患者，又无其他手术禁忌者，应尽早施行直肠癌根治术。具体手术方式有：

（1）低位前切除术（Dixon 手术）　是目前应用最多的直肠癌根治术，是一种保肛手术。根治原则要求肿瘤远端距切缘至少 2 cm，低位直肠癌至少 1 cm。此术式保留足够的直肠，在腹内直肠与乙状结肠行对端吻合。

（2）腹会阴联合直肠癌根治术（Miles 手术）　适用于腹膜返折以下的直肠癌。会阴部需切除部分肛提肌、坐骨肛门窝内脂肪、肛管及肛门周围 3 ~ 5 cm 的皮肤、皮下组织及全部肛管括约肌，于左下腹行永久性乙状结肠单腔造口。

（3）经腹直肠癌切除、人工肛门、远端封闭手术（Hartmann 手术）　由于避免了肛门部操作，手术时间缩短，适用于年老、体弱等原因不能行 Miles 手术或急性梗阻不宜行 Dixon 手术的患者。

3. 姑息性手术　如癌肿局部浸润严重或转移广泛而无法根治时，为了缓解症状，减轻患者痛苦，可将癌肿肠段做局限切除，缝闭直肠远切端，做乙状结肠造口或仅做乙状结肠造口。术后辅以放疗、介入治疗及化疗等综合治疗。

4. 化学治疗　目前方法较多,可选择应用。

(1)给药途径　常用途径有经静脉用药,是最普遍的化疗途径;肛门灌注;术中静脉分支置管;动脉灌注化疗等。

(2)药物　一般认为以选择氟尿嘧啶为主,配合其他药物联合化疗,如羟基喜树碱、丝裂霉素、表阿霉素、甲酰四氢叶酸钙、铂类等。

5. 放射治疗　术前放疗可控制原发病灶,提高切除率。病理证实有淋巴转移,癌肿已明显浸润至直肠周围组织时,可用术后放疗以降低复发率。

6. 其他治疗　可采用生物治疗、免疫治疗、基因治疗及中药治疗等。还可采用电灼、温热、冷冻、激光等治疗方法。

考点:

结肠癌、直肠癌的病因、病理、临床表现、诊断要点、治疗原则(包括直肠癌手术方案的选择);肛周疾病包括痔、肛裂、肛瘘、肛周脓肿的主要临床表现、诊断要点、鉴别诊断及治疗原则。

第八节　痔

痔是指直肠下段黏膜下、肛管皮下静脉丛发生淤血、扩大、曲张而形成的静脉团。任何年龄皆可发生,成年人多发,但随年龄增长而发病增多、病变加重,严重者影响生活和工作。

【病因】

1. 诱发因素　长期饮酒和进食大量的刺激性食物可使局部组织充血;肛周感染易致局部静脉周围炎、静脉弹性下降扩张淤血等。

2. 肛垫增生下移学说　肛垫是肛管上部黏膜下层内海绵状勃起组织,内有小动脉和小静脉、动脉和静脉短路交通并有平滑肌和结缔组织,由肌纤维和结缔组织使垫固定。由于局部组织变性、腹压增高等,使肛垫滑脱,内下移位成痔。

3. 静脉曲张学说　①门静脉及其分支无静脉瓣,血液易淤积,直肠黏膜下组织疏松,有利静脉血管扩大;②习惯性便秘者,由于长时间用力排便,使静脉丛内压长时间增高,逐渐破坏平滑肌纤维和弹性结缔组织,使静脉曲张;③腹内压力增高,如长期的坐立、便秘、妊娠期等,使静脉回流受阻。

【病理与分类】　按解剖部位痔可分为3类。

1. 内痔　是直肠上静脉丛形成的曲张静脉团块,位于齿状线以上,表面覆盖直肠黏膜,好发部位为截石位3、7、11时3处。

内痔又可分为4度。①Ⅰ度:无明显自觉症状,伴有大便带血,不伴痔核脱出;②Ⅱ度:常有便血,排便时痔块脱出肛门外,便后可自行回纳;③Ⅲ度:痔块脱出肛门后,不能自行回纳,需用手托回;④Ⅳ度:痔块长期脱出,不能回纳或回纳后又立即脱出。

2. 外痔　位于齿线以下,是直肠下静脉丛的曲张静脉团块,由肛管皮肤所覆盖,常因血栓形成或脱出肛门外,此时常会出现明显得疼痛。

3. 混合痔　由直肠上、下静脉丛互相吻合,互相影响,痔块位于齿状线上下,表面同时为直肠黏膜和肛管皮肤所覆盖,具有内外痔的共同特点。内痔发展到Ⅲ度以上多形成混合痔(图25-10)。

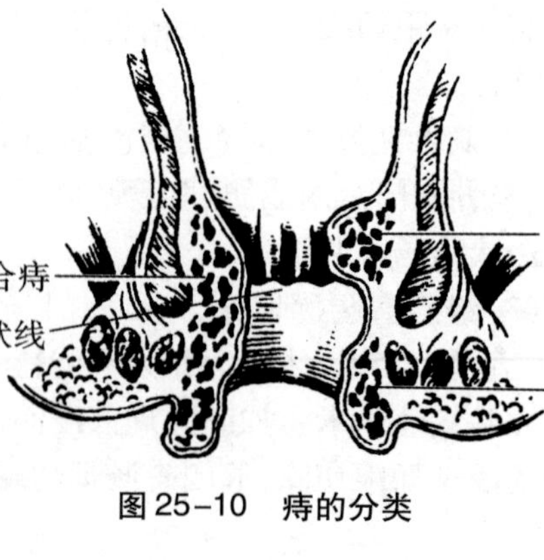

图25-10　痔的分类

【临床表现】　临床主要表现为便血和痔核脱出。

1. 便血　出血是早期内痔或混合痔的常见症状,常见于大便带血、便后滴血等，呈鲜红色、无痛，出血量一般不多，可自行停止。偶尔较多，甚至呈喷射状，长期便血可造成严重贫血。

2. 痔核脱出　见于Ⅱ、Ⅲ度内痔或混合痔，若痔核脱出肛门外，不能自行复位，需借外力还纳，否则容易嵌顿、坏死。

3. 疼痛　单纯内痔无疼痛，当内痔黏膜糜烂、水肿、继发感染时可有疼痛，如发生嵌顿绞窄，坏死感染，疼痛较明显。此外，血栓性外痔有较剧烈的疼痛。

4. 瘙痒　Ⅱ度以上内痔，直肠黏膜因痔块脱出，刺激分泌物增多，括约肌松弛，分泌物外流，使肛周皮肤瘙痒，甚至发生皮肤湿疹。

【诊断】　根据病史、临床表现和痔的检查，诊断不困难，但应与直肠癌、直肠息肉、溃疡性结肠炎等鉴别。痔的检查应按视诊、直肠指诊和肛门镜检查等顺序进行。

1. 视诊　检查时内痔和混合痔的内痔部分除非脱出，一般不能看见。脱出的痔块最好在排便后立即观察，可见痔块呈暗紫色，有时可见黏膜糜烂或出血点。

2. 直肠指诊　指检虽不能扪及痔块，但可排除其他疾病。

3. 肛镜检查　对于不能脱出的痔块需做肛镜检查，可见齿状线上黏膜呈团状隆起，截石位3、7、11点处最明显，为红色或暗红色，易出血，柔软，无触痛。

诊断中应与其他引起血便的直肠肛管疾病，如直肠癌、直肠息肉、溃疡性结肠炎等鉴别。

【治疗】　治疗原则：无症状的痔无须治疗，有症状的重在减轻或消除症状，而非根治，以非手术治疗为主。

1. 一般治疗　调理饮食，多吃蔬菜，润肠通便，便秘者可服用缓泻剂以软化大便，便后热水坐浴。局部可用栓（膏）剂，如痔疮栓（膏），有消炎、滑润、收敛的作用。若内痔脱出，可以手法复位；发生嵌顿者应立即行高锰酸钾温水坐浴，及时将痔团还纳，防止再次脱出。血栓性外痔局部外敷消炎止痛膏或理疗，必要时可行血栓剥除术。

2. 硬化剂注射疗法　适用Ⅰ、Ⅱ度内痔。将药物注射入母痔基部黏膜下层，易发生无菌性炎症反应，达到小血管闭塞和痔内纤维增生，硬化萎缩。常用的硬化剂有5%鱼肝油酸钠、复方明矾注射液、5%酚甘油溶液、消痔灵等。

3. 胶圈套扎法　适用于Ⅰ、Ⅱ、Ⅲ度内痔。是利用乳胶圈较强的弹性，套扎在痔核的基底部，使痔块产生缺血、坏死、脱落，创面愈合。当前临床各类套扎器已经广泛使用。

4. 多普勒超声引导下痔动脉结扎术　该手术方式适用于Ⅱ～Ⅳ度的内痔，采用一种特制的带有多普勒超声探头的直肠，于齿状线上方2～3 cm探测到痔上的动脉，然后进行准确的缝合结扎，通过阻断痔的血液供应达到治疗缓解症状的目的。

5. 手术疗法　适用于非手术治疗无效，痔脱出较重者或混合痔环状脱垂者。手术目的为摘除痣块和曲张的静脉、切除感染的肛窦。术后均须注意坐浴，加强局部用药，保持大便通畅，预防感染等。

常用方法有：

（1）痔单纯切除术　适用于Ⅱ、Ⅲ期内痔和混合痔。可在骶麻或局麻下进行。显露痔块后做与肛缘垂直的梭形切口，切开皮肤及黏膜将痔核分离，直至显露肛管括约肌。肠线缝合黏膜，肛管皮肤切口不缝合以做引流。

（2）吻合器痔上黏膜环切术　该方法主要适用于Ⅱ、Ⅲ度内痔、环形痔和部分Ⅳ度内痔。其方法是应用吻合器，环形切除齿状线上2 cm以上的直肠黏膜2～3 cm行吻合术，使下移的肛垫上移固定，取得了较好的临床效果。

（3）外痔血栓取出术　适用于血栓性外痔引起剧痛者。在局麻下做放射状切口，取出血栓后伤口开放，经常换药直至伤口愈合。

第九节　肛管直肠周围脓肿

肛管直肠周围脓肿是指直肠肛管周围软组织或其周围间隙发生的急性化脓性感染，继而发展成为脓肿，是多种病菌的混合性感染，包括大肠埃希菌、链球菌、结核分枝杆菌及厌氧菌等。多数脓肿在溃破或切开后形成肛瘘。

【病因与病理】　多数来自于肛窦内的感染，粪便内尖锐异物可损伤肠壁而引起感染，由于间隙内为疏松的脂肪组织，一旦感染极易扩散，甚至可延及两侧。少数肛管直肠周围脓肿可继发于外伤、炎性病变或药物注射。脓肿向体表穿破后可形成肛瘘。肛管直肠周围脓肿按其部位分为肛门周围脓肿、坐骨直肠窝脓肿、骨盆直肠窝脓肿等。

【临床表现】　其共同症状为肛周持续性疼痛和全身中毒症状。由于脓肿位置不同，又各有不同特点。

1. 肛门周围脓肿　最常见的类型，以肛周持续性跳痛为主要症状，局部具有浅部软组织化脓性感染的典型表现。初起时局部红肿、发硬、触痛，脓肿形成后则波动明显，如未及时治疗，脓肿可自行从皮肤穿破，形成外瘘或向肛窦引流形成内瘘。

2. 骨盆直肠窝脓肿　该间隙位置深，全身症状更明显而局部症状轻。有持续高热、头痛、恶心等，局部肛门坠胀，便意不尽，排尿不适等。检查肛周区无异常发现，指检在直肠侧壁外有隆起肿块或波动感，依靠穿刺抽脓确诊。

3. 坐骨直肠间隙脓肿　较常见。因坐骨肛管间隙位于肛提肌以下，范围较大，因此脓肿较大，较深，症状较重，全身可发热、畏寒，局部呈持续性胀痛而逐渐加重为跳痛，排便时可加重，有时出现排尿困难和里急后重。检查肛周，病初无明显体征，以后出现红肿、压痛，直肠指诊可扪及柔软有波动、有压痛的肿块，穿刺可抽出脓液。

【治疗】　脓肿一旦确诊，多需手术切开引流。如感染未形成脓肿时，可采用非手术治疗。肛周脓肿切开引流后绝大多数，约70%左右会形成肛瘘。近些年来文献报道，采用脓肿切开引流和一期挂线术可以避免肛瘘的形成。

1. 非手术治疗　主要采用：①热水坐浴；②局部理疗；③抗生素治疗，选用对革兰氏阴性杆菌有效的抗生素；④口服缓泻剂或液状石蜡以减轻排便时疼痛。

2. 手术治疗　关键是保证引流畅通，其方法因脓肿部位不同而异。

（1）肛门周围脓肿　在波动最明显处做肛管口处放射状切口引流，不需要填塞，以保证引流效果。

（2）坐骨直肠间隙脓肿　在腰麻或骶管麻醉下进行，先行穿刺定位，切口应距肛缘3～5 cm，呈弧形，要足够大，以保证通畅引流。

（3）骨盆直肠间隙脓肿　在腰麻或全麻下进行，在穿刺引导下引流，穿过肛提肌的切口也必须够大，其他一些脓肿均可经直肠切开引流，较低位的可在直视下进行，较高的需通过肛镜进行。

第十节　肛　瘘

肛瘘是肛管直肠与肛门周围皮肤相通的肉芽肿性管道，由内口、瘘管和外口组成。多数肛瘘由肛门直肠脓肿破溃或切开排脓后形成慢性感染性管道,少数为结核性,也可由肛管创伤感染引起。内口位于齿状线附近,外口位于肛门周围皮肤上,经久不愈。为肛管常见病之一,青壮年多发。

【分类】 分类方法很多,主要有3种,如图25-11所示。

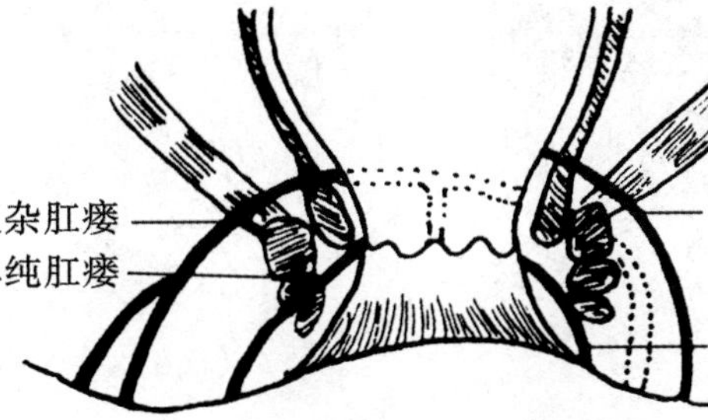

图25-11　肛瘘分类

1. 根据瘘管位置的高低分类　①高位肛瘘:瘘管位于外括约肌深部以上。②低位肛瘘:瘘管位于外括约肌深部以下。

2. 根据瘘管数目分类　①单纯性肛瘘:一个外口和一个内口,一个管道。②复杂性肛瘘:一个内口,一个以上外口,管道有多个分支。

3. 根据瘘管与括约肌关系分类　①括约肌间瘘:约占70%,多为低位肛瘘,瘘管穿过内括约肌,外口常只有一个,距肛缘3~5 cm。②经括约肌瘘:可为低位或高位肛瘘,约占25%,瘘管穿过内括约肌、外括约肌浅部和深部之间,外口常有多个,距肛缘约5 cm。③括约肌上瘘:为高位肛瘘,占4%,瘘管向上穿过肛提肌,再向下穿过坐骨肛门陷窝在肛周远处皮肤穿出。④括约肌外侧瘘:最少见,约占1%,瘘管穿过肛提肌与直肠相通,外口在肛周远处皮肤上。

【临床表现】 外口流出少量脓性、血性、黏液性分泌物是肛瘘的主要症状。局部皮肤受到刺激有瘙痒或形成湿疹。高位较大的瘘管还可有粪便及气体从外口排出,因瘘管位于肛管直肠环以上,不受括约肌限制。外口可因增生表皮覆盖而假性愈合,管内脓液淤积,形成脓肿,可出现全身感染中毒症状,不久脓肿穿破,症状消失。上述表现反复发作,是肛瘘的临床特点。

【诊断】 根据典型的临床表现,肛瘘的诊断并不困难,对于内外口的探查是诊断的关键。

1. 视诊检查　检查时在肛周皮肤上可找到外口,呈乳头状突起或肉芽组织隆起,挤压时可有少量脓性分泌物排出。

2. 直肠指诊或肛门镜检查　内口处有轻度压痛,有时可扪到硬结及条索样瘘管。不能确定时可用探针检查(宜用软质探针,不可造成假道);也可从外口注入亚甲蓝溶液1~2 mL,观察肛管直肠内纱布染色,寻找内口。必要时可行X射线造影检查,显示瘘管部位及走向。

【治疗】 肛瘘不能自愈,必须采取手术方法切除病灶或敞开瘘管,暴露创面使其愈合,这是肛瘘处理的原则。手术前确定内口的位置和瘘管与肛门括约肌的关系,是手术成功的关键。

1. 填塞法　0.5%的甲硝唑、生理盐水冲洗瘘管后,用生物蛋白胶自外口注入,该方法无创、无痛苦,对单纯性肛瘘可以采用,但是治愈率较低。

2. 瘘管切开术　适用低位单纯性肛瘘,内外括约肌之间的外瘘。先用探针从外口向内口穿出,沿探针切开或切除瘘管,敞开创面,坐浴换药至愈合。低位复杂性肛瘘可分期处理。

3. 瘘管挂线疗法　适用高位单纯性肛瘘,即内口在肛管直肠环平面上方,若手术切断可引起肛门失禁。方法:将探针从外口经瘘管在内口穿出,探针引导一无菌粗丝线或橡皮筋,将此线从内口经瘘管而在外口引出(图 25-12),然后扎紧丝线。挂线疗法最大的优点是不会造成严重的肛门失禁,该操作相对简单,出血少,换药痛苦相对较小,在橡皮筋脱落前不会发生皮肤切口假性愈合等优点。

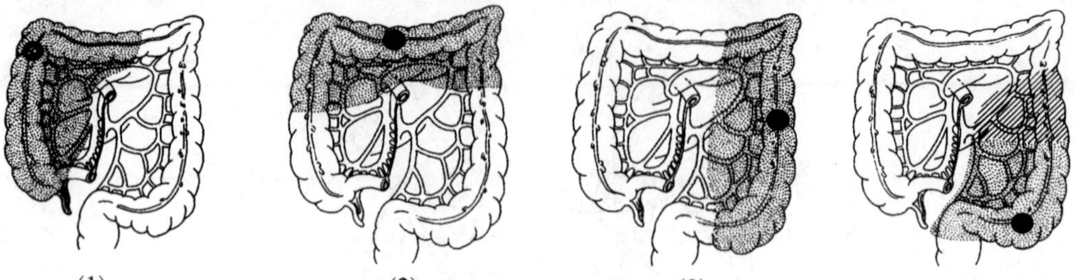

图 25-12 肛管挂线疗法

挂线时须注意:①找到内口的确切位置,不可造成假道,以免手术失败;②收紧丝线或橡皮筋前,要切开皮肤及括约肌皮下部,以减轻术后疼痛,缩短脱线日期;③结扎要适当收紧,过松不易勒断瘘管。术后热水坐浴,经 3 ~5 d 再拉紧一次,一般 2 周可完全断裂。

第十一节 肛 裂

肛裂是齿状线以下的肛管皮肤全层裂伤后所造成的慢性溃疡。与肛管纵轴平行,呈梭形或椭圆形,大小 0.5 ~1.0 cm。多发生在后正中部位,少数发生在前正中部位,青壮年男性居多,多在截石位 6 时和 12 时处。

【病因与病理】 常见病因有以下几种情况:多见于经常大便干结患者,因粪块干而硬,排便时用力过猛,排出时裂伤肛管皮肤,反复损伤导致裂伤深及全层皮肤;医源性损伤,如粗暴的检查亦可造成肛裂;肛管后正中部皮肤较固定,是肛裂的常见部位。

急性肛裂可见裂口整齐,表浅,呈红色。慢性肛裂因反复发作,底深不整齐,质硬,边缘增厚纤维化、肉芽灰白;肛裂基底灰白,裂口上端齿线上有乳头肥大,下端为一突出肛门外的袋状皮垂,又称“前哨痔”。肛裂上端肛乳头因炎症和纤维变,成肥大乳头。慢性肛裂的典型表现为“肛裂三联征”,即肛裂、“前哨痔”、肛乳头肥大(图 25-13)。

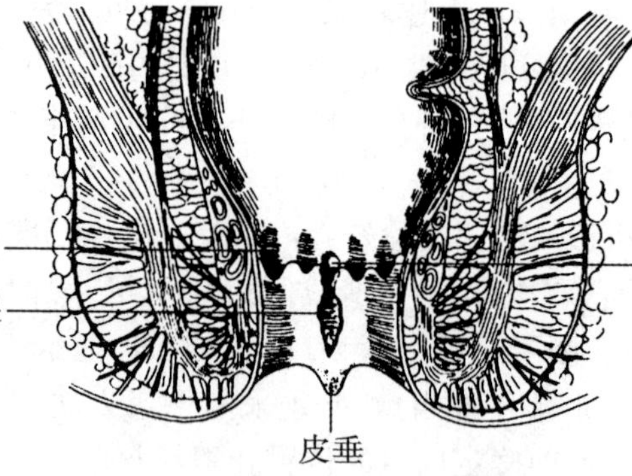

图 25-13 肛裂三联征

【临床表现】 疼痛、便秘和出血为肛裂的典型临床表现。

1. 出血　是肛裂的常见症状,量一般不多,色鲜红,表现为粪便表面带血、手纸染血或便后滴血。

2. 疼痛　为肛裂的主要症状,排便时撑开裂口,冲击溃疡面的神经末梢而造成剧烈疼痛,粪便排出后疼痛短暂缓解。然后肛门内括约肌痉挛,此痉挛性疼痛有时可持续数小时,直至括约肌疲劳后可缓解,被称为肛裂疼痛周期。

3. 便秘　既是主要症状也是造成肛裂的重要原因，用力排便时疼痛更明显，使之畏惧排便，加重粪便干结，使便秘加重，形成疼痛和便秘的恶性循环。

【诊断】　肛裂具有典型的疼痛、便秘和出血的表现，肛门检查时可见皮肤溃疡裂口、肛乳头肥大和"前哨痔"，即可确诊。但须与肛管上皮癌、结核性溃疡、克罗恩病、梅毒、软下疳等鉴别，必要时取活组织做病理检查予以证实。

【治疗】　原则是软化大便，清洁创面，缓解疼痛，解除括约肌痉挛，促使创面愈合。

1. 急性肛裂　主要采用非手术治疗：①口服缓泻剂，如液状石蜡、麻仁滋脾丸等，以软化大便；②1：5 000 高锰酸钾温水坐浴，创面可用 20% 硝酸银涂抹，以利肉芽生长；③可用 0.5% 利多卡因 10 ~ 15 mL 局麻，行扩肛术，可解除括约肌痉挛，扩大创面，促进裂口愈合；④指导患者饮食，多吃水果蔬菜等，纠正便秘。

2. 慢性肛裂　主要采用手术治疗，行肛裂切除术、内括约肌切断术。

(1)肛裂切除术　包括溃疡、肥大的肛乳头及"前哨痔"一并切除，还可切断外括约肌的皮下环肌纤维。创面不缝合，术后保持排便通畅、温水坐浴和伤口换药。

(2)内括约肌切断术　肛裂疼痛主要源于内括约肌的痉挛性收缩。用 0.5% 利多卡因局麻后，分离皮肤与内括约肌到齿状线，切断内括约肌，将肥大乳头及"前哨痔"一并切除。该术式治愈率高，但处理不当可能造成肛门失禁。

问题分析与能力提升

患者，女，60 岁，排便习惯改变半年，大便次数增多，有时带脓性黏液，偶尔混有血液，便后不适。既往体健，未诉有其他病史或者遗传病史，发病以来未行相关治疗及特殊检查，遂来就诊。

请问：①如果你是门诊医生，初步考虑的诊断是什么？②首要需做什么检查？又如何确诊？③一旦确诊后如需手术治疗如何选择最佳手术方案？

同步练习题

1. 直肠息肉中癌变倾向最大的是　(　　)

A. 管状腺瘤　B. 绒毛状腺瘤　C. 增生性息肉
D. 炎性息肉　E. 幼年性息肉

2. 直肠长度为　(　　)

A. 5 ~ 10 cm　B. 12 ~ 15 cm　C. 16 ~ 20 cm
D. 21 ~ 25 cm　E. 26 ~ 30 cm

3. 对于直肠内高位带蒂息肉，最合理的切除方式是　(　　)

A. 经肛门用丝线从根部结扎切除　B. 腹腔镜直肠部分切除　C. 剖腹行局部切除术
D. 经肛门用血管钳钳夹切除　E. 内镜下高频电切除

4. 齿状线是直肠肛管的重要分界许多解剖结构中，不以齿状线为分界的是　(　　)

A. 直肠上动脉与直肠下动脉　B. 直肠上静脉与直肠下静脉　C. 直肠与肛管的淋巴引流
D. 局部的交感副交感神经与阴部神经　E. 直肠上静脉与直肠下静脉肛管静脉

5. 有关齿状线解剖意义的描述中，错误的是　(　　)

A. 齿状线以上是黏膜，以下是皮肤
B. 齿状线以上发生的痔是内痔，以下的痔是外痔

C. 齿状线以上由直肠上下动脉供血，以下由肛管动脉供应

D. 齿状线以上淋巴引流入髂外淋巴结，以下注入腹股沟淋巴结

E. 齿状线以上受自主神经支配，以下属阴部内神经支配

6. 直肠癌行保肛手术时，应重视保护直肠下段。此措施最主要的意义在于 （　　）

A. 保留电解质吸收功能　　B. 保留葡萄糖吸收功能　　C. 保留黏液分泌功能

D. 保留水吸收功能　　E. 保留正常排便反射

7. 直肠指诊能够发现的直肠癌约占总数的 （　　）

A. 40%　　B. 50%　　C. 60%

D. 70%　　E. 80%

8. 男，23 岁，排便次数增多 1 个月。大便带血，直肠指诊于直肠侧壁触及柔软光滑的有蒂包块。最可能的诊断是 （　　）

A. 血栓性外痔　　B. 肛周脓肿　　C. 直肠息肉

D. 肛窦炎　　E. 直肠癌

9. 肛诊检查触及不规则肿物，质硬、固定，最可能是 （　　）

A. 肛裂　　B. 直肠癌　　C. 肛瘘

D. 内痔　　E. 直肠息肉

10. 肛诊检查触及黏膜外条索状肿物，质地稍硬、固定，最可能是 （　　）

A. 肛裂　　B. 直肠癌　　C. 肛瘘

D. 内痔　　E. 直肠息肉

11. 男，68 岁，半年来每天排便 4～5 次，便中带血及黏液。突发腹胀、停止排气排便 2 d。查体：体温 37.2 ℃。全腹轻微压痛，左侧腹部平脐可触及包块，腹部叩诊鼓音，肠鸣音 6～7 次/min，直肠指诊未触及肿物。实验室检查：血红蛋白 90 g/L，白细胞 6.7×10^9/L。X 射线透视全腹多个气液平面。为明确诊断最合适的检查是 （　　）

A. 结肠镜　　B. 腹部 B 超　　C. 腹部 CT

D. 全消化道钡剂造影　　E. 胃镜

12. 男，68 岁，低热伴右侧腹部隐痛不足半年。查体：贫血貌，右侧中腹部扪及 5 cm×3 cm 质硬肿块，可推动，压痛不明显。首选的检查方法是 （　　）

A. 胃镜　　B. 全消化道钡餐造影　　C. 结肠镜

D. 静脉肾盂造影　　E. 腹部 CT

13. 男，54 岁，反复脓血便半年，每天 3～4 次，在当地曾按“痢疾”治疗无明显效果。近 1 个月出现腹胀，伴阵发性腹痛。查体：消瘦，腹稍胀，质软，下腹轻压痛，右下腹可扪及一肿块，质较硬，尚可活动。首选的辅助检查 （　　）

A. 大便细菌培养　　B. CT　　C. 钡餐检查

D. 纤维结肠镜检查　　E. B 超

（周毕军）

第二十六章

胆道疾病

学习目标

◆掌握　急、慢性胆囊炎、胆囊结石、肝内外胆管结石、急性梗阻性化脓性胆管炎的临床表现、诊断和治疗原则。

◆熟悉　胆石症、胆囊炎和胆管炎的病因与病理。具有运用辅助检查结合临床表现对常见胆道疾病诊断及初步治疗的能力。

◆了解　胆囊息肉、胆囊腺瘤的临床表现、诊断和处理原则。

第一节　胆道系统与胆结石

一、胆道系统解剖生理

肝内胆管、肝外胆管共同组成胆道系统。

(一)胆道系统的应用解剖

1.肝内胆管　肝内胆管的行程是:起自毛细胆管→小叶间胆管→肝段、肝叶胆管→肝内部分的左右肝管。左、右肝管为一级支,左内叶、左外叶、右前叶、右后叶胆管为二级支,各肝段胆管为三级支。

2.肝外胆管　包括左、右肝管及肝总管、胆囊和胆囊管、胆总管(图26-1)。

(1)左、右肝管和肝总管　左、右肝管出肝后,在肝门部汇合形成肝总管。左肝管细长,长2.5～4 cm;右肝管粗短,长1～3 cm。肝总管直径为0.4～0.6 cm,长约3 cm,最长可达7 cm,其下端与胆囊管汇合形成胆总管。

(2)胆总管　肝总管与胆囊管汇合形成胆总管,长4～8 cm,直径0.6～0.8 cm。胆总管分为4段。①十二指肠上段:经肝十二指肠韧带右缘下行,肝动脉位于其左侧,门静脉位于两者后方,是临床上胆总管探查、引流的常用部位。②十二指肠后段:行经十二指肠第1段后方。其后方为下腔静脉,左侧有门静脉和胃十二指肠动脉。③胰腺段:在胰头后方的胆管沟内或实质内下行。胰头部肿块常在此处压迫或侵及造成梗阻性黄疸。④十二指肠壁内段:行至十二指肠降部中段,斜行进入肠管后内侧壁,长约1 cm。70%人的胆总管与主胰管在肠壁内汇合,膨大形成肝胰壶腹,亦称乏特(Vater)壶腹。壶腹周围有括约肌(称 Oddi 括约肌),末端通常开口于十二指肠乳头。Oddi 括约肌具有控制胆汁和胰液的排出和防止十二指肠内容物反流的重要作用。

(3)胆囊　呈梨形,位于肝脏脏面的胆囊窝内。长5~8 cm,宽3~5 cm,容积30~60 mL;分为底、体、颈三部。底部为盲端,是胆囊穿孔的好发部位;向左后上方延伸为体部;体部向前上弯曲变窄形成胆囊颈,三者间无明显界限。胆囊颈上部呈囊性扩大,称Hartmann袋,胆囊结石常滞留于此处。

(4)胆囊管　由胆囊颈延伸而成,长1~5 cm,直径0.2~0.4 cm。胆囊管内壁黏膜形成螺旋状皱襞,称Heister瓣,可减少胆结石进入胆总管。

(5)胆囊三角(Calot三角)　由胆囊管、肝总管、肝下缘所构成的三角区域。胆囊动脉、肝右动脉、副右肝管在此区穿过,胆道手术时应特别注意。胆囊淋巴结位于胆囊管与肝总管相汇处夹角的上方,可作为手术寻找胆囊动脉和胆管的重要标志。

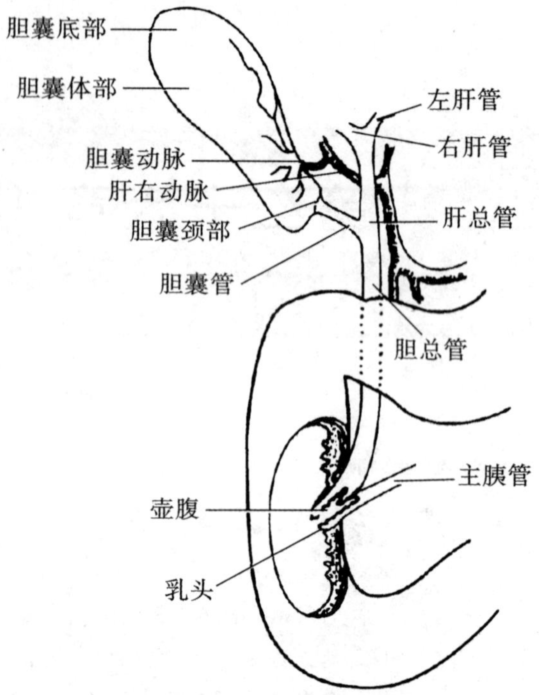

图26-1　肝外胆道系统解剖

3. 胆道的血管、淋巴和神经　胆道有丰富的血液供应,主要来自胃十二指肠动脉、肝总动脉和肝右动脉,这些动脉的分支在胆管壁周围相互吻合成丛状。胆囊、胆囊管、胆总管上部由胆囊动脉供血;胆总管下部的血供来自胰十二指肠动脉及十二指肠后动脉的分支。胆囊静脉和肝外胆道静脉直接汇入门静脉。

胆囊的淋巴引流入胆囊淋巴结和肝淋巴结,并与肝组织内的淋巴管有吻合。肝外胆管的淋巴引流入位于肝总管和胆总管后方的淋巴结。胆道系统分布着丰富的神经纤维,主要来自腹腔丛发出的迷走神经和交感神经。术中过度牵拉胆囊可导致迷走神经受激惹,诱发胆心反射,产生胆心综合征,甚至出现心搏骤停,需重视。

(二)胆道系统的生理功能

胆道系统具有分泌、储存、浓缩与输送胆汁的功能,对胆汁排放入十二指肠起着重要的调节作用。

1. 胆管的生理功能　胆管有输送胆汁、分泌黏液的功能。输送功能由胆囊和Oddi括约肌协调完成。另外,胆管分泌的黏液参与胆汁的形成。

2. 胆囊的生理功能　胆囊通过吸收分泌和运动而发挥浓缩、储存和排出胆汁的作用。其主要功能有:

(1)浓缩储存胆汁　胆囊容积仅为30~60 mL,但24 h内能接纳约500 mL胆汁,胆囊黏膜吸收水和电解质的功能很强,可将胆汁浓缩5~10倍而储存于胆囊内。

(2)排出胆汁　胆汁的分泌是持续的,而胆汁的排放则随进食而断续进行,通过胆囊平滑肌收缩和Oddi括约肌松弛来实现,受神经系统和体液因素的调节。每次排胆时相长短与食物的种类和量有关。每个排胆时相完成后仍约有15%的胆汁留在胆囊内。缩胆囊素(CCK)是餐后胆囊收缩的主要生理性刺激因子。

(3)分泌功能　胆囊黏膜每天分泌约20 mL黏液性物质,主要是黏蛋白,有润滑和保护胆囊黏膜的作用。胆囊管梗阻,胆汁中胆红素被吸收,胆囊黏膜分泌黏液增加,胆囊内积存的液体呈无色透明,称为“白胆汁”。积存“白胆汁”的胆囊称胆囊积水。

胆囊切除后，胆总管稍有代偿性扩大，管壁增厚，黏膜腺体肥厚增多，从而使肝胆汁在通过胆管系统时可得到一定的浓缩。

二、特殊检查方法

胆道疾病大多数可根据病史、临床表现和实验室检查做出诊断。但是，如果为明确疾病的位置、性质及鉴别诊断的需要，还需要选择一些特殊检查。

1. 超声检查　超声是诊断胆道疾病的首选方法。肝外胆管结石诊断准确率为80%左右，肝内胆管结石诊断准确率高者可达90%左右。对阻塞性黄疸的判断，根据胆管有无扩张、扩张部位和程度，可对黄疸进行定位和定性诊断，其准确率为93%～98%。超声显示肝外胆管上段直径>5 mm，中下段胆管>10 mm，即表示胆管扩张。胆总管及以上胆管扩张，提示胆总管下端或壶腹部梗阻。如肝内外胆管均未扩张，表示为非梗阻性黄疸。根据梗阻部位病变的回声影像可判别梗阻原因，结石呈强光团伴声影，可随体位移动；肿瘤呈不均匀增强回声或低回声，不伴声影。超声还可诊断胆囊炎、胆囊及胆管肿瘤、胆道蛔虫、先天性胆道畸形等其他胆道疾病。

2. 经皮肝穿刺胆管造影（PTC）　是在X射线或B超监视下，经皮穿入肝内胆管，再将造影剂直接注入胆道而使肝内外胆管迅速显影。可显示肝内外胆管病变部位、范围、程度等，有助于胆道疾病，特别是黄疸的诊断和鉴别诊断。本法对有胆管扩张者更易成功，结果不受肝功能和血胆红素浓度的影响。但其可能发生胆汁漏、出血、胆道感染等并发症，术前应检查凝血功能及注射维生素K 2～3 d；必要时应用抗生素，特别是有感染者。做好剖腹探查的准备，及时处理胆汁性腹膜炎、出血等紧急并发症。另外，可通过造影管行胆管引流（PTCD）或置放胆管内支架用做治疗。

3. 内镜逆行胰胆管造影术（ERCP）　ERCP是纤维十二指肠镜直视下通过十二指肠乳头将导管插入胆管和（或）胰管内进行造影。可直接观察十二指肠及乳头部的情况和病变，取材活检；收集十二指肠液、胆汁、胰液。造影可显示胆道系统和胰腺导管的解剖和病变。同时可行鼻胆管引流治疗胆道感染，行内镜下Oddi括约肌切开胆总管下端结石取石等治疗。ERCP可诱发急性胰腺炎、出血、穿孔和胆管感染等。

4. CT、MRI或磁共振胆胰管造影（MRCP）　具有成像无重叠，对比分辨力高的特点。能清楚显示肝内外胆管扩张的范围和程度，结石的分布，肿瘤的部位、大小，胆管梗阻的水平，以及胆囊病变等。CT及MRI检查安全、准确且无损伤。

5. 术中及术后胆管造影　胆道手术时可经胆囊管插管、胆总管穿刺或置管行胆道造影，了解有无胆管狭窄、结石残留及胆总管下端通畅情况，有助于确定手术方式。凡行胆总管T管引流或其他胆管置管引流者，拔管前应常规经T管或置管行胆道造影。

6. 胆道镜检查　胆道镜是适用于胆道检查和治疗的纤维内镜和电子内镜。胆道镜能直接观察胆管内有无病变、病变的性质、部位，且能作为手术的补充治疗，如取出结石、扩张狭窄、活体组织检查、局部止血等。术中胆道镜可从胆总管切开处插入胆管内检查，术后胆道镜可经T管瘘管或皮下空肠袢插入。

7. 其他的放射学检查　包括腹部X射线平片、口服法胆囊造影、静脉法胆道造影、低张十二指肠造影等。这些方法由于阳性率低、对疾病判断作用有限、影像不够清晰等原因，逐步被更现代化的检查手段代替，临床上已较少应用。

三、常见胆道疾病

胆石症是全球性疾病，是常见病和多发病。按结石部位分为胆囊结石、肝外胆管结石和肝内胆管结石（图26-2）。我国胆石症的种类和发病率随着人民生活水平的提高也出现了很大的变化。我国胆囊结石的发病率已达 10%，其中胆囊结石的发病率逐渐上升，原发性胆管结石的发病率逐渐下降。胆石症的收治率约占普通外科住院患者的 11.5%，女性与男性比例约为 3∶1。

胆石按其组成成分，分为 3 类(图 26-3)。

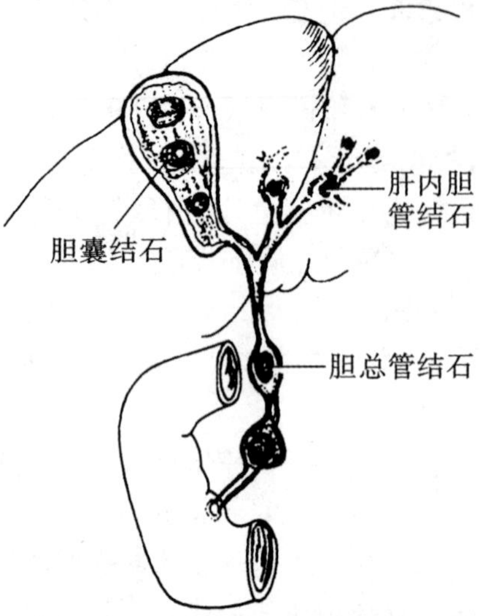

图 26-2　胆石分布

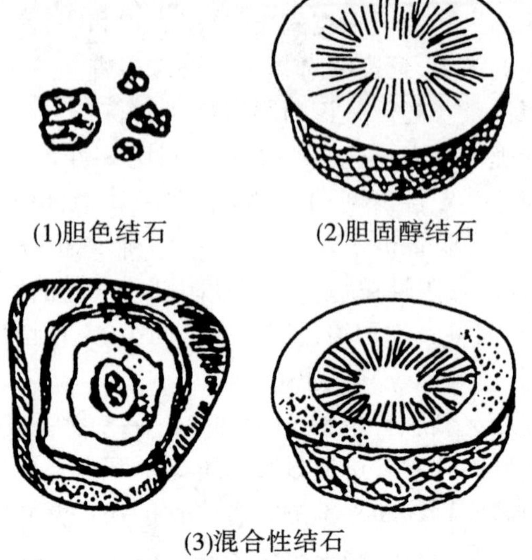

图 26-3　胆石的分类

1. 胆固醇类结石　成分以胆固醇为主，含量超过 70%，呈白黄、灰黄或黄色，呈多面体、圆形或椭圆形。质硬表面多光滑，剖面呈放射性条纹状。X 射线检查多不显影。主要位于胆囊内。

考点：
胆石症的临床表现、诊断与鉴别诊断、治疗。

2. 胆色素类结石　胆固醇含量低于 40%，分为胆色素钙结石和黑色素石。胆色素钙结石主要含胆色素，黑色、棕色或褐色，大小不一、形状不定，呈泥沙样，也可呈长条状或铸管形，质软、易碎，一般多发，X 射线不显影。主要位于肝内和肝外胆管。黑色素石呈黑色，质硬，常见于胆囊内。常见于溶血性贫血、肝硬化、心脏瓣膜置换术后患者。

3. 混合结石　由胆红素、胆固醇、钙盐等多种成分组成，60% 在胆囊内，40% 在胆管内。剖面中心呈放射状、外周为层状，含钙多的 X 射线可显影。

胆石症最主要的危险是引起胆道感染，根据胆石症产生和存在部位的不同，可并发胆囊炎、胆管炎，如化脓性细菌感染可并发急性化脓性胆管炎甚至全身的脓毒症、继发多器官功能障碍综合征。

胆道寄生虫以胆道蛔虫最常见，华支睾血吸虫也可寄生于胆道。胆道肿瘤包括良性和恶性肿瘤，如胆囊息肉、胆道腺瘤、癌肿，随着检查技术的进步，胆管癌的诊断治疗已有较多的报道。

第二节　胆囊结石与胆囊炎

一、急性结石性胆囊炎

【病因与病理】　急性结石性胆囊炎主要原因是结石引起胆囊管梗阻，造成胆囊内胆汁滞留，受压部位黏膜受损，继发细菌感染而引起急性炎症。致病菌主要是革兰氏阴性杆菌，以大肠埃希菌最常见，其他有粪肠球菌、克雷伯菌、铜绿假单胞菌等。常合并厌氧菌感染。

病变开始时胆囊管梗阻，黏膜充血、水肿、胆囊内渗出增加，胆囊肿大，如果此阶段采取治疗措施后梗阻解除、炎症消退，大部分组织可恢复原来结构，不遗留瘢痕，此为急性单纯性胆囊炎。如病情进一步加重，病变波及胆囊壁全层，囊壁增厚，血管扩张，甚至浆膜炎症，有纤维素或脓性渗出，此为化脓性胆囊炎。此时治愈也会导致纤维组织增生、瘢痕化，容易再次发生胆囊炎。如胆囊管梗阻未解除，胆囊内压继续升高，胆囊壁血管受压导致血供障碍，继而缺血坏疽，则为坏疽性胆囊炎。坏疽胆囊炎常并发胆囊穿孔，多发生在底部和颈部。急性胆囊炎的炎症可侵及邻近多个器官，甚至穿破至十二指肠、结肠等。

【临床表现】 女性多见，发病率 50 岁前为男性的 3 倍，50 岁后为男性的 1.5 倍。急性发作主要是上腹部疼痛，开始时仅有上腹胀痛不适，逐渐发展至呈阵发性绞痛；夜间发作常见，饱餐、进食肥腻食物常诱发发作。疼痛放射到右侧肩部、肩胛区和背部。伴恶心、呕吐、厌食、便秘等消化道症状。如病情发展，疼痛可为持续性伴阵发性加剧。患者常有轻度至中度发热，通常无寒战，可有畏寒，如出现寒战高热，表明病变严重，如胆囊坏疽、穿孔及胆囊积脓或可合并急性胆管炎。10% ~20% 的患者可出现轻度黄疸，可能是胆色素通过受损的胆囊黏膜进入血液循环或邻近炎症引起 Oddi 括约肌痉挛所致。10% ~15% 的患者可因合并胆总管结石导致黄疸。

体格检查：右上腹胆囊区域可有压痛，程度个体间有差异，炎症波及浆膜时可有腹部肌紧张及反跳痛，Murphy 征阳性。有些患者可触及肿大胆囊并有触痛。如发生坏疽、穿孔则出现弥漫性腹膜炎表现。

辅助检查：85% 的患者白细胞升高，老年人可不升高。少数患者有血清丙氨酸转移酶升高，约 1/2 的患者血清胆红素升高，1/3 的患者血清淀粉酶升高。B 超检查可见胆囊增大、囊壁增厚（>4 mm），明显水肿时见“双边征”，囊内结石显示强回声，其后有声影；对急性胆囊炎的诊断准确率为 85% ~95%。CT、MRI 检查均能协助诊断。

【诊断与鉴别诊断】 典型的临床表现结合实验室和影像学检查，诊断一般无困难。需要做出鉴别的疾病包括：消化性溃疡穿孔、急性胰腺炎、胆囊癌、肝脓肿、结肠肝曲癌，以及右侧肺炎、胸膜炎和肝炎等疾病。

【治疗】

1. 急性期非手术治疗　有时可作为术前的准备。包括患者取半坐卧位，禁食，营养支持，纠正水、电解质及酸碱代谢失衡；应用抗生素，解痉止痛、消炎利胆等。治疗期间应注意患者病情变化，随时调整治疗方案，如病情加重，应及时决定手术治疗。大多数患者经非手术治疗可控制病情，待日后行择期手术。

2. 手术治疗　急性结石性胆囊炎最终需要手术治疗，原则上应争取择期手术。急性期手术力求安全、简单、有效，对年老体弱、合并多个重要脏器疾病者，选择手术方法应慎重。

（1）急诊手术的适应证　①发病在 48 ~72 h 内者；②经非手术治疗无效或病情恶化者；③有胆囊穿孔、弥漫性腹膜炎、急性化脓性胆管炎、急性坏死性胰腺炎等并发症者。

（2）手术方法　①胆囊切除术：首选腹腔镜胆囊切除，也可应用传统的或小切口的胆囊切除；②部分胆囊切除术：如估计分离胆囊床困难或可能出血者，可保留胆囊床部分胆囊壁，用物理或化学方法破坏该处的黏膜，胆囊其余部分切除；③胆囊造口术：对高危患者或局部粘连解剖不清者，可先行造口术减压引流，3 个月后再行胆囊切除；④超声导引下经皮经肝胆囊穿刺引流术（PTGD）：可减低胆囊内压，急性期过后再择期手术。适用于病情危重又不宜手术的化脓性胆囊炎患者。

二、急性非结石性胆囊炎

【病因与病理】 急性非结石性胆囊炎发生率约占急性胆囊炎的5%。病因仍不清楚，通常在严重创伤、烧伤、感染或腹部非胆道手术等应激状态下发生，长期的全胃肠外营养也易发生。本病病理变化与急性结石性胆囊炎相似，但病情发展更迅速。致病因素主要是胆汁淤滞和缺血，导致细菌的繁殖且供血减少，更容易出现胆囊坏疽、穿孔。

【临床表现和诊断】 本病多见于男性、老年患者。临床表现与急性胆囊炎相似。腹痛症状常因患者伴有其他严重疾病而被掩盖，易误诊和延误治疗。

对危重的、严重创伤及长期应用肠外营养支持的患者，出现右上腹疼痛并伴有发热时应警惕本病的发生。若右上腹压痛及腹膜刺激征阳性或触及肿大胆囊、Murphy 征阳性时，应及时做进一步的检查。发病早期 B 超检查不易诊断，CT 检查有帮助，而肝胆系统核素扫描有约97%的患者可获得诊断。

【治疗】 因本病易坏疽穿孔，一经诊断，应及早手术治疗。可选用胆囊切除术或胆囊造口术。

三、慢性胆囊炎

慢性胆囊炎是胆囊持续的、反复发作的炎症过程，超过90%的患者有胆囊结石。

【病理】 特点是黏膜下和浆膜下的纤维组织增生及单核细胞的浸润，随着炎症反复发作，可使胆囊与周围组织粘连、囊壁增厚并逐渐瘢痕化，最终导致胆囊萎缩，完全失去功能。

【临床表现】 常不典型，多数患者有胆绞痛病史。患者常在饱餐、进食油腻食物后出现腹胀、腹痛。腹痛程度不一，多在上腹部，牵涉右肩背部，较少出现畏寒、高热和黄疸，可伴有恶心、呕吐。腹部检查可无阳性体征或仅有右上腹轻度压痛，Murphy 征或呈阳性。

【诊断】 根据临床表现结合辅助检查多能诊断。右上或中上腹部疼痛反复发作合并胆囊结石者，应考虑慢性胆囊炎的诊断。B 超检查可显示胆囊壁增厚，胆囊排空障碍或胆囊内结石。胃肠道钡餐、纤维胃镜、腹部 CT、泌尿系静脉造影等检查对鉴别本病与胃食管反流病、消化性溃疡、胃炎、急性胰腺炎、消化道肿瘤、右肾及输尿管等疾病有帮助。

> 考点：
> 急性胆囊炎的临床表现、诊断与鉴别诊断、治疗。

【治疗】 对伴有结石或确诊为本病的无结石者应行胆囊切除，首选腹腔镜胆囊切除。对无症状者或腹痛可能由其他并存疾病如消化性溃疡、胃炎等引起者，手术治疗应慎重。不能耐受手术者可选择非手术治疗，方法包括应用抗生素、口服溶石药物等，也可低脂饮食、服用消炎利胆药、中医中药等治疗。

第三节　肝外胆管结石与急性胆管炎

肝外胆管结石分为原发性和继发性胆管结石。原发性结石是指在胆管内形成的结石，形成的诱因有：胆道感染、胆道梗阻、胆管节段性扩张、胆道异物如蛔虫残体、虫卵、华支睾吸虫、缝线线结等。继发性结石主要是胆囊结石排进胆管并停留在胆管内，多为胆固醇结石或黑色素结石，少数可来自肝内胆管结石。

【病理】 肝外胆管结石的病理改变主要为结石导致胆管梗阻引起胆汁淤滞，容易引起感染，感染造成胆管黏膜充血、水肿，管壁瘢痕增厚加重梗阻，使不完全性梗阻逐渐变为完全性梗阻。当感染继续，胆道内压进一步增加，含有细菌和毒素的脓性胆汁可经毛细胆管逆流入血，导致脓毒症，局部胆管糜烂可腐蚀周围血管,导致胆道出血。较长时间的胆道梗阻、肝细胞不能分泌胆汁,可发展到胆汁性肝硬化。感染细菌以大肠埃希菌、金黄色葡萄球菌及厌氧菌较多见。

【临床表现】 肝外胆管结石可以无症状或仅有上腹部不适。如结石嵌顿在胆总管下端或壶腹部,可因胆总管平滑肌或 Oddi 括约肌痉挛引起腹部绞痛,位于剑突下或右上腹,多为绞痛,呈阵发性发作,或为持续性疼痛阵发性加剧,可向右肩或背部放射,常伴有恶性、呕吐。也有胆管结石嵌顿在胆总管下端而不引起腹痛,仅出现尿黄,皮肤巩膜黄染,大便颜色变浅。单纯性胆管结石如无合并胆管炎,不会出现寒战、高热。

当胆管结石合并急性胆管炎时,主要表现为查科(Charcot)三联征:腹痛,寒战、高热,黄疸。腹部查体胆囊肿大,右上腹压痛、肌紧张和反跳痛等腹膜炎体征。

无症状者实验室检查正常。胆管炎患者白细胞计数升高、核左移,肝功能检查丙氨酸氨基转移酶、天冬氨酸氨基转移酶等均可升高。影像学检查首选 B 超检查,可发现胆管内结石及胆管扩张影像;CT 能客观显示结石的部位和胆管扩张;MRCP 是无损的检查方法,可发现胆管梗阻的部位,有助于诊断。

【治疗】 肝外胆管结石的主要治疗方法为手术治疗。

1. 急性胆管炎的治疗原则

(1)一般治疗 ①禁食,如有呕吐、明显腹胀等可置放胃管;②纠正水、电解质及酸碱平衡紊乱;③解痉止痛;④可同时使用利胆药物;⑤使用敏感抗生素;⑥护肝及纠正凝血功能异常。

(2)胆管引流 是最主要的治疗,通过胆管引流以缓解胆管内高压,减少细菌毒素吸收。分非手术引流和手术引流。①非手术引流:是简单有效的方法,包括超声导引下的经皮胆管穿刺引流(PTCD)、经内镜从十二指肠乳头插管的鼻胆管引流(ENBD)。由于引流管容易脱落,只能短期引流作为过渡治疗,如治疗后好转,可行彻底的手术治疗;如引流效果不好,可行急诊手术。②手术引流:急性胆管炎患者,如血压稳定,体液和酸碱平衡已纠正,可行手术治疗。

2. 胆管结石的手术治疗原则和方法 手术治疗应达到:取尽结石、去除结石和感染的病灶、解除胆道狭窄并保持胆汁引流通畅,防止结石复发。具体方法有:

(1)胆总管切开取石、T 管引流术 可采用开腹或腹腔镜手术。适用于单纯胆总管结石,胆管上下端通畅,无狭窄或其他病变者。若伴有胆囊结石和胆囊炎,可同时行胆囊切除术。为防止和减少结石遗留,术中可采用胆道造影、B 超或纤维胆道镜检查。术中应尽量取尽结石,如条件不允许,也可以在胆总管内留置橡胶 T 管(不提倡应用硅胶管),术后行造影或胆道镜检查、取石。术中应细致缝合胆总管壁和妥善固定 T 管,防止 T 管扭曲、松脱、受压。放置 T 管后应注意:①观察胆汁引流的量和性状,术后 T 管引流胆汁 200~300 mL/d,较澄清。如 T 管无胆汁引出,应检查 T 管有无脱出或扭曲;如胆汁过多,应检查胆管下端有无梗阻;如胆汁混浊,应注意结石遗留或胆管炎症未控制。②术后 10~14 d 可行 T 管造影,造影后应继续引流 24 h 以上。③如造影发现有结石遗留,应在手术 4~8 周后待纤维窦道形成后行胆道镜检查和取石。④如胆道通畅无结石和其他病变,开腹手术可在术后 4 周左右拔管,腹腔镜手术可适当延长拔管时间。推荐在拔管前行胆道镜检查,确认无结石残留。

(2)胆肠吻合术 亦称胆汁内引流术,适用于:①胆总管远端炎症狭窄造成的梗阻无法解除,胆总管扩张;②胆胰汇合部异常,胰液直接流入胆管;③胆管因病变而部分切除无法再吻合。常用的吻合方式为胆管空肠 Roux-en-Y 吻合。

3. 内镜治疗 如胆囊已切除或仅有胆总管结石时,可行内镜下 Oddi 括约肌切开取石。将十二指肠镜插至十二指肠,从十二指肠乳头置入取石网篮,将结石取出。在开腹手术中、手术后,也可以使用胆道镜取石。

第四节　急性梗阻性化脓性胆管炎

急性梗阻性化脓性胆管炎(acute obstructive suppurative cholangitis,AOSC)是急性胆管炎的严重阶段,又称为急性重症胆管炎(acute cholangitis of severe type,ACST)。本病的发病基础是胆道梗阻及细菌感染。急性胆管炎时,如胆道梗阻未解除,胆管内细菌引起的感染没有得到控制,将逐渐发展至 AOSC 并威胁患者生命。

【病因与病理】　胆管结石是最常见的病因,还有各种原因引起的胆管梗阻,如胆道寄生虫、胆道肿瘤、硬化性胆管炎等。致病的细菌主要是革兰氏阴性细菌,其中以大肠埃希菌、克雷伯菌最常见。在革兰氏阳性细菌感染中,常见的有肠球菌。有 25% ~30% 合并厌氧菌感染。AOSC 最主要的损害是胆管内压增加,胆管黏膜炎症、水肿、糜烂,胆小管破溃至门静脉系统,大量细菌和毒素进入体循环,引起全身化脓性感染和多器官功能障碍。

【临床表现】

患者常有反复胆道疾病发作和(或)胆道手术史。本病除有急性胆管炎发作的 Charcot 三联症外,还有休克、神经中枢系统受抑制表现,称为 Reynolds 五联征。

本病发病急骤,病情发展迅速。可分为肝外梗阻和肝内梗阻两种,肝外梗阻腹痛、寒战、高热、黄疸均较明显,肝内梗阻则主要表现为寒战、高热,可有腹痛,黄疸较轻。常伴有恶心、呕吐等消化道症状。神经系统症状主要表现为神情淡漠、嗜睡、神志不清,甚至昏迷;合并休克可表现为烦躁不安、谵妄等。体格检查体温常呈弛张热或持续升高达 39 ~40 ℃,脉搏快而弱,血压降低。嘴唇发绀,甲床青紫,全身皮肤可有出血点和皮下瘀斑。剑突下或右上腹有压痛,可有腹膜刺激征。肝常肿大并有压痛和叩击痛。胆总管梗阻者胆囊肿大。

实验室检查:白细胞计数升高,可超过 $20\times10^9/L$,中性粒细胞比例升高,胞质内可出现中毒颗粒。肝功能有不同程度的损害,凝血酶原时间延长。肾功能也可能受损。

【诊断】

胆道疾病出现 Reynolds 五联征,即可诊断急性梗阻性化脓性胆管炎。如实验室检查白细胞明显增高,B 超发现胆道有结石、胆管扩张,应能确诊。

【治疗】

治疗原则是立即解除胆道梗阻并引流胆道。

1. 非手术治疗　既是治疗手段,又可作为手术前准备。主要包括:①维持有效的输液通道,尽快恢复血容量,除用晶体液扩容外,应加入胶体液;②联合应用足量抗生素,应先选用针对革兰氏阴性杆菌及厌氧菌的抗生素;③纠正水、电解质紊乱和酸碱失衡,常见为等渗或低渗性缺水及代谢性酸中毒;④对症治疗如降温、使用维生素和支持治疗;⑤如经短时间治疗后患者仍不好转,应考虑应用血管活性药物以提高血压、肾上腺皮质激素保护细胞膜和对抗细菌毒素,应用抑制炎症反应药物,吸氧纠正低氧状态;⑥经以上治疗病情仍未改善,应在抗休克的同时紧急行胆道引流治疗。

2. 紧急胆管减压引流　只有使胆道压力降低,才有可能中止胆汁或细菌向血液的反流,阻断病情的恶化。胆道减压主要为抢救患者生命,尽量做简单有效的胆道引流如胆总管切开减压、T 管引流。

3. 后续治疗　急诊胆管减压引流一般不可能完全去除病因,如不做后续治疗,可能会反复发作。如患者一般情况恢复,宜在 1 ~3 个月后根据病因选

> **考点:**
> 急性梗阻性化脓性胆管炎的病因、诊断、治疗。

择彻底的手术治疗。

第五节　肝内胆管结石

肝内胆管结石又称肝胆管结石，是我国常见而难治的胆道疾病。其病因复杂，主要与胆道感染、胆道寄生虫（蛔虫、华支睾血吸虫）、胆汁淤滞、胆管解剖变异、营养不良等有关。结石绝大多数为含有细菌的棕色胆色素结石。

由于肝左外叶胆管汇入左肝管的角度和左肝管汇入肝总管的方向及右后叶肝管弯曲度大，均不利于胆汁的引流，因此左外叶结石最常见，左肝管结石明显多于右肝管，右肝结石又以右后叶胆管为多。肝内胆管结石常进入胆总管，成为继发性肝外胆管结石。

【病因与病理】

肝内胆管结石引起肝内胆管炎症，反复炎症导致狭窄，狭窄部位以上的胆管扩张、成囊状。结石长时间堵塞肝段、肝叶胆管，使该区域肝细胞坏死、纤维增生、肝组织萎缩。胆管结石易引起胆管内感染，急性感染可发生化脓性胆管炎或肝脓肿等。

【临床表现】

肝内胆管结石如无阻塞胆管。可长期无症状。如胆汁引流受阻，则可出现腹胀痛、隐痛，并牵涉背部。如合并细菌感染，可表现为胆管炎症状，主要为寒战、发热，如不合并肝外胆管结石，可以不出现黄疸。体格检查有上腹压痛、肝大，肝区有压痛和叩击痛。

肝内胆管结石合并胆管炎容易引起肝脓肿，脓肿穿破膈肌和肺可发生胆管支气管瘘，咳出胆砂或胆汁样痰。长期梗阻甚至导致胆汁性肝硬化，继发门静脉高压症。结石的慢性刺激、胆管扩张和炎症，易导致胆管癌的发生，常表现为持续性腹痛，进行性消瘦，难以控制的感染，腹部出现肿物等。

影像学检查如 B 超、CT、PTC、MRCP 均有助于诊断肝内胆管结石，并能准确定位，指导治疗。

【治疗】

无症状的肝内胆管结石可不治疗，仅定期观察、随访即可。临床症状反复发作者应手术治疗，原则为尽可能取净结石、解除胆道狭窄及梗阻、去除结石部位和感染病灶、恢复和建立通畅的胆汁引流、防止结石的复发。手术方法包括：

1. 胆管切开取石　是最基本的方法，应争取切开狭窄的部位，沿胆总管向上切开甚至可达 2 级胆管，直视下或通过术中胆道镜取出结石，直至取净。难以取净的局限结石需行肝切除，高位胆管切开后，常需同时行胆肠吻合手术。

2. 胆肠吻合术　对于合并胆管狭窄，切除狭窄后必须要防止术后再狭窄、重建胆汁引流的通道，因此需做 Roux-en-Y 吻合手术。但是，取净结石是肝内胆管结石手术的基础要求，胆肠吻合手术应在取净结石的基础上施行，不能用以代替取石手术。

3. 肝切除术　对局限于肝段、肝叶的结石，在确定没有其他部位结石的基础上，可考虑肝段、肝叶切除手术。尤其是存在结石的肝段、肝叶合并纤维化、萎缩时，更应积极考虑做肝切除手术。

第六节　胆道肿瘤

一、胆囊良性肿瘤

(一)胆囊息肉

胆囊息肉是形态学的名称,泛指向胆囊腔内突出或隆起的病变,可以是球形或半球形,有蒂或无蒂,多为良性。

1. 病理　可分为:①肿瘤性息肉,包括腺瘤和腺癌,其他少见的还有血管瘤、脂肪瘤、平滑肌瘤、神经纤维瘤等;②非肿瘤性息肉,如胆固醇息肉、炎性息肉、腺肌增生等,尚有很少见的如腺瘤样增生、黄色肉芽肿、异位胃黏膜或胰腺组织等。胆固醇息肉是胆囊黏膜面的胆固醇结晶沉积;炎性息肉是胆囊黏膜的增生,呈多发,直径常小 1 cm,多同时合并胆囊结石和胆囊炎;胆囊腺肌增生是胆囊壁的增生性改变,如为局限型则类似肿瘤,但呈良性经过。

2. 临床表现　本病大部分是体检时由 B 超检查发现,无症状。少数患者可有右上腹疼痛,恶心、呕吐,食欲减退;极个别病例可引起阻塞性黄疸、无结石性胆囊炎、胆道出血、诱发胰腺炎等。体检可能有右上腹压痛。对此病的诊断主要依靠 B 超,但难以区分是肿瘤性还是非肿瘤性息肉,是良性还是恶性病变。鉴于少数胆囊息肉可能为早期胆囊癌或可发生癌变,因此对本病以下情况视为恶性病变的危险因素:直径超过 1 cm;年龄超过 50 岁;单发病变;息肉逐渐增大;合并胆囊结石等,特别是年龄超过 60 岁、息肉直径大于 2 cm 者。

实验室检查肿瘤标志物如癌胚抗原(CEA)、糖类抗原(CA19-9)有助于早期发现恶性病变。帮助确诊的方法有:①常规超声加彩色多普勒超声或声学血管造影检查;②内镜超声(EUS)检查;③CT 增强扫描;④超声引导下经皮细针穿刺活检。

3. 治疗　对有明显症状的患者,在排除精神因素,胃、十二指肠疾病,以及其他胆道疾病后,宜行手术治疗。无症状的患者如有上述恶变危险因的存在,应考虑手术。患者如无以上情况,不宜急于手术,应每 6 ~ 12 个月超声复查一次,观察息肉大小变化。直径小于 2 cm 的胆囊息肉,可行腹腔镜胆囊切除;超过 2 cm 或高度怀疑恶变,应剖腹手术,术中最好做快速切片病理检查,以便确定手术方式及切除范围。需要强调的是术后必须做石蜡切片病理检查,进一步确定诊断,包括疾病分期和病理学分级。

(二)胆囊腺瘤

胆囊腺瘤是胆囊常见的良性肿瘤,约占胆囊切除标本的 1.1%,多见于中、老年女性。可单发或多发,直径 0.5 ~ 2.0 cm,最大者可充满胆囊。腺瘤表面可溃破出血、坏死、感染。胆囊腺瘤的恶变率约为 1.5%,一直被认为是胆囊癌的癌前病变,一旦确诊,宜手术切除。术中应将切除的胆囊连同腺瘤送冰冻切片或快速切片病理检查,术后还应做常规石蜡切片检查。

二、胆囊癌

胆囊癌是胆道最常见的恶性病变,90% 的患者发病年龄超过 50 岁,平均 59.6 岁,女性发病为男性的 3 ~ 4 倍,国内统计约占肝外胆道癌的 25%。

【病因与病理】

流行病学显示,70% 的患者与胆结石有关,例如,胆囊癌合并胆囊结石是无结石胆囊癌的 13.7 倍,直径3 cm的结石合并胆囊癌是1 cm结石患者的10倍，而胆囊结石至发生胆囊癌的时间为10～15年。这说明胆囊癌是胆囊结石长期物理刺激的结果，可能还有黏膜的慢性炎症、细菌产物中的致癌物质等综合因素参与。此外，胆囊空肠吻合，完全钙化的“瓷化”胆囊，胆囊腺瘤，胆胰管结合部异常，溃疡性结肠炎等因素与胆囊癌的发生也可能有关。

胆囊癌多发生在胆囊体部和底部。腺癌占82%，包括胆管型腺癌、肠型腺癌、黏液腺癌等，其次为未分化癌占7%，鳞状细胞癌占3%，混合性癌占1%；其他少见的还有淋巴肉瘤、横纹肌肉瘤、网状组织细胞肉瘤、纤维肉瘤、类癌、癌肉瘤等。胆囊癌可经淋巴、静脉、神经、胆管腔内转移，也可腹腔内种植和直接侵犯邻近器官。沿淋巴引流方向转移较多见，途径多由胆囊淋巴结至胆总管周围淋巴结，再向胰上淋巴结、胰头后淋巴结、肠系膜上动脉淋巴结、肝动脉周围淋巴结、腹主动脉旁淋巴结转移。肝脏是最常受胆囊癌直接侵犯的器官。

胆囊癌的预后与分期有关，有多种分期方法。国际上目前多采用美国癌症联合委员会（AJCC）联合制定的胆囊癌TNM肿瘤分期，见表26-1。这种分期对治疗和预后的判断均有帮助。

表26-1　AJCC胆囊癌TNM肿瘤分期（第8版）

TNM分期	原发肿瘤（T）	局部淋巴结（N）	远处转移（M）
0	T_{is}	N_0	M_0
Ⅰ	T_1	N_0	M_0
Ⅱ	T_{2a}	N_0	M_0
ⅢA	T_3	N_0	M_0
ⅢB	$T_{1\sim3}$	N_1	M_0
ⅣA	T_4	$N_{0\sim1}$	M_0
ⅣB	任何T	N_2	M_0
	任何T	任何N	M_1

【临床表现】 早期无特异性症状，如合并有胆囊结石或慢性胆囊炎，可引起右上腹疼痛并放射至肩背部，同时伴有恶心、呕吐、腹部压痛等。部分患者可因胆囊良性病变切除，标本病理检查意外发现胆囊癌。胆囊管受阻时可触及肿大的胆囊。能触及右上腹肿物时往往已到晚期，常伴有腹胀、食欲差、体重减轻或消瘦、贫血、肝大，甚至出现黄疸、腹水、全身衰竭。少数肿瘤穿透浆膜，发生胆囊急性穿孔、腹膜炎，或慢性穿透至其他脏器形成内瘘；还可引起胆道出血、肝弥漫性转移引起肝衰竭等。

实验室检查：CEA、CA19-9、CA125等升高，其中以CA19-9较为敏感，但无特异性。细针穿刺胆囊取胆汁行肿瘤标志物检查更有诊断意义。影像学检查如B超、CT检查均可显示胆囊壁增厚不均匀，腔内有位置及形态固定的肿物；或能发现肝转移或淋巴结肿大。增强CT或MRI显示胆囊肿块血供丰富，则胆囊癌的可能性更大。

【诊断与鉴别诊断】 根据病史、腹部触及肿物、影像学发现胆囊肿物等可诊断胆囊癌。如胆囊癌合并坏死、感染需要与胆囊炎或胆囊坏疽形成的脓肿鉴别，但胆囊癌血供丰富、CA19-9升高。B超引导下的细针抽吸活检，有助于获得病理学诊断。手术中如发现胆囊肿物，需要与胆囊腺肌增生、胆囊息肉等鉴别，当不能确定诊断时，应及时做冷冻病理切片检查。

【治疗】 化学或放射治疗大多无效。首选手术切除。手术切除的范围依据胆囊癌分期确定。

1. 单纯胆囊切除术　适用于 AJCC 0 期和Ⅰ期病变。如病变切除后病理检查发现局限于胆囊黏膜层的胆囊癌，不必再行手术。如病理检查切缘浆膜阳性，应行再次手术切除浆膜和清除局部淋巴结。

2. 胆囊癌根治性切除术　适用于ⅡA、ⅡB、ⅢA 期病变。切除范围除胆囊外，还包括肝Ⅳb 段（方叶）和Ⅴ段切除或亚肝段切除，并做胆囊引流区域的淋巴结清扫。

3. 胆囊癌扩大根治术　适用于ⅢB、ⅣA、ⅣB 期病变，切除范围包括右三叶肝切除、肝+胰十二指肠切除。临床上虽有成功的病例，但手术死亡率高，长期生存率低，争议较大。

4. 姑息性手术　如肝管空肠吻合内引流术、胆管 U 形管引流等，适用于晚期胆囊癌引起其他并发症如梗阻性黄疸、十二指肠梗阻等，以缓解症状。不能手术的患者可经皮、肝穿刺或经内镜在狭窄部位放置内支撑管引流。消化道梗阻者可行胃空肠吻合术。

三、胆管癌

胆管癌是指发生在肝外胆管，即左、右肝管至胆总管下端的恶性肿瘤。随着诊断水平的提高，本病已较为常见。

【病因】　仍不明，多发于 50～70 岁，男、女比例约 1.4∶1。本病可能与下列因素有关：肝胆管结石，约 1/3 的胆管癌合并胆管结石，而胆管结石 5%～10% 发生胆管癌；其他病因有原发性硬化性胆管炎、先天性胆管囊性扩张症、胆管囊肿空肠吻合术后、血吸虫感染、慢性伤寒带菌者、溃疡性结肠炎等。

【病理】　大体形态分为乳头状癌、结节状癌、弥漫性癌。组织学类型 95% 以上为腺癌，其中主要是高分化腺癌，低分化、未分化癌较少见且多发生在上段胆管。癌肿生长缓慢，发生远处转移者少见。其他尚有鳞状上皮癌、腺鳞癌、类癌等。其扩散方式有局部浸润、淋巴转移以及腹腔种植等。

根据肿瘤生长的部位，胆管癌分为上段、中段、下段胆管癌，上段胆管癌又称肝门部胆管癌，位于左右肝管至胆囊管开口以上部位，占 50%～75%；中段胆管癌位于胆囊管开口至十二指肠上缘，占 10%～25%；下段胆管癌位于十二指肠上缘至十二指肠乳头，占 10%～20%。

【临床表现与诊断】　90%～98% 患者出现黄疸，梗阻完全时大便呈灰白色，多数患者伴皮肤瘙痒和体重减轻。偶有上腹部疼痛。位于中、下段的肿瘤可触及肿大的胆囊，肋缘下可触及肝脏，晚期患者可触及腹部肿块、出现腹水或双下肢水肿。并发肝肾综合征时出现尿少、无尿。合并细菌感染可出现典型的右上腹疼痛、寒战、高热、黄疸等胆管炎表现。

实验室检查：血清总胆红素、直接胆红素、ALP 和 γ-GT 均显著升高，而 ALT 和 AST 只轻度异常。胆道梗阻致维生素 K 吸收障碍，肝合成凝血因子受阻，凝血酶原时间延长。血清肿瘤标记物 CA19-9 可能升高，CEA、AFP 可能正常。

影像学检查：首选 B 超检查，可见肝内胆管扩张或见胆管肿物。ERCP 仅对下段胆管癌诊断有帮助，并可术前放置内支架引流用。CT、MRI 能显示胆道梗阻的部位、病变性质等，磁共振胆胰管成像（MRCP）将逐渐代替 PTC 及 ERCP 等有创性检查。核素显影扫描、血管造影有助于了解癌肿与血管的关系。

【治疗】　胆管癌化学治疗和放射治疗效果不确定，主要采取手术治疗，不同部位的胆管癌手术方法有所不同，上段胆管癌可行胆管癌切除或合并肝切除、胆管空肠吻合手术；中段胆管癌可行肿瘤切除、肝总管空肠吻合术；下段胆管癌需行胰十二指肠切除术。如局部有转移的肿瘤还可行扩大根治术。

一些患者癌肿不能切除，为解除胆道梗阻，可行各种减黄手术，如肝管空肠吻合术、U 形管引流术，下段癌可行胆囊空肠吻合术等。如胆管癌侵犯或压迫十二指肠造成消化道梗阻，可行胃空肠吻合术恢复消化道通畅。不能接受手术的患者可经皮肝穿刺胆道造影并引流（PTCD）或放置内支架、经内镜鼻胆管引流或放置内支架，以达到引流胆道的目的。

第七节　先天性胆道疾病

一、先天性胆道闭锁

先天性胆道闭锁是新生儿出生后胆管无内腔而呈完全闭塞，是新生儿持续性黄疸的最常见病因，病变可累及整个胆道，亦可仅累及肝内或肝外的部分胆管，其中以肝外胆道闭锁常见，占 85% ~90%。发病率女性高于男性。

【临床表现】 梗阻性黄疸是本病突出表现。患儿出生 1 ~2 周后，本该逐步消退的新生儿生理性黄疸反而更加明显，呈进行性加深。大便呈灰白色，尿如浓茶样，尿布黄染。随着黄疸加深，患儿出现呕吐、腹泻、体重减轻，半年内病情恶化，易合并感染。体检可发现巩膜皮肤明显黄染，肝大、质硬，脾脏也可肿大，晚期出现腹水和门静脉高压。实验室检查肝功能受损，总胆红素和结合胆红素明显升高。

【诊断】 新生儿黄疸持续 2 周以上，且逐渐加重，应考虑胆道闭锁。早期应与生理性黄疸鉴别，后期应与先天性胆管囊性扩张、新生儿肝炎及新生儿胆汁淤积鉴别。通过 B 超检查可发现患儿胆管无腔隙，CT、MRCP 可显示胆管病变部位。

【治疗】 此病主要采用手术治疗，宜在出生后 2 个月内进行。手术方法有扩张胆管与空肠吻合手术、胆门空肠吻合术。对肝内胆道闭锁者可行部分肝移植，以取得良好的疗效。

二、先天性胆管扩张

先天性胆管扩张是胆道系统发育不良形成囊肿和胆道狭窄，病变可分布在肝内和肝外胆管。

【病因】 过去曾认为此病是先天性胆总管发育不良引起。目前认为，先天性胆管扩张是胚胎期就发生的胆胰管汇合畸形引起，由于胰管胆总管下端括约肌以上就与胆管汇合，使压力较高的胰液反流入胆总管内，引起胆管内膜受损并发生纤维性变，加上胆总管末端的相对梗阻，胆道内压增加，最终形成胆管囊性扩张。

【临床类型】 分型方法较多，较为简单和明确的是 Flanigan 分型（图 26-4）。

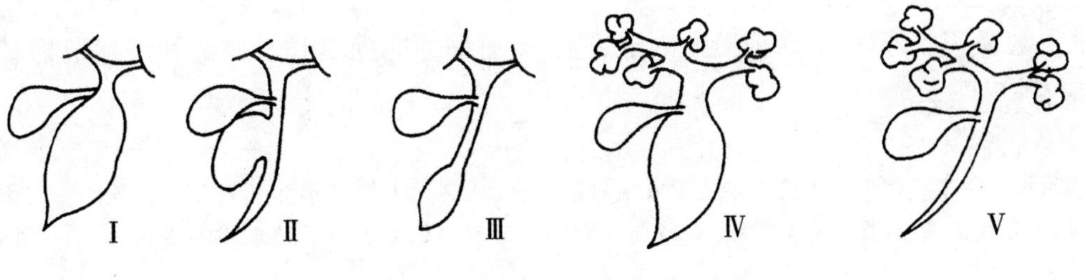

图 26-4　先天性胆管囊性扩张的 Flanigan 分型

Ⅰ型为胆总管囊性扩张，Ⅱ型为胆总管憩室，Ⅲ型是末端膨出，Ⅳ型为肝内外胆管囊性扩张，Ⅴ型为肝内胆管囊性扩张。其中Ⅳ型和Ⅴ型也称为 Caroli 病

【临床表现】 典型临床表现为腹痛、腹部包块和黄疸三联征。腹痛位于右上腹部，可为持续性钝痛；黄疸呈间歇性；80% 以上患者右上腹部可扪及表面光滑的囊性肿块。合并感染时，可出现黄疸持续加

深，腹痛加重，肿块有触痛，并有畏寒、发热等表现。晚期可出现胆汁性肝硬化和门静脉高压症的临床表现。囊肿破裂可导致胆汁性腹膜炎。

【诊断】 对于有典型"三联征"及反复发作胆管炎者诊断不难。但"三联征"俱全者仅占 20% ~ 30%，多数患者仅有其中 1 ~2 个症状，故对怀疑本病者需借助其他检查方法确诊。绝大多数囊肿可被 B 超检查或放射性核素扫描检出，PTC、ERCP、MRCP 等检查对确诊有帮助。

【治疗】 一经确诊应尽早手术。鉴于囊肿容易产生结石和发生癌变，不宜单纯做囊肿空肠吻合术，应手术切除囊肿、胆肠吻合。肝内局限性病变应做包括囊肿的肝切除。如全肝弥漫性病变，可考虑行肝移植手术。

问题分析与能力提升

患者，女，60 岁，持续性右上腹胀痛 6 h，伴寒战、高热、黄疸。既往有类似发作历史。查体：体温 39.2 ℃，血压 70/50 mmHg，心率 120 次/分，神志淡漠，巩膜和皮肤黄染，右上腹肌紧张，压痛阳性。白细胞 24×10^9/L。

请问：①该患者最可能的诊断是什么？②胆囊炎患者一定有黄疸吗？

同步练习题

1. 胆囊动脉多源于 （ ）

A. 肝左动脉　B. 肝固有动脉　C. 胃十二指肠动脉
D. 肝右动脉　E. 胃右动脉

2. 以夏科(Charcot)三联征为典型表现的疾病是 （ ）

A. 急性憩室炎　B. 急性出血性胰腺炎　C. 急性胆管炎
D. 急性胆囊炎　E. 先天性胆管扩张症

3. 引起急性胆囊炎的常见病因是 （ ）

A. 胆道蛔虫进入胆囊　B. 胆囊息肉继发感染　C. 胆囊结石堵塞胆囊管
D. 胰腺炎致胰液反流　E. 胆总管下端梗阻

4. Murphy 征阳性则提示 （ ）

A. 细菌性肝脓肿　B. 急性胆管炎　C. 肝总管结石
D. 左肝管结石　E. 急性胆囊炎

5. 女性，45 岁，胆囊结石 5 年，曾胆绞痛发作 3 次，B 超示胆囊结石 5 枚，直径 1 ~2 cm，首选的治疗方法是 （ ）

A. 胆囊切除　B. 溶石治疗　C. 体外震波碎石治疗
D. 抗感染治疗　E. 排石治疗

6. 女性，42 岁，3 年来经常夜间上腹部不适，2 d 前进油腻食物，突然右上腹部阵发性绞痛伴恶心，入院时体温 38 ℃，巩膜轻度黄染，右上腹肌紧张，压痛明显，肠鸣音减弱，白细胞 16×10^9/L，血清淀粉酶为 128 温氏单位，应首先考虑诊断为何种疾病 （ ）

A. 高位急性阑尾炎　B. 急性胰腺炎　C. 溃疡病穿孔
D. 急性化脓性胆囊炎　E. 胆道蛔虫症

7. 男性，62 岁，右上腹阵发性绞痛伴恶心、呕吐 20 h，急诊入院，寒战、高热，明显黄疸。检查：巩膜及全身皮肤黄染，体温 40 ℃，脉搏 120 次/min，血压 80/60 mmHg，谵妄，神志不清，剑突下压痛，腹肌紧张，白细胞 20×10^9/L。此患者应诊断为 （ ）

A. 急性胆源性胰腺炎　B. 肝脓肿　C. 急性化脓性胆囊炎
D. 十二指肠溃疡急性穿孔　E. 急性梗阻性化脓性胆管炎

（8～10 题共用题干）

女性，44 岁，反复发作上腹部疼痛 3 年。近 3 d 上腹绞痛，伴发热、寒战，皮肤巩膜黄染。

8. 该患者首选检查方法是　　（　　）

A. B 超　　B. CT　　C. MRI

D. PTC　　E. ERCP

9. 该病最可能的原因是　　（　　）

A. 胆道肿瘤　　B. 胆道结石　　C. 胆道蛔虫

D. 胆道炎性狭窄　　E. 胆道先天畸形

10. 若患者出现神志淡漠，嗜睡，血压 90/50 mmHg，最有效的治疗措施是　　（　　）

A. 纠正水、电解质和酸碱平衡紊乱　　B. 给予有效足量抗生素

C. 应用肾上腺皮质激素　　D. 紧急手术解除胆道梗阻并减压

E. 使用多巴胺等药物维持血压

（杨　柯）

第二十七章 肝脏疾病

学习目标

◆掌握 肝脏的分叶、分段和生理功能；原发性肝癌的病因、病理、诊断、鉴别诊断和治疗。
◆熟悉 肝脓肿的病因、临床表现、鉴别诊断和治疗。
◆了解 肝包虫病的病因、病理、诊断和治疗。

肝脏是腹腔内人体最大的实质性消化器官，血液供应非常丰富，占心排血量的1/4，其中肝动脉供血25% ~30%，门静脉供血70% ~75%，而营养物质则主要来自门静脉。肝动脉和门静脉分别进入肝脏，流经肝窦再进入肝中央静脉，经肝静脉回流入下腔静脉。门静脉、肝动脉和肝总管在肝脏脏面横沟各自分出左、右干进入肝实质内，称为第一肝门；肝静脉是肝血液的流出管道，3条主要的肝静脉在肝后上方的静脉窝进入下腔静脉，称为第二肝门；肝脏还有小部分血液经过数支肝短静脉流入肝后方的下腔静脉，又称为第三肝门。

在肝内，肝动脉、门静脉、肝胆管均被包裹在Glisson纤维鞘内，与肝静脉方向不同。肝静脉自成系统从肝上方进入下腔静脉。根据肝内血管、胆管的分布规律，将肝脏分为左半肝、右半肝，分别进一步划分为左外叶、左内叶和右前叶、右后叶、尾状叶，结合肝静脉的位置，目前一般把肝脏分为8段（Couinaud分段法）：Ⅰ段（尾状叶），Ⅱ、Ⅲ段（左外叶），Ⅳ段（左内叶），Ⅴ、Ⅷ段（右前叶），Ⅵ、Ⅶ段（右后叶）。

肝脏有重要的生理功能和再生能力，肝脏即使切除原有的1/2后也能再生长到接近原来的容积，因此当肝脏发生病变时，可以施行肝部分切除术。目前较明确的生理功能包括：①分泌胆汁，每天分泌600 ~1 000 mL，帮助脂肪消化及促进脂溶性维生素A、维生素D、维生素E、维生素K的吸收。②代谢功能，肝脏是合成蛋白质的最重要部位，主要在蛋白质代谢过程中起合成、脱氨和转氨作用。还参与脂肪、维生素、激素的代谢。③凝血功能，产生凝血因子Ⅴ、Ⅶ、Ⅷ、Ⅸ、Ⅹ、Ⅺ和Ⅻ。④解毒作用，排出代谢过程中产生的毒物或外来的毒物。⑤吞噬和免疫作用，主要是单核吞噬细胞系统的吞噬作用。

第一节 肝脓肿

一、细菌性肝脓肿

细菌感染是导致肝脓肿的常见原因，当患者出现全身的细菌感染，特别是腹腔内感染时，细菌经各种途径可以侵入肝脏，并在肝内形成一个或多个脓肿。细菌性肝脓肿的致病菌常见为大肠埃希菌、金黄色葡萄球菌、厌氧链球菌等。

【病因与病理】 肝脓肿的常见病因可分为以下几类。

1. 胆源性　是最常见的病因，多由胆道感染引起，细菌沿胆管上行，在肝内繁殖可以形成多个小的脓肿。

2. 血源性　全身各个部位的化脓性感染，如中耳炎、痈、全身的脓毒症等，细菌均可以经肝动脉进入肝脏，也可因腹腔内的感染如坏疽性阑尾炎、菌痢、痔核感染等经门静脉进入。

3. 外伤性　开放性肝损伤时，细菌经肝损伤处直接进入肝脏。

4. 邻近组织、器官感染　细菌经淋巴系统侵入。

【临床表现】 本病起病急，常可表现为突发高热，伴或不伴有寒战，多为弛张热。并出现非特异性的消化道症状如恶心、呕吐、食欲缺乏等。后出现肝区疼痛，感觉为肝区持续性胀痛或钝痛。肝大、脓肿巨大时可见右季肋部呈饱满状态或局部隆起，或有皮肤凹陷性水肿。体检发现有肝大、压痛和肝区叩击痛，严重时合并胆道梗阻者，可出现黄疸。

【辅助检查】 血液常规可见白细胞计数升高、核左移；病程长者可合并有贫血。B 超检查能确定病变的性质、部位和有无液化，并可导引穿刺抽出脓液而确诊，诊断率高，为首选检查方法。X 射线检查可能发现右侧膈肌抬高、活动受限。CT 和 MRI 也对诊断和鉴别诊断有重要的作用。

【诊断与鉴别诊断】 根据病史、临床表现、辅助检查结果，即可诊断本病。诊断性穿刺抽出脓液可证实本病。主要需鉴别的疾病有：

1. 阿米巴肝脓肿　此病起病较缓慢，常继发于阿米巴痢疾后，大便或乙状结肠镜检查可发现阿米巴滋养体或包囊，多在右叶、为单发性，在 B 超导引下穿刺为棕褐色无臭脓液。抗阿米巴药物治疗有好转。如合并感染，鉴别较难，可先按细菌性肝脓肿治疗。

2. 原发性肝癌　当肝癌合并组织坏死、液化，可类似肝脓肿表现，但肝癌患者有乙肝病史、甲胎蛋白(AFP)升高，B 超、CT 检查肝肿物有丰富血供可做出鉴别。

【治疗】 肝脓肿应早期诊断、积极治疗。过去较强调手术，目前更多采用非剖腹手术的引流治疗。

1. 全身支持治疗　主要给予充分营养支持，纠正水、电解质和酸碱平衡失调。可采用肠内或肠外营养支持，给予维生素、血浆清蛋白、血浆或人体免疫球蛋白增强营养和免疫能力。贫血者可少量多次输血。

2. 抗生素治疗　早期应大剂量使用广谱抗生素。及早做血液或脓液的细菌培养，然后根据结果选择敏感抗生素。在未获得细菌培养结果以前，选用针对大肠埃希菌、金黄色葡萄球菌、厌氧菌的抗生素，如青霉素类、头孢菌素类、甲硝唑等。此外，选用抗生素还应考虑该药物最好在肝能达到较高浓度。

3. 引流治疗　下列情况应及时给予手术引流：①全身症状明显，脓肿为单发且有脓液时；②非手术治疗无效的胆源性肝脓肿；③脓肿穿破进入胸腔、心包或腹腔；④慢性肝脓肿。

(1)B 超导引下穿刺引流　适用于单个脓肿，随着超声介入治疗技术的发展，大多数的肝脓肿均可经此方法置管引流，并经引流管冲洗脓腔而逐渐获得痊愈。

(2)经腹腔镜脓肿切开引流　适用于较大的脓肿或穿破入腹腔者。还可同时行胆囊或胆管的引流。

(3)经腹腔手术切开引流　当肝脓肿经穿刺引流失败或治疗无效，或因经过重要脏器超声导引无法施行，或严重胆道感染合并单发或多发性胆源性肝脓肿，脓肿穿破入胸腔、心包，脓肿导致胆道大出血等情况时，才适宜行经腹腔的手术切开引流。

(4)经腹膜外手术切开引流　经穿刺治疗无效的位于右后叶的脓肿，可经右侧第 12 肋骨床切开，在腹膜外到达脓腔，置管引流。

4. 中医中药治疗　应根据病情早晚及严重程度辨证论治，以清热解毒为主，常用方剂有五味消毒饮和柴胡解毒汤加减。

二、阿米巴性肝脓肿

阿米巴性肝脓肿常继发于肠道阿米巴感染之后，其原虫从结肠溃疡进入肠系膜静脉，后经门静脉进入肝脏。阿米巴性肝脓肿多为单发，常见于右半肝。若合并感染则与细菌性肝脓肿处理大致相同。

首先选用非手术治疗，应用抗阿米巴药物如甲硝唑、氯喹、依米丁等，慢性患者需加强全身支持治疗。大多数患者可获得良好疗效。外科手术治疗措施包括：

1. B 超引导下穿刺置管引流术　适用于脓肿较大、病情较重、有穿破可能或继发细菌感染者。

2. 切开引流　适用于经穿刺置管引流治疗无效或脓肿位于不能穿刺的部位而又有穿破危险者。除无细菌感染者采用闭式引流外，处理与细菌性肝脓肿相同。

考点：
细菌性肝脓肿与阿米巴肝脓肿的诊断和鉴别诊断。

细菌性肝脓肿与阿米巴肝脓肿的鉴别见表 27-1。

表 27-1　细菌性肝脓肿与阿米巴肝脓肿的鉴别

鉴别项目	细菌性肝脓肿	阿米巴肝脓肿
病史	继发于胆道感染或者其他化脓性疾病后	继发于阿米巴痢疾后
临床症状	起病急，全身中毒症状明显，有寒战、高热	起病较缓慢，病程长，可有高热或者不规则发热
血液化验	白细胞计数及中性粒细胞可明显升高，血液细菌培养阳性	白细胞计数可升高，如无继发细菌感染，血液细菌培养阴性，血清学阿米巴抗体检测阳性
粪便检查	无特殊表现	部分患者可找到阿米巴滋养体或者包囊
脓液	多为黄白色脓液，涂片和培养可发现细菌	大多为棕褐色脓液，无臭味，镜检有时可找到阿米巴滋养体。若无混合感染，涂片和培养无细菌
诊断性治疗	抗阿米巴药物治疗无效	抗阿米巴药物治疗有好转
脓肿	较小，常为多发性	较大，多为单发，多见于肝右叶

第二节　原发性肝癌

原发性肝癌在我国是消化系统一种常见的恶性肿瘤，由于发展快，容易转移和复发，因此死亡率高。近年来其发病率有上升趋势，已经升至恶性肿瘤死亡率的第二位。本病多见于 40 ~ 60 岁，在我国以 40 ~ 49 岁的发病率最高。

【病因与病理】　病因和发病机制尚未明确，目前已经证明有关的因素包括以下几种。①肝炎病毒：其中乙型肝炎病毒在我国为主要因素，目前也已经证明与丙型肝炎感染有关。②黄曲霉素：由于玉米、花生等粮食被黄曲霉菌污染而霉变，产生的黄曲霉素 B_1 是一种强烈的致癌物质。③水土因素：部分地区以饮用沟塘水的危险性最大，可能与化学品污染（如亚硝胺、农药等）、某些微量元素（如硒）含量低有关。

大体病理类型可分为3型。①肿块型：直径5～10 cm，有包膜，如直径超过10 cm为巨块型。②结节型：直径3～5 cm，无完整包膜，可为单个结节、多结节或多个结节融合。③弥漫型：癌肿很小，弥散分布在左、右肝的各个部位。肝癌组织细胞学类型分为肝细胞癌、胆管细胞癌和混合型癌，其中绝大多数为肝细胞癌。

原发性肝癌主要通过血行转移，最常见通过门静脉形成癌栓向肝内扩散，甚至阻塞门静脉主干引起门静脉高压的临床表现；也可通过肝静脉进入下腔静脉形成癌栓或向全身播散，转移至肺、脑、骨等；还可直接侵入胆管形成胆管癌栓，造成胆道梗阻。淋巴转移为通过肝门淋巴结向腹腔淋巴结转移。肝癌生长过快导致包膜破溃、腹腔内出血并腹膜种植转移。

【临床表现】 原发性肝癌早期缺乏典型症状，可分为亚临床期和临床期。亚临床期即存在肿瘤但无临床症状体征，检查可发现肿瘤影像、甲胎蛋白（AFP）升高；有症状的临床期肝癌主要表现有上腹疼痛，较多在右季肋部，多为持续性钝痛、刺痛或者胀痛，可类似溃疡病、胆囊炎，有半数以上的患者以此为首发症状，尚可出现食欲下降、不明原因体重减轻、低热等。如出现肝大、黄疸、腹水则多为晚期。肝癌破裂时可有腹膜炎征、腹水征、血红蛋白下降等表现。远处转移可有咳嗽、咯血、胸痛等肺转移表现；骨转移可有骨痛；脑转移有头痛、视力下降甚至昏迷等。

【诊断与鉴别诊断】 肝癌诊断包括定性诊断和定位诊断。如有明显的临床症状、体征，诊断时多为晚期肝癌。

1. 肝癌血清标志物监测　血清甲胎蛋白（AFP）检测是诊断肝细胞癌最常用和最有价值的指标。AFP≥400 μg/L，并能排除妊娠、活动性肝炎、生殖系胚胎源性肿瘤，应首先考虑诊断为肝癌。如有影像学肝脏肿物的证据，则可诊断为肝癌。如AFP持续2个月超过正常值，应密切检测AFP变化并积极做多种影像学检查，注意发现或排除肝癌。

2. 影像学检查　包括B超、CT、MRI、血管造影等。B超是无损伤的筛选性检查，是发现细小病变、监测病变的变化、引导穿刺活检和治疗的主要方法。CT检查具有较高的分辨率，对肝癌的诊断符合率可达到90%以上，目前多使用螺旋CT，能在短时间内获得肝脏动脉和门静脉期图像，可检测出直径1.0 cm左右的微小癌灶。肝癌在CT平扫主要表现为低密度、动脉期为不均匀强化、静脉期显示为低密度。CT延迟扫描对鉴别肝癌和肝血管瘤有重要意义。MRI检查肝癌与CT相仿，但对血管瘤的鉴别优于CT，而且可进行肝静脉、门静脉、下腔静脉和胆道重建成像。由于CT和MRI的发展，现在较少应用动脉造影诊断肝癌，但对于未能确诊或者拟行血管放射介入治疗的患者，动脉造影仍是常用检查方法。

3. 鉴别诊断　原发性肝癌需与下列疾病鉴别。

（1）继发性肝癌　常有原发病灶如胃癌、结肠癌、乳腺癌、妇科肿瘤、鼻咽癌等。患者有原发肿瘤的病史，AFP不增高，肠道肿瘤有CA19-9、CEA升高。B超、CT检查有典型的影像可做鉴别。

（2）肝血管瘤　AFP阴性，B超能做出鉴别，CT延迟扫描可见门静脉期逐渐强化为等密度，MRI在T_1加权像呈均匀低信号，T_2加权像为明显高信号，成为特征的“灯泡征”。

（3）肝脓肿　典型病例有寒战、发热、肝痛、白细胞升高并核左移等表现。B超及CT增强都可发现血供不丰富或无血供。

肝癌还需要与肝包虫病、右肾上腺、结肠肝曲、胃等处的肿瘤相鉴别。

【治疗】 早期诊断、早期治疗是提高疗效的关键。外科治疗以手术切除的效果最好，目前仍是治疗肝癌首选和最有效的方法。综合治疗是防止术后复发、提高生活质量、延长生存期的主要措施。

1. 手术切除　术后5年生存率可达40%以上，如为小肝癌可达60%甚至80%以上。由于肝癌合并肝硬化占60%～80%，因此肝癌切除受到肝脏代偿功能的限制，目前肝癌切除主张局部切除，切除的范围包括肿瘤及周围 1 cm 以上的肝组织，或者做肿瘤所在的肝段或肝叶切除。根治切除需要达到：肿瘤彻底切除、余肝无残癌、门静脉无癌栓、术后 2 个月 AFP 在正常值以下且不增高、影像学检查未见肿瘤残存及再发。

对于超过 10 cm 的大肝癌或明显肝硬化者，可根据情况做其他治疗，然后争取做二期切除，二期切除的 5 年生存率可达 60%。合并门静脉或胆管癌栓的肝癌，仍主张手术切除治疗，术后给予综合治疗。

2. 其他外科治疗　当手术中因肿瘤大小、位置、肝脏硬化程度等判断肿瘤不能切除时，宜施行术中肝动脉栓塞、微波固化、射频、液氮冷冻等治疗或行肝动脉结扎加插管、皮下埋藏药盒等，留待术后给予栓塞、灌注放射性核素微球或化疗药物治疗。

3. 介入治疗　是除手术切除外的有效的治疗方法。对于不能切除的肝癌、切除后复发肝癌，可做 X 射线下经导管肝动脉化疗栓塞治疗；此外，B 超导引下的射频、瘤内无水酒精注射、微波固化均有良好的疗效。

4. 其他治疗包括　①免疫治疗，如免疫多糖类药物、白细胞介素-2(IL-2)、干扰素、肿瘤坏死因子(TNF)、淋巴细胞激活杀伤细胞(LAK 细胞)、肿瘤细胞疫苗等；②基因治疗，可导入杀伤或抑制肿瘤细胞生长的基因如 *p*53 基因、增强肝癌细胞免疫源性或肿瘤对化疗敏感性的基因等，但基因治疗应用于临床仍需继续研究；③化学药物治疗，是肝癌非手术治疗的主要方法，可通过肝动脉灌注及全身治疗，有效率多在 10% ~20% 之间，常用药物有烷化剂顺铂(DDP)、吉西他滨(健择)为抗生素类多柔比星(ADM)、丝裂霉素(MMC)，抗代谢药氟尿嘧啶(5-FU)等，化学药物治疗的效果是肯定的，但肿瘤的耐药性和严重的不良反应常常妨碍了化学药物治疗的实施；④放射治疗，对不能手术的肝癌有作用，多主张做经血管的内放射治疗，也可外放射治疗；⑤中医中药治疗，根据不同阶段进行辨证施治，早期多为肝气郁结，宜疏肝理气、消结化瘀，合并肝硬化者多为气滞血瘀，宜活血化瘀、行气消结，晚期多为脾虚湿阻或肝肾阴虚，宜益气健脾利湿或滋补肝肾、利水解毒等治疗。此外，临床上已有使用中药介入治疗，取得可喜的疗效。

考点：

肝脏的解剖特点；原发性肝癌的病因、病理、诊断、鉴别诊断和治疗。

肝癌手术后有较高的复发率，2 年内复发率约为 60%。术后定期做 AFP、超声检查对早期发现复发有重要意义，复发肿瘤应给予积极的治疗。

问题分析与能力提升

患者，男，56 岁，因"右上腹隐痛间断发作伴消瘦 1 个月"入院，患者近 1 个月来无明显诱因出现右上腹隐痛，常口服去痛片后好转，但是反复发作，无发热，无腹泻，无恶心、呕吐等情况。自觉体重较前减轻，既往有 28 年乙肝病史。查体：体型消瘦，轻度贫血貌，全身皮肤、巩膜无黄染，腹平软，肝肋缘下 3 cm，肝脏质地硬，有触痛，移动性浊音(-)。血红蛋白 88 g/L，白细胞 7.6×10^9/L，丙氨酸氨基转移酶 132 U/L，天冬氨酸氨基转移酶 85 U/L，乙肝五项：HbsAg(+)、HbeAb(+)和 HbcAb(+)，肝脏彩超示肝右后叶可见一 5 cm×7.5 cm 的低回声区，回声不均，边界欠清，内有少量血流。

请问：①该患者初步诊断是什么？如何完善检查、明确诊断？②需要与哪些疾病鉴别？③该病的治疗原则是什么？

同步练习题

1. Couinaud 分段法将肝脏分为 8 段，其中尾状叶在　(　　)

A. Ⅰ段　B. Ⅱ段　C. Ⅲ段
D. Ⅴ段　E. Ⅷ段

2. 原发性肝癌早期转移途径为 (　　)

A. 肺内转移　B. 淋巴结转移　C. 直接浸润转移

D. 肝内进行转移　E. 骨转移

3. 包在肝脏格利森纤维鞘内的管道有 (　　)

A. 门静脉、肝静脉、肝胆管　B. 肝动脉、门静脉、胆总管　C. 肝动脉、门静脉、肝静脉

D. 肝动脉、肝胆管、门静脉　E. 肝动脉、肝胆管、肝静脉

4. 阿米巴原虫是沿何途径进入肝内形成阿米巴肝脓肿的 (　　)

A. 肝静脉　B. 肝动脉　C. 胆道

D. 淋巴道　E. 门静脉属支

5. 肝癌血行肝外转移最多见于 (　　)

A. 肾　B. 胰　C. 脑

D. 肺　E. 胃

6. 左右半肝划分的标志为 (　　)

A. 镰状韧带　B. 门静脉　C. 肝总管

D. 下腔静脉右缘至胆囊中部　E. 下腔静脉左缘至胆囊中部

7. 细菌性肝脓肿最常见的原因 (　　)

A. 坏疽性阑尾炎　B. 溃疡性结肠炎　C. 细菌性心内膜炎

D. 胃、十二指肠溃疡穿孔　E. 胆道感染

8. 细菌性肝脓肿中等大小,主要治疗措施为 (　　)

A. 全身应用抗生素　B. 输血,应用抗生素　C. 穿刺抽脓,应用抗生素

D. 全身支持疗法,应用抗生素　E. 手术切开引流

9. 原发性肝癌主要应鉴别的疾病是 (　　)

A. 肝硬化　B. 慢性肝炎　C. 肝内胆管结石

D. 多囊肝　E. 肝肉瘤

10. 目前肝癌早期宜采用哪一种治疗为主 (　　)

A. 放射疗法　B. 化学药物疗法　C. 手术切除

D. 中医中药　E. 免疫疗法

（黄　强）

第二十八章

门静脉高压症

学习目标

◆掌握　门静脉高压症的临床表现、诊断和治疗原则。

◆熟悉　脾切除的适应证。

第一节　门静脉高压症

门静脉高压症是门静脉血流回流受阻，血液淤滞导致门静脉压力增高所引起的一系列临床病症，其表现为脾大、脾功能亢进、食管-胃底静脉曲张和呕血、腹水等。正常门静脉压力为13～24 cmH_2O，平均值为18 cmH_2O，比肝静脉压高5～9 cmH_2O。门静脉高压症时，压力大都增至30～50 cmH_2O。

【解剖特点】

门静脉主干是由肠系膜上、下静脉和脾静脉汇合而成，其中约20%的血液来自脾。门静脉的左、右两干分别进入左、右半肝后逐渐分支，其小分支和肝动脉小分支的血流汇合于肝小叶内的肝窦（肝的毛细血管网），然后汇入肝小叶的中央静脉，再汇入小叶下静脉、肝静脉，最后汇入下腔静脉。所以，门静脉系位于两个毛细血管网之间，一端是胃、肠、脾、胰的毛细血管网，另一端是肝小叶内的肝窦。门静脉内无静脉瓣膜。门静脉系与腔静脉系之间存在有4个交通支（图28-1）：胃底-食管下段交通支、直肠下端-肛管交通支、前腹壁交通支、腹膜后交通支，当门静脉血入肝血流受阻时，可通过这些交通支分流到腔静脉。其中胃底-食管下段交通支是门静脉高压症引起上消化道出血的主要血管。

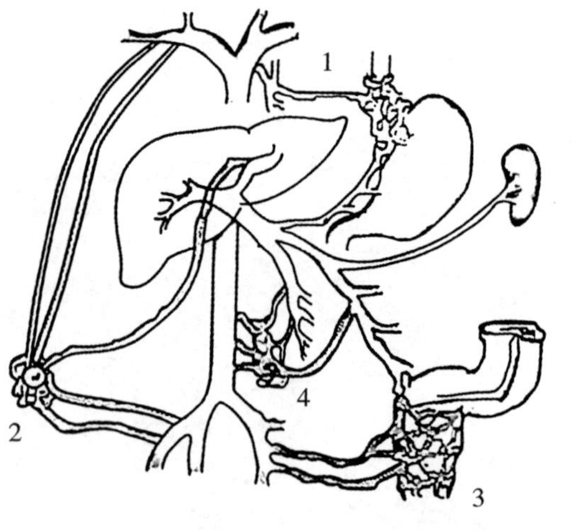

图28-1　门静脉与腔静脉之间的交通支

1.胃底-食管下段交通支　2.前腹壁交通支　3.直肠下端-肛管交通支　4.腹膜后交通支

【病因】　按阻力增加的部位，可将门静脉高压症分为肝前、肝内和肝后3型。①肝前型门静脉高压症的常见病因是肝外门静脉血栓形成（脐炎、腹腔内感染如急性阑尾炎、创伤等)、先天性畸形(闭锁、狭窄或海绵样变等)和外在压迫(转移癌、胰腺炎等)。②肝内型门静脉高压症是常见,分为窦前、窦后和窦型。在我国,最常见的是肝炎后肝硬化引起肝窦变窄或闭塞,形成肝窦和窦后阻塞性门静脉高压症,窦前型常见病因是肝血吸虫病。③肝后型门静脉高压症的常见病因包括巴德-吉亚利综合征(Budd-Chiari syndrome)、缩窄性心包炎、严重右心衰竭等。

【病理与生理】 门静脉高压症形成后,可发生下列病理变化。

1. 脾大、脾功能亢进　门静脉血流受阻后,首先出现充血性脾大。脾窦扩张,脾内纤维组织增生,单核吞噬细胞增生和吞噬红细胞现象。临床上除有脾大外,还有外周血细胞减少,最常见的是红细胞减少和贫血、白细胞和血小板减少,称为脾功能亢进。

2. 交通支扩张　食管下段-胃底静脉交通支离门静脉主干和腔静脉最近,压力差最大,由于门静脉系统静脉迂曲扩张和静脉壁变薄,容易破裂引起上消化道出血。前腹壁交通支扩张可出现腹壁静脉曲张。直肠下端-肛管交通支扩张可形成痔,可有大便带血。

3. 腹水　主要由于:①门静脉压力升高,使门静脉系统毛细血管床的滤过压增加;②肝硬化肝脏合成白蛋白能力下降,引起低蛋白血症;③血浆胶体渗透压下降及淋巴液生成增加,促使液体从肝表面、肠浆膜面漏入腹腔;④继发醛固酮分泌增加,导致钠、水潴留。门静脉系统压力增高、血浆蛋白下降是主要原因。

【临床表现】 本病多有肝炎或血吸虫病史。主要表现为脾大、脾功能亢进、呕血或黑便、腹水或非特异性全身症状(如疲乏、嗜睡、厌食)。曲张的食管-胃底静脉一旦破裂,立刻出现消化道大出血,呕吐鲜红色血液。由于门静脉系统静脉迂曲扩张和静脉壁变薄,肝功能损害引起凝血功能障碍,又因脾功能亢进引起血小板减少,因此出血不易自止。由于大出血引起肝组织严重缺氧,容易导致肝性脑病。

体检时如能触及脾,就可能提示有门静脉高压。如有黄疸、腹水和前腹壁静脉曲张等体征,表示门静脉高压严重。如果能触到质地较硬、边缘较钝而不规整的肝,肝硬化的诊断即能成立,但有时肝硬化缩小而难以触到。还可有慢性肝病的其他征象如蜘蛛痣、肝掌、男性乳房发育、睾丸萎缩等。

实验室检查:血常规呈现血细胞计数减少,其中常见白细胞和血小板减少、红细胞减少和贫血。肝功能检查常出现在血浆白蛋白降低而球蛋白增高,白、球蛋白比例倒置。凝血酶原时间延长。乙型肝炎病原学检查有助于了解有无合并肝炎。血清甲胎蛋白(AFP)检测有助于排除肝癌。

影像学检查:①B 超检查可以显示腹水、肝密度及质地异常、门静脉扩张;多普勒超声可以显示血管开放情况,测定血流量。②食管吞钡 X 射线检查,在食管为钡剂充盈时,曲张的静脉使食管的轮廓呈虫蚀状改变;排空时,曲张的静脉表现为蚯蚓样或串珠状负影,但这在内镜检查时更为明显。③腹腔静脉造影的静脉相或直接肝静脉造影,可以使门静脉系统和肝静脉显影,确定静脉受阻部位及侧支回流情况,还可为手术方式提供参考资料。

内镜检查:可直接观察食管-胃底静脉曲张程度,并施行内镜下的注射硬化剂、曲张静脉套扎等治疗。

但有些病例经过治疗(如利尿、补充蛋白)上述表现可能会减轻。

【诊断】 主要根据肝炎病史和血吸虫病等肝病病史和脾大、脾功能亢进、呕血或黑便、腹水等临床表现,一般诊断并不困难。当出现消化道大出血时,应与其他原因引起的出血鉴别。

【鉴别诊断】 上消化道出血是应与其他病因的出血鉴别,如胃癌、溃疡病、胆道出血等。但是,门静脉高压症的肝硬化表现、脾大、血细胞计数减少,较为容易同其他疾病引起的上消化道出血鉴别。必要时可行内镜检查,以便确诊。

【治疗】 外科治疗门静脉高压症主要是预防和控制食管-胃底静脉曲张破裂出血。出血时的紧急处理如下。

1. 扩容　建立有效的静脉通道,扩充血容量,采取措施监测患者生命体征。但应避免过量扩容,防止门静脉压力反跳性增加而引起再出血。

2. 药物止血　首选血管收缩药或与血管扩张药硝酸酯类合用。①三甘氨酰赖氨酸加压素(特立加压素):常用量为 1 ~2 mg 静脉滴注,每6 h 1 次。②生长抑素和它的八肽衍生物奥曲肽:生长抑素首次剂量 250 μg 静脉注射,以后每小时 250 μg 持续静脉滴注。奥曲肽首次剂量 50 μg 静脉注射,以后每小时 25 ~ 50 μg 静脉滴注。推荐 5 d 药物治疗。药物治疗的早期再出血率较高,必须采取进一步的措施防止再出血。

3. 应用三腔二囊管压迫止血(图 28-2)　是暂时控制出血的有效方法,原理是利用充气的气囊分别压迫胃底和食管下段的曲张静脉,以达止血目的。该管有三腔,一通圆形气囊,充气后压迫胃底;一通椭圆形气囊,充气后压迫食管下段;一通胃腔,经此腔可行吸引、冲洗和注入止血药。Minnesota 管还有第 4 个腔,用以吸引充气气囊以上口咽部的分泌物。

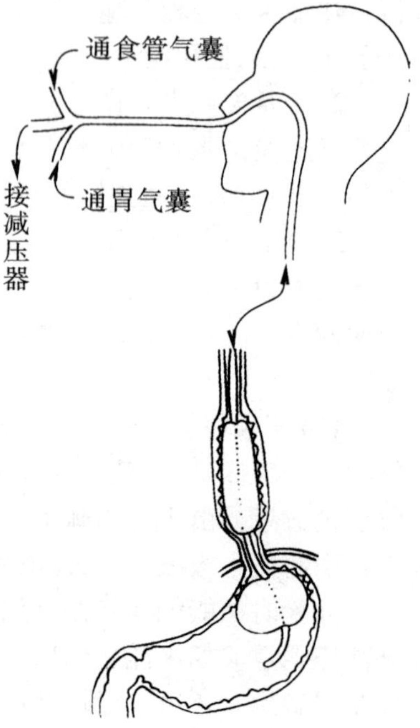

图 28-2　三腔二囊管应用

用法:先向两个气囊各充气约 150 mL,气囊充盈后,应是膨胀均匀,弹性良好。将气囊置于水下,证实无漏气后,即抽空气囊,涂上液体石蜡,从患者鼻孔缓慢地把管送入胃内;边插边让患者做吞咽动作,直至管已插入 50 ~60 cm,抽得胃内容物为止。先向胃气囊充气 150 ~ 200 mL 后,将管向外拉提,感到管子不能再被拉出并有轻度弹力时予以固定或利用滑车装置,在管端悬以重量 0.25 ~0.5 kg 的物品,做牵引压迫。接着观察止血效果,如仍有出血,再向食管气囊注气 100 ~ 150 mL。放置三腔管后,应抽出为内容,并用生理盐水反复灌洗,观察胃内有无鲜血吸出。如无鲜血,同时脉搏、血压渐趋稳定,说明出血已基本控制。每压迫 12 h 应放空气囊 10 ~20 min,以免受压的黏膜坏死。一般放置 24 h,放气时先放食管气囊后放胃气囊,再观察 12 ~24 h,如确已止血,才将管慢慢拉出。放置三腔管的时间不宜持续超过 3 ~5 d,否则,可使食管或胃底黏膜因受压迫太久而发生溃烂、坏死、食管破裂。

4. 内镜治疗　经内镜将硬化剂(国内多选用鱼肝油酸钠)直接注射到曲张静脉腔内 ,使曲张静脉闭塞,其黏膜下组织硬化,以治疗食管静脉曲张出血和预防再出血。主要并发症是食管溃疡、狭窄或穿孔;经内镜食管曲张静脉套扎术是经内镜将要结扎的曲张静脉吸入到结扎器中,用橡皮圈套扎在曲张静脉基底部。硬化剂注射疗法和套扎对胃底曲张静脉破裂出血无效。

5. 经颈静脉肝内门体分流术(TIPS)　是采用介入放射方法,经颈静脉途径在肝内肝静脉与门静脉主要分支间建立通道,置入支架以实现门体分流。目前 TIPS 的主要适应证是药物和内镜治疗无效、肝功能差的曲张静脉破裂出血患者,但支架的狭窄和闭塞率较高。

> **考点:**
> 门静脉高压症的临床表现和治疗原则;三腔二囊管压迫止血的临床使用。

6. 紧急手术　当非手术方法治疗无效时,无明显黄疸、无明显肝性脑病、腹水基本控制在中度以下(肝功能 Child A、Child B 级),应行紧急手术(肝功能 Child C 级不宜急诊手术),紧急手术应以贲门周围血管离断术为首选,该术式对肝功能影响较小,手术死亡率及并发症发生率低,术后生存质量高,而且操作简单,易在基层医院推广。

第二节　脾切除的适应证

脾切除的主要适应证为外伤性脾破裂、门静脉高压症脾功能亢进,其他适应证为脾占位性病变,以及造血系统疾病等。

(一)脾破裂

由于脾脏血液循环丰富比较脆而且相对固定,是腹腔内最易因外伤而发生破裂的脏器。可分为外伤性和自发性两类。外伤性脾破裂常见,又分闭合性和开放性两种。常用的手术方法有全脾切除、部分脾切除。

(二)门静脉高压症

脾切除术适合于门静脉高压症所致充血性脾大和脾功能亢进,脾切除手术可以治疗脾功能亢进而且可以降低门静脉压力。我国多为肝炎后肝硬化和血吸虫病性肝硬化,而西方国家多为酒精性肝硬化。

(三)脾先天性异常、感染性疾病及占位性病变

1. 游走脾　又称异位脾。多为脾蒂和脾韧带先天性过长或缺失,脾沿左腹侧向下移动可至盆腔。主要表现为腹部可推动的肿块和压迫邻近脏器所引起的症状。游走脾治疗以脾切除为佳。

2. 脾囊肿　可分为真性和假性两种。真性囊肿有皮样囊肿、淋巴管囊肿或寄生虫性囊肿等,其中以棘球蚴病囊肿较为常见。假性囊肿可为损伤后陈旧性血肿或脾梗死后局限性液化而成等,多位于脾被膜下。小的非寄生虫性、非肿瘤性脾囊肿不需治疗。

3. 脾肿瘤　较少见。良性肿瘤多为血管瘤、内皮瘤。肿瘤小者多无明显症状,肿瘤大者表现为脾增大及压迫邻近器官等相关症状。良性肿瘤行手术切除效果好。恶性肿瘤多为肉瘤和血液淋巴系统肿瘤的局部表现,肉瘤发展迅速,如未扩散,首选脾切除加放射治疗或化学药物治疗。

4. 脾脓肿　多来自血行感染,为全身感染疾病的并发症,也可合并其他部位脓肿。脾中央破裂有时可继发感染,形成脾脓肿。临床表现为寒战、发热、左上腹或左胸疼痛,左上腹触痛、脾区叩击痛。超声波、CT 检查可确定诊断。脾脓肿除抗生素治疗外,如脾已与腹壁粘连,可在 B 超或 CT 监视引导下行穿刺抽脓或置管引流术,也可行脾切除治疗。

(四)造血系统疾病

1. 遗传性球形红细胞增多症　由于其球形红细胞胞膜的内在缺陷,导致其过早衰老,易在脾内滞留、破坏。临床表现贫血、黄疸和脾大,多于幼年时即出现,病情缓慢。但急性发作时,可出现溶血危象。脾切除术后黄疸和贫血多在短期内消失,贫血可获完全、持久纠正,但血液中球形红细胞仍然存在。由于幼儿脾切除后易发生感染,4 岁以下的儿童一般不宜施行脾切除。

2. 遗传性椭圆形红细胞增多症　为少见疾病,有家族遗传性。血液中出现大量以椭圆形细胞为主的异形红细胞,有溶血性贫血和黄疸者,脾切除对消除贫血和黄疸有效,但血液中椭圆形红细胞依然增多。4 岁以下的儿童一般不宜施行脾切除。

3. 丙酮酸激酶缺乏症　由于红细胞内缺乏丙酮酸激酶,其生存期缩短,在脾中破坏增多。此病在新生儿期即出现症状,黄疸和贫血都较重。脾切除虽不能纠正贫血,但有助于减少输血量。

4. 珠蛋白生成障碍性贫血　又称“地中海贫血”,本病多见于儿童。病情重者出现黄疸、肝脾大,脾切除主要是减少红细胞在脾中的破坏,对减轻溶血或减少输血量有帮助。一般适用于贫血严重需长期反复输血或巨脾并有脾功能亢进的重症患者。但多数主张也应在 4 岁以后手术为宜。

5. 自体免疫性溶血性贫血　为一种后天获得性溶血性贫血，系体内产生自体抗体，附有抗体的红细胞在脾和肝中被巨噬细胞所吞噬、破坏。多见于中青年女性，起病缓慢，有轻度黄疸、脾大。急性发病多见于小儿，溶血急剧时血红蛋白可低于 40 g/L。治疗以输血、应用肾上腺皮质激素和免疫抑制药为主；如激素治疗无效或须长期应用较大剂量激素才能控制溶血时，可施行脾切除。其对温抗体型自体免疫性溶血性贫血，约 50% 患者可获得较好疗效。

6. 免疫性血小板减少性紫癜　本病的发生与自体免疫有关，血小板上均吸附有一种抗体，使血小板寿命缩短，在脾及肝内被破坏。急性型多见于儿童，常在发病前有感染病史。全身皮肤出现瘀斑，牙龈、口腔、鼻腔黏膜出血，胃肠道也可出血，发病数周或数月后常得到缓解。慢性型多见于青年女性，出血为持续性或反复发作，有的妇女主要表现为月经过多。血小板计数常在 50×10^9/L 以下，脾一般轻度增大。

出血明显者应输新鲜血，并应用肾上腺皮质激素。脾切除适用于：①严重出血不能控制，危及生命，特别是有发生颅内出血可能者。②经肾上腺皮质激素治疗 6 个月以上无效；或治疗后缓解期较短，仍多次反复发作者。③大剂量激素治疗虽能暂时缓解症状，但出现了激素引起的不良反应，而剂量又不能减少者。④激素应用禁忌者。脾切除后约 80% 患者获得满意效果，出血迅速停止，血小板计数在几天内即迅速上升。脾切除主要是减少由于脾增大而导致的红细胞白细胞血小板的破坏。

7. 慢性粒细胞白血病　病情缓慢，约有 70% 可发生急变。约 90% 患者脾大。脾切除对有明显脾功能亢进，尤其是伴有血小板减少者或巨脾引起明显症状或因脾梗死引起脾区剧痛者，能缓解病情，但不能延缓其急变发生和延长生存。

8. 慢性淋巴细胞白血病　部分患者并发进行性血小板减少或溶血性贫血，脾大显著，采用肾上腺皮质激素治疗效果不明显者，可行脾切除术。术后血红蛋白和血小板计数常能上升，在一定程度上缓解病情。

9. 多毛细胞白血病　是一种少见的慢性白血病。有明显脾大，大多数患者全血细胞减少。α-干扰素和去氧助间型霉素治疗最有效。若全血细胞减少，反复出血或感染，伴有巨脾，应施行脾切除，可使血象迅速改善，生存期延长。

10. 霍奇金(Hodgkin)病　诊断性剖腹探查及脾切除，可确切地决定霍奇金病分期和治疗方案。近年来，由于 CT、腹腔镜等无创和微创诊断手段的发展；放疗联合化疗显著提高了疗效，因而剖腹探查进行分期及脾切除已较少应用。

> **考点：**
> 脾切除的适应证。

问题分析与能力提升

患者，男，42 岁。15 年前曾经患肝炎，近 1 周活动后劳累，就诊当天晚上进食后突然大量呕血，伴有暗红色血块。体检：脉搏 110 次/min，血压 85/60 mmHg，腹部稍膨隆，肝未触及，脾在肋下两指，移动性浊音(+)。

请问：①该患者的初步诊断是什么？②诊断依据及治疗措施有哪些？

同步练习题

1. 门静脉高压症的主要原因是（　　）

A. 门静脉主干先天性畸形　B. 肝静脉血栓形成、狭窄　C. 肝段下腔静脉阻塞

D. 肝硬化　E. 各种原因致脾静脉血流量过大

2. 外科治疗肝硬化门脉高压症公认的重点是 ( )

A. 治疗和预防出血　B. 控制腹水　C. 预防肝癌
D. 防治门静脉高压性胃病　E. 治疗脾功能亢进

3. 男,36 岁,呕血 1 h,患肝硬化门静脉高压症多年。查体:巩膜黄染,中等量腹水,血白蛋白 25 g/L。首先应选择的治疗方法是 ( )

A. 断流手术　B. 选择性门体分流术　C. 三腔二囊管压迫止血
D. 非选择性门体分流术　E. 经颈静脉肝内门体分流术

4. 女,39 岁,呕血、黑便 1 d。既往肝炎病史 20 年。查体:贫血貌,巩膜轻度黄染,腹膨隆,脾肋下 8 cm,腹水征(+)。需要立即实施的措施中不包括的是 ( )

A. 静脉滴注生长抑素　B. 静脉滴注血管加压素　C. 开腹探查止血
D. 输血、输液　E. 急诊胃镜检查、止血

5. 在门静脉与腔静脉间的交通支中最主要的是 ( )

A. 胃底-静脉下段交通支　B. 直肠下端-肛管交通支　C. 前腹壁交通支
D. 腹膜后交通支　E. 肝被膜交通支

6. 对诊断门静脉高压最有价值的依据是 ( )

A. 肝功能异常　B. 脾大和脾功能亢进　C. 食管-胃底静脉曲张
D. 腹水征阳性　E. 肝掌阳性

7. 门静脉高压症最危险的并发症是 ( )

A. 肝性脑病　B. 血小板减少　C. 顽固性腹水
D. 充血性脾大　E. 食管-胃底静脉曲张破裂大出血

8. 门静脉血流受阻后,首先出现的是 ( )

A. 充血性脾大　B. 门静脉高压性胃病　C. 脾功能亢进
D. 肝性脑病　E. 腹水

9. 不符合门静脉血流受阻后病理生理变化的是 ( )

A. 腹水　B. 交通支扩张　C. 门静脉高压性胃病
D. 肝性脑病　E. 脾大

10. 门静脉高压症的治疗,错误的是 ( )

A. 下腔静脉与门静脉吻合易造成肝性脑病
B. 食管-胃底静脉曲张破裂出血非手术治疗首选三腔管压迫止血
C. 内镜下食管静脉呈蓝色曲张需紧急手术
D. 食管-胃底静脉曲张时可行食管内镜注入硬化剂治疗
E. 静脉滴注垂体后叶素可以降低门静脉压

(黄　强)

第二十九章 泌尿、男性生殖系统疾病

学习目标

◆掌握 尿道损伤的病理、诊断及急诊处理原则；泌尿系统结石的主要症状、诊断、治疗原则和预防；膀胱肿瘤的临床表现、诊断和治疗原则。

◆熟悉 肾损伤的症状、诊断、鉴别诊断及治疗原则；肾结核的临床表现、诊断方法、全身和局部治疗；肾癌的临床表现、诊断和治疗；前列腺增生症的诊断和处理原则。

◆了解 泌尿系统各部位损伤的发病、病因及有关病理解剖；尿系结石形成的原理、病因，常见结石的成分；男性性功能障碍的常见病因和处理方法。

泌尿外科是研究并处理泌尿、男性生殖系统等的学科。全面系统地收集病史、掌握其症状与体征，能够运用必要的检查手段和诊断方法，对诊断治疗和预防泌尿外科疾病有重要意义。

第一节 泌尿系损伤

泌尿系统损伤以男性尿道损伤最常见，其次是肾、膀胱损伤，输尿管损伤最少见。因肾、输尿管、膀胱和后尿道受到周围组织和器官的保护，通常不易受伤，因此以上损伤多是胸、腹、腰部或骨盆损伤的合并伤。

一、肾损伤

肾损伤在泌尿系统损伤中居第二位，仅次于尿道损伤，多为闭合性损伤为见，1/3 合并其他脏器损伤，常为严重多发性损伤的一部分。按病因常分为 3 类：闭合性损伤（此类常因直接暴力或间接暴力所致），占肾损伤的绝大部分，多见于交通事故中；开放性损伤，此类因刀刃枪弹等锐器致伤，所以同时可能伴有胸、腹部等其他组织器官损伤，多见于战场；医源性损伤，此类常在医疗操作中发生。

闭合性肾损伤可分为以下病理类型。①肾挫伤：损伤仅局限于部分肾实质，形成肾瘀斑和（或）包膜下血肿，肾包膜及肾盂黏膜完整，若损伤涉及肾集合系统可有少量血尿；②肾部分裂伤：肾实质部分裂伤伴有肾包膜破裂，可致肾周血肿；③肾蒂损伤：肾蒂或肾段血管的部分或全部撕裂可引起大出血；④肾全层裂伤：肾实质深度裂伤，外至肾包膜，内达肾盂、肾盏黏膜或者导致肾横断或碎裂。

【临床表现】

1. 休克　多见于肾蒂损伤或肾全层裂伤，若合并其他脏器损伤时更易发生，以失血性休克常见。

2. 血尿　是肾损伤最重要、最常见的症状。大多数肾损伤可有肉眼血尿，少数为镜下血尿，但血尿程度可与肾损伤的程度不一致。

3. 疼痛及腹部肿块　肾外伤后由于肾周血肿及尿外渗积聚成肿块，肾包膜张力增高、尿外渗入再加上血块阻塞输尿管均可引起疼痛。

4. 发热　血肿及尿外渗易继发感染甚至形成肾周围脓肿，而引起发热。

【诊断】

1. 病史及体格检查　有腰背部、上腹部或下胸部外伤等病史及上述临床表现。

2. 实验室检查　尿液检查多有红细胞。需多次复查血常规，若血红蛋白与血细胞比容持续降低提示为活动性出血。

3. 影像学检查　B 超能提示肾损伤的部位和程度，比如有无包膜下和肾周血肿、尿外渗及对侧肾等情况；腹部平片可见下位肋骨或腰椎横突骨折，肾区阴影增大，静脉肾盂造影可见肾脏形态增大，肾盂、肾盏充盈缺损，肾脏不显影或造影剂外溢可明确肾脏损伤的情况；CT 增强扫描可了解肾脏的形态、损伤的类型、肾周围血肿及尿外渗的范围等情况，是肾损伤影像学检查的首选检查；肾动脉造影可了解伤肾血运及有无肾动脉损伤或栓塞；排泄性尿路造影可评价肾损伤的范围和程度及对侧肾功能。

【治疗】

1. 防治休克　无论有无休克，入院时均应尽快建立输液通道，镇静止痛，绝对卧床休息。有休克者多系伤情严重，在抗休克的同时完善辅助检查，确定伤情，酌情予以处理。

2. 非手术治疗　适用于肾挫伤或轻度肾部分损伤。包括绝对卧床休息、抗感染、应用止血药物等。严格限制活动至少 2 周，保持大使通畅，预防呼吸道感染，避免腹压突然增高导致继发性出血。

3. 手术治疗

(1) 手术指征　①开放性肾脏损伤；②伴有腹内脏器伤或疑有腹腔内大出血或弥漫性腹膜炎；③抗休克治疗血压不能回升或升而复降，提示有大出血；④尿路造影等检查提示有明显造影剂外溢，证实有较大肾实质破裂或肾盂损伤；⑤肾动脉造影显示有肾动脉损伤或栓塞；⑥非手术治疗过程中肾区肿块不断增大，肉眼血尿持续，短期内出现严重贫血；⑦明显肾周围感染。

(2) 手术方式　先控制肾蒂，制止出血，清除肾周围血肿及尿外渗后再探查处理肾脏。①肾脏裂伤修补术：肾脏裂伤范围较局限，整个肾脏血运无障碍者予以修补。②肾脏部分切除术：肾的一极严重损伤，其余肾组织无损伤或虽有裂伤但可以修补者。③肾血管修补或肾血管重建术：肾蒂血管撕裂、断裂、血栓形成者。④肾切除术：肾脏严重碎裂伤无法修补者，严重肾蒂伤血管无法修补或重建者；肾损伤后肾内血管已广泛血栓形成者；肾脏创伤后感染、坏死及继发性大出血者。注意在伤肾切除前，必须明确对侧肾脏功能良好，方可进行切除。

二、尿道损伤

尿道是泌尿系统损伤中排在第一位的部位，主要发生在男性。男性尿道以尿生殖膈为界，分为前尿道及后尿道(图 29-1)。

前尿道以球部损伤较多，主要为骑跨伤所致。会阴部骑跨伤时，将尿道挤向耻骨联合下方，引起尿道球部损伤。另外反复插尿管等操作也可以引起前尿道损伤。后尿道位于盆腔内，主要为骨盆骨折引起。病理上可分为挫伤、部分裂伤及大部或完全断裂。尿道挫伤时仅有水肿和出血，可自愈；尿道裂伤引起尿道周围血肿及尿外渗；尿道完全断裂可出现断端退缩、分离，由于血肿较大，易发生尿潴留，在用力排尿则

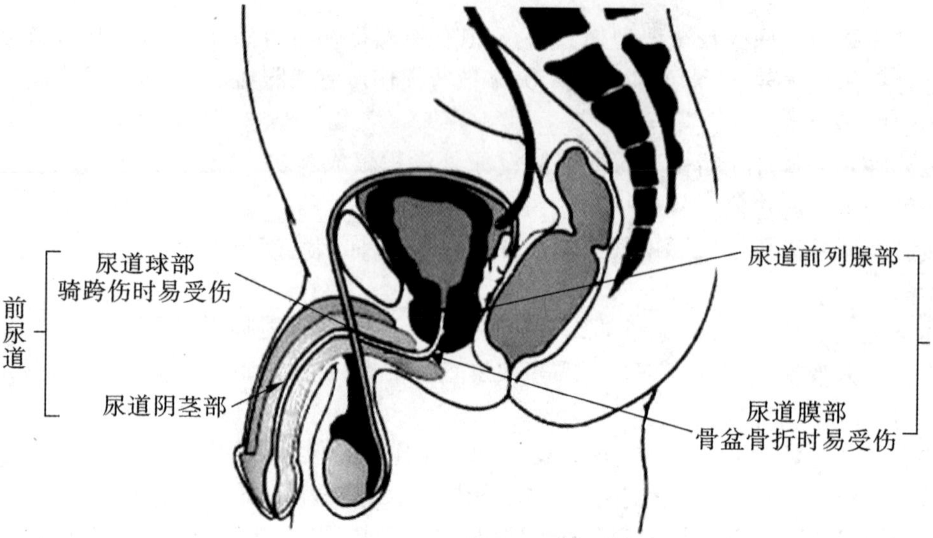

图 29-1　男性尿道分段与损伤

发生尿外渗。而尿外渗及血肿的范围与尿道损伤的部位有关。当尿道损伤发生在球部时，血液及尿液可渗入会阴浅筋膜包绕的会阴浅袋，而使会阴、阴囊、阴茎肿胀，有时向上扩展至腹壁。若尿道阴茎部损伤，则表现为阴茎肿胀，当阴茎筋膜也破裂，则尿外渗范围与尿道球部损伤相同。后尿道断裂后，尿液可沿前列腺尖处外渗到耻骨后间隙和膀胱周围（图 29-2）。

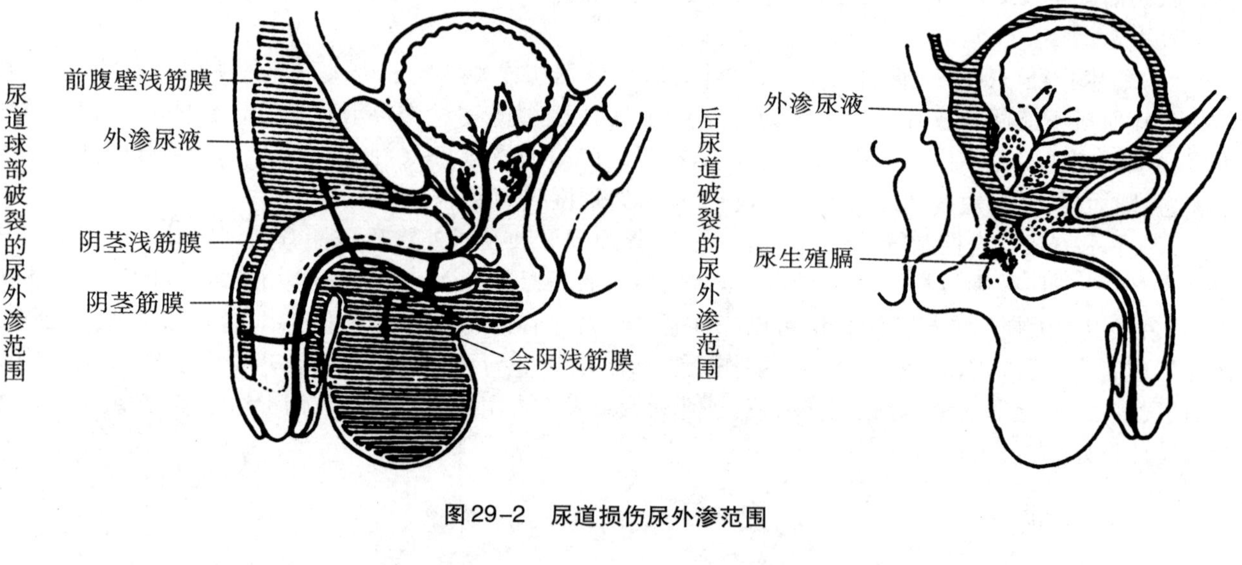

图 29-2　尿道损伤尿外渗范围

【临床表现】　尿道损伤的症状取决于致损伤的病因，损伤的程度、范围，以及伴发的其他脏器损伤情况。常见有：

1. 休克　见于严重的损伤，最常见于伴有骨盆骨折的后尿道损伤。

2. 疼痛　受损伤处有疼痛，有时可放射到尿道外口。疼痛在排尿时更为剧烈。

3. 尿道出血　如损伤在尿道膜部的远端，可出现不排尿时尿道外口也滴血。如损伤在后尿道，出血多见于排尿时,在排尿前或后有少量血液滴出。

4. 排尿困难和尿潴留　尿道完全断裂时患者可出现尿潴留。尿道挫裂伤时由于疼痛而致括约肌痉挛导致排尿困难和尿潴留。

5. 局部肿胀和瘀斑　受伤处组织出现肿胀和淤血。如尿道骑跨伤可在会阴部、阴囊处出现肿胀、瘀斑。

6. 尿外渗和尿瘘　尿道全层裂伤后,当患者用力排尿时,尿液可由裂口外渗到周围组织中。若继发感染可导致蜂窝织炎,出现脓毒血症。如为开放性损伤,则尿液可从皮肤创口、肠道或阴道瘘口流出,最终形成尿瘘。

【诊断】

1. 病史和体检　有会阴部骑跨伤史,再根据典型症状及血肿、尿外渗分布可考虑前尿道损伤;而骨盆挤压伤患者若出现尿潴留,特别是直肠指诊如触及直肠前方有柔软、压痛的血肿,前列腺尖端可浮动应考虑后尿道损伤。若指套染有血液,提示同时直肠损伤。

2. 导尿　导尿可以检查尿道是否连续、完整。若插入导尿管,需留置导尿 1 周以引流尿液并支撑尿道。如一次插入困难,不应反复试插,以免加重创伤和导致感染。此项检查慎用于后尿道损伤。

3. X 射线检查　尿道造影时,可经尿道外口注入造影剂,可见造影剂外溢。尿道造影对诊断有帮助,但注意有加重损伤、导致感染及局部瘢痕狭窄的危险。骨盆正侧位平片可显示骨盆骨折及骨折移位的情况。

【治疗】

1. 紧急处理　骨盆骨折合并者,常伴有大出血可致休克,需抗休克,尽早施行手术治疗。

2. 保守治疗　尿道挫伤症状较轻,一般无须特殊治疗,能排尿则仅用抗生素预防感染,尿道损伤处可自愈。必要时留置导尿 1 周。

3. 手术治疗　对于尿道裂伤如导尿失败,应即行经会阴尿道修补,并留置导尿管 2 ~4 周。病情严重应施行耻骨上膀胱造瘘术。尿道断裂应即时施行经会阴尿道修补术、断端吻合术或膀胱造瘘术。对于后尿道损伤患者如不是特别严重或者在开放性手术的同时可以进行尿道会师术(图 29-3)。但对于儿童因其尿道较细小不宜行急诊尿道会师术。

考点:

肾损伤的病因、临床表现、诊断、治疗;尿道损伤的分类、临床表现、诊断、治疗。

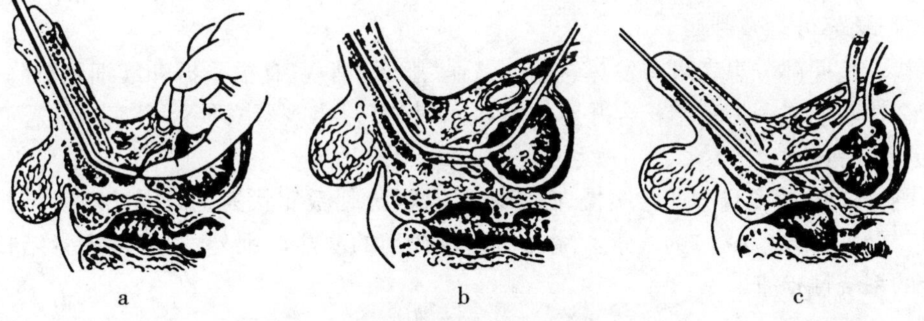

图 29-3　后尿道断裂行尿道会师复位术

a. 用示指从膀胱颈伸入后尿道,将从尿道外口插入的尿道探子引入膀胱　b. 在尿道探子尖部套上一根普通导尿管,跟随探子引出尿道外口　c. 用线将它与一根三腔水囊导尿管的尖端连在一起,将其拉入膀胱,然后充起三腔导尿管水囊,向尿道外口方向牵拉使断裂的尿道尽量对接

4. 并发症处理　①尿外渗：在尿外渗区做多个切口引流外渗尿液，切口应深达浅筋膜以下，耻骨上膀胱造瘘，3 个月后再行修补。②尿道狭窄：尿道损伤患者拔除导尿管后，先每周 1 次尿道扩张，持续 1 个月以后仍需定期施行尿道扩张术。③后尿道合并直肠损伤：早期立即修补，并做暂时性结肠造瘘。④尿道直肠瘘等待 3 ~6 个月后再施行修补手术。

第二节　肾结核

泌尿系统结核最主要的病变是肾结核，输尿管、膀胱和尿道结核均继发于肾结核。泌尿系统结核继发于其他部位结核，结核分枝杆菌经过血行进入双侧肾皮质的肾小球周围毛细血管丛内形成多发性微结核病灶，不出现临床症状，也不引起影像学改变，称为病理性肾结核。当患者免疫能力低下，肾皮质内结核病灶不断扩大、融合，最后可突破肾乳头进入肾盂，出现临床症状及影像学改变，则发展为临床肾结核。

肾结核主要病理改变是浸润破坏、纤维化及钙化。少数患者当全肾广泛钙化时，其内混有干酪样物质，此时肾功能完全丧失，输尿管常完全闭塞，膀胱刺激症状也逐渐缓解甚至消失，尿液检查趋于正常，这种情况称之为“肾自截”。绝大多数临床肾结核为单侧病变。

【临床表现】　泌尿系统结核虽主要病变在肾脏，但主要临床表现在膀胱。因肾结核病程长，早期多无明显症状。该病多见于 20 ~40 岁青壮年，男性较女性多见，老年及儿童发病较少。

1. 膀胱刺激征　尿频、尿急、尿痛是肾结核的典型症状之一。尿频最早出现，最初是因含有分枝结核杆菌的脓尿刺激膀胱黏膜引起。晚期当膀胱发生挛缩，容量显著缩小时尿频更加严重，每日排尿达数十次，甚至尿失禁。

2. 血尿　是肾结核的第二个重要症状，发生率为 70% ~80%。一般与尿频、尿急、尿痛等症状同时出现。血尿的程度不等，多为轻度的肉眼血尿或为显微镜血尿，但有 3% 的病例为明显的肉眼血尿并且是唯一的首发症状。血尿的出现多数为终末血尿，乃是膀胱的结核性炎症和溃疡在排尿时膀胱收缩引起出血。若血尿来自肾脏，则可为全程血尿。

3. 脓尿　由于肾脏和膀胱的结核性炎症，造成组织破坏，尿液中可出现大量脓细胞，同时在尿液内亦可混有干酪样物质，使尿液混浊不清，严重者呈米汤样脓尿。

4. 腰痛及腰部肿块　患者可感觉腰部酸痛，少数患者可出现腰部钝痛或绞痛。结核肾积脓及合并健侧巨大肾积水时，腰部可触及肿块。

5. 全身症状　晚期部分患者可有发热、盗汗、贫血、虚弱、消瘦、食欲不振和红细胞沉降率快等结核中毒症状。双肾结核晚期或一侧肾结核合并对侧肾积水时，可以出现肾功能不全症状如恶心、水肿、贫血、呕吐、少尿甚至无尿等。

【诊断】　肾结核的病变过程非常缓慢，临床表现以膀胱刺激症状为主。因此对肾结核的诊断，是以膀胱炎的症状（尿频、尿急、尿痛）为线索。除有引起膀胱炎的明显原因外，都应考虑肾结核的可能，诊断必须做进一步的系统性检查。

（一）实验室检查

1. 尿液检查　尿常规检查尿呈酸性，有红、白细胞和蛋白质。尿结核菌培养或动物接种结果可靠，但费时较长。PCR 检测尿结核杆菌必须结合阳性的培养、影像学、活检标本的组织学检查才能确立诊断。

2. 结核菌素试验　通常采用结核菌素的纯蛋白衍生物（PPD）皮试，PPD 试验阳性支持结核病的诊断，但阴性者也不能完全排除泌尿系统结核的诊断。

(二)影像学检查

1. B 超检查　对早期肾结核无诊断意义,晚期肾结核可了解肾脏大小、轮廓,有无肾积水等。常作为泌尿系统结核的初筛检查。

2. X 射线检查(KUB+IVP)　泌尿系统平片可显示肾轮廓、肾区及输尿管钙化和钙化的淋巴结。静脉尿路造影(IVU)是早期肾结核最敏感的检查方法,可了解双侧肾功能、病变程度与范围。肾结核早期具体表现为肾盏边缘不光滑、虫蛀状改变,当晚期肾脏破坏严重其肾显影不全以致完全不显影,临床上为"无功能肾"。

3. MRI 和 CT　MRI 成像在诊断肾结核对侧肾积水有独到之处。CT 对中、晚期肾结核能清楚地显示扩大的肾盏肾盂、皮质空洞及钙化灶,三维成像还可以显示输尿管全长病变。

(三)膀胱镜检查

膀胱镜检查是诊断男性泌尿生殖系统结核的重要手段,可以直接看到膀胱内的典型结核变化而确立诊断。常在膀胱三角区和患侧输尿管口周围观察到充血、水肿、浅黄色结核结节、结核性溃疡、肉芽肿及瘢痕等表现。

【治疗】

(一)药物治疗

药物治疗是泌尿系统结核的基本治疗方法,包括手术治疗在内的其他治疗方法必须在药物治疗的基础上进行。

1. 联合用药　目前一般采用异烟肼和利福平两者联合或利福平与乙胺丁醇联用。而链霉素、利福平、吡嗪酰胺,或异烟肼、链霉素、利福平,或异烟肼、链霉素、乙胺丁醇,或异烟肼、利福平、乙胺丁醇等三者联合应用亦常为临床所选用。规范的用药方法是督导用药和顿服治疗。抗结核药物多数有肝毒性,治疗期间必须经常检查肝功能。一般早期病例用药 6 ~ 9 个月。治疗中每月检查尿常规和尿结核分枝杆菌。

2. 药物治疗原则　抗结核药物治疗必须遵从合理化疗五原则,即早期、联用、适量、规律、全程使用敏感药物。

3. 抗结核药的停药标准　在抗结核药治疗过程中,必须密切注意病情的变化,定期进行各种有关检查,病变已经痊愈,则可考虑停止用药。目前认为可以停药的标准如下:①全身情况明显改善,红细胞沉降率正常,体温正常。②排尿症状完全消失。③反复多次尿液常规检查正常。④24 h 尿浓缩查抗酸杆菌,长期多次检查皆阴性。⑤尿结核分枝菌培养、尿结核分枝菌动物接种查找结核分枝杆菌皆为阴性。⑥X 射线泌尿系统造影检查病灶稳定或已愈合。⑦全身检查无其他结核病灶。

(二)手术治疗

手术治疗适用于规范性药物治疗半年以上无效,结核性肾破坏严重者。手术治疗前后均需配合抗结核药物治疗,手术前用药不应少于 2 周,手术后维持用药 6 个月以上。

1. 全肾切除术

(1)全肾切除术适应证　①单侧肾结核病灶破坏范围较大,在 50% 以上。②全肾结核性破坏,肾功能已丧失。③结核性脓肾。④双侧肾结核,一侧破坏严重,而另一侧为极轻度结核,需将严重侧切除,轻度病变侧采用药物治疗。⑤自截钙化灰泥肾。

(2)肾切除术前术后的抗结核药应用　由于肾结核是全身结核病的一部分,是继发性的结核,更是泌尿系统结核中的一部分,当肾切除术期间,可因手术的损伤使机体的抵抗力降低,致使肾结核以外的结核病灶活动或播散,因此在肾切除术前术后必须应用抗结核药予以控制。

2. 部分肾切除术

(1)部分肾切除术适应证　①为局限在肾一极的1～2个肾小盏的破坏性病变,经长期的抗结核药物治疗而未能奏效。②1～2个肾小盏结核漏斗部有狭窄引流不畅者。③双侧肾结核破坏均轻而长期药物治疗无效。如果唯一的有功能肾脏需做部分肾切除手术时,则至少应保留2/3的肾组织,以免术后引起肾功能不全。

(2)部分肾切除术前术后的抗结核药应用　由于抗结核药治疗往往收到良好效果,因此部分肾切除术较少进行,对于适合此项手术的患者应在较长时间的抗结核药准备后才能施行。一般术前准备用药需3～6个月。术前尚需再次造影检查,确立病变情况后再决定手术。手术后因余留有部分肾脏和泌尿系统器官的结核,故仍需继续使用抗结核药至少1年,以巩固疗效。

3. 肾病灶清除术

(1)肾病灶清除术的适应证　为肾脏的实质中存在密闭的肾盏所形成的结核性空洞,常充满干酪样物质。抗结核药不能进入空洞,而空洞中仍有活动结核杆菌存在。因此须切开空洞,清除干酪样结核组织,腔内再用抗结核药。目前随着影像学技术的进步,常可不需要进行手术治疗,可在B超引导下行脓肿穿刺术吸出脓液,腔内再用抗结核药。

(2)辅助抗结核治疗　手术前后亦需较长时期应用抗结核药,以防结核播散和术后巩固治疗。

考点:
肾结核的病理、临床表现、诊断和治疗。

4. 输尿管狭窄解除术　可行狭窄段切除,输尿管对端吻合;狭窄段近膀胱者,宜行狭窄段切除,输尿管膀胱吻合术。

5. 挛缩膀胱的手术治疗　病肾切除、抗结核治疗6个月以上,对侧肾功能良好,膀胱结核已痊愈,且无尿道狭窄者,可行肠膀胱扩大术。

第三节　尿石症

一、尿石症概述

尿石症是泌尿外科的常见病、多发病,包括肾、输尿管、膀胱和尿道结石。近30年,我国上尿路结石发病率明显上升,下尿路结石日趋少见。体外冲击波碎石术、腔镜技术的发展,使泌尿系统结石的治疗逐渐向微创方向发展,90%以上尿石症不需要传统的开放手术治疗。

【病因】　尿石症的病因较复杂,至今为止尚未完全阐明。多数学者认为尿石形成是多因素综合作用的结果。尿中形成结石晶体的盐类呈超饱和状态、尿中抑制晶体形成物质不足和核基质的存在,是形成结石的主要因素。

1. 种族遗传因素　各种种族的人都可患尿石症,但患病率有所差异,非洲黑人和美国黑人患结石者均少。结石病患者家族的结石病率高于非结石家族,除家人的生活条件接近外,也可能受一些遗传因素的影响。

2. 饮食与营养　不喜欢饮水的人容易患有结石。婴儿过早地用粮食喂养而乳品不足容易导致膀胱结石。相反,成年人多吃乳品和肉类也可增加结石风险。结石形成还和尿中结石成分突然增多有关,食物越精制,结石风险越高。食用过多的盐和菠菜都会增加结石风险。

3. 代谢异常　甲状旁腺功能亢进症、皮质醇症都可增加结石的风险。结石也可以是外伤或疾病而长期卧床的合并症。

4. 药物因素　结石还可因服硅酸镁而含少见的硅酸盐。治疗青光眼的乙酰唑胺、维生素 D 中毒、大量用抗坏血酸(可转变为草酸)、氨苯喋啶、麻黄素和愈创甘油醚、皮质激素及磺胺等均可发生结石。

5. 尿路感染　尤其致病菌有分解尿素产生氨的作用时,pH 值的提高、黏蛋白的聚合,细菌本身和感染产物都可促进结石的形成。尿路中的异物如缝线、导尿管都可诱发结石。

6. 尿石　在某些地区多发,可能与地理、气候、水源及饮食习惯等因素有关。

【尿结石的理化特征】　泌尿系统结石的成分中草酸盐结石最多见,磷酸盐、尿酸盐、碳酸盐结石次之,胱氨酸结石少见。约有 90% 以上的结石含有钙。①尿酸盐结石呈黄或红棕色,质硬,光滑或不规则,常为多发;②纯尿酸结石在 X 射线片中不被显示;③草酸盐结石呈棕褐色,质硬,粗糙,不规则,常呈桑葚样,X 射线摄片易显影;④磷酸盐结石呈灰白色,质脆,表面较粗糙,不规则,可随肾盂、肾盏的形状形成较大的鹿角状结石,X 射线摄片易显影,X 射线片中常呈分层结构;⑤胱氨酸结石呈淡黄至黄棕色,光滑,蜡样外观。X 射线摄片在清晰的 X 射线片中呈毛玻璃样显影,在不清晰的 X 射线片中不显影。

【病理与生理】　尿路结石的大小数目、活动度及其所在部位继发感染和梗阻程度不同,所产生的病理生理改变也不同。一般说来,输尿管管腔较细结石对其黏膜的机械性损害和管腔梗阻比较严重。膀胱结石除局部损害外也可造成膀胱和上尿路的梗阻主要的病理改变如下。

1. 局部机械性损害　结石的刺激和运动使局部黏膜上皮细胞坏死脱落,溃疡形成,局部炎症和纤维增生,损伤血管则引起不同程度的血尿。

2. 尿路梗阻　尿石位于尿路较细处如肾盏颈、输尿管、尿道等可造成尿路梗阻以上的部位有不同程度的扩张积水,肾盏、肾盂、输尿管结石梗阻时肾盏肾盂输尿管逐渐扩张严重者输尿管变粗、伸长和迂曲管壁纤维化肾实质逐渐萎缩变薄,最后变成纸样薄,整个肾变成一个大水囊。

3. 感染　多种细菌如大肠埃希菌、葡萄球菌,都能分解尿素产生氨使尿变碱性易使磷酸盐沉淀尿液淤滞易致感染,结石作为异物促进感染的发生病菌的侵入和繁殖能分解尿素的细菌(如革兰氏阳性的变形杆菌、铜绿假单胞菌和克雷伯菌)所引起的泌尿系统感染造成尿碱化及产生过多的氨导致积坠成磷酸钙胺和磷酸钙结石。

4. 合并息肉或恶性肿瘤　结石长期嵌顿于输尿管对局部黏膜产生损害和慢性机械性刺激使输尿管产生局限的炎性增生,部分患者形成良性息肉包括炎症性息肉和纤维性息肉,部分息肉具有肿瘤结构特征,称为息肉样肿瘤。结石长期在肾盂或膀胱内偶可引起恶变。

二、肾、输尿管结石

【临床表现】　主要表现为与活动有关的血尿和疼痛,其程度与结石的大小、部位、梗阻程度、活动与否及有无并发症等因素有关。具体表现如下。

1. 疼痛　疼痛是尿路结石患者常见症状,其程度与结石大小、位置有一定关系。肾盂内大结石及肾盏结石无明显临床症状,仅在活动后出现上腹或腰部的钝痛。输尿管结石可引起肾绞痛。典型的肾绞痛表现为疼痛剧烈难忍,阵发性发作于腰部或上腹部,且沿输尿管行径,放射至同侧腹股沟,有时可累及同侧睾丸或大阴唇等部位。

2. 血尿　血尿是肾、输尿管结石的另一主要症状。患者多有镜下或肉眼血尿,与结石对尿路黏膜损伤程度有关。但当结石引起尿路完全性梗阻或固定不动(如肾盏小结石),则无血尿。

3. 其他　输尿管结石引起尿路完全性梗阻时可发生恶心、呕吐。结石继发急性肾盂肾炎或肾积脓时,可有畏寒、发热、寒战等全身症状。双侧上尿路结石若引起双侧完全性梗阻或孤立肾上尿路结石完全性梗阻时,可导致无尿而出现尿毒症。

【诊断】

1. 病史　与活动有关的血尿和疼痛,应首先考虑肾输尿管结石,尤其是伴有典型的肾绞痛时。

2. 体格检查　侧脊肋角叩击痛。当绞痛发作时,患者躯体屈曲,腹肌紧张,脊肋角可有压痛及局部肌紧张,并发肾积水者可触及肿大而有压痛的肾脏。多数没有出现梗阻的肾结石病例,可无明显体征。

3. 实验室检查　结石患者的实验室检查应包括血液分析、尿液和结石分析。血、尿的钙、磷、尿酸等有利于寻找结石的病因。尿常规检查常为肉眼或镜下血尿,伴感染时有脓尿。感染性尿结石患者尿细菌培养呈阳性。结石分析可确定结石的成分,以利于结石的预防。

4. 影像学检查

(1)B 超　常作为首选,可以发现 2 mm 以上的结石。此外,B 超检查还可以了解结石以上尿路的扩张程度,间接了解肾实质和集合系统情况。但是由于受肠道内容物的影响,对诊断输尿管中下段结石的敏感性较低。

(2)尿路平片(KUB 平片)　90% 左右 X 射线阳性结石在腹平片上均可显影,并能够大致确定结石的位置、大小、形态和数量,并且初步提示结石的化学性质,可以作为结石检查的常规方法。但单纯性尿酸结石和黄嘌呤结石能够透过 X 射线(X 射线阴性),尿路平片不显影。

(3)CT 扫描　泌尿系统结石的诊断很少进行 CT 检查。但 CT 诊断结石的敏感性比尿路平片及静脉尿路造影高,特别是较小的输尿管中、下段结石。

(4)静脉尿路造影(IVU)　静脉尿路造影应该在尿路平片的基础上进行,目的是为了确定结石在尿路的位置,也可以发现尿路平片上不能显示的 X 射线阴性结石,鉴别平片上可疑的钙化灶。

(5)输尿管肾镜检查　当泌尿系统平片及排泄性尿路造影不能明确诊断时,可行输尿管肾镜检查,也可以进行治疗。

(6)其他　逆行或经皮肾穿刺造影、放射性核素、磁共振水成像(MRU)亦有一定的诊断价值,但不作为常规检查手段。

【治疗】　肾、输尿管结石治疗目的不仅是解除病痛,保护肾脏功能,而且应尽可能找到并解除病因,防止结石复发。根据每个患者的全身状况、结石大小、结石成分、有无梗阻、感染、积水、肾实质损害程度及结石复发趋势等,制订防治方案。

1. 肾绞痛的治疗　肾绞痛是泌尿外科的常见急症,需紧急处理,应用药物前注意与其他急腹症仔细鉴别。目前缓解肾绞痛的药物较多。对首次发作的肾绞痛治疗应该从非甾体抗炎药开始,如果疼痛持续,可换用其他药物。吗啡和其他阿片类药物应该与阿托品等解痉药一起联合使用。

(1)非甾体抗炎药　常用药物有双氯芬酸钠(扶他林)和吲哚美辛(消炎痛)等。

(2)阿片类镇痛药　为阿片受体激动剂,作用于中枢神经系统的阿片受体,能缓解疼痛感,具有较强的镇痛和镇静作用,常用药物有二氢吗啡酮(5 ~ 10 mg,肌内注射)、哌替啶(50 ~ 100 mg,肌内注射)、强痛定(50 ~ 100 mg,肌内注射)和曲马多(100 mg,肌内注射)等。阿片类药物在治疗肾绞痛时不应单独使用,一般需要配合阿托品、654-2 等解痉类药物一起使用。

(3)解痉药　①M 型胆碱受体阻断剂,常用药物有硫酸阿托品和 654-2,可以松弛输尿管平滑肌,缓解痉挛。通常剂量为 20 mg,肌内注射。②黄体酮可以抑制平滑肌的收缩而缓解痉挛,对止痛和排石有一定的疗效。③钙离子阻滞剂,硝苯地平 10 mg 口服或舌下含化,对缓解肾绞痛有一定的作用。④α 受体阻滞剂(坦索罗辛)。

2. 保守疗法　结石直径小于 0.6 cm;表面光滑,结石以下尿路无梗阻,结石未引起尿路完全梗阻,停留于局部少于 2 周;特殊成分的结石(尿酸结石和胱氨酸结石)推荐采用排石疗法。治疗时间以 4 周为宜,如症状加剧或 4 周后无效则应改用其他疗法。

(1)大量饮水　每日饮水 2 000～3 000 mL,成人每日尿量应保持在 2 000 mL 以上。

(2)调节饮食　根据结石的成分决定防石饮食。水果、蔬菜能使尿转为碱性,对防止尿酸和胱氨酸结石较好。肉类食物使尿呈酸性,对防止感染石较好。对磷酸盐结石可采用低钙,低磷饮食,同时服用氢氧化铝凝胶。含钙肾结石避免高钙、高盐、高草酸、高动物蛋白、高动物脂肪及高糖,而采用高纤维饮食。

(3)双氯芬酸钠栓剂肛塞　双氯芬酸钠能够减轻输尿管水肿,减少疼痛发作风险,促进结石排出,推荐应用于输尿管结石。

(4)口服 α-受体阻滞剂(坦索罗辛)或钙离子通道拮抗剂　坦索罗辛是一种高选择性肾上腺素能受体阻滞剂,使输尿管下段平滑肌松弛,促进输尿管结石排出。

(5)溶石疗法　推荐应用于尿酸结石和胱氨酸结石。①尿酸结石:口服别嘌呤醇,根据血、尿的尿酸值调整药量;口服枸橼酸氢钾钠或碳酸氢钠片,以碱化尿液维持尿液 pH 值在 6.5～6.8。②胱氨酸结石:口服枸橼酸氢钾钠或碳酸氢钠片,以碱化尿液,维持尿液 pH 值在 7.0 以上。治疗无效者,应用青霉胺,注意药物不良反应。

(6)适度运动　根据结石部位的不同选择体位排石。

(7)中医中药　常用的成药有尿石通、排石冲剂等。针灸疗法无循证医学的证据,可以作为辅助疗法。

3. 体外冲击波碎石(ESWL)　通过 X 射线、B 超对结石进行定位,将体外冲击波聚焦后作用于结石,将其粉碎,ESWL 具有创伤小、并发症少、无须麻醉等优点。体外冲击波碎石治疗次数不超过 5 次,间隔的时间以 10～14 d 为宜。

(1)适应证　适用于尿路畅通,没有狭窄及梗阻的患者。多用于小于 2 cm 的肾结石,输尿管上段结石的治疗,输尿管下段结石治疗的成功率比输尿管镜取石低。

(2)禁忌证　结石以下尿路有梗阻、妊娠妇女、不能纠正的出血性疾病、基质结石、严重肥胖或骨骼畸形、高危患者如严重心脑血管病、泌尿系统活动性结核及急性尿路感染者、育龄妇女输尿管下段结石。

4. 经皮肾镜取石　就是在腰部建立一条从皮肤到肾脏的通道,通过这个通道把肾镜插入肾脏,利用激光、超声等碎石工具,把肾结石击碎取出。就是所谓的“打孔取石”。英文简写为 PCNL。

(1)适应证　①所有需开放手术干预的肾结石,包括完全性和不完全性鹿角结石、≥2 cm 的肾结石、有症状的肾盏或憩室内结石、体外冲击波难以粉碎及治疗失败的结石。②输尿管上段 L_4 以上、梗阻较重或长径>1.5 cm 的大结石;或因息肉包裹及输尿管迂曲、ESWL 无效或输尿管置镜失败的输尿管结石。③特殊类型的肾结石,包括小儿肾结石梗阻明显、肥胖患者的肾结石、肾结石合并肾盂输尿管连接部梗阻或输尿管狭窄、孤立肾合并结石梗阻、马蹄肾并结石梗阻、移植肾合并结石梗阻及无积水的肾结石等。

(2)禁忌证　①未纠正的全身出血性疾病;②严重心脏疾病和肺功能不全,无法承受手术者;③未控制的糖尿病和高血压者;④盆腔游走肾或重度肾下垂者;⑤脊柱严重后凸或侧弯畸形、极肥胖或不能耐受俯卧位者亦为相对禁忌证,但可以采用仰卧、侧卧或仰卧斜位等体位进行手术;⑥服用阿司匹林、华法林等抗凝药物者,需停药 2 周,复查凝血功能正常才可以进行手术。

5. 输尿管镜取石术　逆行输尿管镜治疗肾结石以输尿管软镜为主,其损伤介于 ESWL 和 PNL 两者之间。随着输尿管镜和激光技术的发展,逆行输尿管软镜配合钬激光治疗肾结石(<2 cm)和肾盏憩室结石取得了良好的效果。

(1)适应证　①ESWL 定位困难的、X 射线阴性肾结石(<2 cm);②ESWL 术后残留的肾下盏结石;③嵌顿性肾下盏结石,ESWL 治疗的效果不好;④极度肥胖、严重脊柱畸形,建立 PNL 通道困难;⑤结石坚硬(如一水草酸钙结石、胱氨酸结石等),不利于 ESWL 治疗;⑥伴盏颈狭窄的肾盏憩室内结石。

(2)禁忌证　①不能控制的全身出血性疾病;②严重的心肺功能不全,无法耐受手术;③未控制的泌尿道感染;④严重尿道狭窄,腔内手术无法解决;⑤严重髋关节畸形,截石位困难。

6. 开放手术治疗　由于腔内泌尿外科和ESWL的快速发展,绝大多数上尿路结石不再需要开放手术,仅少数患者用此法。

7. 双侧上尿路结石的手术治疗原则　①双侧输尿管结石时,一般先处理梗阻严重侧。条件允许时,可同时行双侧输尿管取石。②一侧肾结石,另一侧输尿管结石时,先处理输尿管结石。③双侧肾结石时,应在尽可能保留肾的前提下,一般先处理容易取出且安全的一侧。若肾功能极差,梗阻严重,全身情况不良,宜先行经皮肾造影。待患者情况改善后再处理结石。④孤立肾上尿路结石或双侧上尿路结石引起急性梗阻性无尿时,一旦诊断明确,只要患者全身情况许可,应及时施行手术。

三、膀胱结石

【临床表现】　主要表现为尿路刺激症状,如尿频、尿急和终末性排尿疼痛,典型症状为尿流突然中断伴剧烈疼痛且放射至会阴部或阴茎头,改变体位后又能继续排尿或重复出现尿流中断。患儿每当排尿时啼哭不止,用手牵拉阴茎,结石损伤膀胱黏膜可引起终末血尿,合并感染时出现脓尿。

【诊断】　膀胱结石可根据典型症状,做出初步诊断。进一步确诊可做X射线检查,大多数结石能在膀胱平片显示。B超检查,能显示结石声影。膀胱镜检查可以直接看到膀胱结石。一些较大的膀胱结石,有时在排空膀胱后行双合诊时触到。

【治疗】　膀胱结石的治疗原则是取净结石,纠正结石成因。膀胱感染严重时,应用抗生素治疗。

小的结石可经尿道自行排出,较大结石不能自行排出者可行膀胱内碎石术。碎石方法有体外冲击波碎石及液电冲击碎石、超声波石及碎石钳碎石。较大结石且无碎石设备者可行耻骨上膀胱切开取石术,对合并有膀胱感染者,应同时积极治疗炎症。

膀胱结石的治疗方法较多,但大体上两类,一类为手术取石,另一类为非手术碎石。其中手术取石即传统的耻骨上膀胱切开取石术,另一类的非手术碎石则又可分为膀胱镜机械碎石(大力钳碎石)、液电效应碎石、超声碎石、弹道气压碎石等。

> **考点:**
> 尿石症的成因、病理和预防;肾、输尿管结石的临床表现、诊断和治疗;膀胱结石的临床表现、诊断和治疗。

第四节　泌尿系统肿瘤

一、肾肿瘤

肾肿瘤在泌尿系肿瘤中较常见,仅次于膀胱肿瘤。绝大多数原发性肾肿瘤为恶性,包括肾细胞癌、肾母细胞瘤及肾盂癌等。肾脏的良性肿瘤包括肾腺瘤、血管平滑肌脂肪瘤、血管瘤、脂肪瘤、纤维瘤及肾球旁细胞瘤等。肾癌亦称肾细胞癌、肾腺癌、透明细胞癌、肾实质癌等。由于平均人寿命延长和影像学技术的提高,肾癌的发病率有增加趋势,无临床症状而在体检中偶然发现的肾癌逐渐增加。

(一)肾癌

1. 疾病基础知识　肾癌的病因至今尚未明确,其发病可能与吸烟、肥胖、职业接触、遗传因素等有关,占原发性肾恶性肿瘤的80%左右。肾癌来源于肾小管上皮细胞。多为单侧病灶,常始发于肾的一极,左右侧发病比例相似。肾癌多数为圆形,无组织学包膜,但有被压迫的肾实质和纤维组织形成的假性包膜。

肿瘤质地较硬，多数伴有纤维化斑块或钙化，内部可因出血、坏死而发生囊性变，囊内多充满咖啡样液体。肾胞癌目前分型如下：①透明细胞癌；②颗粒细胞癌；③嫌色细胞癌；④梭形细胞癌；⑤囊肿伴随性肾细胞癌；⑥乳头状肾细胞癌。肾癌可经血液和淋巴转移至肺、肝、骨、脑等。淋巴转移最先到肾蒂淋巴结。

2. 临床表现

（1）血尿　肉眼血尿或镜下血尿是最常见的症状。大多数病例显示肿瘤侵入肾盂、肾盏而引起，为间歇性发作，常不伴有疼痛。临床上常称间歇性、无痛性肉眼血尿，为泌尿系肿瘤特有的症状。但当血块通过输尿管时可出现绞痛。

（2）腰痛　多数为钝痛、不适感，局限在腰部或背部。因为肿瘤长大后，肾包膜张力增加所致，若肿瘤侵及肾周围组织也可引起疼痛。出现持续性疼痛，提示肿瘤已侵犯神经和腰椎。血尿在输尿管内凝固成条索状血块，经尿排出，可以引起肾绞痛。

（3）肿块　肾癌患者腰部和上腹部可触及肿块者为10%，有时可为唯一的体征。肿块质硬，表面高低不平或结节状。在消瘦患者和肿瘤位于下极时，体格检查可扪到肿块。若肿块固定，表示肾周围有浸润，预后不佳。血尿、腰痛和肿块三联征同时出现的病例不多，若同时出现。往往是晚期肿瘤的标志。腹痛、肿块常见于小儿，较成人多见；位于肾脏下极的肿瘤易触及。肿块呈实质性，无压痛，随呼吸而移动。

（4）副瘤综合征　20%的肾癌患者可出现副瘤综合征（以往称肾外表现），容易与其他全身性疾病症状相混淆，必须注意鉴别。常见有发热、高血压、红细胞增快等。发热可能因肿瘤坏死、出血、毒性物质吸收所引起。高血压可能因瘤体内动静脉瘘或肿瘤压迫肾血管，肾素分泌过多所致。其他表现有高钙血症、高血糖、红细胞增多症、肝功能异常、消瘦、贫血、体重减轻及恶病质等。

3. 诊断　肾细胞癌早期无特殊表现，患者可以无自觉症状，偶尔因健康体检或其他原因行B超检查时发现。以往常根据血尿、腰痛和腹部肿块来诊断肾癌，但此三联征大多为晚期肾癌的表现，预后不良。因此辅助检查对肾癌特别是早期有很重要的临床意义。

（1）实验室检查　尿常规可见到肉眼和镜下血尿，血常规检查部分患者表现单纯性红细胞增多，血红蛋白>155 g/L，血细胞比容>50%，红细胞沉降率可增快，尿脱落细胞有18%～58%的患者尿中可查及癌细胞。

（2）B超　可以发现临床无症状，尿路造影无改变的早期肿瘤。肾癌具有多种超声图像，根据肿瘤大小，有很大的差异。瘤体较大的、无坏死的肿瘤回声较正常肾组织有明显的增高，内部有强烈的高回声波，而直径<1.5 cm的肿瘤回声较低。

（3）X射线诊断　是诊断肾肿瘤非常重要方法，随着现代化诊断设备的应用和诊断水平的提高，X射线检查已不是唯一的诊断手段，但仍是常规的诊断方法。

（4）CT检查　能清楚地显示直径1 cm以上的肾实质肿块，对肾脏的占位性病变，即囊性和实性占位的鉴别有重要价值，准确率达93%。肾癌的CT图像表现为：①肿瘤边缘不规则，呈圆形或分叶状。②平扫时肿瘤的密度随肿瘤细胞成分不同而表现为不同的密度，透明细胞癌密度低于正常肾组织。而颗粒细胞癌密度高于正常。③增强扫描时，肿瘤密度不同程度的增强。但仍低于正常肾组织。由于增强后肾肿瘤与组织之间的密度差加大，可以更清楚地显示肿瘤的大小与分界线。

（5）MRI　此检查对肾肿瘤分期的判定的准确性略优于CT，特别在静脉瘤栓大小、范围的判定方面。

4. 治疗　肾癌最有效的治疗方法是根治性肾切除，切除范围包括肾周围筋膜和脂肪、上段输尿管及肾门淋巴结，上极肿瘤应切除同侧肾上腺。术中先结扎肾蒂血管可减少出血和扩散。术前行肾动脉栓塞治疗，可减少术中出血。肾癌的放射及化学治疗效果不好。免疫治疗对转移癌有一定疗效，使用最多的是干扰素。手术治疗是肾癌唯一有效的治疗方法，放射治疗、化疗、免疫治疗无肯定效果，有统计对5年生存率无影响。

(二)肾母细胞瘤

肾母细胞瘤是来自肾胚胎组织的恶性实体瘤。86%患者见于5岁以前,而1~3岁最多见。双侧肾发病者占1.4%~10.3%。

1. 疾病基础知识　肾母细胞瘤可能来源于后肾胚基。与其他胚胎性肿瘤相同,可有家族性,并与其他畸形有一定关系。肿瘤可发生于肾组织的任何部位,为实体性,表面有纤维组织及被压迫的肾组织构成的被膜。肿瘤常为圆形、卵圆形或大结节状。其切面呈鱼肉样,灰白色,常有坏死及出血而呈橘黄色、红色或棕色,间有囊性及钙化。转移途径同肾癌,经淋巴结转移至肾蒂及主动脉旁淋巴结,血行转移可播散至全身多个部位,以肺转移最常见,其次为肝,也可以转移至脑等。

2. 临床表现

(1)局部表现　肾母细胞瘤最常见的表现是腹部膨大并扪及肿块,有些患者以血尿、腹痛或发热就诊。

(2)全身表现及转移特点　约25%因肾素分泌异常而合并高血压。腹部膨大也可造成横膈上升而出现气促。部分患儿合并有先天畸形,如虹膜缺损、泌尿生殖系统畸形、精神发育迟缓综合征、半身肥大等。肺、淋巴结和肝是肾恶性肿瘤最常见的转移部位。除此之外,肾透明细胞肉瘤、肾横纹肌样瘤还可发生骨、骨髓和颅内转移。

3. 诊断　对于出现腹部肿块的婴幼儿应考虑此病,但应进一步进行相关检查。常用最简单的检查方法是腹部超声检查,腹部CT平扫和增强扫描是最重要的检查项目,诊断肾母细胞瘤的准确性高达95%以上。但静脉肾盂造影是主要的诊断方法,对拟诊为肾母细胞瘤的病例均应做造影检查,约2/3的患儿显示肾盂、肾盏变形、移位或缺损,肿瘤挤压肾盂时,它就被显著拉长或积水,以上各种形态都应在正位和侧位上仔细观察。

4. 治疗　在治疗前,对于肿瘤的特异性和预后因素应有充分的了解,根据具体病例制订合适的治疗方案,才能使治疗效果提高。在治疗过程中,更要防止有害无益的过度治疗。早期行患肾切除术。对于化疗首选放线菌素D和长春新碱,两药同时应用疗效更好。术前放射治疗可用于曾用化疗而肿瘤缩小不明显的巨大肾母细胞瘤。术后放疗应不应晚于10 d,否则局部肿瘤复发机会增多。双侧肾母细胞瘤可配合上述辅助治疗行双侧肿瘤切除。

二、膀胱肿瘤

膀胱肿瘤是泌尿系统中最常见的肿瘤。男性发病率为女性的3~4倍,年龄以50~70岁为多。

【疾病基础知识】　长期接触芳香族类的工种,如染料、皮革、橡胶、油漆工等,可出现较高的膀胱肿瘤发生率。吸烟也是一种增加膀胱肿瘤发生率的原因。膀胱黏膜局部长期遭受刺激,如长期慢性的感染、膀胱结石的慢性刺激均可诱发膀胱肿瘤。近年来某些药物、寄生虫病等亦可诱发膀胱癌。膀胱癌从组织学类型上来讲90%是上移行上皮,移行细胞癌,再一部分就是鳞癌。腺癌多见于膀胱三角、侧壁及顶部。肿瘤的扩散主要向膀胱壁内浸润,直至累及膀胱外组织及邻近器官。经常根据膀胱癌浸润膀胱壁的深度(乳头状瘤除外),多采用TNM分期,具体标准分为:T_{is}原位癌;T_a无浸润的乳头状瘤;T_1浸润黏膜固有层;T_2浸润肌层,又分为T_{2a}浸润浅肌层(肌层内1/2)、T_{2b}浸润深肌层(肌层外1/2);T_3浸润膀胱周围脂肪组织,又分为T_{3a}显微镜下发现肿瘤侵犯膀胱周围组织、T_{3b}肉眼可见肿瘤侵犯膀胱周围组织;T_4浸润前列腺、子宫、阴道及盆壁等邻近器官。临床上习惯将T_{is}、T_a和T_1期肿瘤称为表浅膀胱癌。病理分期同临床分期。淋巴结转移是最主要的转移途径,血行转移多在晚期,主要转移至肝、肺、骨和小肠等处。

【临床表现】

1. 血尿　膀胱肿瘤最典型的临床表现是血尿，间歇性、无痛性肉眼血尿被认为是膀胱肿瘤的典型症状。如果患者出现间歇性、无痛、肉眼血尿，应该高度怀疑膀胱肿瘤。

2. 膀胱刺激症状　膀胱刺激症状有尿频、尿急、尿痛，还有持续性的一个尿意感。

3. 上尿路阻塞症状　膀胱肿瘤可以导致上尿路的阻塞症状。如果肿瘤长在输尿管开口处，可能把输尿管口给堵住，造成上尿路的积水，肾盂扩张，输尿管扩张，患者出现腰痛。

4. 下腹部肿块　下腹部的肿块是晚期膀胱肿瘤的表现，少见，约3%。多为膀胱顶部腺癌，往往肿瘤体积大、浸润深，与周围组织粘连，导致肚子好像有个比较大的包块。

5. 全身症状　膀胱肿瘤全身的症状包括恶心、食欲缺乏、发热、消瘦、贫血、全身衰弱、恶病质、类白血病反应等。

6. 转移症状　晚期的症状，由于肿瘤扩展到盆腔、腹膜后腔或直肠，引起了腰痛、下腹痛，放射到会阴部、大腿，有直肠刺激的症状。如果转移到子宫、直肠、结肠、肝、肾，就会引起相应的症状。

【诊断】　中老年人出现无痛性肉眼血尿，应首先想到膀胱肿瘤的可能。下列检查方法有助于确诊。

1. 尿液检查　尿浓缩找病理细胞应作为首选检查方法。患者易接受。特别是对于接触致癌物质的人群，可在膀胱镜检查发现肿瘤前数月，通过尿液细胞检查可发现可疑细胞。此法明显优于排尿检查。反复多次查可以提高检出率。

2. B超检查　经腹部B超波检查对诊断膀胱肿瘤的准确性，与肿瘤的大小成正比，还与检查者的经验和判断能力有关。肿瘤直径大于1 cm的准确率高，反之则低。

3. 膀胱镜检查　膀胱镜检查在膀胱肿瘤诊断中占有极重要的地位，它可在直视下观察到肿瘤的数目、位置、大小、形态和输尿管口的关系等，同时可做活组织检查以明确诊断，又是制订治疗计划必不可少的重要依据。

4. 膀胱造影　现应用不多，但有时可补充膀胱镜检查之不足。膀胱容量较小或出血较重或肿瘤太大，膀胱镜难窥全貌时，往往不能用膀胱镜检查得以诊断，可用分部膀胱造影方法为佳。

5. 静脉肾盂造影　对于膀胱肿瘤确诊前必须做静脉肾盂造影，它能排除肾盂和输尿管的肿瘤，显示因输尿管口或膀胱底部浸润性病变所造成的输尿管梗阻，了解双侧肾脏功能。

6. CT检查　能够了解膀胱与周围脏器的关系，肿瘤的外侵和程度，远隔器官是否有转移，有助于TNM分期，对制订治疗计划很有帮助。在揭示膀胱肿瘤及增大的转移淋巴结方面，CT诊断的准确率在80%左右。

【治疗】

1. 表浅性膀胱肿瘤的治疗　膀胱肿瘤有表浅性膀胱肿瘤，还有浸润性的膀胱肿瘤。表浅性膀胱肿瘤的治疗可经过尿道膀胱肿瘤切除术（TUR－Bt术），国内有一部分医院还做膀胱部分切除术，国外大部分都做经尿道膀胱电切或者是膀胱全切术。然后，膀胱内再进行药物灌注治疗。

2. 浸润性膀胱癌的治疗　浸润性膀胱癌的治疗包括：①膀胱癌根治术，如果肿瘤已经侵犯到肌层，也要做根治性膀胱切除术；②化学药物治疗；③放射治疗；④生物学治疗等。

> **考点：**
> 肾肿瘤的病理、临床表现、诊断和治疗；膀胱肿瘤的病理、临床表现、诊断和治疗。

第五节　良性前列腺增生

前列腺分为外周带、中央带、移行带和尿道周围腺体区。所有前列腺增生的结节发生于移行带和尿道周围腺体区。有关前列腺增生症发病机制的研究很多，但至今病因仍不完全清楚。目前一致公认老龄和有功能的睾丸是前列腺增生发病的两个重要因素，二者缺一不可。前列腺增生主要发生于前列腺尿道周围移行带，增生组织呈多发结节，并逐渐增大。增生的腺体将外周的腺体挤压萎缩形成前列腺外科包膜，与增生腺体有明显界线，易于分离。增生腺体突向后尿道，使前列腺尿道伸长、弯曲、受压变窄，尿道阻力增加，引起排尿困难。此外，前列腺内尤其是围绕膀胱颈部的平滑肌内含有丰富的 α 肾上腺素能受体，这些受体的激活使该处平滑肌收缩，可明显增加前列腺尿道的阻力。

【临床表现】 前列腺增生症多在 50 岁以后出现症状，症状与前列腺体积大小不完全呈比例，而取决于引起梗阻的程度、病变发展速度及是否合并感染等，症状可时轻时重。

1. 储尿期症状

（1）尿频、夜尿增多　尿频为早期症状，先为夜尿次数增加，但每次尿量不多。膀胱逼尿肌失代偿后，发生慢性尿潴留，膀胱的有效容量因而减少，排尿间隔时间更为缩短。

（2）尿急、尿失禁　下尿路梗阻时，50% ～80% 的患者有尿急或急迫性尿失禁。

2. 排尿期症状　排尿困难：随着腺体增大，机械性梗阻加重，排尿困难加重，下尿路梗阻的程度与腺体大小不成正比。由于尿道阻力增加，患者排尿起始延缓，排尿时间延长，射程不远，尿线细而无力。小便分叉，有排尿不尽感觉。如梗阻进一步加重，患者必须增加腹压以帮助排尿。呼吸使腹压增减，出现尿流中断及淋漓。

3. 排尿后症状　尿不尽、残余尿增多：残余尿是膀胱逼尿肌失代偿的结果。当残余尿量很大，膀胱过度膨胀且压力很高，高于尿道阻力，尿便自行从尿道溢出，称充溢性尿失禁。有的患者平时残余尿不多，但在受凉、饮酒、憋尿，服用药物或有其他原因引起交感神经兴奋时，可突然发生急性尿潴留。患者尿潴留的症状可时好时坏。部分患者可以是急性尿潴留为首发症状。

4. 其他症状　前列腺黏膜上毛细血管充血及小血管扩张并受到增大腺体的牵拉或与膀胱摩擦，当膀胱收缩时可以引起镜下或肉眼血尿。当出现尿潴留常导致泌尿系感染，可出现尿急、尿频、排尿困难等症状，且伴有尿痛。如果出现输尿管反流，肾积水导致肾功能破坏。长期下尿路梗阻可出现因膀胱憩室充盈所致的下腹部包块或肾积水引起的上腹部包块。长期依靠增加腹压帮助排尿可引起疝、痔和脱肛。

【诊断】 前列腺增生患者由于为老年患者常合并有其他慢性疾病。诊断时应重视患者全身情况，进行详细体检、化验，注意心、肺、肝、肾功能。排尿困难症状结合诸项检查，可明确诊断。

1. 直肠指诊　直肠指诊为简单而重要的诊断方法，在膀胱排空后进行。应注意前列腺的界线、大小、质地。前列腺增生时，腺体可在长度或宽度上增大，或二者均有增大。临床用不同方法描述前列腺增大的程度。

2. B 超检查　B 超检查，观察前列腺的大小、形态及结构。常经直肠 B 超检查时还可以从排尿期声像图，判断尿道的变形、移位，了解下尿路梗阻的动态变化，也可了解治疗后状态。经腹 B 超检查在国内应用较普遍，观察腺体内部结构不如经直肠 B 超检查。

3. 尿流动力学检查　尿流动力学检查可较完整地对排尿功能做出客观评价。其中最大尿流率、平均尿流率、排尿时间及尿量意义较大。最大尿流率为重要的诊断指标。对多数 50 岁以上男性而言，最大尿流率达到 15 mL/s 即属正常。测定尿流率时要求排尿量在 150～200 mL ，如最大尿流率<15 mL/s 表明

排尿不畅；如<10 mL/s 则表明梗阻较为严重，常是手术指征之一。

4. 残余尿测定　一般认为残余尿量达 50～60 mL 即提示膀胱逼尿肌处于早期失代偿状态。排尿后导尿测定残余尿较准确。用经腹 B 超测定残余尿的方法更加简便，患者无痛苦，且可重复进行。但残余尿量较少时则测量不够准确。

5. 泌尿系造影　前列腺增生时，膀胱底部可抬高、增宽，静脉尿路造影片上可见两侧输尿管口间距增大，输尿管下段呈钩形弯曲，如有肾和输尿管积水多为双侧性，但扩张程度也可能并不一致。膀胱区可见突出的充盈缺损，为前列腺突入所致。

6. 膀胱镜检查　正常人精阜至膀胱颈部的距离约 2 cm，颈部呈凹面，后唇平坦。前列腺增生时后尿道延长，颈部形态随各叶增生程度而改变，自凹面消失至腺叶凸出。尿道受压变为裂缝。膀胱底部下陷，输尿管口间距及与膀胱颈距离增宽。输尿管间嵴可肥厚，膀胱壁有小梁、小房或憩室形成。

7. 前列腺特异抗原（PSA）测定　PSA 检查是鉴别前列腺癌的重要方法之一，PSA 达 4.0 ng/mL 以上应做进一步检查，以排除前列腺癌。

【治疗】

（一）观察等待

良性前列腺增生患者若长期症状较轻，不影响生活与睡眠，一般无须治疗可观察等待。但需密切随访，如症状加重，应选择其他方法治疗。

（二）药物治疗

BPH 患者药物治疗的短期目标是缓解患者的下尿路症状，长期目标是延缓疾病的临床进展，预防合并症的发生。在减少药物治疗副作用的同时保持患者较高的生活质量是 BPH 药物治疗的总体目标。

1. α_1 受体阻滞剂　α_1 受体主要分布在前列腺基质平滑肌中，阻滞 α_1 受体能有效地降低膀胱颈及前列腺的平滑肌张力，减少尿道阻力，改善排尿功能。常用药物有特拉唑嗪、哌唑嗪、阿夫唑嗪、多沙唑嗪及坦索罗辛等，对症状较轻、前列腺增生体积较小的患者有良好的疗效。不良反应多较轻微，主要有头晕、鼻塞、直立性低血压等。

2. 5α-还原酶抑制剂　5α-还原酶抑制剂是激素类药物，在前列腺内阻止睾酮转变为双氢睾酮，故可使前列腺体积部分缩小，改善排尿症状。一般在服药 3 个月之后见效，停药后症状易复发，需长期服药，对体积较大的前列腺与受体阻滞剂同时服用疗效更佳。过去常用的雌激素因对心血管系统不良反应大，不宜常规应用。

3. 植物类药和花粉制剂　前者有保前列、通尿灵等；后者有尿通、前列康及舍尼通等。因这类药物作用机制不明，疗效有限，只宜作为辅助药物。

（三）手术治疗

1. 手术治疗的目的　良性前列腺增生是一种进展性疾病，部分患者最终需要外科治疗来解除下尿路症状及其对生活质量所致的影响和并发症。

> **考点：**
> 前列腺增生的病因、临床表现、诊断和治疗。

2. 手术适应证　①有下尿路梗阻症状，尿流动力学检查已明显改变，或残余尿在 60 mL 以上；②不稳定膀胱症状严重；③已引起上尿路梗阻及肾功能损害；④多次发作急性尿潴留、尿路感染、肉眼血尿；⑤并发膀胱结石者。对有长期尿路梗阻，肾功能已有明显损害，严重尿路感染或已发生急性尿潴留的患者，应先留置导尿管解除梗阻，待感染得到控制，肾功能恢复后再行手术。如插入导尿管困难或插管时间长已引起尿道炎时，可改行耻骨上膀胱穿刺造瘘。应严格掌握急诊前列腺切除手术的适应证。

3. 手术方式　经典的外科手术方法有经尿道前列腺电切术、经尿道前列腺切开术、开放前列腺摘除术。

(四)其他治疗

其他治疗包括微波热疗、电化学治疗、前列腺支架、经尿道前列腺气囊扩张等。适用于不能耐受手术的危重患者,从而达到治疗的目的。

第六节 鞘膜积液

在正常情况下睾丸鞘膜内含有少量液体,其可通过精索内静脉和淋巴系统以恒定的速度吸收,当鞘膜本身或睾丸、附睾等发生病变时,液体的分泌增加或吸收减少,鞘膜囊内积聚的液体超过正常量而形成囊肿者,则称之为鞘膜积液。鞘膜积液分为原发和继发两种。原发者病因不清,病程缓慢,病理学检查常见鞘膜慢性炎症反应。继发者则伴有原发疾病,如急性者见于睾丸炎、附睾炎、创伤或高热、心衰等全身疾病。

【临床表现】 鞘膜积液的临床表现以一侧多见,阴囊内有囊性肿块,呈慢性无痛性逐渐增大。少量积液可无症状;当积液量逐渐增多,患侧阴囊可有下坠感、牵拉感或胀痛。若积液巨大,阴茎缩入包皮内,影响排尿、性生活和行走。鞘膜积液查体时,类型不同,表现各异。

1. 睾丸鞘膜积液 睾丸鞘膜腔内有较多积液,呈卵圆形或球形,表面光滑,有囊性感,无压痛,睾丸与附睾触摸不清,透光试验阳性。

2. 精索鞘膜积液 囊性积液位于阴囊内睾丸上方或腹股沟内,呈椭圆形或梭形,表面光滑,随精索移动,透光试验阳性,下方可触及睾丸与附睾。

3. 混合型鞘膜积液 睾丸与精索鞘膜积液同时存在,互不交通,可并发腹股沟疝或睾丸未降等。

4. 睾丸精索鞘膜积液(婴儿型) 鞘状突在内环处闭合,精索处未闭合,与睾丸鞘膜腔相通,外观多呈梨形,位于阴囊内,睾丸与附睾触摸不清,外环口因受压扩大,但与腹腔不相通。

5. 交通性鞘膜积液 积液量与体位有关,平卧位积液量减少或消失,站立位时增多,可触及睾丸和附睾,透光试验阳性。若鞘状突与腹腔的通道较大,肠管或大网膜可进入鞘膜突出现腹股沟斜疝。

【诊断】 有典型的临床表现和病史者,诊断较为容易,特别是下面检查更进一步有助于诊断:透光试验阳性,但在继发炎症出血时可为阴性;B 超检查可进一步明确诊断,对疑为睾丸肿瘤等引起的继发性睾丸鞘膜积液有重要意义。

【治疗】

1. 随访观察 适用于病程缓慢、积液少、张力小、长期不增长而无明显症状者。婴儿型鞘膜积液常在 2 岁前自行消失,不急于进行治疗。因全身疾病引起的积液,当全身疾病痊愈后,积液可逐渐被吸收。

> **考点:**
> 鞘膜积液的病因、临床分型、临床表现、诊断和治疗。

2. 穿刺抽液,注射硬化剂治疗 单纯穿刺抽液易复发,抽液后向鞘膜腔内注射硬化剂,必须排除鞘膜腔与腹腔相通。因其具有局部形成硬块、继发感染等并发症,应用尚有争议。

3. 手术治疗

(1)鞘膜翻转术 临床最为常用,操作简便,手术效果好。

(2)鞘膜囊肿切除术 主要应用于精索鞘膜囊肿。

(3)交通性鞘膜积液 于内环口处高位结扎并切断未闭合的鞘状突,行鞘膜翻转。

第七节　急性尿潴留

膀胱内积有大量尿液而不能排出，称为尿潴留。引起急性尿潴留的原因很多，一般可分为阻塞性和非阻塞性两类。非梗阻性尿潴留，多由神经组织病变或者损伤引起。如脑肿瘤、脑外伤、脊髓肿瘤、脊髓损伤等，都可以引起非梗阻性尿潴留。但从目前的临床实践来看，非梗阻性尿潴留并不多见。梗阻性尿潴留，多由尿路梗阻引起。如前列腺增生、前列腺炎、前列腺囊肿、尿道结石、膀胱结石等，都可以引起梗阻性尿潴留。其中，前列腺增生引起的尿潴留，在临床上最为常见。

【临床表现】 急性尿潴留发病突然，膀胱内充满尿液不能排出，胀痛难忍，辗转不安，有时从尿道溢出部分尿液，但不能减轻下腹部疼痛。检查时耻骨上可见球状隆起，触之呈表面光滑、有弹性和压痛，叩诊为浊音的肿物。

【诊断】 诊断时根据病史、膀胱胀满的症状及体征，而尿不能排出或不能完全排空时可确定为尿潴留。通过耻骨上部的视诊和叩诊等发现尿潴留后，再进一步通过B超检查和导尿来证实。病因诊断依靠询问有无尿路感染、尿石排出、尿道损伤、前列腺病变、中枢神经系统感染以及糖尿病等病史，结合症状、体征以及膀胱X射线平片检查、B超和尿道、膀胱镜检查，以查明尿潴留的原因。

【治疗】

1. 热敷法　热敷耻骨上膀胱区及会阴，对尿潴留时间较短，膀胱充盈不严重的患者常有很好的疗效，也可采用热水浴，如在热水中有排尿感，可在水中试排，不要坚持出浴盆排尿，防止失去自行排尿的机会。

2. 按摩法　顺脐至耻骨联合中点处轻轻按摩，并逐渐加压，可用拇指点按关元穴部位约1 min，并以手掌自膀胱上方向下轻压膀胱，以助排尿，切忌用力过猛，以免造成膀胱破裂。

3. 穿刺抽尿法　在无法插入导尿管情况下为暂时缓解患者痛苦，可在无菌条件下，在耻骨联合上缘二指正中线处，行膀胱穿刺，抽出尿液。

4. 导尿法　一般应在无菌条件下进行，故由医护人员操作，目前国外对于尿潴留患者，也提倡自家导尿。

5. 膀胱造瘘术　对经尿道导尿有禁忌或经尿道插管失败的患者，可行耻骨上膀胱造瘘术。常用的方法可分为开放的耻骨上膀胱造瘘术和耻骨上膀胱穿刺造瘘术。

6. 病因治疗　除了急诊可解除的病因外，如尿道结石或血块堵塞、包茎引起的尿道外口狭窄、包皮嵌顿等，其他病因导致的急性尿潴留可在尿液引流后，再针对不同的病因进行治疗。

> **考点：**
> 急性尿潴留的病因、诊断和治疗。

第八节　男性性功能障碍

男性性功能障碍是指男性性功能和性满足无能，常表现为性欲障碍、阳痿、早泄、遗精、不射精和逆行射精等。性行为既是本能的更是以精神心理活动为基础的生理活动，因而男性性功能障碍除部分因全身疾病和生殖系统疾病等器质性病变所致，大部分患者属于性心理功能障碍。

【临床表现】

1. 阳痿　定义为阴茎不勃起或勃起不坚，不能进行正常性交。可由器质性病变或精神因素引起。器质性病变引起的阳萎,具体表现为阴茎在任何时候都不勃起,但精神因素造成的阳痿,只是在性兴奋时或性交时阴茎不勃起,而在平时或睡眠状态却有可能勃起。

2. 早泄　是指阴茎虽能勃起,但在性交时当阴茎插入阴道前或接触阴道后立即射精,不能进行正常的性交活动。性交时射精早晚无一定标准,个体差异很大。一个具有正常性功能的人,在不同条件下射精快慢也有较大差别,因此正常人在性交时偶尔出现射精过早,不应视为病理现象。只有经常射精过早,以致不能完成性交过程时,才能视为病理性的。所以不应以性交射精早晚或女方是否达到情欲高潮来判断是否为早泄。

【治疗】　针对性功能障碍复杂的病因,可灵活针对个体差异,辨证施治,帮助患者解除心理、生理上的痛苦。

1. 查明病因　针对性功能障碍复杂的病因,运用多普勒阴茎动脉血流分析仪、男性性功能障碍相关的各个项目进行专项检测,包括性激素水平、前列腺、勃起测定、阴茎血流量、血糖、血压等,能准确查明导致性功能障碍的病因。

2. 心理治疗　由性心理专家与患者进行深层心理沟通,真正明确患者潜意识中障碍症结所在,并针对性采取相应的心理障碍,增加患者性功能康复的信心。具体如行为治疗、认知行为治疗、集体治疗、心理分析引导的性治疗、催眠疗法等。

3. 药物渗透　采用中西医结合疗法,针对性调节性神经及性腺轴,同时调节阴茎动脉血管上皮细胞功能,使血管适度扩张,增加血流量,激活海绵体动力,明显改善勃起的硬度,使勃起时间延长,恢复人体正常射精阈值。

4. 协调夫妇性生活　治疗过程中需要男女双方要相互理解和配合,并可选择性开展“性感集中训练”,才能更快、更好地取得疗效。另外,要尽量做到少喝酒、少抽烟,多锻炼。

问题分析与能力提升

患者,男,39岁,右腰部外伤,肉眼血尿4 h。患者于4 h之前不慎交通意外,右腰部撞在车把手上,当即出现右腰腹疼痛剧烈,伴恶心,神志一度不清。受伤后排尿1次,为全程肉眼血尿,伴有血块。急送医院。

请问:①作为接诊医生,本病例可能的诊断是什么?②需要与哪些疾病相鉴别?③其临床表现和辅助检查有哪些特点?④其处理原则是什么?

同步练习题

1. 诊断膀胱破裂最简单的方法是　(　　)

A. 膀胱造影　B. 静脉肾盂造影　C. 膀胱测压
D. 膀胱穿刺　E. 测瘘试验

2. 球部尿道损伤尿外渗部位在　(　　)

A. 膀胱周围　B. 会阴浅袋　C. 会阴深袋
D. 阴茎部　E. 阴囊部

3. 骨盆骨折后膀胱破裂最好的检查是　(　　)

A. 液体排除量低于液体入量　B. 膀胱镜检　C. 静脉肾盂造影
D. 血尿　E. 膀胱造影

4. 老年男性患者,出现进行性排尿困难,最常见的原因是　(　　)

A. 前列腺癌　B. 前列腺增生　C. 膀胱颈纤维性增生

D. 膀胱结石　　E. 尿道结石

5. 70 岁，男性进行性排尿困难 4 年，多次出现过急性尿潴留，目前排尿呈点滴状，前列腺明显增大，质软，弹性，残余尿 300 mL，患者有冠心病已数年，时有心律不齐和心绞痛发作，最好采用哪种治疗方法　（　）

A. 用女性激素　　B. 长期留置导尿管　　C. 耻骨上膀胱造瘘

D. 前列腺切除　　E. 双侧睾丸切除

6. 哪种结石易在碱性尿中形成　（　）

A. 尿酸结石　　B. 磷酸盐结石　　C. 草酸盐结石

D. 胱氨酸结石　　E. 黄嘌呤结石

7. 上尿路结石典型的症状是

A. 血尿+尿痛　　B. 腰痛+血尿　　C. 腰痛+脓尿

D. 尿频+血尿　　E. 腰痛+尿痛

8. 泌尿系统非特异性感染最常见的病原菌是　（　）

A. 结核分枝杆菌　　B. 大肠埃希菌　　C. 金黄色葡萄球菌

D. 产气杆菌　　E. 变形杆菌

9. 插导尿管不会导致哪项并发症　（　）

A. 膀胱炎　　B. 尿道狭窄　　C. 前列腺炎

D. 肾盂肾炎　　E. 膀胱挛缩

10. 某女青年，尿频、尿急、尿痛反复发作 3 年，一般抗生素治疗无效，目前每次尿量仅 45 mL 左右，尿液检查呈何种结果时，应该考虑为肾结核　（　）

A. 尿呈酸性，有脓细胞，普通培养有细菌生长　　B. 尿呈碱性，有脓细胞，普通培养有细菌生长

C. 尿呈酸性，有脓细胞，普通培养无细菌生长　　D. 尿呈碱性，有脓细胞，普通培养无细菌生长

E. 尿呈中性，有脓细胞，普通培养有细菌生长

（张　岳）

第三十章 周围血管疾病

学习目标

◆掌握　原发性下肢静脉曲张和下肢深静脉血栓形成的病因、临床表现、诊断和治疗。
◆熟悉　血栓闭塞性脉管炎的临床表现和诊断。
◆了解　血栓闭塞性脉管炎的治疗。

周围血管疾病包含了周围动脉、静脉和淋巴管的常见疾病，病种繁多、表现多样。此类疾病既有相互的内在联系，又有其独特的临床表现和检查方法，熟练掌握并正确运用相关的检查方法，是诊断周围血管疾病的基础。

第一节　周围血管疾病概述

周围血管疾病种类繁多，临床表现也各有异同，主要的病理改变是狭窄、闭塞、扩张、破裂及静脉瓣膜关闭不全等，常见的症状体征如下。

（一）疼痛

疼痛是常见的症状，通常分为间歇性和持续性两类。

1. 间歇性疼痛　与下列 3 种因素有关。

（1）肢体活动　在慢性动脉阻塞或静脉功能不全时，患者步行因出现疼痛而被迫止步，休息后疼痛缓解，称"间歇性跛行"。疼痛可表现为沉重、乏力、胀痛、钝痛、痉挛痛或锐痛。从开始行走到出现疼痛的时间，称为跛行时间，其行程称为跛行距离。在行走速度恒定的情况下，跛行时间和距离愈短，提示血管阻塞的程度愈严重。

（2）肢体体位　动脉阻塞性疾病时，患肢抬高供血减少而疼痛加重；患肢下垂血供增加而疼痛缓解。相反，静脉病变时，患肢抬高后静脉回流改善而疼痛减轻；患肢下垂后淤血而诱发或加重。

（3）温度变化　动脉阻塞性疾病时，热环境能舒张血管并促进组织代谢，如果需要量超过了所能供应的血液量，则疼痛加剧。血管痉挛性疾病，在热环境下疼痛减轻，寒冷刺激则加重；血管扩张性疾病则在热环境下疼痛加重。

2. 持续性疼痛　严重的血管病变，在静息状态下仍有持续疼痛，又称为静息痛。

(1)动脉性静息痛　动脉闭塞时,可因组织缺血及缺血性神经炎引起持续性疼痛。急性病变,如动脉栓塞可引起突发而严重的持续性疼痛。由慢性动脉阻塞引起者,症状常于夜间加重,影响睡眠,患者常彻夜抱膝而坐以减轻症状。

(2)静脉性静息痛　急性主干静脉阻塞时,肢体远侧因严重淤血而有持续性胀痛,伴有肢体肿胀及静脉曲张等,抬高患肢可有一定程度减轻。

(3)炎症及缺血坏死性静息痛　动、静脉或淋巴管的急性炎症,局部表现为持续性疼痛。由动脉阻塞造成组织缺血坏死,或静脉性溃疡周围炎,可激惹邻近的感觉神经引起持续性疼痛;由缺血性神经炎引起的疼痛,为持续性,并伴有间歇性剧痛及感觉异常。

(二)肿胀

静脉或淋巴回流障碍时,组织液积聚于组织间隙致肢体肿胀。

1. 静脉性肿胀　下肢深静脉回流障碍或有逆流病变时出现,肿胀呈凹陷性,以足、踝部最明显,伴浅静脉曲张、色素沉着或足靴区溃疡等表现。动静脉瘘造成局限性静脉性肿胀,程度较轻,局部温度升高,伴有震颤及血管杂音等症状。

2. 淋巴性肿胀　淋巴管阻塞时,肿胀一般硬实,多起自足趾,伴皮肤粗糙增厚,后期形成典型的象皮肿。

(三)感觉异常

感觉异常主要有肢体沉重,浅感觉异常或感觉丧失等表现。

1. 沉重　行走不久,肢体出现沉重、疲倦,休息后可消失,提示早期动脉供血不足。静脉病变时,常于久站、久走后出现倦怠,平卧或抬高患肢后消失。

2. 异样感觉　动脉缺血影响神经干时,可有麻木、麻痹、针刺或蚁行等异样感觉。小动脉栓塞时,麻木成为主要症状。慢性静脉功能不全而肿胀时间较久者,皮肤感觉往往减退。

3. 感觉丧失　严重的动脉缺血病变,可出现缺血肢体远侧浅感觉减退或丧失;深感觉随病情进展而丧失,常伴有足(腕)下垂及主动活动不能。

(四)皮肤温度改变

动脉阻塞性病变时血流量减少,皮温降低;静脉阻塞性病变时血液淤积,皮温高于正常;动静脉瘘时,局部血流量增多,皮温升高。皮肤温度的改变除患者能自我察觉外,可做皮肤测温检查。在恒温环境下,比较肢体两侧对称部位或同一肢体的不同部位,可查出皮温的差别或皮温改变的平面,如相差 2 ℃以上有临床意义。

(五)色泽改变

1. 正常和异常色泽　正常皮肤温暖,呈淡红色。动脉供血不足时皮色呈苍白色或发绀,伴有皮温降低。皮色暗红,伴有皮温轻度升高,是静脉淤血的征象。

2. 指压性色泽改变　如以手指重压皮肤数秒后骤然放开,正常者皮肤受压时呈苍白色,放开后 1 ~ 2 s即恢复。有动脉血流减少或静脉回流障碍疾病时,恢复时间延长。在发绀区,若指压后不出现暂时的苍白色,提示局部组织已发生不可逆性坏死。

3. 运动性色泽改变　静息时正常,而在运动后肢端皮肤呈苍白者,提示动脉供血不足。

4. 体位性色泽改变　又称 Buerger 试验:抬高下肢 70° ~ 80°,或上肢高举过头持续 60 s,正常者趾(指)、跖(掌)皮肤保持淡红色或稍微发白,如呈苍白或蜡白色,提示动脉供血不足;再将下肢下垂于床沿或上肢下垂于身旁,正常人皮肤色泽可在 10 s 内恢复,如恢复时间超过 45 s,且色泽不均匀者,进一步提示动脉供血障碍。肢体持续下垂,正常人至多仅有轻度潮红,凡出现明显潮红或发绀者,提示为静脉反流或回流障碍性疾病。

(六)形态改变

动脉和静脉都可以出现扩张或狭窄性形态改变,并引起临床症状。

1. 动脉形态改变　可有下列 3 个方面征象:①动脉搏动减弱或消失,见于管腔狭窄或闭塞性改变;②杂音,动脉管腔狭窄或局限性扩张,或在动静脉之间存在异常交通,可在体表位置听到杂音,触到震颤;③形态和质地,正常动脉富于弹性,当动脉有粥样硬化或炎症病变后,可出现呈屈曲状、变硬和结节等变化。

2. 静脉形态改变　主要表现为静脉曲张。肢体出现浅静脉曲张时,往往是静脉瓣膜破坏或回流障碍。如果曲张的原因为动静脉瘘,常常伴有皮肤温度升高,伴有杂音及震颤。曲张静脉感染后,可在局部出现硬结并与皮肤粘连。

(七)肿块

由血管病变引起的肿块,可以分为搏动性和无搏动性两类。

1. 搏动性肿块　单个、边界清楚、表面光滑的膨胀性搏动性肿块,提示动脉瘤或假性动脉瘤,可伴有震颤和血管杂音。肿块边界不甚清楚,或范围较大,可能为蔓状血管瘤。与动脉走向一致,范围较大的管状搏动性肿块,多由动脉扩张所致,最常见于颈动脉。

2. 无搏动性肿块　静脉性肿块具有质地柔软,受压可缩小的特点。浅表静脉的局限性扩张,透过皮肤可见蓝色肿块,常见于颈外静脉、肢体浅静脉及浅表的海绵状血管瘤。深部海绵状血管瘤及颈内静脉扩张,肿块部位深在,边界不清。淋巴管瘤呈囊性、色白透亮。

(八)营养性改变

主要有皮肤营养障碍性变化、溃疡或坏疽、增生性改变等 3 类。

1. 皮肤营养障碍性改变　由动脉缺血引起的营养障碍性变化表现为皮肤松弛,汗毛脱落,趾(指)甲生长缓慢、变形发脆。慢性动脉缺血可引起肌萎缩。静脉淤血性改变表现为皮肤光薄、色素沉着,伴有皮炎、湿疹,好发于小腿足靴区。淋巴回流障碍时,因皮肤、皮下组织纤维化,汗腺、皮脂腺破坏,皮肤出现干燥、粗糙,有疣状增生物。

2. 溃疡或坏疽　动脉性溃疡好发于肢体远端、趾(指)端或足跟。溃疡边缘常呈锯齿状,底部为不易出血的灰白色肉芽组织,有剧烈疼痛。静脉性溃疡好发于足靴区,尤以内侧多见;初期为类圆形浅溃疡,以后可为不规则较大溃疡,底部为易出血的湿润肉芽组织,其周有皮炎、水肿和色素沉着等,愈合缓慢且易复发。坏疽性病灶提示动脉供血已不能满足静息时组织代谢的需要,初为干性坏疽,继发感染后转为湿性坏疽。

3. 肢体增长变粗　先天性动静脉瘘的患者肢体出现增长、软组织肥厚的改变,并伴有骨骼增长肥大。

第二节　原发性下肢静脉曲张

原发性下肢静脉曲张(primary lower extremity varicose veins)也称为单纯性下肢静脉曲张,指仅涉及下肢浅静脉伸长、迂曲而呈屈曲状态,多发生于持久站立工作、体力活动强度高、久坐者。以大隐静脉多见,少数合并小隐静脉曲张或单独发生在小隐静脉。

【病因与病理】　下肢静脉分为深静脉与浅静脉两组。深静脉与同名动脉伴行于肌肉之间。浅静脉在筋膜浅面,分大隐静脉与小隐静脉。在深、浅静脉之间,以及大、小隐静脉之间,有静脉交通支相互沟通。静脉瓣膜呈单向开放,保持血流从远端向近端或由浅向深部流动。若瓣膜发生功能不全,则血液反流而出现静脉曲张。下肢浅静脉如图 30-1。

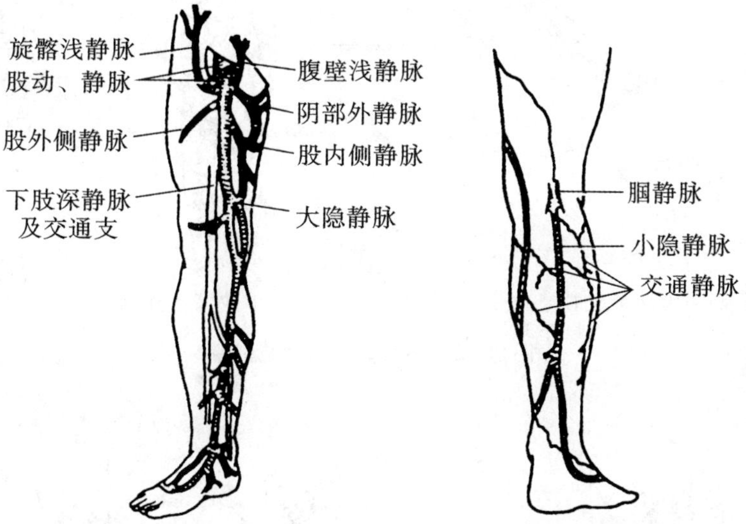

(1)大隐静脉解剖示意　　(2)小隐静脉解剖示意

图 30-1　下肢浅静脉

静脉壁软弱、静脉瓣膜缺陷及浅静脉内压升高是引起浅静脉曲张的重要原因。静脉壁薄弱和静脉瓣膜缺陷与遗传因素有关。长期站立、重体力劳动、妊娠、慢性咳嗽、习惯性便秘等后天因素,使瓣膜承受过大的压力,逐渐松弛,不能紧密关闭。循环血量经常超负荷,亦可造成压力升高,静脉扩张,而形成相对性瓣膜关闭不全。当隐-股或隐-腘静脉连接处的瓣膜遭到破坏而关闭不全后,就可影响远侧和交通静脉的瓣膜。由于离心越远的静脉承受的静脉压愈高,因此曲张静脉在小腿部远比大腿部明显。而且病情的远期进展比开始阶段迅速。

【临床表现】　原发性下肢静脉曲张以大隐静脉曲张多见,单独的小隐静脉曲张较少见;以左下肢多见,但双侧下肢可先后发病。主要临床表现为下肢浅静脉扩张、迂曲。下肢沉重、乏力感。可出现踝部轻度肿胀和足靴区皮肤营养性变化:皮肤色素沉着、皮炎、湿疹、皮下脂质硬化和溃疡形成。

根据下肢静脉曲张的临床表现,排除下肢深静脉功能不全及下肢深静脉血栓病史,诊断并不困难,下列传统检查有助于诊断。

1. 大隐静脉瓣膜功能试验　患者平卧,抬高患肢使静脉排空,在大腿根部扎止血带,阻断大隐静脉,然后让患者站立,迅速释放止血带,10 s 内如出现自上而下的静脉反向充盈,提示大隐瓣膜功能不全。应用同样原理,在腘窝部扎止血带,可以检测小隐静脉瓣膜的功能。如在未放开止血带前,止血带下方的静脉在 30 s 内已充盈,则表明有交通静脉瓣膜关闭不全(图 30-2)。

2. 深静脉通畅试验　用止血带阻断大腿浅静脉主干,嘱患者用力踢腿或做下蹲活动连续 10 ~ 20 次,如在活动后浅静脉曲张更为明显,则表明深静脉不通畅(图 30-3)。

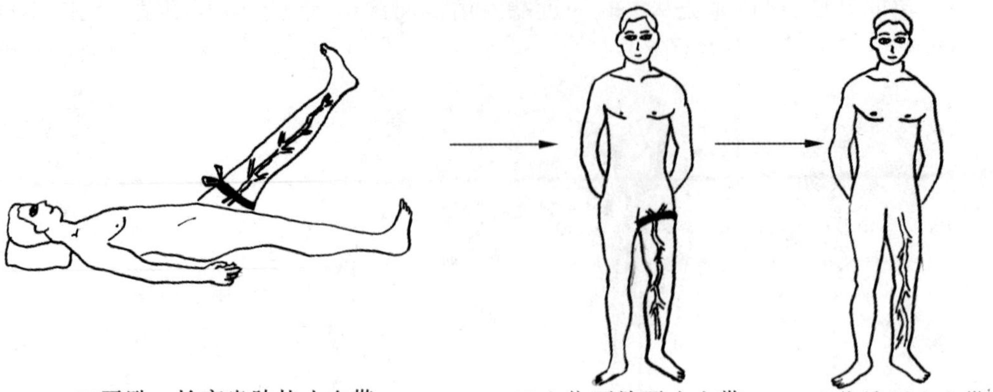

(1)平卧、抬高患肢扎止血带　(2)立位不放开止血带　(3)立位放开止血带

图 30-2　下肢静脉瓣功能试验

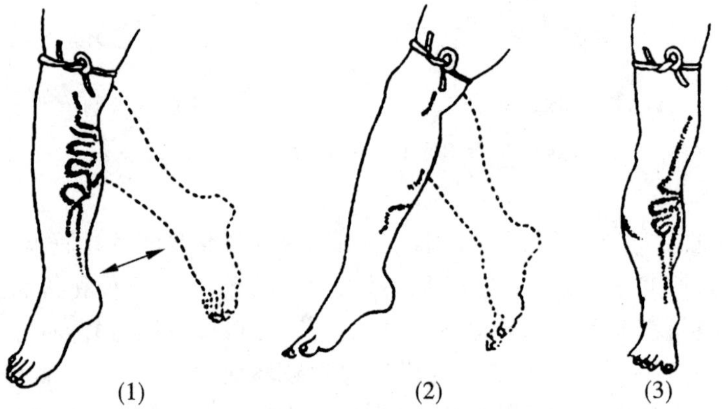

图 30-3　深静脉通畅试验

(1)患者站立,大腿上 1/3 扎上止血带　(2)交替伸屈膝关节 10 余次或行走

(3)浅静脉曲张明显,小腿胀痛,即为深静脉阻塞阳性

3. 下肢静脉交通支瓣膜功能试验　患者仰卧,患肢抬高,使曲张静脉空虚,在大腿上 1/3 处扎一根橡皮止血带,然后让患者站立 30 s,松解止血带,密切观察大隐静脉曲张的充盈情况。①松解止血带前,大隐静脉萎陷空虚;当松解止血带时,大隐静脉立即自上而下充盈,提示大隐静脉瓣膜功能不全,而大隐静脉与深静脉之间的交通支瓣膜功能正常。②在松解止血带前,大隐静脉已部分充盈曲张,松解止血带后,充盈曲张更为明显,说明大隐静脉瓣膜及其与深静脉间交通支瓣膜均功能不全。③未松解止血带前,大隐静脉即有充盈曲张,而松解止血带后,曲张静脉充盈并未加重,说明大隐静脉与深静脉间交通支瓣膜功能不全,而大隐静脉瓣膜功能正常(图 30-4)。

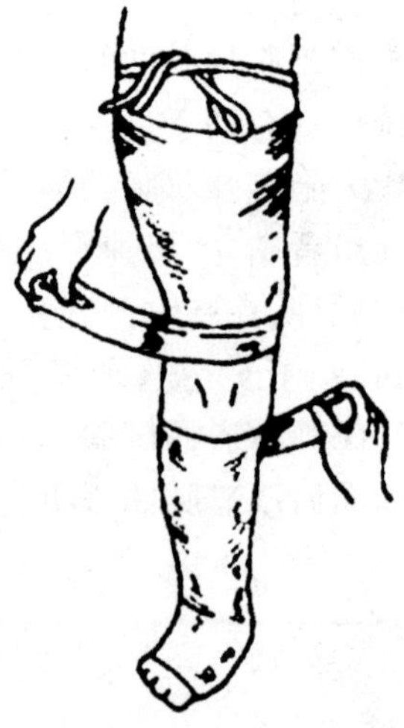

图 30-4　下肢静脉交通支瓣膜功能试验

【诊断与鉴别诊断】　根据下肢静脉曲张的临床表现,诊断并不困难。必要时选用超声、螺旋扫描、下肢静脉压测定和静脉造影等辅助检查,以更准确地判断病变性质。

原发性下肢静脉曲张的诊断,必须排除下面几种疾病才能成立。①原发性下肢深静脉瓣膜功能不全:可继发较轻的浅静脉曲张,但下肢水肿、色素沉着、局部酸胀疼痛症状则较严重,早期即有较严重的溃疡。超声或下肢静脉造影,可观察到深静脉瓣膜功能不全的特殊征象。②下肢深静脉血栓形成后综合征:有深静脉血栓形成病史,浅静脉扩张伴有肢体明显肿胀。如鉴别诊断仍有困难,应做超声或下肢深静脉造影。③动静脉瘘:患肢皮肤温度增高,局部有时可扪及震颤或血管杂音,浅静脉压力明显上升,抬高患肢静脉不易排空。

以下检查可以明确浅静脉瓣膜功能、下肢深静脉回流情况和交通支瓣膜功能情况。

1. 下肢静脉造影　有顺行性与逆行性两种造影方法。原发性下肢静脉曲张顺行造影见浅静脉明显扩张,交通支静脉可有扩张及反流,深静脉正常;逆行造影见造影剂逆流通过隐股静脉瓣,大隐静脉近端呈囊状扩张,而股静脉瓣膜无逆流。

2. 血管超声检查　多普勒超声检查可以观察瓣膜关闭活动及有无血液反流,也能观察静脉反流的部位和程度。

3. 其他检查　如容积描记等对诊断也有一定帮助。

【治疗】

1. 非手术疗法　患肢穿医用弹力袜或用弹力绷带使曲张静脉处于萎瘪状态。避免久站、久坐,间歇抬高患肢。非手术疗法仅能改善症状,适用于:①症状轻微又不愿手术者;②妊娠期发病,鉴于分娩后症状有可能消失,可暂行非手术治疗;③手术耐受力极差者。

2. 硬化剂注射和压迫疗法　利用硬化剂注入排空的曲张静脉后引起的炎症反应使之闭塞。也可作为手术的辅助疗法,处理残留的曲张静脉。硬化剂注入后,局部用纱布卷压迫,自足踝至注射处近侧穿弹力袜或缠绕弹力绷带,立即开始主动活动。大腿维持压迫 1 周,小腿 6 周左右。应避免硬化剂渗漏造成组织炎症、坏死或进入深静脉并发血栓形成。

3. 手术疗法　诊断明确且无禁忌证者都可施行手术治疗:大隐或小隐静脉高位结扎及主干与曲张静脉剥脱术。已确定交通静脉功能不全的,可选择筋膜外、筋膜下或借助内镜做交通静脉结扎术。近年出现了静脉腔内激光治疗(EVLT)、内镜筋膜下交通静脉结扎术(SEPS)、旋切刀治疗及静脉内超声消融治疗等微创方法,有替代传统治疗方式的趋势。

【并发症及其处理】

1. 血栓性浅静脉炎　曲张静脉易引起血栓形成及静脉周围炎,常遗留局部硬结与皮肤粘连,可用抗凝及局部热敷治疗,伴有感染时应用抗生素。炎症消退后,应施行手术治疗。

2. 溃疡形成　踝周及足靴区易在皮肤损伤破溃后引起经久不愈的溃疡,愈合后常复发。处理方法:创面湿敷,抬高患肢以利回流,较浅的溃疡一般都能愈合,接着应采取手术治疗。较大或较深的溃疡,经上述治疗后溃疡缩小,周围炎症消退,创面清洁后也应做手术治疗,同时做清创植皮,可以缩短创面愈合期。

3. 曲张静脉破裂出血　大多发生于足靴区及踝部。可以表现为皮下淤血或皮肤破溃时外出血,因静脉压力高而出血速度快。抬高患肢和局部加压包扎,一般均能止血,必要时可以缝扎止血,以后再做手术治疗。

第三节　血栓闭塞性脉管炎

血栓闭塞性脉管炎(thromboangitis obliterans,TAO)又称为 Buerger 病(Buerger's disease),是血管的

炎性、节段性和反复发作的慢性闭塞性疾病。主要累及四肢中、小动静脉,好发于男性青壮年。

【病因与病理】 病因尚未完全明确。相关因素主要有吸烟、寒冷、潮湿、营养不良和性激素异常。烟碱能使血管收缩,因此主动或被动吸烟与本病的发生发展关系尤为密切。在患者的血清中有抗核抗体存在,罹患动脉中发现免疫球蛋白(IgM、IgG、IgA)及 C3 复合物,提示免疫功能紊乱与本病的发生发展相关。

病理过程有如下特征:①通常始于小动脉,然后累及静脉,由远端向近端发展,常呈节段性,病变血管之间可有比较正常的血管。②病变动脉缩窄变硬,血管全层呈非化脓性炎症,血管壁的一般结构仍存在,管腔内血栓形成使血管闭塞。③后期炎症消退,血栓机化,新生毛细血管形成,虽逐渐建立侧支循环,但不能代偿正常的血流,尚有神经、肌肉、骨骼等组织的缺血性病理改变。

【临床表现】 本病起病隐匿,初发时多为单侧下肢,常呈周期性发作,以后累及其他肢体。根据肢体缺血的程度,可分为 3 期。

1. 局部缺血期　为病变的初级阶段。主要表现为患肢麻木、发凉、怕冷、酸胀、易疲劳、沉重和轻度间歇性跛行。当患者行走 500 ~ 1 000 m 路程后,小腿或足部肌肉出现胀痛;休息后疼痛立即缓解,间歇性跛行为本期典型征象。检查患肢皮温降低,皮色较苍白,足背动脉和(或)胫后动脉搏动减弱。40% 患者伴有下肢游走性静脉炎,约 2 周逐渐消失。

2. 营养障碍期　患肢上述症状加重,间歇性跛行行走距离缩短,休息时间延长,疼痛转为持续性静息痛,以夜间更为明显。患肢皮温明显降低,皮色更加苍白或出现紫斑、潮红,皮肤干燥,汗毛脱落,趾(指)甲增厚变形,小腿肌肉萎缩,足背动脉、胫后动脉搏动消失,腘动脉、股动脉搏动亦可减弱。

3. 组织坏死期　除上述症状继续加重外,静息痛更为严重,患者日夜屈膝抱足而坐,疼痛剧烈,经久不息。肢端组织缺血产生溃疡或坏疽,多为干性坏疽,继发感染后呈湿性坏疽,并可伴全身脓毒症表现。坏死组织脱落后,形成经久不愈的溃疡。

【诊断】 绝大多数患者是青壮年男性,尤其有长期吸烟嗜好者。肢体远端因缺血出现皮色苍白、皮温下降、感觉异常、乏力、营养障碍及局部溃疡、间歇性跛行及静息痛、远端动脉搏动减弱或消失,一般无高血压、高脂血症、糖尿病等病史,应考虑血栓闭塞性脉管炎。

为了确定动脉闭塞的部位、范围、程度及侧支循环形成状况,除一般检查外,还可行下列检查。

1. 肢体抬高试验(Buerger 试验)　患者平卧,患肢抬高 45°,3 min 后,观察足部皮肤色泽变化;然后让患者坐起,下肢垂于床旁,观察肤色变化。若抬高后足趾和足底皮肤呈苍白或蜡黄色,下垂后足部皮肤为潮红或出现斑块状发绀,为阳性。

2. 其他检查

(1)动脉造影　可明确动脉病变的部位、程度和范围,以及侧支循环情况。患肢中、小动脉多节段狭窄或闭塞是本病的典型 X 射线征象。

(2)皮肤温度测定　患肢皮温较健侧低 2 ℃时,即表示血液供应不足。

(3)电阻抗血流图测定　通过测定组织的电阻抗,了解血液供应状况和血管弹性。

(4)多普勒超声血管测定和血流测定　多普勒超声诊断仪可直接探查受累动脉,并显示病变动脉的形态、血管的直径和血液的流速等。

【鉴别诊断】 动脉硬化性闭塞症应主要与血栓闭塞性脉管炎相鉴别,两者鉴别诊断要点见表 30-1。

【治疗】 血栓闭塞性脉管炎的治疗原则是促进侧支循环,重建血流,改进肢体血供,减轻或消除疼痛,促进溃疡愈合及防止感染,保存肢体,以恢复劳动力。重点是改善患肢的血液循环。

表 30-1 动脉硬化性闭塞症与血栓闭塞性脉管炎的鉴别

鉴别项目	动脉硬化性闭塞症	血栓闭塞性脉管炎
发病年龄	多见于>45 岁	青壮年多见
血栓性浅静脉炎	无	常见
高血压、冠心病、高脂血症、糖尿病	常见	无
受累血管	大、中动脉	中、小动静脉
其他部位动脉病变	常见	无
受累动脉钙化	可见	无
动脉造影	广泛性不规则狭窄和节段性闭塞，硬化动脉扩张、扭曲	节段性闭塞，病变近、远侧血管壁光滑

1. 一般疗法　严格戒烟、防止受冷、受潮及外伤，但不宜热敷或热疗，以免组织需氧量增加而加重症状。患肢适当活动，以促进动脉血液循环和增加新陈代谢，并促进侧支循环建立，防止肌肉萎缩和恢复肢体生理功能。疼痛较重者可用镇痛药。

2. 非手术疗法　可选用抗血小板聚集和扩张血管药物、高压氧舱等治疗，此外，中医辨证论治对本病的治疗也有较佳的效果。

3. 手术疗法　目的是重建动脉血流管道和增加肢体血供，改善缺血引起的不良后果。根据病情可采取腰交感神经节切除术、动脉血栓内膜剥除术、动脉旁路移植术、大网膜移植术、肢体静脉动脉化和截肢术等方法。

已有肢体远端缺血性溃疡或坏疽时，应加强创面换药，促进愈合，选用有效抗生素治疗。组织已发生不可逆坏死时，应考虑不同平面的截肢术。

考点：

血栓闭塞性脉管炎的病因、病理、临床表现和分期、诊断与鉴别诊断、治疗。

第四节　深静脉血栓形成

深静脉血栓形成(deep venous thrombosis, DVT)指深静脉腔内的血液发生不正常凝结，阻塞静脉腔，导致静脉回流障碍，可发生于全身主干静脉，多见于产后、盆腔术后、外伤、晚期癌肿、昏迷或长期卧床的患者。临床以下肢深静脉血栓形成较常见，如未予及时治疗，急性期可并发肺栓塞(致死性或非致死性)，后期则因血栓形成后综合征，影响生活和工作能力。

【病因】 深静脉血栓形成的三大因素为静脉血流缓慢、静脉壁损伤和血液高凝状态，其中血液高凝状态是最重要的因素。

【临床表现】 主要表现为血栓静脉远端回流障碍，起病较急，患肢肿胀发硬、疼痛，活动后加重，常伴有发热、脉快。

1. 下肢深静脉血栓形成　最为常见，根据发病部位，可分为以下几型，如图 30-5。

(1)中央型　髂-股静脉血栓形成，左侧多见。起病骤急，局部疼痛、压痛；全下肢肿胀明显，浅静脉扩张，尤腹股沟部和下腹壁明显，患侧髂窝、股三角区有疼痛和压痛，伴有体温升高。

(2)周围型　包括股静脉或小腿深静脉血栓形成，为手术后深静脉血栓形成的好发部位。小腿部疼痛或胀痛，腓肠肌压痛，足踝部轻度肿胀。血栓若继续向近侧发展，可有大腿肿胀、浅静脉扩张、腘窝部沿腘静脉走行区域压痛。

(3)混合型　即全下肢深静脉系统血栓形成。主要临床表现为:全下肢明显肿胀、剧痛,股三角区、腘窝、小腿肌层都可有压痛,常伴有体温升高和脉率加速(股白肿)。如病情继续进展,肢体极度肿胀,对下肢动脉造成压迫及动脉痉挛,导致下肢动脉血供障碍,出现足背动脉和胫后动脉搏动消失,进而小腿和足背往往出现水疱,皮肤温度明显降低并呈青紫色(股青肿),如不及时处理,可发生静脉性坏疽。

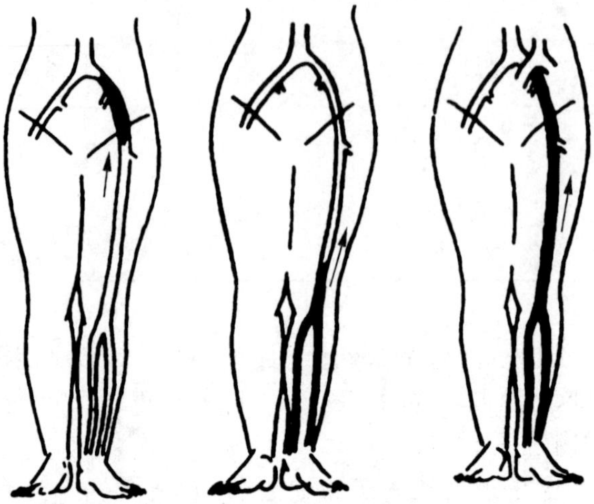

图 30-5　深静脉血栓形成的类型

(1)中央型　(2)周围型　(3)混合型

2. 上肢深静脉血栓形成

(1)腋静脉血栓形成　前臂和手部肿胀和胀痛,手指活动受限。

(2)腋-锁骨下静脉血栓形成　整个上肢肿胀和疼痛,伴有上臂、肩部、锁骨上和患侧前胸部等部位的浅静脉扩张。上肢下垂时,上述表现加重,抬高后减轻。

3. 腔静脉血栓形成

(1)上腔静脉血栓形成　在上肢静脉血栓形成的基础上,出现面颈部和眼睑肿胀,球结膜充血水肿;相应区域浅静脉扩张;伴头痛、神经系统和原发病表现。

(2)下腔静脉血栓形成　双下肢深静脉回流障碍和躯干的浅静脉扩张,相应区域伴疼痛。

4. 血栓脱落　可形成肺栓塞,出现咳嗽、胸痛、呼吸困难,严重时出现发绀、休克甚至猝死。后期血栓吸收机化,常遗留静脉功能不全,出现浅静脉曲张、色素沉着、溃疡、肿胀等,称为深静脉血栓形成后综合征。

【诊断】　一侧肢体突然出现肿胀、伴有胀痛、浅静脉扩张,都应考虑下肢深静脉血栓形成。根据不同部位深静脉血栓形成的临床表现和体征,一般不难做出诊断。下列检查有利于确诊和了解病变的范围。

1. 多普勒超声检查　可闻及或描记静脉血流音,还可直接观察静脉直径及腔内情况,可了解栓塞的大小及其所在部位。

2. 静脉造影　为最准确的检查方法,能使静脉直接显像,可有效地判断有无血栓,能确定血栓的大小、位置、形态及侧支循环情况。后期行逆行造影,还可了解静脉瓣膜功能情况。

3. 放射性核素检查　静脉注射^{125}I 纤维蛋白原,能被新鲜血栓摄取,含量超过等量血液摄取量的

5倍,因而能检出早期的血栓形成,可用于高危患者的筛选检查。

【预防与治疗】 手术、制动和血液的高凝状态是发生本病的高危因素,因此术后鼓励患者早期离床活动和四肢的主动运动,给予抗凝药物,是主要的预防措施。

1. 非手术疗法

(1)一般治疗 卧床休息和抬高患肢卧床休息1~2周,避免活动和用力排便,以免引起血栓脱落。垫高床脚20~25 cm,改善静脉回流,减轻水肿和疼痛。开始下床活动时,需穿弹力袜或用弹力绷带。

(2)溶栓治疗 常用药物有尿激酶、重组链激酶和重组纤溶酶原激活物,静脉滴注7~10 d。

(3)抗凝治疗 常作为溶栓治疗与手术取栓的后续治疗。常用的抗凝药物有肝素和香豆素类衍生物。

(4)祛聚药物 临床常用的有低分子右旋糖酐、阿司匹林和潘生丁等,扩充血容量、稀释血液、降低血黏度,防止血小板凝聚。

(5)中药 可用消栓通脉汤。

2. 手术疗法

(1)静脉血栓取除术 发病后3~5 d内,可切开静脉壁直接取栓,现多用Fogarty带囊导管取栓,手术简便。

(2)经导管直接溶栓术 近年开展的血管腔内治疗技术,适用于中央型和混合型血栓形成。

(3)血管移植术 各种手术的目的均是加强侧支循环,克服血液回流障碍。手术方式有:原位大隐静脉移植术、大隐静脉转流移植术、带蒂大网膜移植术。

> **考点:**
> 下肢深静脉血栓形成的病因、临床表现、诊断与鉴别诊断、治疗原则。

思考题

分析归纳动脉性疾病与静脉性疾病发病诱因、临床表现及治疗原则的差异?下肢深静脉血栓形成的高危因素有哪些?

同步练习题

1. 男,35岁,右下肢疼痛1年。让其抬高右下肢80°,1 min后下肢皮肤苍白,再让其下肢垂于床沿,大约1 min后下肢皮肤颜色方恢复正常。该检查结果提示 ( )

A. Buerger试验阳性
B. 下肢静脉通畅度(Trendelenburg)试验阳性
C. 大隐静脉瓣膜和小腿交通支静脉瓣膜功能(Perthes)试验阳性
D. Pratt试验阳性
E. Lasegue试验阳性

2. 男,55岁,左下肢麻木胀痛3年,间歇性跛行1年,左下肢疼痛逐渐加重,夜间疼痛更甚。吸烟史30年。查体:屈膝位,左小腿皮温较对侧降低,左侧足背动脉搏动消失。对该患者有助于诊断的实验是 ( )

A. Perthes试验
B. Buerger试验
C. Pratt试验
D. Homans试验
E. Trendelenburg试验

3. 下列有关动脉硬化性闭塞症临床特点的描述,错误的是 ( )

A. 病变常位于小动脉
B. 多合并高血压、高脂血症、糖尿病
C. 多见于男性
D. 一般无血栓性浅静脉炎病史
E. 发病年龄多在45岁以上

4. 男,42岁,2年前出现左下肢行走10余分钟后胀痛。休息片刻缓解,再行走后疼痛又出现。无吸烟史,发病前半年

左足部外伤已治愈，体格检查：左下肢皮色较苍白，左足背动脉未触及。最可能的诊断是 ( )

A. 动脉粥样硬化性闭塞症　B. 血栓闭塞性脉管炎　C. 雷诺病

D. 多发性大动脉炎　E. 结节性动脉周围炎

5. 血栓闭塞性脉管炎早期最主要的临床表现是 ( )

A. 患肢萎缩　B. 足部及小腿酸痛　C. 间歇性跛行

D. 持续性静息痛　E. 肢端青紫

6. 男性，35 岁，稍长距离步行后感右小腿疼痛，肌肉抽搐而跛行，稍休息后症状消失，平时感右足发凉，怕冷，有麻木感。右足背动脉搏动减弱。应考虑 ( )

A. 血栓性浅静脉炎　B. 深静脉血栓形成　C. 血栓闭塞性脉管炎（营养障碍）

D. 血栓闭塞性脉管炎（局部缺血）　E. 动脉粥样硬化性闭塞症

7. 男，40 岁，吸烟 10 年，近 2 个月双下肢出现间歇性跛行，伴患肢怕冷麻木刺痛，确诊为血栓闭塞性脉管炎。关于该疾病叙述不正确的是 ( )

A. 患者几乎都为男性，年龄在 25～45 岁间，病程缓慢

B. 患肢发凉怕冷，对外界寒冷敏感是血栓闭塞脉管炎常见的早期症状

C. 多伴有游走性浅静脉炎病史

D. 出现肢体动脉搏动减弱或消失

E. 发病后戒烟对治疗帮助不大

8. 各种周围血管疾病的描述中，不正确的是 ( )

A. 雷诺病女性多见　B. 血栓闭塞性脉管炎男性多见

C. 血栓闭塞性脉管炎的特点是对称性和间歇性　D. “疼痛性股白肿”最常发生在产后

E. 血栓闭塞性脉管炎多发生在下肢

9. 血栓闭塞性脉管炎诊断要点中不包括 ( )

A. 多为有吸烟嗜好的青壮年男性　B. 有游走性浅静脉炎病史

C. 患肢有不同程度的缺血性症状　D. 多合并有高血压、高脂血症、糖尿病

E. 患肢足背动脉或胫后动脉搏动减弱或消失

（李玥昊）

第三十一章 骨折

学习目标

◆掌握 骨折的检查方法、定义、成因、分类、临床表现、影像学检查、并发症、愈合的过程及标准、治疗原则、急救处理。

◆熟悉 影响骨折愈合的因素，开放性骨折的处理，骨折延迟愈合、不愈合、畸形愈合的处理。

◆了解 骨折愈合的过程。

第一节 骨科常用的检查方法

骨科的临床检查应按医学、理学诊断要求进行。根据病史结合运动系统区域性和节段性的特点，将一般理学检查与特殊的辅助检查相结合，是临床骨科诊断重要的步骤。

一、理学检查的内容、方法与原则

(一)检查内容与方法

1. 视诊 观察局部皮肤色泽，有无淤血、肿胀或肿块，有无伤口或窦道，观察患处骨骼有无缩短、畸形、活动受限。

2. 触诊 检查骨骼的形状及轮廓，特别注意有无增粗、异常突起、移位及压痛。对局部疼痛做进一步检查，根据压痛的部位、范围、程度、有无放射痛，往往有助于更准确的临床诊断。

3. 动诊 两侧对比检查关节的活动和肌肉的收缩力。检查诱发疼痛时的体位和姿势，如网球肘在肘关节伸直，前臂旋前，手握拳腕掌屈时疼痛(Mills 试验)；腰椎间盘突出症在直腿抬高到一定角度时，疼痛加剧(Laseque 征)。肌力状态跟肢体活动密切相关，为准确判断肌力状态，通常将肌力分为以下 6 级。0 级：无关节活动，无肌收缩；1 级：无关节活动，有肌肉收缩；2 级：肌肉带动关节仅水平运动；3 级：能对抗肢体重力但不能抗阻力；4 级：能抗一定阻力，有完全关节运动幅度；5 级：肌力正常，有完全关节运动幅度。

4. 量诊 包括测定肢体的总长度，水平周径，关节的活动幅度，深浅感觉障碍的程度。

(1)肢体长度测量 患肢与健肢必须放在同一位置，先在肢体上定出骨性标志，然后测量其距离。一般上肢测量肩峰至桡骨茎突，下肢测量髂前上棘经髌骨至胫骨内踝的距离。

(2)肢体周径测量 并做双侧对比。可以了解患肢肌肉是否有萎缩。测量时双侧应在同一水平面、带尺拉力适中尽量减少误差。

(3)关节运动幅度　可用量角器较正确地测量,也可用视觉估计。以关节中和位为0°,测定各方向的活动量。

(4)感觉消失区的测定　仔细检查、并区分触、痛、温觉、深感觉和位置觉,并描画出人体异常区域。感觉异常呈带状者,常符合神经根分布区。

(5)反射检查　在患者肌肉和关节放松情况下进行检查。常用的生理反射检查有跟腱反射(S_1/S_2)、肱二头肌反射(C_5/C_6)、肱三头肌反射(C_6/C_7)、肱桡肌反射(C_7/T_1)等,可表现为反射亢进、迟钝或正常。此外,还有病理性反射检查,如霍夫曼(Hoffmann)征:嘱患者放松手及前臂肌肉,检查者用示、中指夹患者中指使之背伸,并用拇指弹刮其中指指甲,若引起拇指屈曲对掌反应者为阳性。巴宾斯基(Babinski)征:患者平卧、下肢肌肉放松,刺划足底跖面外侧时出现踇趾背伸,其余趾分开时为阳性。阳性者表示上神经元有损伤。

(二)检查原则

1. 患者体位　一般采取卧位,上肢或颈部的检查可采取坐位,特殊检查可采取特殊体位。

2. 局部暴露范围　根据检查需要脱衣裤,充分暴露检查部位,包括暴露健侧,以做对比。

3. 检查顺序　按视、触、动、量顺序进行。先查健侧,后查患侧,先查病变远处,后查病变近处。同时观察全身情况,可按病情需要、工作习惯将全身检查安排在局部检查前或后。

4. 自动与被动检查相结合　根据患者自主运动,了解其运动幅度、受限范围、疼痛点等。在此基础上再做被动检查。

二、肢体关节部位常用的检查

(一)上肢常用的检查

1. 臂丛神经牵拉试验(Eaton试验)　此试验的机制是使神经根受到牵拉,观察是否发生患侧上肢反射性痛。检查时,让患者颈部前屈,检查者一只手放于头部病侧,另一只手握住患肢的腕部,沿反方向牵拉,如感觉患肢有疼痛、麻木则为阳性,见于颈椎病(神经根型)(图31-1)。

2. 米尔征(Mills试验)　即前臂伸肌牵拉试验。患者肘关节伸直,前臂旋前,手握拳掌屈,此时伸腕肌,伸指总肌紧张,若引起肱骨外上髁处疼痛者为阳性,表示患有网球肘(图31-2)。

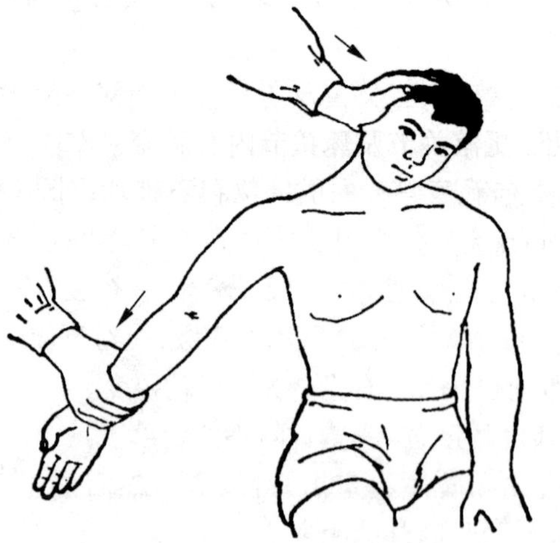

图31-1　臂丛神经牵拉试验

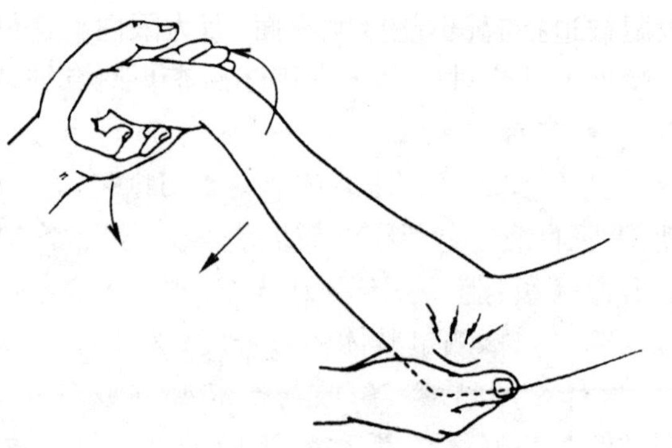

图31-2　前臂伸肌牵拉试验

3. 杜加征(Dugas 征)　在正常情况下将手搭到对侧肩部,其肘部可以贴近胸壁。肩关节有脱位时,将患侧肘部紧贴胸壁时,手掌搭不到健侧肩部或手掌搭在健侧肩部时,肘部无法贴近胸壁,称为 Dugas 征阳性。Dugas 征阳性临床常见于肩关节前脱位,还可用来判断肩关节脱位复位是否成功。

4. 握拳尺偏试验　患者手先屈拇指对掌并握拳,检查者将患者已握拳的手向尺侧倾斜,若桡骨茎突处出现剧痛,是为阳性,表示患有桡骨茎突部狭窄性腱鞘炎。

5. 惧痛试验　患者放在外展外旋(投掷)位,医生推肱骨头向前与前关节囊相压撞,后者有病变时剧痛,突感无力,不能活动,提示肩关节前方不稳。

(二)下肢常用检查

1. 直腿抬高试验　又称拉赛格(Lasegue)征。患者取仰卧位,两腿伸直,分别做直腿抬高动作,然后再被动抬高。正常时,两下肢同样抬高 70°～90°以上并无疼痛。若一侧下肢抬高幅度降低,不能继续抬高,同时又有下肢放射性疼痛则为阳性,提示有坐骨神经根受压现象,此时记录两腿抬高度数。由于直腿抬高时,坐骨神经更加紧张,加剧了神经根的压迫程度,直腿抬高试验是各种坐骨神经紧张试验的基本试验(图 31-3)。

2. 髋外旋外展试验　又称"4"字试验。患者取仰卧位,屈髋屈膝把患侧外踝放于对侧膝部,检查者一只手固定对侧骨盆,另一只手按压患侧膝部与床面相接近,如患侧髋关节前方疼痛则为阳性(图 31-4)。

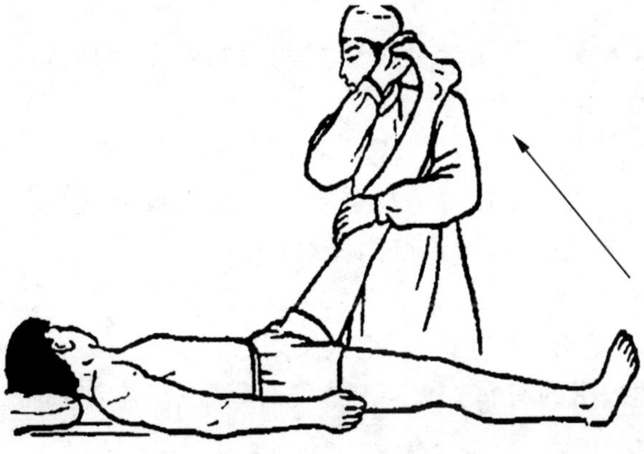

图 31-3　直腿抬高试验

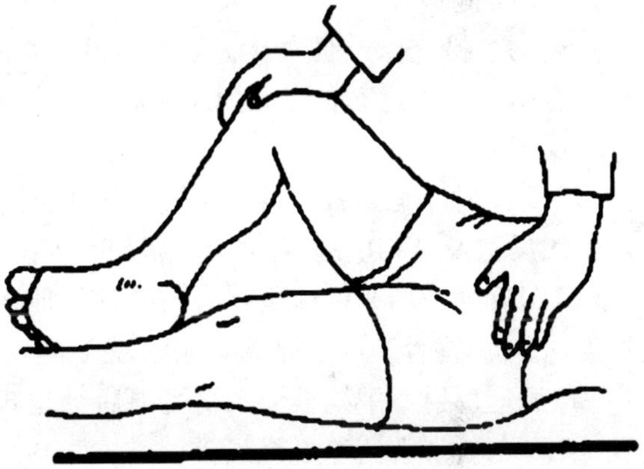

图 31-4　"4"字试验

3. 托马斯征　患者仰卧,大腿伸直,则腰部前凸。屈曲健侧髋、膝关节,迫使脊柱代偿性前凸消失,则患侧大腿被迫抬起,不能接触床面,即为阳性。常见于腰椎、骶髂关节及髋关节内有病变(图 31-5)。

4. 髋外展外旋试验　主要用于检查小儿脊柱前屈功能有无障碍。先取一物置于地面,让小儿拾起,注意观察其拾物的姿势。如直立弯腰拾物为正常。当脊柱有病变,腰不能前屈时,患儿屈髋、屈膝,腰部板直,一只手扶住膝部下蹲,用另一只手拾物。此时拾物试验阳性(图 31-6)。

5. 俯卧背伸试验　用于检查婴幼儿脊柱病变。嘱患儿俯卧位,医者提起其双足,出现腰部过伸,脊柱呈弧形后伸状态为正常。若提起双足时,脊柱呈强直状态,大腿、骨盆和腹壁同时离开床面,此为俯卧背伸试验阳性。

6. 浮髌试验　患者仰卧位,患肢伸直放松,检查者一只手虎口对着髌骨上缘,手掌压在髌上囊上,使关节积液集中在髌骨之下,另一只手示指以垂直方向挤压髌骨,并迅速放开。如感觉髌骨浮动或有撞击股骨髁的感觉,即为阳性,提示膝关节内有积液、积血。

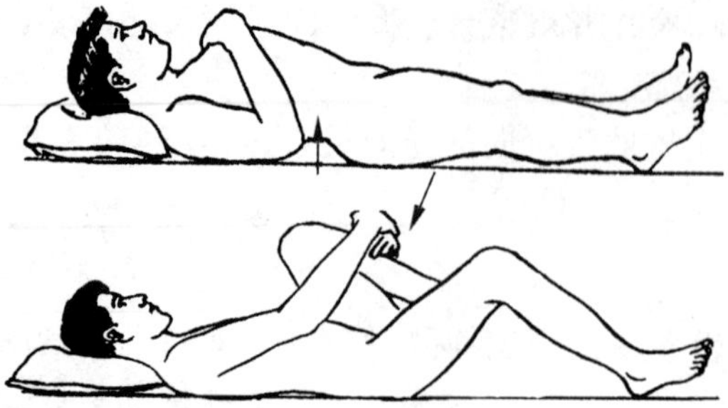

图 31-5　托马斯征

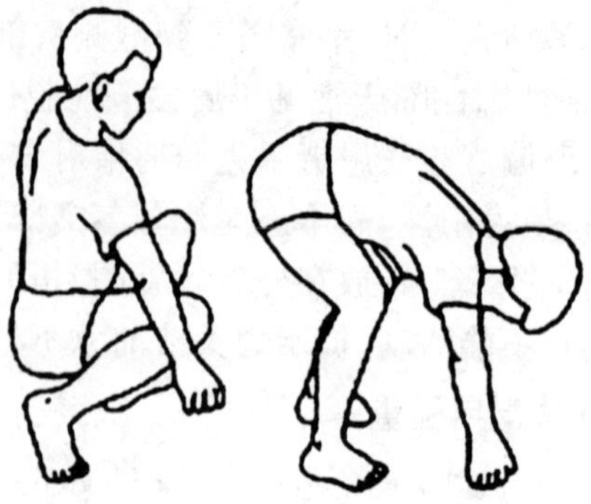

图 31-6　拾物试验

三、骨科临床神经系统检查

1. 感觉　一般测定触觉和痛觉，主要以痛觉为主。检查者用大头针同时同等力量刺激对称部位对比检查。可分为感觉正常、感觉过敏（增高）、感觉迟钝（减退）、感觉丧失（缺乏）几种，并记录感觉异常的具体部位和范围。

2. 运动　检查患处肌力及肌张力。肌力通常分为 0～5 级。上运动神经元损伤时肌张力增高，被动运动时有阻力。下运动神经元损伤时肌张力降低表现为肌肉松弛无力。

3. 反射

（1）浅反射　是刺激体表皮肤所引起的反射。浅反射消失表明由体表感受器至中枢的反射弧中断。常用的浅反射及其相应的神经节段为腹壁反射（$T_{7\sim11}$）、提睾反射（$L_{1\sim2}$）、肛门反射（S_5）。

（2）深反射　用叩诊锤敲打适当的腱或肌肉导致肌肉短促牵张所引起的反射。常用的有肱二头肌腱反射（$C_{5,6}$）、桡骨膜反射（$C_{5,6}$）、肱三头肌腱反射（$C_{7,8}$）、膝腱反射（$L_{2\sim4}$）、跟腱反射（$S_{1,2}$）。

（3）病理反射　中枢神经系统受损后会出现病理反射，用的有霍夫曼征、巴宾斯基征、奥本海姆征、戈登征、髌阵挛、踝阵挛（图 31-7）。

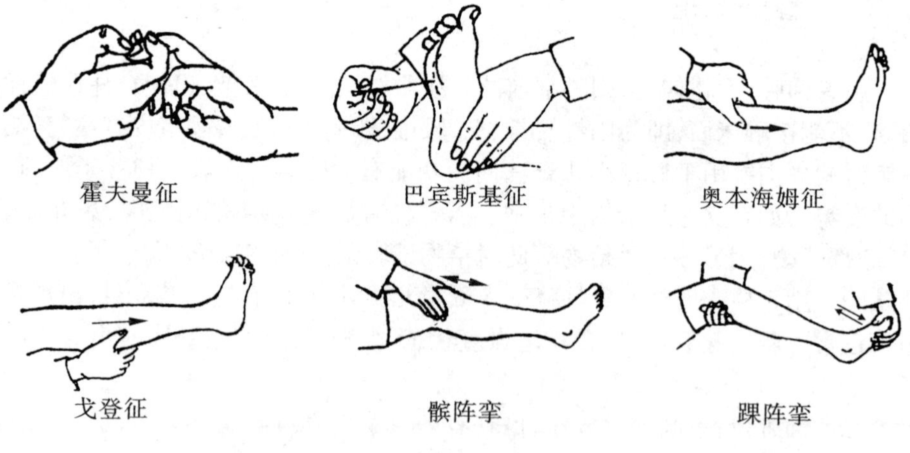

图 31-7　病理反射

四、骨科临床周围血管检查

1. 皮肤的温度和颜色　动脉血流阻断时局部皮肤温度降低，颜色苍白。局部充血时代谢增强，皮肤温度温暖，颜色红润。

2. 脉搏　检查四肢浅表动脉的搏动情况可以反映局部血液循环的状况。

3. 毛细血管的充盈时间　心脏齐平时，通过按压患者指甲 1 ~ 2 s 后，甲床迅速由白色转变为红色提示血运良好，反之则血运障碍。

五、骨科临床常用辅助检查

1. X 射线检查　首先要了解正常骨骼的大小、形状、位置。在 X 射线片上发现病变，常需将异常和正常的 X 射线对此更有助于明确诊断。通过 X 射线观察有无增粗或变细、长短有无变化、有无弯曲和成角及严重位移。仔细观察骨骼的密度是否有变化、有无缺血坏死等。对于关节更要注意关节的正常解剖对合关系、关节间隙是否增宽变窄、软骨是否光滑。

2. 计算机断层成像(CT)　通过 CT 扫描可根据躯干横断面图像观察脊柱、骨盆、四肢关节较复杂的结构及其病变，还有一定分辨软组织的能力，且不受骨骼重叠和内脏器官遮盖的影响。在骨骼肌系统疾病的诊断、定位、区分性质等方面，是一种非侵入性辅助诊断手段。常用于椎间盘突出、椎管狭窄、椎管内肿瘤、脊柱损伤、脊柱结核等脊柱疾病，以及软组织和骨肿瘤的诊断或辅助诊断。

3. 核磁共振成像(MRI)　MRI 成像可提供不同断面(横切面、矢状面、额状面)的图像。脊柱是 MRI 临床应用的重要领域，在腰、颈椎间盘突出症，脊髓内、外肿瘤，脊髓创伤等方面有诊断价值。另外 MRI 检查对关节病变，如股骨头缺血坏死、膝关节前后交叉韧带损伤的诊断效果也较好。

4. 数字减影动脉造影(DSA)　通过计算机进行一系列的图像处理，把影响清晰度的骨和周围其他组织阴影处理掉，使血管图像对比度增强从而达到更加清晰的图像。

5. 核素骨扫描　是一种全身性骨骼的核医学影像检查。利用亲骨性核素可较多地聚集在骨的病变部位并放出射线的原理，经过扫描及闪烁照相即可显示病变。对肿瘤骨转移早期诊断、骨关节感染、原发性骨肿瘤、骨样骨瘤、骨缺血性坏死、急性血源性骨髓炎等的早期诊断较有价值。

第二节　骨折的分类、移位及成因

骨的完整性和连续性中断称为骨折。

【分类与移位】

1. 根据骨折处皮肤、黏膜的完整性分类

(1)闭合性骨折　骨折处皮肤或黏膜保持完整，骨折端没有与外界相通。

(2)开放性骨折　骨折处皮肤或黏膜已经破裂，骨折端与外界相通。骨折处的创口可由器械损伤外向内形成，也可以骨折尖端从内向外刺破皮肤或黏膜所致。

2. 根据骨折的程度和形态分类　骨折可以分为不完全性骨折和完全性骨折两大类。骨的连续性或完整性部分中断称为不完全性骨折，常见有青枝骨折和裂缝骨折。骨的连续性和完整性完全中断称为完全性骨折，按照骨折的形态可以分为：横形骨折、斜形骨折、螺旋形骨折、粉碎性骨折、嵌插骨折、压缩性骨折、骨骺分离(图 31-8)。

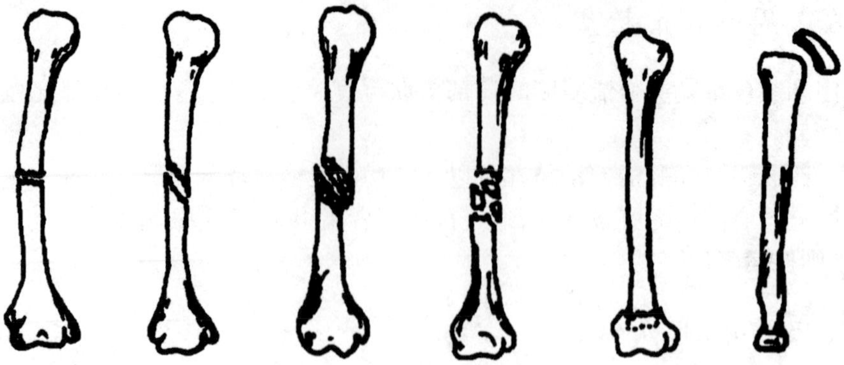

图 31-8 完全骨折的类型

(1)横形骨折 (2)斜形骨折 (3)螺旋形骨折 (4)粉碎性骨折 (5)嵌插骨折 (6)骨骺分离

3. 根据骨折端稳定程度分类　根据骨折端是否发生移位可以分为稳定性骨折和不稳定性骨折。①稳定性骨折:骨折端不发生移位或者复位后不再发生移位,如裂缝骨折、横形骨折、青枝骨折、嵌插骨折、压缩性骨折。②不稳定性骨折:骨折端均有不同程度的移位,临床常见有 5 种移位,且常有几种移位同时发生。5 种移位方式分别为:侧方移位、缩短移位、分离移位、成角移位、旋转移位(图 31-9)。

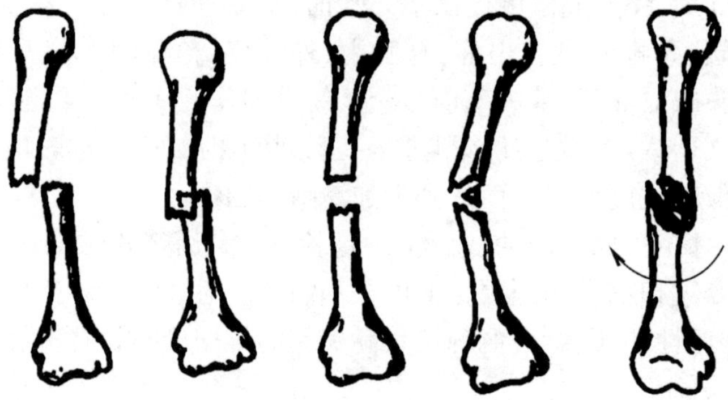

图 31-9 骨折的移位

(1)侧方移位 (2)短缩移位 (3)分离移位 (4)成角移位 (5)旋转移位

【成因】 骨折大多数由外力损伤导致,也可以由骨骼疾病引起。

1. 直接暴力　暴力直接作用受伤部位造成骨折,常伴有不同程度的软组织损伤。如小腿受到外力的撞击,在撞击处发生胫、腓骨骨干骨折(图 31-10)。

2. 间接暴力　暴力经传导、杠杆、旋转和肌肉收缩在远离受力部位处发生骨折。如摔倒时手掌着地,根据上肢与地面的角度不同,暴力可向上传导后致肱骨髁上或者桡骨远端骨折(图 31-11)。

3. 疲劳性骨折　某部位的骨骼发生长期、反复或持久的受力,即使每次受力轻微,但是长期积累即可引起骨折。

4. 骨骼疾病　骨骼有肿瘤、炎症时遭受轻微外力也可导致骨折的发生,称为病理性骨折。

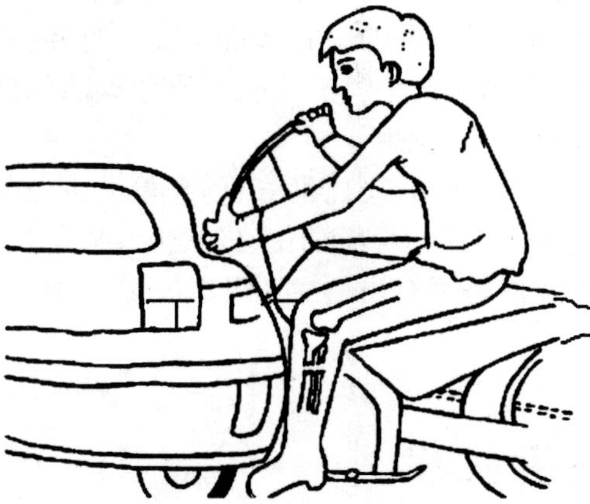

图 31-10　直接暴力骨折

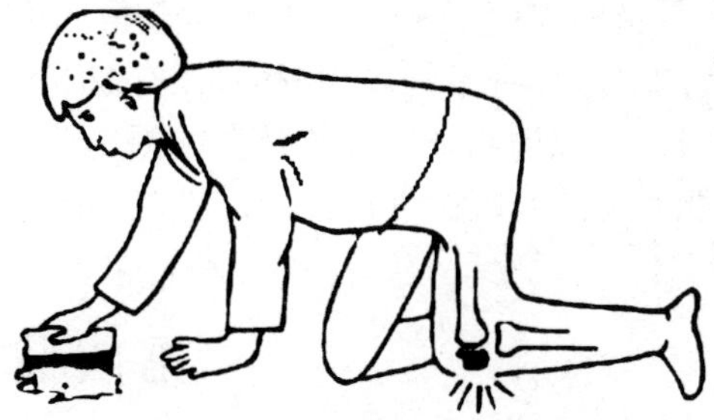

图 31-11　间接暴力骨折

第三节　骨折的临床表现、影像学检查

【临床表现】　骨折的临床表现分为局部和全身临床表现，多数骨折仅引起局部症状，严重和多发性骨折可导致全身反应。

1. 全身表现　骨折出血量较大时可导致低血容量休克，如骨盆骨折、股骨骨折和多发性骨折出血量可达 2 000 mL 以上。严重的开放性骨折或并发重要内脏器官损伤时亦可导致休克甚至死亡。骨折后一般体温正常，出血量较大的骨折，如股骨骨折、骨盆骨折、血肿吸收时可出现低热，但一般不超过 38 ℃。开放性骨折出现高热时，应考虑感染的可能。

2. 局部表现　骨折后的局部表现主要包括骨折局部的一般临床表现和骨折特有的休征两部分。骨折的一般表现主要为局部疼痛、压痛、肿胀和肢体功能障碍。骨折时，骨髓、骨膜及周围组织血管破裂出血，在骨折处形成血肿，以及软组织损伤所致水肿，致患肢严重肿胀，甚至出现张力性水疱和皮下瘀斑，由于血红蛋白的分解，可呈紫色、青色或黄色。骨折局部出现剧烈疼痛，特别是移动患肢时加剧，伴明显压痛。局部肿胀或疼痛使患肢活动受限，若为完全性骨折，可使受伤肢体活动功能完全丧失。骨折的特有体征包括以下几点。

(1)畸形　即骨折端发生移位可使患肢、躯体形态异常，主要表现为缩短、成角或旋转畸形。

(2)异常活动　骨折发生后在无关节处出现类似于关节的活动。骨折后出现异常的活动。

(3)骨擦音或骨擦感　骨折处两骨折断端相互摩擦时，可产生骨擦音或骨擦感。

以上骨折的特有体征满足任意一项，即可临床诊断为骨折。有些特殊骨折如裂缝骨折、嵌插骨折、脊柱骨折及骨盆骨折，并不具备以上 3 个典型的骨折特有体征，为明确诊断应进一步做 X 射线检查，必要时行 CT 或 MRI 检查。

【影像学检查】

1. 骨折的 X 射线检查　首选且常规进行 X 射线检查。即使临床上已表现为明显骨折的患者，X 射线平片检查可以帮助了解骨折的类型和骨折端移位情况，对于骨折的治疗具有重要指导意义。

X 射线检查应拍摄包括邻近一个关节在内的正、侧位片，必要时应拍摄特殊位置的 X 射线平片。X 射线平片目前仍是骨折特别是四肢骨折最常用和最有效的检查方法。

2. 骨折的 CT 检查　对早期、不典型及复杂的解剖部位骨折病例。X 射线在确定病变部位和范围上受到限制。三维 CT 以其分辨率高、无重叠、图像后处理的优点，能提供更多的诊断信息。骨和关节解剖部位越复杂或常规 X 射线越难以检查的部位。如骨盆、髋、骶骨、骶髂关节、胸骨、脊柱等部位的骨折。CT 可以更清晰地显示骨折的部位、范围、形态及结构，并可进行三维观察。

3. 骨折的 MRI 检查　磁共振所获得的图像清晰、精细、分辨率高、对比度好、信息量大，特别对软组织层次的显示和观察椎体周围韧带、脊髓损伤情况和椎体挫伤较好。行横轴位、矢状位及冠状位或任意断层扫描，可以清晰显示椎体及脊髓损伤情况，并可观察椎管内是否有出血。还可以发现 X 射线平片及 CT 未能发现的隐匿性骨折并确定骨挫伤的范围。

第四节　骨折的并发症

骨折通常由较严重的创伤所致，常引起严重的全身反应，甚至危及生命。骨折治疗过程中出现的一些并发症，会严重影响骨折愈合的效果，应特别注意加以预防并及时正确处理。

（一）早期并发症

1. 休克　骨折引起出血量较大或重要器官损伤会导致机体休克发生，严重可危及患者生命。

2. 脂肪栓塞综合征　发生于成人骨折，多因骨折处骨髓被破坏后，脂肪滴进入破裂的静脉窦内形成脂肪栓塞，并随血液循环阻塞肺、脑血管。并且在肺灌流量不足时，肺泡膜细胞产生脂肪酶。使脂肪栓子中的中性脂滴水解成甘油与游离脂肪酸释放儿茶酚胺。损伤毛细血管壁，使富含蛋白质的液体漏至肺间质和肺泡内，发生肺出血、肺不张和低血氧。临床上出现呼吸功能不全、发绀，胸片显示广泛性肺实变。动脉低血氧可致烦躁不安、嗜睡，甚至昏迷和死亡。

3. 重要内脏器官损伤

（1）肝、脾破裂　严重的下胸壁损伤，可致肋骨骨折。还可能引起左侧的脾和右侧的肝破裂大量出血，导致休克。

（2）膀胱和尿道损伤　由骨盆骨折损伤尿道及膀胱时，尿外渗引起下腹部、会阴区疼痛、肿胀及血尿、排尿困难。

（3）肺损伤　肋骨骨折时，骨折端可使肋间血管及肺组织损伤，出现气胸、血胸或血气胸。引起严重的呼吸困难。

（4）直肠损伤　多由骶尾骨骨折所致。而出现下腹部疼痛和直肠内出血。

4. 重要周围组织损伤

（1）重要血管损伤　常见的有股骨髁上骨折时远侧骨折端可致腘动脉损伤；胫骨上段骨折可致胫前或胫后动脉损伤；伸直型肱骨髁上骨折时近侧骨折端易造成肱动脉损伤。

（2）周围神经损伤　多发生在神经与骨紧密相邻的部位，如肱骨中、下 1/3 交界处骨折极易损伤紧贴肱骨行走的桡神经。

（3）脊髓损伤　为脊柱骨折和脱位的严重并发症，多见于脊柱颈段和胸、腰段。导致脊髓神经损伤平面以下瘫痪。

5. 骨筋膜室综合征　即由骨、骨间膜、肌间隔和深筋膜形成的骨筋膜室内肌肉和神经因急性缺血而产生的一系列早期综合征。最多见于前臂掌侧和小腿，骨折后血肿和组织水肿引起骨筋膜室内内容物体积增加压力增高或外包扎过紧、局部压迫使骨筋膜室容积减小而导致骨筋膜室内压力增高所致。最终形成缺血—水肿—缺血的恶性循环。缺血早期，及时处理恢复血液供应后，可不发生或仅发生极小量肌肉坏死，可不影响肢体功能。较短时间或程度严重的不完全缺血，恢复血液供应后大部分肌肉坏死，形成挛缩畸形，严重影响患肢功能。广泛、长时间完全缺血。大量肌肉坏疽，常需截肢。如有大量毒素进入血液循环，还可致休克、心律失常和急性肾衰竭。

（二）晚期并发症

1. 坠积性肺炎　主要发生于未能早期下床活动、未及时进行功能锻炼的长期卧床的骨折患者。特别是老年、体弱和伴有慢性疾病患者，应鼓励功能锻炼，及早下床活动。严重时可危及生命。

2. 压疮　严重骨折，截瘫患者长期卧床，身体骨突起处受压，常见部位有骶骨部、髋部、足跟部局部血液循环障碍易形成压疮，并可成为全身感染的来源。

3. 下肢深静脉血栓形成　多见于骨盆骨折或下肢骨折，下肢长时间制动，静脉血回流缓慢，加之创伤所致血液高凝状态，易导致静脉血栓形成。

4. 感染　开放性骨折，特别是污染较重或伴有较严重的软组织损伤者，若清创不彻底，坏死组织残留或软组织覆盖不佳，导致骨外露，可能发生感染。处理不当可致化脓性骨髓炎。

5. 损伤性骨化又称骨化性肌炎　由于关节扭伤、脱位或关节附近骨折，骨膜剥离形成骨膜下血肿，处理不当使血肿扩大，血肿机化并在关节附近软组织内广泛骨化，造成严重关节活动功能障碍。常见于肘关节。

6. 创伤性关节炎　关节内骨折，关节面遭到破坏，未能达解剖复 位，骨愈合后使关节面不平整，长期磨损致使关节负重时出现疼痛。

7. 关节僵硬　患肢长时间固定，静脉和淋巴回流不畅，关节周围组织中浆液纤维性渗出和纤维蛋白沉积，发生纤维粘连，同时关节周围肌肉挛缩，致使关节活动障碍。

8. 急性骨萎缩　好发于手、足骨折后，主要表现为随关节活动而加剧的疼痛和血管舒缩紊乱。损伤所致关节附近的疼痛性骨质疏松，亦称反射性交感神经性骨营养不良。疼痛与损伤程度不一致，随临近关节活动而加剧，局部有烧灼感。

9. 缺血性骨坏死　骨折后使某一骨折段的血管发生破裂而导致局部血液供应降低或中断，而发生该骨折段缺血性坏死。临床常见股骨颈骨折后股骨头缺血性坏死（图 31-12）。

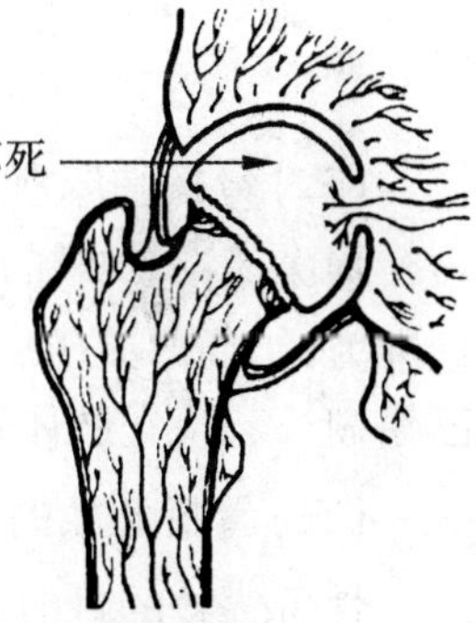

图 31-12　股骨头缺血性坏死

10. 缺血性肌挛缩　四肢骨折最严重的并发症，多由于骨筋膜室综合征处理不当的严重后果。它可由骨折损伤肢体重要动脉，更常见的是骨折外固定过紧。一旦发生则难以治疗，效果极差，常致严重残废。防止缺血性肌挛缩发生需提高对骨筋膜室综合征的认识并及时予以正确处理。如前臂或者小腿肌群长期缺血发生坏死后，肉芽组织发生机化，最后形成大量瘢痕发生挛缩。临床常见的畸形是爪形手和爪形足。

第五节　骨折的愈合与急救

（一）骨折愈合过程

骨折愈合是一个复杂而连续的动态过程，从组织学和细胞学的变化，可将其分为以下 3 个阶段，三者之间密不可分而且是相互交织逐渐演进。

1. 血肿机化期　骨折后以损伤了骨骼周围的小血管，引起血管破裂、出血，形成血肿。伤后 6～8 h，骨折部位血液开始凝固后形成血凝块。血肿的刺激使骨折部位的毛细血管、成纤维细胞等再生，并从骨折两端同时向血肿内生长，犹如树根在土壤内生长一样。这些新生的毛细血管、成纤维细胞和吞噬细胞从各个方向侵入血凝块和坏死组织最后积血清除，形成肉芽组织，肉芽组织再一步转化为纤维组织，将两个骨折端连接在一起形成纤维愈合。这个过程叫血肿机化期，这一时期 2～3 周完成。

2. 原始骨痂形成期　骨内、外膜增生，新生血管长入，成骨细胞大量增生，合成并分泌骨基质，使骨折端附近内、外形成的骨样组织逐渐骨化，形成新骨，即膜内成骨。由骨内、外膜紧贴骨皮质内、外形成的新骨，分别称为内骨痂和外骨痂。填充于骨折断端间和髓腔内的纤维组织逐渐转化为软骨组织，并随着成骨细胞侵入软骨基质，软骨细胞发生变性而凋亡，软骨基质经钙化而成骨，即软骨内成骨，形成环状骨痂和髓腔内骨痂，即为连接骨痂。连接骨痂与内、外骨痂相连，形成桥梁骨痂，标志着原始骨痂形成。这些骨痂不断钙化加强，当其达到足以抵抗肌收缩及剪力和旋转力时，则骨折达到临床愈合，一般需 4～8 周。

3. 骨板形成塑形期　原始骨痂中新生骨小梁逐渐增粗，排列逐渐规则和致密。骨折端的坏死骨经破骨和成骨细胞的侵入，完成死骨清除和新骨形成的爬行替代过程。原始骨痂被板层骨所替代，使骨折部位形成坚强的骨性连接，这一过程需 8～12 周。随着肢体活动和负重，而在应力轴线上的骨痂不断加强，应力线以外的骨痂逐渐清除，骨髓腔重新沟通骨折处恢复正常骨结构（图 31-13）。

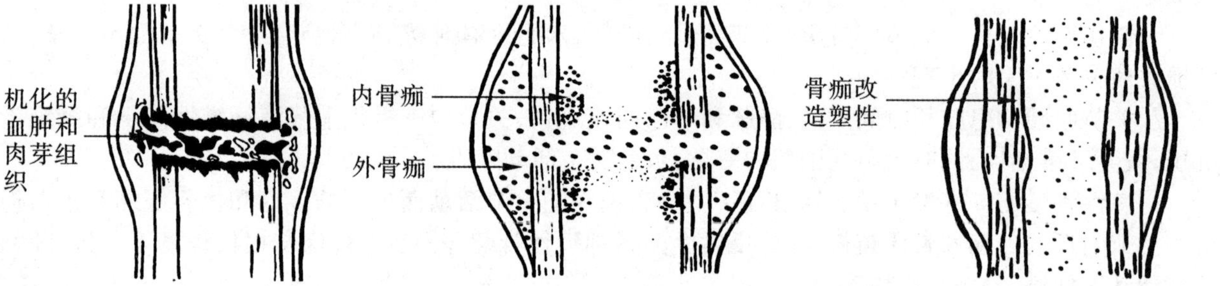

图 31-13　骨折的愈合过程

（二）骨折临床愈合标准

临床愈合是骨折愈合的重要阶段，此时患者已可拆除外固定，通过功能锻炼，逐渐恢复患肢功能。其标准为：①局部无压痛及纵向叩击痛；②局部无异常活动；③X 射线片显示骨折处有连续性骨痂，骨折线已模糊。若检查肢体异常活动和肢体负重情况时应予慎重，不宜于解除固定后立即进行。

（三）骨折急救的目的和急救固定目的

骨折急救的目的是用最为简单而有效的方法抢救生命、保护患肢、迅速转运，以便后续有效治疗。

1. 抢救生命　首先检查患者全身情况，对处于休克状态、昏迷、窒息等危及患者生命等情况，应立即进行抢救。

2. 包扎伤口　开放性骨折的伤口，用无菌敷料或清洁布类予以包扎，以减少再污染同时加压包扎止血。最好使用充气止血带，并应记录所用压力和时间。若骨折端已戳出伤口，并已污染，又未压迫重要血管、神经者，不应将其立即复位，以免将污物带到伤口深处。

3. 妥善固定　骨折急救固定的目的是避免继发损伤、减轻疼痛、预防休克、便于搬运。现场固定是无特制固定器材，可就地取材用木板、木棍、树枝等。若无任何可利用的材料时，上肢骨折可将患肢固定于胸部，下肢骨折可将患肢与对侧健肢捆绑固定，脊柱骨折采用滚动式搬动并俯卧位搬运。

4. 迅速转运　患者经初步处理、妥善固定后，应尽快转运至最近的医院进行治疗。

第六节　骨折的治疗

复位、固定、功能锻炼是骨折治疗的三大原则。

1. 复位　是将移位的骨折恢复正常或近乎正常的解剖关系。是治疗骨折的首要步骤，也是骨折愈合的必要条件。

2. 固定　将骨折维持在复位后的位置，并使其在良好对位情况下达到牢固愈合，是骨折愈合的关键。

3. 功能锻炼　是在不影响固定的情况下，尽快地恢复患肢软组织的舒缩活动。早期合理的功能锻炼和康复治疗，可促进患肢血液循环，消除肿胀；减少肌肉萎缩、保持肌肉力量；防止骨质疏松、关节僵硬和加速骨折愈合，是恢复患肢功能的重要保证。

一、骨折的复位

（一）复位标准

1. 解剖复位　骨折端通过复位恢复了正常的解剖关系，对位（两骨折端的接触面）和对线（两骨折段在纵轴上的关系）良好时，称解剖复位。

2. 功能复位　经复位后，两骨折端虽未恢复至正常的解剖关系，但骨折愈合后对肢体功能无明显影响者，称功能复位。功能复位的标准：①骨折部位的旋转移位、分离移位必须完全矫正。②成角移位必须完全复位。否则关节内、外侧负重不平衡，易引起创伤性关节炎。肱骨干骨折稍有畸形，对功能影响不大。③长骨干横形骨折，骨折端对位至少达 1/3，干骺端骨折至少应对位 3/4。

（二）复位方法

骨折复位方法有两类，即手法复位（又称闭合复位）和切开复位。

1. 手法复位　应用手法使骨折或脱位复位，称为手法复位。手法复位适应于多数骨折，并在局麻、神经阻滞或全麻下进行。进行手法复位时动作必须轻柔，尽可能一次复位成功。多次和粗暴的手法复位不仅会造成骨折处软组织的损伤，严重时可影响患者骨折的愈合效果。如手法复位效果不佳应及时进行手术复位。

2. 切开复位　通过手术切开骨折部位的软组织，暴露骨折端，在直视下将骨折复位，称为切开复位。

（1）切开复位的指征　①骨折端之间有肌肉或肌腱等软组织嵌入；②关节内骨折；③骨折主要并发血管、神经损伤；④多处骨折；⑤四肢斜形、螺旋形、粉碎性骨折及脊柱骨折并脊髓损伤者；⑥老年人四肢骨折需尽早离床活动。

（2）切开复位的优缺点

优点：①骨折可达到解剖部位；②有效的内固定，患者可提前下床活动，早日进行康复功能锻炼；③方便护理，降低并发症的发生概率。

缺点：①切开复位时分离软组织和骨膜，减少骨折部位的血液供应；②增加局部软组织损伤的程度，若无菌操作不严，易导致局部感染引发化脓性骨髓炎等；③内固定器材选择不当会影响固定的效果较差，去除内固定时多需二次手术。

二、骨折的固定

骨折的固定方法有两类，即外固定——用于身体外部的固定（固定器材位于体外）和内固定——用于身体内部的固定(固定器材位于体内)。

(一)外固定

外固定主要用于开放性骨折及部分内固定术后,常用的外固定有小夹板、支具、石膏绷带、持续牵引和骨外固定器等。

1. 小夹板固定　小夹板可取用柳木板、竹板或塑料板等具有一定弹性的材料制成,通过固定骨折部的肢体防止骨折端的移位。适用于四肢闭合性、无移位、稳定性骨折(图 31-14)。一般固定范围不包括骨折的上、下关节,以便于及早进行功能锻炼,防止关节僵硬,具有并发症少的优点。小夹板固定缺点易致骨折再移位、溃疡、缺血性肌挛缩,严重会导致肢体的坏疽。因此临床目前已很少使用。

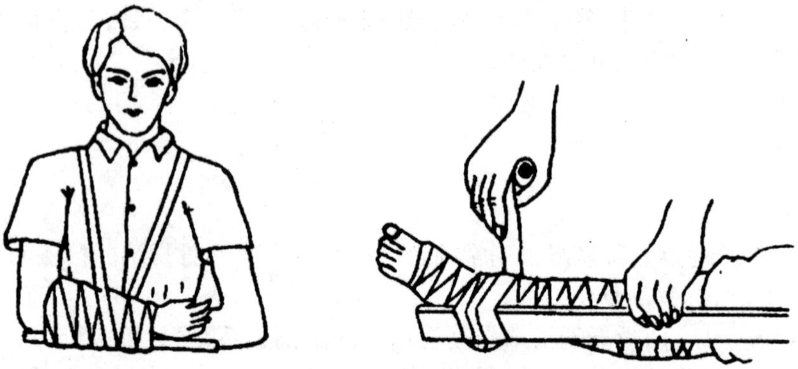

图 31-14　小夹板固定

2. 石膏绷带固定　采用石膏绷带温水浸泡后固定在骨折患肢处,5 ~ 10 min 成形后对患肢起到有效固定作用。管型石膏、石膏托、头颈胸等为常用的石膏固定方法。

石膏绷带固定指征:①开放性骨折清创缝合术后,创口愈合之前;②某些部位的骨折切开复位内固定术后,如股骨骨折髓内钉或钢板螺丝钉固定后,作为辅助性外固定;③畸形矫正后维持矫形位置和骨关节融合手术后;④化脓性关节炎和骨髓炎患肢的固定。

3. 持续牵引　不仅对骨折有复位的作用而且还可以起到固定的作用。分为皮牵引和骨牵引两种方式。皮牵引是利用宽胶带或者将乳胶牵引套与患肢处进行牵拉作用。骨牵引是通过骨圆钉或者不锈钢针穿过骨折端附近的骨松质,再利用螺旋或者滑车装置进行牵引的方式(图 31-15)。

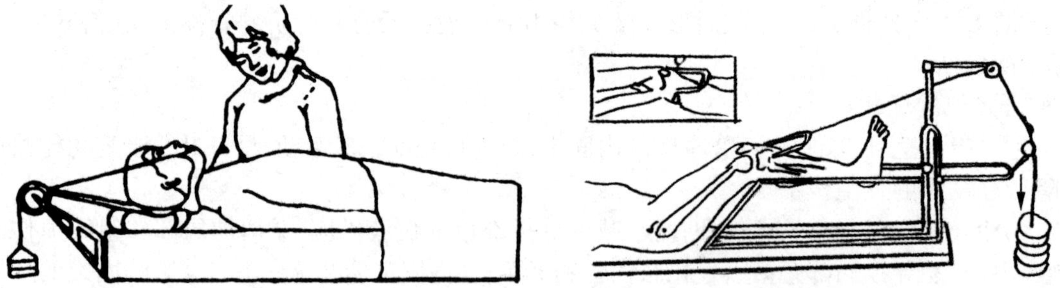

皮牵引　　骨牵引

图 31-15　皮牵引与骨牵引

4. 头颈及外展支具固定　前者主要用于颈椎损伤，后者用于肩关节周围骨折、肱骨骨折及臂丛神经损伤等。患肢处于抬高位，有利于消肿，且可避免重力牵拉，产生骨折分离移位。

5. 骨外固定器　骨外固定器适用于固定可靠，易于处理伤口，不限制关节活动，可行早期功能锻炼。主要适用于开放性骨折、广泛软组织损伤的闭合性骨折、骨折愈合延迟、关节融合术后及截骨矫形。

(二) 内固定

内固定主要适用于切开复位之后，采用金属内固定物将骨折段固定于解剖位置。常用的金属内固定器有接骨板、螺丝钉、加压钢板或带锁髓内钉等。

三、功能锻炼

目的：康复治疗对于骨折的愈合极其重要，在医务人员指导下，鼓励患者进行早期康复治疗，可促进骨折愈合和功能恢复，防止并发症的发生。

原则：主动和被动相结合、循序渐进。

1. 早期阶段　骨折后 1～2 周内，促进患肢血液循环，消除肿胀，防止肌肉萎缩，功能锻炼应以患肢肌肉主动舒缩活动为主。

2. 中期阶段　骨折 2 周以后，患肢肿胀已消退，局部疼痛减轻，骨折处已有纤维连接，日趋稳定，可逐渐缓慢增加其活动强度和范围，在助步器的帮助下进行功能锻炼，以防肌肉萎缩和关节僵硬。

3. 晚期阶段　骨折已达临床愈合标准，外固定已拆除。此时是康复治疗的关键时期，特别是早、中期康复治疗不足的患者，肢体部分肿胀和关节僵硬应通过锻炼，促进关节活动范围和肌肉力量的锻炼。

> **考点：**
> 骨折的成因与分类、临床表现、影像学检查、并发症；骨折愈合的分期及临床愈合标准；影响骨折愈合的因素；骨折的治疗原则；骨折的急救处理；开放性骨折的处理。

问题分析与能力提升

患者，男，25 岁，外伤致胫腓骨骨折，小腿持续性剧烈疼痛。查体：左小腿中段淤血，肿胀严重，压痛明显，足背动脉搏动微弱，足背屈时疼痛剧烈。

请问：①该患者当前最有效的治疗方法是什么？②最可能发生的并发症是什么？

同步练习题

1. 开放性骨折是指（　　）
   A. 骨折处皮肤黏膜完整，骨折端不与外界相通
   B. 骨折处软组织破裂，骨折端与外界相通
   C. 骨折部碎成 3 块以上
   D. 发生于肌腱附着部位的骨折
   E. 骨折有移位、畸形
2. 粉碎性骨折是指（　　）
   A. 骨折处皮肤黏膜完整，骨折端不与外界相通
   B. 骨折处软组织破裂，骨折端与外界相通
   C. 骨折部碎成 4 块以上
   D. 发生于肌腱附着部位的骨折
   E. 骨折有移位、畸形
3. 属于不稳定性骨折的是（　　）
   A. 嵌插骨折　B. 青枝骨折　C. 横形骨折
   D. 裂缝骨折　E. 斜形骨折

4. 下列骨折中，最不稳定的是 (　　)

A. 裂缝骨折　B. 横形骨折　C. 螺旋形骨折　D. 青枝骨折　E. 嵌插骨折

5. 男，32岁，车祸致左大腿受伤。X射线片示左股骨皮质连续性中断。对诊断最有意义的临床表现是 (　　)

A. 瘀斑　B. 活动受限　C. 压痛　D. 肿胀　E. 反常活动

6. 骨折患者发生休克的主要原因是 (　　)

A. 肿胀　B. 出血　C. 疼痛　D. 惊吓　E. 发热

7. 最容易合并休克的骨折是 (　　)

A. 肱骨骨折　B. 尺骨和桡骨骨折　C. 股骨骨折　D. 胫骨和腓骨骨折　E. 第2跖骨骨折

8. 开放性骨折体温升高时应考虑有 (　　)

A. 疼痛刺激　B. 感染　C. 休克　D. 失血　E. 组织液丢失

9. 骨折专有体征是 (　　)

A. 异常活动　B. 肿胀疼痛　C. 功能障碍　D. 皮肤瘀斑　E. 死骨形成

10. 骨折的特有体征是 (　　)

A. 局部皮下瘀斑　B. 功能障碍　C. 反常活动　D. 轴向叩击痛　E. 局部压痛

（崔东涛）

第三十二章

常见上肢骨折

学习目标

◆掌握 常见上肢骨折(锁骨骨折、肱骨干骨折、肱骨外髁颈骨折、肱骨干骨折)的临床表现、诊断和治疗方法。

◆熟悉 常见上肢骨骨折的机制。

◆了解 常见上肢骨骨折的分类。

第一节 锁骨骨折

锁骨呈S形架于胸骨柄与肩峰之间,是连接上肢与躯干之间的重要骨性支架。锁骨位于皮下位置较表浅,受外力作用时易发生骨折,发生率占全身骨折的5% ~10%。多发生在儿童及青壮年。

【病因分类】 多由间接暴力传导引起。也可由直接暴力撞击锁骨导致粉碎性骨折,但较少见。锁骨骨折常见的受伤机制如下:侧方摔倒时肩部着地,暴力传导至锁骨后发生斜形骨折;手或肘部着地,暴力经肩部传导至锁骨,发生斜形或横形骨折。根据暴力作用的大小、方向等将锁骨骨折分为以下3种类型。

1. 锁骨外1/3骨折 由于肩部的重力因素常致骨折近端向上移位,骨折远端向下移位。位移程度较大时喙锁韧带出现损伤。有时也可合并肩锁关节脱位。

2. 锁骨中1/3骨折 最多见,骨折后由于胸锁乳突肌的牵拉,上肢的重力作用及胸大肌上部肌束的牵拉,使骨折远折端向前、下移位,并与断端重叠(图32-1)。

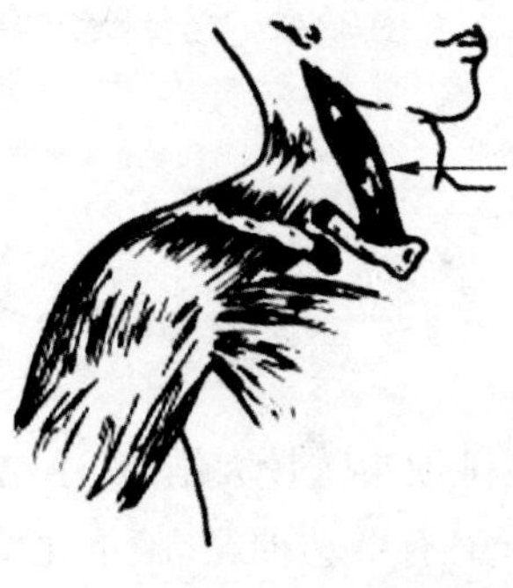

图32-1 锁骨中断骨折

3. 锁骨内1/3骨折 发生概率最低,会导致胸锁关节的损伤。儿童锁骨骨折多为青枝骨折,成人多为斜形、粉碎性骨折。锁骨发生开放性骨折的机会较少。

【临床表现与诊断】 锁骨位置表浅,骨折后局部出现肿胀、皮下淤血、压痛或有畸形,畸形处可触到移位的骨折断端。肩关节活动使疼痛加重。患者常用健侧手托住肘部,减少肩部活动引起的骨折端移动而导致的疼痛,头部向患侧偏斜。检查时,可叩及骨折端,有局限性压痛。根据物理检查和症状,可对锁骨骨折做出正确诊断。在无移位或儿童的青枝骨折时,单靠物理检查有时难以做出正确诊断,上胸部的正位X射线拍片是不可缺少的检查方法。锁骨后有臂丛神经及锁骨下血管经过,若暴力作用强大,骨折移位明显,局部肿胀严重,还应仔细检查上肢的神经功能及血供情况,以便对锁骨骨折合并神经、血管损伤做出明确诊断。

【治疗】

1. 三角巾悬吊　适用于儿童的青枝骨折及成人的无移位骨折。用三角巾悬吊患肢3~6周即可开始活动。

2. 手法复位及绷带固定　针对有移位的中段骨折,局部麻醉下、患者坐位、挺胸、双手撑腰。术者在患者背后,足踏凳后缘,膝关节顶于患者两肩胛骨之间,双手握住患者上臂前段,同时向后上外方向牵拉时助手以手指挤压骨折断端复位(图32-2)。在患者双侧腋下置棉垫,以横形"8"字形绷带固定(图32-3)。术后严密观察双侧上肢血液循环及感觉运动功能,若出现肢体肿胀、麻木,表示固定过紧,应及时放松固定。术后1周左右,由于骨折区肿胀消失或因绷带张力降低,常使固定的绷带松弛而导致再移位,因此复位后2周内应经常检查固定是否可靠,及时调整固定的松紧度。

3. 切开复位内固定　在以下情况时,可考虑行切开复位内固定:①合并神经、血管损伤;②患者不能忍受"8"字形绷带固定的痛苦;③复位后再移位,影响外观;④陈旧性骨折不愈合;⑤开放性骨折;⑥锁骨外端骨折,合并喙锁韧带断裂。切开复位时,应根据骨折部位、骨折类型及移位情况选择钢板、螺钉或克氏针固定。

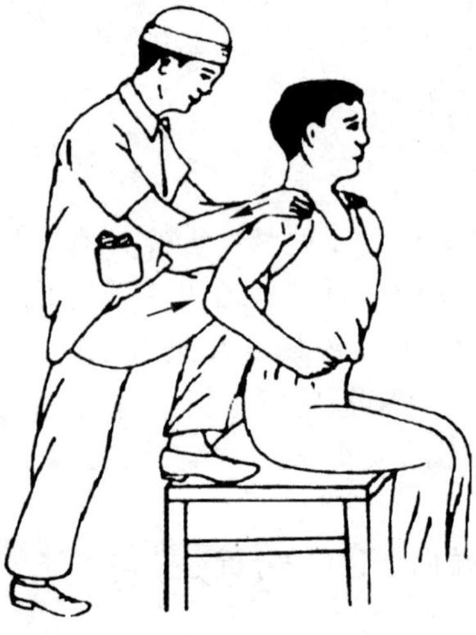

图32-2　锁骨骨折的手法复位

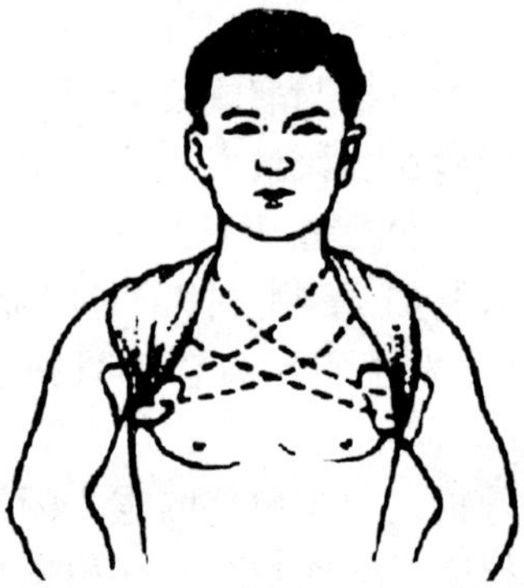

图32-3　锁骨骨折横形"8"字形绷带固定

第二节　肱骨近端骨折

肱骨外科颈为肱骨大结节、小结节移行为肱骨干的交界部位,是松质骨和密质骨的交接处,位于解剖颈下2~3 cm,有臂丛神经、腋下血管在内侧经过,因此该处骨折可合并神经血管损伤。

【病因与分类】

发生于任何年龄都可发生肱骨近端骨折,但以中、老年人居多,尤其有骨质疏松者,骨折发生率增高。

间接暴力作用是肱骨近端骨折的主要原因。据暴力的方向、大小、肢体位置及患者骨质等因素不同可发生多种类型的骨折。目前临床最常采用根据肱骨4个解剖部位及相互之间的移位程度来进行的Neer分型法(图32-4)。

1. 一部分骨折　肱骨近端骨折,骨折移位小于1 cm或成角<45°,无论骨折线数量多少,说明骨折部位尚有一定的软组织附着连接,有一定的稳定性。这种骨折为无移位或轻微移位骨折,或称为一部分骨折。

2. 两部分骨折　仅一个部位发生骨折并且移位者,称为两部分骨折;它有4种形式,即解剖颈骨折、大结节骨折、小结节骨折或外科颈骨折。

3. 三部分骨折　当肱骨近端4个解剖部位中,有2个部位骨折并且移位时,称为三部分骨折,它有2种形式,常见的是大结节、外科颈骨折,另一种是小结节、外科颈骨折。

4. 四部分骨折　当肱骨近端4个部分都发生骨折移位时,形成4个分离的骨块,称为四部分骨折。此时肱骨头向外侧脱位,成游离状态;血液供应破坏严重,极易发生缺血坏死。

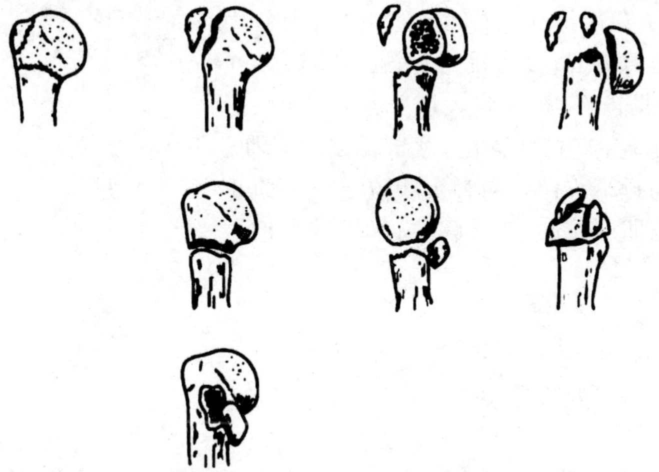

图32-4　肱骨近端骨折Neer分型法

【临床表现与诊断】　伤后肩部疼痛、肿胀、瘀斑,上肢活动障碍。检查可发现局部明显压痛。X射线拍片可证实骨折的存在及移位情况。常见到骨折近端呈内收位,肱骨大结节与肩峰的间隙增宽,肱骨头旋转;远折端肱骨的外侧骨皮质插入近端髓腔,呈外展位成角畸形;也可能远折端向内、上移位而呈重叠移位。无论哪种移位,均可能合并向内、向前的侧方移位和成角畸形。

【治疗】　肱骨近端骨折主要根据骨折类型、位移程度采用非手术治疗、切开复位固定进行治疗。

1. 非手术治疗　主要针对无位移或轻微位移的Neer一部分和Neer两部分骨折可采用上肢三角巾悬吊3～4周,复查X射线后早日开展肩部功能锻炼。

2. 手术治疗　对于Neer三部分、四部分骨折应及时切开复位内固定。绝大多数患者可以获得良好的功能恢复。

第三节　肱骨干骨折

由肱骨外科颈下 1 cm 至内外髁上 2 cm 处的一段长管状坚质骨称为肱骨干。其上部较粗，自中 1/3 以下逐渐变细，至下 1/3 渐成扁平状，并稍向前倾。肱骨外科颈下 1 ~2 cm 至肱骨髁上 2 cm 段内的骨折称为肱骨干骨折。肱骨干骨折很常见。肱骨干中下 1/3 交界处后外侧有一桡神经沟，有桡神经通过，紧贴骨干，故中下 1/3 交界处骨折，易并发神经损伤。

【病因分类】　肱骨干骨折可因直接或间接暴力所致。骨折的移位方向与暴力的作用方向、大小和前臂、肘部所处的位置有关，多数有成角、缩短及旋转畸形。

肱骨干中上部骨折多因直接暴力引起，多为横断或粉碎骨折。肱骨干周围有许多肌肉附着，由于肌肉的牵拉，故在不同平面的骨折就会造成不同方向的移位。移位可因暴力方向、前臂和肘关节的位置而异，多为成角、内旋移位。

当骨折线位于三角肌止点以上、胸大肌止点以下时，近端受胸大肌、背阔肌等牵拉向内、前移位，远折端受三角肌、肱二头肌等牵拉向外、向近端移位。当骨折线位于三角肌止点以下时，近折端受三角肌牵拉向前、外移位；远折端向近端移位（图 32-5）。

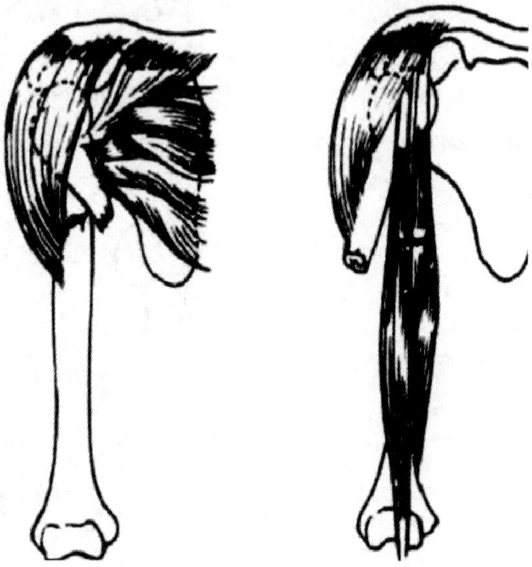

图 32-5　肱骨干骨折的移位

【临床表现与诊断】

1. 一般表现　受伤后，上臂出现疼痛、肿胀、畸形，皮下瘀斑，上肢活动障碍。检查可发现假关节活动，骨摩擦感，骨传导音减弱或消失。

2. 特有体征　合并桡神经损伤，可出现垂腕，各手指掌指关节不能背伸，拇指不能伸，前臂旋后障碍，手背桡侧皮肤感觉减退或消失。

3. X 射线检查　X 射线拍片可确定骨折的类型、移位方向。

根据病史和临床表现及 X 射线检查表现，诊断大多不难。

【治疗】

1. 手法复位外固定

(1)麻醉　患者局部麻醉或臂丛神经阻滞麻醉。

(2)体位　仰卧于骨科牵引床上。

(3)牵引　沿肱骨干纵轴牵引，在同侧腋窝施力做反牵引。若骨折位于三角肌止点以上、胸大肌止点以下，在内收位牵引；若骨折线在三角肌止点以下，应在外展位牵引。经过持续牵引，纠正重叠、成角畸形。

(4)复位　在充分持续牵引、肌放松的情况下，术者用双手握住骨折端，按骨折移位的相反方向，矫正成角及侧方移位。若肌松弛不够，断端间有少许重叠，可采用折顶反折手法使其复位。畸形矫正，骨传导音恢复即证明复位成功。行 X 射线确认骨折的对位对线情况。

(5)外固定　复位成功后，减小牵引力，维持复位，可选择小夹板或石膏固定。

2. 切开复位内固定　适用于多次手法复位失败、骨折严重移位、软组织嵌入、合并血管神经损伤、畸形愈合或者开放性骨折等情况需切开复位内固定手术治疗。

(1)麻醉　臂丛阻滞麻醉或高位硬膜外麻醉。

(2)体位　仰卧,伤肢外展90°,放在手术桌上。

(3)切口与暴露　从肱二头肌、肱三头肌间切口,沿肌间隙暴露骨折端。若为上1/3骨折,切口向上经三角肌、肱二头肌间隙延长;若为下1/3骨折,切口向下经肱二头肌、肱桡肌间隙延长。注意勿损伤桡神经。

(4)复位与固定　在直视下尽可能达到解剖对位。用外固定支架或加压钢板螺钉内固定,也可用带锁髓内针固定。术后不用外固定,可早期进行功能锻炼。肱骨干下1/3骨折对骨的血循环破坏较重,若再加上手术操作,易导致骨折不愈合。近年来采用有限接触钢板固定,因减少了对血供的影响,有利于骨折愈合。

对于有桡神经损伤的患者,术中探查神经,若完全断裂,可一期修复桡神经。若为挫伤,神经连续性存在,则切开神经外膜,减轻神经继发性病理改变。

3.康复治疗　手法复位外固定或者切开复位内固定的患者,术后均应早期进行康复治疗。在康复锻炼过程中,要随时检查骨折对位、对线及愈合情况。骨折完全愈合后去除外固定。内固定物可在半年以后取除,若无不适也可不必取出。

第四节　肱骨髁上骨折

肱骨髁上骨折是指肱骨干与肱骨髁的交界处发生的骨折。肱骨干轴线与肱骨髁轴线之间有300°~500°的前倾角,这是容易发生肱骨髁上骨折的解剖因素。在肱骨髁的内侧有尺神经,外侧有桡神经,均可因肱骨髁上骨折的侧方移位而受到损伤。肱骨髁上骨折多发生于10岁以下儿童,占小儿肘部骨折的30%~40%。若骨折处理不当,可引起前臂的缺血性肌挛缩,导致爪形手畸形或肘内翻畸形。

【病因分类】　肱骨髁上骨折多由间接暴力所致,根据暴力来源和移位方向,可分为伸直型和屈曲型骨折(图32-6)。伸直型骨折最多见,占90%以上。跌倒时肘关节处于半屈曲位或伸直位,手掌着地,暴力沿前臂传导至肱骨下端,将肱骨髁推向后方,而重力将肱骨干推向前方,造成肱骨髁上骨折。骨折线由前下斜向后上方,骨折远端向后上移位,近端向前下移位,严重时可损伤正中神经和肱动脉。若跌倒时肘关节屈曲,肘后着地,暴力由后下方向前方撞击尺骨鹰嘴,使肱骨髁上发生骨折,称为屈曲型骨折,此类骨折较少见约占5%。

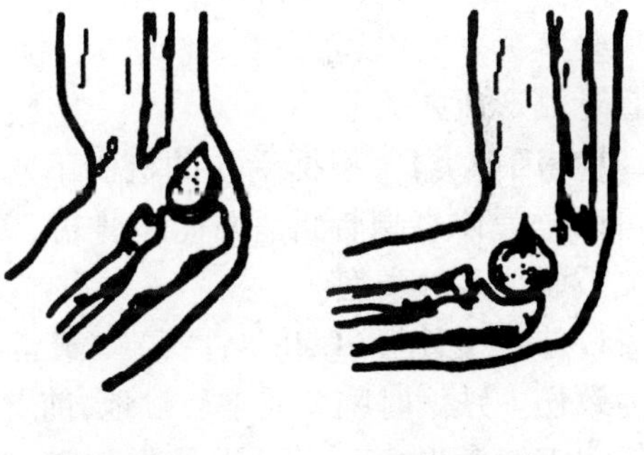

伸直型骨折　　屈曲型骨折

图32-6　肱骨髁上骨折

【临床表现与诊断】

1.症状和体征　有外伤史,患侧肘关节处疼痛、肿胀、压痛,肘关节主动活动功能丧失。肘关节处可见畸形,但肘后三角关系正常。若合并正中神经损伤,则出现前臂相应的神经支配区域的感觉减弱和运动功能障碍。

2.X射线检查可见骨折和移位　临床诊断比较容易,患者多系儿童。外伤后肿胀、疼痛、功能障碍并有畸形。在诊断肱骨髁上骨折同时要注意手部温度、脉搏、运动及感觉,以明确有无血管,神经损伤。

【治疗】

1. 青枝骨折或无移位或轻度移位骨折　骨折端无移位，若前倾角消失，无须复位；前倾角增大，在臂丛麻醉或全麻下，轻柔手法复位，长臂石膏固定于功能位3～4周。

2. 有移位的骨折　在臂丛或全麻下手法复位，长臂石膏固定4～6周。手法复位的要点为：先纵向牵引纠正重叠移位，再侧方挤压纠正侧方移位，最后纠正前后移位。桡侧侧方移位不必完全纠正，尺侧侧方移位应矫枉过正，以避免发生肘内翻畸形、屈曲型骨折，复位后固定于半伸直位；伸直型骨折，复位后固定于小于90°屈曲位，以骨折稳定又不影响手部循环为度。若屈曲位影响循环，稍伸直后骨折又不稳定，可在X射线机透视下经皮克氏针交叉固定，外加石膏托适当屈曲位外固定，亦可牵引治疗，消肿后再石膏固定。

3. 牵引治疗　适用于骨折超过24～48 h，软组织严重肿胀，已有水疱形成，不能手法复位或复位后骨折不稳定。

4. 切开复位　适用于手法复位失败者；开放性骨折；骨折合并血管损伤者；骨不连；骨折畸形连接或肘内、外翻畸形严重者，可行截骨术矫正。

5. 骨折合并神经损伤　先复位固定骨折，观察1～3个月，若无恢复则行神经探查松解或修复术。

6. 缺血性挛缩　关键是早期诊断和预防。对出现"5P"征者，首先复位骨折、解除压迫因素。仍无改善者，即应早期探查修复血管，必要时行筋膜间室切开减压。

第五节　桡骨下端骨折

桡骨下端骨折是指距桡骨下端关节面3 cm以内的骨折。是临床上肢骨折中最常见骨折，约占全身骨折的1/6。该部位处于松质骨与密质骨的交界为解剖薄弱处，遭受外力后容易骨折(图32-7)。桡骨茎突位于尺骨茎突平面以远1～1.5 cm。尺、桡骨下端共同与腕骨近侧形成腕关节。

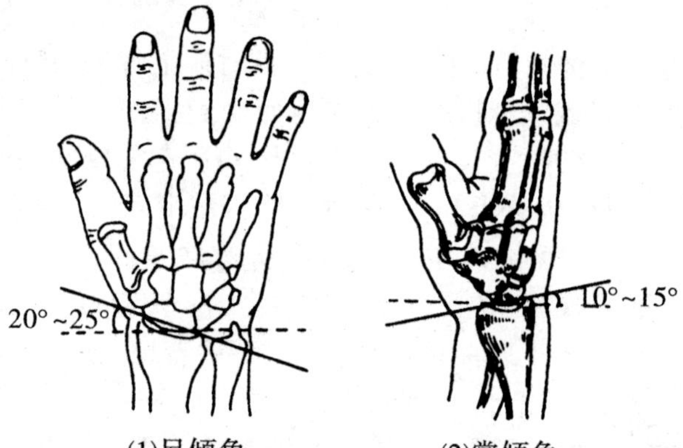

图32-7　桡骨下端骨折掌倾角与尺倾角

【病因分类】　根据受伤的机制不同，桡骨下端骨折可以分为伸直型骨折、屈曲型骨折、关节面骨折伴腕关节脱位3种类型。

1. 伸直型骨折(Colles骨折)　最常见，多为间接暴力致伤。跌倒时腕背屈掌心触地，前臂旋前肘屈曲。骨折线多为横形。儿童可为骨骺分离，老年常为粉碎性骨折。骨折远段向背侧，桡侧移位，近段向掌侧移位，可影响掌侧肌腱活动。暴力轻时可发生嵌入骨折无移位。粉碎性骨折可累及关节或合并下桡尺关节韧带断裂，下尺桡关节脱位、分离或造成尺骨茎突撕脱。

2. 屈曲型骨折(Smith骨折)　较少见。骨折发生原因与伸直型相反，故又称"反科雷氏"骨折。跌倒时腕掌屈，手背触地发生桡骨远端骨折。骨折远端向掌侧移位，骨折近端向背侧移位。

3. 关节面骨折伴腕关节脱位　是桡骨远端骨折的特殊类型。在腕背伸、前臂旋前位跌倒，手掌着地，暴力通过腕骨传导，撞击桡骨关节背侧发生骨折，腕关节也随之而向背侧移位。

【临床表现】　伤后腕关节处明显肿胀、疼痛、功能障碍。伸直型骨折侧面看呈"银叉"畸形，正面看呈“枪刺”畸形(图 32-8)。屈曲型骨折受伤后腕部活动受限,腕部下垂。X 射线拍片可发现典型移位,近折端向背侧移位,远折端向掌侧、桡侧移位。可合并下尺桡关节损伤、尺骨茎突骨折和三角纤维软骨损伤。关节面骨折伴腕关节脱位临床上表现为与 Colles 骨折相似的“银叉”畸形及相应的体征。X 射线拍片可发现典型的移位。临床根据外伤史、体格检查及 X 射线辅助检查诊断并不困难。

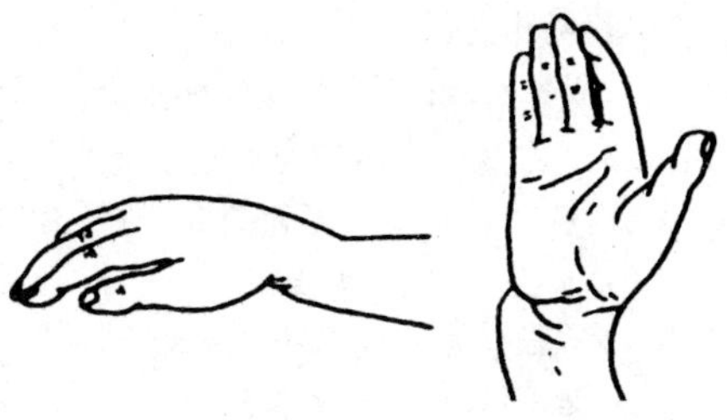

图 32-8 桡骨远端伸直型骨折畸形

【治疗】 以手法复位外固定治疗为主,部分需要手术切开治疗。

1. 手法复位　桡骨远端伸直型骨折手法复位方法:将患者麻醉后取平卧位,肩外展 90°,助手一只手握住拇指,另一只手握住其余手指,沿前臂纵轴,向远端牵引,另一只助手握住肘上方做反牵引。经充分牵引后,术者双手握住腕部,拇指压住骨折远端向远侧推挤,2 ~ 5 指顶住骨折近端,加大屈腕角度,纠正成角,然后向尺侧挤压,缓慢放松牵引,在屈腕、尺偏位用超腕关节小夹板固定或石膏夹板固定 2 周,水肿消退后,在腕关节中立位继续用小夹板或改用前臂管型石膏固定。桡骨远端屈曲型复位手法与伸直型相反但是基本原则相同 。手法复位后若极不稳定,外固定不能维持复位者,行切开复位,钢板或钢针内固定。

2. 切开固定　对于多次手法复位失败、严重粉碎性骨折并有较大位移的桡骨远端骨折需切开行钢板或钢针内固定。

3. 功能锻炼　手法复位和切开复位的患者术后均应早期进行手指屈伸活动。4 ~6 周去除外固定后开始腕关节的活动。促进骨折的愈合防治并发症的发生。

> **考点:**
> 锁骨骨折、肱骨近端骨折、肱骨干骨折、肱骨髁上骨折、桡骨下端骨折的临床表现、诊断、治疗。

问题分析与能力提升

患者,男,34 岁,外伤致肱骨中下 1/3 骨折,伴有桡神经损伤。

请问:①临床上除骨折体征外,还可出现的体征有哪些? ②该神经的支配区域是什么?

同步练习题

1. 中年,男性,不慎跌倒摔伤右肩。以左手托右肘部来诊。头向右倾,查体见右肩下沉,右上肢功能障碍。胸骨柄至右肩峰连线中点隆起,并有压痛,其可能的诊断是 (　　)
   A. 肩关节脱位　　B. 锁骨骨折　　C. 肱骨外科颈骨折
   D. 肩胛骨骨折　　E. 肱骨解剖颈骨折
2. 幼儿锁骨青枝骨折最适宜的治疗方法是 (　　)
   A. “8”字形绷带固定　　B. 三角巾悬吊　　C. 锁骨带固定
   D. 手术钢板固定　　E. 外固定架固定
3. 肱骨外科颈的解剖部位是 (　　)
   A. 肱骨大小结节交界处　　B. 肱骨中上 1/3 交界处　　C. 肱骨头周围环形沟
   D. 肱骨上骨端　　E. 肱骨大小结节移行肱骨干之交界处
4. 女,80 岁,摔伤致右肱骨外科颈粉碎性骨折,伴有高血压肺心病。其最佳治疗方法是 (　　)
   A. 三角巾悬吊　　B. 肩关节融合手术　　C. 切开复位钢板内固定术

D. 切开复位髓内针固定术　　E. 手法复位外固定术

5. 女,78 岁,跌倒时左肩部着地受伤。既往脑梗死病史 8 年,遗留左侧肢体偏瘫。查体:左肩部肿痛,活动受限。X 射线片检查示左肱骨大结节与肱骨干交界处可见多个骨碎块,对线尚可,略有侧方移位。首选治疗方法是　(　　)

A. 尺骨鹰嘴外展位骨牵引　　B. 手法复位,外固定　　C. 切开复位内固定

D. 小夹板固定、皮牵引　　E. 三角巾悬吊对症治疗

6. 符合伸直型肱骨髁上骨折特点的描述是　(　　)

A. 肘后三角异常改变　　B. 骨折线由前上斜向后下　　C. 骨折线由前下斜向后上

D. 不伴有正中神经损伤　　E. 患肘向前突出呈后伸位

7. 易发生神经损伤的是　(　　)

A. 肱骨髁上骨折　　B. 股骨颈骨折　　C. 股骨干骨折

D. 腓骨上段骨折　　E. 胫骨下 1/3 骨折

8. 肱骨髁上骨折,有尺侧侧方移位,未能矫正时,最常见的后遗症是　(　　)

A. 肘关节后脱位　　B. 尺神经损伤　　C. 桡神经损伤

D. 肘关节前脱位　　E. 前壁缺血性肌挛缩

9. 伸直型桡骨下端骨折的畸形是　(　　)

A. 垂腕型　　B. "银叉"型　　C. 尺偏型

D. 爪型　　E. 僵硬型

10. Colles 骨折的特征是　(　　)

A. "餐叉"样畸形　　B. 下肢短缩、外旋畸形　　C. 腕下垂

D. 下肢短缩、内旋、内收畸形　　E. Dugas 征阳性

(崔东涛)

第三十三章 常见下肢骨折

学习目标

- ◆掌握　常见下肢骨折（股骨颈骨折、股骨干骨折、胫腓骨骨折）的临床表现、诊断和治疗方法。
- ◆熟悉　常见下肢骨骨折的机制。
- ◆了解　常见下肢骨骨折的分类。

第一节　股骨颈骨折

股骨头、颈与髋臼3个部分共同构成人体的髋关节，不仅是躯干与下肢的重要连接装置也是重要的承重结构。股骨颈的长轴线与股骨干纵轴线之间形成110°～140°，平均127°的颈干角。儿童颈干角常大于成年人。在重力传导时力线沿股骨小转子、股骨颈内缘传导而并不沿股骨颈中心线传导，从而形成骨皮质增厚部分。由于颈干角改变，使力的传导也发生改变，容易导致骨折和关节软骨退变，发生创伤性关节炎。在矢状面，股骨颈与股骨干的纵轴线有向前的12°～15°角，称为前倾角，儿童的前倾角较成人稍大。在股骨颈骨折复位及人工关节置换时应注意此角的存在。

髋关节的关节囊较大，从各个方向包绕髋臼、股骨头和股骨颈。在关节囊包绕的部分没有骨膜。在髋关节后、外、下方则没有关节囊包绕。关节囊的前上方有髂股韧带，在后、上、内方，有坐股韧带，是髋关节的稳定结构。股骨头的血液供应有多种来源：①由股骨头圆韧带内的小凹动脉提供股骨头凹部的血液循环；②股骨干滋养动脉升支沿股骨颈进入股骨头；③旋股内、外侧动脉的分支，是股骨头、颈的最重要营养动脉。骺外侧动脉供应股骨头2/3～4/5区域的血液循环，是股骨头最主要的供血来源（图33-1）。旋股内侧动脉损伤是导致股骨头缺血坏死的主要原因。旋股外侧动脉分支供应股骨头较小部分血液循环。旋股内、外侧动脉的分支互相吻合形成动脉环营养股骨颈。

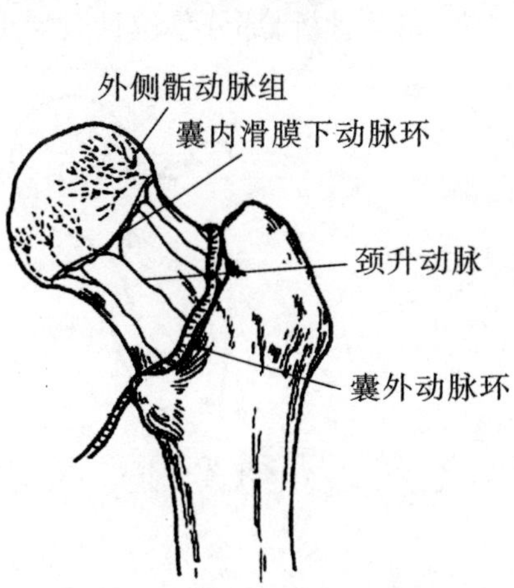

图33-1　股骨头的血液供应

【病因分类】　股骨颈骨折以中、老年人为主，造成老年人发生骨折有两个基本因素，骨质疏松骨强度下降，加之股骨颈上区滋养血管孔密布，均可使股骨颈生物力学结构削弱，使股骨颈脆弱。另外，因老年人髋关节周围肌群退变，反应迟钝，不能有效地抵消髋部有害应力，加之髋部受到应力较大（体重的 2 ~6 倍），局部应力复杂多变，因此不需要多大的暴力，如平地滑倒、由床上跌下或下肢突然扭转，甚至在无明显外伤的情况下都可以发生骨折。而青壮年股骨颈骨折，往往由于严重损伤如车祸或高处跌落致伤。因过度过久负重劳动或行走，逐渐发生骨折者，称为疲劳性骨折。

1. 按骨折线部位分类　①股骨头下骨折：当骨折线处于股骨头下时，由于小凹动脉的供血量很少，导致股骨头严重缺血，股骨头缺血坏死的机会很大；②经股骨颈骨折：当骨折线处于股骨颈中部，股骨头明显供血不足，会引发股骨头缺血坏死或者骨折不愈合；③股骨颈基底骨折：当骨折线位于股骨颈与大、小转子间连线处。由于有旋股内、外侧动脉分支吻合成的动脉环提供血液循环，对骨折部血液供应的干扰较小，骨折容易愈合（图 33-2）。

2. 按照骨折线 X 射线分类　股骨颈骨折可以分为内收型和外展型两种（图 33-3）。远端骨折线与两侧髂嵴连线的夹角（Pauwells 角）大于 50°为内收型骨折。由于骨折面接触较少，容易再移位，故属于不稳定性骨折。远端骨折线与两侧髂嵴连线的夹角小于 30°为外展型骨折。由于骨折面接触多，不容易再移位，故属于稳定性骨折。但若处理不当，也可发生移位，称为不稳定性骨折。

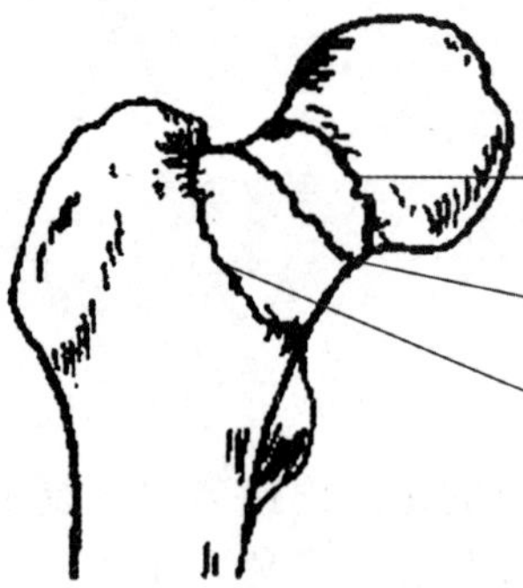

图 33-2　按骨折线部位分类

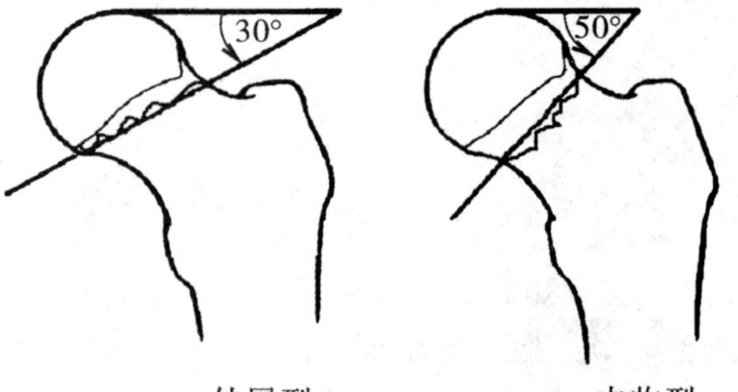

图 33-3　外展型和内收型骨折

3. 临床上股骨颈骨折最常用 Garden 分型　不完全骨折，骨完整性仅有部分出现裂纹；完全骨折但不移位；完全骨折，部分移位且股骨头与股骨颈有接触；完全移位的骨折，图 33-4。

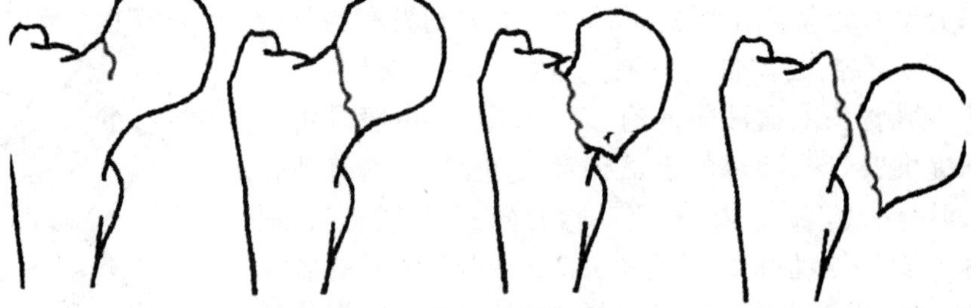

图 33-4　股骨颈骨折 Garden 分型

【临床表现】

1. 症状　中、老年人跌倒后诉髋部疼痛，不能站立和走路，应想到股骨颈骨折的可能。

2. 体征

(1)畸形　患肢多有轻度屈髋屈膝及外旋畸形。

(2)疼痛　髋部除有自发疼痛外,移动患肢时疼痛更为明显。在患肢足跟部或大粗隆部叩打时,髋部也感疼痛,在腹股沟韧带中点下方常有压痛。

(3)肿胀　股骨颈骨折多系囊内骨折,骨折后出血不多,又有关节外丰厚肌群的包围,因此,外观上局部不易看到肿胀。

(4)功能障碍　移位骨折患者在伤后不能坐起或站立,但也有一些无移位的线状骨折或嵌插骨折病例,在伤后仍能走路或骑自行车。对这些患者要特别注意,不要因遗漏诊断使无移位稳定性骨折变成移位的不稳定性骨折。在移位骨折,远端受肌群牵引而向上移位,因而患肢变短。

(5)患侧大粗隆升高　表现在:①大粗隆在髂-坐骨结节连线之上;②大粗隆与髂前上棘间的水平距离缩短,短于健侧。

通过以上股骨颈骨折的症状和体征,结合X射线拍片检查可明确骨折的部位、类型、移位情况。髓部的正位照片不能发现骨折的前后移位,需同时对照侧位片,才能准确判断移位情况。

【治疗】

1. 外展骨折而无明显移位的嵌插骨折　可用持续皮牵引6～8周。老年患者应鼓励取半卧位,做股四头肌舒缩运动,踝关节和足趾做屈伸运动。3个月后可考虑扶双腋杖下地行走。骨折愈合后,一般在6个月可脱离腋杖行走。

2. 内收骨折或有移位的骨折　先做皮牵引或胫骨结节处骨牵引,或暂时固定患肢于外展内旋位。7～10 d内进行内固定。内固定的方法很多,较常用的是在X射线控制下,在股骨颈内用三根或四根带螺纹的钢针做低角插入固定,或用滑槽加压拧紧螺钉,加接骨板固定(图33-5)。三刃钉目前很少使用,因为钉击入股骨颈中央,将破坏髓腔内的唯一血供应,造成术后的股骨头无菌性坏死。此外,它没有加压作用,击入后会造成骨折线分离,容易引起骨不连接。如果固定牢固,术后应鼓励患者早期进行股四头肌舒缩活动和踝、足活动,患者取半卧位。2个月后,可扶双腋杖下地不负重行走,5个月后可脱离腋杖行走。

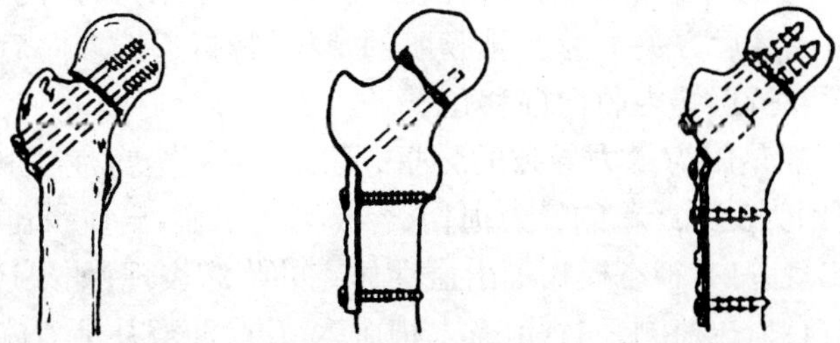

螺纹钢钉固定　　动力髋螺丝钉固定　　螺纹钢钉+动力髋螺丝钉固定

图33-5　股骨颈内收骨折或有移位的骨折固定方法

3. 65岁以上患者的股骨头下骨折　有明显移位或旋转者,发生股骨头缺血性坏死的机会较多,容易引起骨折不愈合,也不能耐受长期的卧床治疗。如全身情况许可,可做人工股骨头置换术。术后1周可考虑进行学步器练习,3周后即可扶腋杖下地部分负重,但易发生假体松动或股骨头陷入髋臼,故应慎重使用。对年龄过大、体力较差、不宜做手术内固定或人工股骨头置换术者,可做皮牵引,保持下肢于中和位,患者取半卧位。3个月后,骨折虽未愈合,但仍能扶腋杖下地活动。

第二节 股骨干骨折

股骨干骨折是发生于股骨转子下、股骨髁上之间骨干的骨折。股骨干是人体最粗、最长、承受应力最大的管状骨，且是下肢主要负重骨之一。股骨干包括粗隆下 2 ~ 5 cm 至股骨髁上 2 ~ 5 cm 的骨干。股骨干血运丰富，骨折后不仅营养血管破裂出血，周围肌肉肌支也常被撕破出血，常因失血量大而出现休克。股骨干为 3 组肌肉所包围，其中伸肌群最大，由股神经支配；屈肌群次之，由坐骨神经支配；内收肌群最小，由闭孔神经支配。由于大腿的肌肉发达，股骨干直径相对较小，故除不完全性骨折外，骨折后多有错位及重叠。股骨干骨折的暴力同时也使周围肌、筋膜损伤，出血后血肿机化、粘连、骨折的固定等，使肌肉功能发生障碍，从而导致膝关节出现功能障碍。

【病因分类】 股骨干骨折多由强大的直接暴力所致，如撞击、挤压等；一部分骨折由间接暴力所致，如杠杆作用、扭转作用、由高处跌落等。前者多引起横断或粉碎性骨折，而后者多引起斜形或螺旋形骨折。儿童的股骨干骨折可能为不全或青枝骨折；成人股骨干骨折后，内出血可达 500 ~ 1 000 mL，在骨折数小时后可能出现休克现象。由挤压伤所致股骨干骨折，有引起挤压综合征的可能性。根据骨折位置分布同股骨干骨折分为以下 3 种类型（图 33–6）。

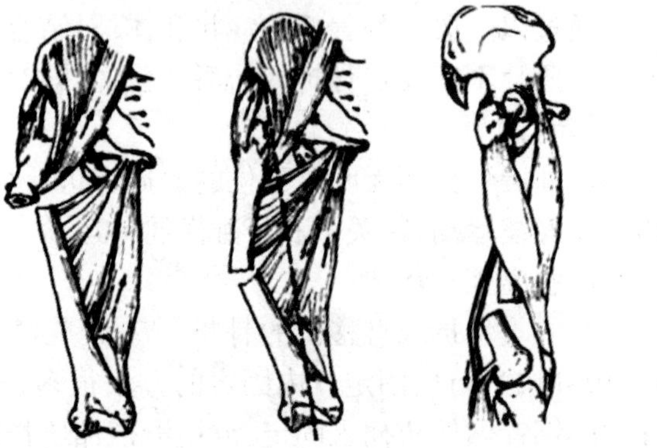

股骨干上1/3骨折　股骨干中1/3骨折　股骨干下1/3骨折

图 33–6　股骨干骨折

1. 股骨干上 1/3 骨折　骨折近段因受髂腰肌，臀中、小肌及外旋肌的作用，而产生屈曲、外展及外旋移位；远骨折段则向后上、内移位。

2. 股骨干中 1/3 骨折　骨折端移位，无一定规律性，视暴力方向而异，若骨折端尚有接触而无重叠时，由于内收肌的作用，骨折向外成角。

3. 股骨干下 1/3 骨折　由于膝后方关节囊及腓肠肌的牵拉，骨折远端多向后倾斜，有压迫或损伤动、静脉和胫、腓总神经的危险，而骨折近端内收向前移位。

【临床表现】 骨干骨折一般是因为暴力导致的骨折，所以一般有全身症状和局部症状。

1. 全身症状　股骨干骨折因为受到严重的暴力损伤，容易因为出血，出血量可达 1 000 ~ 1 500 mL。患者有可能出现血压下降、面色出现苍白、神态模糊等出血性休克的临床表现；如果还合并有其他部位脏器的出血，可以出现昏迷。所以要进行血压监测，注意留意末梢血运情况，注意补足液体，必要时输血治疗。

2. 局部症状　骨折处的疼痛、肿胀、下肢成角畸形、出现异常活动、下肢活动受限和叩击痛、压痛，还可以检查出有明显的骨擦音。除此而外，如果合并有神经、血管损伤，会出现足背动搏动减弱或者消失可能，下肢浅感觉出现减退、麻木或者神经支配的肌肉肌力出现下降等症状。

根据患者临床表现、体征还结合患者辅助检查，比如 X 射线检查，可以明确股骨干骨折的诊断。

【治疗】

1. 非手术疗法　根据不同年龄可采用垂直悬吊皮牵引、平衡持续牵引和固定持续牵引。

（1）垂直悬吊皮牵引　适用于 3 岁以下的儿童股骨干骨折。这种方法简易有效，3 ~ 4 周后骨折愈合（图 33–7）。

（2）平衡持续牵引　可用皮牵引或骨牵引，以便患者的身体及各关节在床上进行功能活动。皮牵引适于12岁以下小儿。12岁以上青少年和儿童则适于做骨牵引(图33-8)。持续4～6周,改用单侧髋"人"字形石膏或局部石膏装具固定至8～12周,直至骨折完全愈合。

(3)固定持续牵引　开始牵引时重量要大,一般为体重的1/8～1/7,手法整复争取在1周内完成,随后减轻牵引重量,以维持固定。要避免过牵,以免影响骨折愈合。

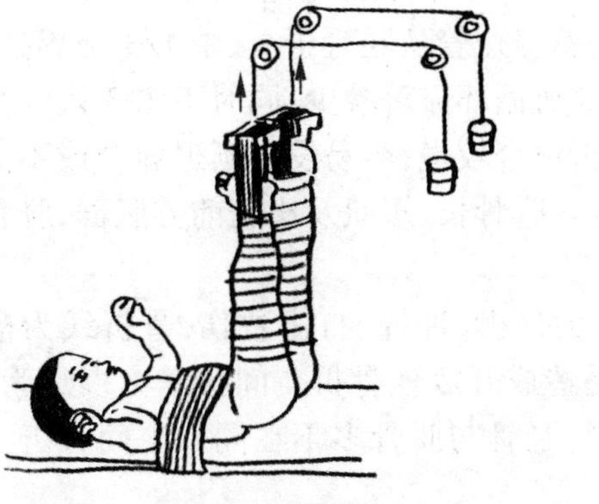

图33-7　股骨干垂直悬吊皮牵引

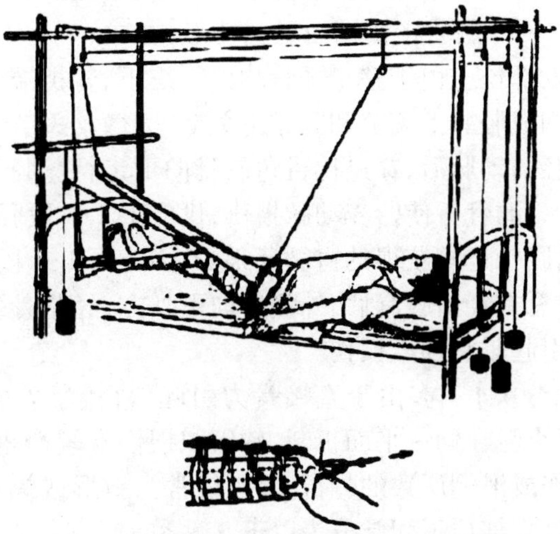

图33-8　股骨干骨折持续骨牵引

2.手术疗法　在以下情况需要用手术治疗:①非手术疗法失败;②同一肢体或其他部位有多处骨折;③合并神经血管损伤;④老年人的骨折,不宜长期卧床者;⑤陈旧性骨折不愈合或有功能障碍的畸形愈合;⑥无污染或污染很轻的开放性骨折。

手术治疗方法:①切开复位,加压钢板螺钉内固定是较常用的方法。由于达到了坚强内固定,术后可早期活动。但可能产生应力遮挡效应、影响骨愈合的质量。②切开复位,带锁髓内钉固定是近几年出现的一种新的固定方法。插入髓内钉后,在钉远端打入螺栓,加压,在大转子区钉尾部加栓,形成既可加压又可控制远侧骨段旋转的髓内钉(图33-9)。

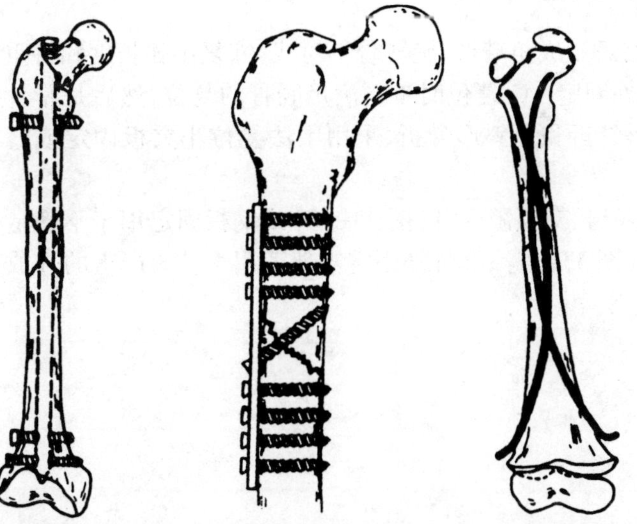

(1)带锁髓内钉固定　(2)钢板固定　(3)弹性钉固定

图33-9　股骨干骨折的固定方式

第三节　胫腓骨骨折

胫腓骨骨折是指发生于胫骨平台以下至踝上的部分的骨折。以青壮年和儿童多见,为长骨骨折中最为多见的一种。胫骨干横切面呈三棱形,在中、下 1/3 交界处变成四边形。在三棱形和四边形交界处是骨折的好发部位。由于整个胫骨均位于皮下,骨折端容易穿破皮肤,转变成为开放性骨折。腓骨的上、下端与胫骨构成胫腓上关节和胫腓下关节,为微动关节,腓骨不产生单独运动,但可承受 1/6 的负重。腘动脉在分出胫前动脉后,穿过比目鱼肌腱向下走行。胫骨的营养血管从胫骨干上、中 1/3 交界处进入骨内,在中、下 1/3 的骨折使营养动脉损伤,供应下 1/3 段胫骨的血循环显著减少;同时下 1/3 段胫骨几乎无肌肉附着,由胫骨远端获得的血循环很少,因此下 1/3 段骨折愈合较慢,容易发生延迟愈合或不愈合。在腓骨颈,有腓总神经由腘窝后、外侧斜向下外方,经腓骨颈进入腓骨长、短肌及小腿前方肌群,腓骨颈有移位的骨折可引起腓总神经损伤。

【病因分类】　多由于直接暴力引起,直接暴力多见为压砸、冲撞、打击致伤,骨折线为横断或粉碎形;有时两小腿在同一平面折断,软组织损伤常较严重,易造成开放性骨折。间接暴力多见为高处跌下,跑跳的扭伤或滑倒所致的骨折;骨折线常为斜形或螺旋形,胫骨与腓骨多不在同一平面骨折。根据暴力的大小及骨折部位不同常分为以下 3 种类型。

1. 胫腓骨干双骨折　临床最多见。因暴力作用大、组织损伤严重故临床治疗较难,并发症发生概率较高。

2. 单纯腓骨骨干骨折　较少见,常因小腿受到直接暴力导致,因骨折移位较不明显,治疗简单,预后良好。

3. 单纯胫骨干骨折　较少见,多因较轻的直接暴力导致。骨折位移不明显预后良好。

【临床表现与诊断】　局部疼痛、肿胀、有压痛,功能障碍。患肢短缩或成角畸形,出现反常活动,骨折端有骨擦感。开放性骨折,有时可见刺破皮肤的骨折端。若继发骨筋膜室综合征,患肢端出现缺血表现,小腿肿胀明显、张力增加、感觉消失。若合并胫前动脉损伤,则足背动脉搏动消失,肢端苍白、冰凉。X 射线检查可明确骨折及移位情况。根据患者外伤史、局部临床表现结合 X 射线辅助检查临床诊断并不困难。

【治疗】　治疗原则:矫正成角畸形、旋转骨干对线、恢复小腿长度和持重功能。

1. 非手术治疗手法外固定　①复位时首先满足胫骨的复位,然后是腓骨复位;②对较稳定的横形骨折和短斜形骨折,采用手法复位小夹板固定或石膏固定。

2. 手术治疗　①螺丝钉、交锁髓内钉(图 33-10)或钢板固定用于不稳定的长斜形和螺旋形骨折(图 33-11);②骨外固定支架适用于较为严重的开放性或粉碎性骨折。

考点:

股骨颈骨折、股骨转子间骨折、胫腓骨骨折、踝部骨折的临床表现、诊断、治疗。

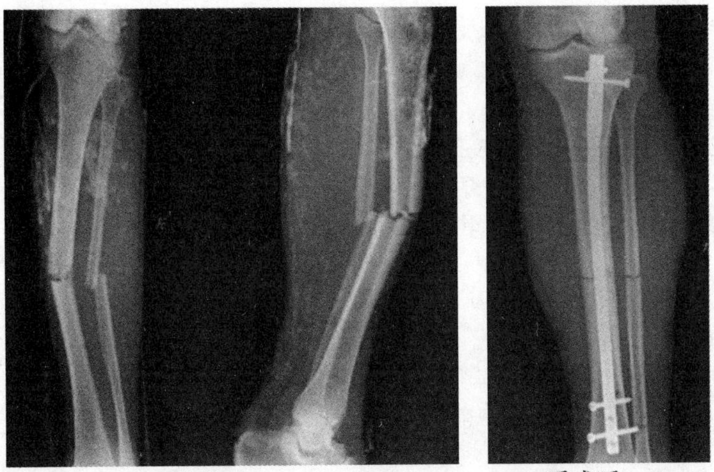

手术前　　手术后

图 33-10　胫腓骨骨折髓内针固定

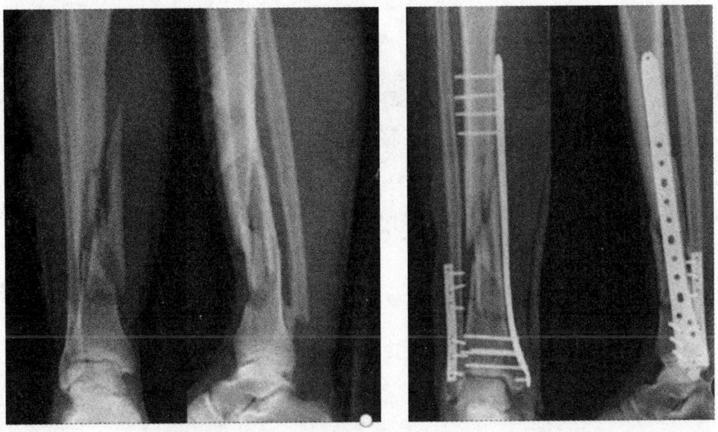

手术前　　手术后

图 33-11　胫腓骨骨折接骨板固定

问题分析与能力提升

患者,男,69 岁,下楼时不慎摔伤右髋部,感疼痛明显,无法站立行走。查体:右下肢缩短,外旋 50°,畸形,右髋肿胀不明显,但有叩击痛。

请问:①当前患者最可能发生什么骨折?②伤后最常见的并发症是什么?③股骨头的血供主要来源是什么?

同步练习题

1. 外伤后髋关节屈曲、内收、内旋畸形,可能的诊断是　(　　)

A. 髋关节中心脱位　　B. 骨干骨折　　C. 髋关节后脱位

D. 股骨颈骨折　　E. 髋关节前脱位

2. 股骨颈头下型骨折最易并发 (　　)
A. 缺血性骨坏死　B. 创伤性骨关节炎　C. 创伤性骨化
D. 坐骨神经损伤　E. 关节僵硬

3. 易发生缺血性坏死的骨折是 (　　)
A. 骨盆骨折　B. 肱骨髁上骨折　C. 股骨颈骨折
D. 锁骨骨折　E. Colles 骨折

4. 65 岁妇女,在地上滑倒,造成股骨颈骨折,下列骨折类型预后最差的是 (　　)
A. 头下型　B. 经颈型　C. 基底型
D. 粗隆间　E. 粗隆下

5. 股骨头的主要血液供应来源是 (　　)
A. 旋股内外侧动脉的分支　B. 股圆韧带内的小凹动脉　C. 股骨干的滋养动脉升支
D. 闭孔动脉　E. 阴部内外动脉

6. 股骨颈内收型骨折 Pauwels 角 (　　)
A. > 50　B. $=50$　C. < 50
D. > 30　E. < 30

7. 65 岁妇女,在地上滑倒,造成股骨近端骨折如果是头下型骨折并有移位,治疗应该是 (　　)
A. 牵引至愈合　B. 手法整复后石膏裤　C. 手法整复,外固定架
D. 人工关节置换　E. 复位物理治疗

8. 股骨干下 1/3 骨折时骨折端移位方向是 (　　)
A. 近折端向前上移位　B. 近折端向前上移位　C. 近折端向后上移位
D. 近折端向后下移位　E. 近折端向后下移位

9. 胫骨易发生骨折的部位是 (　　)
A. 上端干骺端部位　B. 横切面三棱形部位　C. 横切面四边形部位
D. 横切面三棱与四边形移行部位　E. 踝上部位

(崔东涛)

第三十四章

脊柱与骨盆骨折

学习目标

◆掌握　脊柱骨折、骨盆骨折的临床表现、诊断和治疗方法。
◆熟悉　脊柱骨折、骨盆骨折的机制。
◆了解　脊柱骨折、骨盆骨折的分类。

第一节　脊柱骨折

脊柱有4个弯曲，从侧观呈S形，有颈椎前凸、胸椎后凸、腰椎前凸和骶椎后凸4个生理弯曲。脊柱具有支持躯干、保护内脏、保护脊髓和进行运动的功能。脊柱骨折以胸腰段骨折发生率最高，其次为颈、腰椎，胸椎最少，常可并发脊髓或马尾神经损伤。

【病因分类】　脊柱骨折多见男性青壮年。多由间接外力引起，为由高处跌落时臀部或足着地、冲击性外力向上传至胸腰段发生骨折。少数由直接外力引起，如房子倒塌压伤、汽车压撞伤或火器伤。脊柱骨折因其暴力作用相对复杂，暴力传导可以以X、Y、Z轴传导，导致各轴出现压缩、牵拉和移位。病情严重者可致截瘫，甚至危及生命；治疗不当的单纯压缩性骨折，亦可遗留慢性腰痛。胸腰椎骨折和颈椎骨折类型较多。

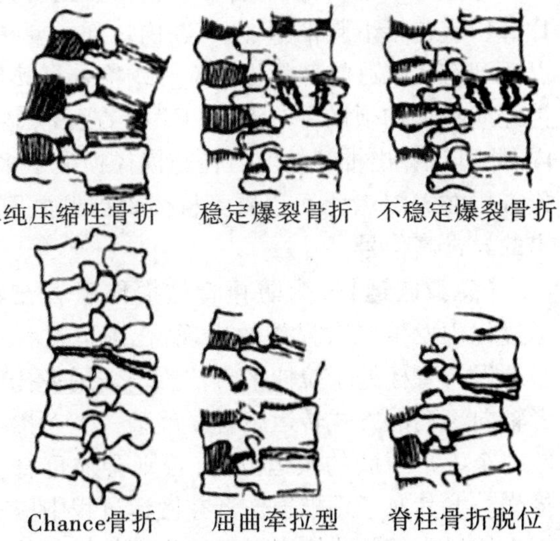

图34-1　胸椎骨折的分类

(一)胸腰椎骨折的分类

1. 按照骨折的稳定程度分类　可以分为稳定性骨折和不稳定性骨折。

(1)稳定性骨折　脊柱的后柱完整脊柱出现轻、中度压缩性骨折及单纯横突、棘突或椎板的骨折。

(2)不稳定性骨折　包括脊柱两柱骨折、爆裂骨折、累及前中后三柱的骨折3种类型。常有神经损伤症状(图34-1)。

2. 按照骨折形态分类

(1)压缩性骨折　椎体受压后缩短。

(2)爆裂骨折　椎体呈粉碎性,骨折块向四周发生移位且常压迫脊神经。

(3)Chance 骨折　为椎体水平状撕裂性损伤。

(4)骨折脱位　椎管的对线对位已经完全被破坏,在损伤平面,脊椎沿横面产生移位。这类损伤极为严重,脊髓损伤难免,预后差。

(二)颈椎骨折的分类

1. 屈曲型损伤　这是前柱压缩、后柱牵张损伤的结果。

2. 垂直压缩所致损伤　暴力系经 Y 轴传递,无过屈或过伸力量。例如高空坠物或高台跳水。

3. 过伸损伤　暴力导致前纵韧带破裂,椎间盘水平状破裂,上一节椎体前下缘撕脱骨折和后纵韧带断裂。

4. 齿状突骨折　暴力可能来自水平方向,从前至后,经颅骨而至齿状突。好几种复合暴力。齿状突骨折可以分成 3 型:①第Ⅰ型,齿状突尖端撕脱骨折;②第Ⅱ型,齿状突基部、枢椎体上方横形骨折;③第Ⅲ型,枢椎体上部骨折,累及枢椎的上关节突,一侧或为双侧性。

【临床表现】

1. 有严重外伤病史　高空坠落,重物撞击腰背部等原因使直接暴力作用于脊柱,伤者有明显的外伤史。

2. 局部临床表现　胸腰椎发生骨折后的主要症状为局部疼痛,站立及翻身困难。伤者常出现腹痛、腹胀甚至出现肠麻痹症状。如脊柱骨折损伤到脊神经后会出现运动障碍等症状。

3. 体格检查　要详细询问病史、受伤方式、受伤时姿势、伤后有无感觉及运动障碍。

4. 注意多发伤　多发伤病例往往合并有颅脑、胸、腹脏器的损伤。要先处理紧急情况,抢救生命。

5. 检查脊柱时暴露面应足够　必须用手指从上至下逐个按压棘突,如发现位于中线部位的局部肿胀和明显的局部压痛,提示后柱已有损伤;胸腰段脊柱骨折常可摸到后凸畸形。

6. 影像学检查　有助于明确诊断,确定损伤部位、类型和移位情况。X 射线摄片是首选的检查方法。老年人感觉迟钝,胸腰段脊柱骨折往往主诉为下腰痛,单纯腰椎摄片会遗漏下胸椎骨折,因此必须注明摄片部位应包括下胸椎($T_{10\sim12}$)在内。通常要拍摄正侧位两张片子,必要时加摄斜位片。在斜位片上则可以看到有无椎弓峡部骨折。X 射线检查有其局限性,它不能显示出椎管内受压情况。凡有中柱损伤或有神经症状者均须做 CT 检查。CT 检查可以显示出椎体的骨折情况,还可显示出有无碎骨片突出于椎管内,并可计算出椎管的前后径与横径损失了多少。CT 片不能显示出脊髓受损情况,为此必要时应做 MRI 检查。在 MRI 片上可以看到椎体骨折出血所致的信号改变和前方的血肿,还可看到因脊髓损伤所表现出的异常高信号。

【急救搬运】　为防止脊柱损伤患者在转运过程中发生二次损伤的出现,在搬运过程中必须保持脊柱处于拉伸平直位置。采用平托或者轴向滚动的方式转运患者。严禁一个人抬上肢一个人抬下肢的搬运方式,否则会加重脊柱损伤。尤其对于颈椎损伤者在搬运过程中应有专人托付头部并略加牵引保持头部与躯干伸直(图 34-2)。

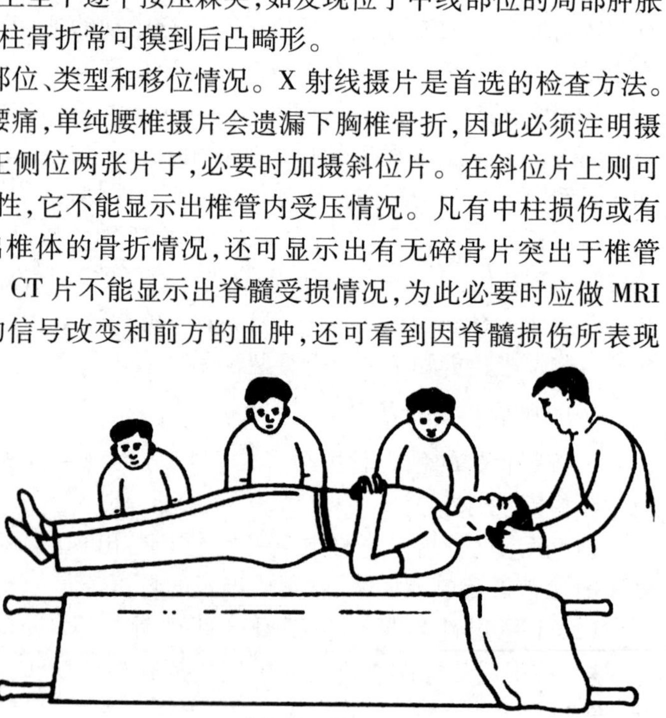

图 34-2　脊柱损伤搬运方法

【治疗】

1. 胸、腰椎骨折的治疗　单纯性椎体压缩不到1/5的患者可以仰卧于硬板床，骨折部位垫平保持脊柱处于伸直状态。3 d后患者即可开始腰背部肌肉的活动锻炼（图34-3）。约2个月后骨折部位即可愈合。3个月后患者即可根据自身情况下地活动。当椎体压缩大于1/5时，采用双桌子复位法（图34-4）或者双踝悬吊法（图34-5）。如果有神经损伤和骨块挤入椎管时，经侧前方去除椎管内骨碎片及椎间盘组织，后行椎体间植骨融合术。Chance骨折、屈曲牵拉型、脊柱骨折脱位者都需手术切开经前后路复位并行内固定器安装术。

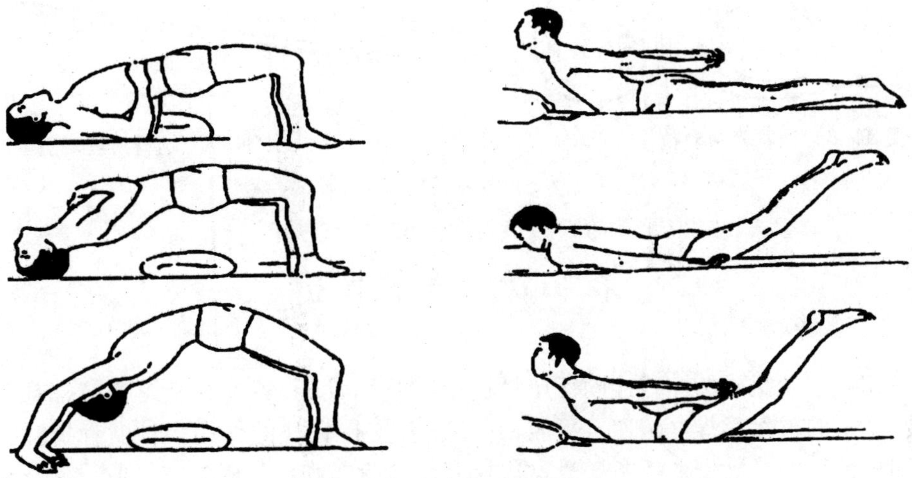

图34-3　腰背肌功能锻炼

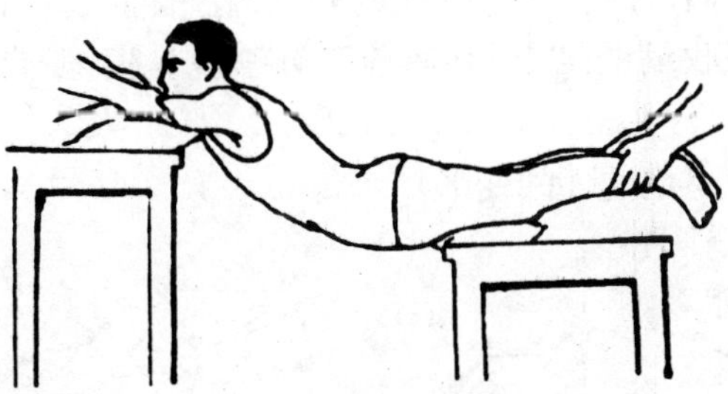

图34-4　双桌子复位法

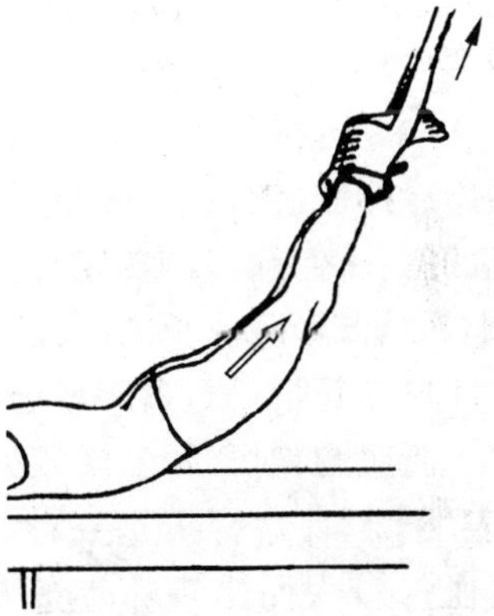

图34-5　双踝悬吊法

2. 颈椎骨折治疗术　轻度压缩性骨折可采用颌枕牵引复位方式治疗（图34-6）。约用头颈胸石膏固定3个月左右即可愈合。压缩明显患者需采用颅骨持续牵引复位方式（图34-7）约3个月左右，在牵引复位期间做X射线复查观察骨折愈合情况。颈椎骨折出现四肢瘫痪者或者牵引治疗失败时需及时手术并行内固定器治疗。爆破型颈椎骨折伴有神经表现时原则上应及早手术复位。

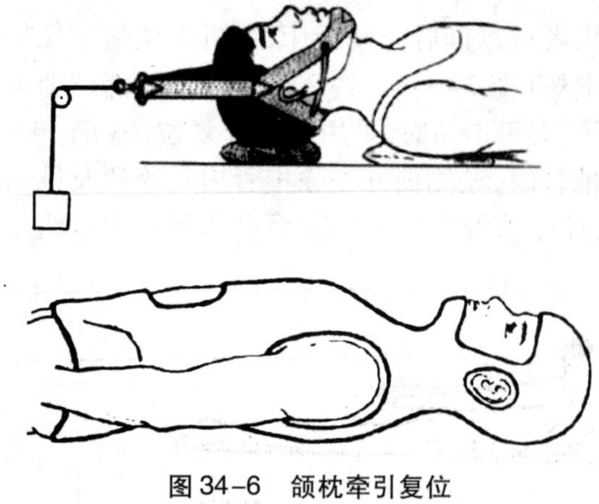

图 34-6 颌枕牵引复位

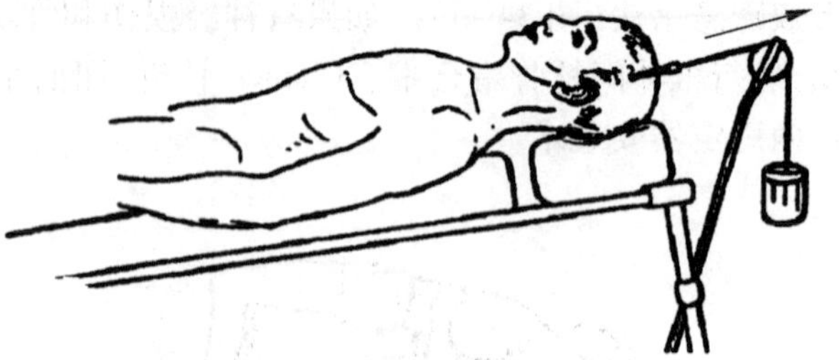

图 34-7 颅骨持续牵引

第二节 骨盆骨折

骨盆环由髂、耻、坐骨组成的髂骨连同骶尾骨构成的坚固骨环，后方有骶髂关节，前方有耻骨联合组成的环形结构。躯干的重量经骨盆传递至下肢，它还起着支持脊柱的作用。骨盆骨折时，往往先折断副弓；若主弓断裂时，往往副弓已先期折断。骨盆边缘有许多肌肉和韧带附着，特别是韧带结构对维护骨盆起着重要作用，在骨盆的底部，更有坚强的骶结节韧带和骶棘韧带。骨盆保护着盆腔内脏器，骨盆骨折后对盆腔内脏器也会产生重度损伤。

【病因分类】 骨盆骨折是一种严重外伤，占骨折总数的 1% ~3%，多由高能外伤所致，半数以上伴有合并症或多发伤，致残率高达 50% ~60%。最严重的是创伤性失血性休克及盆腔脏器合并伤，救治不当有很高的死亡率。按骨折位置与数量分类可以分为以下几种类型。

1. 骨盆边缘撕脱性骨折　发生于肌肉猛烈收缩而造成骨盆边缘肌附着点撕脱性骨折，骨盆环不受影响。最常见的有：①髂前上棘撕脱骨折，缝匠肌猛烈收缩的结果；②髂前下棘撕脱骨折，股直肌猛烈收缩的结果；③坐骨结节撕脱骨折。

2. 骨盆环单处骨折　骨盆环单处骨折不至于引起骨盆环的变形。

3. 其他　骶尾骨骨折、骨盆环双处骨折伴骨盆变形等。

【临床表现】 骨盆骨折是一种多发性损伤，常因骨折端出血量较大而出现休克危及患者生命，有严重的外伤史，骨折处有软组织损伤、肿胀、疼痛、压痛，严重者可出现开放性骨折暴露骨折残端。医生双手交叉撑开两髂嵴，此时两骶髂关节的关节面凑合得更紧贴，而骨折的骨盆前环产生分离，如出现疼痛即为骨盆分离试验阳性。医生用双手挤压患者的两髂嵴，伤处出现疼痛为骨盆挤压试验阳性（图 34-8）。肢体长度不对称。会阴部的瘀斑是耻骨和坐骨骨折的特有体征。X 射线检查可显示骨折类型及骨折块移位情况，但骶髂关节情况以 CT 检查更为清晰。

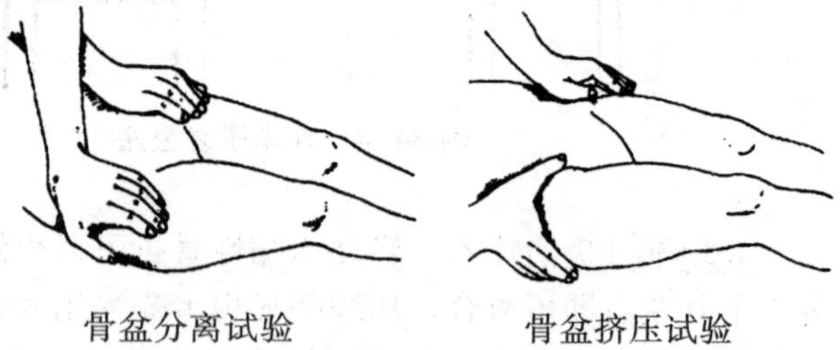

图 34-8 骨盆分离、挤压试验

只要情况许可,骨盆骨折病例都应该做 CT 检查。

【治疗】

1. 预防并发症　骨盆骨折常伴有严重合并症,而且常较骨折本身更为严重,应引起重视。对于骨盆骨折出血量较大者密切监视血压,建立输血补液途径预防休克。有腹痛、腹胀及腹肌紧张等腹膜刺激症状者可进行诊断性腹腔穿刺。有腹内脏器损伤及泌尿系统损伤者应与相关科室协同处理。在进行腹腔手术时,应注意切勿打开后腹膜血肿。

2. 骨盆骨折本身的处理　①骨盆边缘性骨折无骨折端移位患者不必做特殊处理,嘱患者卧床休息 3 ~4 周,个别有骨折片发生翻转位移明显患者应及时手术做内固定。②骶、尾骨骨折主要的治疗方式为卧床休息。有移位的骶骨骨折可于肛门内性手指向后推挤骨片复位。③骨盆环单处骨折以多头带做骨盆环形固定可减轻患者疼痛并卧床休息。④单纯性耻骨联合分离可用骨盆兜悬吊固定或者耻骨弓上缘行钢板螺钉固定。⑤骨盆环双骨折需切开复位内固定和外固定支架安装手术。

考点:

脊柱骨折、脊髓损伤、骨盆骨折的分类、临床表现、影像学检查、诊断、急救搬运、治疗。

思考题

简述骨折急救步骤是什么?脊柱骨折急救的注意事项有哪些?

同步练习题

1. 男,25 岁,工地高空坠落受伤,出现血压下降,腹胀,腹痛。查体见髂骨挤压分离试验阳性,双下肢不等长,会阴部瘀斑。首先考虑的诊断是　(　　)

A. 股骨颈骨折　B. 股骨干骨折　C. 髋关节脱位
D. 骨盆骨折　E. 脊柱骨折

2. 男,20 岁,高空坠落,下腹部疼痛。骨盆分离和挤压试验阳性,会阴部瘀血。首先应考虑的诊断是　(　　)

A. 髂关节脱位　B. 尾骨骨折　C. 耻骨骨折
D. 骶骨骨折　E. 腰椎骨折

3. 男性,马车翻车时砸伤下腹部,查体:耻骨联合处压痛,挤压试验阳性,膀胱胀满,橡皮导管插入一定深度未引出尿液,导管尖端见血迹,此时应考虑　(　　)

A. 导尿管插入深度不足　B. 导尿管插入方法不对　C. 导尿管阻塞
D. 骨盆骨折并尿道断裂　E. 骨盆骨折合并膀胱损伤

4. 疑为骨盆骨折的患者来院急诊最首要的检查应是　(　　)

A. X 射线片　B. MRI　C. 核素骨扫描
D. 肛门指诊　E. CT

5. 耻骨骨折不易出现　(　　)

A. 血尿　B. 会阴部瘀斑　C. 坐骨神经损伤
D. 骨盆挤压试验阳性　E. 骨盆分离试验阳性

6. 男,44 岁,建筑工人,6 h 前不慎从高处坠落摔伤,腰部疼痛,活动受限,不能站立行走。为明确有无合并神经损伤,最有意义的体格检查是　(　　)

A. 逐个棘突按压　B. 椎旁肌按压　C. 直腿抬高试验
D. 背部过伸过屈　E. 双下肢感觉运动

7. 男,44 岁,建筑工人,6 h 前不慎从高处坠落摔伤,腰部疼痛,活动受限,不能站立行走。为明确神经损伤情况,首选

的检查是 ( )

A. 肌电图　B. CT　C. MRI

D. ECT　E. B超

8. 建筑工人不慎坠楼，腰剧痛，双下肢感觉运动障碍，大小便功能障碍。现场搬运的正确方法是 ( )

A. 平托法　B. 单人搂抱法　C. 双人搂抱法

D. 侧卧搬运法　E. 背驮法

9. 男，35岁，从高处跳下时，双下肢顿时感到无力。急救运送的方法是 ( )

A. 双人扶着让患者走　B. 一人背着运送　C. 一人抱着运送

D. 一人抬头，一人抬脚运送　E. 躺在木板床上运送

10. 男性矿工，井下作业时发生塌方砸伤背部，当即倒于地上，下肢无力不能行走，立即来诊。检查见胸腰段后凸畸形并压痛，双下肢不全瘫。感觉异常平面位于双侧腹股沟水平。正确的搬运方法是 ( )

A. 一人用一只手抱颈另一只手抱腿放于担架上　B. 一人抬头，另一人抬足放于木板上

C. 两人架其上肢助其走上担架车　D. 两人将其躯干成一体滚动至木板上

E. 三人分别抬其头和两腿放于担架上

11. 男，20岁，夜间骑自行车，头朝下跌于壕沟，发现四肢不全瘫，X射线片显示齿状突骨折伴半脱位，此时在治疗上最先采取的措施是 ( )

A. 石膏固定　B. 颅骨牵引固定　C. 吊带牵引

D. 环枕固定术　E. 切开复位内固定

（崔东涛）

第三十五章

关节脱位

学习目标

◆掌握　关节脱位的定义、分类、临床表现及治疗原则。
◆熟悉　常见关节脱位的诊断及复位方法。
◆了解　关节脱位的发生机制。

第一节　关节脱位概述

组成关节的各骨关节面失去正常的对合关系，称为关节脱位，俗称脱臼。

关节脱位的命名一般应包括关节的解剖名称、脱位的病因和脱位的方向，脱位的方向以关节远端骨端移位的方向命名，如肩关节外伤性锁骨下脱位，是指因外伤所致肱骨头移至锁骨下方。外伤所致的关节脱位最常见，临床上常将外伤性省略，但其他类型的脱位则必须指明病因，如肩关节习惯性脱位。

【分类】

1. 按脱位发生的原因分类

(1)创伤性脱位　正常关节受到暴力作用而发生的脱位，为最常见的脱位类型。

(2)先天性脱位　胚胎发育异常导致关节发育不良而发生的脱位，随着年龄的增长逐渐加重，称为先天性脱位。如髋臼发育不良引起的发育性髋关节脱位。

(3)习惯性脱位　也称反复性脱位。创伤性脱位时，骨、关节囊和(或)韧带等结构受损，未得到有效修复，以后遇有轻微外力便可反复脱位。习惯性肩关节脱位最常见。

(4)病理性脱位　关节结构被病变破坏后发生的脱位，如骨关节结核或化脓性关节炎引起的脱位。

2. 按脱位后的时间分类

(1)新鲜脱位　脱位在3周以内，多易整复。

(2)陈旧性脱位　脱位后超过3周，一般难以整复。

应结合年龄、部位区别对待。如肩关节脱位3周以上仍多能复位，而肘关节脱位10 d以上就很难整复。

3. 按关节腔是否与外界相通分类

(1)闭合性脱位　关节腔不与外界相通。

(2)开放性脱位　关节腔与外界相通。

4. 按脱位程度分类

(1)全脱位　关节完全失去了正常对合关系。

(2)半脱位　关节丧失了一部分对合关系,如桡骨头半脱位。

【病理】　先天性脱位及病理性脱位均是关节的结构不正常,若不修复关节结构将造成肢体短缩、关节僵硬或强直,严重影响功能。创伤性关节脱位不仅造成两骨关节面的对合失去正常关系,同时还有关节软骨、滑膜、关节囊、韧带、肌肉等组织的损伤,还可伴有撕脱性骨折等,若不及时复位将影响这些组织的修复。陈旧性关节脱位,关节周围及关节腔内血肿逐渐机化,大量的瘢痕组织充满关节腔内外,并与周围软组织粘连,关节囊、韧带及周围肌肉挛缩,很难复位。脱位状态持续时间过长会影响关节的血液供应,是引起缺血性骨坏死的原因之一。

【临床表现与诊断】

1. 一般表现　局部疼痛、肿胀、淤血、关节功能障碍,可合并骨折、开放性伤口或血管、神经损伤。

2. 关节脱位的特有体征　典型表现为以下几点。①畸形:关节脱位后出现明显畸形,如局部异常隆起、关节变粗大、肢体短缩或增长等;②关节盂空虚:关节脱位后出现关节盂空虚,如肩关节脱位出现方肩畸形,触诊可摸到关节盂处空虚,邻近可触及脱位的关节端;③弹性固定:关节脱位后失去正常活动的结构基础,关节不能正常对合,由于肌肉痉挛及关节囊的牵张作用很大,在这种状态下关节被动活动可感到明显的对抗弹性,不能完成关节的运动,称弹性固定。

3. X 射线检查　可明确脱位的方向、程度、脱位原因及是否合并骨折等。

根据病史和临床表现及 X 射线检查表现,关节脱位的诊断大多不难。

【治疗】　关节脱位的治疗原则是及时复位、妥善固定和合理的功能锻炼。

1. 及时复位　以手法复位为主。时间越早越好,越早越容易复位。陈旧性脱位关节腔内充填肉芽组织,关节周围的软组织粘连及挛缩,手法复位往往难以成功。

(1)手法复位　复位时应按照一定的规则沿着脱位的原路径返回,在牵引状态下配合其他手法一般均能复位,肌肉强壮或较大关节脱位的复位往往需要在麻醉下进行,这样能够获得较好的肌松弛,复位容易,减少复位的并发症。复位时严禁动作粗暴,以免加重损伤。复位的瞬间常可听到或感觉到脱位的关节端滑入关节盂的弹响。复位成功的标志是:①关节的被动活动恢复正常;②骨性标志复原;③X 射线检查证实已经复位。

(2)手术指征　下列情况应进行切开复位:①合并关节内骨折,手法复位后骨折复位不满意、不稳定者;②软组织嵌入关节腔,手法复位失败者;③陈旧性脱位,手法复位失败者。

2. 妥善固定　关节脱位伴随有不同程度的软组织损伤,复位后需将关节固定在适当的位置上,使撕裂的关节囊、韧带及肌肉等得到良好的愈合,保证关节有一个稳定的正常结构,固定时间一般 2 ~ 3 周,固定时间不足是发生反复性脱位的重要原因。陈旧性脱位的固定时间应适当延长。根据不同部位的脱位,可选用三角巾、绷带、夹板、石膏、支具或牵引等方式进行固定。

> **考点:**
> 关节脱位的专有体征、治疗原则。

3. 合理的功能锻炼　关节脱位的治疗目的是恢复关节功能,在固定期间要积极做患肢的肌肉舒缩运动和其他关节的主动运动,以改善血液循环,消除肿胀,防止肌肉萎缩和关节僵硬。解除固定后循序渐进地进行被固定关节的运动,既要主动运动,也要被动运动,可配合使用关节功能锻炼器(CPM)及热敷、理疗、温水浴等。对关节僵硬处不可粗暴扳拉,以免增加新的损伤。

第二节　常见关节脱位

一、肩关节脱位

肩关节脱位在全身关节脱位中最多见。

【脱位机制与分类】　肩胛盂面积小而浅，肱骨头被包容性差，肩关节由此获得较大的活动范围，同时肩关节又易于脱位。根据肱骨头脱位的方向可分为前脱位、后脱位、上脱位及下脱位4型，由于肩关节前下方的解剖结构薄弱，故以前脱位最多见。前脱位又分为喙突下脱位、盂下脱位和锁骨下脱位，其中以喙突下脱位多见（图35-1）。肩关节前脱位多由间接暴力引起：①跌倒时手掌着地，肩关节处于外展外旋位，肱骨大结节与肩峰撞击成为杠杆的支点，肱骨头向前受力突破前方薄弱的关节囊，脱出肩胛盂窝而位于喙突的下方；②上肢后伸，身体向后跌倒时，手肘部着地，传导暴力撞击，向前方突破关节囊而脱位。肩关节脱位可合并肱骨外科颈骨折、肱骨大结节撕脱骨折和冈上肌断裂等。

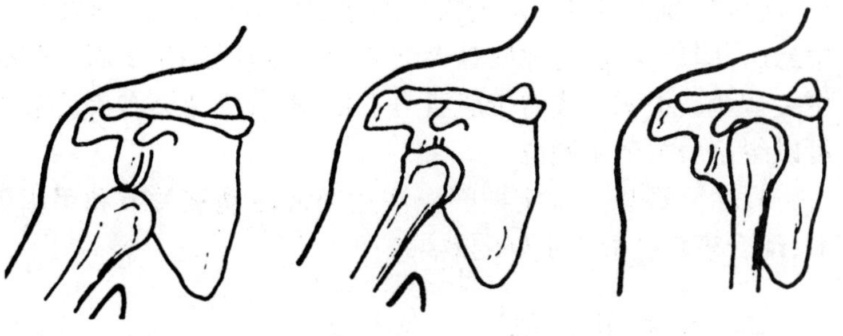

图35-1　肩关节前脱位的3种类型
（1）盂下脱位　（2）喙突下脱位　（3）锁骨下脱位

【临床表现与诊断】

1. 外伤史　有明确的外伤史。

2. 被动体位　因患肩弹性固定，患肢疼痛不敢活动，患者以健侧手托住患侧前臂，头部向患侧偏斜。

3. 方肩畸形　肱骨头脱出肩胛盂窝，肩峰端突出，肩部失去圆浑轮廓，呈现“方肩”畸形（图35-2），肩胛盂处可触及空虚感。

4. 贴胸搭肩征（Dugas sign）阳性　肩关节脱位后患侧肘部紧贴胸壁时，手掌搭不到健侧肩部；或手掌搭在健侧肩部时，肘部不能贴靠胸壁。

5. X射线检查　可明确脱位的类型及是否合并骨折。

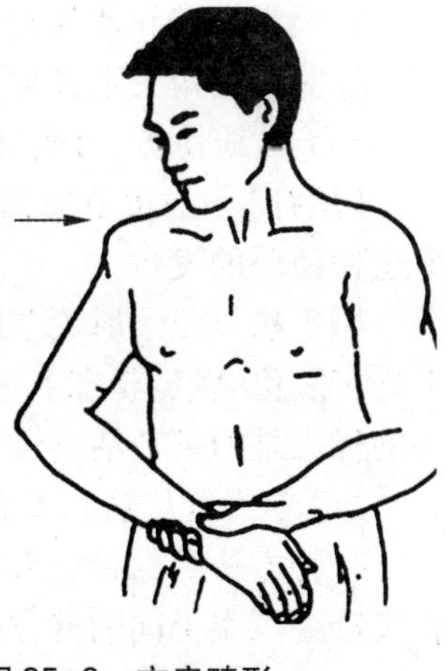

图35-2　方肩畸形

【治疗】

1. 复位　以手法复位为主，一般采用局部浸润麻醉，手法应轻柔、缓慢、有力，不可粗暴。常用足蹬复位法，其他复位法如Kocher杠杆手法复位、Stimson牵引复位法等。

足蹬复位（Hippocrates）法：患者仰卧，腋窝处垫棉垫或包布，医生半坐在患侧床边，将同侧足跟置于患者腋下，双手握住患者腕部将患肢外展位牵引，以足跟顶住腋部做对抗牵引。持续均匀用力牵引数分钟，使患者肩部肌肉逐渐松弛，此时内收、内旋上肢便可复位（图35-

3)，肱骨头经前方关节囊的破口滑入肩胛盂内时，可明显感觉到弹响，提示复位成功，此时活动肩关节弹性阻力消失，Dugas 征转为阴性。本方法安全可靠，简便易行，成功率高。

陈旧性脱位手法复位困难，可先在臂丛神经阻滞麻醉或全麻下试行手法复位，若不成功则需切开复位。反复性脱位应行手术治疗。

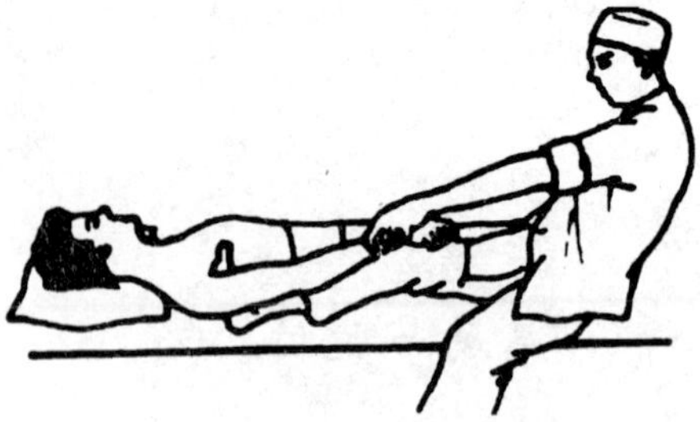

图 35-3　足蹬复位法

2. 固定　将肩关节置于内收、内旋位，屈肘 90°，腋窝处垫棉垫，用绷带和胶布将上臂较为牢固地固定在胸壁上，前臂用三角巾悬吊，固定 3 周，合并肱骨大结节骨折者延长 1 ~ 2 周。部分病例关节囊破损明显或肩带肌肌力不足，术后摄片会有肩关节半脱位，此类病例宜用搭肩位胸肱绷带固定，可以纠正肩关节半脱位。

3. 功能锻炼　固定期间应注意经常活动腕关节和手指各关节，解除固定后主动活动肩关节和肘关节，配合理疗会取得更好的效果。

二、肘关节脱位

肘关节脱位的发生率仅次于肩关节，临床较常见。

【脱位机制】　肘关节脱位多为后脱位，由间接暴力所致。患者跌倒时上臂伸直，手掌撑地，暴力沿前臂传递至尺、桡骨近端，尺骨鹰嘴尖端抵在鹰嘴窝处形成支点，肱骨下端突破薄弱的关节囊前壁滑向前方，而尺骨鹰嘴则向后方脱位。严重的后脱位可引起正中神经或尺神经的牵拉损伤。肘关节的前脱位和侧方脱位比较少见。

【临床表现与诊断】

1. 外伤史：有明确外伤史。

2. 伤后姿势：患者以健侧手托住患侧前臂，患肘肿胀、疼痛、不敢活动。

3. 弹性固定：肘关节弹性固定于半屈曲位。

4. 尺骨鹰嘴异常隆起，其上方可触及空虚感，肘前方可触及肱骨远端。

5. 肘后三角关系异常。

6. X 射线检查：可明确脱位情况及是否合并骨折。

【治疗】　肘关节损伤后容易发生骨化性肌炎而影响关节功能，延迟复位或手法反复、粗暴复位将加重这种情况的发生。

1. 手法复位　肘关节脱位的复位一般并不需要很大力量，应该注意保持肘关节在脱位的半屈曲状态下进行复位，脱位状态下强力伸直肘关节可造成尺骨鹰嘴骨折。复位时多可听到或感觉到弹响。复位成功的标志是肘关节活动恢复正常，肘后三角关系恢复正常。复位失败及陈旧性脱位应行切开复位。

(1) 单人复位法　术者一人复位，不用助手，可有两种方法。

一种方法是保持患者肘关节处于半屈曲位，术者在患者后方用双手握住患者上臂下段，2 个拇指压在尺骨鹰嘴突上向前臂方向推挤，其余 8 个手指握住肱骨远端的前方向后拉，大多能获得复位。

另一种方法是术者背向患者站在患者前面，将患肢环绕术者腰腹部，使肘关节置于半屈曲位置，一只手握住患肢腕部沿前臂纵轴方向持续牵引，以腰背部抵住患者胸部做对抗牵引，另一只手的拇指压住尺骨鹰嘴突，也沿前臂纵轴方向做持续推挤动作而复位。

(2) 双人复位法　助手握住上臂做对抗牵引，术者一只手握住腕部沿前臂纵轴做持续牵引，另一只手握住肘部，用拇指在肘前方将肱骨下端向后挤压，其余四指在肘后方向前推挤尺骨鹰嘴，牵引同时屈曲肘关节即可复位。

2. 固定　用肘关节支具或长臂石膏托将肘关节屈曲90°位固定,固定时间2~3周。

3. 功能锻炼　固定期间鼓励患者做肱二头肌等长收缩动作,并活动腕与手指。解除固定后尽早练习肘关节屈、伸及前臂旋转动作。对僵硬的关节切不可粗暴强行牵拉,以免加重关节损伤,发生骨化性肌炎,使关节功能丧失。

三、桡骨头半脱位

桡骨头半脱位常见于5岁以下的小儿,多因前臂被猛力牵拉所致。

【脱位机制】　不满5岁的小儿桡骨头发育尚不完全,其直径与桡骨颈相差无几,桡骨颈部的环状韧带只是一片薄弱的纤维膜,相对松弛,不能很好地稳定桡骨头的运动。一旦手腕或前臂在伸直旋前位被猛力牵拉,桡骨头即可自环状韧带内向下脱出,停止牵拉后,环状韧带近侧嵌入肱桡关节内,形成半脱位。随着年龄增长,桡骨头及环状韧带发育逐渐完善,即不再发生这种半脱位。

【临床表现与诊断】

1. 外伤史:家长多诉患儿有上肢在伸直位被猛力牵拉病史,多在提拉患儿上台阶或者为患儿穿上衣时发生。

2. 患儿哭闹不止或诉肘部疼痛,不敢用该手取物和活动肘部,患处拒绝别人触摸。

3. 肘关节轻度屈曲,无明显肿胀、畸形,桡骨头处有压痛。

4. X射线检查无异常改变。

【治疗】　手法复位较易,不需麻醉。术者一只手握住患者肘部,用拇指压挤桡骨头,另一只手握住腕部及前臂,将肘关节屈曲90°,反复做轻柔的前臂旋前、旋后动作,多能感到拇指下桡骨头复位的轻微弹动感,但有时这种弹动感并不明确,患儿肯用患手取物,说明复位成功。若一次复位未获成功,可重复上述步骤。复位后不必固定,但要注意不得再被暴力牵拉,以防止发生再脱位(图35-4)。

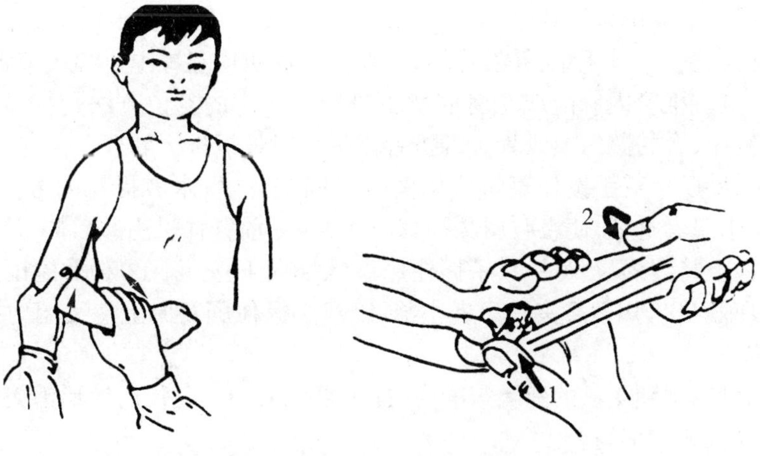

图35-4　桡骨头半脱位的复位方法

四、髋关节脱位

髋关节是典型的杵臼关节,关节匹配稳固,周围又有坚强的韧带和强壮的肌肉,因而髋关节是一个稳固的关节，只有在强大的暴力下才能脱位，且脱位后往往伴有多发性创伤。根据脱位后股骨头的位置，髋关节脱位可分为3种类型。①前脱位：股骨头位于髂坐线（髂前上棘与坐骨结节连线，即Nelaton线）的前方。②后脱位：股骨头位于髂坐线的后方。③中心脱位：股骨头向髋臼底部脱位，冲破髋臼底部或经髋臼底部进入盆腔。3种类型中以后脱位最常见。

髋关节后脱位

【脱位机制】 髋关节后脱位多发生于交通事故，由间接暴力所致。患者坐位，髋关节在屈曲、内收、内旋位时，股骨头关节面的大部分已超越髋臼后缘，处于不稳定状态，此时如果膝部受到由前向后的暴力，股骨头即从髋关节囊的后下方薄弱区脱出，造成后脱位，并可合并髋臼骨折和坐骨神经损伤。

【临床表现与诊断】

1. 外伤史　多有暴力强大的外伤史，例如驾驶员在撞车时膝部撞到前面而发生脱位，如果乘客将一条腿搭在另一条腿上膝部受到撞击，则更容易发生脱位。

2. 典型畸形　患肢短缩，髋关节屈曲、内收、内旋畸形（图36-5）。

3. 弹性固定　髋关节疼痛明显，关节不能活动。

4. 股骨大转子上移　臀部可触及脱出的股骨头，髂坐线交点偏移。

5. 合并坐骨神经损伤　坐骨神经损伤者有下肢的感觉和运动功能障碍。

6. X射线检查　可了解脱位情况及有无合并骨折。

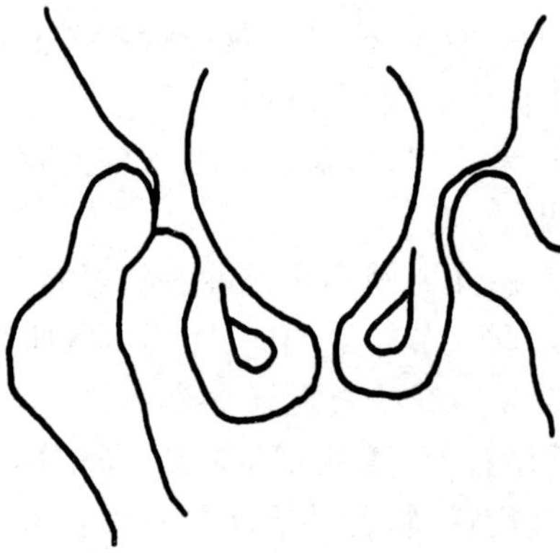

图35-5　髋关节后脱位畸形

【治疗】

1. 复位　髋关节脱位的复位越早越好，最初的24～48 h是复位的黄金时期，应尽可能在24 h内复位，48～72 h后再行复位将会十分困难，并发症增多，关节功能也明显减退。髋关节稳定、强壮，复位时需要有较好的肌肉松弛，应在椎管内麻醉或全身麻醉下进行。常用的复位方法是提拉法（Allis法）。单纯脱位者一般均可手法复位，合并髋臼或股骨头骨折者需手术对骨折进行处理。

提拉法：患者仰卧，助手用双手按住髂嵴或用宽布带固定骨盆，术者提拉的方法有两种（图35-6）。①单肘提拉法：术者位于患者身旁，使患肢屈膝、屈髋90°，将一前臂伸过患肢后侧，使肘部勾住腘窝，沿股骨干长轴的方向用力向上持续提拉，另一只手握住患肢踝部向下按压。②双手提拉法：术者面对患者站立，同样使患肢屈膝、屈髋90°，用双膝夹住患者小腿，以双手握住腘窝向上持续用力提拉，并可适度将大腿外旋，使髋关节复位。

在上述手法下，如可以感到明显的弹跳与响声，提示复位成功。复位后畸形消失，髋关节活动恢复正常。此法简便、安全、复位成功率高。

2. 固定　复位后用皮牵引或穿矫形鞋将下肢固定在伸直外展位2～3周。

3. 功能锻炼　卧床期间做股四头肌收缩锻炼。解除固定后可活动髋关节，4周后下床扶双拐部分负重行走，3个月后方可完全负重，负重过早会加重股骨头的损害。

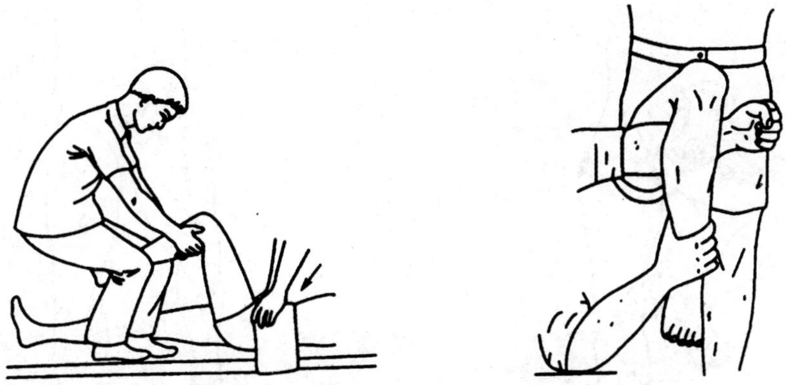

双手提拉法　　单手提拉法

图 35-6　髋关节后脱位提拉法复位示意

髋关节前脱位

【脱位机制】 髋关节前脱位少见。当髋关节在外展、外旋位时,受到强大的外展暴力,大转子顶于髋臼缘形成杠杆作用,股骨头即从髋关节囊前内下部分薄弱区穿破脱出,造成前脱位。

【临床表现与诊断】

1. 外伤史:有强大外展暴力所致外伤史。
2. 典型畸形:患肢外展、外旋、屈曲畸形(图 35-7)。
3. 弹性固定:髋关节疼痛明显,关节不能活动。
4. 腹股沟部肿胀,可触及脱位的股骨头。
5. X 射线检查:了解脱位方向及有无合并骨折。

【治疗】

1. 复位　在椎管内麻醉或全身麻醉下手法复位,使用提拉法(Allis 法):患者仰卧,术者以双手握住腘窝部,使髋关节轻度屈曲、外展,并沿着股骨纵轴持续牵引,一边牵引一边做轻度旋转摇摆;助手站在对侧用双手按住大腿上 1/3 段的内侧面与腹股沟处施加压力。术者在牵引下做内收及内旋动作,一般均能顺利复位,若听到及感觉到复位的弹响,提示复位成功。
2. 固定　同髋关节后脱位。
3. 康复治疗　同髋关节后脱位。

髋关节中心脱位

【脱位机制】 侧方暴力作用在股骨大转子区,可以使股骨头向髋臼方间水平移动,穿过髋臼壁而进入骨盆腔,形成髋关节中心脱位,伴有髋臼骨折(图 35-8)。

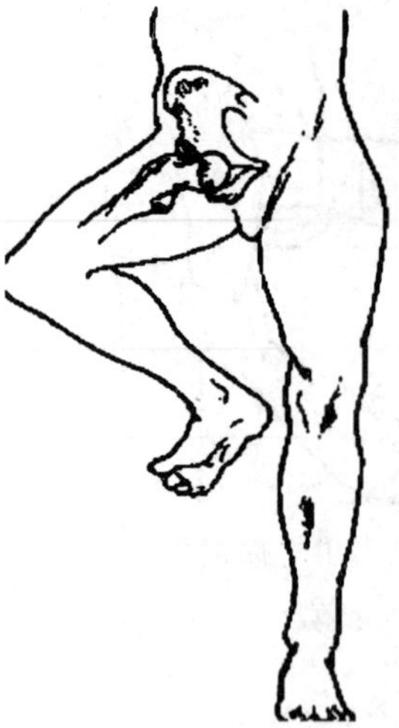

图 35-7　髋关节前脱位畸形

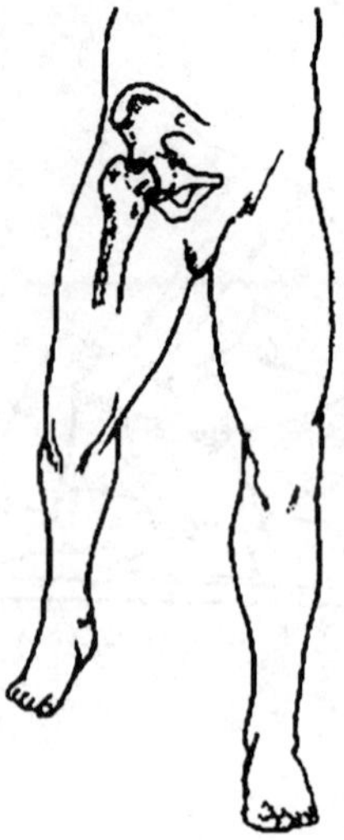

图 35-8　髋关节中心脱位

【临床表现与诊断】

1. 外伤史:有交通事故或高处坠落等强大暴力所致外伤史。

2. 全身状况:腹膜后出血可导致失血性休克,可合并腹部脏器损伤。

3. 局部症状:髋关节疼痛、肿胀,关节活动障碍。

4. 大腿上段外侧常有较大血肿,股骨头内陷可引起肢体短缩。

5. X 射线及 CT 检查:可从多角度了解脱位、骨折程度。

【治疗】　应特别注意治疗低血容量性休克及腹部脏器损伤。髋关节中心脱位本身的治疗分 3 种情况。

1. 股骨头内移轻微者,进行患肢皮牵引,症状缓解后可去除皮牵引,但不可负重,需卧床 10 ~ 12 周。

2. 股骨头内移明显者,需用骨牵引复位。做股骨髁上骨牵引,尚可附加转子部侧方骨牵引,使关节复位,牵引时间至少 8 ~ 12 周。

3. 股骨头不能复位者及髋臼骨折复位不良者,需切开复位内固定。髋臼损毁严重往往会发生创伤性骨关节炎,必要时可施关节融合术或全髋关节置换术。

五、膝关节脱位

膝关节脱位多由胫骨上端受到强大的直接暴力或间接暴力使膝旋转、过伸所致。按照脱位的程度和是否伴有骨折可将膝关节脱位分为 3 类:膝关节(全)脱位、膝关节骨折脱位、膝关节半脱位。

按照脱位时胫骨髁与股骨远端的相对合的位置,膝关节脱位可分为:①膝关节前脱位;②后脱位;③膝关节外侧脱位;④膝关节旋转脱位;⑤膝关节内侧脱位。膝关节前脱位的发生率是后脱位的 2 倍,向内侧脱位的发生率约是前脱位的 1/8。

【脱位机制】　膝关节骨性结构虽不稳定,但关节周围和关节内有较坚强的韧带和肌肉保护,故膝关节脱位较为少见。偶有脱位也是在强大的直接暴力撞击胫骨上端或间接暴力使膝关节受旋转或过伸性损伤,致胫骨上端向后、向前两侧脱位。完全脱位时,不仅关节囊破裂,十字韧带、内外侧副韧带、半月板以及周围肌肉的撕裂;甚至合并胫骨棘、胫骨结节撕脱性骨折和股骨髁骨折。内侧脱位严重者可发生腓总神经牵拉性损伤。严重后脱位者,可致腘动、静脉破裂、栓塞、压迫,引起肢体坏死和缺血性挛缩。

【临床表现与诊断】

1. 外伤史：有典型的外伤史。

2. 膝关节受伤后，疼痛剧烈，小腿可能向前、后、内、外侧面移位或扭曲畸形，失去正常连接关系。

3. 局部触痛明显，皮下有波动空虚感，并有大片瘀斑，前后抽屉试验、内外翻应力试验、过伸应力试验均阳性。

4. 应注意有无血管损伤或神经损伤，仔细检查足背、胫后动脉搏动及肢体远端感觉情况。

5. X 射线及 CT 检查：标准的正、侧位 X 射线平片，有助于诊断及鉴别诊断，若需进一步明确韧带损伤情况，可借助于 MRI 检查；CT 扫描则有助于对骨折情况的判定。

【治疗】 膝关节脱位后常可用手法闭合复位取得满意的整复。对关节内的血肿应以无菌操作给予吸出。然后，用大腿石膏将膝关节屈曲固定 15°～20°，以避免膝关节再受到其他损伤。大腿石膏临时固定 5～7 d。必要时可进行合适的韧带修复手术。如手法复位后膝关节不稳定，特别是膝关节向后外侧脱位，应注意可能有其他组织嵌入关节中间。

> **考点：**
> 肩关节脱位、肘关节脱位、桡骨头半脱位、髋关节脱位的临床表现、诊断、治疗。

问题分析与能力提升

患者，男，45 岁，建筑工人。被从 3 m 高处掉下的砖头击打在右肩部下方，自觉肩部疼痛，右肩关节不敢活动，前臂及手尚能活动自如，伤后未见流血，但右上肢下垂时，肩部疼痛加重，且上臂不敢贴近胸壁，急来医院。体检：躯干略前倾，右肩部呈轻度外展，右肘部屈曲，左手托扶右前臂于胸前状态。两肩部不对称，右肩部外侧轮廓略呈方形，于上臂近侧可见一约 4 cm×6 cm 砖击痕迹，轻度肿胀。肩关节周围可触及压痛，于腋窝前方能触及一圆形、质硬、可随肩活动的肿块，肩关节盂空虚。Dugas 征阳性。

请问：①该患者的诊断是什么？②如何进行治疗？

同步练习题

1. 关节脱位的特殊表现是 （　　）
   A. 关节肿胀　　B. 弹性固定　　C. 活动障碍
   D. 局部疼痛　　E. 关节腔积血

2. 骨折与脱位都可出现的特殊体征是 （　　）
   A. 畸形　　B. 异常活动　　C. 骨擦音
   D. 弹性固定　　E. 关节空虚

3. 肘后三角关系失常应考虑 （　　）
   A. 肱骨髁上骨折　　B. 肘关节脱位　　C. 尺骨骨折
   D. 桡骨骨折　　E. 桡骨小头半脱位

4. 临床上最常见的关节脱位是 （　　）
   A. 肩关节脱位　　B. 肘关节脱位　　C. 下颌关节脱位
   D. 髋关节脱位　　E. 膝关节脱位

5. 不符合肩关节脱位表现的是 （　　）
   A. 方肩畸形　　B. 关节盂空虚感　　C. 异常活动
   D. 腋部可触及肱骨头　　E. Dugas 征阳性

6. 楚先生，25 岁，外伤后出现肘部关节肿胀，可以帮助鉴别肱骨髁上骨折和肘关节后脱位的表现是 （　　）

A. 手臂功能障碍　B. 肘部剧烈疼痛　C. 是否可摸到尺骨鹰嘴
D. 肘后三点失去正常关系　E. 跌倒后因手掌撑地而受伤

7. 髋关节屈曲、内收、内旋畸形见于　(　)
A. 肩关节脱　B. 肘关节脱位　C. 髋关节后脱位
D. 髋关节前脱位　E. 髋关节中心脱位

8. 髋关节后脱位复位的最佳时限是　(　)
A. 最初 24 ~ 48 h　B. 最初 36 ~ 48 h　C. 最初 48 ~ 72 h
D. 最初 3 ~ 4 d　E. 最初 1 周

9. 新鲜肩关节前脱位患者治疗首选的方法是　(　)
A. 悬吊牵引　B. 皮肤牵引　C. 骨牵引
D. 手法复位外固定　E. 手术切开复位内固定

10. 2 岁患儿，被其父用力向上牵拉右上肢后，患儿哭叫，诉右肘部疼痛，不肯活动右臂，不用右手取物。最可能的诊断是　(　)
A. 肩关节脱位　B. 肘关节脱位　C. 桡骨头半脱位
D. 肌肉牵拉伤　E. 桡骨头骨折

（阴　俊）

第三十六章 手外伤及断肢(指)再植

学习目标

◆掌握 常见手外伤的临床表现、诊断及治疗原则；断肢(指)伤的急救处理原则和方法。
◆熟悉 断肢(指)再植的适应证与禁忌证。
◆了解 断肢(指)再植的步骤。

第一节 手外伤

手部损伤是外科临床工作中很常见又很棘手的难题之一，其修复治疗所涉及的范围广，手术复杂，手外科已经成为一门独立的学科。本节仅讨论开放性手部损伤的早期一般处理。

【手部损伤的检查与诊断】

1. 伤口检查 了解伤口的部位、大小、深浅，判断损伤性质及皮肤缺损情况，观察有无活动性出血、有无肌腱断裂或骨折断端外露等情况。从而推测皮下及各种重要组织损伤的程度，预测如何闭合伤口、是否需要植皮及采用何种方法植皮等。

2. 血管损伤的检查 根据手指的颜色、温度、指腹是否饱满、毛细血管充盈状况、血管搏动及有无活动性出血等情况，判断有无血管损伤，估计创口边缘皮肤能否存活。一般动脉损伤后，皮肤苍白，皮温降低，指腹瘪陷。

3. 神经损伤的检查 详见第三十八章周围神经损伤。

4. 肌腱损伤的检查 肌腱断裂时表现为手的屈指、伸指动作发生改变。当单独屈指浅肌腱或屈指深肌腱断裂时，未断的另一肌腱有屈指动作。手背处伸指肌腱断裂，邻近手指伸指时通过联合腱常能带动伤指背伸，检查时要引起注意，以免漏诊。不同肌腱断裂的检查方法如下。

(1)拇长屈肌腱断裂 固定拇指近节，指间关节不能主动屈曲。

(2)指深屈肌腱断裂 固定患指中节，远侧指间关节不能主动屈曲。

(3)指浅屈肌腱断裂 将患指以外的其他3个手指固定于伸直位，患指近侧指间关节不能主动屈曲。

手部骨间肌的功能是使手指内收和外展，以及屈曲掌指关节和伸指间关节，因此，即使指深、浅屈肌腱均断裂，也不影响掌指关节屈曲。

(4)伸肌腱断裂 ①手背部伸肌腱断裂，掌指关节不能主动伸直；②中央腱束断裂，近侧指间关节不能主动伸直，而远侧指间关节主动伸直不受限；③侧腱束断裂，远侧指间关节不能主动伸直。

5. 骨与关节损伤的检查　对手部损伤患者检查时发现局部有畸形、疼痛、肿胀及功能障碍者应考虑骨关节损伤。若伴有明显的手指短缩、旋转、成角等畸形及反常活动者可确诊为骨折。怀疑有骨折时应拍摄手部正斜位 X 射线片，明确骨折的类型和移位情况。检查腕关节及手指各关节功能时，以关节完全伸直位为宜。

【治疗原则】

1. 现场急救　现场急救处理的目的是止血、减少伤口污染、防止加重损伤和迅速转运，争取早期治疗，尽可能最大程度地恢复手的功能。手外伤的现场急救处理包括止血、伤口包扎、局部固定和迅速转运。

（1）止血　局部加压包扎是手部创伤最简便而有效的止血方法。较大血管损伤，当加压包扎无效时才可使用止血带。止血带应扎缚于上臂的上 1/3 处，松紧适当，并记录上止血带时间，每隔 1 h 要松开止血带 5 ~ 10 min，以免引起肢体缺血坏死。手外伤采用腕部压迫或橡皮条捆扎止血，阻断了静脉回流，不能完全阻断动脉血流，出血会更严重，故尽量避免。

（2）包扎及固定　包扎应选择无菌敷料或清洁布类包扎伤口，避免进一步污染。创口内不宜使用有色溶液、药水或消炎药物。固定可因地制宜、就地取材，如用木板、竹片、硬纸板等固定受伤部位达腕关节以上，以减少转运途中疼痛，防止组织进一步损伤。

（3）迅速转运　赢得最佳的处理时间。

2. 急诊手术处理　正确的急诊手术处理对保留和恢复手的功能具有重要意义。

（1）早期彻底清创　因手的解剖结构复杂、活动灵活、功能要求高等特点，决定了手部清创的特殊性。清创应在良好的麻醉和气囊止血带控制下进行，从浅层到深层，清创越早，感染的机会就越少。创缘皮肤不宜切除过多，避免缝合时张力过大，尽可能保留深层的重要组织。

（2）深部组织修复　对受伤时间短污染较轻者，应争取在受伤后 6 ~ 8 h 内清创，一期修复损伤组织。污染严重，受伤超过 12 h 以上或修复有困难者，可仅做清创和闭合伤口，深部组织留待延期或二期修复。影响手部血液循环的血管损伤应立即修复，骨折和关节脱位必须及时复位固定。

（3）闭合伤口　伤口纵行跨越关节，与指蹼边缘平行或与皮纹垂直者，应采用“Z”字成形术。有皮肤损伤者，宜采用自体中厚皮片覆盖，不适于游离植皮者可采用皮瓣移植。对于受伤时间长或污染较重的伤口，清创后不宜缝合，可在清除异物和明显坏死组织后用生理盐水纱布湿敷或负压闭合引流或冲洗处理，观察 3 ~ 5 d 后，若无感染征象，再次清创，延期修复。

（4）术后处理　术后用石膏托、金属板、支具等将手固定于所修复组织无张力的位置或功能位。血管吻合术后固定 2 周，肌腱缝合或关节脱位者固定 3 周，神经吻合或骨折者固定 4 ~ 6 周。包扎时用纱布将手指隔开，露出指端，以便观察血运，抬高患肢以利于减轻肿胀。术后注射破伤风抗毒素血清，应用抗生素预防感染。皮肤缝线于术后 10 ~ 14 d 拆线，带蒂皮瓣一般术后 3 ~ 4 周断蒂。需二期修复的深部组织，可在伤口愈合后 1 ~ 3 个月内进行。组织愈合后应尽早拆除外固定，开始主动或被动锻炼，促进功能早日恢复。对于经过功能锻炼仍存在部分功能障碍的患者，可在第一次手术后 4 ~ 6 个月考虑进行第二次手术进行组织的松解、修复或功能重建手术。

考点：

手外伤的治疗原则。

第二节 常见的手外伤

手部损伤非常复杂,其处理原则是早期彻底清创、正确进行深部组织修复、一期闭合伤口、合理包扎及固定、预防感染。处理的最终目的是最大程度地恢复手的功能。

(一)手部骨折

手部骨折的治疗应力求解剖复位,进行可靠的固定。

1. 腕舟骨骨折 对于骨折未移位者常采用短臂石膏管型外固定(图 36-1)。固定时间为 8 ~ 10 周。对于骨折有移位者,行切开复位内固定术。陈旧性骨折若骨折端无明显硬化,足够时间的外固定仍有愈合机会,但疗程多需长达数月。骨折端硬化及坏死者,需手术治疗。

2. 第一掌骨基底部骨折 可手法复位,拇指外展位石膏固定 4 ~ 6 周。也可经皮穿克氏针内固定(图 36-2),加石膏外固定,或用钢板、螺钉内固定,便于早期功能锻炼。

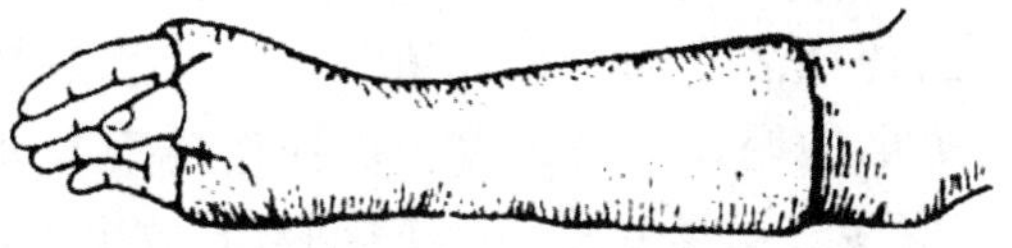

图 36-1 腕舟骨骨折石膏管型外固定

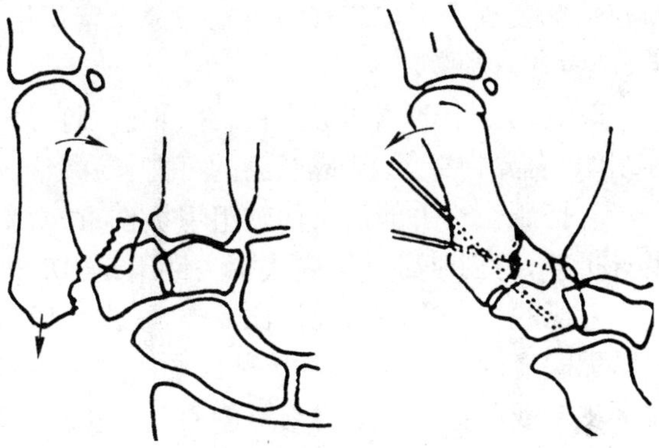

图 36-2 第一掌骨基底部骨折克氏针内固定

3. 掌骨骨折 骨折多向背侧成角移位,手法复位后可用石膏外固定 6 周。对复位不满意或多发性骨折可切开复位内固定。

4. 指骨骨折 手法复位后用金属板或石膏外固定(图 36-3),手法复位不满意或复位后不稳定者,可行切开复位克氏针或指骨接骨板内固定。

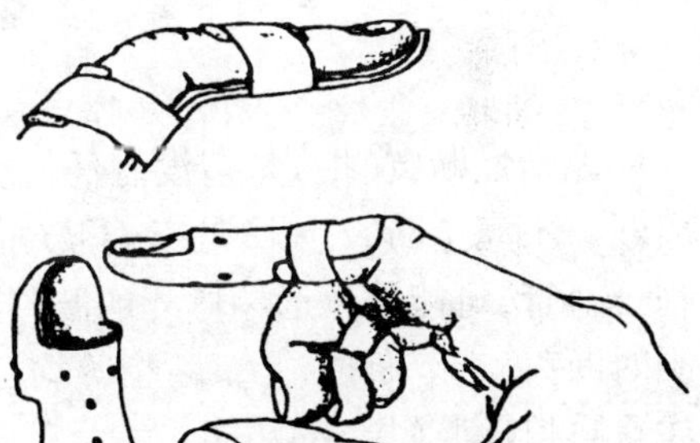

图 36-3 末节指骨基底部骨折的固定

(二)肌腱和神经损伤

手部肌腱损伤只要条件允许,均应一期修复。缝合肌腱应尽量减少对血运的破坏,断端应对合整齐,表面平滑。常用的缝合方法有 Bunnell 法、Kessler 法和双垂直缝合法(图 36-4)。

神经损伤提倡早期修复,受伤 6 ~ 8 h 内,只要伤口清洁、皮肤覆盖好,具有设备和技术条件者均应一期修复。若受伤超过 8 h,又缺乏上述条件,可将断裂的神经两端固定于周围组织上以便于辨认,待伤口愈合 2 ~ 3 周后,行二期手术修复。

(三)手部常见开放伤

1. 切割伤 切割伤常由刀、玻璃、锯等所致,特点是创缘整齐、污染较轻,若伤口过深可伴有肌腱、血

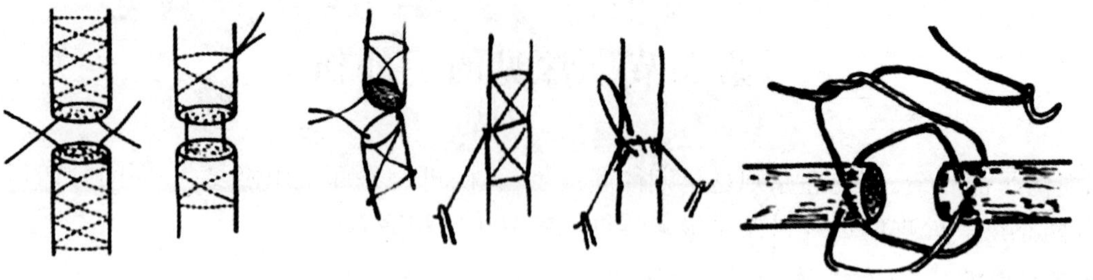

(1) (2) (3)

图 36-4 常用的肌腱缝合方法

(1)Bunnell 法 (2)Kessler 法 (3)双垂直缝合法

管、神经的断裂,重者可断指断掌。处理切割伤的基本原则是:①对单纯皮肤缺损、创面无肌腱和骨外露,或裸露部分可用周围软组织覆盖时,用中厚皮片游离植皮闭合伤口;②肌腱或骨质外露无法覆盖者,可用 V-Y 推进皮瓣修复创面;③组织缺损较多、不能用上述方法修复时,可考虑缩短指骨直接缝合或带蒂皮瓣移植修复创面。皮瓣移植可较好地保留伤指长度,缩短伤指直接缝合的残端耐磨、耐寒、保留较好的感觉,两者各有利弊。

2. 刺伤　手部刺伤常由钉、针、木刺、竹签等尖锐利物所致,伤口小而深,刺伤可损伤深部神经、血管等组织,有异物存留,造成感染的可能,易漏诊,应高度重视。刺伤经清创后可一期缝合伤口。

3. 挤压伤　手部挤压伤软组织损伤重,常引起多发性骨折,严重影响手的功能。对这类损伤,除需整复骨折外,清创时必须彻底去除失活组织,切开深筋膜减压,敷料包扎不要过紧,以防感染及肢体坏死。

4. 撕脱伤　手的撕脱伤比较严重,皮肤原位缝合极易坏死,往往需要通过植皮覆盖创面。若撕脱的皮肤无明显的挫伤,可将其修剪成中厚皮片进行移植,否则需另取中厚皮片游离移植。损伤严重者可用腹部皮瓣或前臂交叉皮瓣修复创面。近年来,采用吻合血管的皮瓣一期修复手部严重撕脱伤,效果满意。

第三节　断肢(指)再植

完全性断肢(指)是指没有任何组织相连或虽有受伤失活组织相连,但在清创时必须切除的肢(指)离断。不完全断肢(指)是指伤肢(指)断面有主要血管断裂合并骨折或脱位伴 2/3 以上软组织离断,不吻合血管,可能导致远端坏死的肢(指)离断。我国断肢(指)再植技术一直位于国际领先地位,目前十指同时断离、末节断指、儿童断指等均已有再植成活。断肢(指)再植技术在注重成功率提高的同时,更要注重再植断肢(指)的功能。

(一)断肢(指)的急救

1. 止血、包扎　创面用清洁敷料压迫包扎,对不能控制的大血管出血,可上止血带止血。

2. 断肢(指)的保存　断肢(指)保存是现场急救的关键步骤,基本保存方法是干燥冷藏法保存。将断肢(指)用清洁或无菌敷料包裹,放入密闭的塑料袋中,再将塑料袋置于盛放冰块的加盖容器内(图 36-5)。断肢(指)不能与冰块直接接触,以防冻伤。也不能将断肢(指)浸泡在任何液体中。如果能很快将患者送到医院,断离的肢(指)可以不必冷藏,仅用清洁敷料包好即可。

3. 转送　不完全性断肢(指)应注意肢(指)的妥善固定,避免加重损伤,将患者尽快转送医院。到达医院后,检查断肢(指),完全性断肢(指)用无菌敷料包好,放入无菌盘中置于 4 ℃冰箱内保存备用。

(二)断肢(指)再植的适应证及禁忌证

1. 全身情况　若为复合伤或多发伤,应以抢救生命为主,将断肢(指)置于4 ℃冰箱内,待生命体征稳定后再植。

2. 损伤程度　切割伤断面整齐、再植成活率高。碾压伤切除挫伤部分后,也可获得整齐的断面,再植成活率也较高。撕脱性组织损伤范围广,血管、神经、肌腱又不在一个平面上撕脱,再植成活率较低,即使成活功能恢复也较差。

3. 再植时限　断肢(指)再植手术越早越好,应争分夺秒,一般再植时间以外伤后6~8 h为限。早期冷藏或寒冷季节可适当延长。再植时限与离断平面有密切关系,高位断肢再植时限应严格限制在6~8 h之内。高位断肢处丰富的肌肉在常温下缺血6 h后,肌细胞变性坏死,释放出钾离子、肌红蛋白和肽类等有毒物质,聚集在断肢(指)的组织液和血液中,再植后这些有毒物质进入全身引起全身中毒反应,甚至导致患者死亡。

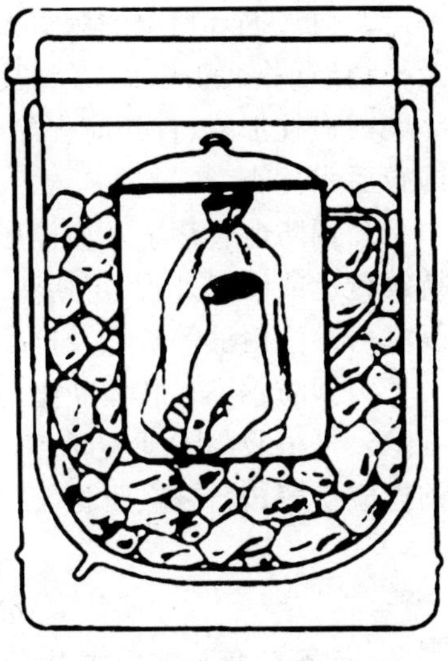

图36-5　断肢(指)干燥冷藏法

4. 年龄　断肢(指)再植与年龄无明显相关性,但年老体弱合并慢性器质性疾病患者,是否再植,应予以慎重全面考虑。

5. 再植禁忌证　①有较严重的全身慢性病变或合并严重脏器损伤不能耐受长时间手术,有出血倾向者;②断肢(指)多处骨折、严重损伤、血管严重损坏,血管、神经、肌腱高位撕脱,预计术后功能恢复较差;③气温较高、离断时间较长且未进行干燥冷藏者;④断肢(指)经刺激性液体或其他消毒液体长时间浸泡者;⑤有精神异常,不愿合作或无再植要求者。

(三)断肢(指)再植的手术原则

断肢(指)再植手术应按照一定顺序进行,应该把再植与重建结合起来。

1. 彻底清创　清创术是手术的基本步骤,在彻底清创的同时,寻找及标记需要吻合的血管、神经和肌腱等,为修复做好准备。

2. 固定骨折　用简单有效的内固定尽快恢复骨的支架作用,为减少血管和神经的张力,骨骼可适当缩短。骨折内固定要求简便迅速,剥离较少,固定可靠,有利愈合。

3. 缝合肌腱　重建骨性支架后,先缝合肌腱建立起软组织血管床,再吻合血管。缝合肌腱以满足手部和手指功能为准,不必将断离的所有肌腱缝合,断指再植时缝伸指肌腱和指深屈肌腱。

4. 吻合血管　主要血管均予彻底清创,在无张力下吻合,最好在手术显微镜下进行。一般先吻合静脉,后吻合动脉,吻合血管尽可能多,吻合动静脉的比例以1∶2为宜。

5. 缝合神经　在无张力情况下,尽可能采用一期神经外膜缝合或束膜缝合。如有缺损应立即行神经移植修复。

6. 闭合伤口　伤口应该一期闭合,可通过缩短骨骼、皮瓣成形、植皮等使伤口完全闭合。

7. 包扎固定　多层松软敷料包扎,指间分开、指端外露,便于观察血运。手石膏固定于吻合血管、神经、肌腱的松弛位或功能位,固定范围根据断离肢(指)平面从指尖到前臂,甚至超过肘关节。

(四)断肢(指)再植的术后处理

1. 密切观察全身反应　一般低位断肢(指)再植术后全身反应较轻。高位断肢(指)再植除可引起血液循环改变外,还可因代谢产物吸收引起心、脑、肾等重要器官的中毒反应,甚至危及生命,必要时应及时截除再植肢体。

2. 血液循环情况的观察及处理　血管危象多发生在术后 48 h 内，将危及再植肢(指)的成活，需要及时发现和处理。发生血管危象的原因为血管痉挛或血栓形成，首先应去除引起痉挛的因素，若血管危象仍不能缓解，应立即行手术探查。

考点：

断肢(指)再植的急救处理。

3. 预防血管痉挛及血栓形成　房间应保持温暖、安静，禁止吸烟。采用合适的止痛措施，必要时保留持续臂丛或硬膜外管，定期注入麻醉药，以起到止痛和防止血管痉挛的作用。适当使用低分子右旋糖酐、复方丹参注射液等解痉及抗凝药物，局部可用烤灯进行理疗。

4. 预防感染　肢体断离，污染较重，手术时间较长者，适当应用抗生素预防感染。

5. 再植肢(指)康复治疗　肢(指)再植成活后，应积极进行循序渐进的主动和被动功能锻炼。肌腱粘连应松解，若神经、肌腱需二期修复，应尽早进行。

问题分析与能力提升

患者，男，26 岁，左手示指、中指被机器裁刀切断。

请问：应怎样对患者的断指进行急救和保存？

同步练习题

1. 手外伤的术后处理不正确的是　(　　)

A. 抬高患肢防止肿胀　B. 注射破伤风抗毒血清　C. 用石膏托将手固定于伸直位

D. 将桡骨茎突部的敷料剪开　E. 用纱布隔开手指包扎同时露出指尖

2. 断肢(指)再植后期康复治疗的重点是　(　　)

A. 防止残存的肿胀　B. 应用抗凝药物　C. 应用免疫抑制剂

D. 使用促神经生长因子　E. 患肢制动

3. 手外伤的出血最简单有效的止血方法是　(　　)

A. 缝扎止血　B. 钳夹血管止血　C. 气压止血带止血

D. 局部加压包扎止血　E. 大血管结扎止血

4. 手外伤的清创术应争取在受伤后多长时间内进行　(　　)

A. 72 h　B. 36 h　C. 12 ~ 24 h

D. 8 ~ 12 h　E. 6 ~ 8 h

5. 离断肢体保存的方法是　(　　)

A. 浸泡于 75% 的乙醇内　B. 浸泡于 10% 的甲醛溶液内　C. 浸泡于淡盐水中

D. 置于 37 ℃的恒温箱内　E. 用清洁敷料包裹后干燥冷藏

6. 断肢(指)的现场急救措施不包括　(　　)

A. 止血　B. 包扎　C. 保存断指

D. 清创　E. 迅速转运

7. 手部动脉损伤后的表现不正确的是　(　　)

A. 皮肤颜色苍白　B. 皮肤温度降低　C. 指腹瘪塌

D. 指腹肿胀　E. 桡动脉搏动消失

8. 断肢(指)再植手术距外伤的时限一般是　(　　)

A. 2 ~ 4 h　B. 6 ~ 8 h　C. 10 ~ 12 h

D. 12 ~ 20 h　E. 24 h 内

9. 在事故现场应该将完全离断的断肢(指)　　(　　)

A. 用清洁的布包好后放入干净塑料袋扎好,置于加盖干净容器中,外面四周放冰块冷藏

B. 冲洗干净后置于塑料袋内,外面四周放冰块冷藏

C. 直接放置在有冰块的容器中加盖冷藏

D. 浸泡在冰水中冷藏

E. 以上方法均可以

10. 男,32 岁,右手示指指间关节严重损伤,清创后应将关节固定于　　(　　)

A. 保护位　　B. 休息位　　C. 伸直位

D. 屈曲位　　E. 功能位

(阴　俊)

第三十七章

周围神经损伤

学习目标

◆掌握　周围神经损伤的临床表现、诊断和治疗原则。
◆熟悉　周围神经损伤的分类及损伤后病理变化和再生。
◆了解　上、下肢主要神经的解剖特点。

第一节　周围神经损伤概述

周围神经损伤主要是由于各种原因引起受该神经支配的区域出现感觉障碍、运动障碍和营养障碍。周围神经是指中枢神经(脑和脊髓)以外的神经,它包括12对脑神经、31对脊神经和自主神经(交感神经、副交感神经),遍及全身皮肤、黏膜、肌肉、骨关节、血管及内脏等。周围神经是神经元的细胞突起,又称神经纤维,由轴索、髓鞘和施万鞘组成。周围神经损伤常见于切割伤、撕裂伤、牵拉伤、挤压伤、医源性损伤、电烧伤、放射伤及缺血性神经损伤等。损伤后有的可造成感觉、运动功能障碍,若不及时进行有效修复治疗,预后较差,甚至可导致终身残疾。

【分类】

1. 神经传导功能障碍　神经暂时失去传导功能,神经纤维无结构改变,不发生退行性变化。临床表现为明显运动障碍而无肌肉萎缩,痛觉迟钝而不消失。数日至数周内功能可恢复,无后遗症,是神经损伤最轻的一种。多由轻度牵拉、短时间压迫所致。如手术中使用止血带引起麻痹。

2. 神经轴索断裂　损伤神经的轴突在鞘内发生断裂,神经内膜管完整,远端的轴索和鞘膜发生变性,引起神经纤维发生退变。临床表现为该神经分布区运动、感觉功能丧失,肌萎缩和神经营养性改变,经过一段时间后神经多可自行恢复。一般由钝性损伤或持续性压迫引起。

3. 神经断裂　神经束或神经干完全断裂,表现为神经支配区感觉、运动功能完全丧失,肌电反应消失,需要手术修复,缝接后神经功能可完全或部分恢复。

【病理变化与神经再生】　神经断裂后,神经纤维、神经元胞体及靶器官均出现病理改变。损伤部位神经纤维发生沃勒变性。远端轴索和髓鞘伤后数小时即发生结构改变,2~3 d逐渐分成小段或碎片,5~6 d后,吞噬细胞增生,吞噬清除碎裂溶解的轴索和髓鞘。与此同时,施万细胞增生,大约在伤后3 d达到高峰,持续2~3周。形成施万鞘包裹的中空管道,近端再生的神经纤维可长入其中,为近端轴索的再生长奠定基础。近端也发生类似的变化，但仅限 1 ~2 个郎飞结。神经胞体亦发生改变，称为轴索反应，即胞体肿大，胞质尼氏体溶解或消失。损伤部位距胞体愈近反应愈明显，甚至可致细胞死亡。神经终末靶器官（运动终板、感觉小体）也发生变性萎缩，甚至消失。

神经再生表现为伤后 1 周，近端轴索长出许多再生的支芽，如神经两断端速度连接，再生的支芽中有的长入远端的施万鞘的空管内，以 2 ~4 mm/d 的速度向远端生长，直至终末器官，以恢复其功能，其余的支芽会萎缩消失，而且施万细胞逐渐围绕轴索形成再生的髓鞘。如神经两断端不连接，近端再生的神经元纤维组织，迂曲呈球形膨大，称为假性神经瘤。远端施万细胞和成纤维细胞增生，形成神经胶质瘤。

周围神经内含有感觉神经和运动神经纤维，两者在神经内互相交互，修复神经时需要准确对合，各自长入相应的远端才能发挥功能。神经修复后，其再生速度平均每天 1 ~2 mm，要经过变性、再生，穿越吻合瘢痕及终末器官生长成熟等过程。

【临床表现与诊断】

1. 运动功能障碍　受损伤神经所支配的肌肉呈弛缓性瘫痪，主动运动、肌张力和反射均消失。应注意关节活动被其他肌肉所替代时，应逐一检查每块肌的肌力，加以判断。由于关节活动的肌力平衡失调，出现一些特殊的畸形，如桡神经肘上损伤的垂腕畸形、尺神经腕上损伤的爪形手等。随着时间的延长，会出现不同程度和范围的肌萎缩。

2. 感觉功能障碍　神经损伤后，受损神经支配的皮肤范围触觉、痛觉、实体觉、两点辨别觉都可发生障碍。由于感觉神经相互交叉、重叠支配，实际感觉完全消失的范围很小，称之为该神经的绝对支配区，如正中神经的绝对支配区为示、中指远节，尺神经的绝对支配区为小指。如神经为部分损伤，则感觉障碍表现为减退、过敏或异常感觉。感觉功能的检查对判断神经功能的恢复情况也有重要意义。检查触觉用棉花，检查痛觉用针刺，检查温度觉用冷或热刺激。检查两点辨别觉时，在闭目状态下，区别两点同时刺激的能力，可用分规的两脚同时刺激两点，标准是两点间辨别距离越小越敏感，如手指近节为 4 ~7 mm，末节为 3 ~5 mm。

3. 自主神经功能障碍　神经损伤后立即出现血管扩张、汗腺停止分泌，表现为皮肤潮红、皮温增高、干燥无汗等；晚期因血管收缩而表现为苍白、皮温降低、自觉寒冷，皮纹变浅，触之光滑，脱屑。指甲增厚，出现纵嵴，生长缓慢，弯曲干裂等。

4. 神经干叩击试验　即按压或叩击神经干，局部出现针刺样疼痛，并有麻痛感向该神经支配区放射为阳性，表示为神经损伤部位。或从神经修复处向远端沿神经干叩击，出现阳性征象是神经功能恢复的表现。当再生的神经轴突尚未形成髓鞘时，外界叩击可产生疼痛或放射痛，神经干叩击试验既可帮助判断神经损伤的部位，也可用于检查神经修复后，再生神经纤维的生长的情况。

5. 神经电生理检查　神经损伤后肌电图无动作电位引出，表现为失神经支配的纤颤电位和正相电位，神经传导速度减慢或消失。神经修复后随着神经功能逐渐恢复，纤颤和正相电位逐渐减少直至消失。体感诱发电位可以观察感觉通路是否处于正常生理状态。肌电检查和体感诱发电位对于判断神经损伤的部位和程度以及帮助观察损伤神经再生及恢复情况有重要价值。

【治疗】　神经损伤的治疗原则是尽可能早地恢复神经的连续性。

1. 非手术疗法　主要适用于神经传导功能障碍及神经轴索断裂，神经束膜或外膜完整者。非手术治疗多用于闭合性神经损伤，原则上可观察时间不超过 3 个月。观察期间最好每月做一次电生理检测，3 个月后仍无神经功能恢复表现，或虽然有一定程度的恢复，但停留在某一水平功能不再改善，或主要功能无恢复，应采取手术治疗。非手术疗法主要包括针灸、理疗、体疗、电刺激及神经营养药物治疗等。观察期间应进行必要的药物和物理治疗，进行适当的功能锻炼，防止肌肉萎缩、关节僵硬和肢体畸形。

2. 手术治疗

(1)神经缝合术　适用于神经完全断裂的损伤,如切割伤。切除两断端挫伤段或瘢痕后,精确对合断端,在没有张力的情况下进行缝合。缝合方法有神经外膜缝合法、神经束膜缝合法和束膜外膜缝合法3种。

(2)神经移植术　适用于神经两端缺损较长,超过2 cm无法直接缝合时,常选用切取自体腓肠神经做游离移植。如需修复的神经干较粗,可采用多股移植神经行电缆式缝合。近年来在修复较长的神经缺损时采用吻合血管的神经移植,以保持移植神经的血供。

(3)神经松解术　适用于神经受挫伤、牵拉、压迫或慢性磨损,使神经与周围组织粘连或神经内瘢痕形成等情况。目的是将神经束从瘢痕组织中松解游离出来,并将增厚的神经外膜切开减压,以恢复其传导功能。

(4)神经移位术　神经高位损伤无法修复者,可将另一根功能不重要的神经切断,其近断端移位到功能重要的损伤神经的远断端,以恢复较重要的神经功能。如可采用同侧膈神经、副神经、肋间神经移位术治疗臂丛神经根性撕脱伤。

(5)神经植入术　神经远端在其进入肌肉处损伤,无法进行缝接时,可将神经近端分成若干神经束,分别植入肌组织内,可通过再生新的运动终板或重新长入原运动终板,恢复部分肌肉功能。亦可将感觉神经近端植入皮下而恢复皮肤感觉功能。

第二节　常见神经损伤

一、臂丛神经损伤

臂丛神经由第5、6、7、8颈神经和第1胸神经前支组成。以上各神经根出椎间孔后,在前斜角肌外缘由颈5、6组成上干,颈7为中干,颈8、胸1组成下干。3条神经干向外下方延伸,至锁骨中段后方,各干分成前、后两股。3条后股组成后束,上、中干的前股组成外侧束,下干的前股单独成为内侧束。后束分出肩胛上神经、肩胛下神经、胸背神经、桡神经和腋神经。外侧束分出肌皮神经和正中神经外侧头。内侧束分出正中神经内侧头、尺神经、臂内侧皮神经和前臂内侧皮神经。正中神经的内、外侧头合成正中神经。臂丛神经支配肩部、上臂、前臂和手的运动和感觉。

【临床表现】　主要表现为神经根分布区的运动障碍、感觉障碍。臂丛上部损伤表现为整个上肢下垂,上臂内收,不能外展外旋,前臂内收伸直,不能旋前旋后或弯曲,肩胛、上臂和前臂外侧有一狭长的感觉障碍区。臂丛下部损伤表现为手部小肌肉全部萎缩呈现爪形,手部尺侧及前臂内侧有感觉缺失,有时出现霍纳综合征。

1. 上臂丛神经损伤　上臂丛包括颈5、颈6、颈7。由于颈7单独支配的功能障碍不明显,临床表现与上干神经损伤相似,主要表现为肩外展障碍、屈肘功能障碍;颈5、颈6支配区皮肤感觉减退或消失,主要为上臂外侧、前臂外侧及拇指、示指感觉异常。

2. 下臂丛神经损伤　下臂丛为颈8、胸1神经,即下干神经,损伤后表现为手指不能伸屈,手内部肌麻痹,而肩、肘、腕关节活动基本正常。颈8、胸1支配区皮肤感觉减退或消失,主要为环、小指及前臂内侧、上臂内侧中、下部感觉异常。

3. 全臂丛损伤　表现为整个上肢肌呈迟缓性麻痹,全部关节活动功能丧失。患肢除上臂内侧感觉正常外,其余所有感觉、运动功能完全丧失。

上肢五大神经,即腋神经、肌皮神经、桡神经、正中神经、尺神经中任何两根神经的组合损伤,或其中一根神经加前臂内侧皮神经的损伤,用其他部位损伤不能解释者,即可诊断为臂丛神经损伤(图 37-1)。

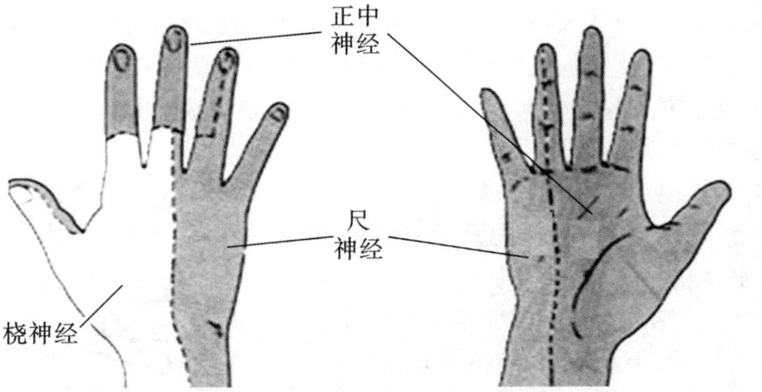

图 37-1　手部三大神经支配区域

【治疗】

1. 闭合性损伤　应确定损伤部位、范围、程度,先行非手术治疗,观察 3 个月。3 个月后无明显功能恢复者,应积极手术探查。已明确为神经完全性损伤或根性撕脱伤者,应早期手术治疗。

2. 开放性锐器伤　立即手术治疗。

3. 晚期臂丛神经损伤的治疗　利用未损伤的或已恢复的肌肉行肌腱移位术,以改善功能,如利用背阔肌移位恢复屈肘功能、斜方肌移位恢复肩部外展功能等。

二、正中神经损伤

正中神经由臂丛内、外侧束的正中神经内、外侧头组成,位于腋动脉的前方,在上臂于肱动脉内侧与之伴行,在肘前部通过肱二头肌腱膜下方,穿过旋前圆肌肱骨头与尺骨头之间进入前臂,沿着指浅屈肌与指深屈肌之间下行。在前臂下部,逐渐走向浅面,通过腕管至手掌部发出分支,支配手部肌肉与皮肤。正中神经运动支主要支配旋前圆肌、桡侧腕屈肌、掌长肌、指浅屈肌及拇指展肌、拇指对掌肌等前臂屈肌及部分手内在肌。感觉支主要支配手掌桡侧 3 个半手指的感觉。肱骨髁上骨折、前臂或腕部掌侧切割伤是正中神经损伤的最常见原因。

【临床表现】　正中神经在肘上无分支,其损伤分为高位(肘上)和低位(腕部)损伤。典型表现为大鱼际肌萎缩,出现"猿手"畸形(图 37-2)。腕部损伤时前臂肌运动正常,仅表现为拇指外展和对掌功能障碍,桡侧三个半指的感觉功能障碍,特别是示、中指远节感觉丧失。肘上部位损伤为前臂旋前障碍,桡侧腕屈肌、掌长肌、拇长屈肌功能障碍,除上述表现外,另有拇、示、中指不能屈曲。

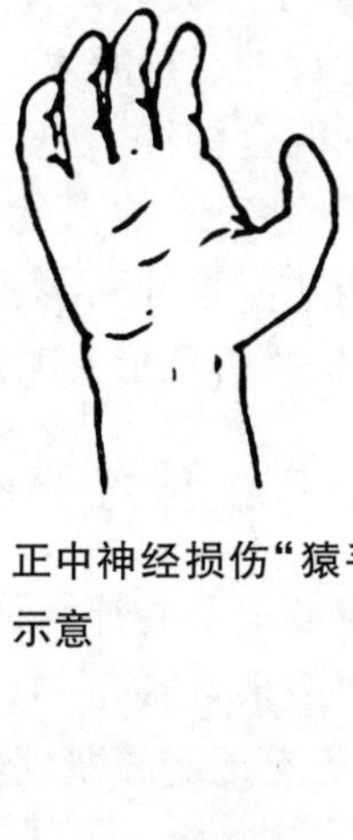

图 37-2　正中神经损伤"猿手"畸形示意

【治疗】　骨折合并正中神经损伤如为闭合性损伤,可予短期观察,先行非手术治疗,如无恢复表现应手术探查。开放性损伤者应争取一期修复,神经修复后感觉功能一般可恢复,晚期若拇指、示指、中指屈曲及拇指对掌功能不能恢复者可行肌腱移位修复。

三、桡神经损伤

桡神经发自臂丛后束，于腋窝内从肱动脉之后斜行向下外方，绕过肱骨后外侧桡神经沟，从上臂外前方转至前臂，分为深、浅两支。深支又称骨间背侧神经。桡神经运动支主要支配上臂及前臂的伸肌。浅支支配腕、手背桡侧（虎口部）及桡侧三个半指背侧感觉。肱骨干中、下 1/3 交界处骨折是桡神经损伤的最常见原因，桡骨头骨折脱位常造成桡神经深支损伤，前臂背侧切割伤有时也可损伤桡神经。

【临床表现】 根据损伤部位的不同，临床表现各异。桡神经损伤后的典型表现为“垂腕及垂指”畸形（图 37-3）。桡神经在肘上损伤，主要表现为垂腕、垂拇、垂指、前臂旋后障碍及手背桡侧和桡侧 3 个半手指背面皮肤，主要是手背虎口处皮肤感觉异常。前臂桡神经深支损伤，则表现为垂拇、垂指畸形，但无垂腕，伸腕功能正常。

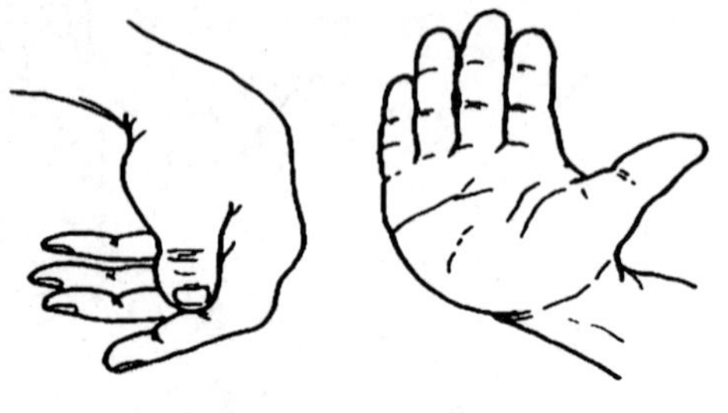

图 37-3 桡神经损伤“垂腕及垂指”畸形示意

【治疗】 闭合性骨折合并桡神经损伤多为骨折挤压、牵拉所致，骨折复位固定后可行非手术治疗，观察 2 ~ 3 个月。若神经功能仍未恢复，应神经探查松解。开放性损伤应及时神经探查吻合。晚期神经功能不恢复者，可行肌腱移位术重建伸腕、伸拇、伸指功能。

四、尺神经损伤

尺神经自臂丛内侧束发出，在上臂内侧下行，经肱骨内上髁后方的尺神经沟，再穿过尺侧腕屈肌尺骨头与肱骨头之间进入前臂，于腕部经尺管进入手部，即分为深、浅支。深支穿小鱼际肌进入手掌深部，支配小鱼际肌、全部骨间肌和 3、4 蚓状肌及拇收肌和拇短屈肌内侧头。浅支支配手掌尺侧及尺侧 1 个半手指的皮肤感觉。

【临床表现】 常见尺神经损伤为切割伤及损伤性尺神经炎。损伤后的典型表现为“爪形手”畸形（图 37-4）。尺神经易在腕部和肘部损伤，腕部损伤表现为环、小指爪形手畸形，手指外展、内收障碍，夹纸试验阳性，手掌尺侧半及尺侧一个半手指感觉障碍，特别是小指感觉障碍。肘上损伤除上述表现外，另有环指、小指末节屈曲功能障碍。

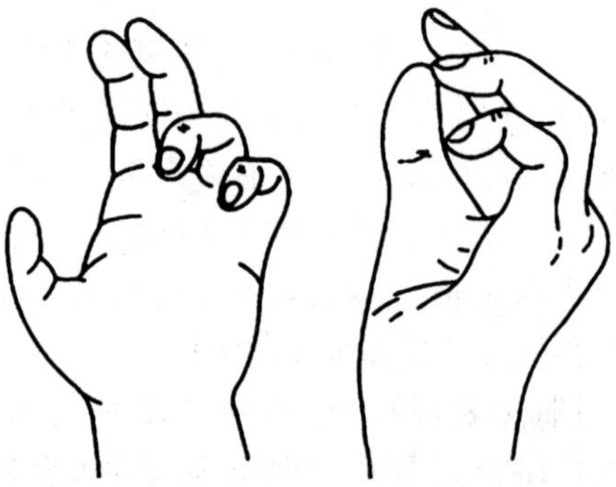

图 37-4 尺神经损伤“爪形手”畸形示意

【治疗】 明确尺神经断裂应及时手术修复，而损伤性尺神经炎则行神经松解术。尺神经损伤应尽早修复，尺神经还是运动感觉混合神经，修复后神经纤维易交错长入远端及手内在肌极易萎缩变形，故术后效果多不理想，尤以高位损伤疗效更差。晚期功能重建可做肌腱移位术，以恢复骨间肌的部分功能，主要是矫正爪形手畸形。

五、下肢神经损伤

下肢最重要的神经是前方的股神经和后方的坐骨神经及其分支（胫神经和腓总神经）。

股神经来自腰 2 ~ 4，沿髂肌表面下行，穿腹股沟韧带后方并于其下 3 ~ 4 cm 在股动脉外侧分成前、后两支，肌支支配缝匠肌、股四头肌，皮支支配股前部及小腿内侧皮肤。

坐骨神经由腰4、5及骶1～3脊神经组成，出坐骨大孔经梨状肌下缘进入股后侧，在大转子和坐骨结节之间垂直下行，沿途发出肌支，支配股后部的股二头肌、半腱肌、半膜肌。坐骨神经在大腿下1/3处分为胫神经和腓总神经。胫神经先与腘动脉、继之与胫后动脉伴行至内踝后下方转入足底；腓总神经沿股二头肌内侧缘向外下，绕腓骨颈进入小腿前外侧，分成深、浅两支。

考点：

臂丛神经、桡神经、尺神经、正中神经、腓总神经、胫神经损伤的典型临床表现。

股神经损伤较少见，多为手术伤，伤后主要表现为股四头肌麻痹所致的膝关节伸直障碍及股前和小腿内侧感觉障碍。坐骨神经损伤可由髋臼后缘骨折、髋关节后脱位、臀部刀伤、臀部肌注药物等造成，表现为膝关节屈曲障碍，小腿及足部所有的肌瘫痪，足下垂，小腿后外侧和足部感觉消失。膝关节伸直，行走时呈跨越步态。腓总神经损伤可由腓骨小头、腓骨颈部骨折引起，出现小腿伸肌及腓骨长、短肌瘫痪，临床表现为足下垂及足内翻畸形。胫神经损伤可由股骨髁上骨折及膝关节脱位引起，出现小腿三头肌、屈趾肌及足底肌瘫痪和足部感觉障碍，呈仰趾畸形。

下肢神经损伤应早期手术探查。坐骨神经因行径较长，高位损伤者预后不佳。胫神经和腓总神经的低位损伤手术后效果较好；修复后功能恢复不良者，晚期可行肌腱移位或关节融合术矫正畸形。

问题分析与能力提升

患者，男，46岁，生产劳动中不慎被机器割伤右手腕部小指侧，立即送医院就诊。

请问：①患者可能出现哪些临床表现？②简要说明该处神经损伤的治疗原则。③如何与患者沟通进行病情解释？

同步练习题

1. 不属于正中神经的支配功能的是 （ ）

A. 拇指外展功能 B. 拇指对掌功能 C. 小指感觉功能

D. 中指、示指感觉功能 E. 拇指感觉功能

2. 周围神经损伤后，不适于判断神经功能恢复情况的检查是 （ ）

A. 汗腺功能检查 B. 叩击试验 C. 肌电图检查

D. CT E. 肌力检查

3. 最适合做自体神经移植的神经是 （ ）

A. 腓总神经 B. 胫神经 C. 腓肠神经

D. 胸长神经 E. 肋间神经

4. 右侧膝部发生闭合性损伤后，右足不能主动进行背曲的原因是 （ ）

A. 坐骨神经损伤 B. 胫神经损伤 C. 腓总神经损伤

D. 半月板损伤 E. 股四头肌麻痹

5. 上臂受伤后出现腕下垂，最可能发生的损伤是 （ ）

A. 肩关节脱位 B. 肱骨干骨折 C. 肱骨髁上骨折

D. 肱骨颈骨折 E. 锁骨骨折

6. 男性，17岁，右肘前方被刀刺伤，右手呈现“猿手”畸形，不能握笔写字。最可能的病变是 （ ）

A. 正中神经损伤 B. 尺神经损伤 C. 桡神经损伤

D. 右手关节强直 E. 拇指肌腱断裂

7. 男性，32岁，腕关节掌侧被玻璃割伤，提示有正中神经损伤的体征是 （ ）

A. 爪形手 B. 外展小指受限 C. 拇指外展和对掌受限

D. 并指功能受限　　E. 腕下垂

8. 肱骨颈骨折容易引起　（　　）

A. 尺神经损伤　　B. 桡神经损伤　　C. 正中神经损伤

D. 腋神经损伤　　E. 股神经损伤

9. 肱骨髁上伸直型骨折容易引起　（　　）

A. 尺神经损伤　　B. 桡神经损伤　　C. 正中神经损伤

D. 腋神经损伤　　E. 股神经损伤

10. 男性,42 岁,上臂被刀砍伤后 3 个月,手腕下垂影响正常生活。应采取的治疗措施是　（　　）

A. 手术探查修复　　B. 药物治疗　　C. 局部理疗

D. 外敷治疗　　E. 激光治疗

（阴　俊）

第三十八章 骨与关节化脓性感染

学习目标

◆掌握　急性化脓性骨髓炎、急性化脓性关节炎、慢性骨髓炎临床表现,诊断和治疗原则。
◆熟悉　骨与关节感染病理特点、分型。化脓性骨髓炎、化脓性关节炎的发生、发展特点。
◆了解　化脓性骨髓炎的感染途径;化脓性关节炎的病因及病理分期。

第一节　化脓性骨髓炎

化脓性细菌侵入骨膜、骨质和骨髓,引起的炎症反应,即为化脓性骨髓炎。本病常发生于3~15岁的儿童和少年,男性多见。好发于长骨干骺部,以股骨远端和胫骨近端最多。细菌侵入途径大多为血源性,其次为创伤性和蔓延性感染。依据病程可分为急性与慢性两种。

一、急性化脓性骨髓炎

【病因】　病原菌以金黄色葡萄球菌为最常见,其次为乙型溶血性链球菌,大肠埃希菌、流感嗜血杆菌、产气荚膜杆菌、肺炎双球菌和白色葡萄球菌等亦可引起。一般感染途径有:

1. 血源性　是指细菌通过血液循环到达骨组织发生感染,又称血源性骨髓炎。感染病灶常为扁桃腺炎、中耳炎、疖肿、脓肿等。机体抵抗力低下时为常见诱因。

2. 创伤性　开放性骨折细菌经伤口到达骨折处发生感染。骨与关节手术时,如无菌操作不严,也可引起化脓性感染。

3. 蔓延性　邻近软组织感染直接蔓延至骨组织发生的感染。

【病理】　本病的病理变化是以骨质破坏、坏死和由此诱发的修复反应同时并存。早期以骨质破坏和坏死为主,后期有新生骨,成为骨性包壳。

1. 骨内病灶的形成　儿童及青少年干骺端血液供应丰富,血流速度缓慢。一旦发生血源性感染,细菌在此处停滞繁殖形成病灶。

2. 脓肿的蔓延途径　大量的细菌栓滞留于骨骺部,阻塞了小血管,迅速发生骨坏死,骨腔内压力逐渐增高,脓肿范围不断扩大并向不同方向蔓延(图38-1)。

(1)脓肿向骨髓腔蔓延　因骨骺板抵抗感染的能力较强,脓液不易通过,多向骨髓腔扩散,致使骨髓腔受累。

(2)骨膜下脓肿形成　骨髓腔内脓液增多,压力增高,可沿哈弗斯管扩散至骨膜下间隙,形成骨膜下脓肿。脓液也可突破干骺端骨皮质进入骨膜下形成脓肿。骨膜下脓肿压力进一步增高,可穿破骨膜流入周围软组织,也可沿中央管返回骨髓腔。

(3)引起化脓性关节炎　儿童骨骺板对感染的抵抗力较强,脓肿进入邻近关节比较少见,但可引起关节内反应性积液。成人骺板已融合,脓肿可直接进入关节腔形成化脓性关节炎。若干骺端处于关节囊内,感染很快进入关节内,如股骨上端骨髓炎多并发化脓性髋关节炎。

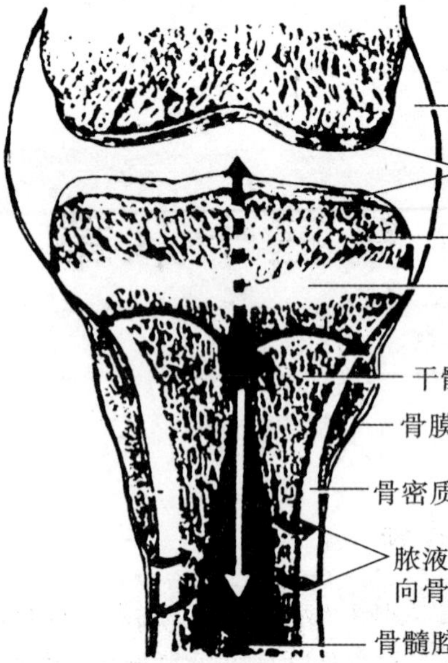

图 38-1　胫骨上段急性化脓性骨髓炎扩散途径

3. 死骨及骨包壳的形成　骨膜下脓肿形成,将骨膜掀起,使骨质失去血液供应,部分骨组织因缺血而坏死。坏死骨边缘逐渐被吸收,使死骨与主骨完全脱离。在死骨周围的过程中,由于炎症刺激形成新骨,包绕在死骨的表面,形成“骨性包壳”。包壳内有死骨、脓液和炎性肉芽组织,往往引流不畅,形成骨性无效腔。小片坏死骨可被肉芽组织吸收或被吞噬细胞清除,也可经皮肤窦道排出。

4. 急性骨髓炎的转归　①早期经积极有效治疗,炎症消退,病变吸收而痊愈。②可因感染细菌毒力大,发生严重的败血症或脓毒血症。③病程迁延,转为慢性化脓性骨髓炎。

【临床表现】

1. 全身表现　起病急骤,有寒战,继而高热至 39 ℃以上,全身酸痛,烦躁不安,儿童可出现惊厥,甚至有谵妄、昏迷等败血症现象。

2. 局部表现　早期有局部剧烈疼痛或搏动性疼痛,因肌肉保护性痉挛,肢体呈半屈曲状不敢活动。患部皮温高,有明显的压痛。如病灶邻近关节,可引起反应性关节积液。当脓肿穿破骨质、骨膜至皮下时,局部红肿、压痛、波动感则比较明显。脓肿穿破皮肤后,形成窦道。

3. 实验室检查　在寒战、高热期抽血培养,所获致病菌应做药敏试验,以便及时选用有效药物。血液白细胞总数及中性粒细胞均明显升高,红细胞沉降率加快,C 反应蛋白升高,多有贫血。

4. 局部分层穿刺　用有内芯的穿刺针,在肿胀及压痛最明显的干骺端刺入,边抽吸边刺入,穿刺抽出的脓液、混浊液或血性液体,涂片检查有脓细胞或细菌可明确诊断。任何性质穿刺液都应做细菌培养与药敏试验。

5. 影像学检查　①发病后 2 周内的 X 射线检查多无明显异常。3 周后的 X 射线片可显示骨质脱钙、破坏,骨膜反应及层状新骨形成,周围软组织肿胀阴影等。②CT 检查:可比常规 X 射线照片提前发现病灶,可清楚显示骨内、外膜新骨形成和病变的实际范围。对细小的骨脓肿仍难以显示。③核素骨显像:一般于发病后 48 h 即可有阳性结果。④MRI 检查:可以早期发现局限于骨内的炎性病灶,并能观察到病灶的范围,病灶内炎性水肿的程度和有无脓肿形成,具有早期诊断价值。

骨髓炎常见的并发症有化脓性关节炎、病理性骨折、肢体生长障碍、关节挛缩及强直。

【诊断与鉴别诊断】　诊断宜早,结合病史、临床表现及辅助检查,诊断一般不困难。鉴别诊断应与下列疾病鉴别。

1. 软组织炎症　如蜂窝织炎、丹毒等软组织炎症的全身中毒症状较轻,局部炎症较广泛,压痛范围较大且表浅。

2. 急性化脓性关节炎　肿胀压痛在关节间隙而不在干骺端，关节活动度几乎完全消失。行关节穿刺抽液检查可明确诊断。

3. 风湿性关节炎　全身症状和局部症状均较轻，常为多关节游走性。

4. 尤因肉瘤　常伴有发热、白细胞增多、"葱皮样"骨膜下新骨形成等现象，局部活组织病理检查可确诊。

【治疗】

1. 抗生素治疗　在发病5 d内联合应用大剂量有效抗生素往往可以控制炎症。以后依据细菌培养和药敏试验的结果及治疗效果进行调整。抗生素应持续使用至体温正常、症状消退后2周左右。

2. 全身支持治疗　包括充分休息与对症处理，注意水、电解质平衡，少量多次输血以增强患者的抵抗力。给予易消化富有蛋白质和维生素的饮食。

3. 局部治疗　患肢可用石膏托或牵引等制动并抬高，减少疼痛，防止发生畸形及病理性骨折。

4. 手术治疗　在给予大剂量抗生素2～3 d后仍不能控制症状，进行手术治疗。

(1)手术目的　①引流脓液，减轻脓毒症症状；②阻止急性骨髓炎转变为慢性骨髓炎。

(2)手术方式　钻孔引流术和开窗减压术。

(3)伤口的处理　①做闭式灌洗引流：在骨腔内放置两根引流管做连续冲洗与吸引，关闭切口。做连续24 h灌洗引流，引流管留置3周或体温下降，引流液连续3次培养阴性即可拔除引流管。②单纯闭式引流：脓液不多者可放单根引流管接负压吸瓶，每日经引流管注入少量高浓度抗生素液。③伤口不缝，填充碘仿纱条，5～10 d后再做延迟缝合。

二、慢性化脓性骨髓炎

【病因】　急性化脓性骨髓炎在急性期未能及时和适当治疗，反复发作演变为慢性化脓性骨髓炎。如为由低毒性细菌感染，在发病时及表现为慢性化脓性骨髓炎。

【病理】　主要病理表现为伴有明显骨吸收和死骨形成的化脓性病灶。由于死骨形成，较大死骨不能被吸收，成为异物及细菌生长的病灶，引起周围炎症反应及形成大量新生骨，包裹于死骨外面，形成包壳，可代替病骨起支持作用。发生儿童和青年患者，可因细菌毒力较低或机体抵抗力较强而使炎症局限于骨髓的一部分，形成局限性骨脓肿。骨壳通常有多个孔道连同周围软组织形成与体表相通的窦道，脓腔内的脓液及死骨碎片经窦道排出体表。死骨排净后，窦道闭合，儿童病例小的腔隙可由新生骨或瘢痕组织填充；成人病例，腔隙内常有致病菌残留，任何时候都可以激发感染。

【临床表现】

1. 全身表现　全身症状多不明显，只有在局部引流不畅时，方有全身症状表现。

2. 局部表现　局部可有肿胀、疼痛和压痛，表面粗糙。如有窦道形成，窦道口流脓，偶有小块死骨排出，窦道口长期不愈。由于炎症反复发作或有多处窦道，对肢体功能影响较大，有肌肉萎缩。如发生病理性骨折，可有肢体短缩或成角畸形。如病灶接近关节，多有关节挛缩或僵硬。

3. 影像学检查　对本病的病理类型、病变类型及程度的判断均有意义。普通X射线片可见骨质增生、增厚、骨髓腔不规则，有大小不等的死骨。局限性骨脓肿可表现为骨皮质圆形或椭圆形低密度破坏区，边缘较整齐，而周围密度增高。窦道造影可了解窦道的深度、径路、分布范围及其与无效腔的关系。CT及MRI检查对诊断、拟定手术方案均有极大帮助。

【诊断】　有急性骨髓炎病史或开放性骨折史。病程长，局部可反复急性发作和溃破流脓，可有单个或多个窦道或瘢痕存在。X射线摄片显示骨质破坏及骨质增生并存，有死骨和骨包壳形成。

【治疗】

1. 治疗原则　以手术为主,清除死骨、炎性肉芽组织和消灭无效腔。

2. 手术适应证　有死骨形成,有无效腔及窦道流脓者均应手术治疗。

3. 禁忌证

(1)慢性骨髓炎急性发作时不宜做病灶清除术,应以抗生素治疗为主,积脓时应切开引流。

(2)大块死骨形成而包壳尚未充分生成者,不宜过早取掉大块死骨,须待包壳生成后再手术。

4. 手术方法　手术后必须解决下列3个问题:清除病灶;消灭死腔;伤口的闭合。

(1)清除病灶　在骨壳上开洞,进入病灶内,吸出脓液,清除死骨与炎性肉芽组织。

(2)消灭死腔方法　①碟形手术:适用于死腔不大,削去骨量不多的病例。在清除病灶后再用骨刀将骨腔边缘削去一部分,使成平坦的碟状,以容周围软组织贴近而消灭死腔。②肌瓣填塞:无效腔较大者可将骨腔边缘略施修饰后将附近肌肉做带蒂肌瓣填塞以消灭死腔。③闭式灌洗:小儿生长旺盛,骨腔容易闭合,因此小儿病例在清除病灶后不必做碟形手术。可在伤口内留置2 根引流管。术后持续灌洗2～4 周,待吸引液转为清晰时即可停止灌洗并拔管。④庆大霉素-骨水泥珠链填塞和二期植骨:将庆大霉素-骨水泥珠链,填塞在骨腔内,珠链在体内会缓慢地释放出有效浓度的庆大霉素数周之久。2 周后珠链的缝隙内会有肉芽组织生长,即可拔去珠链。骨腔经肉芽组织填充,大的骨腔可手术植入自体松质骨而愈合。

> **考点:**
> 急性化脓性骨髓炎的病因、临床表现、诊断及治疗;慢性化脓性骨髓炎的临床表现。

(3)伤口的闭合　伤口应一期缝合,并留置负压吸引管。一般在术后2～3 d,吸引量逐渐减少,此时可拔除引流管。周围软组织缺少不能缝合时,可任其敞开,骨腔内填充凡士林纱布或碘仿纱条,包管形石膏,开洞换药。让肉芽组织慢慢生长填满伤口以达到二期愈合。也可采用负压封闭引流技术(VSD),能缩短疗程,更快地促进伤口的愈合。

第二节　化脓性关节炎

关节内化脓性感染称为化脓性关节炎。多见于儿童,常为败血症的并发症,也可因手术感染、关节外伤性感染和关节火器伤所致。好发于髋关节、膝关节,其次为肘、肩和踝关节。

【病因】　常见致病菌为金黄色葡萄球菌;其次为白色葡萄球菌、淋病奈瑟菌、肺炎球菌和大肠埃希菌等。细菌入侵关节的途径有:①身体其他部位的化脓性病灶内细菌通过血液循环传播至关节内。②邻近关节附近的化脓性病灶直接蔓延至关节腔内,如股骨头或髂骨骨髓炎蔓延至髋关节。③开放性关节损伤发生感染。④关节手术后感染和关节内注射皮质类固醇后发生感染。

【病理】　化脓性关节炎病变的发展大致可分为3 个阶段,这种发展是一个逐渐演变的过程而难以明显区分。

1. 浆液性渗出期　细菌进入关节腔后,导致滑膜炎性充血、水肿,有白细胞浸润和浆液性渗出物。关节软骨没有破坏,如治疗及时,渗出物可以完全被吸收而不会遗留任何关节功能障碍。本期病理改变为可逆性。

2. 浆液纤维素性渗出期　病变继续发展,渗出物变为混浊,渗出量亦增多,细胞数增加。大量的纤维蛋白出现在关节液中。纤维蛋白沉积在关节软骨上可以影响软骨的代谢。白细胞释放出大量溶酶体,可以协同对软骨基质进行破坏。修复后必然会出现关节粘连与功能障碍。本期因关节软骨不同程度的损毁,其病理变化为不可逆性。

3. 脓性渗出期　炎症已侵犯至软骨下骨质,滑膜和关节软骨都已破坏,关节周围亦有蜂窝织炎。渗出物已转为明显的脓性。修复后关节重度粘连甚至纤维性或骨性强直,病变为不可逆性,后遗有重度关节功能障碍。

【临床表现】

1. 全身表现　起病急骤,有寒战、高热,甚至出现谵妄与昏迷等症状,小儿惊厥多见。

2. 局部表现　感染关节通常出现功能障碍并伴有疼痛。浅表的关节红、肿、热、痛明显,如肘、膝、踝等关节。受累关节往往处于屈曲位,久之可发生关节挛缩,关节可发生半脱位或脱位。关节腔内积液在膝部最为明显,浮髌试验可为阳性。

3. 关节穿刺检查　关节穿刺和关节液检查是确定诊断和选择治疗方法的重要手段。依病理发展的不同时期,关节液可为浆液性、黏稠性或脓性。关节液涂片检查可发现大量白细胞、脓细胞和细菌。细菌培养可鉴别菌种并找到敏感的抗生素。

4. 实验室检查　白细胞计数增高,中性粒细胞增多,血培养可为阳性。关节腔穿刺和关节液检查很有价值,细胞计数,分类有变化,涂片革兰氏染色可找到病原菌,抽出液细菌培养呈阳性。

5. X 射线检查　早期仅见关节肿胀、积液,关节间隙增宽;稍晚可有骨质疏松脱钙,因软骨及骨质破坏而有关节间隙变窄;晚期有增生和硬化,关节间隙消失。CT 及 MRI 检查也有相应变化。

【诊断与鉴别诊断】　根据全身和局部症状体征,诊断并不困难。X 射线表现出现较迟,不能作为诊断依据。化脓性关节炎应与下列疾病相鉴别(表 38–1)。

表 38–1　化脓性关节炎的鉴别诊断

病因	起病	发热	关节发病数	好发部位	局部症状和体征	周围血象	红细胞沉降率	X 射线表现	穿刺液检查
化脓性关节炎	急骤	高	单发多,很少 3 个以上	膝、髋	急性炎症明显	高	高	早期无变化	清→混→脓性,多量脓细胞,可找到革兰氏阳性球菌
关节结核	缓慢	低热	单发多	膝、髋	急性炎症不明显	正常	高	早期无变化	清→混,可找到抗酸杆菌
风湿性关节炎	急	高	多发性对称性游走性	全身大关节	有急性炎症,伴有心脏病	高	高	无变化	清,少量白细胞
类风湿性关节炎	一般不急	偶有高热	多发性(超过 3 个)对称性	全身大小关节	有急性炎症,伴有小关节病变	可增高	高	早期无变化	清→草绿色,混浊,中等量白细胞,类风湿因子阳性
创伤性关节炎	缓慢	无	单发性	膝、踝、髋	无炎症表现	不高	正常	关节间隙窄,骨硬化	清,少量白细胞
痛风	急,夜间发作	可有中低热	多发,一般 2 个	跗趾、跖趾关节	红肿显著	高,血尿酸增高	增高	早期无变化	清→混,内有尿酸盐结晶

【治疗】　早期积极正确的治疗,是避免肢体功能障碍的关键。治疗原则是早期诊断,早期处理,保

留关节功能,减少残疾。

1. 全身治疗　全身支持疗法和药物治疗同化脓性骨髓炎。

2. 局部治疗

(1)急性期治疗

1)制动　早期应用石膏、夹板或牵引等制动于功能位,可防止感染扩散,减轻肌肉痉挛及疼痛,防止畸形及病理性脱位,减轻对关节软骨面的压力及软骨破坏。

2)关节腔内注射抗生素　每天做一次关节穿刺,抽出关节液后,注入抗生素。如果抽出液逐渐变清,而局部症状和体征缓解,说明治疗有效,可以继续使用,直至关节积液消失,体温正常。如果抽出液性质转劣而变得更为混浊甚至成为脓性,说明治疗无效,应改为灌洗或切开引流。

3)经关节镜治疗　在关节镜直视下反复冲洗关节腔,清除脓性渗液、脓苔与组织碎屑,灌洗清楚后在关节腔内留置敏感的抗生素,可望减轻症状。必要时置管持续灌洗。

4)关节腔持续性灌洗　适用于表浅的大关节,如膝关节。

5)关节切开引流　适用于较深的大关节,如髋关节,应该及时做切开引流术。并做关节腔持续灌洗。注意事项:①严格无菌操作。②防止损伤重要组织。关节切开的方向和部位,应从关节最表浅而直接的径路进入,这样较容易抽出积液,又利于引流。③切开后保持引流通畅,滑膜与皮肤严密缝合,以利于引流。④术后用石膏托或牵引,保持关节功能。待感染控制后,早期开始关节活动,以防止关节粘连僵硬。

(2)恢复期治疗

1)局部炎症消退后及早开始肌肉收缩及自主关节活动,逐渐增加活动促进功能恢复。

2)关节已有畸形:应用牵引逐步纠正。

3)后遗症的治疗:严重畸形有明显功能障碍者,须行手术治疗。对关节强直于非功能位者,可采用全关节置换术、截骨矫形术或关节融合术。

> **考点:**
> 急性化脓性关节炎的临床表现及治疗原则。

问题分析与能力提升

患儿,男,7 岁,因"突发右小腿红肿热痛伴活动障碍 1 d"入院。1 d 前右小腿上段疼痛并逐渐加剧,伴有寒战、发热,食欲不振,烦躁不安。无咳嗽,大小便正常。患儿 1 周前右小腿曾有轻微外伤史,伤后未做特殊处理,能正常活动,2 d 后自愈。查体:体温 39.6 ℃,神志尚清,精神萎靡。右膝关节呈半屈曲状,拒动,右小腿上段皮肤发红、肿胀明显,皮温增高,局部有深压痛,无明显波动感。右膝关节主动及被动活动均受限。

请问:①患儿的诊断及鉴别诊断是什么?②为明确诊断需做哪些进一步检查?③请制订治疗方案。

同步练习题

1. 急性化脓性骨髓炎最常见的致病菌是　(　　)

A. 乙型溶血性链球菌　B. 铜绿假单胞菌　C. 大肠埃希菌
D. 肺炎双球菌　E. 金黄色葡萄球菌

2. 急性血源性骨髓炎的好发年龄是　(　　)

A. 婴幼儿　B. 少年　C. 青年
D. 中壮年　E. 老年

3. 对于急性化脓性骨髓炎早期诊断最具价值的检查是　(　　)

A. B 超　B. 白细胞计数　C. CT

D. X 射线　E. 局部分层穿刺涂片与培养

4. 下列表现对诊断急性化脓性骨髓炎最有意义的依据是　(　　)

A. X 射线显示骨皮质破坏和骨膜反应　B. 寒战、高热等全身感染中毒症状

C. 局部疼痛及患肢功能障碍　D. 白细胞总数及中性粒细胞增高

E. 皮肤窦道有死骨排出

5. 关于急性化脓性骨髓炎的治疗叙述,正确的是　(　　)

A. 患肢制动以减轻疼痛和防止病理骨折　B. 加强营养,纠正水、电解质紊乱,多量输血

C. 凡确诊后立即静脉注射少量多种有效抗生素　D. 骨膜下抽到脓液,但无全身症状时不必切开排脓

E. 根据药敏试验选用最佳抗生素,直至全身症状消失即可停药

6. 确诊急性骨髓炎后须立即　(　　)

A. 抗感染　B. 支持治疗　C. 手术

D. 肢体制动　E. 物理降温

7. 慢性骨髓炎最有意义的诊断依据是　(　　)

A. 皮肤有窦道并见死骨排出　B. 局部肿痛及患肢功能障碍

C. 寒战、高热等感染中毒症状　D. 白细胞总数及中性粒细胞增高

E. X 射线未见骨质破坏和骨膜反应

8. 化脓性关节炎早期诊断中,最有价值的方法是　(　　)

A. 关节活动度检查　B. X 射线平片　C. MRI 检查

D. 关节液检查　E. 手术探查

9. 早期治疗膝关节化脓性关节炎最好的方法是　(　　)

A. 合理有效抗生素加石膏固定　B. 足量有效抗生素加支持疗法

C. 足量有效抗生素加关节切开引流　D. 足量有效抗生素加功能锻炼及理疗

E. 足量有效抗生素加关节穿刺抽液并注入抗生素

10. 早期治疗化脓性髋关节炎最好的方法是　(　　)

A. 合理有效抗生素加石膏固定　B. 足量有效抗生素加支持治疗　C. 足量有效抗生素加功能锻炼及理疗

D. 足量有效抗生素加关节穿刺抽液并注入抗生素　E. 切开引流,使用足量抗生素

11. 男孩,12 岁,诊断为左胫骨近端骨髓炎,经局部引流后症状好转,但目前局部仍有窦道流脓。X 射线检查示大块死骨及新生骨,有包壳形成。最主要的治疗措施是　(　　)

A. 清除病灶　B. 间断应用抗生素　C. 石膏固定

D. 大剂量抗生素　E. 窦道刮除术

12. 男孩,8 岁,突发寒战、高热,烦躁不安,诉右膝下方剧痛,膝关节呈半屈曲状,拒动。查体:右小腿近端皮温高,压痛,病变区域穿刺抽出混浊液体,送细菌培养。最可能的结果是　(　　)

A. 乙型链球菌　B. 金黄色葡萄球菌　C. 大肠埃希菌

D. 链球菌　E. 无细菌生长

(陈京来)

第三十九章 骨与关节结核

学习目标

◆掌握　骨与关节结核的临床表现、治疗原则，手术适应证和禁忌证；脊柱结核、髋关节结核的临床表现及治疗方法。

◆熟悉　骨与关节结核的病理特点、鉴别诊断。

◆了解　骨与关节结核的常用手术方法。

第一节　骨与关节结核概述

【病因】　骨与关节结核是一种常见的继发性感染性疾病，由结核分枝杆菌侵入骨或关节而引起。原发病灶绝大多数源于肺结核或肠道结核。骨与关节结核好发部位都是一些负重大，活动多，易于发生创伤的部位。骨结核以脊柱结核多见，约占50%，脊柱结核以腰椎结核最高，其次为下胸椎及颈椎结核。关节结核以膝关节结核为多见，其次为髋关节结核，肘关节结核，肩关节结核。下肢关节结核较上肢关节结核发病率高。骨与关节结核好发于儿童及青少年，30岁以下的患者占80%。

【病理】　骨与关节结核的最初病理变化是单纯性滑膜结核或单纯性骨结核，以后者多见。在发病初期阶段，病灶局限于长骨干骺端，关节软骨面完好，如果在此阶段结核被很好控制，则关节功能不受影响。病变进一步发展，结核病灶侵及关节腔，破坏关节软骨面，称为全关节结核。全关节结核不能被控制，继发感染，可破溃形成瘘管或窦道，关节严重毁损，此时将遗留各种关节功能障碍(图39-1)。

【临床表现】

1. 全身表现　起病缓慢，症状隐匿，可无全身症状或只有轻微低热、盗汗、消瘦、乏力、食欲缺乏等症状。少数起病急骤，有高热，多见于儿童患者。

2. 局部表现

(1)关节病变大多为单发性，少数为多发性，但对称性十分罕见。青少年患者起病前往往有关节外伤病史。

(2)病变部位有疼痛，初起多为隐痛，活动后加剧。儿童患者常有“夜啼”。浅表关节可有肿胀与积液、压痛，关节常处于半屈状态以缓解疼痛；至后期，肌肉萎缩、关节变形。

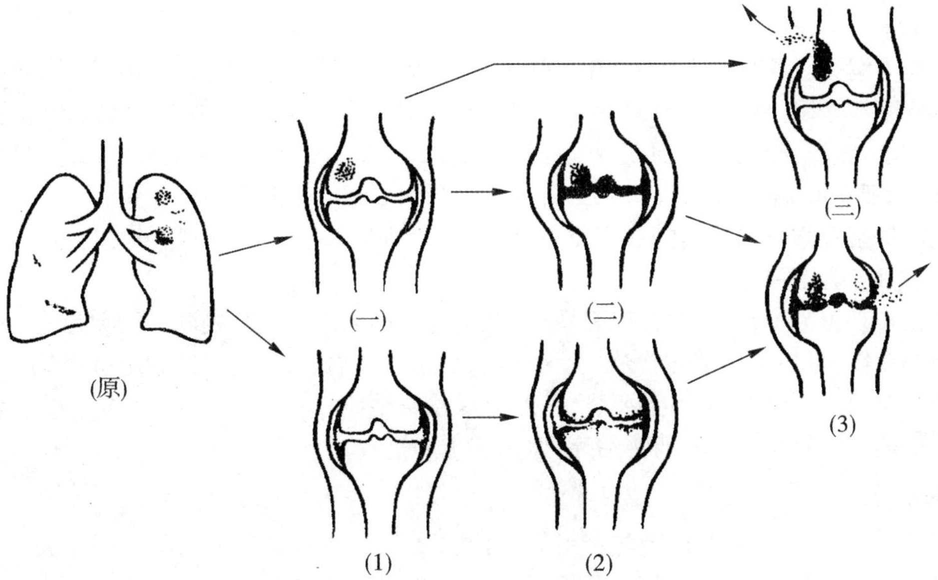

图 39-1　骨与关节结核临床发展示意

（原）原发病灶　（一）单纯骨结核　（二）由骨结核引起的全关节结核　（三）单纯骨结核穿破皮肤形成窦道　（1）单纯滑膜结核　（2）由滑膜结核引起的全关节结核　（3）全关节结核穿破皮肤形成窦道

(3)冷脓肿形成:病灶部位积聚大量脓液、结核性肉芽组织、死骨和干酪样坏死组织。由于无红、热等急性炎症反应,而称为“冷脓肿”或“寒性脓肿”。

(4)混合性感染:冷脓肿溃破后产生混合性感染,引流不畅时会有高热。局部急性炎症反应也加重。

(5)病理性脱位与病理性骨折。

(6)病变静止后可有各种后遗症,如关节功能障碍、关节屈曲挛缩畸形、脊柱后凸畸形(驼背);儿童肢体不等长等。

3. 实验室检查　可有轻度贫血、白细胞一般正常,红细胞沉降率在活动期明显增快,静止期可正常。C 反应蛋白(CRP)的高低与疾病的炎症反应程度相关,可用于结核活动性及临床疗效的判定指标。其他检查:①结核菌素试验(PPD)常为阴性,强阳性有助于诊断。②结核分枝杆菌培养:脓液或关节液涂片查抗酸杆菌和结核分枝杆菌培养阳性,对诊断有重要意义。③抗结核抗体检测:是检测结核的快速辅助诊断手段,但敏感性不高。④结核分枝杆菌 DNA 检测:具有敏感性高、特异性强、快速的特点,是结核病原学诊断的重要参考。

4. 影像学检查　X 射线平片和断层片是诊断骨关节结核的重要手段之一。CT、MRI 检查对于早期诊断和指导治疗都有重要价值,特别是对脊柱结核的诊断意义更大。

5. 病理检查　对于早期和不易诊断的滑膜结核和骨关节结核可以取活组织做病理检查。

【诊断】　结合患者自身的结核病史或家庭结核病史,根据其临床表现、辅助检查及病理学检查,一般即可确诊。

【治疗】

(一)全身治疗

1. 支持治疗　注意休息、避免劳累,合理加强营养补充足够的蛋白质和维生素,纠正贫血等。

2. 抗结核药物治疗　用药原则:早期、联合、适量、规律、全程。

常用一线抗结核药物：异烟肼（INH）、利福平（RFP）、吡嗪酰胺（PZA）、链霉素（SM）、乙胺丁醇（EMB）等。

常用的化疗方案为：2HRZS（E）/10HRE（强化期疗程2个月，巩固期疗程10个月）或3HRZS（E）/9HRE（强化期疗程3个月，巩固期疗程9个月）；异烟肼（H），利福平（R），吡嗪酰胺（Z），链霉素（S），乙胺丁醇（E）。目前常用抗结核药物及用法：INH，每日300 mg；RFP，每日450 mg；PZA，每日20～30 mg/kg；EMB每日750 mg；SM每日0.75g。同时每日给以维生素B_6 4 mg。

治疗期间应严密观察抗结核药的毒副作用，应定期检查肝功能及血常规。经过抗结核药物治疗后，全身和局部症状都会逐渐减轻。

骨与关节结核是否治愈，应根据临床表现、辅助检查及远期随访进行判断。治愈标准为：①全身情况良好，体温正常，食欲良好；②局部症状消失，无疼痛，窦道已闭合；③3次红细胞沉降率均正常；④影像学表现脓肿缩小乃至消失或已经钙化；无死骨，病灶边缘轮廓清晰；⑤起床活动已1年，仍能保持上述4项指标。符合标准的可以停止抗结核药物治疗，但仍需定期复查。

（二）局部治疗

1.局部制动　应用石膏、支具固定与牵引等，可减轻疼痛，预防和矫正畸形。保持关节功能位，小关节结核固定时间为1个月，大关节结核可延长至3个月。

2.局部注射　适用于单纯性滑膜结核早期。局部注射抗结核药物具有药量小，局部药物浓度高和全身反应小的优点。常用药物为异烟肼，剂量为100～200 mg，每周注射1～2次。

3.手术治疗　术前规范抗结核药物治疗4～6周，至少2周。然后进行手术治疗，可以缩短疗程，预防或矫正畸形，减少残疾和复发。

（1）脓肿切开引流　适于全身状况不好，不能耐受病灶清除术者。

考点：

骨关节结核的临床表现、治疗原则。

（2）病灶清除术　采用合适的手术切口途径，直接进入骨关节结核病灶部位，将脓液、死骨、结核性肉芽组织与干酪样坏死物质彻底清除掉，并放入抗结核药物，称之为病灶清除术。手术适应证：①经非手术治疗效果不佳；②病灶内有较大的死骨或有较大脓肿形成；③窦道经久不愈；④脊柱结核合并有脊髓、马尾神经受压表现。禁忌证：①伴有其他脏器活动期结核；②病情危重、全身状态差；③合并有其他重要疾病难以耐受手术者。

（3）其他手术治疗　关节融合术：用于关节不稳定者；截骨术：用以矫正畸形；关节成形术：用以改善关节功能。以上手术大都属于矫形手术。

第二节　脊柱结核

骨与关节结核患者约50%为脊柱结核。其中椎体结核占绝大多数，单纯的附件结核仅占1%～2%。腰椎结核发病率最高，其次是胸椎、颈椎，骶、尾椎罕见。本病以儿童患者多见。

【病理】　椎体结核可分为中心型和边缘型两种（图39-2）。

1.中心型椎体结核　多见于10岁以下儿童，好发于胸椎。病变进展快，整个椎体被压缩成楔形。一般只侵犯一个椎体，也有穿透椎间盘而累及邻近椎体。

2.边缘型椎体结核　多见于成人，好发于腰椎。病变局限于椎体的上下缘，很快侵犯至椎间盘及相邻的椎体。椎间盘破坏是本病的特征，因而椎间隙很窄。

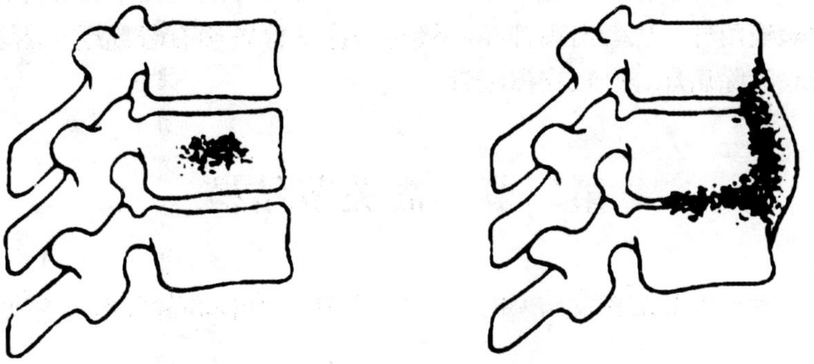

图 39-2 椎体结核示意

【临床表现】

1. 全身表现　患者常有午后低热、食欲缺乏、消瘦、盗汗、疲乏无力、贫血等全身中毒反应。儿童常有夜啼、呆滞或性情急躁等。

2. 局部表现

(1)疼痛　多为轻微钝痛,休息后减轻,劳累后加重,咳嗽、打喷嚏或持物时加重。

(2)脊柱活动受限　由于病椎周围肌群保护性痉挛,受累脊柱活动受限。

(3)姿势异常　颈椎结核患者常用双手托住腮部;腰椎结核患者腰部僵直,患者从地上拾物时,不能弯腰,迫使屈髋、屈膝下蹲才能取物,称拾物试验阳性。

(4)压痛和叩击痛　在受累脊椎的棘突有压痛和叩击痛。

(5)畸形　以后凸畸形最常见。

(6)寒性脓肿　椎体破坏后形成的寒性脓肿可以有两种表现。①胸(腰)椎病变形成的椎旁脓肿→腰大肌脓肿、腰三角脓肿→腹股沟脓肿→大腿外侧或膝上脓肿;②椎旁脓肿:脓液汇集在椎体旁,可在前方、后方或两侧。不少患者因发现脓肿才来就诊,在检查患者时,应在脓肿的好发部位仔细寻找有无脓肿存在。

(7)神经系统检查　根据病灶发生部位,检查对应神经支配区的感觉、运动、反射情况,有无病理反射,大小便状况;下肢肌力情况。

3. 影像学检查　X 射线片可显示不规则的骨质破坏,椎间隙变窄或消失,椎体塌陷、空洞、死骨和寒性脓肿阴影等征象。CT、MRI 检查能显示病变椎体的破坏程度及与周围组织的关系。

【诊断与鉴别诊断】　根据症状、体征与影像学表现,典型病例诊断不难,但需与强直性脊柱炎、化脓性脊柱炎、腰椎间盘突出症、脊柱肿瘤、嗜酸性肉芽肿、退行性脊椎骨关节病等疾病相鉴别。

【治疗】　脊柱结核治疗目的:彻底清除病灶,解除神经压迫,重建脊柱稳定性,矫正脊柱畸形。

1. 全身治疗　具体方案见本章概述。

2. 局部制动　躯干良好的固定,限制脊柱的活动,可缓解疼痛、防治畸形、避免病变扩散、减少体力消耗,有利病灶修复。

3. 寒性脓肿的治疗　如脓肿过大,宜先用穿刺法吸出,注入抗结核药物,应注意避免发生继发性感染、脓肿破溃及窦道形成。应尽早进行病灶清除术和脓肿切除或刮除术。

4. 手术疗法　包括彻底清除病灶和脊柱功能重建两部分。彻底清除病灶是控制感染的关键。脊柱功能重建临床上采用植骨融合或结合使用内固定来实现。晚期结核合并后凸畸形,可行截骨矫正术。

5. 并发截瘫的治疗　脊柱结核合并截瘫的发病率约有10%，以胸椎结核发生截瘫最多见。可分为早期性瘫痪和迟发性瘫痪两种。患者出现神经症状而影像学检查确有脊髓受压者原则上都应该接受手术治疗。手术主张彻底清除病灶、减压、支撑植骨。

第三节　髋关节结核

髋关节结核占全身骨与关节结核发病率的第三位，仅次于脊柱和膝关节。多见于儿童及青壮年，多为单侧发病。

【病理】　早期髋关节结核为单纯性滑膜结核或单纯性骨结核，以单纯性滑膜结核多见。单纯性骨结核的好发部位在股骨头的边缘部分或髋臼的髂骨部分。发展至后期会产生寒性脓肿与病理性脱位、关节畸形等。寒性脓肿可以通过前内方髋关节囊的薄弱点突出于腹股沟的内侧方，也可以流向后方，成为臀部寒性脓肿。

【临床表现】

1. 症状　本病多见于儿童和青少年。患者有消瘦、食欲减退、易哭、盗汗、低热、贫血等症状。起病缓慢，早期有髋部疼痛，髋关节与膝关节的关节神经支配有重叠现象，髋关节结核患者可主诉膝关节疼痛。疼痛随病变的发展而加重，活动时加重。

2. 肌痉挛及肌肉萎缩　由于疼痛引起的肌肉痉挛，有限制肢体活动的保护作用。而长期痉挛和失用的结果使肌肉萎缩，股四头肌萎缩尤为明显。髋关节前部和外侧有明显的压痛。"4"字试验阳性，试验方法为：患者仰卧于检查床，蜷屈患肢，将外踝置于健侧髌骨上方，检查者下压患侧膝部，若患髋出现疼痛，且膝部不能贴近床面即为阳性。

3. 畸形　由于肌痉挛的作用，髋关节有屈曲、内收挛缩畸形，托马斯征阳性，并可引起髋关节半脱位或全脱位，肢体相对变短。

4. 窦道形成　晚期常有窦道形成，大多在大粗隆或股内侧。

5. X射线检查　局部早期有股骨头及髋臼骨质疏松，以后因软骨破坏关节间隙变窄，骨质可有不规则破坏，有死骨或空洞，甚至股骨头、股骨颈完全破坏，但少有新骨形成。可有病理性脱位。CT和MRI检查，对诊断和拟定治疗方案均有很大帮助。

【诊断与鉴别诊断】　根据病史、症状、体征与影像学表现，本病一般诊断不难，但须与一过性髋关节滑膜炎、儿童股骨头骨软骨病、类风湿性关节炎、化脓性关节炎、强直性脊柱炎等疾病相鉴别。

【治疗】　根据病情、年龄、病理类型和不同的发展阶段采取不同的治疗措施。

1. 单纯滑膜型结核的治疗　患肢皮肤牵引，关节内注射抗结核药物每周1次，连续治疗观察1～3个月。经上述治疗后疗效不佳甚至加重，应做滑膜切除术。

2. 单纯骨型结核的治疗　应手术清除病灶加植骨术，以免病灶穿入关节形成关节结核。

3. 全关节结核的治疗　一旦诊断成立，应争取早期行病灶清除术。根据患者的年龄、职业不同，酌情考虑行关节融合术，固定关节于功能位。若结核病灶完全控制，也可选择人工全髋置换术。合并髋关节内外翻畸形，可行转子下截骨矫正术。下肢不等长可行肢体延长术。

第四节　膝关节结核

膝关节结核是常见的关节结核之一，占全身骨关节结核的第二位。仅次于脊柱结核。儿童和青少年患者多见。其发病率高可能与膝关节有丰富的骨松质及较多的滑膜有关。

【病理】 单纯滑膜结核较单纯骨结核常见。膝关节滑膜丰富，故滑膜结核发病率较高。滑膜充血肥厚，颜色稍灰暗，呈半透明状，有的部分显示豆渣或豆腐乳样，可有积液和粘连，肉芽组织蔓延至软骨上。骨型结核多发生于股骨下端和胫骨上端的骨骺和干骺端。骨结核的脓液可向关节内穿破，引起全关节结核，也可向皮下、腘窝或小腿肌间隙内流注。单纯滑膜型结核和骨型结核都可能变为全关节结核，膝关节可形成纤维性或骨性强直，常有屈曲或内、外翻畸形。

【临床表现】 发病缓慢，早期症状不明显。病情发展后，肿胀明显，肌肉萎缩，关节间隙狭窄，骨质破坏，伴有疼痛和压痛。晚期由于疼痛而有肌肉痉挛，导致膝关节屈曲挛缩和内、外翻畸形。常有窦道形成，经久不愈，合并感染。由于疼痛和畸形，患者有跛行，甚至不能走路。

X 射线检查：单纯滑膜结核可见软组织肿胀和骨质疏松，关节间隙增宽和变窄。单纯骨结核病灶内可有死骨及空洞，周围多有骨膜反应。全关节结核可见骨质破坏严重，软骨下骨板大部分破坏消失，关节间隙狭窄或消失。

【诊断】 诊断应根据临床表现、X 射线检查，必要时行组织细胞学检查等。关节镜检查对早期诊断膝关节结核具有确诊价值。

【治疗】

1. 全身支持疗法和抗结核药物的治疗同概述所述。
2. 局部制动，牵引使关节处于伸直位，可减轻局部症状，防止发生屈曲挛缩。
3. 滑膜型结核的治疗除前述治疗外，关节内注射抗结核药物，每周 1 ~2 次，连续使用 3 个月。如无效，应早期行滑膜切除术。
4. 骨型结核的治疗尽早清除病灶，以免向关节内扩散。
5. 全关节结核的治疗应彻底清除病灶后融合膝关节于功能位。

> **考点：**
> 脊柱结核、髋关节结核、膝关节结核的临床表现及治疗。

问题分析与能力提升

患者，男，8 岁，诉左膝肿痛，伴发热及行走困难 5 个月余。患儿 8 个月前因剧烈运动曾导致左膝扭伤，后经治疗而愈合。5 个月前患儿感左膝疼痛不适，行走时疼痛加剧，随后出现肿胀并伴有不同程度的发热，具体体温不详。曾在当地间断治疗，效果欠佳，无其他特殊疾病史。体格检查：体温 38.3 ℃，脉搏 105 次/min，血压 100/75 mmHg。患儿神智正常，消瘦，心、肺无异常。专科检查：左膝肿胀明显，局部微热，压痛，局部未触及异常肿物。关节活动障碍，伸直不能，屈曲尚可。辅助检查：红细胞沉降率 87 mm/h，X 射线示：软组织肿胀，骨质疏松，未见明显骨折破坏。

请问：①当前考虑最可能的诊断是什么？②如何进一步检查做好该疾病的鉴别诊断？③简要分析该疾病的病因及治疗措施。

同步练习题

1. 骨与关节结核发病率最高的部位是 ( )
A. 肩关节 B. 肘关节 C. 脊柱
D. 髋关节 E. 膝关节
2. 脊柱结核发生率最高的部位是 ( )
A. 腰椎 B. 颈椎 C. 胸椎
D. 骶椎 E. 尾椎
3. 关于脊柱结核的叙述,正确的是 ( )
A. 骨与关节结核中发病率最低 B. 一般无脊柱畸形
C. 疼痛是最先出现的症状,以夜间痛显著 D. 寒性脓肿是少数患者就医的最早体征
E. 一般没有低热、盗汗等全身症状
4. 对脊柱结核具有早期诊断价值的检查是 ( )
A. 核素扫描 B. B超 C. X射线
D. CT E. MRI
5. 脊柱结核主要的X射线表现是 ( )
A. 椎体骨质破坏和椎间隙增宽 B. 椎体骨质增生和椎间隙狭窄 C. 脊柱竹节样改变
D. 椎体骨质破坏和椎间隙狭窄 E. 椎弓根骨质破坏和椎间隙正常
6. 与脊柱结核有关的体格检查方法是 ( )
A. 研磨试验 B. 直腿抬高试验 C. 抽屉试验
D. "4"字试验 E. 拾物试验
7. 脊柱结核最严重的并发症是 ( )
A. 窦道形成,混合感染 B. 椎体的病理性骨折 C. 脊柱的活动功能障碍
D. 截瘫 E. 骨骺受累时可影响生长发育
8. 骨与关节结核的手术适应证为 ( )
A. 年龄过小或过大 B. 有其他脏器活动性结核病变 C. 抗结核治疗在2周之内
D. 窦道流脓经久不愈 E. 全身中毒症状严重,抗结核药物效果不佳
9. 骨关节结核患者需要手术病灶清除时,应 ( )
A. 立即手术 B. 术前至少抗结核治疗2周以上
C. 术前5 d开始抗结核治疗 D. 先做手术,然后立即开始抗结核治疗
E. 死骨形成后再手术
10. 髋关节结核早期最多见的是 ( )
A. 单纯性滑膜结核 B. 混合型结核 C. 单纯性骨结核
D. 全关节结核 E. 全身中毒症状
11. 有关髋关节结核的描述,正确的是 ( )
A. 多见于儿童 B. 双侧发病居多 C. 不会形成寒性脓肿
D. "4"字试验阴性 E. 髋关节过伸试验阴性

(陈京来)

第四十章

劳损性疾病

学习目标

- ◆掌握　粘连性肩关节囊炎、腱鞘囊肿、狭窄性腱鞘炎、肱骨外上髁炎、颈椎病和腰椎间盘突出症的临床表现、诊断和治疗。
- ◆熟悉　颈椎病和腰椎间盘突出症的病因和鉴别诊断。
- ◆了解　颈椎病和腰椎间盘突出症的发病机制。

第一节　粘连性肩关节囊炎

粘连性肩关节囊炎是多种原因致肩关节囊炎性粘连、僵硬，出现肩关节周围疼痛、各方向活动受限等症状的疾病，又称肩周炎或冻结肩。本病发病年龄大多在50岁左右，女性多于男性。

【病因】　中老年人因软组织退行性变，对各种外力的承受能力减弱是基本因素；加之长期过度活动，姿势不良等致肩部慢性损伤是本病的主要激发因素；或外伤后肩部固定过久，肩周组织继发萎缩、粘连；或肩部急性挫伤、牵拉伤后因治疗不当等，均可发生。

【临床表现】　本病多发生于中、老年人，左侧多于右侧，亦可双肩先后发病。本病有自限性，一般在6～24个月左右可自愈。主要症状是逐渐加重的肩部疼痛，与动作、姿势有明显关系，伴肩关节活动障碍，肩周痛以肩袖间隙区为主，疼痛可放射至颈部或上臂。夜间可因翻身移动肩部而痛醒，严重时不能抬举患肢梳头、洗脸。检查见肩部肌肉不同程度萎缩，冈上肌腱、肱二头肌长、短头肌腱及三角肌前、后缘均有压痛。肩关节主动与被动活动均受限，尤以外展、外旋、后伸受限最明显，但前屈受限较少，严重者可以出现躯干代偿性侧弯。肩关节X射线一般无特殊改变，有时可见局部骨质稀疏、冈上肌钙化、大结节密度增高。

【诊断与鉴别诊断】　根据病史和临床症状多可诊断。粘连性肩关节囊炎应与下列疾病鉴别。

1. 颈椎病　可有肩部症状和继发粘连性肩关节囊炎，主要鉴别点是颈椎病的疼痛与颈神经根分布相一致，而粘连性肩关节囊炎疼痛来自痉挛的肌肉。此外，头颈部体征多于粘连性肩关节囊炎。

2. 肩部肿瘤　肩部疼痛持续，进行性加重，X射线摄片可除外本病。

3. 其他　与肩关节脱位、肩关节结核、肩袖损伤鉴别。

【治疗】

1. 功能锻炼:要贯穿于治疗全过程,每日进行肩关节的主动活动或被动活动,如外展、外旋、伸屈、环转等,活动时以不引起剧痛为限。

2. 理疗与推拿:可早期进行理疗、针灸、适当的推拿按摩,既可减轻疼痛,又有助于增加活动范围。

3. 痛点注射:痛点局部注射醋酸泼尼松,能明显改善症状。

4. 药物治疗:疼痛严重者可短期口服非甾体抗炎药,并辅以适量口服肌肉松弛剂。

5. 对症状持续且较重者,以上治疗无效时,在麻醉下采用小针刀或关节镜松解粘连,然后再注入类固醇或透明质酸钠,可取得满意疗效。

6. 肩外因素引起者除局部治疗外,还需对原发病进行处理。

第二节　狭窄性腱鞘炎

狭窄性腱鞘炎系指腱鞘因机械性摩擦而引起的慢性无菌性炎症改变。常见于腕部和手指。手指发生在屈指肌腱,屈指时有弹响,俗称“弹响指”或“扳机指”,在拇指者为拇长屈肌腱鞘炎,又称“弹响拇”。腕部常发生在拇长展肌和拇短伸肌肌腱,又称为桡骨茎突狭窄性腱鞘炎。发病率以桡骨茎突狭窄性腱鞘炎最高,其次为弹响指。

【病因】　手指长期、快速伸屈活动,如织毛衣、打字等;或手指长期用力,如洗衣、长时间快速书写等慢性劳损是主要原因。其他如产后、风湿或类风湿患者,也可以发生狭窄性腱鞘炎。

【病理】　肌腱在跨越关节的部位都有骨纤维鞘管。鞘管内层为滑膜,肌腱在鞘管内滑动。外层为纤维鞘,两侧附着于骨,形成骨-纤维鞘管。关节活动时,鞘管有防止肌腱向外弹射及滑向骨-纤维鞘管两侧的作用。在弹射力最大的部位,鞘管壁增厚,形成韧带,起滑车作用。屈拇或屈指肌腱在相对较窄而无弹性的骨-纤维鞘管内长期、快速、用力的手指活动中,与上述环状韧带强烈摩擦而发生慢性损伤。肌腱和腱鞘均有水肿、增生、粘连和变性,进一步使骨-纤维隧道狭窄,压迫本已水肿的肌腱,在环状韧带区使水肿的肌腱受压迫而成葫芦状,阻碍肌腱的滑动。如用力伸屈手指,葫芦状膨大部在环状韧带处强行挤过,便产生弹拨动作并可发出弹响,常伴有疼痛,故称“弹响指”。而桡骨茎突部腱鞘,外面覆有腕韧带,内有拇长展肌和拇短伸肌通过并形成一定角度,当腕关节及拇指活动时,该角增大、摩擦力随之增加,易致该处发生腱鞘炎。

【临床表现】

1. 桡骨茎突狭窄性腱鞘炎　腕关节桡侧疼痛,逐渐加重,无力端提重物,拇指活动受限。检查见患侧桡骨茎突轻微肿胀,有时局部可触及痛性小结节。握拳尺偏试验,桡骨茎突部出现剧痛者为阳性。

2. 弹响指和弹响拇　弹响指发生于中、环指最多,示、拇指次之。本病起病缓慢。初期,晨起患指发僵、疼痛,缓慢活动后减轻。随着病情发展,手指伸屈时有弹响声或弹响感。检查时,可在掌骨头掌横纹处摸到一个痛性小结节,屈伸患指该结节可随屈肌腱上下移动,并出现弹响声或弹响感。若发生指间关节交锁,被动屈伸手指,则可出现扳机样动作和弹响,故称之为“弹响指”或“扳机指”。

【治疗】

1. 保守治疗　限制手指及腕部的过分活动,给予理疗、热敷,外用止痛药物,大多数初次发病者可以好转。

2. 注射治疗　对于反复发作的狭窄性腱鞘炎,可以在腱鞘内注射醋酸泼尼松龙或曲安奈德注射液,有很好的疗效。但注射一定要准确到位,注射皮下则无效。

3. 手术治疗　如非手术治疗无效，可行狭窄腱鞘切除术。局麻或臂丛阻滞麻醉，在结节处做纵行切口，切开皮肤后钝性分离，显露腱鞘。被动活动手指认准腱鞘狭窄范围，用小尖刀依次从狭窄腱鞘两侧切开，去除前壁，进而松解粘连，直至肌腱能正常活动。

第三节　腱鞘囊肿与肱骨外上髁炎

一、腱鞘囊肿

腱鞘囊肿是手、足小关节处的滑液囊疝和发生在肌腱的腱鞘囊肿的总称。病因尚不清楚。慢性损伤使滑膜内滑液增多而形成囊性疝出，结缔组织粘连退行性改变，也可能是发病的重要原因。

【临床表现】　多见于女性和青少年，好发于腕背、足背等处，手指掌指关节及近侧指间关节处也常见到。病变处出现一缓慢生长半球状肿物，早期无症状，到一定程度活动关节时有酸胀感。查体发现0.5～2.5 cm的半球形包块，表面光滑，与皮肤无粘连，基底固定，橡皮样硬度。囊颈较大者，不易推动，易误认为骨性包块，穿刺可抽出透明胶冻状物质。需与软组织肿块如表皮样囊肿、皮脂腺瘤或脂肪瘤相鉴别。

【治疗】

1. 非手术治疗　先用粗针头吸尽囊内黏液，然后向囊内注入泼尼松25 mg或缝扎粗丝线，并加压包扎，使囊腔粘连而治愈。本方法简单，复发率也较低。囊壁薄者，可被挤压破裂而自愈。

2. 手术治疗　手术应完整切除囊肿，如系腱鞘发生者，应同时切除部分粘连的腱鞘；如系关节囊滑膜疝出，应在根部缝扎切除，以减少复发机会。

二、肱骨外上髁炎

肱骨外上髁炎又称“网球肘”，是前臂伸肌总腱起点处的慢性损伤性炎症，并非骨质的损害。

【病因与病理】

1. 肱骨外上髁是伸肌总腱起点处，无论是被动牵拉伸肌（握拳、屈腕）或主动收缩伸肌（伸腕）都将在肌腱附着处及局部肌腱产生应力。长期反复这种动作即可引起该处的慢性损伤，特别是不协调的动作，更易造成局部损伤。手和腕长期、频繁活动的职业，如家庭妇女、砖瓦工、木工、网球和羽毛球运动员易患此病。

2. 肱骨外上髁炎的基本病理变化是慢性损伤性炎症，因其炎症范围不同，表现为筋膜、骨膜炎；肌筋膜炎或肱桡关节滑膜炎。损伤也可造成神经关节支或肌皮血管神经束的卡压而成为产生症状的病理基础。

【临床表现】　有明显的职业特点及近期患肢劳损史。肱骨外上髁处明显疼痛，可放射到前臂。查体时，在肱骨外上髁至桡骨小头范围内有局限性的压痛点。前臂伸肌牵拉试验（Mills征）肘外侧部出现疼痛。

【治疗】

1. 急性期要适当休息患肢，限制用力握拳伸腕动作是治疗和预防复发的基础。痛点局部封闭疗效良好。

2. 经过非手术治疗症状无改善或反复发作者，可考虑手术治疗。选用伸肌腱起点剥离松解术或卡压神经血管束切除术。小针刀治疗也可获得较好的效果。

第四节　颈椎病

颈椎病是指颈椎间盘退行性变及其继发性椎间关节退行性变，引起脊髓、神经和血管受压而表现出的一系列症状和体征。

【病因与病理】

1. 颈椎间盘退行性变　是颈椎病发生和发展的最基本的原因。由于颈椎间盘退行性变而使椎间隙变窄，关节囊及韧带松弛，颈椎的稳定性下降，导致椎间盘突出、骨质增生、韧带变性，最后引起脊髓、神经、血管受到刺激或压迫。

2. 损伤　各种急、慢性损伤可加速原有的退行性变过程而提前出现症状。外伤所致颈椎骨折与脱位所并发的脊髓或神经根损害不属颈椎病范畴。

3. 颈椎先天性椎管狭窄　是指在胚胎或发育过程中椎弓根过短，使椎管矢状径小于正常（14 ~ 16 mm）。在此基础上，即使退行性改变轻微，也可出现压迫症状而发病。

椎间关节退行性变、神经血管受累、临床症状和体征这三者之间并不是简单的因果关系，它们相互关联，又有其各自发生和发展的规律。

【临床表现】　根据病变对脊髓、神经、血管等组织的压迫不同，将颈椎病分成以下 4 个类型。

1. 神经根型　病变组织压迫或刺激神经根所致，此型发病率最高。开始多为颈部不适或颈肩痛，随之疼痛向上肢放射。颈部活动时可出现闪电样剧痛。皮肤麻木、过敏，上肢无力、手指活动不灵活。查体可有颈部肌肉紧张、颈部压痛、颈椎活动受限，在上肢出现相应的感觉异常、肌力减退及腱反射改变。臂丛神经牵拉试验阳性（Eaten 试验）：将患侧头及肩臂向相反方向牵拉，臂丛神经根被牵张而出现放射痛（图 40-1）。椎间孔挤压试验阳性（Spurling 征）：患者头后仰并偏向患侧，在其头顶按压，出现颈肩或上肢放射痛（图 40-2）。

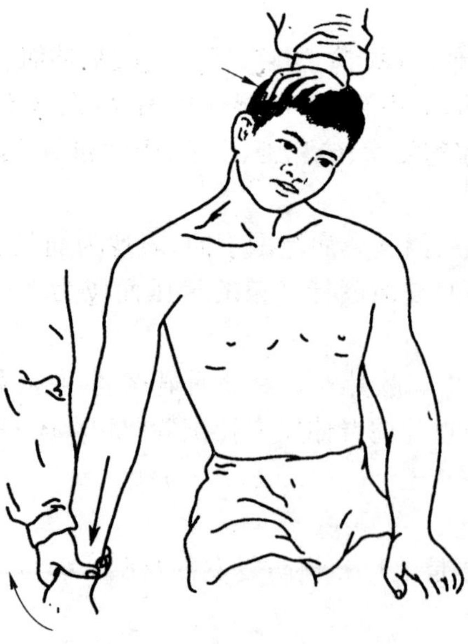

图 40-1　臂丛神经牵拉试验

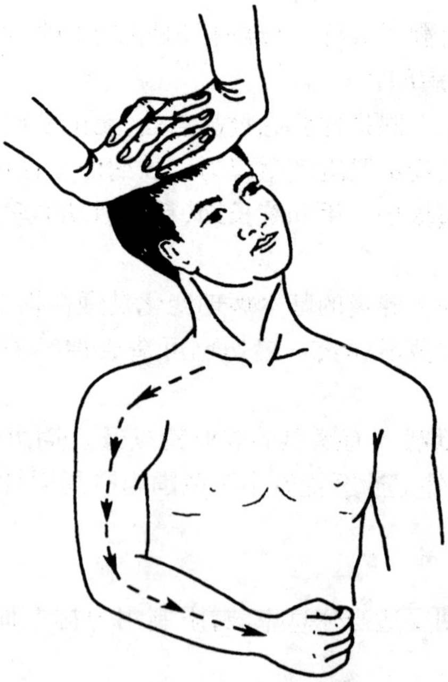

图 40-2　椎间孔挤压试验

X 射线平片可见颈椎生理前凸变小或消失，颈椎不稳，钩椎关节增生、椎间隙及椎间孔狭窄，椎体后缘骨质增生等。CT 及 MRI 可见椎间盘突出、椎管狭窄等。

2. 脊髓型　常见的是病变组织压迫脊髓，多发生在下颈段。一般起病缓慢，逐渐加重或时轻时重，外伤可引起突然加重。以四肢无力、手足或肢体麻木、握物不牢、写字及持筷精细动作不准或步态不稳、踩棉花样感等表现，可有排尿障碍及胸腹部束带感。大多有腱反射亢进或出现 Hoffman 征阳性等病理反射。随病情加重发生自下而上的痉挛性瘫痪，重者可出现四肢瘫。X 射线片表现与神经根型相似，脊髓造影、CT、MRI 可显示脊髓受压情况。

3. 椎动脉型　病变组织刺激、压迫、牵拉椎动脉，或椎动脉痉挛造成椎-基底动脉供血不足。动脉硬化患者更易发生此病。头部旋转运动引起眩晕是本病的主要特点，严重者甚可猝倒，但意识清醒。可有枕后痛、视觉障碍、耳鸣、恶心、呕吐等。

4. 交感神经型　病因不明，临床表现复杂，为交感神经兴奋或抑制症状，主观症状多，客观体征少。

【诊断】　诊断颈椎病必须具备比较典型的症状和体征，结合影像学检查证实椎间关节退行性变，并压迫神经、血管等组织，可做出相应诊断。仅有 X 射线改变而无临床表现者，不能诊断颈椎病，反之亦然。

【治疗】

1. 非手术治疗

(1) 颌枕带牵引　主要适用于神经根型、椎动脉型和交感型颈椎病，脊髓型应慎用。头微前屈，坐、卧位均可进行牵引(图 40-3)，牵引重量 3～5 kg，每日 1～2 次，每次 20～30 min，10 d 为 1 个疗程。也可进行持续牵引，每日 6～8 h，2 周为 1 个疗程。牵引后症状加重者不宜再用。

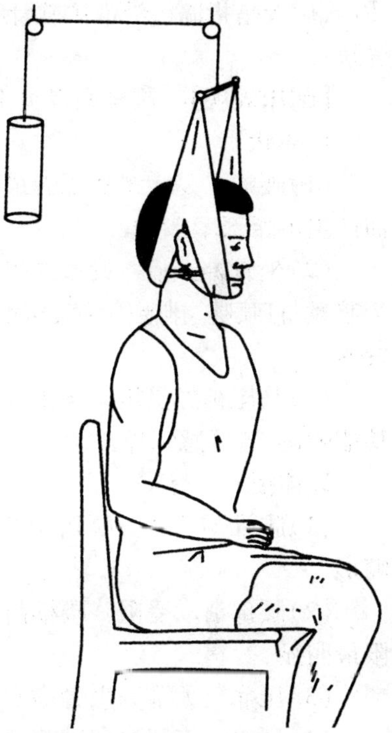

图 40-3　坐位颌枕带牵引

(2) 卧床休息　可减少颈椎负荷，使椎间关节的创伤性炎症消退，症状可以减轻或消失，一般需卧床 2～4 周。

(3) 颈围制动　限制颈椎活动，减少对神经或血管的刺激，使症状得到缓解。

(4) 推拿按摩　脊髓型不适于推拿按摩。

(5) 理疗　有缓解肌肉紧张作用，可减轻症状。

(6) 药物治疗　症状严重时，可口服或外用非甾体抗炎药、肌肉松弛药、中药制剂。痛点局限时，可痛点注射糖皮质激素类药物制剂。

2. 手术治疗　脊髓型、神经根型颈椎病症状进行性加重者，经非手术治疗 3～6 个月无效，可手术治疗。手术分为前路手术、后路手术两种。手术的目的是解除脊髓压迫和使颈椎获得稳定。

第五节　腰椎间盘突出症

腰椎间盘突出症是因椎间盘变性，纤维环破裂，髓核突出刺激或压迫神经根、马尾神经所表现的一种综合征，是腰腿痛最常见的原因。

【病因】　椎间盘退行性变是基本因素，随年龄增长，纤维环和髓核含水量逐渐减少，椎间盘变薄，结构松弛，弹性降低。积累损伤是椎间盘变性的主要原因。由于后纵韧带在后外侧相对薄弱，髓核易从此部位脱出，是椎间盘突出的好发部位，最常发生于腰4～5、腰5至骶1间隙，再次为腰3～4间隙。

【病理】 根据突出的部位，可分为中央型、后外侧型、极外侧型。根据病理学、影像学可将椎间盘突出分为5型，但临床诊断应该统一为腰椎间盘突出症。

1. 膨出型　纤维环有部分破裂，而表层完整，髓核在压力的作用下向椎管均匀膨胀，突出物的表面光滑。

2. 突出型　纤维环完全破裂，髓核较尖锐突向椎管，仅有后纵韧带或一层纤维膜覆盖，表面高低不平。

3. 脱出型　纤维环、后纵韧带、纤维膜完全破裂，突出的椎间盘组织或碎块脱入椎管内，但尚有一部分与原间隙相连。

4. 游离型　脱入椎管的椎间盘组织或碎块完全游离，可远离原间隙而掉入椎管的任何部位。

5. Schmorl结节及经骨突出型　前者是指髓核经上、下软骨板的发育性或后天性裂隙突入椎体骨松质内，后者是指髓核沿椎体软骨终板和椎体之间的血管通道向前纵韧带方向突出，形成椎体前缘的游离骨块。

【临床表现】 腰椎间盘突出症常见于20～50岁患者，男女之比为(4～6)∶1，大多有腰部损伤史。

1. 症状

(1)腰痛　是大多数患者最先出现的症状。突出的髓核刺激纤维环外层及后纵韧带中的窦椎神经而产生下腰部牵涉痛。

(2)坐骨神经痛　典型的坐骨神经痛是从下腰部向臀部、大腿后侧、小腿外侧至足跟部或足背放射。当咳嗽、打喷嚏、排便等致腹压增高时可使疼痛加剧。早期可表现为痛觉过敏，病程较长者为痛觉减退或麻木。

(3)马尾神经受压　向正后方突出的髓核或脱出、游离的椎间盘组织可压迫马尾神经，出现大、小便功能障碍，鞍区感觉异常。

2. 体征

(1)腰椎侧凸　为缓解突出的髓核对神经根的压迫或刺激，减轻疼痛，脊柱呈现一种姿势性代偿畸形。

(2)腰部活动受限　腰椎前屈时加重对神经根的刺激，使疼痛加重，故患者腰部活动受限以前屈受限最明显。

(3)压痛　大部分患者病变部位棘突间或棘突旁有压痛，其棘突旁压痛可沿坐骨神经放射。

(4)试验　直腿抬高试验及加强试验阳性。

(5)感觉、肌力、腱反射改变　感觉可以为过敏或减退，肌力减弱，腱反射减弱或消失。椎间盘中央型突出致马尾神经受压时，可出现会阴部感觉异常，肛门反射减弱或消失，肛门括约肌肌力减弱。

3. 辅助检查

(1)X射线平片　可见到腰椎生理前凸减小或消失，腰椎出现侧凸，椎间隙狭窄，椎体边缘骨质增生等。

(2)CT检查　可显示骨性椎管形态，椎间盘突出的部位、大小，对神经根或硬膜囊压迫的程度等。

(3)MRI检查　可更清晰、更全面地显示突出的髓核组织与脊髓、神经根和马尾神经之间的关系，以及脊髓本身是否存在病变，对本病的诊断有较大价值。

【诊断与鉴别诊断】 腰椎间盘突出症的诊断，重点在临床诊断，许多情况下CT及MRI可以显示不同程度的椎间盘病变，而并无临床症状及体征时，不应诊断为本病。腰椎间盘突出症需要与腰痛、腿痛、腰痛伴有腿痛的疾病进行鉴别。

【治疗】

1. 非手术治疗　绝大多数腰椎间盘突出症的患者经非手术治疗可缓解或治愈。

(1)严格卧硬板床休息：在症状初次发作时，尤其应该严格卧床休息，包括进餐及排便均应卧位进行。卧床至少3周，可取得满意疗效。疼痛基本缓解后，可戴腰围下床活动，腰围佩戴不应超过2个月，并在几个月内避免弯腰负重。这种方法简单有效，是非手术治疗的主要方法。

(2)骨盆牵引：可持续牵引或间断牵引，间断牵引者每日2次，每次1～2 h。

(3)理疗、按摩。

(4)糖皮质激素类药物硬膜外注射：多用于症状严重者。每周1次，3次为1个疗程，如若无效，不应再次注射。

2. 微创治疗

(1)髓核化学溶解法　将胶原蛋白酶注入突出的髓核附近，使椎间盘内压力降低或突出的髓核缩小，达到缓解症状的目的。

(2)经皮髓核摘除术　在X射线监视下，通过椎间盘镜或其他特殊器械，直接进入椎间隙，摘除一定量的髓核，减轻椎间盘内压力，使症状得以缓解。近年用于临床的还有经皮激光椎间盘减压术等。

> **考点：**
> 粘连性肩关节炎、狭窄性腱鞘炎、颈椎病、腰椎间盘突出症的临床表现、诊断与治疗。

3. 手术治疗　手术治疗可在直视下切除突出的髓核组织及纤维环，并可剥离粘连的神经根，可有效解除神经根症状。手术治疗有可能发生椎间隙感染、血管或神经根损伤、术后粘连、复发等并发症，且病程过长时因神经根变性手术效果欠佳，故应严格掌握手术指征。腰椎间盘突出症的手术指征为：有马尾神经受损者，有严重的神经根压迫症状者，经严格非手术治疗无效者。

问题分析与能力提升

患者，女，47岁，右侧肩部疼痛2个月，受凉或夜间疼痛加剧，活动受限，向上臂放射；检查发现喙突压痛，冈上肌压痛，前屈后伸疼痛加剧。X射线片正常。

请问：①请做出诊断，并进行鉴别诊断。②如何进行治疗？

同步练习题

1. 粘连性肩关节囊炎的好发年龄是　(　　)

A. 20岁左右　B. 30岁左右　C. 40岁左右
D. 50岁左右　E. 各年龄发生率相等

2. 粘连性肩关节囊炎的临床特点为　(　　)

A. 活动时疼痛、功能受限　B. 静息时疼痛、功能受限　C. 活动时疼痛、功能无受限
D. 静息时无痛、功能受限　E. 活动时无痛、功能受限

3. 属于粘连性肩关节囊炎诊断依据的是　(　　)

A. 男性多于女性　B. 右侧多于左侧　C. 肩部疼痛，与动作无关系
D. 肩关节外展、外旋、后伸受限　E. 肩部三角肌无萎缩

4. 肩周炎不正确的治疗方法是　(　　)

A. 理疗　B. 封闭　C. 按摩
D. 服用非甾体抗炎药　E. 限制肩关节活动

5. 拇指活动时出现弹响伴疼痛，最可能的原因是 ( )

A. 尺神经损伤 B. 腱鞘囊肿 C. 桡神经损伤

D. 狭窄性腱鞘炎 E. 正中神经损伤

6. 对肱骨外上髁炎有诊断意义的检查是 ( )

A. Dugas 征 B. Thomas 征 C. Spuding 试验

D. Mills 征 E. “4”字试验

7. 肱骨外上髁炎的首选治疗方法是 ( )

A. 加强功能锻炼 B. 局部封闭 C. 肘关节制动

D. 抗生素消炎 E. 手术治疗

8. 脊髓型颈椎病最重要的诊断依据为 ( )

A. 头痛、头晕 B. 双上肢麻木 C. 眼痛、面部出汗失常

D. 肢体发凉，无或少汗 E. 四肢麻木、无力，病理反射(+)

9. 属于椎动脉型颈椎病临床表现的是 ( )

A. 听力下降 B. 足下踩棉花感 C. 手指麻木

D. 持物不稳 E. 猝倒

10. 颈椎病的鉴别诊断中，肩周炎不可能出现 ( )

A. 三角肌萎缩 B. 斜方肌痉挛 C. 肩痛及上臂痛

D. 前臂和手疼痛 E. 大范围活动时，疼痛加剧

11. 腰椎间盘突出症最常见的部位是 ( )

A. $T_{12}\sim L_1$ B. $L_{1\sim2}$ C. $L_{4\sim3}$ D. $L_{3\sim4}$ E. L_5

（陈京来）

第四十一章 骨肿瘤

学习目标

◆掌握　骨肿瘤的临床表现、治疗原则,骨巨细胞瘤、骨肉瘤的临床表现、治疗原则。
◆熟悉　骨肿瘤的外科分期,骨瘤、骨软骨瘤、软骨瘤的临床特点和治疗。
◆了解　骨囊肿、骨纤维发育不良、软骨肉瘤、滑膜肉瘤、骨转移瘤的临床特点和治疗。

第一节　骨肿瘤概述

凡发生在骨内或起源于骨各种组织成分的肿瘤,无论是原发性还是继发性,统称为骨肿瘤。原发性骨肿瘤根据肿瘤组织的形态结构,特别是肿瘤细胞的分化类型及所产生的细胞间物质类型,分为良性和恶性两类。另一些病损类似肿瘤,称瘤样病变。继发性骨肿瘤,即转移性骨肿瘤,指发生在其他器官的瘤细胞通过血液循环或淋巴管转移到骨骼上,此类肿瘤皆属恶性。良性骨肿瘤易根治,预后良好,恶性骨肿瘤发展迅速,预后不佳,死亡率高。

【临床表现】

1.疼痛与压痛　疼痛出现的时间和程度与肿瘤的生长速度有关。良性骨肿瘤多无疼痛,但骨样骨瘤可因反应骨的生长而产生剧痛。恶性骨肿瘤一般疼痛明显,夜间疼痛尤甚。

2.肿块与肿胀　良性骨肿瘤多以质硬、无压痛的肿块为首发表现,生长缓慢。恶性骨肿瘤多表现弥漫肿胀,常合并软组织水肿,浅静脉充盈或怒张等。

3.压迫症状　骨肿瘤肿块巨大时,可压迫周围的组织而产生疼痛和受压组织功能障碍。脊柱肿瘤可压迫脊髓致瘫痪。

4.功能障碍　近关节的骨肿瘤限制关节活动,肢体常因疼痛制动于半屈曲位。

5.病理骨折　肿瘤组织破坏骨质,影响骨的坚固性易发生病理性骨折,良、恶性骨肿瘤均可发生。

6.转移和复发　恶性骨肿瘤可经血流或淋巴转移到其他部位,引起相应临床症状,骨肿瘤治疗(如手术切除、截肢或放疗)后,可能复发。少数良性骨肿瘤也可能恶变成肉瘤。

7.影像学检查

(1)X 射线片显示骨肿瘤的基本病变　溶骨性良性骨肿瘤骨皮质变薄或膨胀现象,边界清楚,有明显边缘,一般无软组织和骨膜反应阴影;恶性肿瘤骨质破坏较广泛,密度不均,边界不清,有骨膜反应,软组织内有不规则阴影。骨膜反应在尤因肉瘤呈"葱皮样",骨肉瘤中为 Codman 三角或日光放射状阴影。

(2)CT、磁共振成像等影像学检查　可帮助确定骨与软组织病变的范围及与周围重要神经血管的关系。

8. 生化测定　恶性骨肿瘤测定血钙、血磷、碱性磷酸酶等生化指标有临床意义,如骨质破坏迅速时,血钙往往升高;血清碱性磷酸酶反映成骨活动,成骨性肿瘤碱性磷酸酶可增高;骨髓瘤约有一半患者尿中本周(Bence Jones)蛋白阳性;前列腺癌骨转移者血酸性磷酸酶可增高。

9. 病理学检查　是确定肿瘤性质的可靠检查。

【诊断】　骨肿瘤的诊断必须是临床表现、影像学和病理检查三结合。生化检测也是必要的辅助检查。

临床上常用骨肿瘤外科分期来指导骨肿瘤治疗。外科分期是将外科分级(G)、外科区域(T)和区域性或远处转移(M)结合起来,制定手术方案,指导骨肿瘤治疗,已被公认为是一个合理而有意义的措施。G 分 G_0、G_1、G_2,G_0属良性,G_1属低度恶性,G_2属高度恶性。T 是指肿瘤侵袭范围,以肿瘤囊和间室为分界,T_0为囊内,T_1为囊外间室内,T_2为间室外。M 表示转移,M_0为无转移,M_1为转移。

【治疗】　骨肿瘤治疗,应根据肿瘤的性质、发病部位、浸润范围和有无转移(即外科分期)采用不同的治疗方法。良性骨肿瘤以手术治疗为主;恶性骨肿瘤多采用手术、化疗、放疗、免疫、中医药治疗等综合治疗,保肢治疗是方向。

常用的手术方法有:

1. 刮除植骨术　将病变组织彻底搔刮干净,用乙醇、苯酚或氯化锌涂抹骨腔壁,消灭残留瘤细胞,然后植骨或骨水泥、骨代用品填充骨缺损区。适用于溶骨性或混合性的良性病变,如骨囊肿、内生软骨瘤、良性骨巨细胞瘤等。

2. 切除术　在健康的骨质处,完整地切除肿瘤。适用于成骨性骨内或骨外生长的良性肿瘤,如骨瘤、骨软骨瘤等。

3. 瘤段截除术　将肿瘤所在部位的一段骨骼,连同完整的肿瘤一并截除,瘤段灭活再植或缺损区用异体半关节移植或人工关节置换。适用于低度恶性的肿瘤或对化疗反应良好的高度恶性骨肿瘤。

4. 截肢术　适用于对化疗反应不佳的高度恶性骨肿瘤。

第二节　骨囊肿与骨软骨瘤

一、骨囊肿

骨囊肿是一种囊肿样的局限性骨的瘤样病损。常见于儿童和青少年,好发于肱骨近端,股骨近端、胫骨近端和桡骨远端,病变发生于髓内、通常为单腔,囊肿腔内含有浆液性或血清样液体。在骨生长过程中病损可逐渐移向骨干。

【临床表现】　一般无明显症状,绝大多数患者由于发生病理性骨折而就诊。X 射线片显示长骨干骺端卵圆形溶骨破坏,呈单房或多房性改变,边界清楚,骨皮质有不同程度膨胀变薄。

【治疗】　骨囊肿可自愈,尤其在骨折后,囊腔可被新生骨填塞。近年有报道在囊腔内注射泼尼松,取得良好效果。手术治疗行刮除植骨,刮除应彻底,以防复发;合并病理性骨折按骨折治疗原则处理。

二、骨软骨瘤

骨软骨瘤是最常见的良性骨肿瘤,好发于青少年。有单发和多发两种,约1%的单发骨软骨瘤发生恶变;多发者发病较少,且常有家族史,其恶变倾向较单发者为较高。肿瘤包括骨组织及其上的软骨帽、纤维膜,有蒂状或广基两种。

【临床表现】 肿瘤多见于生长活跃的干骺端,以股骨下端和胫骨上端多见。常因无意中扪及骨性包块而就诊,肿瘤本身无症状,瘤体较大者可压迫附近的肌腱、血管和神经,影响功能。

X射线摄片显示一侧骨皮质自干骺端突出,形如菜花、蒂状等,肿瘤表面可有散在钙化点。由于软骨帽和纤维包膜不透X射线,故实际肿瘤比X射线片显示的大。根据发病的年龄、肿块部位和形状、X射线摄片,诊断多无困难。

【治疗】 一般无须治疗。当肿瘤生长过快,影响关节活动,或疑有恶变,或出现压迫、影响功能时,可考虑做切除术。切除范围应包括整个软骨帽和覆盖肿瘤的骨膜、软骨膜及基底部四周部分正常骨组织,以免复发。

第三节 骨巨细胞瘤与骨肉瘤

一、骨巨细胞瘤

骨巨细胞瘤是一种潜在恶性或介于良恶之间的溶骨性肿瘤,传统上根据肿瘤的基质细胞和多核巨细胞的多少,分化程度分为3级:Ⅰ级基质细胞正常,有大量巨细胞;Ⅱ级基质细胞多而密集,核分裂较多,巨细胞数量减少;Ⅲ级以基质细胞为主,核异型性明显,分裂极多,巨细胞量少。因此Ⅰ级偏良性,Ⅱ级有侵袭性,Ⅲ级为恶性。但病理分级与肿瘤的生物学行为不完全一致。近20年来国内外学者把组织学与X射线结合分级,并提出侵袭度指数的方法以评估骨巨细胞瘤的生物学行为,指导手术方法的选择。

【临床表现】 好发年龄20~40岁,男女发病率无明显差异。多侵犯长骨骨端,约50%的病变位于膝关节上下两骨端,其次为桡骨下端或肱骨上端等。在扁骨中骶骨是好发部位。病变处肿痛,其严重性与肿瘤的生长速度有关,局部压之有疼痛、乒乓球样感觉,常合并关节功能受限。

X射线摄片显示长骨骨端偏心性、溶骨性破坏,骨皮质膨胀变薄,呈肥皂泡样改变,无骨膜反应,可并发病理性骨折。

CT、MRI对判断肿瘤侵犯周围软组织、关节受累程度及早期发现肿瘤复发有重要意义。

【治疗】 以手术治疗为主,局部刮除加物理(如液氮)或化学(如氯化锌)处理,再用自体或异体骨或骨水泥填充瘤腔,疗效较好。对复发者或Ⅱ级骨巨细胞瘤,临床表现肿瘤有侵袭者,应做肿瘤段截除、灭活再植或异体半关节移植或假体植入。恶性骨巨细胞瘤应做广泛或根治切除或截肢,化疗无效。脊柱骨巨细胞瘤为了处理残留的病灶,可以配合低剂量的放射治疗,但放疗后易发生肉瘤变。

二、骨肉瘤

骨肉瘤是一种最常见的恶性骨肿瘤,其特点是肿瘤细胞直接形成骨样组织,也称成骨肉瘤,恶性程度高,预后差。

【临床表现】 好发于青少年，以10～20岁发病率最高，男多于女。主要侵袭生长迅速的干骺端，全身骨骼都可受累，股骨下端、胫骨上端和肱骨上端是最好发部位。主要症状为疼痛，多为持续性，夜间加重。患部早期出现肿块，发展迅速，局部皮温增高，浅静脉充盈或怒张，可出现血管杂音及震颤。患者早期出现消瘦、贫血、乏力、食欲减退等全身症状。实验室检查可见血清碱性磷酸酶增高，红细胞沉降率增快，血红蛋白降低。大量临床资料证明血清碱性磷酸酶与骨肉瘤的预后密切相关。

考点：

骨巨细胞瘤、骨肉瘤的诊断及治疗原则。

X射线表现长骨干骺端成骨或溶骨性破坏或两者相间，形状不一，边界不清，骨皮质破坏，骨膜反应多表现为Codman三角或呈日光放射状，病变穿过骨皮质可在软组织内形成不规则的肿瘤骨和不同大小的软组织肿块影。

CT、MRI在显示肿瘤骨的病变范围、软组织的侵袭情况、与周围主要血管的关系以及保肢术中对瘤段切除长度定位等方面有显著的指导作用。

【治疗】 采取综合治疗。术前大剂量化疗，根据肿瘤浸润范围和化疗反应做根治性瘤段切除，灭活再植或人工假体置换等保肢手术或截肢术，术后继续化疗等综合治疗。骨肉瘤肺转移发生率高，此类患者除上述治疗外，还可根据化疗效果、转移灶情况行转移瘤手术治疗。

第四节　尤因肉瘤与骨转移瘤

一、尤因肉瘤

尤因肉瘤是起源于骨髓间充质结缔组织，以小圆细胞为主要结构的恶性骨肿瘤。

【临床表现】 多见于儿童，男性稍多。发病部位以长骨干和骨盆多见。主要症状为局部疼痛，可为间歇性，但进行性加重。局部软组织肿胀，压痛广泛，患肢常因肿痛而活动受限。病程发展快，常伴有发热、乏力、消瘦、白细胞增多、红细胞沉降率增快等，临床上需与急性骨髓炎做鉴别诊断。

X射线表现骨质广泛虫蛀样溶骨性破坏，皮质不完整，骨膜反应常呈葱皮状，有软组织肿胀阴影。

CT、MRI在本病诊疗上是非常必要的。

【治疗】 采用放疗、化疗和手术（保肢或截肢）等综合治疗。术后再配合放疗和化疗，5年生存率可达到50%以上。

二、骨转移瘤

随着恶性肿瘤发病率的增加，治疗效果改善，生存期延长，恶性肿瘤发生骨转移的机会明显增加。

【临床表现】 骨转移瘤好发于40～60岁，发病部位以躯干及四肢骨的近心端居多。主要症状是疼痛，病理性骨折，脊柱转移瘤可因压迫脊髓而瘫痪。溶骨性骨转移时，可出现血清钙升高，X射线表现为蚕食状不规则的骨质破坏；成骨性骨转移时，可出现血清碱性磷酸酶升高，X射线表现为斑点状或块状致密阴影，但前列腺癌骨转移时血清酸性磷酸酶升高；混合型兼有成骨型和溶骨型的变化。

【治疗】 以姑息疗法为主。治疗目的是延长寿命，改善生活质量及保存一定功能。可采用放疗、化疗、激素疗法及手术等综合治疗。对病理性骨折、脊柱转移瘤可做固定手术；为减轻患者痛苦，可采用“三阶梯止痛治疗”；对极难耐受的疼痛，可做姑息性截肢。

问题分析与能力提升

患者，女，16岁，因"右膝疼痛4个月，加重2个月伴功能障碍"入院。4个月前无明显原因出现右膝部疼痛，为隐痛，初时无夜间疼痛，不影响行走和学习。2个月前疼痛加重，尤以夜间疼痛明显，一般止痛药无效。查体：轻度跛行步态，右膝肿胀，皮肤无红，浅表静脉扩张，皮温高，膝周压疼，以膝内侧为重，浮髌试验(+)，腹股沟区未触及肿大的淋巴结。实验室检查：尿常规无异常，血红蛋白10.8 g/L，红细胞沉降率76 mm/h，碱性磷酸酶380 U/L。

请问：①该患者初步诊断是什么？②请列出治疗方案。

同步练习题

1. 骨囊肿好发于 ( )

A. 长管骨干骺端　B. 长管骨骨端　C. 长管骨干部

D. 短管骨骨端　E. 短管骨干部

2. 骨软骨瘤多见于 ( )

A. 长管骨骨端　B. 长管骨干骺端　C. 长管骨骨干

D. 长管骨骨骺　E. 扁骨骨端

3. 关于骨软骨瘤临床表现的叙述，正确的是 ( )

A. 一般无症状，生长缓慢的骨性突起　B. 肿物与周围界线不清

C. X射线检查可见骨膜反应　D. 肿块明显，皮肤有静脉怒张

E. 生长较快，伴明显疼痛

4. 骨巨细胞瘤的特点是 ( )

A. 好发部位为胫骨下端　B. 主要症状为局部剧痛　C. X射线表现为骨膜反应明显

D. 好发年龄是5～10岁　E. 潜在恶性骨肿瘤

5. 骨巨细胞瘤的好发年龄是 ( )

A. 5～9岁　B. 10～19岁　C. 20～40岁

D. 41～60岁　E. 61～80岁

6. X射线上表现为肥皂泡样改变的疾病是 ( )

A. 骨囊肿　B. 骨软骨瘤　C. 骨肉瘤

D. 骨巨细胞瘤　E. 骨髓炎

7. 男性，22岁，右膝内侧肿块8年，生长缓慢，无明显疼痛。X射线片显示股骨下端内侧干骺端杵状肿块，边缘清楚。应首先考虑为 ( )

A. 骨肉瘤　B. 骨巨细胞瘤　C. 软骨肉瘤

D. 骨软骨瘤　E. 骨样骨瘤

8. 男性，15岁，无意中发现左大腿下端硬质、无痛性包块。X射线片见左股骨下干骺端外侧有一基底狭窄的骨性突出物，密度均匀与股骨一致，无骨质破坏。其诊断是 ( )

A. 骨结核　B. 骨髓炎　C. 骨肉瘤

D. 骨软骨瘤　E. 骨巨细胞瘤

9. 男性，14岁，左胫骨近端疼痛2个月，呈进行性加重。X射线片检查发现左胫骨干骺端骨膜反应呈"日光射线"形态。最可能的诊断是 ( )

A. 骨肉瘤　B. 骨巨细胞瘤　C. 骨软骨瘤

D. 骨结核　E. 骨囊肿

(10～11题共用题干)

女，24岁，近日发现左膝关节疼痛，行走困难，休息缓解，自觉左小腿上端内侧似有肿块，压痛。查体：左膝关节活动受

限，胫骨上端内侧肿胀，压痛。X射线摄片见左胫骨上端内侧有一肥皂泡样阴影，膨胀性生长。

10. 本例最可能的诊断是 （　）

A. 骨结核　B. 骨髓炎　C. 骨坏死

D. 骨巨细胞瘤　E. 骨软骨瘤

11. 本例最适当的治疗方法是 （　）

A. 休息、营养　B. 广谱抗生素治疗　C. 手术治疗

D. 抗结核治疗　E. 物理治疗

（12～14题共用题干）

男性，26岁，左膝持续性隐痛1个月余。查体：左小腿上端内侧略肿，压痛，X射线摄片见左胫骨上端内侧有一肥皂泡样阴影，膨胀性生长，骨皮质变薄。

12. 应首先考虑的诊断为 （　）

A. 骨结核　B. 骨髓炎　C. 骨肉瘤

D. 骨软骨瘤　E. 骨巨细胞瘤

13. 其最佳治疗措施为 （　）

A. 单纯化疗　B. 单纯截肢手术　C. 病灶刮除植骨

D. 单纯放疗　E. 抗炎抗结核

14. 如果最终确诊为骨肉瘤，其最佳治疗方案为 （　）

A. 单纯化疗　B. 单纯放疗　C. 单纯截肢手术

D. 肿瘤切除，人工关节置换　E. 化疗—肿瘤切除—化疗

（陈京来）

第四十二章

临床常用基本操作技术

第一节　手术区域消毒、铺巾

【学习目标】 掌握不同手术区皮肤消毒范围、消毒的原则、消毒的方式、铺无菌巾的原则。

【物品准备】 器械准备：手术消毒包、无菌铺单包、消毒剂、污物桶1个。

【模拟考题】 患者，女性，因乳腺癌拟行手术治疗。请在医学模拟人上施行术前手术区域消毒铺巾。

【操作步骤】

(一)操作前准备

1. 了解不同手术区域皮肤消毒范围，选择合适的消毒方式，总原则应包括手术切口周围15～20 cm的区域。

2. 根据消毒的原则、患者的感染部位选择不同的消毒方式：清洁刀口皮肤消毒应从手术野中心部位开始向周围涂擦；感染伤口或肛门、会阴部的消毒，应从手术区外周清洁部向感染伤口或肛门、会阴部涂擦。

3. 熟悉消毒的方式及其适用范围：①环形成螺旋形消毒用于小手术野的消毒；②平行形或叠瓦形消毒用于大手术野的消毒。

4. 医师的准备：换好洗手衣、裤、鞋，戴口罩、帽子。

(二)操作步骤

1. 备齐物品，左手持消毒碗，右手持消毒钳，清毒钳头部朝下夹住消毒纱布，浸蘸消毒液(消毒钳头部永远不能高于钳尾)。

2. 从切口中心开始，由内向外消毒切口周围15 cm范围。

3. 左右两边对称叠瓦状消毒，每次覆盖前一次的1/3～1/2，消毒不留空白。

4. 待第1遍消毒液晾干后，换消毒钳以同样的方式再次涂抹消毒液2遍，共3遍消毒，每次范围小于前1次。

5. 消毒结束后，依次铺巾，现铺操作者对侧或者是相对不洁净区，最后铺自己的一侧。用4把巾钳夹住无菌巾的交叉处固定。

6. 由器械护士协助铺中单、麻醉单。铺麻醉单时洞口对准手术区，指示大单头部的标记应位于切口上方。两侧铺开后,盖住麻醉架,再向下展开,盖住手术托盘及床尾,遮盖除手术区域以外身体所有部位。

(三)操作注意事项

1. 面部、口唇和会阴部黏膜、阴囊等处,不能耐受碘酊的刺激,宜用刺激小的消毒液来代替。

2. 清洁伤口应以切口为中心向四周消毒,感染伤口或肛门处手术则应由手术区外周开始向感染伤口或肛门处消毒。

3. 消毒腹部皮肤时,先在脐窝中滴数滴消毒液,待皮肤消毒完毕后再擦净。

4. 铺巾者与洗手护士的手不能接触,应于洗手护士两手之内侧接单。铺巾时每块无菌巾(单)的反折部靠近切口,并且反折部向下。

5. 放下的无菌巾(单)不能移动,若位置不正确,只能由手术区向外移动,否则取走之,重新铺新的无菌巾。

6. 大单的头端应盖过手术架,两侧和足端部应垂下超过手术台边缘 30 cm。

【知识问答】 试述阑尾炎手术区消毒范围。

答:以右侧髂前上棘至脐连线外 1/3 与 2/3 交叉点为消毒中心点,消毒范围:右腹部至右大腿 1/3、会阴部,向左至脐部,向上至右季肋缘。

(鲍　芳)

第二节　外科刷手法

外科刷手法是手术人员通过机械刷洗和化学药物作用以去除并杀灭手部皮肤表面上的污垢和附着的细菌,而达到消毒的目的。

【学习目标】 做好外科刷手的操作前准备,掌握外科刷手的目的、方法及注意事项。

【物品准备】 感应式洗手设施、挂钟、洗手刷、指甲剪、消毒毛巾、洗手液、消毒液。

【模拟考题】 请用络合碘刷手法刷手。

【操作步骤】

(一)操作前准备

1. 手术人员进入手术室后,必须更换手术室的专用鞋和手术衣、裤,以免将外部灰尘带入手术室内。

2. 手术衣要做到“五不露”,即前面头发、后面头发、衣领、袖口、裤口均要用帽子、手术衣遮盖,不能外露。洗手衣下襟应放在裤内,防止衣着宽大影响消毒隔离,上衣袖口平肘上 10 cm。

3. 戴好手术室专用口罩,口罩必须遮住口鼻,修剪指甲,并除去甲缘下积垢。

4. 手或臂部皮肤有破损或有化脓性感染及患呼吸道感染者不能参加手术。

5. 穿手术衣进手术室时,双手应保持拱手姿势。如需推开手术室门需用背部顶开。

6. 穿戴手术室着装者,不得离开手术室。外出时,必须更换外出衣及室外鞋。

(二)操作步骤

1. 肥皂刷手法

(1)先用肥皂和水把手和上臂清洗一遍(七步洗手法),最少 15 s,清水冲净,持物钳取无菌小方巾擦干。

(2)用持物钳夹取消毒刷蘸肥皂液刷洗手和上臂,刷手采用三段法:第一段交替刷手,顺序依次为指端、甲缘及甲沟，由拇指到小指依次刷五指和指蹼、手背、手掌；第二段交替刷前臂，顺序依次为手腕、前臂、肘窝、肘关节；第三段交替刷上臂，到肘上 10 cm 处。

(3)刷完手之后应用清水将肥皂液冲洗干净，双手对拢向上，肘部向下，先冲手部，再冲前臂，后冲上臂，使水流自然自肘部流下。

(4)第 1 遍刷洗完毕冲洗干净后，再用同样的方法刷第 2 遍、第 3 遍。刷手的范围，第 1 遍达肘上 10 cm，第 2 遍肘上 8 cm，第 3 遍肘上 6 cm。第 3 遍刷手冲洗完毕，拿取无菌小方巾，擦干双手。

(5)手和前臂浸泡在 70% 乙醇内 5 min，浸泡范围达肘上 6 cm，手浸泡完毕，自然晾干。保持拱手姿势，手臂不可下垂，不可触碰其他有菌物体，如触碰需重新刷手。

2. 络合碘刷手法

(1)先用肥皂和水把手和上臂清洗一遍（七步洗手法）最少 15 s，清水冲净，持物钳取无菌小方巾擦干。

(2)用持物钳夹取 0.5% 络合碘的纱布涂刷手，刷手采用三段法：第一段交替刷双手，顺序依次为指端、甲缘及甲沟，由拇指到小指依次刷五指和指蹼、手背、手掌；第二段交替刷前臂，顺序依次为手腕，前臂、肘窝、肘关节；第三段交替刷上臂，到肘上 6 m 处。络合碘刷手时间为 3 min。

(3)手直接拿取络合碘的纱布第 2 次涂刷手，方法与第 1 次相同，上臂范围不超过第 1 次，时间同为 3 min。

(4)手拿取无菌小方巾，擦拭双手。注意擦拭目的是为戴手套方便和防止浸湿手术衣，因此络合碘不要求擦拭十分干燥，适当留一些络合碘可在手臂形成一层保护膜。

（三）操作注意事项

1. 刷手时应特别注意甲缘、甲沟、指蹼、大拇指内侧，手掌纹、前臂尺侧及皮肤皱褶等处的重点刷洗。不得涂抹指甲油。

2. 冲洗时应始终保持手朝上肘朝下的姿势，防止水从肘部以上流向前臂及手。

3. 擦手时注意毛巾用过的部分不能再擦用，擦过肘部的毛巾不可再擦前臂。抓巾的手不可接触毛巾用过的部分。擦手巾一用一灭菌。

4. 经消毒液浸泡后或涂擦后的手臂，应待其自干，此时消毒液可在皮肤上形成一薄膜，以增加灭菌效果。不要用无菌巾擦拭。

5. 洗手消毒完毕后，手要保持拱手姿势，远离胸部 30 cm 以外，不能触及有菌物品。

6. 手臂皮肤经化学消毒后，细菌数目大大减少，但仍不能认为绝对无菌，在未戴无菌手套以前，不可直接接触已灭菌的手术器械等物品。

7. 穿手术衣时应选择空旷位置，防止穿衣时碰到其他物品。

【知识问答】 若连台手术，第一台手术完毕后是否需要重新进行刷手？

答：如手术完毕，手套未破，需连续施行另一只手术时不需重新刷手，仅需浸泡在 70% 乙醇中 5 min 或接取 3 ~ 5mL 消毒剂涂抹双手及前臂，即可穿手术衣，戴手套。若前一次手术为有菌手术，应重新刷手。

（鲍　芳）

第三节　戴无菌手套法

戴无菌手套技术适用于医务人员进行严格的无菌操作时确保无菌效果，接触患者破损皮肤、黏膜时，保护患者和医务人员，预防病原微生物通过医务人员的手传播疾病。

【学习目标】 做好戴无菌手套的操作前准备；掌握戴无菌手套的目的、方法和步骤、注意事项。

【物品准备】 操作物品准备包括 ①环境准备：清洁、宽敞、明亮、定期消毒；②用物准备 ：一次性无菌手套、指甲剪、弯盘、洗手设备、清洁抹布；③评估用物：物品齐全，一次性无菌物品均在有效期内、质量合格。

【模拟考题】 你作为值班医生，现要为一外伤患者行清创缝合术，现助手已将物品备齐，请你戴无菌手套准备为患者操作。

【操作步骤】

（一）操作前准备

修剪指甲，取下手表、饰品等；操作者洗手、戴口罩；检查无菌手套的号码，检查手套外包装有无潮湿、破损，是否在有效期内。

（二）操作步骤

1. 打开手套袋，将手套内层包装平铺放于清洁、干燥的治疗台上。

2. 打开手套纸内层，一只手捏住手套翻折部分，同时取出一双手套。

3. 将两只手套的五指对准，先戴一只手，手插入手套，不接触手套外面。用戴好手套的手指插入另一只手套的向内翻折部（手套的外面），助未戴手套的手同法将手套戴好。

4. 将手套翻折部翻回套在工作服衣袖的外面，同法扣套好另一只手套。

5. 双手对合交叉，调整手套位置。

6. 操作完毕，冲洗手套外面的污迹。

7. 脱手套：一只手捏住另一只手套腕部外面，翻转脱下。再将脱下手套的手插入另一只手套内，将其翻转脱下。

8. 将用过的手套放入医疗废物垃圾袋内；洗手、取口罩，操作完毕。戴无菌手套操作如图 42-1。

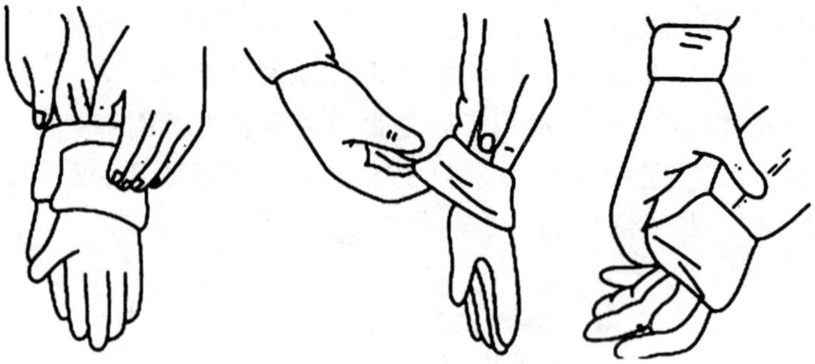

图 42-1　戴无菌手套的方法

（三）操作注意事项

1. 严格遵循无菌操作原则。

2. 戴手套时，未戴手套的手不可触及手套的外面，已戴手套的手则不可触及手套的内面。

3. 戴手套时，如发现手套破损或污染，应立即更换。

4. 戴手套后双手应始终保持在腰部或者操作台面以上视线范围内的水平。

【知识问答】

1. 戴无菌手套接连诊疗患者，可以不更换手套吗？

答：不能。诊疗不同患者之间应更换手套，防止交叉感染。

2. 已戴好手套的手能否触及手套的内面？

答：不能。已戴好手套的手只能触及手套的外面，未戴手套的手可以触及手套的内面。

（鲍　芳）

第四节　穿、脱隔离衣

隔离衣是用于保护医务人员避免受到血液、体液和其他感染性物质污染，或用于保护患者避免感染的防护用品，分为一次性隔离衣和布制隔离衣。一次性隔离衣通常用无纺布做成，由帽子、口罩、上衣和裤子组成，可分为连身式、分身式两种。

【学习目标】 掌握隔离衣的使用指征、穿脱方法及注意事项。

【使用指征】 以下情况应穿隔离衣：①接触经接触传播的感染性疾病的患者，如传染病患者、多重耐药菌感染患者等时；②对患者实行保护性隔离时，如大面积烧伤、骨髓移植等患者的诊疗、护理时；③可能受到患者血液、体液、分泌物、排泄物喷溅时。

【物品准备】 操作物品准备包括：一次性帽子、口罩隔离衣、挂衣架、手消毒用物、无菌擦手巾等。

【模拟考题】 你作为今日值班医生，现要从医生办公室进入传染病区隔离病房为患者检查病情。要求：请完成穿脱隔离衣的操作，并将隔离衣挂在半污染区。

【操作步骤】

（一）操作前准备

1. 操作者衣帽整洁，修剪指甲，取下手表，取出听诊器，卷袖过肘（根据需要穿隔离裤、鞋）。

2. 洗手，戴口罩。

3. 评估需隔离的环境条件及物品，选取大小合适的隔离衣，检查隔离衣完整性，注意有无破损或潮湿等情况。

（二）操作方法

1. 穿隔离衣方法

（1）手提衣领，取下隔离衣，清洁面对自己。

（2）从右至左握领边于手中，露出袖筒。左手伸入袖内，右手将衣领向上拉，将衣袖穿好，举左臂伸出左手。

（3）换左手持衣领，右手伸入袖内，将衣袖穿好，举右臂伸出右手，双手上举，轻轻抖动并屈肘，勿触及面部。

(4)两手持衣领,由领子中央顺着边缘向后系好衣领。

(5)扣袖扣或系好袖带,如袖过长,扣臂扣。

(6)将隔离衣一边(约在腰下5 cm)处渐向前拉,见到边缘捏住,同法捏住另一侧衣边缘。双手在背后将衣边边缘对齐。向一侧折叠,一只手按住折叠处,另一只手将腰带拉至背后折叠处。将腰带在背后交叉,回到前面打一活结将带子系好。穿隔离衣操作如图42-2。

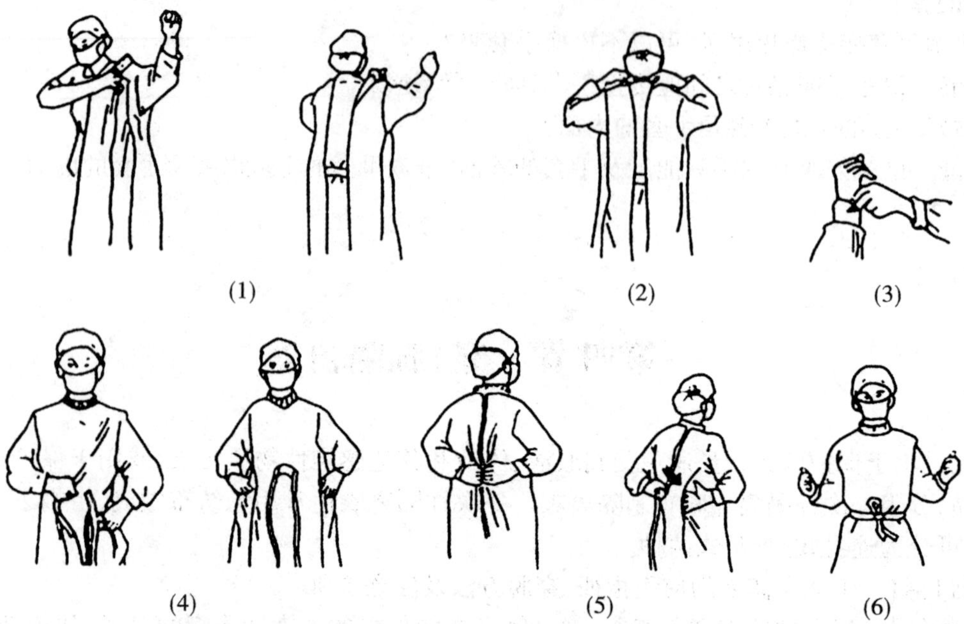

图42-2　穿隔离衣方法

(1)提起衣领分别穿好双手　(2)系领扣　(3)系袖扣　(4)整理衣边　(5)对折整齐　(6)系好腰带

2. 脱隔离衣方法

(1)解开腰带,在前面打一活结。

(2)解开袖扣,将衣袖上拉,在肘部将过长的衣袖污对污向内塞入袖袢内,充分暴露双手。

(3)消毒手。

(4)解开颈后领带或领扣。

(5)右手伸入左袖内,拉下衣袖过手,用盖住的左手握住右手隔离衣袖子的外面,拉下右侧衣袖,使其盖住右手。如扣有袖扣在袖内将臂扣解开。

(6)双手转换逐渐从袖管中退出,双手在袖筒内对准肩缝和衣边,脱下隔离衣。隔离衣反折,手提衣领挂在衣架上,挂清洁区,使清洁面朝外。悬挂污染区,则污染面向外。脱隔离衣操作如图42-3。

(三)操作注意事项

1. 隔离衣只限在规定区域内穿脱,穿好隔离衣后,只能在规定范围内活动。

2. 穿隔离衣前应检查隔离衣有无破损、潮湿,发现有潮湿或破损应立即更换。

3. 穿隔离衣顺序:取衣—穿袖—系领扣—系袖扣—系腰带。脱隔离衣顺序:解腰带—解袖口—消毒双手—解衣领—脱衣袖。

4. 穿脱过程中避免污染衣领和清洁面,始终保持衣领清洁。勿使衣袖触及面部及衣领,消毒手时不能沾湿隔离衣，脱隔离衣时注意避免污染。

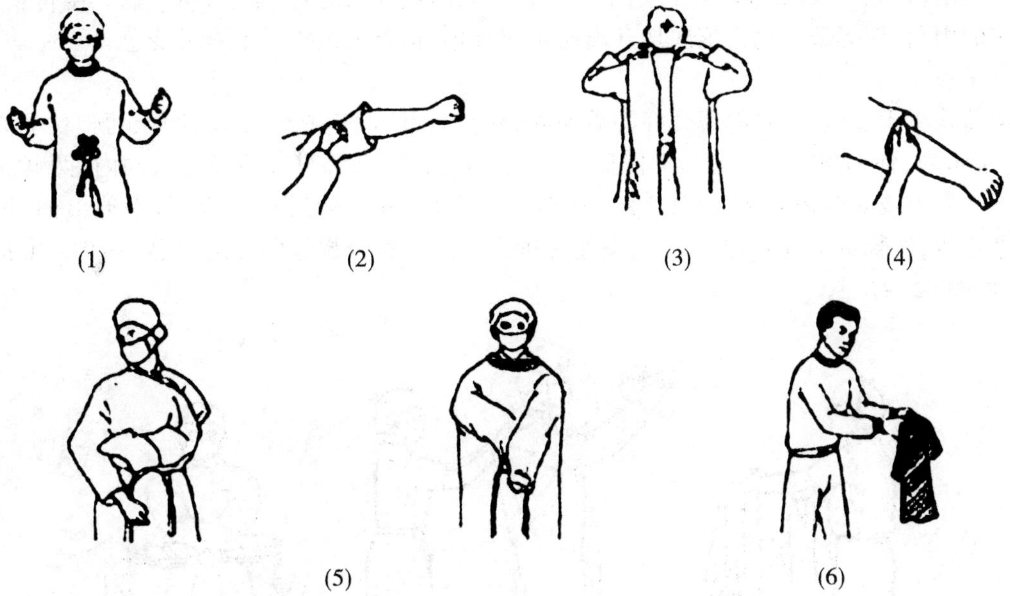

图 42-3　脱隔离衣方法

（1）解腰带、打活结　（2）解袖扣、塞衣袖　（3）消毒手、解领扣　（4）先退出一只手　（5）分别退出双手　（6）整理衣服挂衣钩

【知识问答】

1. 隔离衣一般多长时间更换？

答：应当每天更换，如有潮湿或被污染，应立即更换。

2. 脱隔离衣时，能否先解开衣领再洗手？为什么？

答：不能。因为隔离衣衣领为清洁区，手未清洗前接触会污染衣领。

（鲍　芳）

第五节　穿脱手术衣

【学习目标】 掌握穿、脱手术衣的方法、步骤、注意事项。

【物品准备】 治疗台、无菌包（内有无菌手术衣）、无菌持物钳。

【模拟考题】 现络合碘刷手后，穿半覆盖式或全覆盖式手术衣。

【操作步骤】

（一）操作前准备

1. 检查无菌包有无松散、潮湿、破损、灭菌指示胶带有无变色及有效期。

2. 将无菌手术包放于干燥宽敞的治疗台上。

3. 戴口罩、按外科消毒规范进行洗手。

(二)操作步骤

1. 打开无菌包,撕开灭菌指示胶带,用手依次打开无菌包外层的外、左、右角。取无菌持物钳,用手打开外层包布的内角,用无菌持物钳依次打开内层包布各角,检查灭菌指示卡有无变色。

2. 穿手术衣

穿半覆盖式手术衣法:①拿起折叠好的手术衣,初步打开,确定衣领和衣服内外侧,双手提起衣领的两角,抖开手术衣,使内侧面向自己,将手术衣轻轻向上抛起,双手同时顺势伸入袖内,两臂向正前方伸直、平举,不能向上或向两边伸展双臂;②助手(巡回护士)在身后协助拉紧衣服,手伸出袖口,护士系好衣带。微微弯腰,使腰带下垂离开手术衣,双手在前面交叉将腰带提起向后递给巡回护士,由护士在后面系好腰带,如图 42-4。

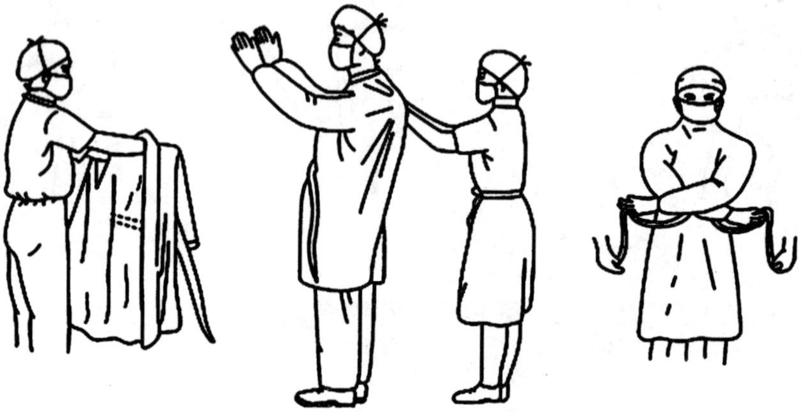

图 42-4　穿半覆盖式手术衣法

穿全覆盖式手术衣法:①拿起折叠好的手术衣,初步打开,确定衣领和衣服内外侧,双手提起衣领的两角,抖开手术衣,使内侧面向自己,将手术衣轻轻向上抛起,双手同时顺势伸入袖内,两臂向正前方伸直、平举,不能向上或向两边伸展双臂。②助手(巡回护士)在身后协助拉紧衣服,手伸出袖口,护士系好衣带。操作者带好手套,解开系在腰间的腰带,将一端交给洗手护士(已穿手术衣、戴手套)操作者旋转一周,使衣服包绕后背,接过腰带,在腰间系好。

3. 脱手术衣:解开腰带,请助手解开衣领和衣后结,用手抓住肩部向外翻脱手术衣,再脱手套。

(三)操作注意事项

1. 严格执行无菌操作原则,避免污染无菌包内手术衣。

2. 穿手术衣必须在手术间进行,四周有足够的空间,穿衣者面向无菌区。

3. 手术衣无菌区为肩以下,腰以上的胸前,双手、前臂、腋中线以前。

4. 无菌手术衣的无菌区避免接触有菌物品,如有破损或污染应立即更换。

5. 穿好手术衣,戴好无菌手套后,双手放在手术衣胸前的夹层或双手交握置于胸前,双手不可高举过肩,垂于腰下或双手交叉于腋下。

(鲍　芳)

第六节　吸氧术

吸氧术是通过给患者吸入高于空气中氧浓度的氧气，来提高患者肺泡内的氧分压，达到改善组织缺氧目的的一种治疗方法。纠正各种原因造成的缺氧状态，提高动脉血氧分压和动脉血氧饱和度，增加动脉血氧含量，促进组织的新陈代谢，维持机体生命活动。

【学习目标】 做好吸氧术的操作前准备；掌握吸氧的目的、适应证和禁忌证、方法及注意事项；熟悉氧疗的常见不良反应。

【适应证与禁忌证】 适应证包括以下几点。①呼吸系统：肺源性心脏病、哮喘、重症肺炎、肺水肿和气胸等；②心血管系统：心源性休克、心力衰竭、心肌梗死、严重心律失常等；③中枢神经系统：颅脑外伤、各种原因引起的昏迷等；④其他：严重的贫血、出血性休克、一氧化碳中毒、麻醉药物及氰化物中毒、大手术后、产程过长等。

禁忌证：严重呼吸功能衰竭时，应考虑呼吸机等治疗。

【物品准备】 操作物品准备包括以下几点。①供氧装置：中心供氧装置完好或罩好氧气罩的氧气筒（悬挂四防和有氧标识），环境符合用氧安全。治疗车上：治疗盘内放有氧压表、湿化瓶（装 1/3 ~ 2/3 蒸馏水）、盛有温开水的小药杯；无菌棉签、一次性吸氧管、弯盘、扳手、手电筒、输氧卡、笔、模型人、纸巾、消毒洗手液。②评估用物：物品齐全，一次性无菌物品均在有效期内、质量合格。

【模拟考题】 模拟患者，男性，65 岁，咳嗽、咳痰 20 多年，近半月无明显诱因出现胸闷、呼吸困难进行性加重，咳白色黏痰，不易咳出。患者轻微活动即胸闷气急。动脉血气分析：pH 值 7.35，$PaCO_2$ 54 mmHg，PaO_2 58 mmHg，SaO_2 88%。请在医学模拟人上施行吸氧术的操作。

【操作步骤】

（一）操作前准备

1. 操作者洗手，戴好口罩、帽子，备齐用物并携至床旁。

2. 环境安静整洁、安全、无明火和热源。

3. 核对患者床号、姓名。

4. 向患者及家属说明吸氧术的目的和意义，简要说明操作过程，消除患者顾虑，取得配合。

5. 操作前全面评估患者情况，包括意识状态、生命体征、临床诊断及治疗、患者缺氧程度、血气分析结果、心理状态、合作程度、对氧疗的认识程度，确定患者是否需要进行氧疗并选择氧疗方式。

6. 核查所用物品是否齐全，放置合理。

（二）操作步骤

1. 与患者及家属沟通：自我介绍后核对患者床号、姓名、性别等。再次解释说明，做好心理护理，以取得配合。

2. 安装氧气表（根据两种供氧方式安装氧气表）。①氧气筒供氧：检查氧气筒是否处于备用状态，有“满”和“四防”标识。开总开关，使少量气体冲去瓶口灰尘，关总开关。安装氧气表整套装置，扳手旋紧，氧气表与地面垂直。关流量开关，开总开关，开流量开关，检查氧气装置各衔接部分有无漏气、关流量开关。②中心供氧：评估中心供氧系统是否完好，打开防尘盖，安装氧气表整套装置。打开流量开关，检查氧气装置有无漏气，关闭流量开关。

3. 根据患者病情取舒适卧位。

4. 用手电筒检查患者鼻腔黏膜情况,有无分泌物等。询问患者既往史:有无鼻中隔偏曲、鼻腔息肉、鼻甲肥大等。

5. 用湿棉签清洁并湿润鼻腔。

6. 根据病情需要和不同吸氧管,给患者实施氧气吸入,连接吸氧管(单侧鼻导管将输氧管于氧气装置连接,然后再连接单侧鼻导管。双侧鼻导管直接与氧气装置连接)。

(1)鼻导管给氧法　打开流量开关,根据病情调节氧流量,低流量为 1 ~ 2 L/min,中流量为 3 ~ 4 L/min,高流量为 5 ~ 6 L/min,将鼻导管前端鼻塞放入盛水小杯中湿润并检测导管是否通畅。自一侧鼻孔轻轻插入至鼻咽部,长度约为鼻尖至耳垂距离的 2/3,确认无异常时用胶布固定鼻导管于鼻翼及面颊部。

(2)双侧鼻导管法　连接双侧鼻导管,开流量表开关,调节氧气流量;将鼻导管前端鼻塞放入盛水小杯中,湿润并检测导管是否通畅;将鼻塞轻轻塞入患者鼻孔,妥善固定。

(3)鼻塞给氧法　(用塑料或有机玻璃制成带有管腔的球状物)选择合适型号(鼻塞大小以恰能塞入鼻孔为宜)的鼻塞,连接输氧管;开流量表开关,调节氧流量,将鼻塞放入盛水小杯中,湿润并检测导管是否通畅,将鼻塞塞入鼻孔。代替单侧鼻导管用氧的方法,此法可避免鼻导管对鼻黏膜的刺激,患者较为舒服。

(4)面罩给氧法　检查面罩各部功能是否良好,将氧气连接管连接于面罩的氧气进孔上,调节流量,一般 3 ~ 4 L/min,严重缺氧者 7 ~ 8 L/min,将面罩置患者口鼻部,用松紧带固定(图 42-5)。

(5)氧气帐给氧法　一般应用于儿科抢救。若无氧气罩,可用塑料薄膜制成帐篷,其大小约为病床的一半,氧气经过湿化瓶,由橡皮管通入帐内。氧流量需 10 ~ 12 L/min,吸入的氧浓度才能达到体积分数 60% ~ 70%。每次打开帐幕后,应将氧流速加大至 12 ~ 14 L/min,持续 3 min,以恢复帐内原来的氧浓度(图 42-6)。

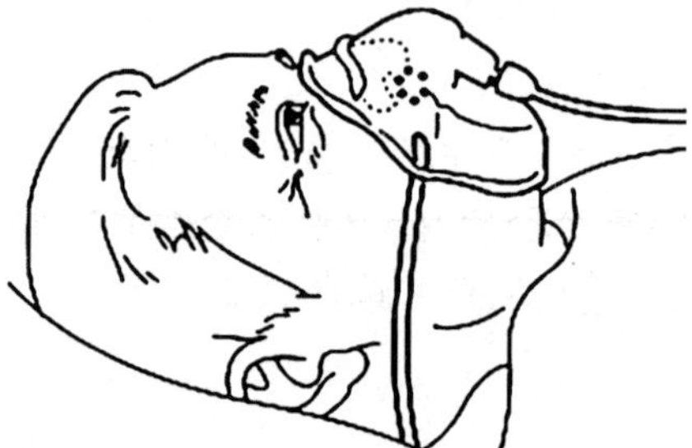

图 42-5　面罩给氧法

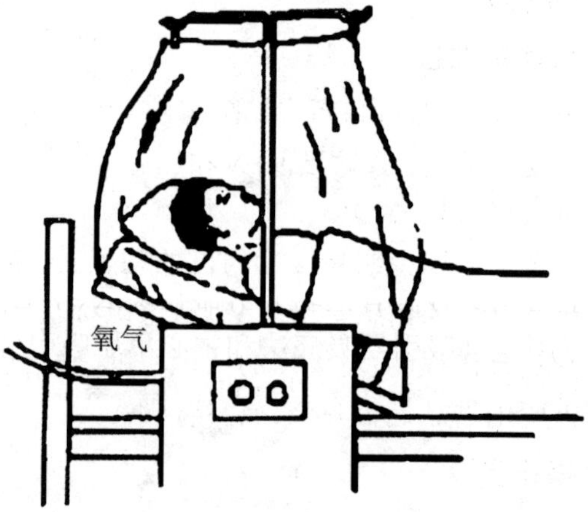

图 42-6　氧气帐给氧法

(6)氧气枕法　使用时将枕内灌满氧气;连接带有湿化装置(根据需要)的输氧管;用调节夹以调节好流量;连接吸氧管,湿润并检查是否通畅;轻轻插入患者鼻腔。

(7)停氧　患者缺氧改善情况,可停止吸氧。取下鼻导管后关流量表开关(筒氧吸氧:关闭流量开关,关闭总开关,打开流量开关放余氧,关闭流量开关)。取下鼻导管置于弯盘内,清洁面部,记录停氧时间。卸下湿化瓶,同时将氧气表卸下,整理床单位和处理用物。

(三)操作注意事项

1. 严格遵守操作规程,注意用氧安全,切实做好“四防”,即防火、防震、防油、防热。

2. 患者吸氧过程中,需要调节氧流量时,应当先将患者鼻导管取下,调节好氧流量后,再与患者连接。停止吸氧时,先取下鼻导管,再关流量表。

3. 吸氧时,注意观察患者脉搏、血压、精神状态等情况有无改善,及时调整用氧浓度。

4. 湿化瓶每次用后均需清洗、消毒。

5. 氧气筒内氧气不可用尽,压力表上指针降至5 kg/cm^2时,即不可再用。

6. 对未用或已用空的氧气筒应分别放置并挂“满”或“空”的标记,以免急用时搬错而影响抢救工作。

7. 氧疗的不良反应:当氧气浓度高于60%、持续时间超过24 h,可出现氧疗不良反应。常见的氧疗不良反应有以下几点。①氧中毒,长时间吸高浓度氧可产生氧的毒性作用,影响到肺、中枢神经系统、红细胞生成系统、内分泌系统及视网膜,其中最重要的是氧对呼吸器官的不良反应。氧中毒的程度主要取决于吸氧浓度及吸入时间。②肺不张,呼吸空气时,肺内含有大量不被血液吸收的氮气,构成肺内气体的主要成分,当高浓度氧疗时,肺泡气中氮逐渐为氧所取代,肺泡内的气体易被血液吸收而发生肺泡萎缩。③呼吸道分泌物干燥,氧气吸入前一定要湿化,以此减轻刺激作用,并定期雾化吸入。④呼吸抑制,见于Ⅱ型呼吸衰竭患者($PaCO_2$增高,PaO_2降低),Ⅱ型呼吸衰竭患者应给予低浓度、低流量(1~2 L/min)持续吸氧,维持PaO_2在60 mmHg即可。

【知识问答】

1. 为什么大手术之后常给予吸氧?

答:通常情况下,麻醉及疼痛等容易造成呼吸幅度受限,导致患者缺氧。

2. 停止吸氧时,先取下鼻导管,再关流量表,对吗? 为什么?

答:对,这样可以避免由于关闭流量表操作不当造成患者的不适。

(鲍　芳)

第七节　吸痰术

临床上常用的方法有电动吸引器吸痰法、中心负压吸引装置吸痰法、注射器吸痰法、口对口吸痰法。本节重点学习电动吸引器吸痰法和中心负压吸引装置吸痰法。

【学习目标】 做好吸痰操作的操作前准备;掌握吸痰的目的、适应证、禁忌证、操作步骤及电动吸引器吸痰的注意事项。熟悉吸痰所需的用物。

【适应证与禁忌证】 适应证:①咳嗽无力、咳嗽反射迟钝或会厌功能障碍患者;②老年、危重、昏迷及麻醉后未清醒前等引起的不能自行排痰者;③溺水、误吸导致的窒息患者。

禁忌证:肺出血不宜频繁吸痰,气管内注射肺表面活性物质半小时内不宜吸痰。

【物品准备】 操作物品准备包括:①治疗盘内备无菌罐2个、无菌纱布数块、一次性治疗巾、听诊器、手电筒、一次性吸痰管数根、无菌手套、弯盘;②吸引装置(电动吸引器或者中心负压吸引装置)、模型人;③必要时备开口器、压舌板、舌钳、插电板等。

【模拟考题】 模拟患者,男性,68岁,胸闷、憋气、呼吸困难进行性加重,痰不易咳出,请在医学模拟人上施行吸痰术的操作。

【操作步骤】

（一）操作前准备

1. 操作者洗手，戴好口罩、帽子，备齐用物并携至床旁。

2. 核对患者床号、姓名，向患者及家属说明吸痰术的目的、方法和意义，取得配合。

3. 评估环境：环境安静整洁，温度、湿度适宜。

4. 操作前评估患者意识状态、生命体征、氧疗情况等。检查口腔、鼻腔黏膜情况，取下活动义齿。指导患者深呼吸，进行有效咳嗽、咳痰。

5. 核查所用物品是否齐全，放置合理。

6. 吸痰准备：①电动吸引器吸痰法，将吸引器放于床边适当处，检查吸引器各连接导管是否严密。打开吸引器开关，检查吸引器性能。反折连接导管前端，调节负压，成人 300 ~400 mmHg；儿童<300 mmHg。②中心负压吸引装置吸痰法，评估中心负压吸引系统是否完好，打开防尘盖，安装负压表整套装置，安装储液瓶，连接导管与负压吸引装置，打开开关，反折连接导管前端，调节负压，同上。

（二）操作过程

1. 洗手，协助患者摆好体位，头偏向一侧，在患者颌下铺治疗巾。

2. 打开吸痰管包装前端，右手戴无菌手套，右手将吸痰管抽出并盘绕在手中，根部与负压连接管接头处相连。在试吸罐试吸少量生理盐水，检查吸痰管的通畅，且润滑前端。

3. 吸痰：左手反折吸痰管末端阻断负压，右手持吸痰管迅速并轻轻插入吸痰管到需要深度，鼻腔-咽喉部-气管，经鼻至咽喉部 20 ~25 cm。吸痰时边左右旋转边向上提拉，每次吸痰时间<15 s；吸痰顺序正确（经口鼻途径先吸口咽部分泌物，再吸气管内分泌物；经人工气道途径先吸导管内分泌物，再吸口鼻部分泌物）。

4. 吸痰过程中要随时观察患者的神志、面色、呼吸、心率等。

5. 吸痰完毕，擦净患者面部分泌物，取下治疗巾，协助患者取舒适体位，处理用物，医疗垃圾正确分类。洗手、记录。

（三）操作注意事项

1. 遵循无菌操作原则，治疗盘用物每 4 h 更换一次，每次吸痰应更换吸痰管。

2. 吸痰时动作应轻柔、准确、快速；防止损伤呼吸道黏膜。吸痰管插入遇到阻力时应分析原因，不可粗暴盲插。

3. 持续吸痰时，负压连接管 24 h 更换一次；痰液黏稠时，可以配合翻身扣背、蒸气吸入、雾化吸入、使用振动排痰仪等方法促进排痰，提高吸痰效果。

4. 吸痰过程中，如患者出现发绀、心率下降等缺氧症状时，应立即停止吸痰。待症状缓解后再吸。

5. 病情需要再次吸痰，应间隔 3 ~5 min 后再次吸痰。

【知识问答】

1. 吸痰过程中，每次吸痰时间是多少？再次吸痰，两次间隔时间为多久？

答：每次吸痰时间不超过 15 s，两次间隔时间为 3 ~5 min 后再吸。

2. 吸痰过程中，如发现痰液里面有鲜血，提示什么？应怎么做？

答：提示呼吸道黏膜破损，应立即停止吸痰。

（鲍　芳）

第八节　胃管置入术

胃管置入术是将胃管经鼻腔插入胃内，可以从管内灌注流质食物、水分和药物以维持营养和治疗；还可以通过胃管，利用负压吸引和虹吸原理，吸出胃肠道内的气体及液体，减轻腹胀和降低胃肠道内的压力，减轻毒素的吸收，改善肠壁血液循环。

【学习目标】 做好吸氧术的操作前准备：掌握胃管置入术的目的、操作方法、适应证、禁忌证；熟悉胃管置入术的注意事项。

【适应证与禁忌证】 适应证：①昏迷、口腔疾病或口腔手术后患者，上消化道肿瘤引起吞咽困难者、不能张口的患者如破伤风患者、病情危重者、极度厌食者等插管行营养治疗；②胃肠道手术的术前的准备；③胃扩张、幽门狭窄及食物中毒等；④口腔及喉部手术需保持手术部位清洁者；⑤胃液检查；⑥胃肠减压。

禁忌证：①严重的食管静脉曲张；②腐蚀性胃炎、食管炎；③鼻腔食管阻塞；④贲门狭窄或阻塞；⑤严重呼吸困难。

【物品准备】 操作物品准备包括：①手电筒、治疗巾、棉签、盛水小杯、别针、橡皮筋、胶布、听诊器、弯盘、一次性胃管插管包内含（胃管、液状石蜡棉球、20 mL 注射器、镊子、纱块、手套）、胃管标识、负压引流盒。②评估用物：物品齐全，一次性无菌物品均在有效期内、质量合格。

【模拟考题】 患者，男性，40 岁，暴饮暴食后腹痛入院，诊断为急性胰腺炎。请在医学模拟人上为患者插胃管行胃肠减压。

【操作步骤】

（一）操作前准备

1. 操作者洗手，戴好口罩、帽子，备齐用物并携至床旁。

2. 环境安静、整洁、光线充足。

3. 核对患者床号、姓名，向患者和家属沟通说明插胃管的目的和必要性，以取得配合，请家属回避。

4. 操作前全面评估患者情况，包括病情、意识状态、生命体征等，用手电筒观察患者鼻腔黏膜有无肿胀、炎症等。

（二）操作步骤

1. 根据患者病情，协助患者半坐卧位（摇高床铺或背后靠枕）。

2. 铺治疗巾，置弯盘于患者口角，检查鼻腔和口腔（有无义齿），选择通畅一侧的鼻腔，湿棉签清洁鼻腔，确定剑突位置。

3. 按无菌操作原则打开胃管插管包，戴手套，取出胃管，20mL 注射器连结胃管末端，检查胃管是否通畅，测量插入长度。两种测量方法：前额发迹至胸骨剑突鼻尖至耳垂再到胸骨剑突。一般成人插入 45 ~ 55 cm。液状石蜡润滑胃管前端（前端 10 cm），关闭胃管末端。自一侧鼻孔缓慢插入胃管。若清醒者：插入 10 ~ 15 cm（咽喉部）时，嘱患者做吞咽动作并顺势向前推进直至预定长度；若昏迷者：插管前先将患者头向后仰，左手将患者头部托起，使下颌靠近胸骨柄，以增大咽喉部通道的弧度，将胃管沿后壁滑行缓缓插入至预定长度（颈椎骨折患者禁用）。插管过程中注意观察患者反应：若患者出现恶心、呕吐时，应暂停片刻，嘱患者深呼吸，随后迅速将胃管插入，以减轻不适。

4. 初步固定（胶布）胃管于鼻翼，验证胃管插入胃内（第 3 种方法不能单独判断是否在胃内）。①抽：

胃管末端连接注射器抽吸,如有胃液抽出,表示已插入胃内;②听:用注射器从胃管内注入少量空气,同时置听诊器于胃部听诊,如有气过水声,表示胃管已插入胃内;③看:将胃管末端置于盛水碗内应无气体逸出,若有气泡溢出且与呼吸相一致,表示误入气管内。

5. 用纱布擦拭患者口角,用胶布固定于患者鼻翼及面颊部。

6. 撤除治疗巾,协助患者取舒适体位,询问患者感受,整理患者(盖衣被)及用物。贴胃管标识,向患者及家属交代注意事项。

(三)注意事项

1. 插管时动作应轻柔,嘱患者吞咽时进管,避免损伤食管黏膜,尤其是通过食管3个狭窄的部位时。

2. 插管过程中如患者出现恶心,嘱患者深呼吸(分散其注意力,缓解紧张,减轻胃肌收缩)。出现呛咳、呼吸困难、发绀等,表示误入气管,应立即拔出。出现呕吐,胃管自口中呕出,拔出少许,重新插管。

3. 昏迷患者必须使用3种检测法检测胃管是否在胃内。

4. 每次鼻饲前应证实胃管在胃内且通畅,并用少量温开水冲管后再进行喂食,鼻饲完毕后再注入少量温开水,防止鼻饲液凝结。

5. 留置胃管期间应每日进行口腔护理2次,并定期更换胃管,普通胃管(橡胶管)每周更换一次,普通的PC材料14 d更换一次,硅胶管每月更换一次。更换胃管是应当晚上拔胃管,第2天早晨从另一侧鼻腔插入。

6. 胃肠减压应妥善固定装置,注意观察引流物的颜色、性质、量,并记录24 h引流总量。胃肠减压期间,注意观察患者水、电解质及胃肠功能恢复情况。

【知识问答】

1. 如何确定胃管在胃内?

答:①胃管末端连接注射器抽吸,如有胃液抽出,表示已插入胃内;②用注射器从胃管内注入少量空气,同时置听诊器于胃部听诊,如有气过水声,表示胃管已插入胃内;③将胃管末端置于盛水碗内应无气体逸出。

2. 如何测量胃管插入的长度?每次鼻饲量为多少?间隔时间多久?

答:前额发迹至胸骨剑突或鼻尖至耳垂再到胸骨剑突,一般成人插入45~55 cm。每次鼻饲量不超过200 mL,间隔时间大于2 h。

(鲍　芳)

第九节　三腔二囊管止血法

三腔二囊管止血法是利用充气的气囊机械性压迫胃贲门及食管下段的曲张静脉,达到压迫止血的目的。

【学习目标】 掌握三腔二囊管置入术的适应证、禁忌证、操作方法及注意事项,熟悉三腔二囊管拔管方法。

【适应证与禁忌证】 适应证:用于抢救食管静脉曲张破裂出血,药物治疗无效的患者或内镜下硬化剂注射或套扎术后再出血,一般止血治疗无效者。

禁忌证:高血压,心功能不全者慎用。咽喉食管肿瘤或手术致食管狭窄、病情危重、生命体征不平稳或躁动不合作者、胸腹部动脉瘤者禁忌。

【物品准备】 ①插管用物:治疗碗 2 个、三腔二囊管 1 根、无菌手套、无菌纱布、液体石蜡 50 mL、短镊子 2 把、生理盐水 50 mL 注射器 2 个、液状石蜡、棉签、胶布、止血钳 3 把,剪刀、治疗巾、一次性负压吸引盒;血压计、听诊器、护理记录单。②牵引用物:牵引架、滑轮、无弹力绳、牵引物。③拔管用物:治疗盘、小药杯内备液状石蜡 20 ~ 30 mL、棉签、纱布、弯盘、弯盘、50 mL 注射器。

【模拟考题】 患者,男,60 岁,酒精性肝硬化,现因食管胃底静脉曲张破裂出血,拟插三腔二囊管。请在医学模拟人上完成操作。

【操作步骤】

(一)操作前准备

1. 与患者和家属沟通,做好解释并取得合作。告知可能出现的并发症,取得谅解与配合。

2. 评估患者鼻腔有无疾病、出血、水肿、鼻中隔偏曲等情况。

3. 洗手,戴口罩。备齐所需用物,检查三腔二囊管的质量,有无断裂、是否通畅、气囊有无漏气,测试气囊的注气量及达到的压力,一般胃囊需注气 200 ~ 300 mL,食管囊需注气 100 ~ 150 mL;将 3 个管腔分别贴上标记。

(二)操作步骤

1. 备齐用物并携至床旁。核对患者信息,以取得配合。

2. 检查患者鼻腔,患者取侧卧位或平卧位头偏向一边,铺巾,放置弯盘。

3. 将胃囊及食管囊内气体抽尽,再用液状石蜡涂抹三腔二囊管及患者鼻腔使其润滑。自鼻腔内插入三腔二囊管,当达到 65 cm 处,并在胃管内抽得胃液时,提示三腔二囊管已达胃部。

4. 用注射器向胃囊内注入空气 150 ~ 200 mL,接血压计测压(囊内压 40 ~ 50 mmHg),将开口部反折弯曲后,用血管钳夹住。向外缓缓牵拉三腔二囊管,感觉有阻力时表示胃囊已达胃底部,在有中等阻力的情况下,用宽胶布固定于患者面部。将胃气囊管末端连接无弹力绳,用 250 ~ 500 g 沙袋通过滑轮固定于床架上持续牵引(图 42-7)。

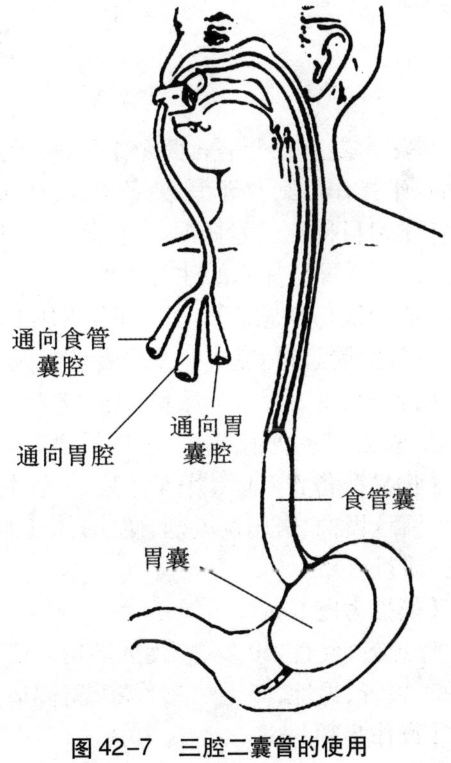

图 42-7 三腔二囊管的使用

5. 将胃腔端连接于负压吸引盒,抽吸胃内容物以清除胃内积血,可从吸引盒中观察有无继续出血。了解压迫止血是否有效。

6. 若观察仍有活动性出血,继续用注射器向食管囊注入空气 100 ~ 150 mL(囊内压 10 ~ 40 mmHg)。再用止血钳夹住管端。

7. 食管囊及胃囊每 12 h 放气一次,时间 10 ~ 20 min。并将三腔二囊管向胃内送少许以减轻胃底部压力,改善局部黏膜血液循环,减压后定时抽取胃内容物观察是否再出血。气囊压迫一般不超过 5 d。

8. 拔管时指导患者先服液状石蜡 20 ~ 30 mL,稍等片刻。先排空食管气囊再排出胃气囊内的气体,指导患者深吸气后于慢慢呼吸时然后轻柔拔管。

（三）操作注意事项

1. 插管时应将气囊内空气抽尽，插管能浅勿深，操作时先向胃气囊注气，然后再向食管气囊注气。

2. 三腔二囊管外要先用液状石蜡充分润滑。术者应操作轻柔，嘱患者配合吞咽动作，不强行插管，牵拉方向与鼻孔呈一直线。

3. 气囊压迫期间，须密切观察脉搏、呼吸、血压、心律的变化。

【知识问答】

1. 三腔二囊管置入操作中，先向哪个气囊充气？为什么？

答：操作时先向胃气囊注气，然后再向食管气囊注气，为了防止三腔二囊管被牵拉上移而窒息。

2. 胃囊充气量不足且牵拉过猛，会发生什么情况？

答：可使胃囊进入食管下段，挤压心脏，甚至将胃囊拉至喉部，引起呼吸困难甚至窒息。

（鲍　芳）

第十节　导尿术

导尿术是指在严格无菌操作下，用导尿管经尿道插入膀胱引流出尿液的方法。在操作中应严格遵守无菌技术操作原则及规程，熟悉男、女性尿道解剖特点，避免增加患者的痛苦。

【学习目标】 做好导尿术的操作前准备；掌握导尿术的目的、适应证和禁忌证；掌握导尿术的具体操作过程；掌握导尿术的注意事项。

【适应证与禁忌证】 适应证：为尿潴留、尿失禁患者引流尿液；术前膀胱减压以及下腹、盆腔器官手术中持续排空膀胱；休克或危重患者监测尿量、尿相对密度；采集尿标本做细菌培养；尿流动力学检查中测定膀胱容量、压力及残余尿量；注入造影剂或气体行膀胱造影等协助诊断。

禁忌证：急性尿路感染、急性尿道炎、急性前列腺炎及女性月经期禁止导尿。

【物品准备】 ①治疗车上层：一次性无菌导尿包、手消毒液、弯盘、一次性垫巾、浴巾；②治疗车下层：生活垃圾桶、医用垃圾桶、便盆；③其他：根据环境酌情备屏风。物品齐全，一次性无菌物品均在有效期内、质量合格。

【模拟考题】

1. 患者，女性，60岁，急性尿潴留。请在医学模拟人上行导尿术。

2. 患者，男性，65岁，急性尿潴留。请在医学模拟人上行导尿术。

【操作步骤】

（一）操作前准备

1. 操作者洗手，戴好口罩、帽子，备齐用物并携至床旁。

2. 核对患者床号、姓名、住院号等。

3. 向患者及家属说明导尿术的目的和意义，简要说明操作过程及导尿时的注意事项与配合要点，消除患者顾虑，取得配合。

4. 酌情关闭门窗、调节室温，注意保护患者隐私。

5. 操作前全面评估患者情况，包括全身情况、局部情况、心理状态等。

(二)操作步骤(男、女导尿术)

1. 安置体位:患者取屈膝仰卧位,两腿外展,暴露会阴。

2. 臀下铺一次性垫巾,弯盘置于近会阴处。

3. 洗手,打开导尿包。会阴初次消毒:左手戴手套,打开碘伏棉球包放于一次性治疗方盘内,右手持镊子夹取消毒棉球消毒会阴部,顺序为阴阜→对侧大阴唇→近侧大阴唇→对侧大小阴唇之间→近侧大小阴唇之间(男性患者消毒顺序为阴阜→阴茎→阴囊),遵循自上而下,从外向内,一个棉球只用一次的消毒原则,污染棉球置于靠近会阴处的弯盘内。

4. 脱手套,再次洗手,第 2 遍消毒:将一次性导尿包置于两腿之间,按无菌技术操作打开导尿包。①戴无菌手套;②铺洞巾;③分类整理好用物,检查导尿管是否通畅,球囊是否漏气;④连接一次性集尿袋,检查集尿袋并关闭排放口;⑤用液状石蜡棉球润滑导尿管前端;⑥打开消毒棉球包,充分暴露尿道口(男性患者:一只手用纱布包住阴茎并将包皮向后推暴露尿道口),另一只手持镊子夹取棉球,消毒尿道口→对侧小阴唇→近侧小阴唇→尿道口(男性患者消毒顺序为尿道口→龟头→冠状沟),污物棉球及消毒用的镊子放于床尾弯盘内;⑦消毒完毕将小方盘移至床尾。

5. 导尿:①将导尿方盘移至近会阴处;②左手固定不动,嘱患者放松、张口呼吸;③右手持镊子夹导尿管前端对准尿道口轻轻插入尿道口 4 ~6 cm(男性患者:一只手继续持无菌纱布固定阴茎并提起,使阴茎与腹壁呈 60°角,右手持镊子夹导尿管前端对准尿道口轻轻插入尿道口 20 ~22 cm),见尿液后继续插入 7 ~10 cm。

6. 检查并妥善固定导尿管,标本及时送检。

7. 分类整理用物,协助患者取舒适卧位,整理床单位。

8. 向患者及家属交代留置导尿后的注意事项,垃圾分类处理。

(三)操作注意事项

1. 严格遵循无菌操作原则,以防感染。

2. 选择适宜的导尿管,插管动作应轻慢,防止损伤尿道黏膜。在操作过程中,注意保护患者的隐私。

3. 女性导尿时,要仔细辨认尿道外口的位置。

4. 对膀胱高度膨胀且极度虚弱者,首次放尿量不能超过 1 000 mL。

5. 导尿过程中,密切观察患者的反应,留置导尿管时,引流袋定时更换。

【知识问答】

1. 导尿术的适应证有哪些?

答:为尿潴留、尿失禁患者引流尿液;术前膀胱减压及下腹、盆腔器官手中持续排空膀胱;休克或危重患者监测尿量、尿相对密度。有时也具有诊断作用如:采集尿标本做细菌培养;尿流动力学检查中测定膀胱容量、压力及残余尿量;注入造影剂或气体行膀胱造影等协助诊断。

2. 为男性患者导尿时,为什么要将阴茎提起?

答:因为男性尿道较长,有 2 个弯曲,即耻骨前弯和耻骨下弯,提起阴茎一定角度,使耻骨前弯消失,利于插管。

3. 为膀胱高度膨胀的患者导尿,第一次放尿不应超过多少? 为什么?

答:第一次放尿量不能超过 1 000 mL。因为,以防大量放尿导致腹腔内压急剧下降,引起血压突然下降而虚脱,甚至休克。此外,膀胱内压突然降低,可引起膀胱黏膜急剧充血,发生血尿。

(鲍　芳)

第十一节　动、静脉穿刺术

一、动脉穿刺术

动脉穿刺术是自动脉穿刺可以抽取血标本，为诊断、检查、治疗、用药提供依据。

【学习目标】 掌握动脉穿刺适应证、禁忌证及动脉穿刺的操作方法，熟悉动脉穿刺的注意事项和穿刺后的观察要点，常见并发症判断及处理。

【适应证与禁忌证】 适应证：①各种原因引起呼吸衰竭和电解质紊乱的患者抽取动脉血进行血气分析，判断电解质变化情况等；②麻醉和手术期、危重患者持续监测动脉血压的变化；③急救时动脉给药。

禁忌证：慢性严重心、肺、肾疾病，循环衰竭患者不宜动脉穿刺；周围皮肤炎症或动脉痉挛及血栓形成期应避开病患部位或禁止动脉穿刺；有出血倾向者动脉穿刺应慎重进行。

【物品准备】 操作物品准备包括：①无菌治疗盘、络合碘、75%乙醇、无菌棉签、一次性注射器5mL或一次性动脉采血针、肝素钠针剂、无菌手套、弯盘、橡皮塞或专用凝胶帽，化验单、笔等；②评估用物：物品齐全，一次性无菌物品均在有效期内、质量合格，无菌铺盘时间未超过4 h。

【模拟考题】 模拟患者，男性，68岁，呼吸衰竭，需做动脉血气分析检查。请在医学模拟人上施行操作。

【操作步骤】

（一）操作前准备

1. 操作者洗手，戴好口罩、帽子，备齐用物并携至床旁。

2. 评估患者：评估患者病情、意识状态，肢体活动情况，目前的体温、给氧方式及氧浓度，了解患者目前氧合状况。

3. 与患者和家属沟通：告知动脉穿刺的目的、方法、注意事项及配合要点，交代动脉穿刺可能存在的风险及并发症。

4. 核查所用物品是否齐全，放置合理。

（二）操作步骤（以动脉血气分析为例）

1. 按无菌原则肝素化注射器备用。

2. 再次与患者及家属沟通，核对患者姓名、性别、床号等，再次解释说明动脉穿刺的目的、方法及必要性，交代操作中配合要点及注意事项，以取得配合。

3. 核对医嘱、治疗卡，在化验单上注明患者体温及氧浓度。

4. 患者取坐位或卧位，暴露穿刺部位，如选择桡动脉，则手腕下垫小枕头。

5. 常规消毒穿刺点周围8～10 cm皮肤2遍，待干。

6. 戴无菌手套，备干棉签。

7. 采血：一只手的示指与中指在动脉搏动最强处定位，另一只手持针离左手示指0.5 cm处以40°角或垂直刺入动脉。判断是否为动脉血（颜色鲜红，血液自动流入注射器），确认后采集血1 mL左右。迅速拔针，请人协助压迫穿刺点5～10 min，至无出血。

8. 确定针筒内无气泡，若有气泡即刻垂直排出，立即将针尖斜面刺入橡皮塞或专用凝胶针帽。

9. 轻轻旋动血气针，使血液与抗凝剂充分混匀，立即送检，观察穿刺部位有无渗血或血肿，向患者及家属做好健康宣教,做好心理护理。

(三)注意事项

1. 动脉穿刺不用扎止血带。

2. 洗澡、饮热水或运动后应休息 30 min 再采血,吸痰后 20 min、氧浓度改变 15 min、呼吸机参数调节 30 min 后方可采血,以免影响检查结果。

3. 桡动脉穿刺点为前臂掌侧腕关节上 2 cm、动脉搏动明显处。股动脉穿刺点在腹股沟股动脉搏动明显处,穿刺时,患者取仰卧位,下肢伸直略外展外旋,以充分暴露穿刺部位。新生儿宜选择桡动脉穿刺,因股动脉穿刺垂直进针时易伤及髋关节。

4. 动脉血标本应隔绝空气,抽血时注射器内不能有空泡,抽出后立即封闭针头,隔绝空气。

5. 标本应立即送检,一般从采集到检测不能超过 30 min ,凝血功能障碍者穿刺后应延长按压时间至少 10 min。

(四)知识问答

1. 抽动脉血做血气分析前,为什么要用肝素冲洗注射器?

答:为了防止血液凝固,影响血气分析结果。

2. 抽动脉血做血气分析,为什么穿刺抽完血抽出后要立即将针尖斜面刺入橡皮塞或专用凝胶针帽?

答:为了防止空气进入注射器,影响血气分析结果。

二、静脉穿刺术

熟练掌握静脉穿刺技术,提高穿刺成功率,可以及时、准确地治疗、抢救患者。否则反复穿刺增加了患者的痛苦,甚至贻误抢救、治疗的最佳时机。

【学习目标】 做好静脉穿刺术的操作前准备;掌握静脉穿刺术的目的、适应证和相对禁忌证,掌握静脉穿刺的操作方法和要领。熟悉静脉穿刺术的注意事项。

【适应证与禁忌证】 适应证:①留取静脉血标本的实验室检查;②开放静脉通路输注药物或进行静脉血流动力学监测等各项相关检查。穿刺部位有感染为绝对禁忌证,有明显出血倾向者为相对禁忌证。

【物品准备】 ①无菌治疗盘、皮肤消毒剂、无菌棉签、无菌手套、采血用物(注射器或采血针、采血试管、检验申请单及标签或条形码、试管架)或静脉注射用物(注射药物、注射器、注射单)、弯盘、止血带、小垫枕、笔等。②评估用物:物品齐全,一次性无菌物品均在有效期内、质量合格。无菌铺盘时间未超过 4 h。

【模拟考题】 患者,男,56 岁,因治疗需要,抽血查血常规,请你为患者进行静脉穿刺抽血(可在医学穿刺模型上模拟操作)。

【操作步骤】

(一)操作前准备

1. 操作者准备:洗手,戴好口罩、帽子,备齐用物并携至床旁。

2. 核对患者:依据检验申请单查对患者信息,核对检验申请单、采血试管及标签或条形码是否一致。简要了解病史,向患者本人及家属说明静脉穿刺术的目的和意义,解除顾虑,取得配合。

3. 评估患者:评估病情、意识状态及合作程度,肢体活动情况,用药史、过敏史等。评估穿刺部位皮肤有无瘢痕和感染、血管弹性情况等。

4. 选择穿刺部位:上肢常用的浅层静脉有头静脉、贵要静脉、肘正中静脉、前臂正中静脉,下肢常用的浅层静脉有大隐静脉、小隐静脉。成人要选择浅显、无弯曲、易固定的静脉。

5. 协助患者取坐位或仰卧位。

(二)操作步骤

1. 戴手套。

2. 在穿刺部位下放一次性垫巾及小枕。

3. 暴露患者待穿刺部位,选择合适静脉,在穿刺点上方约 6 cm 处扎止血带。

4. 消毒皮肤 2 遍,直径大于 5 cm,待干。

5. 嘱患者操拳,绷紧皮肤及血管,针头斜面朝上,针头与皮肤呈 15° ~30° 自静脉上方或侧方刺入皮下,再沿静脉走向滑行刺入静脉,见回血后再沿静脉走行进少许。

6. 静脉采血　固定针柄。连接采血管,抽取所需血量。如需采取多管血,当采集到最后一管时,嘱患者松拳,松止血带。若为静脉注射,嘱患者松拳,松止血带;固定针柄,缓慢注射药物,注药过程中要试抽回血,以检查针头是否仍在静脉内。

7. 迅速拔针、按压局部 1 ~2 min,取治疗巾、小枕和止血带,脱手套,洗手,血标本及时送检或用药后观察。

(三)注意事项

1. 严格遵守无菌操作原则。

2. 选穿刺部位时,应避开有感染、破损、结节、水肿、皮疹或有瘢痕的皮肤。

3. 血标本采集需根据检验项目提前告知患者进行准备。如查肝功能、血糖需空腹,查血生化需提前避免摄入油腻食物等。

4. 采集多种血标本时,根据采血管说明书要求依次采集血标本。

5. 标本采集后应尽快送检,送检过程避免过度振荡。

6. 静脉注射药物时前要询问患者的用药史、过敏史、家族史等,用药后要注意巡视观察用药后有无不良反应。

(四)知识问答

1. 如深静脉穿刺中误入动脉,应如何处理?

答:立即拔出穿刺针,局部压迫 5 min,如局部无明显淤血,可继续深静脉穿刺。

2. 深静脉穿刺置管的适应证有哪些?

答:需要长期输液者;需行全胃肠外营养者;采血困难者;需中心静脉压测定者等。

3. 四肢浅静脉穿刺部位分别是?如遇四肢无法穿刺,还有那些部位可以穿刺?

答:四肢浅静脉穿刺部位并无固定要求。择手足部位的较直、管腔稍粗一些的血管。如四肢无法穿刺,可以选择股静脉、颈静脉等。

(鲍　芳)

第十二节　胸腔穿刺术

胸膜腔穿刺术是用于检查胸膜腔积液的性质,查找病因,从而协助疾病诊断的一种技术。此外,通过穿刺可以向胸膜腔内给药或者适量抽气、抽液减轻肺压迫症状,以达到治疗疾病的目的。

【学习目标】　做好胸膜腔穿刺术的术前准备;正确选择穿刺部位;掌握胸膜腔穿刺术的具体操作过

程;熟悉胸膜腔穿刺术的注意事项。

【适应证与禁忌证】 适应证:①诊断性,原因未明的胸腔积液,可做诊断性穿刺,做胸水涂片、培养、细胞学和生化学检查以明确病因,并可检查肺部情况。②治疗性,通过抽液、抽气或胸腔减压治疗单侧或双侧胸腔大量积液、积气产生的压迫、呼吸困难等症状;向胸腔内注射药物(抗肿瘤药或促进胸膜粘连药物等)。

禁忌证:①体质衰弱、病情危重难以耐受穿刺术者;②对麻醉药过敏;③有精神疾病或不合作者;④凝血功能障碍,严重出血倾向者;⑤疑为胸腔包虫病患者,穿刺可引起感染扩散,不宜穿刺;⑥穿刺部位或附近有感染。

【物品准备】 工作衣、工作帽、口罩、胸膜腔穿刺模型胸膜腔穿剩手术包(包括消毒洞巾、带胶皮管的胸穿针、血管钳、消毒纱布、5 mL 和 50 mL 注射器各 1 支、6 ~ 8 号针头 2 枚、无菌手套 1 副、弯盘 1 个、标本试件 3 支)、治疗盘(包括碘伏、棉签、胶布、麻醉药)、标记笔 1 支、椅子、痰盂等。

【模拟考题】 模拟患者,男性 30 岁,经体检及 X 射线透视诊断为"左侧胸腔积液"。请在医学模拟人上做胸腔穿刺术。

【操作步骤】

(一)操作前准备

1. 详细了解病史进行体格检查和血常规、出凝血时间、活化部分凝血酶时间及凝血酶原时间检查。

2. 向患者家属说明胸腔穿刺术的必要性和存在风险,签署知情同意书。

3. 简要告知患者操作过程,解除顾虑,取得配合。嘱患者术中不要说话、咳嗽、深呼吸等以免伤及肺。过度紧张的患者术前半小时可予以地西泮等药物镇静。

4. 参阅患者胸部 X 射线和超声波检查结果,了解液体或气体所在部位及量,并标上穿刺记号。

5. 核查所用器械与药物是否齐全。

6. 术者及助手常规洗手,戴好口罩和帽子。

(二)操作方法

1. 选择部位:胸腔积液穿刺点选择胸部叩诊实音最明显部位,一般取肩胛线第 7 ~ 9 肋间、腋后线第 7 ~ 8 肋间、腋中线第 6 ~ 7 肋间或腋前线第 5 肋间进行(图 42-8)。包裹性积液可结合 X 射线或超声波检查确定。气胸穿刺点选择患侧锁骨中线第 2 肋间。穿刺点可用标记笔在皮肤上做标记。

2. 患者体位:患者多取坐位,面向椅背,两手交叉抱臂置于椅背,头伏臂上,使肋间隙增宽;不能坐起者,可采取半卧位,举起患侧上臂(图 42-8)。

3. 消毒:用碘伏以穿刺点为中心,由内向外进行皮肤消毒,消毒范围直径约 15 cm。

4. 解开穿刺手术包,检查穿刺包内器械,注意带胶皮管的胸腔穿刺针是否通畅,术者戴无菌手套,铺无菌洞巾。

5. 局部麻醉:用注射器抽取利多卡因,针尖斜面向上,在穿刺点处沿肋骨上缘斜刺入皮内,注射一橘皮样隆起 5 mm 大小的皮丘,然后直刺逐渐深入,并向各个方向注药,直至麻醉到胸膜壁层。注药前应先回抽无回血,以免误将药物注入血管。一旦回抽出胸水,应停止进针将剩余的麻醉药推注到高度敏感的壁层胸膜,麻醉后拔出针头。

6. 术者左手拇指和示指固定穿刺点皮肤,右手持穿刺针沿肋骨上缘缓慢刺入,当穿刺针进入肌层后,用 50 mL 注射器吸去胶皮管内空气,将胶皮管吸扁,再用血管钳夹住胶皮管。继续进针至针尖阻力突然消失或胶皮管突然复张,表示穿刺针进入胸腔,接上注射器松开血管钳,抽吸胸液,助手协助用血管钳固定穿刺针(图 42-9),并配合松开或夹紧乳胶管。诊断性穿刺抽取 50 ~ 100 mL,分别注入 3 支无菌试管内

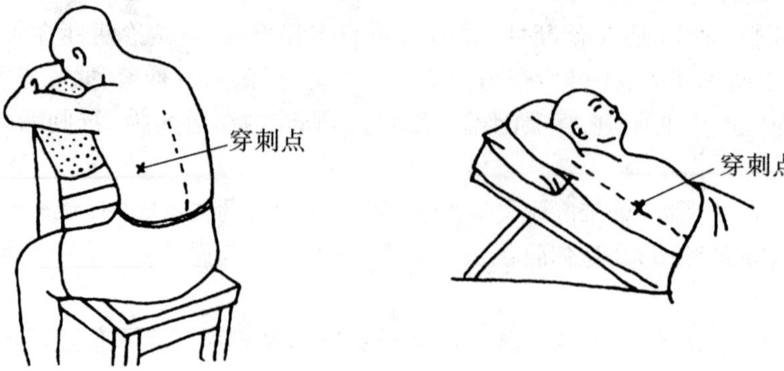

图 42-8　胸腔穿刺体位和穿刺点

立即送检。减压抽液注入痰盂内计量。

7. 需要进行药物治疗时,可于抽液后将药物稀释注入,推入药物后回抽胸液。再推入,反复 2 ~3 次,使药物分布均匀。若同时注入少量利多卡因及地塞米松,可减轻疼痛及发热等不良反应。恶性胸腔积液可注入抗肿瘤药或硬化剂,诱发化学性胸膜炎,促使壁层与脏层胸膜粘连,闭合胸装腔,防止新积液。

8. 抽吸完毕拔针,消毒穿刺点,稍用力压迫穿刺部位,覆盖无菌纱布,用胶布固定。

9. 整理用物,医疗垃圾分类处理,并做详组穿刺记录。嘱患者卧床休息 2 ~4 h,若胸膜腔注入药物,需经常变换体位,使药物在胸膜腔内涂布均匀。继续观察 4 ~8 h,注意术后反应及有无并发症。

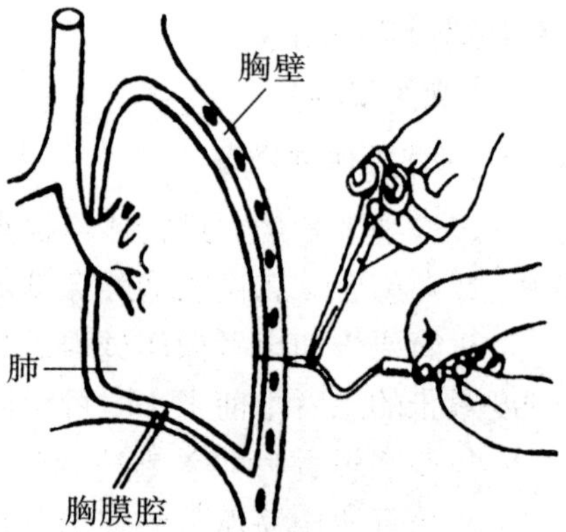

图 42-9　固定穿刺针

(三)操作注意事项

1. 操作前评估患者,做好术前准备工作。

2. 操作中应密切观察患者的反应,如有头晕、面色苍白、出汗、心悸、胸部压迫感或剧痛、昏厥等胸膜过敏反应,或出现连续性咳嗽气短、咳泡沫痰等现象,立即停止抽液,并皮下注射 0.1% 肾上腺素 0.3 ~0.5 mL,或进行其他对症处理。

3. 一次抽液不宜过多过快。诊断性抽液 50 ~100 mL 即可,减压抽液首次不超过 600 mL,以后每次不超过 1 000 mL。如为脓胸,每次尽量抽尽。

4. 严格无菌操作,操作中要防止空气进入胸腔,始终保持胸腔负压。

5. 应避免在第 9 肋间以下穿刺,以免穿透膈肌损伤腹腔脏器。

6. 预防并处理:①血胸,多由穿刺部位不正确,刺破肋间动静脉所致。如发现抽出的血液易凝固,应停止抽胸腔积液,观察患者脉搏、血压。②气胸,少量气胸可能为针头后皮管未夹紧而漏入空气所致,不必处理,大量气胸多为穿破脏层胸膜所致,按自发性气胸处理。③穿刺口出血,用消毒纱布按压及胶布固定即可。

【知识问答】

1. 渗出液和漏出液的病因各是什么?

答:渗出液为炎性积液,多由感染、恶性肿瘤、外伤、变态反应性疾病、结缔组织病等引起;漏出液为非炎性积液,多由心力衰竭、肝硬化、肾病综合征引起。

2. 穿刺过程中出现胸膜过敏反应该如何处理?

答:一旦出现胸膜过敏反应,立即停止胸穿,取平卧位,注意保暖,观察脉搏、血压、神志的变化。症状轻者,经休息或心理疏导即能自行缓解。对于出汗明显、血压偏低的患者,给予吸氧及补充 100 g/L 葡萄糖注射液 500 mL。必要时皮下注射肾上腺素 0.5 mg,防止休克。

(张　岳)

第十三节　腹腔穿刺术

腹腔穿刺术是用于检查腹腔积液的性质,找出病原,从而协助疾病诊断的一种技术。通过穿刺可以向腹腔内给药或者注入气体(人工气腹)促使肺空洞愈合。

【学习目标】 做好腹腔穿刺术的术前准备;正确选择穿刺部位;掌握腹腔穿刺术的具体操作过程;熟悉腹腔穿刺术的注意事项。

【适应证与禁忌证】 适应证:①腹水原因不明或疑有内出血者;②大量腹水引起难以忍受的呼吸困难及腹胀者;③需腹腔内注药或腹水浓缩再输入者。

禁忌证:①广泛腹膜粘连者;②大量腹水伴有严重电解质紊乱者;③有肝性脑病先兆、包虫病及巨大卵巢囊肿者;④精神异常或不能配合者;⑤妊娠。

【物品准备】 工作衣、工作帽、口罩、腹腔穿刺模型、腹腔穿刺手术包(包括消毒孔巾、带胶皮管的腹穿针、血管钳、消毒纱布、5 mL 和 50 mL 注射器各 1 支、8 ~ 9 号针头 2 枚、17 ~ 18 号长针头 1 枚、无菌手套 1 副、弯盘 1 个、标本试管 3 支)、治疗盘(包括碘伏、棉签、胶布、麻醉药)、标记笔 1 支、腹带(大量放腹水者)1 个、痰盂等。

【模拟考题】 模拟患者,男性,52 岁,近 3 个月来腹部逐渐膨隆,经检查为腹水,其原因不明,现需做诊断性穿刺。请在医学模拟人上做腹腔穿刺术。

【操作步骤】

(一)操作前准备

1. 详细了解病史,进行体格检查(重点测量腹围,查脉搏、血压、腹部体征)和血常规出凝血时间、活化部分凝血酶时间及凝血酶原时间检查。

2. 向患者家属说明腹腔穿刺术的必要性和存在风险,签署知情同意书。

3. 简要告知患者操作过程,解除顾虑,取得配合。穿刺前嘱患者排空膀胱尿液,以免损伤膀胱。过度紧张患者术前半小时可予以地西泮等药物镇静。

4. 术前进行 B 超检查,初步估计积液量,确定穿刺部位。

5. 核查器械与药物是否齐全。

6. 术者及助手常规洗手,戴好口罩和帽子。

(二)穿刺方法

1. 穿刺点选择:①脐与耻骨联合上缘间连线的中点上方 1 cm 偏左或右 1 ~ 2 cm,此处无重要器官,穿刺较安全(图 42-10)。②左下腹部穿刺点:脐与左髂前上棘连线的中、外 1/3 交界处,此处可避免损伤腹壁下动脉,肠管较游离而不易损伤。放腹水时通常选用左侧穿刺点。③侧卧位穿刺点:脐平面与腋前线或腋中线交点处。此处穿刺多适于腹膜腔内少量积液的诊断性穿刺。

2. 患者取坐位，半卧位或侧卧位。如大量放腹水，背部先垫好腹带。

3. 用碘伏以穿刺点为中心，由内向外进行皮肤消毒，消毒范围直径约 15 cm。

4. 解开穿刺手术包，检查穿刺包内器械，注意带胶皮管的腹腔穿刺针是否通畅。术者戴无菌手套，铺无菌洞巾。

5. 局部麻醉：抽取 5 mL 2% 利多卡因，从穿刺点刺入皮肤，注射一个直径 5 mm 的皮丘，然后逐层深入向腹膜腔麻醉，进针、回抽、推注药物，以免药物误注入血管。

6. 诊断性穿刺时，术者左手拇指和示指固定穿刺点皮肤，右手持接有 17 ~18 号长针头的注射器，经穿刺点垂直进入腹壁，当针尖有落空感时抽液送检。

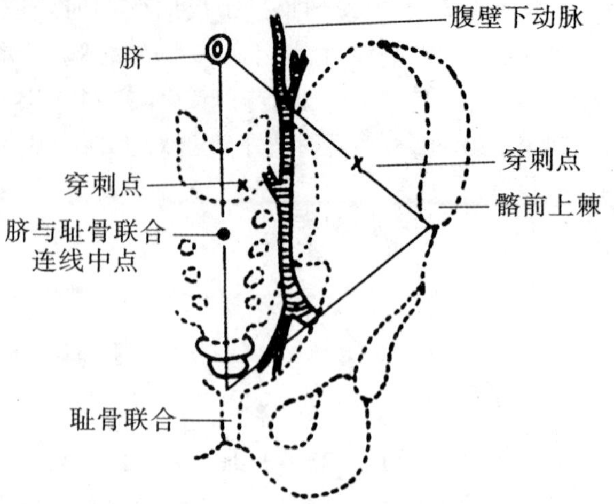

图 42-10　腹腔穿刺术进针点

7. 大量放腹水时，可用 8 ~9 号针头，并于针座接橡皮管，用血管钳夹住胶皮管，刺入腹腔有腹水流出时，以输液夹子调整速度，将腹水引入容器中计量并送化验检查。随着腹水的流出，将腹带自上而下逐渐束紧以防止腹压骤降引起虚脱。

8. 抽吸完毕夹闭胶皮管后拔针，消毒穿刺点。覆盖无菌纱布，压迫数分钟，胶布固定。术后整理用物，医疗垃圾分类处理，并做详细穿刺记录。

（三）注意事项

1. 操作前评估患者，做好术前准备工作。

2. 术中密切观察患者，如有头晕、心悸、恶心、气短、脉搏增快及面色苍白等，应立即停止操作，并进行适当处理。

3. 放液不宜过快、过多，肝硬化患者一次放液一般不超过 3 000 mL，过多放液可诱发肝性脑病和电解质紊乱。放液过程中要注意腹水的颜色变化。

4. 放腹水时若流出不畅，可将穿刺针稍做移动或稍变换体位。

5. 术后嘱患者平卧，对腹水量较大者，为防止漏出在穿刺时应注意勿使自皮肤到腹膜壁层的针眼位于一条直线上，方法是当针尖通过皮肤到达皮下后，即在另一只手协助下，稍向周围移动一下穿刺针头，然后再向腹腔刺入。如遇穿刺孔继续有腹水渗漏，可用蝶形胶布或火棉胶粘贴。大量放液后，需束以多头腹带，以防腹压骤降、内脏血管扩张引起血压下降或休克。

6. 注意无菌操作，以防止腹腔感染。

7. 放液前后均应测量腹围、脉搏、血压，检查腹部体征，以观察病情变化。

8. 术后嘱患者卧床休息 2 ~4 h，观察 4 ~6 h。

【知识问答】

1. 诊断性穿刺抽出的腹水，需进一步做哪些检查？

答：需进一步检查腹水颜色、透明度、密度、蛋白含量、细胞数，以及酶、细菌学和细胞学检查。

2. 若给肝硬化患者放腹水，1 次最多不能超过多少？为什么放腹水时要严密观察病情？

答：1 次最多不能超过 3 000 mL。大量放腹水后，可导致患者水钠代谢失衡，血浆蛋白丢失，甚至发生虚脱、休克肝性脑病等，故放腹水时要严密观察病情。

（张　岳）

第十四节 骨髓穿刺术

骨髓穿刺术常用于血细胞形态学检查、造血干细胞培养、细胞遗传学分析及病原生物学检查等。

【学习目标】 做好骨髓穿刺术的术前准备;正确选择穿刺部位;掌握骨髓穿刺术的具体操作过程;熟悉骨髓穿刺术的注意事项。

【适应证与禁忌证】 适应证:①各种原因所致的贫血和各类型的白血病、血小板减少性紫癜、多发性骨髓瘤、转移瘤、骨髓发育异常综合征、骨髓纤维化、恶性组织细胞病等;②某些寄生虫病,如疟疾、黑热病等可检测寄生虫;③长期发热,肝、脾、淋巴结肿大均可行骨髓穿刺检查,以明确诊断;④观察某些疾病的疗效。

禁忌证:血友病及弥散性血管内凝血,如无特殊需要,勿做骨髓穿刺检查。

【物品准备】 工作衣、工作帽、口罩、骨髓穿刺模型、骨髓穿刺手术包(包括消毒洞巾骨穿针 1 枚、消毒纱布、5 mL 和 20 mL 注射器各 1 支、6 ~ 8 号针头 2 枚、无菌手套 1 副、弯盘 1 个、载玻片 6 块、推片 1 块)、培养基治疗盘(包括碘伏棉签、胶布、麻醉药)、标记笔 1 支等。

【模拟考题】 模拟患者,男性,28 岁,血常规检查发现红细胞、白细胞和血小板都明显低于正常值,疑患"再生障碍性贫血"。请在医学模拟人上做骨髓穿刺术。

【操作步骤】

(一)操作前准备

1. 详细了解病史,进行体格检查和血常规、出凝血时间、活化部分凝血酶时间及凝血酶原时间检查。
2. 向患者本人及家属说明骨髓穿则术的必要性和存在风险,签署知情同意书。
3. 核查器械与药物是否齐全。
4. 术者及助手常规洗手,戴好口罩和帽子。

(二)操作方法

1. 骨髓穿刺常用穿刺点:①髂前上棘:常取髂前上棘后上方 1 ~ 2 cm 处作为穿刺点,此处骨面较平,容易固定,操作方便安全(图 42-11);②髂后上棘:位于骶椎两侧,骨部上方骨性突出部位,此处骨密质薄,骨松质间隙大,容易刺入(图 42-12);③胸骨柄:此处骨髓含量丰富,当上述部位穿刺失败时,可做胸骨柄穿刺,但此处骨质较薄,其后有心房及大血管,应严防穿透发生危险,较少选用(图 42-13);④腰椎棘突:一般选第 3 ~ 4 腰椎棘突处,极少选用(图 42-14)。

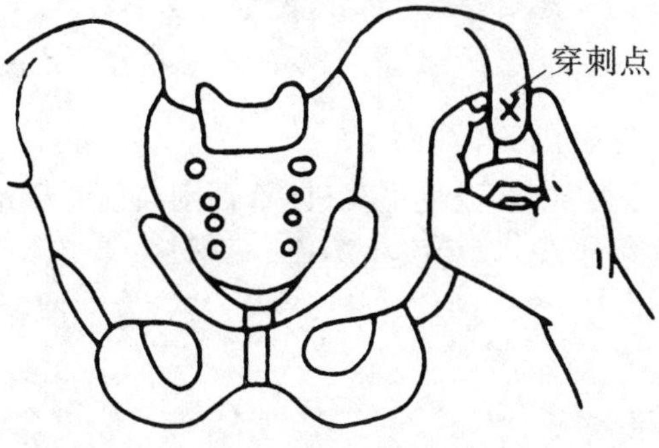

图 42-11 髂前上棘穿刺点

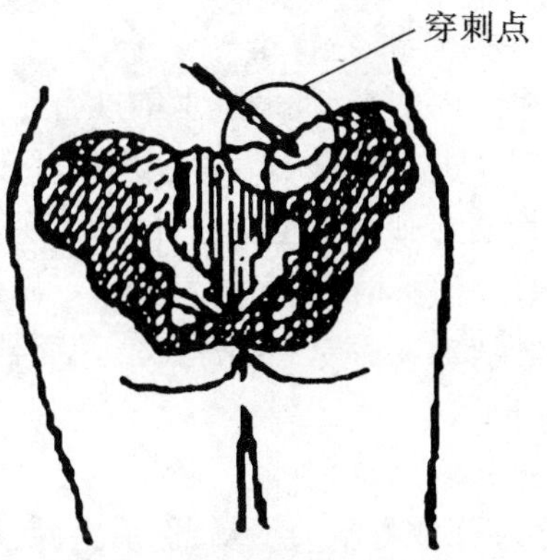

图 42-12 髂后上棘穿刺点

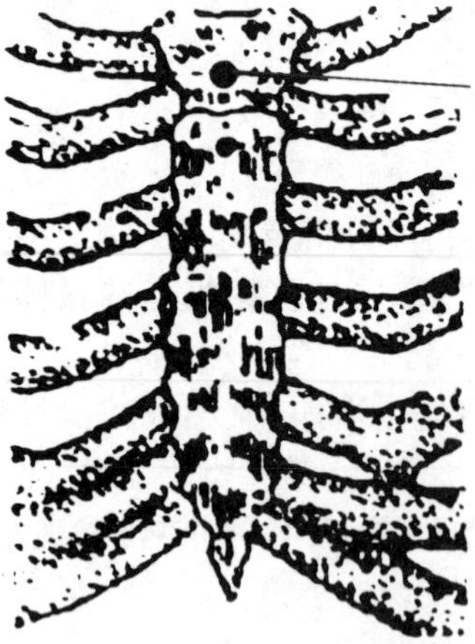

图 42-13　胸骨柄穿刺点

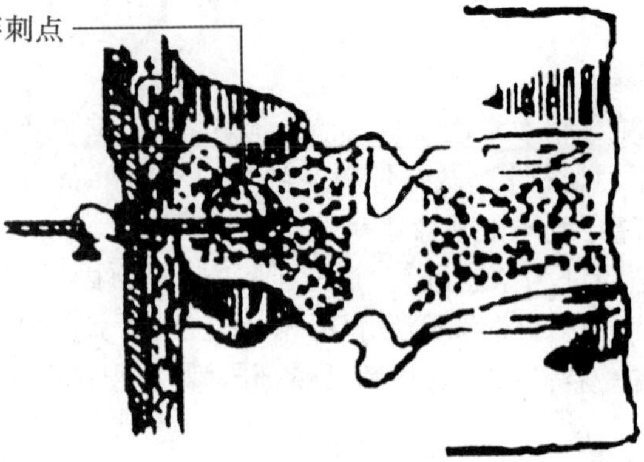

图 42-14　腰椎棘突穿刺点

2. 胸骨柄及髂前上棘穿刺时取仰卧位，髂后上棘穿刺时应取俯卧位或侧卧位，腰椎棘突穿刺时取坐位或侧卧位。

3. 用碘伏以穿刺点为中心，由内向外进行皮肤消毒，消毒范围直径约 15 cm。

4. 解开穿刺手术包，检查穿刺包内器械，注意穿刺针是否通畅，将骨髓穿刺针固定器固定在适当长度上（髂骨穿刺约 1.5 cm，肥胖者可适当放长，胸骨柄穿刺约 1.0 cm）。

5. 术者戴无菌手套，铺无菌洞巾。抽取 5 mL 1% 利多卡因，从穿刺点刺入皮肤，注射一个直径 5 mm 的皮丘后，逐层深入向骨膜麻醉，进针、回抽、推注药物以免药物误注入血管。

6. 术者左手拇指和示指固定穿制点皮肤，右手持针向骨面垂直刺入（胸骨柄穿刺应与骨面呈 30° ~ 40°角）旋转进针，缓慢进入骨质有落空感，穿刺针能固定在骨质内，提示进入骨髓腔。拔出针芯，连接 20 mL 注射器，缓慢用力抽吸，可见少量红色骨髓液进入注射器内。骨髓液抽吸量以 0.1 ~ 0.2 mL 为宜。取下注射器，将骨髓液推于玻片上，由助手迅速制作涂片 5 ~ 6 张送检细胞形态学及细胞化学染色检查。如需做骨髓培养，再接上注射器抽吸骨髓液 2 ~ 3 mL 注入培养液内。如未能抽得骨髓液，可能是针腔被皮肤皮下组织或骨片填塞，也可能是进针太深或太浅，针尖未在骨髓腔内，此时应重新插上针芯，稍加旋转或再钻入少许或再退出少许，拔出针芯，如见针芯上带有血迹，再行抽吸可望获得骨髓液。

7. 抽吸完毕，插入针芯，轻微转动拔出穿刺针，消毒穿刺点，覆盖无菌纱布，压迫数分钟，胶布固定。术后整理用物，医疗垃圾分类处理，并做详细穿刺记录。

（三）注意事项

1. 操作前评估患者，做好术前准备工作。

2. 穿刺针进入骨松质后避免摆动过大，以免折断。

3. 胸骨柄穿刺不可垂直进针，不可用力过猛，以防穿透内侧骨板。

4. 抽吸骨髓液时，逐渐加大负压。做细胞形态学检查时，抽吸量不宜过多，否则会使骨髓液稀释。

5. 骨髓液抽取后应立即涂片。注射器与穿刺针必须干燥，以免发生溶血。

【知识问答】

1. 骨髓穿刺部位有哪些？

答：穿刺部位有髂前上棘、髂后上棘、胸骨柄和腰椎棘突。

2. 骨髓培养时，需抽取多少骨髓标本？

答:骨髓培养时,骨髓抽取量以 2～3 mL 为宜。

（张　岳）

第十五节　手术基本操作

尽管手术种类繁多,大小不同、难度各异,但任何手术那是由切开、分离、显露、止血、结扎、缝合等基本技术操作组成。手术基本操作是否正确、熟练程度如何,直接关系到手术效果。为此,医学生必须按规范认真练习手术的基本技术操作。

【学习目标】　认识组织切开和手术野显露的方法与重要性;通过示教和教具例如缝合板等的练习,使学生初步学会切开、止血、显露、游离的方法和操作的基本原则;进一步熟练、巩固常用器械的正确使用与传递、手术打结法和常用的缝合方法;掌握手术人员的分工及配合。

【物品准备】　皮肤切开缝合模型、手术刀片、手术刀柄、络合碘、无菌巾、手术专用帽子、口罩等。

【模拟考题】　模拟患者,男性,30 岁,拟行右上臂皮下肿块切除术。请为患者(医学模拟人)行外科常用切开分离、显露、结扎、游离、缝合等基本技术操作。

【操作步骤】

(一)切开

切开是进行外科手术的必需步骤,也是解剖人体内部组织的常用方法。切开主要包括皮肤的切开及其他组织切开,所用工具除普通手术刀外,还有各种电刀、激光刀、超声刀、微波刀、等离子手术刀等。虽然多年来,外科学家对很多类型的手术创造了许多典型的定形切口,例如行腹部手术时,有上、下腹正中切口,有上或右下腹的旁正中切口和经腹直肌切口,左、右肋缘下斜切口,麦氏切口等。这些都无疑有利于今天手术医生任何手术的参考选择,但是,针对每一个手术,仍须具体问题、具体分析,切口的部位、方向、大小的设计的是否得当,直接关系到手术区的显露、手术能否顺利进行、手术效果和术后功能、外形的恢复。

1. 切口选择　在手术切开之前,术者必须熟悉局部的解剖关系,如组织的层次、各层的厚度、血管神经的分布及重要器官的体表投影等,以防切开时伤及组织。同时切口的选择和皮肤、组织切开应遵循以下原则:切开时要顺皮纹切开面部、颈部切口应顺着皮纹线或皱纹线进行,根据需要也可顺轮廓线切开。平行于皮纹的切口张力最小(图 42-15)。有重要血管、神经通过处,尽量避开以免切断损伤;切开后应能在最短的距离内、足够的切口长度中,使患处得到最佳视野来显露,以便手术操作;术中操作有时需将切口延长切开,因而皮肤切口选择时应考虑到便于术中切口延长。关节部位切口应避免垂直通过,以免术后瘢痕形成影响关节活动。

2. 切开时运刀要得当　切入皮肤时,要垂直进刀、水平运刀(手术刀放平至与皮肤间呈 30°～45°角运刀)、垂直出刀;用力均匀、适中、不可偏斜,力求一次深浅均匀地将皮肤全层整齐切开;切忌用力不均,切开深度不一或反复切割造成皮肤切口边缘成锯齿状。切开带毛发部位时,应顺着毛根方向切入,以免损伤毛囊,减少术后秃发。切开时可用左示指、拇指固定切口部位,必要时可由助手协助固定切口处皮肤(图 42-16)。

3. 注意保护切口　腹部或其他较大切口时,切开皮肤皮下组织后,为了防止患者皮肤上可能残存的细菌被带入深部组织,减少切口污染,可将两块无菌巾或纱布垫用组织钳和巾钳固定于皮下组织层;如手术时间较长时,可将无菌巾或纱布垫缝于皮下组织层(图 42-17)。

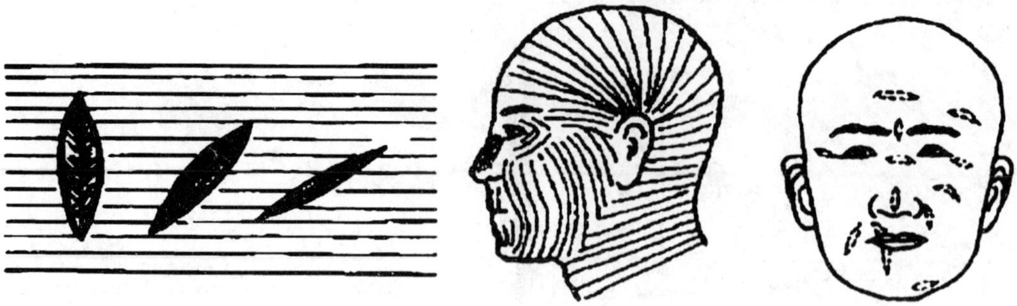

(1) (2) (3)

图 42-15　皮纹与切口

（1）切口张力与皮纹的关系　（2）面颈部皮纹线　（3）面部切口

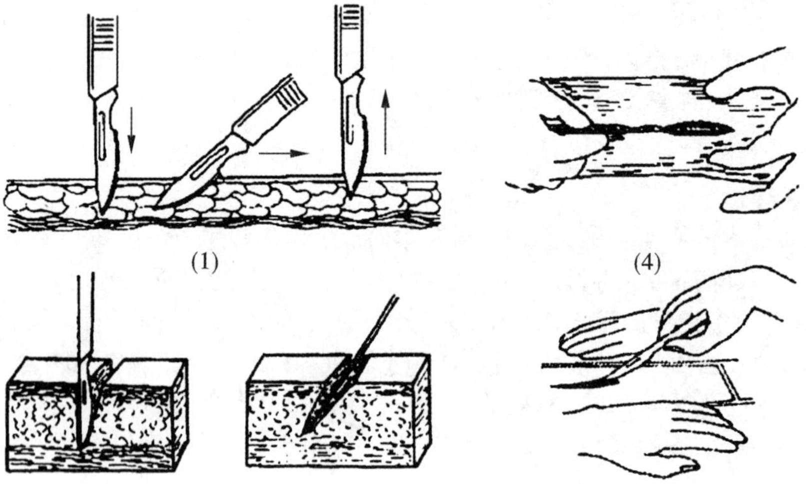

(1) (4) (2) (3) (5)

图 42-16　皮肤切开

（1）正确进刀、运刀和出刀　（2）垂直切开皮肤、皮下组织　（3）避免斜切

（4）、（5）切开时皮肤的固定

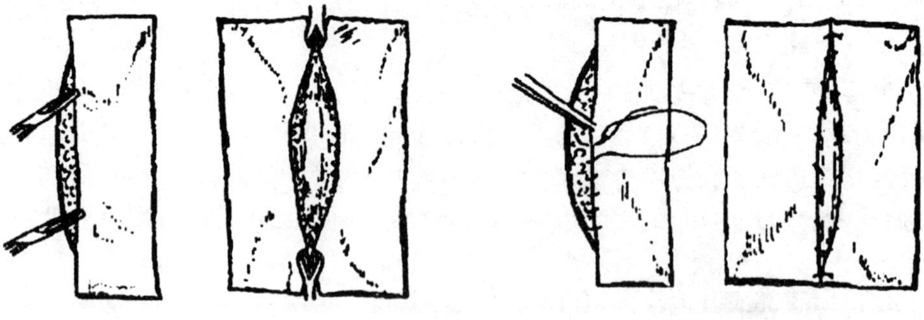

(1) (2)

图 42-17　手术切口的保护

（1）短时间手术切口的保护　（2）长时间手术切口的保护

4. 防止损伤正常组织　对于体形较瘦者，避免用力过大，以防切入过深损伤深部组织或器官，重要部位更应仔细切割，防止滑刀和偏刀。深层组织的继续切开，则必须逐层、按组织的纤维方向切开。为避免损伤重要的血管、神经，可先在深筋膜或肌膜上切一小口，用剪刀深入筋膜或肌(腱)膜深面，使之与下面的组织分离后再剪开。肌肉须顺纤维方向用刀柄、血管钳或手指做钝性分离；必要时，也可将肌纤维切断，直达切口的两端(图 42-18)。切腹膜时，要注意勿伤及腹腔内的脏器。一般由术者用血管钳先夹起腹膜，助手也用血管钳于距术者所夹处的对侧约 1 cm 处另行夹住并提起腹膜；然后，术者放松所夹腹膜，再重新夹一处腹膜提起。如此重复一次，证明所夹腹膜不含内脏，于两钳间用刀对腹膜做一小切口；此时，即改用剪刀从中深入腹膜的深面，明视下向两端剪开腹膜。剪腹膜时，要注意腹膜无腹腔粘连，同时，要将左手示指、中指深入至腹腔保护内脏，或由主刀者和助手协同用手指探入腹腔保护内脏(图 42-19)。

(二)分离

分离是指解剖各种软组织(如器官外膜、韧带等)及病理性组织(如纤维粘连等)，充分显露内部的组织或器官，以进一步处理病灶。可分为锐性分离和钝性分离。要熟悉局部解剖结构，防止误伤其他组织、器官；良性肿瘤可沿其包膜外用钝性分离切除，而恶性肿瘤必须用锐性分离法。

1. 锐性分离　指用手术刀刃或组织剪刀进行分离，有分离准确、精细和组织损伤较少的优点。但这种分离必须在直视下进行，要求解剖关系清楚，逐步扩展和深入，避免盲目地损伤深部的血管、神经和器官等。锐性分离较适用于离断坚韧的纤维组织，以及解剖关系清楚的柔软组织(图 42-20)。

2. 钝性分离　以血管钳、组织剪、刀柄、剥离子(用弯血管钳夹持小纱布)等进行分离的方法。还常用手指进行分离。手指触觉灵敏，可以试探，能感觉组织的疏松程度和韧度，便于转向推进。钝性分离实际是一种推离，用力要适当，否则可使血管、神经、脏器发生撕裂(图 42-21)。

实际上手术中锐性分离和钝性分离是常相结合的处理方法。例如，分离腹腔内的粘连，疏松的粘连可以钝性分离，比较致密的则需要锐性分离。

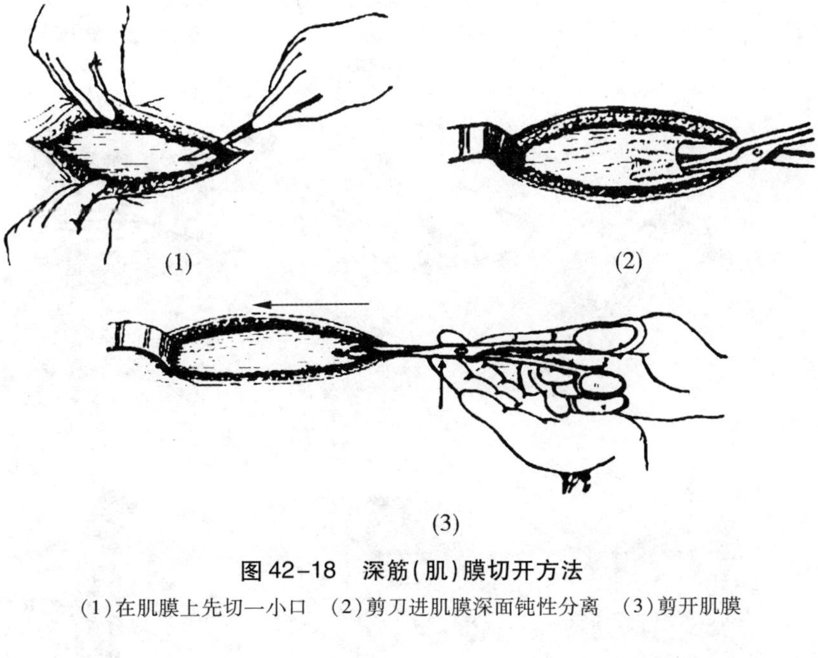

图 42-18　深筋(肌)膜切开方法

(1)在肌膜上先切一小口　(2)剪刀进肌膜深面钝性分离　(3)剪开肌膜

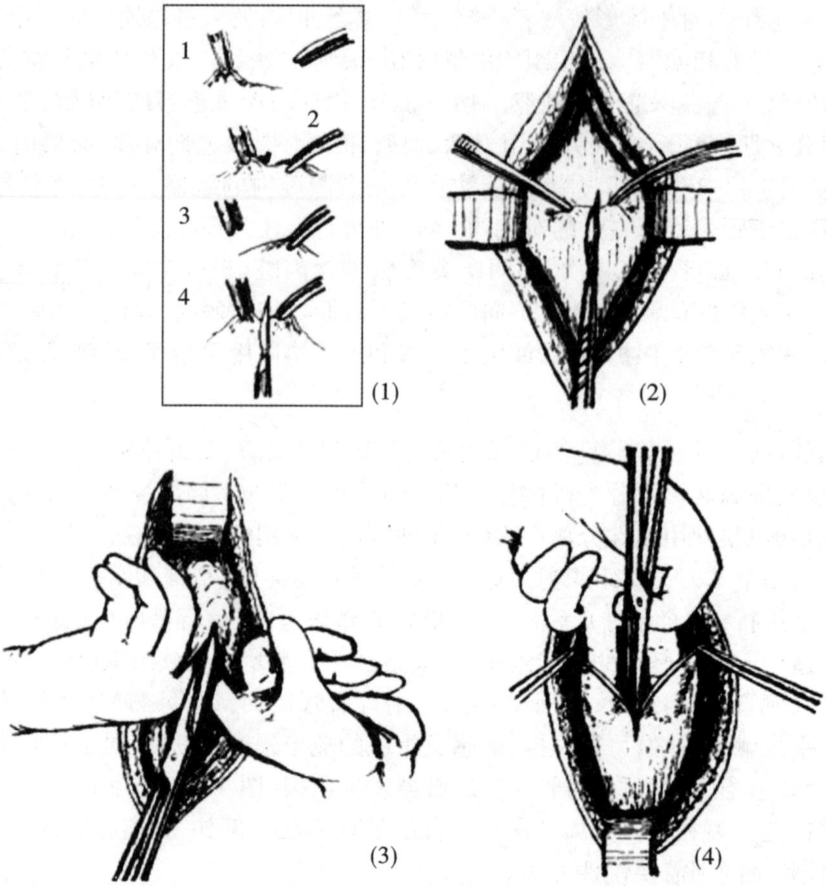

图 42-19 切开腹膜的方法

(1)主刀和助手钳夹起腹膜 (2)于两钳之间切开腹膜 (3)、(4)保护内脏,扩大切口

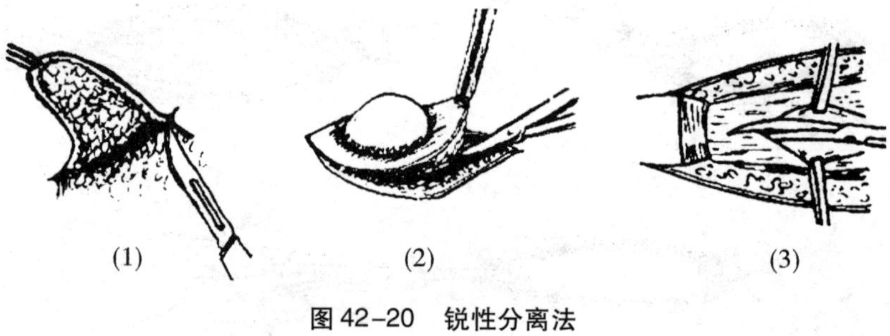

图 42-20 锐性分离法

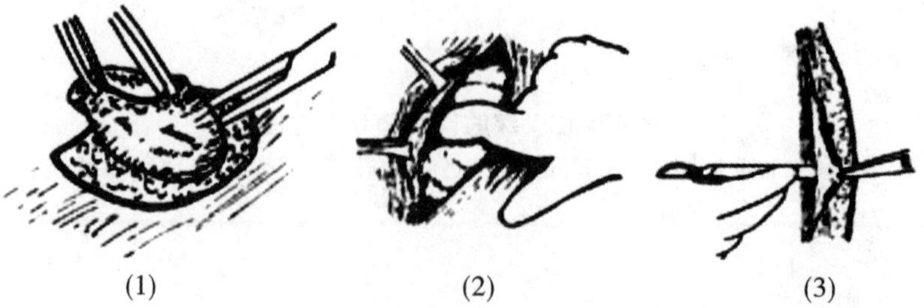

图 42-21 钝性分离法

（三）显露

任何手术首先应有良好的显露，才能使手术顺利进行并缩短手术时间。显露良好与否，取决于手术时患者的体位、显露途径的选择、良好的麻醉与配合、充分的照明设备、大小适宜的手术切口、清晰的解剖层次和熟练的解剖技术。根据病变具体部位而选用合适的牵开器，助手借助牵开器协助显露，直至手术完成。

（四）止血

在手术过程中，组织的切开、分离等都可以有不同程度的出血，手术的每进行一步，都需要进行止血。完善而彻底的止血，不仅能防止严重的失血，保证手术术野的清晰，便于手术的顺利进行，而且关系到患者的安全和术后愈合及并发症的发生。

1. 压迫止血法　方法较多。术中的指压止血，是为暂时制止意外性较大血管出血。迅速用手指压迫或者捏住出血的来源血管，然后结扎止血或者缝合血管。常用的压迫方法是以纱布或纱布垫压迫止血。其原理是以一定的压力使血管破口缩小或闭合，血流停止或减慢，血小板、纤维蛋白、红细胞可迅速形成血栓。创面的小量渗血可以停止，剩余的出血点可钳夹结扎或缝扎。对出血活跃的渗血创面，可采用40 ~ 50 ℃热生理盐水湿纱布压迫止血，加压一般需要 3 ~ 5 min 左右，然后轻轻取出纱布。必要时重复2 ~ 3 次，少数较大或广泛出血创面，在其他方法止血不能奏效时，可用无菌干纱布或绷带填塞压迫。填塞物保持原位，一般于术后 3 ~ 5 d 逐步松动后取出。

2. 电凝止血法　电切和电凝，都通电产生局部烧灼，达到组织凝固而止血。最常用于切开脂肪层和脂肪层以下的较小出血点的止血或渗血点的止血，其止血效果迅速，可大大节省止血时间。但对于深部明显血管的出血，最好不用此法止血，因其止血效果不十分可靠，有可能在焦痂脱落后发生再出血（图 42-22）。

3. 结扎止血法　结扎止血法是手术中最常用而又最可靠的止血方法，因而也是最重要的止血方法，分单纯钳夹结扎止血法和贯穿缝合结扎止血法两种。

（1）单纯钳夹结扎止血法　用血管钳直接钳夹出血点时，血管钳应与出血组织创面垂直，以钳尖准确夹住出血点，钳夹的组织应尽量少。结扎时，一人将血管钳轻轻提起，尖端向下，另一人将结扎线绕过血管钳，此时将血管钳放平、尖端轻轻向上挑起，随即可在钳端下面作结扎（图 42-23）。结扎时，打第一个单结，应保持线的紧张度，在血管钳打开并移去的同时，将第 1 个单结打紧，继而打第 2 个单结。对可见的血管，也可先用血管钳分离，钳夹两点，在两点之间切断，再用线结扎血管。结扎血管丝线粗细的选择要适当。一般结扎小血管可用4-0 号线，稍大的血管用2-0 号或0 号线。结扎动脉和解剖学命名的血管，应做三重结扎，不宜离血管断端过近，所留的线结尾不宜过短，以防线结脱落。钳夹止血时不宜带有过多其他组织，以免妨碍扎紧线结和增加缺血组织。

（2）贯穿缝合结扎止血法　常用于较大血管或因钳夹的组织较多、单纯结扎困难或线结易脱落时，主要为防止结扎线脱落。在处理较大血管时，先游离血管，用两把血管钳子行钳夹（重要的大血管用 3 把钳子，其近端应夹两把），在两钳间切断；在血管钳近侧组织穿过缝针，做“8”字形或“U”字形贯穿缝合结扎（图 42-24，图 42-25）。缝扎时，注意避免刺伤血管和将血管遗漏在外，否则可发生出血或血肿。缝针误穿入血管，应立即退出，加压止血或重新钳夹止血（图 42-26）。对较粗的血管，常先用中号或粗线做一道结扎，然后在结扎线结的远侧做贯穿缝扎。缝扎止血还可用于肌断端、实质器官（肝、脾、肾等）的某些创面等，还有以缝合浆膜或其他软组织来制止渗血。

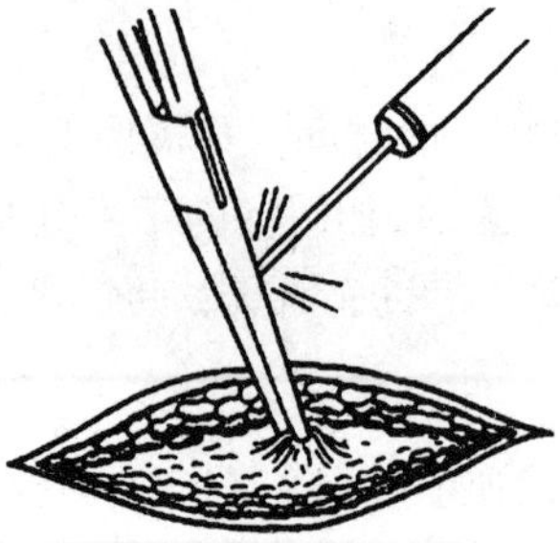

图 42-22　电凝止血

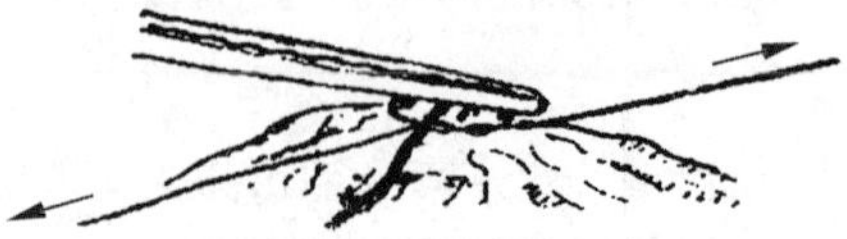

图 42-23　单纯钳夹结扎止血

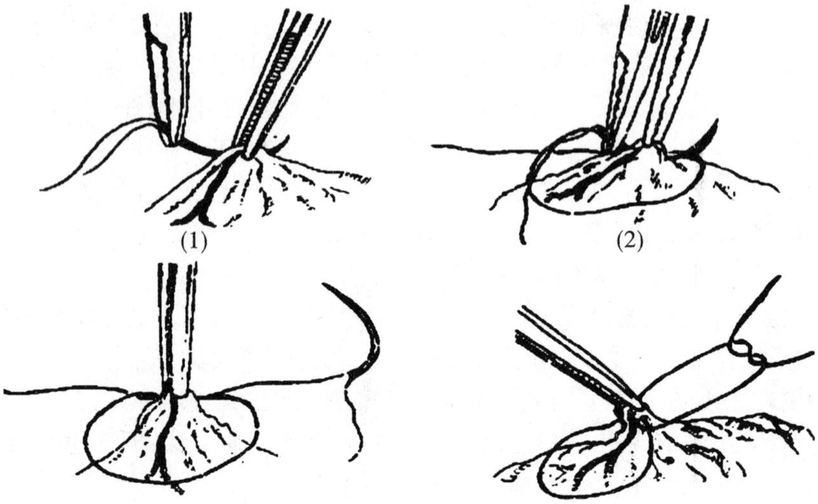

(1) (2) (3) (4)

图 42-24　贯穿缝合结扎止血法(1)

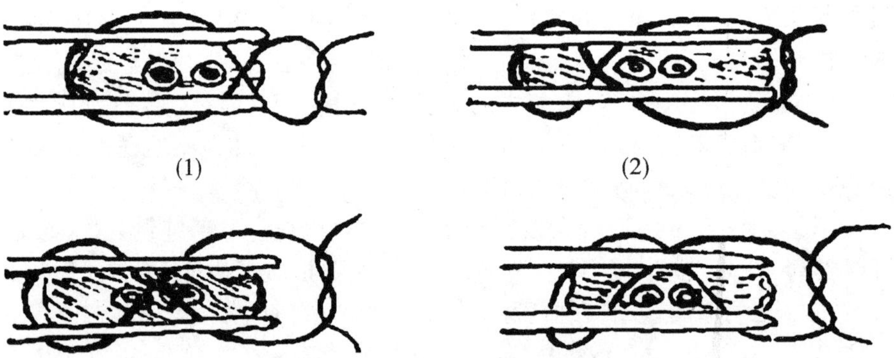

(1) (2) (3) (4)

图 42-25　贯穿缝合结扎止血法(2)

(1)(2)操作正确　(3)(4)错误操作

(五)缝合

缝合时要注意按层次由深到浅分层进行缝合,不留残腔,以免积血、积液而致感染。针距、边距应适当,如腹部皮肤切口缝合的针距、边距一般为 1 cm,筋膜缝合针距、边距约 3 mm,肠吻合边距约 2 mm、针距 1.5 mm;适当结扎松紧度可保证缝合处张力合适,不宜过紧、过密。缝合时应注意美观与功能,不同部位的缝合要选择相应恰当的缝合材料，缝合颜面部和身体裸露部的部位针线太粗或对合不齐，均影响美观。

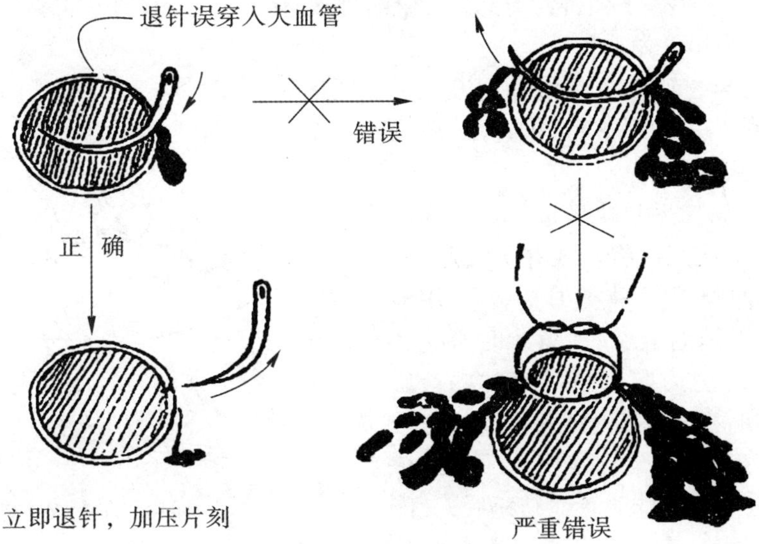

图 42-26　误穿大血管的处理方法

1. 缝合步骤　见图 42-27。

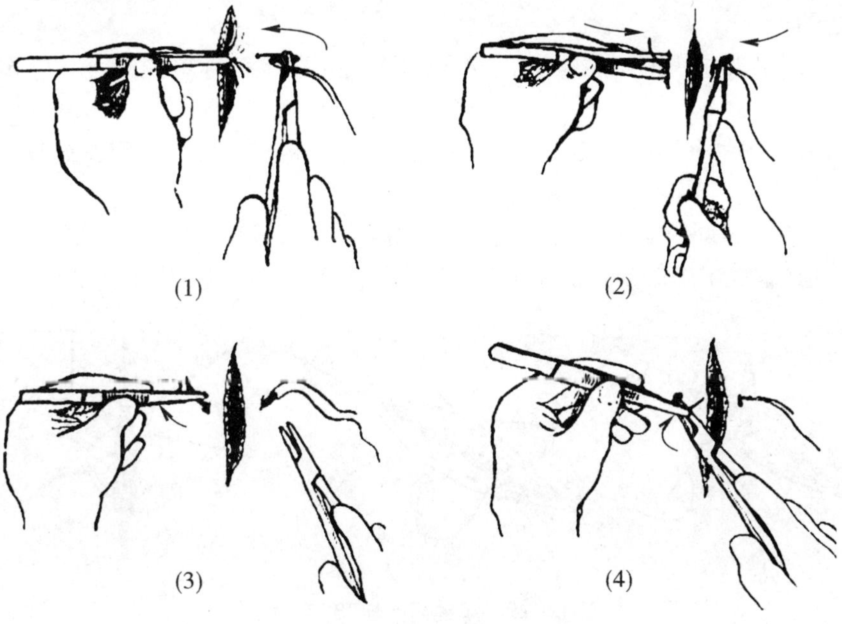

图 42-27　缝合步骤

(1)引针　(2)进针　(3)拔针　(4)出针

(1)引针　缝合时左手执摄，右手执持针器，先用镊子提起皮肤，后用进针；针跟镊走，针镊互助。

(2)进针　手握持针器，使针尖的切线方向垂直于皮肤（这样针行于皮内距离最短，所受的阻力也最小），用腕臂的外旋，沿弯针的弧度迅速刺入皮肤，经皮下从切口对缘穿出。针尖的切线方向垂直于皮肤、沿弯针的弧度、迅速、旋力刺是进针的技巧。

(3)拔针　可用持针器从针后部前推,镊子夹针前部顺针弧度迅速外拔,当针将要完全拔出时,阻力已很小,可松开持针器,单用镊子夹持针前部将针继续外拔,持针器迅速转位、再夹针体后1/3处(持针器应以掌面朝下夹针体,为出针做准备)。

(4)出针　镊子配合,持针器外旋把针从皮内完全拔出。

(5)打结　一般由第一助手进行,拔针后,若线不脱针,也可术者自己打结。

(6)剪线　一般由第二助手执剪进行。正确的术中剪线方法是术者结扎完后将双线并拢提起,并将其牵向术者的略偏左侧,助手将剪刀微展开,用剪刀叶顺线尾向下滑动至结的上缘(注意此时有突然下滑受阻的感觉),再将剪刀向上倾斜45°左右,后将线剪断。剪线要在明视下进行,如离剪线部位较远,为了准确无误,可用双手剪线法(图42-28),剪线后保留线头的长短,要以既能防止线结松脱,又能避免线头异物过多为原则,其取决于缝合部位的重要程度性、深度、缝线的类型、粗细及结扣的多寡等多种因素,应根据具体实际而定。一般丝线可留1~2 mm,肠线、尼龙线留3~4 mm。

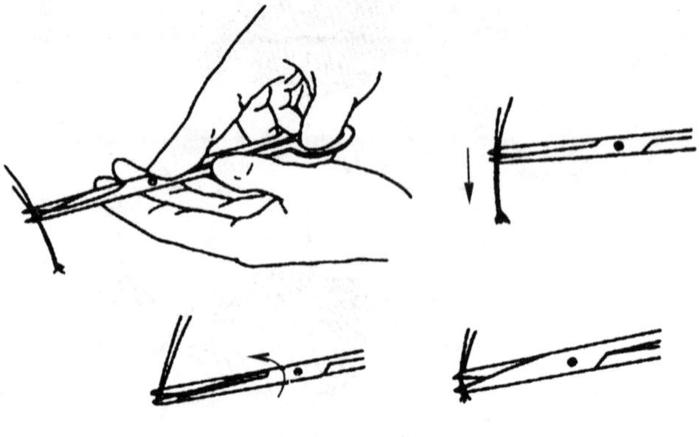

图42-28　双手剪线法

2. 常用的缝合方法　根据缝合后切口边缘的形态分为单纯缝合、内翻和外翻缝合三类。各类缝合又有间断和连续缝合两种。

(1)单纯缝合　将切开组织的两边缘对正缝合(不内翻或外翻)称单纯缝合。它包括间断缝合和连续缝合两类。

1)单纯间断缝合　单纯间断缝合是手术中最简单、最常用的缝合法,用于皮肤、皮下组织、肌膜、腱膜及腹膜等(图42-29)。

2)"8"字缝合　又称双间断缝合。缝合线在组织深面交叉,缝合打结后形状类似数字"8"。常用于缝合腹膜及腹直肌前鞘,手术中的缝扎止血常采用"8"字缝合。有内"8"与外"8"字之分(图42-29)。

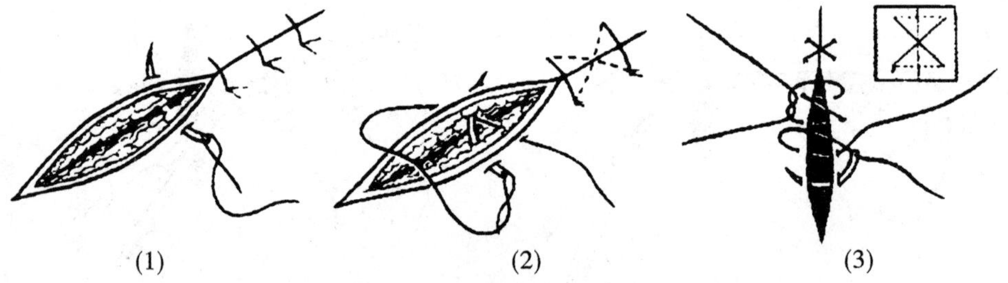

图42-29　单纯间断与"8"字缝合

(1)单纯间断缝合　(2)内"8"字缝合　(3)外"8"字缝合

3)单纯连续缝合　常用于缝合腹膜及胃肠吻合时吻合口后壁缝合。如病情危急,需要迅速结束手术时,也可用此法缝合腹壁全层。开始先做一单纯间断缝合,打结后剪去缝线短头。用其长头连续缝完切口全长,缝合时助手要协助拉紧缝线。结束时将线尾留在穿入侧与缝针所带的双股缝线结扎。此种缝合法具有缝合速度快、打结少、创缘对合严密、止血效果较佳等优点。但抽线过紧,可使环形缝合口缩小,且若有一处断裂或因伤口感染而需剪开部分缝线做引流时,均可致伤口全长哆开(图42-30)。

4)连续锁边缝合　又称毯边缝合法(图 42-30),用于胃肠吻合时后壁的全层缝合。开始与结束的方法与单纯连续缝合法相同,只是每针自前一针缝合所成线襻内穿出。优缺点与前者同,但防止边缘外翻及止血作用较单纯连续缝合法更佳。但缝合时必须始终将缝线拉紧,否则,难以使锁过的缝线整齐。

5)皮内缝合　用于皮肤缝合,一般使用可吸收缝线,缝线在两侧皮肤切口皮内进行连续缝合,最后缝线埋没于切口内。缝合后仅有切口瘢痕,无缝合针眼瘢痕,有一定的美容效果。但由于缝合线完全吸收时间较长,有时反而会造成切口瘢痕较大(图 42-31)。

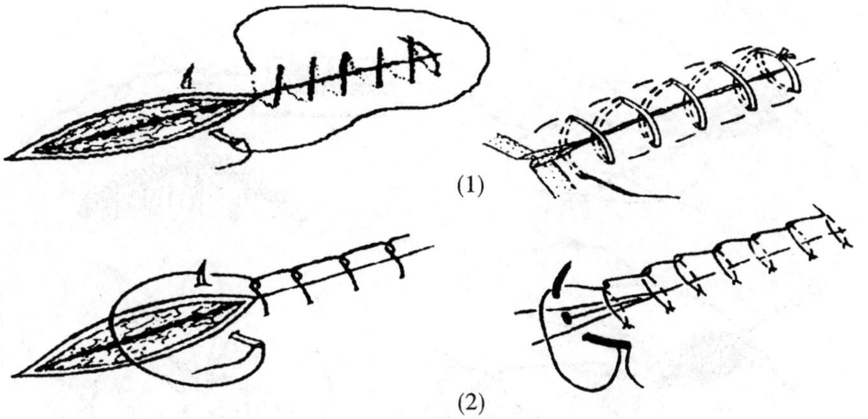

图 42-30　单纯连续与锁边缝合

(1)单纯连续缝合　(2)连续锁边缝合

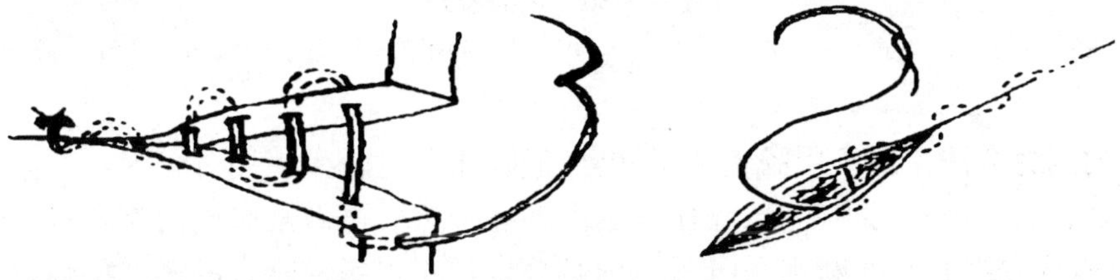

图 42-31　皮内缝合

(2)外翻缝合　缝合时使组织边缘向外翻转,有利于保证内面光滑及皮肤切口的愈合。常用的外翻缝合法为连续外翻缝合、间断褥式外翻缝合,后者又分为垂直褥式外翻缝合和水平褥式外翻缝合两种(图 42-32)。

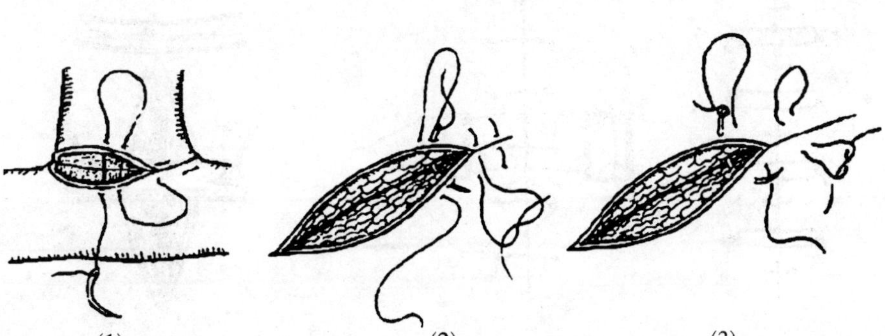

图 42-32　外翻缝合

(1)连续外翻缝合　(2)间断垂直褥式外翻缝合　(3)间断水平褥式外翻缝合

1）连续外翻缝合　可用于缝合腹膜或血管的吻合。缝合时注意间距，使腹膜内面或血管内皮对合整齐。

2）间断褥式外翻缝合　①间断垂直褥式外翻缝合：一般用于缝合松弛的皮肤，可避免切口缘内翻，有利于切口愈合。②间断水平褥式外翻缝合：多用于大血管吻合，以保证血管内面光滑。缝合切口时，在保证外翻的同时有一定的止血作用。临床有时用于腹部减张缝合。

（3）内翻缝合　内翻缝合多用于胃肠道吻合，将缝合组织内翻。以保证缝合外表面光滑避免粘连。内翻缝合法又分间断缝合和连续缝合两种（图42-33）。

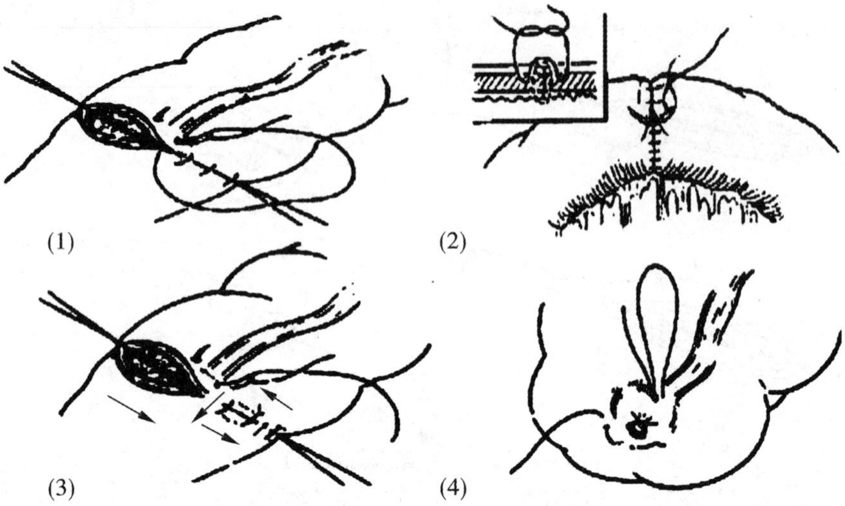

图42-33　内翻缝合

（1）连续内翻缝合　（2）间断垂直内翻缝合（Lembert）　（3）间断水平内翻缝合（Connell）　（4）荷包缝合

1）连续全层内翻缝合法　用于胃肠道全层缝合，但临床上已较少使用。

2）间断内翻缝合法　做胃肠道吻合，先做全层内翻缝合然后再做浆肌层内翻缝合。浆肌层内翻缝合又分为：①间断垂直内翻缝合与间断水平（U形）内翻缝合用于胃肠道吻合的第二层缝合；②荷包缝合，属连续浆肌层内翻缝合，临床上用于阑尾切除术后其残端的包埋。

（4）减张缝合　常用于腹部手术后，当切口张力过大、污染重、患者营养不良、术后切口裂开可能性大时，多采用减张缝合。缝合时要求腹膜外全层缝合，可采用单纯间断缝合、水平褥式缝合、垂直褥式缝合。缝合打结时，缝线穿出硅胶或橡胶管以防止缝线勒坏皮肤（图42-34）。

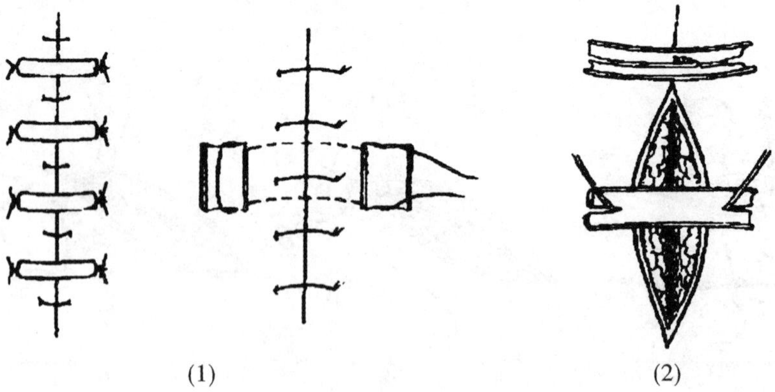

图42-34　减张缝合

（1）丝线减张缝合　（2）不锈钢丝减张缝合

(5)其他　特殊切口缝合法(图 42-35)。

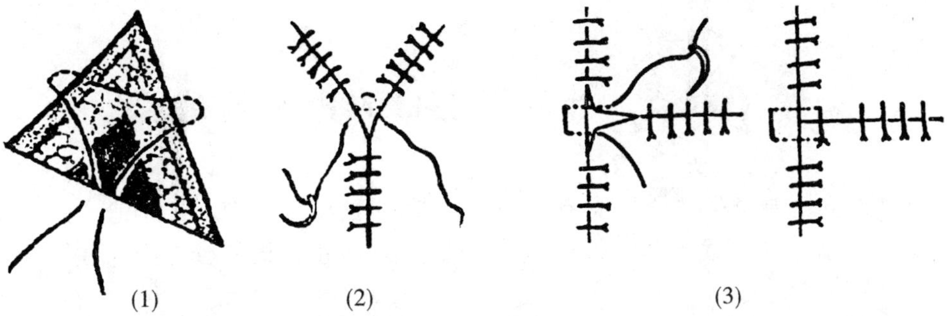

图 42-35　殊切口缝合法

(1)三角形缝合法　(2)"Y"形缝合法　(3)"T"形缝合法

(六)拆线技术

如果缝合伤口愈合良好,已到拆线时间就可进行拆线。如拆线太晚,易造成缝线炎症反应和线结瘢痕;拆线太早,对有张力的伤口易造成伤口裂开。要把握好拆线的时机与正确的操作方法,确保伤口的最后痊愈。

1. 拆线时间的选择　拆线时间的判断主要依据以下情况进行全面考虑:切口部位血运情况;切口的大小;切口所在部位承受的张力大小。头、面、颈部切口血供丰富,皮肤愈合能力强,术后 4 ~ 5 d 拆线;下腹、会阴部切口,术后 6 ~ 7 d 拆线;胸部、上腹部、背部、臀部切口 7 ~ 9 d 拆线;四肢切口术后 10 ~ 14 d 拆线,近关节处切口可适当延长时间拆线;减张缝合一般于术后 14 d 后拆线;年老、营养状况不佳者应适当延迟拆线,必要时可间隔分期拆线。

2. 拆线操作　先用乙醇棉球消毒切口及周围皮肤,用血管钳(手术镊)夹住线头并轻轻提起,使皮肤表面以下的一侧线露出少许,紧贴皮肤剪断缝线(避免露在皮肤外面的缝线在拔除时经过皮下组织,造成污染),顺有线结的一侧方向迅速抽出缝线(图 42-36)。

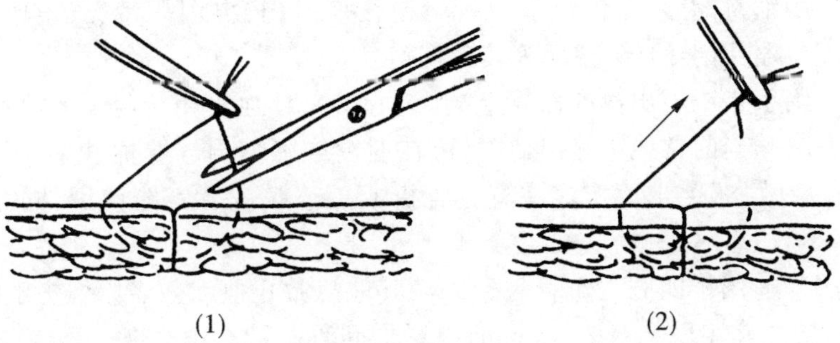

图 42-36　拆线操作

(1)在线结下剪线　(2)抽线

【知识问答】

1. 手术切开时的操作要领是什么?

答:要顺皮纹切开;切入皮肤时,要垂直进刀、水平运刀、垂直出刀,用力均匀,避免反复切割。

2. 手术中有哪几种止血方法?

答:压迫止血、电凝止血、结扎止血。

(张 岳)

第十六节 开放性伤口的止血包扎术

止血包扎是外伤急救中最常用方法,具有保护伤口、减少污染、固定敷料、压迫止血、减轻疼痛、促进伤口早期愈合等作用;急救时可暂时固定骨折或受伤的关节,防止夹板移位,有利于搬运转送,可支持或悬吊肢体。

【学习目标】 掌握临床上常用的各种止血包扎的适用范围及正确操作方法;掌握止血包扎应用中的注意事项;培养良好的职业素养;动作轻柔,态度认真。

【适应证】 适用于各种出血情况下的急救止血与包扎,尤其是大出血的急救处理,以压迫止血、保护伤口、固定敷料、减少污染、固定骨折与关节、减少疼痛。

【物品准备】 消毒用品、无菌纱布、棉垫、绷带、三角巾、止血带。

【模拟考题】 患者,女性,25 岁,左小腿外伤,有活动性出血,请你随车出诊,并在现场做开放性伤口止血包扎。

【操作步骤】

(一)术前准备

1. 了解、熟悉患者病情。与患者或家属交代病情,做好解释工作,争取清醒患者配合。

2. 准备消毒用品、无菌纱布、棉垫、绷带、三角巾、止血带等,亦可用清洁毛巾、手绢、布单、衣物等替代。

3. 在满足治疗目的的前提下,患者体位应尽量舒适,保持肢体的功能体位或所需要的体位。

(二)操作方法

1. 止血方法

(1)加压包扎法 为最常用急救止血方法。用敷料盖住伤口,再用绷带加压包扎。

(2)堵塞止血法 用消毒的纱布、棉垫等敷料堵塞在伤口内,再用绷带、三角巾或四头带加压包扎,松紧度以达到止血为宜。常用于颈部、臀部等较深伤口。

(3)指压止血法 用手指压迫出血的血管上端(近心端),使血管闭合阻断血流达到止血。

(4)屈曲加垫止血法 当前臂或小腿出血时,可在肘窝或腘窝内放置棉纱垫、毛巾或衣服等物品,屈曲关节,用三角巾或布带做“8”字形固定。注意有骨折或关节脱位者不能使用,同时因此方法令伤员痛苦较大,不易首选。

(5)止血带止血法 适用于四肢大血管破裂或经其他急救止血无效者,常选用 1 m 长的橡皮管作为止血带。上止血带前,应先将患肢抬高 2 ~ 3 min,以增加回心血量。止血带位置应在靠近伤口的近心端。上肢在上臂上 1/3 处,下肢一般在大腿中上 1/3 处,手指在指根部。在标记牌上记录使用止血带的开始时间,每隔 60 min 应放松止血带 1 次,每次放松止血带的时间为 3 min,使肢体暂时恢复血液供应,松开止血带之前应用手压迫住出血动脉的近端,再行扎紧,直到能以血管钳结扎止血为止,谨防止血带绑扎过久造成肢体严重缺血坏死。具体操作如下:①橡皮止血带止血法(图 42-37)。常用气囊止血带或长 1 m 左右的橡皮管,先在止血带部位垫一层布或单衣,再以左手拇指、示指、中指持止血带头端,另一只手拉紧止血带绕肢体缠 2 ~ 3 圈,并将橡皮管末端压在紧缠的橡皮管下固定。②绞紧止血法:急救时可用布带、绳索、三角巾或者毛巾替代橡皮管,先垫衬垫,再将带子在垫上绕肢体一圈打结,在结下穿一短棒,旋转此短棒使带子绞紧,至不流血为止,最后将短棒固定在肢体上。

2.包扎方法

(1)卷轴带包扎法　卷轴带有不同的规格,如3 cm宽的用于手指(趾);5 cm宽的用于头、手、足、前臂;7 cm 宽的用于上臂、肩、腿;10～15 cm宽的用于胸腹、乳房、腹股沟等部位。纱布卷轴带透气较软,适用于固定敷料;棉布卷轴带可用于加压止血、悬吊肢体及固定关节等;弹性卷轴带适用于下肢包扎,可防止肿胀或用于胸部伤口包扎,利于呼吸;石膏卷轴带适用于固定骨折或矫正畸形。

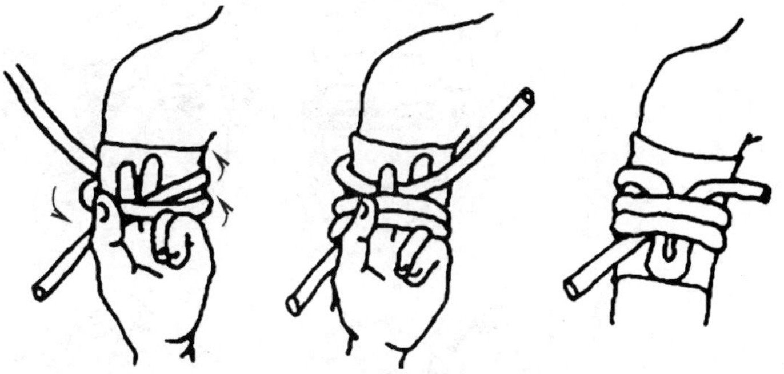

图42-37　橡皮管止血带绑扎法

卷轴带常用以下几种包扎法(图42-38～图42-41):①环形包扎法:在包扎原处环形重叠缠绕,完全覆盖前一周,为固定绷带,防止滑脱,第一圈斜置,环绕一周后,将露出的带头斜角下折,再连续环形包扎2～3圈。②蛇形包扎法:呈斜行环绕包扎,每周不覆盖前周,常用于绷带不足、临时简单固定夹板或需由一处迅速延伸至另一处时。③螺旋形包扎法:螺旋状缠绕,每周均覆盖上周的1/3～1/2。常用于径围相近的部位,如上臂、大腿、躯干、手指等处包扎。④螺旋反折形包扎法:在螺旋形的基础上每周反折成等腰三角形。以左手拇指压住绷带上缘,右手持绷带卷向下反折缠绕,常用于包扎径围不一致的小腿和前臂等。⑤回返形包扎法:从顶端正中开始,来回向两侧翻转绷带,回返覆盖前次的1/3～1/2,直至顶端包没为止,常用于包扎头顶和残肢端。⑥"8"字形包扎法:于关节处定带环绕后,按"8"字书写路径包扎,交叉缠绕,常用于包扎肘、膝关节、腹股沟或肩、手掌、足跟等处。

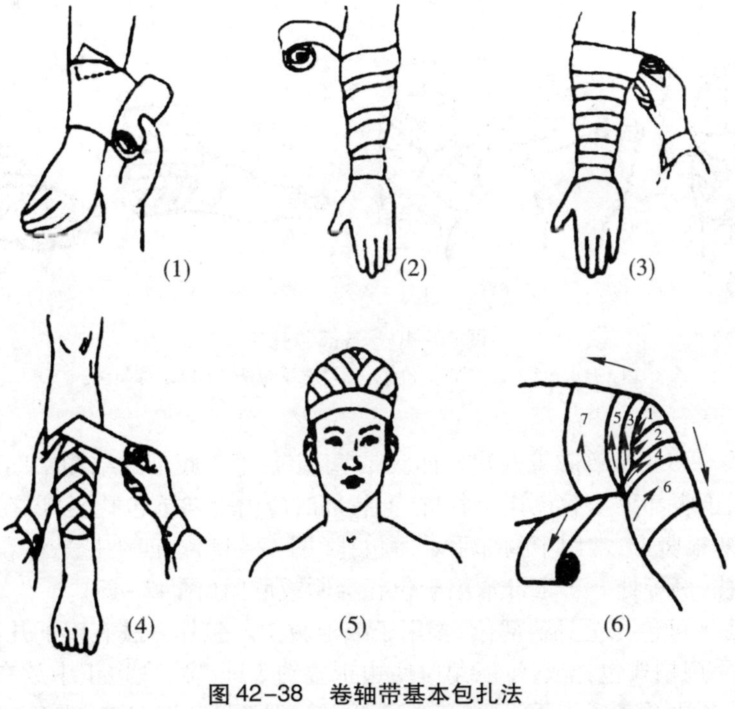

图42-38　卷轴带基本包扎法

(1)环形包扎　(2)蛇形包扎　(3)螺旋形包扎　(4)螺旋反折包扎　(5)回返形包扎　(6)"8"字形包扎

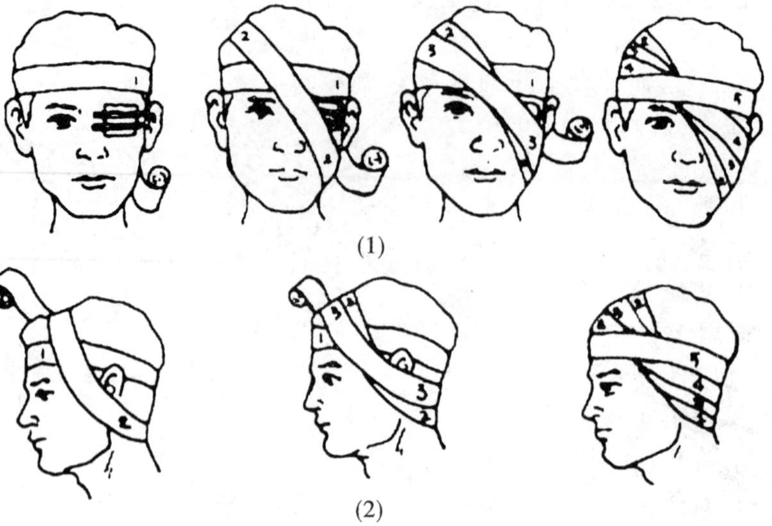

图 42-39　卷轴带各部包扎法

（1）单眼包扎　（2）单耳包扎

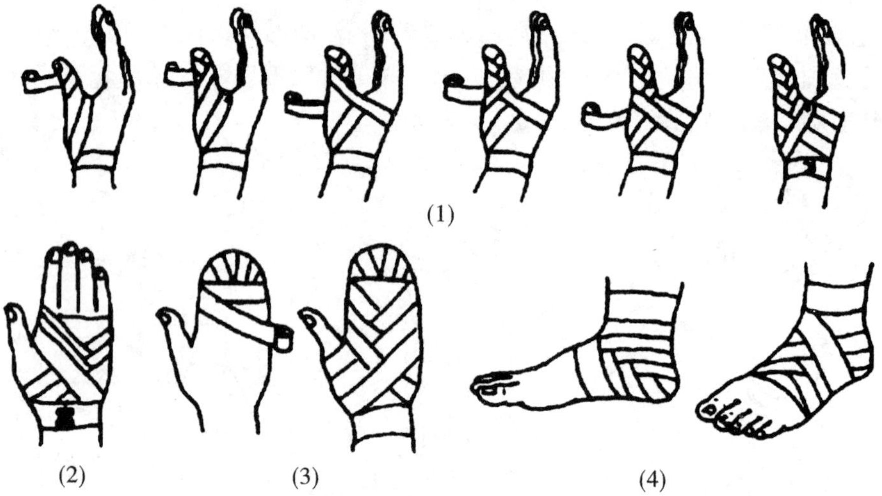

图 42-40　各部包扎法

（1）拇指包法　（2）露指包法　（3）全手包法　（4）足部包法

（2）多头带包扎法　多头带有胸带、腹带、四头带、丁字带等。腹带的结构中间为包腹布，两侧各有 5 条带脚相互重叠，常用于腹部手术后包扎，创口在上腹部时应由上向下包扎，创口在下腹部时应由下向上包扎。胸带比腹带多两根竖带，常用于胸部手术后包扎（图 42-42）。四头带是将卷轴带的二头剪开成四头，常用于包扎下颌、枕、额等处。丁字带常用于包扎会阴或肛门（图 42-43）。

（3）三角巾包扎法　可包扎全身各部位，多用于战地救护。包扎方法有以下几种。

1）头顶部伤口　采用帽式包扎法，将三角巾底边折叠约 3 cm 宽，底边正中放在眉间上 部，顶尖拉向枕部，底边经耳上向后在枕部交叉并压住顶角，再经耳上绕到额部拉紧打结，顶角向上反折至底边内或用别针固定。

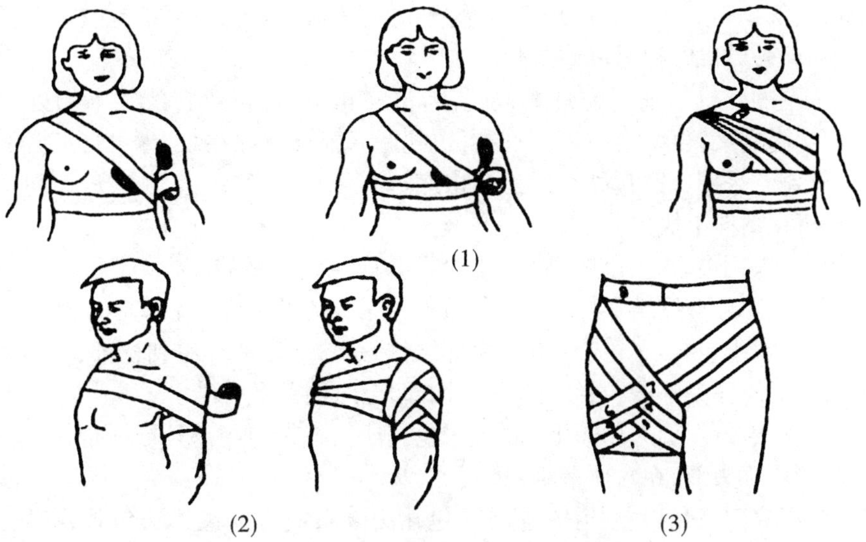

图 42-41　卷轴带各部包扎法

(1)单乳包扎法　(2)单臂包扎法　(3)单腹股沟包扎法

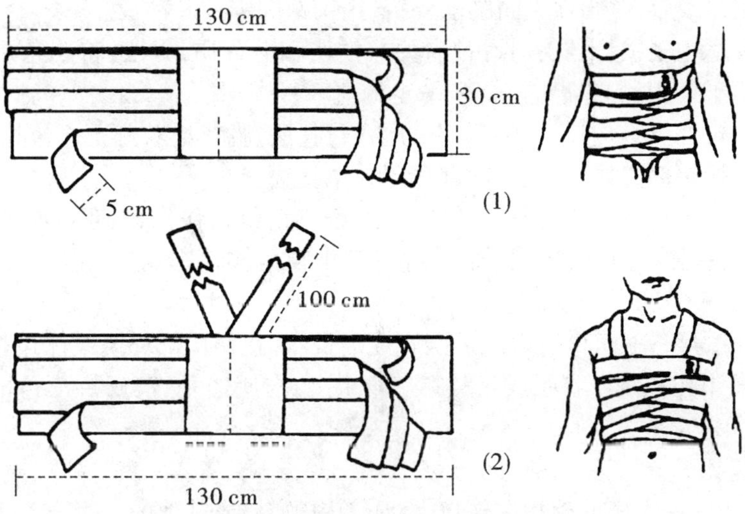

图 42-42　胸、腹带包扎法

(1)腹带包扎法　(2)胸带包扎法

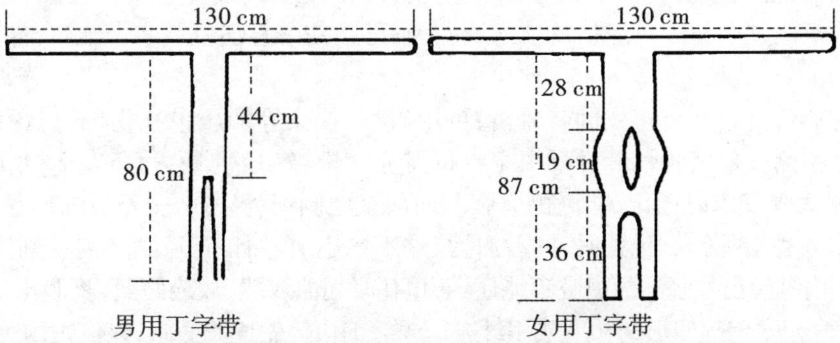

图 42-43　丁字带包扎法

2)头顶、面部或枕部伤口　将三角巾顶角打结放在额前,底边中点打结放在枕部,底边两角拉紧包住下颌,再绕至枕骨结节下方打结,称为风帽式包扎法。

3)颜面部较大范围的伤口　采用面具式包扎法,将三角巾顶角打结,放在下颌处,上提底边罩住头面,拉紧两底角至后枕部交叉,再绕至前额部打结,包扎好后根据情况在眼、鼻、口处剪洞。

4)头、眼、耳处外伤　采用头眼包扎法。三角巾底边打结放在鼻梁上,两底角拉向耳后下,枕后交叉后绕至前额打结,反折顶角向上固定。

5)一侧眼球受伤　采用单眼包扎法。将三角巾折叠成4指宽的带形,将带子的上1/3盖住伤眼,下2/3从耳下至枕部,再经健侧耳上至前额,压住另一端,最后绕经伤耳上,枕部至健侧耳上打结。

6)双眼损伤　采用双眼包扎法。先将带子中部压住一眼,下端从耳后到枕部,经对侧耳上至前额,压住上端,反折上端斜向下压住另一眼,再绕至耳后、枕部,至对侧耳上打结。

7)下颌、耳部、前额或颞部伤口　采用下颌带式包扎法。将带巾经双耳或颞部向上,长端绕顶后在颞部与短端交叉,将两端环绕头部,在对侧颞部打结。

8)肩部伤口　可用肩部三角巾包扎法、燕尾式包扎法或衣袖肩部包扎法包扎,燕尾式包扎法是将三角巾折成燕尾式放在伤侧,向后的角稍大于向前的角,两底角在伤侧腋下打结,两燕尾角于颈部交叉,至健侧腋下打结。

9)前臂大悬吊带适用于前臂外伤或骨折,将三角巾平展于胸前,顶角与伤肢肘关节平行,屈曲伤肢,提起三角巾下端,两端在颈后打结,顶尖向胸前外折,用别针固定。

10)前臂小悬吊带适用于锁骨、肱骨骨折、肩关节损伤和上臂伤,方法:将三角巾叠成带状,中央放在伤侧前臂的下1/3,两端在颈后打结,将前臂悬吊于胸前。

11)胸背部伤口　包括单胸包扎法、胸背部燕尾式包扎法、胸背部双燕尾式包扎法。

12)腹部伤口　包括腹部兜式包扎法、腹部燕尾式包扎法。

13)臀部伤口　单臀包扎法。需两条三角巾,将一条三角巾盖住伤臀,顶角朝上,底边折成两指宽在大腿根部绕成一周作结;另一三角巾折成带状压住三角巾顶角,围绕腰部一周作结,最后将三角巾顶角折回,用别针同定。

14)四肢肢体包扎法　将三角巾折叠成适当宽度的带状,在伤口部环绕肢体包扎。

15)手(足)部三角巾包扎法　将手或足放在三角巾上,与底边垂直,反折三角巾顶角至手或足背,底边缠绕打结。

(4)特殊损伤的包扎

1)开放性颅脑损伤　用干净的碗扣在伤口上,或者用敷料,或其他的干净布类做成大于伤口的圆环,放在伤口周围,然后包扎,以免包扎时骨折片陷入颅内,同时保护膨出的脑组织。

2)开放性气胸　如胸部外伤伴有气胸,对较小的伤口采用紧密包扎,阻断气体从伤口进出。可先用厚敷料或塑料布覆盖,再用纱布垫或毛巾垫加压包扎。对伤口较大或胸壁缺损较多,可用葫芦形纱布填塞压迫。先用一块双侧凡士林纱布经伤口填塞胸腔内,再在其中心部位填塞干纱布,外加敷料,用胶布粘贴加压固定。

3)肋骨骨折　胸部外伤伴有多发肋骨骨折,可用衣物、枕头等加压包扎伤侧,以遏制胸壁浮动,必要时可将伤员侧卧在伤侧。单根肋骨骨折可用宽胶布固定:用胶布3~4条,每条宽7~8 cm,长度为胸廓周径的2/3,在患者最大呼气末时固定,从健侧肩胛下向前至健侧锁骨中线,上下胶布重叠2~3 cm。

4)开放性骨折并骨端外露　包扎时外露的骨折端不要还纳,如自行还纳还需特别注明。

5)腹部外伤并内脏脱出　脱出的内脏不能还纳,包扎时屈曲双腿,放松腹肌,将脱出的内脏用大块无菌纱布盖好,再用干净碗、木勺等凹形物扣上或用纱布、布卷、毛巾等做成圆圈状,以保护内脏,再包扎固定。

(三)注意事项

1. 患者取舒适坐位或卧位,扶托肢体,保持功能位置。

2. 皮肤皱褶处如腋窝、腹股沟部位,应先涂滑石粉,再以棉垫间隔。骨隆处用衬垫保护。

3. 选择宽度合适的绷带卷。绷带潮湿或污染的均不宜使用。

4. 包扎四肢应自远心端开始(石膏绷带应自近心端开始),指(趾)尽量外露,以便观察血液循环。

5. 包扎时应用力均匀,松紧适度,动作轻快,防止过紧影响血运、过松绷带滑脱;要求牢固、舒适、整齐、美观。

6. 每包扎一周应压住前周的1/3~1/2,包扎开始与终了时均需环绕两周。包扎完毕用胶布粘贴固定或撕开末端打结在肢体外侧,避免打在伤口及骨隆处。

7. 嘱咐门诊患者回家后凡肢(指)端发胀、麻木、疼痛加重时即来复诊检查,查明原因,必要时拆除绷带。病房患者应加强巡视,防止继发的缺血。

【知识问答】

1. 使用止血带易发生哪些错误?

答:对可用其他方法止血的患者滥用止血带;使用绳索、布条等不合格的止血带代用品,不仅起不到止血作用,反而造成局部损害;止血压力不足,未能阻断动脉血流,却造成静脉回流障碍,反而助长出血;止血带压迫过紧,引起周围神经损伤;缠扎部位和方法不当,不仅止血不佳,甚至促使局部皮肤损害或肢体坏死。

2. 上臂、下部止血带有何危险?

答:损伤桡神经。

(张　岳)

第十七节　清创术

清创术是用外科手术的方法,清除开放伤口内的异物,切除坏死、失活或严重污染的组织、缝合伤口,使之尽量减少污染,甚至变成清洁伤口,达到一期愈合,有利受伤部位的功能和形态的恢复。清创术是处理开处放性损伤最重要、最基本、最有效的手段。

【学习目标】 通过实验,认识清创的重要性;熟悉创口的分类、清创时间、创伤病情的分析;掌握一般伤口清创术的步骤及操作技术;学习、了解肌腱、血管、神经损伤及骨折时的清创方法;进一步训练无菌技术和外科基本技术。

【适应证与禁忌证】 适应证:清创术应在伤后越早越好,具备以下条件者应该争取清创后一期缝合:伤后6~8 h以内者;伤口污染较轻,不超过伤后12 h者;头面部伤口,一般在伤后24~48 h以内。

禁忌证:患者的伤情没有判断清晰者;患者出现休克、重要脏器功能衰竭、内脏活动性出血等严重情况时,必须优先处理休克等,待病情平稳后才能清创。

【物品准备】 清创缝合包、肥皂水、生理盐水、碘伏、局麻药等。

【模拟考题】 模拟患者,男性,30岁,交通事故2 h急诊入院。检查右大腿内侧撕裂伤(伤口长约8 cm,深达皮下组织,污染严重),请对该患者实施清创术。

【操作步骤】

(一)术前准备

1. 检查生命体征是否稳定,判定伤口深度,污染程度,有无血管神经、肌腱和骨损伤。

2. 告知家属手术目的、并发症及注意事项。

3. 活动性大出血者先止血,同时抗休克。

4. 术者及助手常规洗手,戴好口罩和帽子。

(二)操作过程

1. 伤口分类　一般将伤口分为清洁伤口、沾染伤口和感染伤口 3 类,分别进行处理。

(1)清洁伤口　即无菌手术(如甲状腺大部切除术、腹股沟疝修补术等)切口。伤口无细菌沾染,缝合后多能一期愈合。意外创口大多有不同程度沾染,但经过清创处理后可使沾染减轻甚至变成清洁伤口。

(2)感染伤口　包括延迟处理的创伤伤口、脓肿切开、手术切口感染等,有渗出液、脓液、坏死组织等,周围皮肤常有红肿。伤口须换药逐渐达到二期(瘢痕组织)愈合。

(3)沾染伤口　即沾有细菌但尚未发展成感染的伤口。意外创伤伤口在伤口 8 h 内多属于沾染伤口。若超过 8 h,细菌就可能繁殖、产生毒素等而变成感染伤口。而头面部血运丰富,抗感染和修复能力强,伤口 12 h 或更长时间仍可按沾染伤口处理。其他部位伤口,若沾染轻,伤口小而浅、失活组织不多(如刀切割伤)、伤后早期应用抗生素,及时的包扎处理或天气寒冷等因素存在时,即使创伤超过 8 h 后不久也可按沾染伤口处理。相反,若伤口沾染严重、失活组织多、细菌毒力强、全身抵抗力低等,即使伤后 4 ~6 h,也有可能变为感染伤口。因此,对创伤伤口的分类、清创时机掌握,须结合伤口的情况、细菌的毒力、局部组织的抗感染能力与愈合能力及伤后早期的处理情况等因素,根据具体病情,做具体分析。

创伤后到行清创术,时间越短,效果越好。一般情况下,对开放性损伤的新鲜伤口,创伤后 6 ~8 h 内,可行清创术;头面部伤口可延迟到 12 ~24 h 甚至到 48 h;伤口沾染轻,失活组织少的一般伤口也可适当延迟。若超过以上时限,一般则按感染伤口换药处理。

2. 麻醉　可用 0.5% 利多卡因局部麻醉。

3. 清创步骤

(1)清洁伤口周围皮肤　先用无菌纱布覆盖伤口,剃去伤口周围的毛,其范围应距离伤口边缘 5 cm 以上。

(2)清洗、检查伤口　手术者洗手、泡手后戴无菌手套,用无菌纱布覆盖伤口,用肥皂水和无菌毛刷刷洗伤口周围的皮肤,继以无菌盐水冲洗。一般反复冲洗 3 次,严重污染伤口可刷洗多次,直至清洁为止(勿使冲洗肥皂水流入伤口内)。然后,术者不摘下手套,去除覆盖伤口的无菌纱布,用无菌生理盐水冲洗伤口,清除血凝块和异物,并用夹持小纱布的海绵钳轻轻擦拭伤口内的组织,用 3% 的过氧化氢冲洗,待创面呈现泡沫状后,再用无菌盐水冲洗干净。擦干伤口内的冲洗液及伤口周围皮肤,检查伤口内有无血凝块及异物,并检查伤口深度,有无合并神经、血管、肌腱与骨骼损伤。在此过程中若遇有较大的出血点,应予以止血。如四肢创面有大量出血时,可用止血带,并记录上止血带时间。此时,用无菌纱布覆盖伤口。

(3)清理伤口

1)移去伤口上面纱布,以 0.5% 碘伏消毒皮肤、铺无菌巾。注意:勿使消毒液流入伤口内。

2)用手术刀切除伤口周围不整齐的皮肤边缘 1 ~2 mm,失去活力呈灰白色或不出血呈紫色的皮肤,应予以去除。

3)用拉钩轻轻牵开伤口,仔细探查损伤程度并判断组织生机。若外口过小,应扩大切口以充分显露,不留任何隐蔽的创袋;深筋膜也应当做相应的切开。

4)由浅入深仔细检查、清除异物、血块、组织碎片、失活组织,随时用无菌盐水冲洗。皮下组织抗感染能力差,脂肪组织易发生坏死、液化而致感染,失去活力的筋膜、血管外膜、神经鞘膜等会影响伤口的愈合,清创时均应切除,其余功能组织既要清创彻底又要尽可能的保存;凡肌肉色泽暗红、灰暗、无张力,刀切不出血、钳夹不收缩,属失活组织,都要彻底切除或剪除,但不得将不该切除的组织一并切除,直至肌肉出现收缩,色泽鲜红、自切面流出鲜血为止;咬除明显污染的骨折断端,骨髓腔内污染也必须刮除。污染明显与骨膜分离的小碎骨片可以去除,较大的游离骨片或与软组织相连的小骨片,予以保留,放回原位,以恢复解剖形态及功能;关节囊内的小游离骨片须彻底清除,并将关节囊缝合。彻底止血。小的渗血可压迫止血,较大出血予以结扎。

5)清创、止血完毕,清理完毕后,再用无菌等渗盐水冲洗伤口 1~2 遍。并倒入适量的过氧化氢溶液浸泡创腔。清创后创壁鲜红,几与乎手术切口无异。

(4)修复组织、缝合伤口　行修复前,皮肤要重新常规消毒、铺巾,术者要更换手套、伤口清理时用过的手术器械。简单的创伤即可逐层缝合并酌情引流。复杂的创伤应根据各种组织的特点进行修复(图 42-44)。

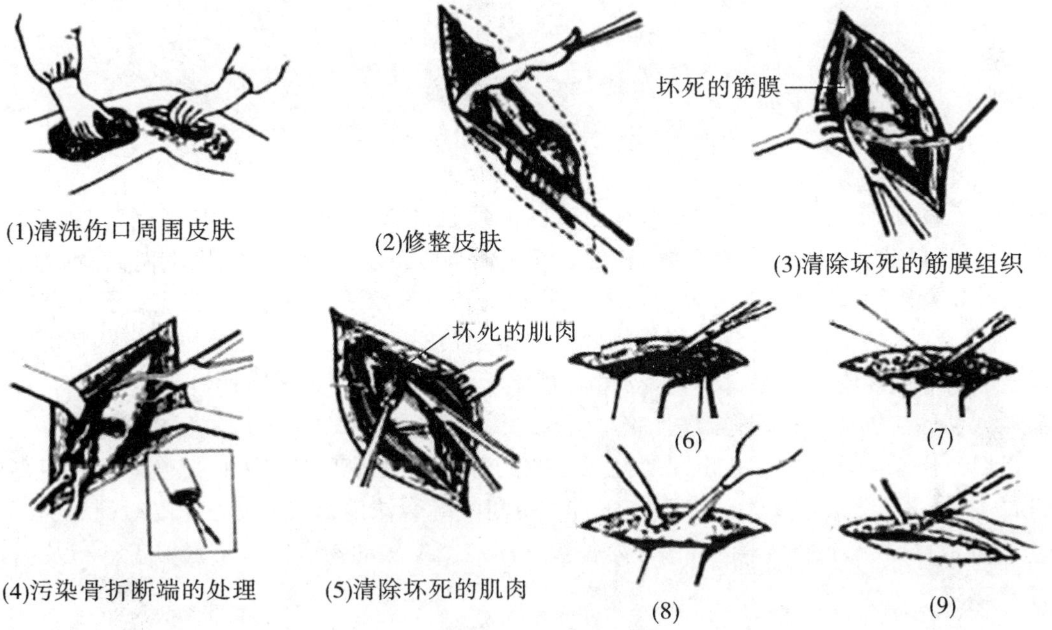

图 42-44　清创术

(1)清洗伤口　(2)~(5)清理伤口坏死的组织　(6)~(8)组织修复　(9)分层缝合伤口

1)肌腱　肌腱损伤断裂时,可选择重要的肌腱进行缝合,不重要的肌腱可以不缝合或切除。若伤口污染不重,清创彻底,可将肌腱修整后一期缝合;若污染严重,清创不及时,而肌腱又重要,可将肌腱断端缝合一针,暂时固定附近肌肉组织上,以防挛缩,待日后二期修复。若肌腱已失去生机,应将其切除。对于手部肌腱损伤,尽可能应用显微外科技术进行修复。合并有骨折时,应先处理骨折。

2)重要神经　应争取一期缝合。将沾染的神经鞘膜和沾染物一并切除,神经断端用锐刀片切割整齐后，在无张力情况下，采用神经外膜缝合或神经束膜缝合术。不能行一期修复者，可暂用黑丝线将断端缝吊在一起，待伤口愈合后行二期修复。

3）血管　对于不影响伤口血液循环的断裂血管可以结扎。但若主要血管损伤，清创后应进行动、静脉吻合或修补。血管损伤的清创是找出血管断端，剪除内膜损伤部分，清除断端血栓；若缺血时间长，可行血管灌洗，以确定血管床有无闭塞。吻合血管时应无张力、无扭曲，若缺损过长，应行血管移植（图42-45）。若合并骨骼及肌腱损伤，应先处理骨折及肌腱伤。

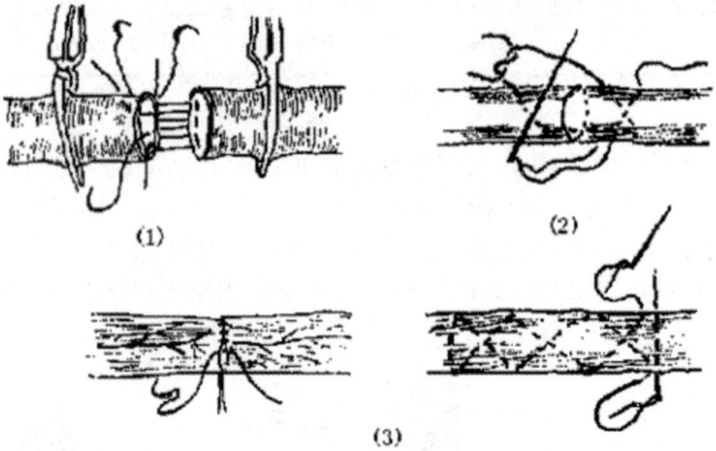

图42-45　血管移植

（1）血管吻合　（2）神经修复　（3）肌腱修复

4）骨折　骨折断端的污染可用咬骨钳咬除。咬除后反复冲洗，打通骨髓腔。伴有重要血管、神经部位的骨折清创时，应防止骨折端再刺伤血管、神经。小的游离骨折块，可以除去；大的游离骨折块，清洗干净后放回原处并妥善固定，以免遗留大块骨缺损而影响愈合。若需断肢再植，一般应缩短骨骼1～3 cm，以适应血管、神经、肌腱的无张力缝合。若伤后8 h内得到及时、彻底的清创，骨折可行内固定。横行或短斜形骨折复位后可用髓内针固定；长斜形或螺旋形骨折复位后，可用钢板螺丝钉固定。

5）关节囊　彻底清创后行一期缝合，乳胶片引流，并置小塑料管2根，术后抗生素液灌洗。

6）缝合伤口　伤口清理、修复后，由深层向浅层按局部组织的解剖层次进行缝合。用间断缝合法缝合皮下组织后，采用70%乙醇消毒伤口周围的皮肤，用间断缝合法缝合皮肤；对齐皮缘，挤出皮下积血，再次用70%乙醇消毒皮肤，覆盖无菌纱布，并妥善包扎固定。本次动物实验可不必覆盖纱布及包扎。

（三）注意事项

1. 创伤清创应尽可能早的施行，越早效果越好。操作时严格无菌规程，认真进行清洗和消毒。

2. 切除伤口组织以前，必须充分考虑局部形态和功能的恢复，尽可能保留和修复重要的血管、神经和肌腱；较大的骨折片，即使已与骨膜分离，仍清洗后放回原处，以防骨质缺损而致骨折愈合延迟或不愈合。

3. 伤口内要彻底止血，以免再形成血肿。

4. 缝合时注意组织层的对合，勿留无效腔；松紧要适宜，以免影响局部血运。

5. 伤口表浅、止血良好、缝合后没有无效腔时，一般不必放置引流物。无效腔存在有血肿形成的可能时，应放置引流物。

6. 伤口内是否用抗生素，应根据具体情况决定。但局部应用抗生素不能替代清创处理；可酌情全身给予抗生素，预防感染，并按破伤风预防常规处理。

【知识问答】

1. 请说出清创术的最佳时间。

答:清创术的最佳时间一般在伤后 6 ~8 h 之内。

2. 清创的目的是什么?

答:最大程度减少伤口的污染,为组织愈合创造良好条件。

(张　岳)

第十八节　换药术

换药又称更换敷料。通过更换敷料,可动态观察伤口的生长情况,及时地清除异物、脓液或过剩的肉芽组织等,确保引流的通畅,防止附加的损伤与污染,为促进伤口的愈合创造良好的局部条件。

【学习目标】 熟悉外科伤口的种类与愈合分级,外科伤口的处理原则;掌握换药的准备、具体的操作方法和注意事项,拆线的操作方法;加强无菌观念;进一步熟悉外科引流的术后观察和处理。

【适应证与禁忌证】 适应证:手术后无菌的伤口,如无特殊反应,3 ~5 d 后第一次换药;如切口情况良好,张力不大,可酌情拆除部分或全部缝线;张力大的伤口,一般在术后 7 ~9 d 拆线。感染伤口,分泌物较多,应每天换药一次。新鲜肉芽创面,隔 1 ~2 d 换药一次。严重感染或置引流的伤口及粪瘘等,应根据其引流量的多少,决定换药的次数。烟卷引流伤口,每日换药 1 ~2 次,并在术后 12 ~24 h 转动烟卷,并适时拔除引流。橡皮膜引流,常在术后 48 h 内拔除。橡皮管引流伤口,术后 2 ~3 d 换药,引流 3 ~7 d 更换或拔除。

禁忌证:无绝对的禁忌证。

【物品准备】 模型、口罩、帽子、换药车、换药碗 2 个、弯盘 1 个、镊子 2 把、无菌剪刀、纱布、引流条、绷带、胶布、拆线剪等。

【模拟考题】 模拟患者,男性 35 岁,甲状腺术后 5 d。检查颈部切口长约 6 cm,生长良好,请为患者实施换药术。

【操作步骤】

(一)换药前的准备

1. 环境、患者的准备　室内光线应充足、柔和、空气新鲜、温度适宜、不潮不燥,无灰尘。一般卧床患者可在床前换药;对特殊患者,如大面积烧伤者,应在严格无菌换药室进行。对患者要做好思想工作,消除顾虑,取得合作。换药时姿势应以患者舒适、伤口能充分暴露,便于操作为宜。对剧烈疼痛的伤口换药,可先给以镇静止痛剂,以减轻疼痛。

2. 换药用物、药品的准备

(1)常用换药用物准备　要根据具体的情况,一般伤口应准备无菌换药碗 2 个,有、无齿镊各 1 把,敷料数块,乙醇与生理盐水棉球各数个,分置于换药碗的两侧,不能混在一起。有时还需准备引流物、血管钳、剪刀、探针等。一换药碗覆盖于另一碗上,以便于携带。同时还应准备胶布、棉签、污物筒等。

(2)常用换药药品的准备　换药时,可能遇到不同类型的伤口,需不同的药液进行处理。熟悉常用的换药药物的作用及适应证,能使我们操作时有的放矢,对不同的伤口做出不同换药液的选择(表 42-1)。

表 42-1 换药的常用药剂

药物	作用及适应证
70% 乙醇	仅用于伤口周围皮肤的消毒
络合碘	能杀灭病毒、致病菌及其芽孢,作用持久、毒性低、不致敏,对皮肤、黏膜、伤口无刺激、无须乙醇脱碘,用于伤口内、外消毒
生理盐水	无杀菌作用,不刺激正常组织,为首选伤口清洗剂
5% 高渗盐水	对水肿明显的肉芽创面,能起到局部脱水作用
凡士林油纱布(条)	新鲜创面和化脓创口均可使用,可起保护创面,有利于引流和充填止血作用,每 1 ~ 3 d 换药一次
0.1% 洗必泰液	对组织刺激小,清洁作用强,与脓、血接触并不降低杀菌能力,广泛用于创腔及创面的清洗消毒
复方漂白粉(尤苏)溶液	能产生新生氧,除结核分枝杆菌不敏感外,对绝大多数化脓菌包括铜绿假单胞菌、芽孢及病毒有强烈杀灭作用。用于脓液较多或腐败性创口,湿敷效佳,有杀菌祛腐、除臭效用。需现配现用,避光保存,1 周内有效
H_2O_2 或 0.02% 高锰酸钾(PP)溶液	接触伤口组织后能释放新生氧,且对组织刺激较小,最适于污染重、创道深或组织坏死多的伤口,以防厌氧菌尤其是破伤风等芽孢菌的感染
10% ~ 20% 硝酸银溶液	腐蚀剂。对过度生长或不健康的肉芽创面,可用硝酸银棉球或棒处理。腐蚀完毕后用生理盐水棉球擦净创面,避免残留影响肉芽生长
3% 醋酸、3% 苯氧乙醇或磺胺米隆	用于湿敷铜绿假单胞菌感染创面
10% 氧化锌软膏	保护肠瘘周围皮肤或各种消化液外渗引起的皮肤炎症溃疡
10% ~ 30% 鱼石脂软膏或金黄散	皮肤感染未溃炎症的早期,可消炎退肿,促使肉芽及上皮生长

3. 术者准备

(1)严格无菌操作:换药前操作者必须戴好帽子、口罩,穿工作服,并认真洗手。一般创面,应每换一患者洗一次手;特殊感染、大创面或必须用手操作的要戴无菌手套。

(2)事先了解患者伤口的情况,安排换药次序。

(3)所有接触伤口的用品必须灭菌处理;换药盘、碗、组织镊等必须每人一套,且镊子分用 2 把,其中一把接触伤口,另一把夹持无菌敷料,避免交叉感染。

(二)换药的基本操作步骤

主要包括 3 个步骤:揭去伤口敷料;清洗伤口,更换引流物;覆盖无菌敷料,并加以固定(图 42-46)。

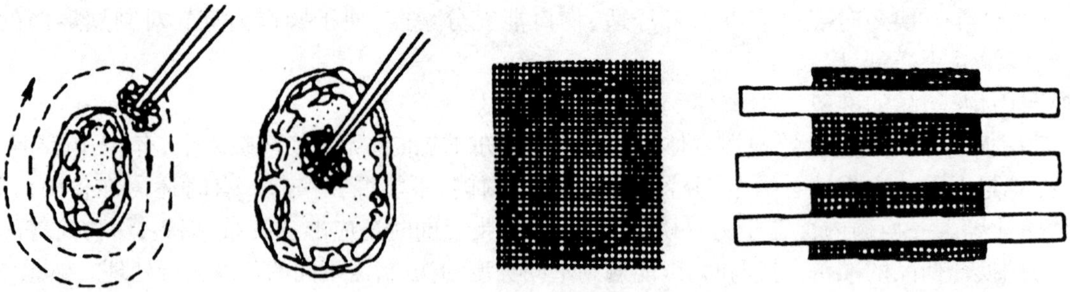

(1)　(2)　(3)　(4)

图 42-46 换药步骤

(1)消毒伤口周围皮肤 (2)清洗伤口 (3)加盖油纱 (4)加盖敷料

1. 取下伤口原有的敷料　撕解胶布应由外向里，切勿生拉硬扯引起疼痛。外层的敷料可用手揭除（图 42-47）；内层的敷料应用镊子取除。取除贴于创面的敷料应特别注意，因为创面渗液干结可使敷料黏结于创面或者有新生的肉芽长入纱布的网孔内，若用力揭起，不仅会引起患者疼痛，而且可能引起渗血，新生肉芽也将受损伤。对此，应先用生理盐水浸透，使敷料与创面分离；再轻轻提起敷料的一边，另一只手持镊夹盐水棉球轻压敷料粘着的创面，慢慢取下敷料。如果发生少量渗血，可用棉球压迫片刻使之止血。

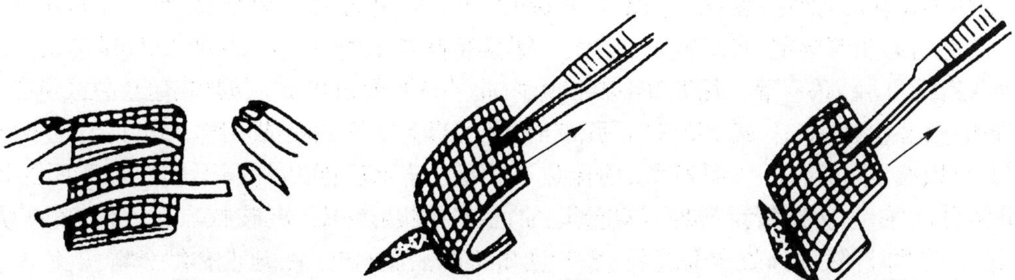

(1)　(2)　(3)

图 42-47　揭除敷料手法

(1)、(2)正确揭除胶布、敷料法　(3)错误方向

2. 对伤口、创面进行清洁、消毒和其他处理　应根据具体的情况使用相应的方法。例如，对缝合的清洁伤口，主要是用乙醇棉球自创缘由里向外消毒伤口及周围皮肤 2 次；对感染伤口，则先用乙醇在其周围皮肤由外向里消毒；继而用盐水棉球等清除创面脓液，并加以引流纱条等；最后再用乙醇等消毒周围皮肤一遍。换药时用双手执镊操作法，右手镊子接触伤口，左手镊子用以从换药碗中夹取无菌物品，递给右手，两镊不可相碰；消毒时勿使乙醇流入伤口。有引流物时，要进行更换，并保持引流的通畅。

3. 处理完伤口后用无菌敷料覆盖、固定　所盖敷料的大小，以伤口不暴露为主，通常以达到伤口周围 3 cm 左右即可。至于加盖敷料的数量，则应按伤口渗出情况而定。伤口无渗出液者放置 4 ~ 8 层纱布已足够。如若分泌物较多，所盖敷料必须相应增多。纱布块常用胶布固定。胶布粘贴的方向尽可能与皮纹平行（图 42-48）。粘贴前擦净皮肤的汗水、油腻和原有的粘胶。某些部位的敷料单纯用胶布固定不够牢固，应于胶布粘贴后，再用绷带卷缠绕或制成各种形状的带巾加固，如胸带、腹带等。

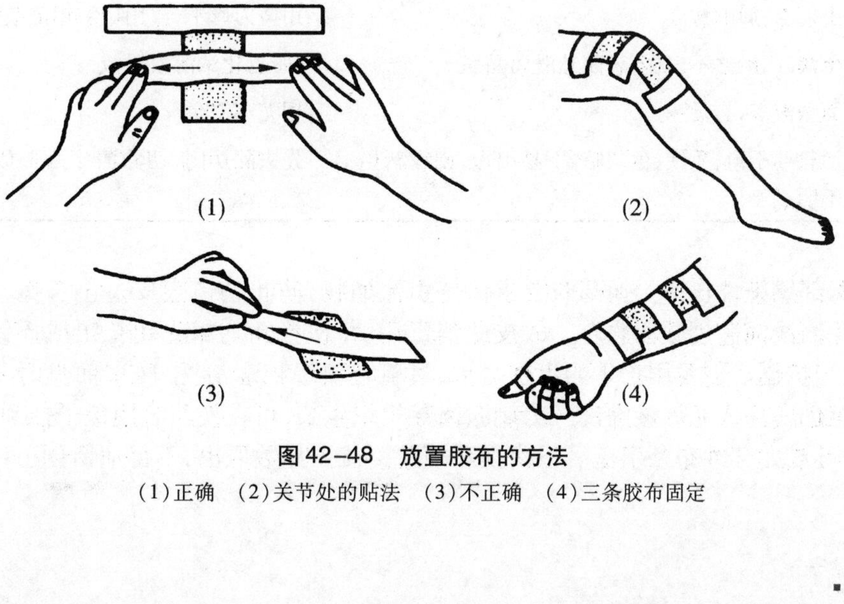

(1)　(2)　(3)　(4)

图 42-48　放置胶布的方法

(1)正确　(2)关节处的贴法　(3)不正确　(4)三条胶布固定

4. 处理　妥善处理污染的敷料、更换下来的纱布、绷带及擦拭创面的棉球等，须用钳、镊夹取集中放于弯盘内，倒入污物桶。器械及碗、盒、盘擦洗净后，重新消毒灭菌。特殊感染的敷料应全部烧毁，器械作特殊灭菌处理。

（三）各种伤口的换药方法

1. 缝合的伤口　目的是检查创口有无感染、皮下血肿或皮下积液，调整或取出引流物品。根据创口部位的血供情况，并参考患者年龄、营养状况及创口实际的愈合情况，适时拆除缝线。

换药时沿创口纵轴方向揭去敷料。若黏着不易揭开时，应用无菌盐水湿敷 15～20 min 后揭下敷料，操作要轻柔，避免引起患者疼痛，创口撕开、出血。观察敷料渗出物性质、量；创口周围有无红肿，异常膨隆；线结处皮肤有无红肿、脓疱等。用 0.5% 碘伏由内向外轻擦创口皮肤。创口有红肿或缝针处红肿时，可用乙醇纱布湿敷并包扎创口。若疑有皮下积液时，用无菌空针管抽吸或用血管钳自波动明显处探查创口内情况。若有积液，可拆除 1～2 针缝线，引流皮下积液。若术后创口疼痛不见减轻反而加重，红肿、有少量渗液，缝线处起脓点，为缝线反应即早期感染的征象，须以换药镊夹破脓点，乙醇纱布贴敷；如已明显有化脓感染，则立即拆除部分或全部缝线，撑开创口排脓后置橡皮片、凡士林纱条等引流。

第一次换药，若创口内有引流物，可于术后 24～48 h 实施。视敷料上渗出物量多少，旋转调整或将引流物退出 1～2 cm；若无引流物时，可于术后 3～4 d 换药，甚至直到拆线时换药。换药完毕再用无菌棉球擦拭创口，覆盖无菌纱布包扎固定。胶布与皮肤要平展粘固，不要有太大拉力。拉力过大，易造成胶布下及周围皮肤水疱形成。

2. 创面浅平的开放伤口　浅平创面已有肉芽组织生长时，换药的目的是清除创面分泌物，保持创面清洁，创造相对干燥的环境，有利上皮生长尽快覆盖肉芽组织创面。换药时，先用生理盐水湿敷，浸润创面的敷料，然后轻轻揭去。用无菌盐水棉球清洁创面后，创面先覆盖凡士林油纱，保护肉芽组织创面，促进外周新生上皮向内生长。除分泌物过多时，有肉芽组织的浅平创面，不宜频繁换药，以减少对新生上皮的反复损伤，延缓创面的修复过程。

如果创面过大，应考虑植皮。浅平创口内肉芽组织的处理（表 42-2）。

表 42-2　浅平伤口内肉芽组织的处理

肉芽组织	伤口情况	换药处理
正常	颜色鲜红、坚实，呈细颗粒状，分布均匀，分泌物少	用无刺激的油性纱条或凡士林纱布覆盖
生长过快	高出创缘，影响愈合	用剪刀修平，或用硝酸银溶液烧灼
水肿	颜色淡红，触之不出血，表面光滑而晶亮	5% 氯化钠溶液湿敷
坏死	创面脓液多，有臭味	用尤苏湿敷
慢性溃疡	创面长期不愈，质硬，色灰暗，不易出血，创缘新生上皮不明显	先去除病因，切除溃疡后形成新鲜创面，再植皮

3. 有脓腔的深部感染性伤口　换药时要求保持引流通畅，防止伤口表皮过早长拢，并采取措施使肉芽组织从创底由深而浅铺满创腔而愈合。故皮肤消毒后，每次换药均需先用长镊或探针探测创道情况，若引流不畅，宜适当扩创。创腔用拧干的生理盐水、过氧化氢等棉球清洗，脓多而臭时，改用尤苏液棉球清洗或置导尿管至创底注入尤苏液灌洗。为刺激肉芽组织生长，可在换药时用镊子搔刮创缘使其少量出血，然后置放凡士林或尤苏纱布条引流。下次换药须将引流条如数取出，不得遗留创道内形成异物，否则妨碍伤口愈合。

4. 特殊感染的换药

(1)气性坏疽的局部处理,是多处切开或截肢伤口开放,均需换药。多处切开者可见肌坏死(此点与厌氧菌性蜂窝织炎不同),脓液有腥臭味、红褐色、较稀薄,可能带有气泡。换药时伤口需用3%过氧化氢、0.05%高锰酸钾或0.2%氯胺丁冲洗和持续湿敷,已坏死的组织(色暗无光泽、无弹性、不出血)应剪除或切除。必须严格施行隔离处理,工作人员接触患者的前后,都应换装和洗手消毒。换药所用的物品和沾污的敷料均需特殊处理。

(2)破伤风患者的伤口,经清创术后开放,通常没有明显的化脓。但仍应用高锰酸钾或氯胺丁持续湿敷1~2 d,然后改用呋喃西林湿纱布和油纱条引流。如有气管切开的伤口,可以常规处理。此外,必须施行隔离治疗。

(3)真菌感染创面,继发于用大量广谱抗生素和(或)机体免疫功能降低者。感染常不限于创面,消化道、泌尿系统等可同时受累。较多见的菌种是白念珠菌,其他如曲菌、隐球菌等。创面特点是颜色转暗,有霉斑或颗粒,肉芽水肿,创缘上皮停止生长,敷料上也有霉斑。诊断可取创面深部的组织进行镜检和培养,加以血的真菌培养。患者全身衰竭,应予支持疗法;停止原用的广谱抗生素和激素,选用制霉菌素、两性霉素B等注射。创面换药时选用碘甘油、克霉唑或酮康唑等溶液进行湿敷。

(四)注意事项

1. 严格无菌操作规程,每次换药前后洗手消毒,避免交叉感染。如换药者已接触伤口的绷带和敷料,不应再接触换药车或无菌的换药碗(盒)。需要物品时可由护士供给或自己洗手后再取。各种无菌棉球、敷料从容器中取出后,不得放入原容器内。污染的敷料须立即放入污物盘或污物桶内。

2. 换药者如需在同一段时间内进行多个患者的伤口换药,其换药的顺序应为先换清洁的伤口,然后再换感染伤口,最后为严重感染的伤口换药或特异性感染伤口的换药。

3. 换药时应注意取出伤口内的异物,如线头、死骨、弹片、腐肉等,并核对引流物的数目是否正确。

4. 换药动作应轻柔,切忌暴力撕扯,保护健康组织,防止对伤口组织的损伤。如擦拭创面时不可过分,以免新生的肉芽组织脱落;用探针伸入伤口时,要防止造成假道或出血等。

5. 每次换药完毕,须将一切用具放回指定的位置。认真洗净双手后方可给另一患者换药。

【知识问答】

1. 多个伤口换药时,怎样安排换药的顺序?

答:先安排清洁伤口,再处理污染伤口,避免交叉感染。

2. 四肢切口术后何时拆线?

答:术后10~14 d拆线,关节处切口可适当延迟拆线。

(张　岳)

第十九节　脓肿切开引流术

及时切开引流体表软组织化脓性感染形成的脓肿,有利于减少毒素的吸收和减轻中毒症状,同时可以针对脓液细菌培养及药敏试验的结果选择敏感有效的抗生素,有效地控制感染的扩散。

【学习目标】 掌握浅表脓肿切开引流的方法,步骤及意义;熟悉脓肿切开引流的适应证及禁忌证;进一步加强无菌观念。

【适应证与禁忌证】 适应证:①体表软组织化脓性感染伴脓肿形成。②需行细菌药敏试验以指导抗感染治疗。

禁忌证:①化脓性炎症早期,尚未形成脓肿,及抗生素治疗炎症有吸收消散趋势时。②全身出血性疾病患者。

【物品准备】 治疗车:①治疗盘、治疗碗、小弯血管钳、直血管钳、镊子、手术刀、剪刀、无菌杯各1个,棉签、胶布、纱布、小洞巾等;②消毒用品:1%碘伏;③麻醉药:1%利多卡因;④其他:注射器、胶布、凡士林纱布条、抢救车、无菌手套等;⑤无菌培养瓶。

【模拟考题】 模拟患者,男性,28岁,右臀下部一个3 cm×4 cm肿块,红肿痛,波动感明显,请做正确处理。要求在医学模拟人上行浅表脓肿切开引流术。

【操作步骤】

(一)操作前准备

1. 患者准备

(1)测量生命体征(心率、血压、呼吸),并对全身状况加以评价。

(2)向患者解释操作的目的、操作过程、可能的风险。

(3)告知需要配合的事项(操作过程中保持体位,如有不适及时报告)。

(4)签署知情同意书。

(5)术前清洗局部,剔去毛发,局部若涂有油质类药物,可用松节油轻轻擦去。体位依脓肿所在部位而定,以便于脓液引流和患者舒适为原则。

2. 材料准备。

3. 操作者准备

(1)了解患者病情、操作目的等。

(2)掌握浅表脓肿切开引流操作相关知识、并发症的诊断与处理。

(3)术前协助患者体位摆放操作者戴帽子、口罩,并刷手。

(二)操作步骤

1. 体位根据脓肿部位取患者舒适体位,同时便于脓液引流。

2. 消毒铺单:术者副手戴好无菌手套,在2个消毒小杯内分别放入数个棉球,助手协助,分别倒入少量0.5%碘伏,使用0.5%碘伏消毒手术区域2遍,然后铺巾。

3. 麻醉:选择浅表脓肿可采用1%利多卡因局部浸润麻醉,但应注意注射药物时应从远处逐渐向脓腔附近推进,避免针头接触感染区域。

4. 切开及排脓

(1)于脓肿中央用尖刀做一适当的刺入,然后用刀向上反挑切口,即可见到脓液排出,用注射器抽取适脓液送细菌培养及药敏试验。

(2)待脓液排净后,以止血钳或手指伸入脓腔,探其大小、位置及形状,据此确定切口是否大小合适、方向适当。

(3)遇脓腔内有纤维膈膜将其分割为多个小房者,应用手指钝性分离,使其变为单一大脓腔,以利引流。

(4)术中切忌动作粗暴而损伤血管导致大出血或挤压脓肿造成感染扩散。

5. 引流:脓腔切开当天应使用凡士林纱布引流。可将纱布的一端送到脓腔底部,使其充填脓腔,另端留置脓腔口。注意为使引流口有足够的宽敞度,引流物充填时应当底松口紧,使伤口呈漏斗形最为理想。外部以无菌纱布包扎。术后第2天更换包扎敷料及引流条,以后可根据引流液量及脓腔愈合情况,逐步更换为油纱条或盐水纱条引流，并最终拔除。因局部解剖关系切口不能扩大或脓腔过大者，可在两极做对口引流，充分敞开脓腔，以甲硝唑或庆大霉素冲洗脓腔。

（三）注意事项

1. 在波动最明显处做切口。
2. 切口做在脓腔的最低位，长度足够，以利引流。
3. 切口方向选择与大血管、神经干、皮纹平行，避免跨越关节，以免瘢痕挛缩，影响关节功能。
4. 切口不要穿过对侧脓腔壁而达到正常组织，以免感染扩散。
5. 脓肿切开后切口经久不愈，可能与脓腔引流不畅、异物存留或冷脓肿等有关。

【知识问答】

1. 乳房表浅脓肿切开引流时切口该如何选择？

答：应做放射状切口，以免损伤乳管。

2. 脓肿切开引流后经久不愈，可能的原因有哪些？

答：引流不畅、异物存留、糖尿病、特殊感染（结核）等。

（张　岳）

第二十节　脊柱损伤患者的搬运

脊柱损伤患者的搬运是外伤急救中常用方法，只要怀疑有脊柱损伤就应按脊柱损伤情况处理，将脊柱不稳定的患者仰卧固定在一块坚硬长背板上并将他放置在中心直线位置，即头部、颈部、躯干、骨盆应以中心直线位置逐一固定，保持脊柱伸直位，严禁弯曲或扭转。

【学习目标】　掌握脊柱损伤搬运的适应证；掌握临床上常用的脊柱损伤搬运的正确操作方法；培养良好的职业素养。

【适应证】　钝性创伤者出现下列情况应行脊柱固定：①脊柱疼痛或触痛；②出现神经性缺损主诉或体征；③脊柱结构变形。

【物品准备】　脊柱固定担架、短脊板、固定带、颈托、头部固定器，必要时可就地取材木板、门板等。

【模拟考题】　患者系一位建筑工人，45 岁，不慎从 5 m 高处跌下，疑脊柱损伤，请你为该患者实施脊柱损伤的搬运。

【操作步骤】

（一）操作前准备

准备脊柱固定担架、短脊板、固定带、颈托、头部固定器。

（二）操作过程

1. 仰卧位，头部、颈部、躯干、骨盆应以中心直线位，脊柱不能屈曲或扭转。
2. 快速检测患者生命体征：血压、呼吸、心率、脉搏、意识等。
3. 使用硬质担架或木板搬运。
4. 搬运方法（图 42-49，图 42-50）。

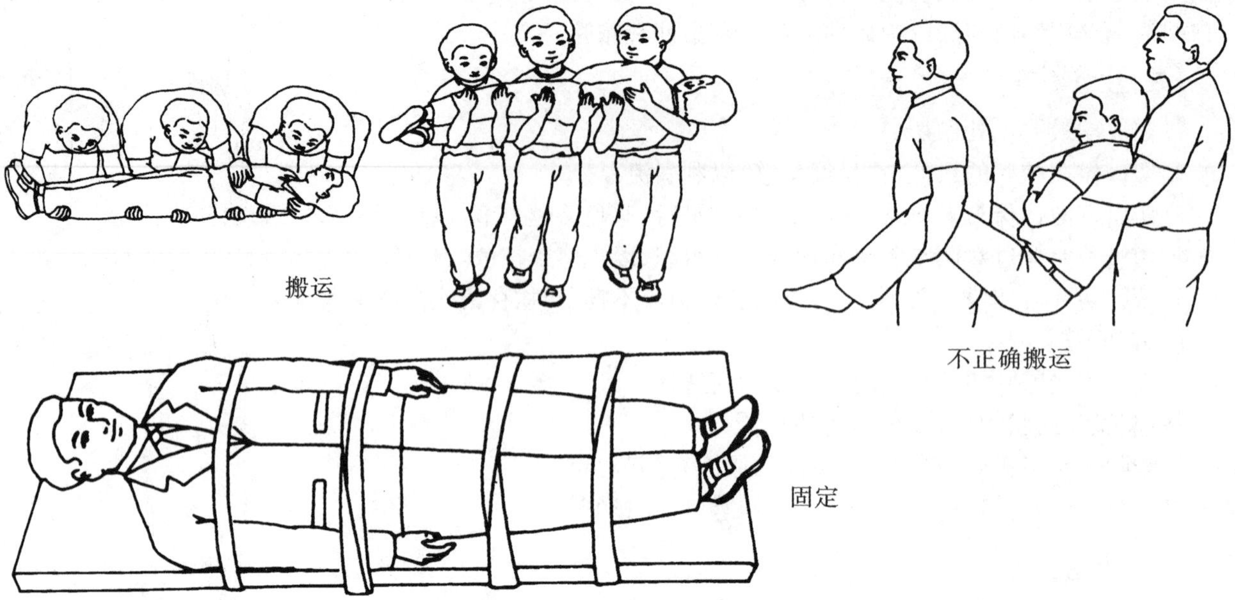

图 42-49 脊柱损伤患者的搬运

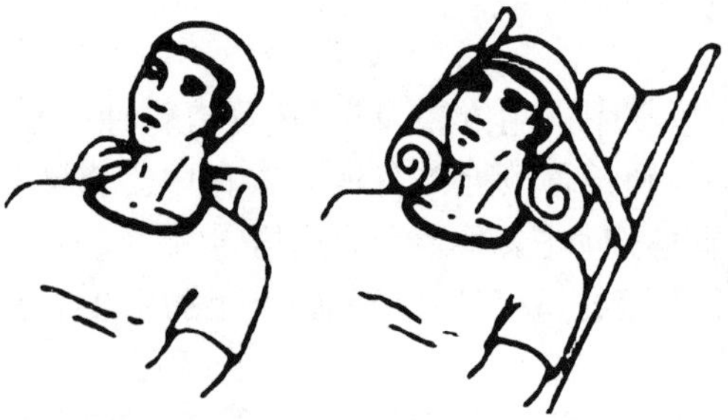

图 42-50 颈椎损伤患者的搬运

(引自:郭毅、聂景荣主编的《临床技能》,北京大学医学出版社,2011 年)

(1)先将伤者两下肢伸直,两手相握放在身前,以便保持脊柱伸直位,不能屈曲或扭曲。

(2)3 人或 4 人至患者同侧跪下插手,同时抬高、换单腿、起立、搬运、换单腿、下跪、换双腿同时施以平托法将患者放于硬质担架上,禁用搂抱或一人抬头、一人抬足的搬运方法。

(3)在伤处垫一薄枕,使此处脊柱稍向上突,然后用 4 条带子把伤员固定在木板或硬质担架上(一般用带子固定胸与肱骨水平、前臂与腰水平、大腿水平、小腿水平,将伤员绑在硬质担架上),使伤员不能左右转动。

(4)如果伴有颈椎损伤,伤员的搬运应注意先用颈托固定颈部,如无颈托用“头锁或肩锁”手法固定头颈部,沿纵轴向上略加牵引,使头、颈随躯干一同滚动,严禁随便强行搬动头部。其余人协调一致用力将伤员平直地抬到担架上或木板上,然后头部的左右两侧用软枕或衣服等物固定。

(5)搬运转移:①移动伤者,术者与二助在两边各自抓住腰两侧握把处,另一只手放在伤者腿下,两人双手互扣抓牢,将患者分两次 45°移动转体至 90°;②使用长脊板,长脊板放置上车担架与伤者背侧呈一直线,稳定上车担架,一助用双肩锁固定头部,术者与二助抬高下肢先将伤者躯干平放于长脊板上,逐渐移动到位，适度放松肩、胸、腹、腹股沟固定带，解除膝踝三角巾，并平放在长脊板上；③急救员平稳升高上车担架，搬运伤者，足侧先行，术者在头侧，同时观察伤者头颈部情况。

（三）注意事项

1. 脊柱损伤搬运始终保持脊柱伸直位，严禁弯曲或扭转。

2. 各项抢救措施的重要性排序为：环境安全生命体征平稳（CPR）开放性创伤及严重骨折（创口止血、骨折固定）搬运。

3. 转运过程中需注意观察伤员的生命体征和病情变化。

【知识问答】

1. 叙述脊柱损伤搬运原则。

答：保持模拟人脊柱伸直位，严禁弯曲。

2. 如果伴有颈椎损伤病员的搬运还应注意什么？

答：一人托住其头部，其余人协调一致用力将伤员平直地抬到担架上或木板上，然后头部的左右两侧用软枕或衣服等物固定。

（张　岳）

第二十一节　四肢骨折现场急救外固定术

固定对骨折、关节严重损伤、肢体挤压伤和大面积软组织损伤等能起到很好的固定作用，可以临时减轻痛苦，减少并发症，有利于伤员的后送。对开放性软组织损伤应先止血，再包扎。急救时的固定主要是对骨折临时固定，防止骨折断端活动刺伤血管、神经等周围组织造成继发性损伤，并减少疼痛，便于抢救运输和搬运。

【学习目标】　做好四肢骨折现场急救外固定术的操作前准备；掌握四肢骨折现场急救外固定的目的；掌握四肢骨折现场急救外固定的方法和步骤；掌握四肢骨折现场急救外固定的注意事项。掌握常见的其他部位骨折的现场急救处理方法。

【物品准备】　操作物品准备包括夹板、三角巾或绷带、无菌纱布、棉垫或软物、颈托、脊柱板、就地取材（木棒、树枝、布料、硬纸板木板条、书本等）。

【模拟考题】　模拟患者，程先生，25 岁，在车祸中受伤，现场急救人员初步诊断为右小腿开放性骨折，伤口未见活动性出血。请为患者（医学模拟人）行现场伤口包扎并用夹板行骨折外固定。

【操作步骤】

（一）操作前准备

1. 操作者洗手，戴好口罩、帽子，备齐用物并携至床旁。

2. 检查患肢，暴露患侧肢体，了解肢体有无畸形和反常活动等情况。

3. 向患者及家属说明此操作的目的和意义，简要说明操作过程，消除患者顾虑，取得配合。

4. 操作前全面评估患者情况，包括意识状态、生命体征。

5. 核查所用物品是否齐全，放置合理。

（二）操作步骤

1. 充分暴露伤口，除去伤口周围污物。

2. 伤口处覆盖无菌纱后用绷带蛇形或螺旋形包扎。

3. 选用两块夹板，其长度超过膝关节及踝关节，置于右小腿外侧和内侧。

4. 固定前用毛巾等软物铺垫在夹板与肢体间。

5. 夹板上端固定至大腿，下端固定至踝关节及足底，绷带捆扎，松紧度以绷带上下可移动 1 cm 为宜。

附：①上臂骨折固定：将夹板放在骨折上臂的外侧，用绷带固定；再固定肩肘关节，用一条三角巾折叠成燕尾式悬吊前臂于胸前，另一条三角巾围绕患肢于健侧腋下打结。若无夹板固定，可用三角巾先将伤肢固定于胸廓，然后用三角巾将伤肢悬吊于胸前（图 42-51）。②前臂骨折固定：将夹板置于前臂四侧，然后固定腕、肘关节，用三角巾将前臂屈曲悬吊于胸前，用另一条三角巾将伤肢固定于胸廓。若无夹板固定，则先用三角巾将伤肢悬吊于胸前，然后用三角巾将伤肢固定于胸廓。③股骨骨折固定：健侧固定法，用绷带或三角巾将双下肢绑在一起，在膝关节、踝关节及两腿之间的空隙处加棉垫。躯干固定法，用长夹板从脚跟至腋下，短夹板从脚跟至大腿根部，分别置于患腿的外、内侧，用绷带或三角巾捆绑固定（图 42-52）。④脊柱骨折固定：将伤员仰卧于木板上，用绷带将脖、胸、腹、髂及脚踝部等固定于木板上（图 42-53）。

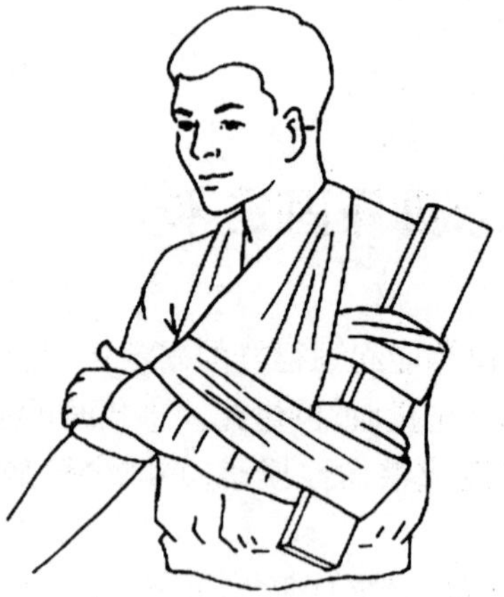

图 42-51　肱骨骨折固定

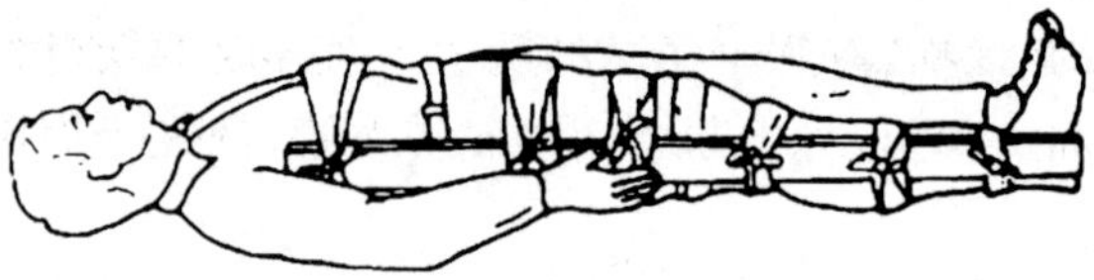

图 42-52　股骨骨折固定

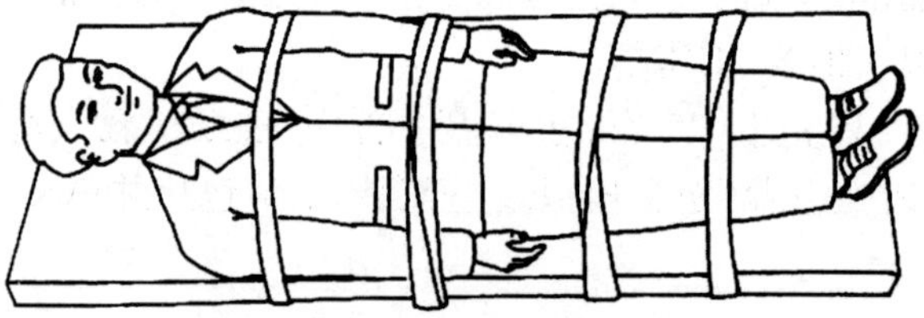

图 42-53　胸椎、腰椎骨折固定

（三）操作注意事项

1. 有创口者应先止血、消毒。包扎，再固定。

2. 固定前应先用布料、毛巾等软物，铺垫在夹板上，以免损伤皮肤。

3. 用绷带固定夹板时，应先从骨折的下部缠起，以减少患肢充血水肿。

4. 夹板应放在骨折部位的下方或两侧，应固定上下各一个关节。

5. 大腿、小腿及脊柱骨折者，不宜随意搬动，应临时就地固定。

6. 固定松紧适宜。固定四肢时应露出指(趾)，随时观察血循环，如有苍白青紫、发冷、麻木等情况，立即松开重新固定。

7. 肢体固定时，上肢屈肘，下肢伸直。

8. 开放性骨折外露的断骨严禁送回伤口内，避免增加污染和刺伤血管、神经。

9. 疼痛严重者，可服用止痛剂和镇静剂。固定后迅速送往医院。

【知识问答】

1. 四肢骨折用绷带固定夹板时，为何应先从骨折的远端缠起？

答：可以减少患肢充血水肿。

2. 考虑为静脉出血时，应该在患肢的何处应用止血带？

答：应该在出血灶的远端应用止血带。

（张　凡）

第二十二节　人工呼吸术

人工呼吸术是指用人为的方法，通过徒手或机械装置使空气有节律地进入肺内，利用胸廓和肺组织的弹性回缩力及肺内压与大气压之间压力差的原理，使呼吸骤停者获得被动式呼吸，获得氧气，排出二氧化碳，维持最基础的生命。

【学习目标】　做好人工呼吸术的操作前准备；掌握人工呼吸的目的、适应证、方法和步骤；熟悉人工呼吸的注意事项及常见并发症。

【适应证与禁忌证】　适应证：无反应、心搏骤停、无正常呼吸或完全无呼吸的患者。

禁忌证：无特殊禁忌。

【物品准备】　操作物品准备包括治疗盘内放纱布。相关的急救物品。

【模拟考题】　模拟患者，杨先生，67 岁，因心前区压榨样疼痛伴出汗半小时急诊就诊。查体时，患者突然四肢抽搐，意识丧失，心音听不到。请为患者（医学模拟人）行心肺复苏术抢救，至少做 2 个循环。

【操作步骤】

（一）操作前准备

1. 操作者洗手，戴好口罩、帽子，备齐用物并携至床旁。

2. 向患者家属说明人工呼吸的目的和意义，简要说明操作过程，消除患者家属顾虑，取得配合。

（二）操作步骤

1. 全面评估患者情况，包括意识状态、自主呼吸、大动脉搏动等。

2. 使患者仰卧于硬质平面上。

3. 大声呼喊身边的医务工作者。同时解开患者衣扣、裤袋。

4. 按照 C-A-B 程序进行。操作者立或跪在患者一侧做 30 次胸外按压。检查并清除口、鼻腔的分泌物及异物，取出患者的活动性义齿，保持呼吸道通畅。

5. 拉直患者的气道（抬头举颏法、仰额抬颈法、双手托颌法），使气道处于通畅状态。

6. 以两层纱布盖于患者口上。术者一只手托起下颌，尽量使头部后仰，解除舌下坠所致的呼吸道梗阻。另一只手捏闭鼻孔，以防气体由鼻孔逸出。术者吸一口气，包紧患者口部向嘴内吹气，并用眼睛余光看胸部，直至胸部升起为止。吹气时用力要均匀。吹气毕，术者头转向患者胸侧，并立即松开捏鼻或捏口唇的手，让患者胸廓自行回缩将气排出（图42-54）。如有回气声，即表示气道通畅，可再吹气，成人吹气10～12次/min（儿童一般20次/min。婴儿行口对口人工呼吸时，于吹气毕可用手轻压胸廓，协助呼气）。

7. 每个循环30次有效的胸外按压，2次有效的人工呼吸。

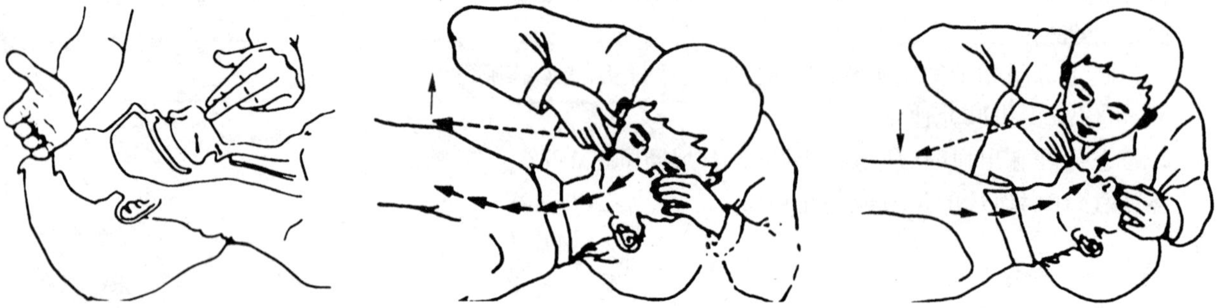

(1)仰头举颏开放气道　　(2)口对口人工呼吸

图42-54　开放气道与人工呼吸

（三）操作注意事项

1. 宜将患者置于空气新鲜、流通处的硬质平面上，以便实施。如在软床上抢救时，应加垫木板于患者背部。

2. 口鼻腔内如有异物，必须清除（包括活动性义齿）。必要时用纱布包住舌头牵出，以免舌后缩阻塞呼吸道。

3. 人工呼吸速度。每次吹气时间大于1 s，使患者胸廓隆起，避免过度通气。每次吹气不要过猛，以免将气体吹入胃内。

4. 口对口人工呼吸仅适用于短时间急救之用，如有条件应尽早行气管插管或气管切开，连接呼吸机行机械通气抢救、治疗。

5. 若患者牙关紧闭，可行口对鼻人工呼吸法。婴幼儿患者，可行口对口鼻人工呼吸法。

【知识问答】　人工呼吸有几种方法？

答：口对口、口对鼻、口对口鼻、口对呼吸面罩吹气、气管插管、呼吸机。

（张　凡）

第二十三节　胸外心脏按压术

心肺复苏术（CPR）是针对由于各种原因导致的心脏骤停，在4～6 min内所采取的急救措施之一。目的在于尽快挽救脑细胞在缺氧状态下死亡。胸外心脏按压是心肺复苏的重要措施，因为在心肺复苏期间的组织灌注主要依赖心脏按压，及早开始胸外心脏按压可尽早建立血液循环，将氧带到大脑和心脏。

【学习目标】　做好胸外心脏按压术的操作前准备；掌握胸外心脏按压的目的、适应证、禁忌证、方法和步骤；熟悉胸外心脏按压的注意事项及常见并发症。

【适应证与禁忌证】 适应证:心搏骤停。

禁忌证:凡有胸壁开放性损伤、胸廓畸形、肋骨骨折或心脏压塞等均应列为胸外心脏按压的禁忌证。

【物品准备】 操作物品准备包括相关的急救物品。

【模拟考题】 模拟患者,杨先生,67 岁,因心前区压榨样疼痛伴出汗半小时急诊就诊。查体时,患者突然四肢抽搐,意识丧失,心音听不到。请为患者(医学模拟人)行心肺复苏术抢救,至少做 2 个循环。

【操作步骤】

(一)操作前准备

1. 操作者洗手,戴好口罩、帽子,备齐用物并携至床旁。

2. 向患者家属说明胸外心脏按压术的目的和意义,简要说明操作过程,消除患者家属顾虑,取得配合。

(二)操作步骤

1. 全面评估患者情况,包括意识状态、自主呼吸、大动脉搏动等。

2. 使患者仰卧于硬质平面上。

3. 大声呼喊身边的医务工作者。同时解开患者衣扣、裤袋。

4. 按照 C-A-B 程序进行操作。实施心脏按压。胸外心脏按压术:操作者立或跪在患者一侧,正确的手法定位后,术者以一只手掌根部放于患者胸骨中下 1/3 交界处,将另一只手掌压于其上,前臂与患者胸骨垂直,以上身前倾之力向脊柱方向做有节奏的带冲击性的按压,每次按压使胸骨向下陷 5 ~ 6 cm 随即放松,以利心脏舒张。放松时,术者的手不要离开胸骨接触面,以免移位。按压频率 100 ~ 120 次/min(小儿约 120 次/min),节律一致,做 30 次有效的胸外按压(图 42-55)。

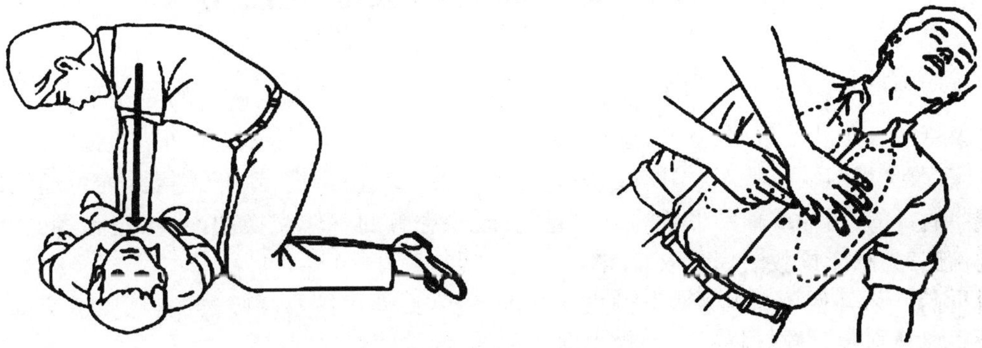

图 42-55 胸外心脏按压

5. 检查并清除口、鼻腔的分泌物及异物,取出患者的活动性义齿,保持呼吸道通畅。

6. 拉直患者的气道(抬头举颏法、仰额抬颈法、双手托颌法),使气道处于通畅状态。

7. 给患者实施有效的人工呼吸(口对口人工呼吸法、口对鼻人工呼吸法、口对口鼻人工呼吸法)2 次。

8. 每个循环 30 次有效的胸外按压,2 次有效的人工呼吸。

(三)操作注意事项

1. 宜将患者置于空气新鲜、流通处的地面,以便实施。如在软床上抢救时,应加垫木板于患者背部。

2. 现场抢救时,搬动患者后及时恢复进行人工呼吸及胸外按压。

3. 口鼻腔内如有异物,必须清除(包括活动性义齿)。必要时用纱布包住舌头牵出,以免舌后缩阻塞呼吸道。

4. 成人 10 ~ 12 次/min，儿童一般 20 次/min，节律宜均匀。每次吹气时间大于 1 s，使患者胸廓隆起，避免过度通气。

5. 非经确诊患者已死亡，胸外按压及人工呼吸不能停止。

6. 评估患者心肺复苏是否有效，中间间隔时间不能超过 15 s。至少要做 5 个循环。

7. 判断复苏结果：观察颈动脉搏、瞳孔缩小、意识、自主呼吸恢复、收缩压≥60 mmHg。抢救无效者 30 min 放弃治疗。

【知识问答】

1. 胸外心脏按压常见的错误？

答：①按压除掌跟部贴在胸骨外，手指也压在胸壁上，容易引起肋骨骨折；②按压定位不正确，向下易使剑突受压折断而致肝破裂；③按压用力不垂直，导致按压无效或肋软骨骨折；④抢救者按压时肘部弯曲，用力不够，因而按压深度不到下陷 5 ~ 6 cm；⑤按压冲击式，猛压，其效果差，且易导致骨折；⑥放松时抬手离开胸骨定位点，造成下次按压部位错误，引起骨折；⑦放松时未能使胸部充分松弛、胸部仍承受压力，使血液难以回到心脏。

2. 婴幼儿心外按压的要求有哪些？

答：婴幼儿心脏位置较高，按压部位在胸骨中部，频率至少 100 次/min，按压深度应结合患儿的大小，在 1.5 ~ 3.5 cm 的范围内。

（张　凡）

第二十四节　简易呼吸器的使用

简易呼吸器，又称复苏球、人工呼吸器、加压给氧气囊。是进行人工通气的简易工具，用于心肺复苏及需人工呼吸急救。尤其是适用于病情危急，来不及气管插管时，可利用加压面罩直接给氧，使患者得到充分氧气供应，改善组织缺氧状态。具有使用方便、并发症少、便于携带、有无氧源均可通气的特点。使用简易呼吸器的目的：增加或辅助患者的自主通气；改善患者的气体交换功能；纠正患者的低氧血症，缓解组织缺氧状态；为临床抢救治疗争取时间。

【学习目标】　做好使用简易呼吸器的操作前准备；掌握使用简易呼吸器的目的、适应证、操作方法；熟悉使用简易呼吸器的注意事项。

【适应证与禁忌证】　适应证：①各种原因所致的呼吸停止或自主呼吸微弱的紧急抢救及麻醉期间的呼吸管理；②危重患者的转运；③遇到呼吸机因故障、停电等特殊情况时，可临时应用简易呼吸器替代呼吸机。

禁忌证：没有绝对禁忌证。重度肺囊肿或肺大泡、未经减压及引流的张力性气胸/纵隔气肿、中等量以上活动性咯血、严重误吸引起的窒息性呼吸衰竭、大量胸腔积液、急性心肌梗死、活动性肺结核等疾病应用简易呼吸器时应减少通气压力而增加频率。

【物品准备】　操作物品准备包括：氧气连接装置、简易呼吸器、听诊器、弯盘、2 块纱布、必要时备四头带、口咽通气管、开口器、舌钳、金属压舌板等。简易呼吸器的组成结构：面罩、单向阀（鸭嘴阀）、压力安全阀、球体、进气阀、氧气储气阀、氧气储气袋、氧气导管、呼气阀。其中氧气储气阀及氧气储气袋必须与外接氧气组合，如未接氧气时将两项组件取下。

【模拟考题】　模拟患者，邓先生，56 岁，脑胶质瘤术后 2 年复发，呼吸浅慢，用急救车转运医院途中。

请用简易呼吸器为患者(医学模拟人)进行辅助呼吸。

【操作步骤】

(一)操作前准备

1. 操作者洗手,戴好口罩、帽子,备齐用物并携至床旁。

2. 环境温度、湿度,空气流通情况,是否具备抢救的重要条件。

3. 核对患者床号、姓名。向患者家属说明使用简易呼吸器的目的和意义,简要说明操作过程,消除患者顾虑,取得配合。

4. 操作前全面评估患者情况,包括病情、年龄、体位、呼吸道是否开放通畅、呼吸状况(频率、节律、深浅度、有无自主呼吸)、意识状态、脉搏、皮肤黏膜颜色。

5. 准备物品:简易呼吸器(面罩、呼吸囊、接管、储氧袋)、弯盘、2 块纱布、氧气装置、吸痰装置、必要时备四头带、口咽通气管、开口器、舌钳、金属压舌板,合理放置在治疗车上。

(二)操作步骤

1. 安装简易呼吸器并检测,连接输氧管,氧流量 10 ~ 12 L/min。

2. 患者取去枕仰卧位,头后仰,双手放于躯干两侧,操作者位于患者头顶侧。

3. 保持呼吸道通畅

(1)解开衣领、腰带(掀开盖被,漏出胸部)。

(2)检查患者颈部、口鼻腔情况,有无分泌物、义齿等。若口鼻腔有分泌物快速有效清理(头偏向一侧,弯盘置于口角,清除口腔异物、分泌物,右手示指从患者牙齿伸入口腔压住下牙,拇指反方向顶住上门牙,打开口腔,左手示指用纱布包裹伸进口腔内掏出异物);若有活动义齿者及时取出;若有其他等情况做相应处理。

(3)摆正头部,采取以下几种方法开放气道。①抬头举颏法:抢救者将一只手掌小鱼际置于患者前额向下压,另一只手的示指与中指置于下颌骨近下颌或下颌角处,抬起下颌,使头部后仰,开放气道;②仰额抬颈法:患者仰卧,抢救者一只手抬起患者颈部,另一只手掌小鱼际下压患者前额,使其头后仰,气道开放;③双手抬颌法:患者平卧,抢救者用双手从两侧抓紧患者的双下颌并托起后仰,下颌骨前移,即可打开气道。此法适用于颈部有外伤者。颈部有外伤者只能采用双手抬颌法开放气道,不采用抬头举颏法和仰额抬颈法,以避免进一步脊髓损伤。

4. 扣紧面罩:简易呼吸器(选择合适的无孔面罩)面罩盖住患者口鼻。一只手以 EC 手法(拇指和示指按压面罩,其余三指提起下颌)固定面罩,另一只手有规律地捏放呼吸囊(图 42-56)。

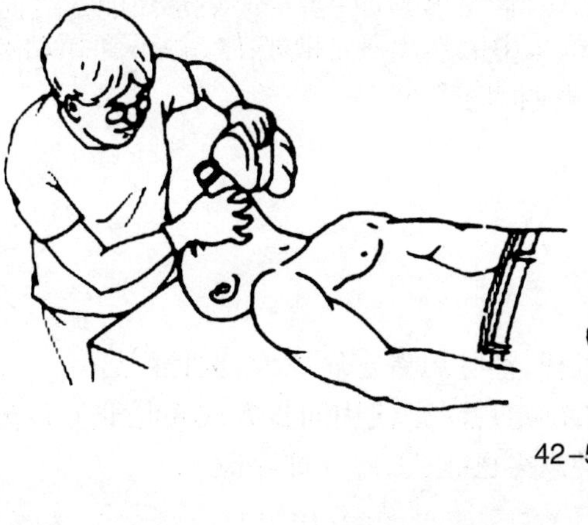

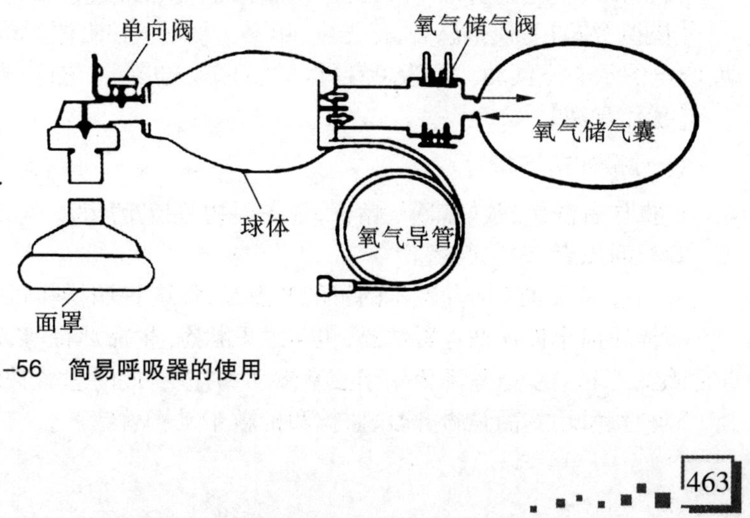

42-56 简易呼吸器的使用

5. 挤压呼吸囊：有规律挤压呼吸囊，观察患者胸廓起伏情况。每次送气 500 ~ 600 mL。成人 10 ~ 12 次/min，婴儿和儿童为 12 ~ 20 次/min。

6. 效果判断：面色、甲床、口唇转红润；自主呼吸恢复；监测血氧饱和度达到 96% 以上说明有效。

7. 复苏后为患者擦拭口鼻，采取平卧头侧位，以 6 ~ 8 L/min 流量吸氧，意识清醒可垫枕头。

【知识问答】

1. 简易呼吸器较人工呼吸有哪些优点？

答：①能够维持代谢所需的肺泡通气，这是治疗的基本目的；②能均匀、持续地给氧，减少呼吸功，纠正低氧血症和改善氧运输；③简易呼吸器的应用更能够改善换气功能，可使肺内气体分布均匀，纠正通气/血流比例失调，减少肺内分流，从而提高氧分压。

2. 急救时看到患者有自主呼吸后，是否即可停止使用简易呼吸器，为什么？

答：不应马上停止，此时患者尚未达到有效供氧。此时应在患者吸气之初顺势挤压呼吸囊，达到一定潮气量便完全松开呼吸囊，让患者自行完成呼气动作。

3. 应用简易呼吸器时，为什么要尽量托起患者下颌使头后仰？

答：为了减少呼吸道无效腔，保持呼吸道通畅。

（张　凡）

第二十五节　除颤术

电除颤是以一能量的电流冲击心脏使室颤终止的方法，以直流电除颤法最为广泛应用。在心搏骤停中心室纤颤的发生率最高，在医院外发生心搏骤停者，85% 以上的患者开始都有室性心动过速，很快转为室颤，而电除颤是目前治疗室颤和无脉室速的最有效的方法。

【学习目标】　做好除颤术的操作前准备；掌握除颤的适应证、方法和步骤；熟悉除颤的注意事项、并发症。

【适应证与禁忌证】　适应证：①心室颤动；②心室扑动；③无脉性室性心动过速。

相对禁忌证：①对于洋地黄中毒所致的室性心动过速，除颤效果不佳，且可使其转为室颤；②心电图示一条直线（心脏静止）；心电机械分离。

【物品准备】　操作物品准备包括以下几种。①除颤仪：单向波除颤仪、双向波除颤仪；②辅助物品：导电胶、纱布、生理盐水；③呼吸支持物品：氧气装置、吸引器、气管插管的物品；④其他急救物品。

【模拟考题】　模拟患者，王先生，49 岁，大面积心肌梗死抢救中突然出现心搏骤停，触不到颈动脉搏动，心电图示心室颤动。请为患者（医学模拟人）进行心电除颤模拟操作。

【操作步骤】

（一）操作前准备

1. 操作者洗手，戴好口罩、帽子，备齐用物并携至床旁。

2. 核对患者床号、姓名。

3. 向患者家属说明除颤术的目的和意义，简要说明操作过程，消除患者家属顾虑，取得配合。

4. 操作前全面评估患者情况，包括意识状态、生命体征等，确定患者是使用同步方式还是非同步方式进行除颤。非同步电除颤仅用于心室颤动和扑动，此时患者神志多已丧失，应立即除颤。

5. 核查所用物品是否齐全，监护和抢救车是否就绪。

(二)操作步骤

1. 患者取仰卧位,并暴露患者胸壁,操作者位于患者右侧。

2. 连接除颤仪导线,接通电源,检查同步性能或者非同步性能。

3. 将电极板涂抹导电糊或在电极部位垫生理盐水纱布。安放电极板,分别置于胸骨右缘第 2 ~ 3 肋间和心尖部(图 42-57)。

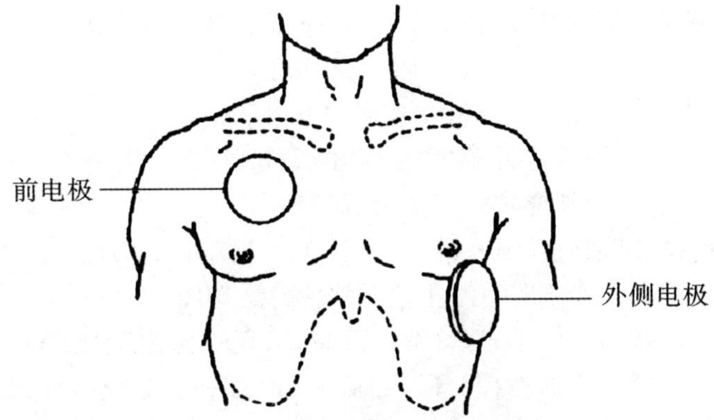

图 42-57　除颤仪电极位置

4. 选择合适能量。成人选择能量为 150 ~ 200 J。小儿开始的能量一般为每千克体重 2 J,再次除颤至少为每千克体重 4 J,最大不超过每千克体重 10 J(开胸除颤时,电极直接放在心脏前后壁,成人除颤能量从每千克体重 10 J 开始,一般不超过每千克体重 40 J;小儿从每千克体重 5 J 开始,一般不超过 20 J)。按压非同步放电按钮。

5. 按下“充电”按钮,屏幕显示到预定能量即为充满。

6. 压紧电极板于皮肤:使电极板贴紧患者皮肤,以免灼伤患者皮肤,具体位置为负极即左手所持,放在患者右侧锁骨中线第 2、3 肋间(心底部),正极即右手所持放于患者心尖部或背部。

7. 明确无人与患者病床接触,同时按压 2 个电极板的放电按钮,放电后(患者躯干和四肢抽动)立即听诊心脏并观察心电监护仪,观察患者的心律是否转为窦性。确定除颤是否成功,并决定是否需要再次进行电除颤。

(三)操作注意事项

1. 电击时,电极板要与皮肤充分接触,勿留缝隙,保证电击效果及防止灼伤患者。

2. 放电时,周围人员勿接触病床、患者及与患者相连的器械。

3. 两电极板之间的皮肤需保持干燥。

4. 对于心室扑动或心室颤动的患者来说,电除颤仪是心肺复苏的一部分,其后继续按心肺复苏术进行处理。

【知识问答】

1. 为什么除颤电极板要涂导电糊或垫湿纱布?

答:为了使电除颤的电流能传导入患者体内,并避免皮肤灼伤。

2. 同步电除颤与非同步电除颤各用在哪型心律失常?

答:同步电除颤用于除室颤以外的快速型心律失常,非同步电除颤仅用于心室颤动。

(张　凡)

参考文献

[1]龙明,王立义.外科学[M].7版.北京:人民卫生出版社,2015.

[2]梁力建.外科学[M].6版.北京:人民卫生出版社,2012.

[3]陈孝平,汪建平,赵继宗.外科学[M].9版.北京:人民卫生出版社,2018.

[4]吴在德.外科学[M].7版.北京:人民卫生出版社,2012.

[5]周毕军,李红方.外科学[M].长春:吉林科学技术出版社,2016.

[6]张建中,路风贤.外科学[M].西安:第四军医大学出版社,2015.

[7]龚富山.外科学[M].郑州:河南科学技术出版社,2015.

[8]周建军,刘士生.临床医学实践技能[M].北京:人民卫生出版社,2016.

[9]赵玉沛,陈孝平.外科学[M].3版,北京:人民卫生出版社,2016.

[10]黎介寿,吴孟超,黄志强.普通外科手术学[M].北京:人民军医出版社,2005.

[11]王海鑫,艾娟,李斐.临床医学实训教程[M].3版.郑州:郑州大学出版社,2015.

[12]张伟.临床执业(助理)医师资格考试实践技能图解[M].北京:北京教育出版社,2016.

[13]李小韩,尚少梅.基础护理学[M].6版.北京:人民卫生出版社,2017.

[14]陈翔,吴静.湘雅临床技能培训教程[M].北京:高等教育出版社,2017.

[15]周建军,顾润国.临床医学实践技能[M].北京:人民卫生出版社,2015.

[16]刘钊.国家临床执业及助理医师资格考试实践技能操作指南[M].北京:北京航空航天大学出版社,2018.

[17]吴孟超,吴在德,吴肇汉.外科学[M].北京:人民卫生出版社,2017.

[18]陈红.中国医学生临床技能操作指南[M].北京:人民卫生出版社,2016.

学习的记忆

小事拾遗：

学习感想：

学习的过程是知识积累的过程，也是提升能力、稳步成长的阶梯，大家的注释、理解汇集成无限的缘分、友情和牵挂，请简单手记这一过程中的某些“小事”，再回首时定会有所发现、有所感悟！

学习的记忆

姓名：________________

本人于20____年____月至20____年____月参加了本课程的学习

此处粘贴照片

任课老师：__________ __________ 班主任：______________

班长或学生干部：____________ ____________ ____________

我的教室（请手写同学的名字，标记我的座位以及前后左右相邻同学的座位）